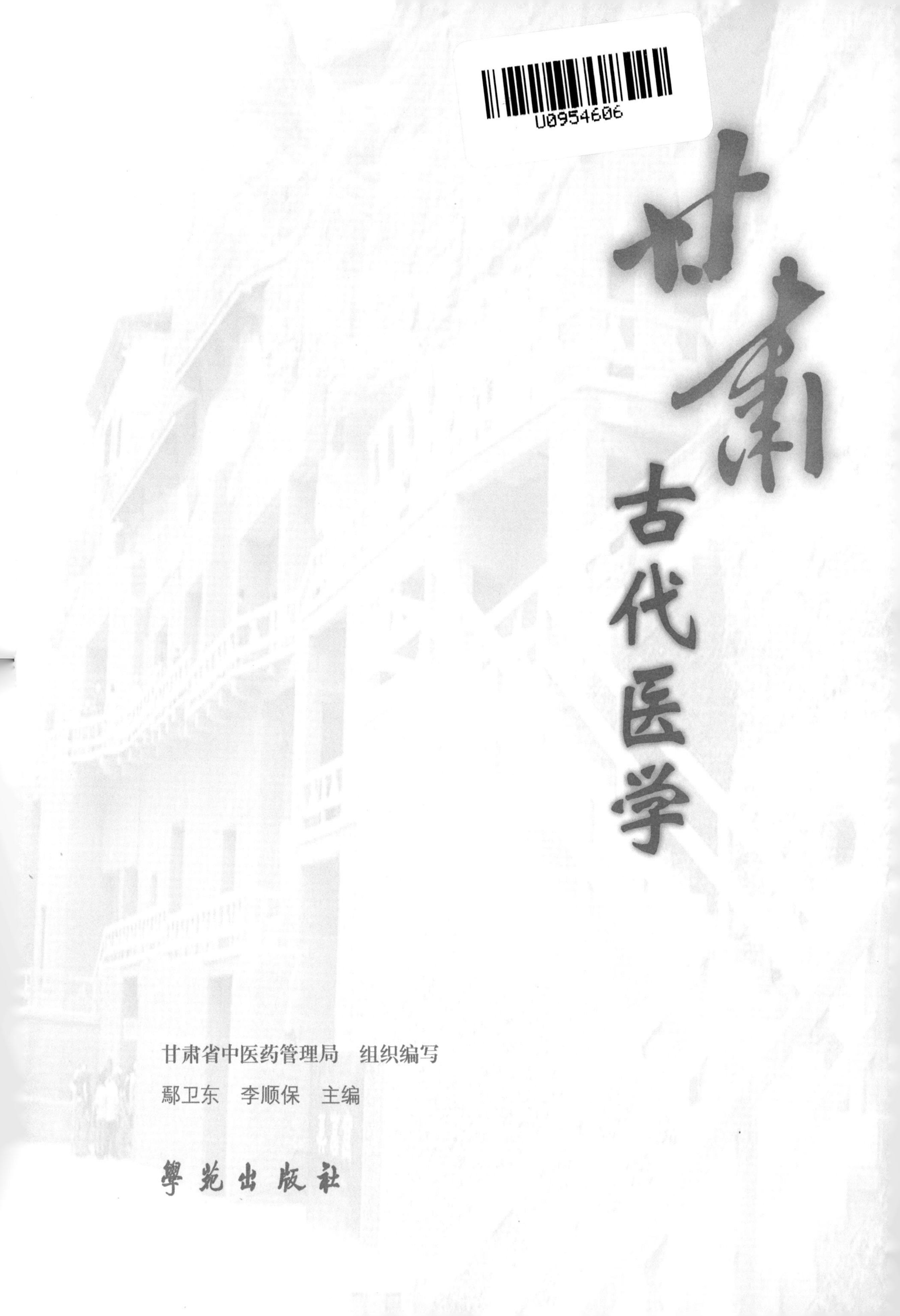

甘肃古代医学

甘肃省中医药管理局　组织编写

鄢卫东　李顺保　主编

學苑出版社

图书在版编目（CIP）数据

甘肃古代医学／鄢卫东，李顺保主编；甘肃省中医药管理局组织编写．北京：学苑出版社，2010.4

ISBN 978-7-5077-3527-7

Ⅰ.①甘… Ⅱ.①鄢…②李…③甘… Ⅲ.①中医学-医学史-甘肃省 Ⅳ.①R-092

中国版本图书馆 CIP 数据核字（2010）第 058907 号

责任编辑： 陈 辉 付国英
特邀编审： 高振英
出版发行： 学苑出版社
社　　址： 北京市丰台区南方庄 2 号院 1 号楼
邮政编码： 100079
网　　址： www. book001. com
电子信箱： xueyuan@public. bta. net. cn
销售电话： 010-67675512、67602949、67678944
经　　销： 新华书店
印 刷 厂： 北京博图彩色印刷有限公司
开本尺寸： 787×1092 1/16
印　　张： 38.75
字　　数： 921 千字
印　　数： 0001—2000 册
版　　次： 2010 年 5 月第 1 版
印　　次： 2010 年 5 月第 1 次印刷
定　　价： 125.00 元(精装)

岐伯塑像

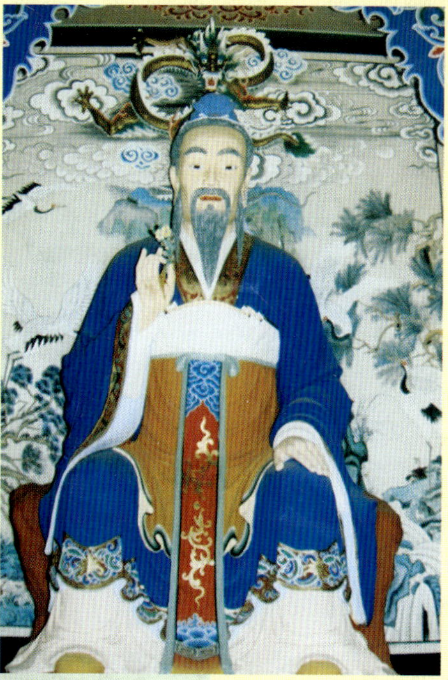

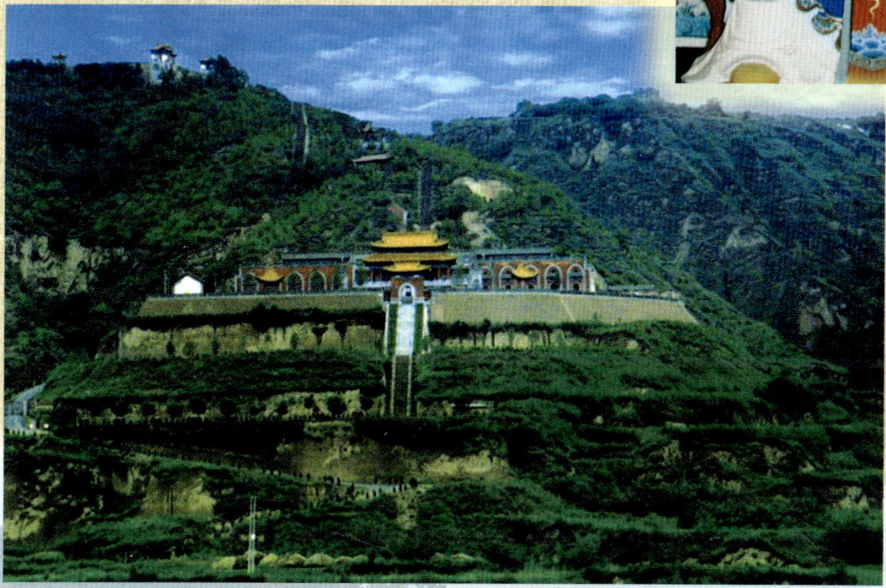

岐伯圣景

岐伯出生地

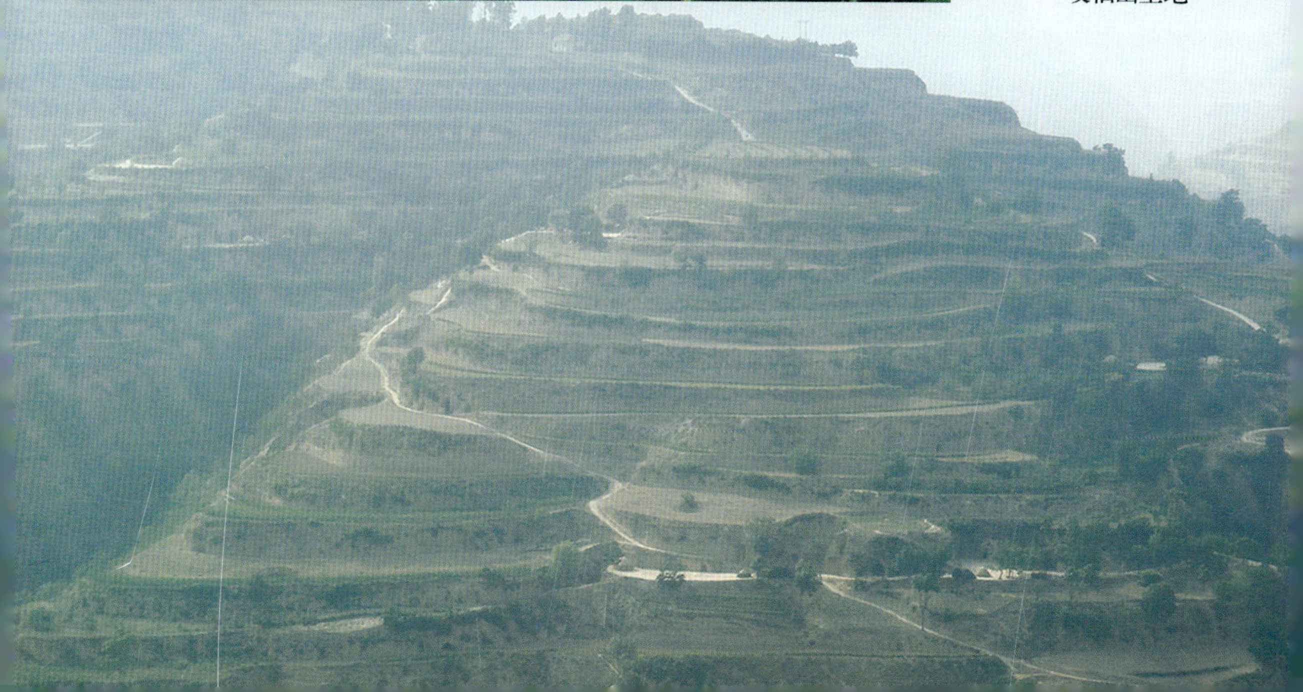

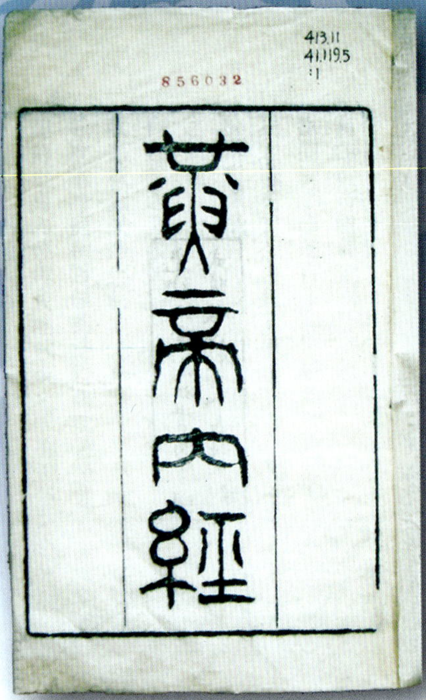

《黄帝内经》珍藏本

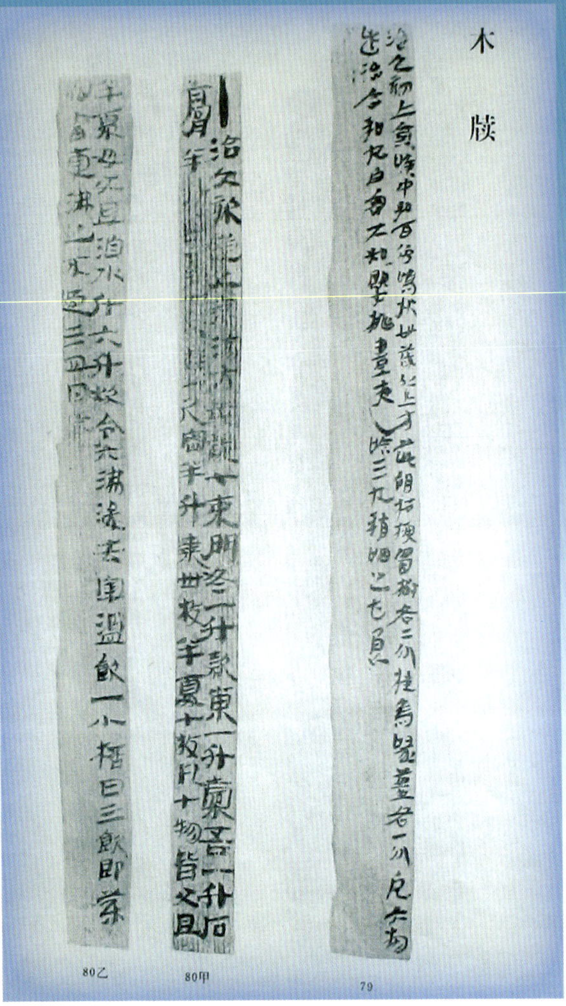

武威汉代医简

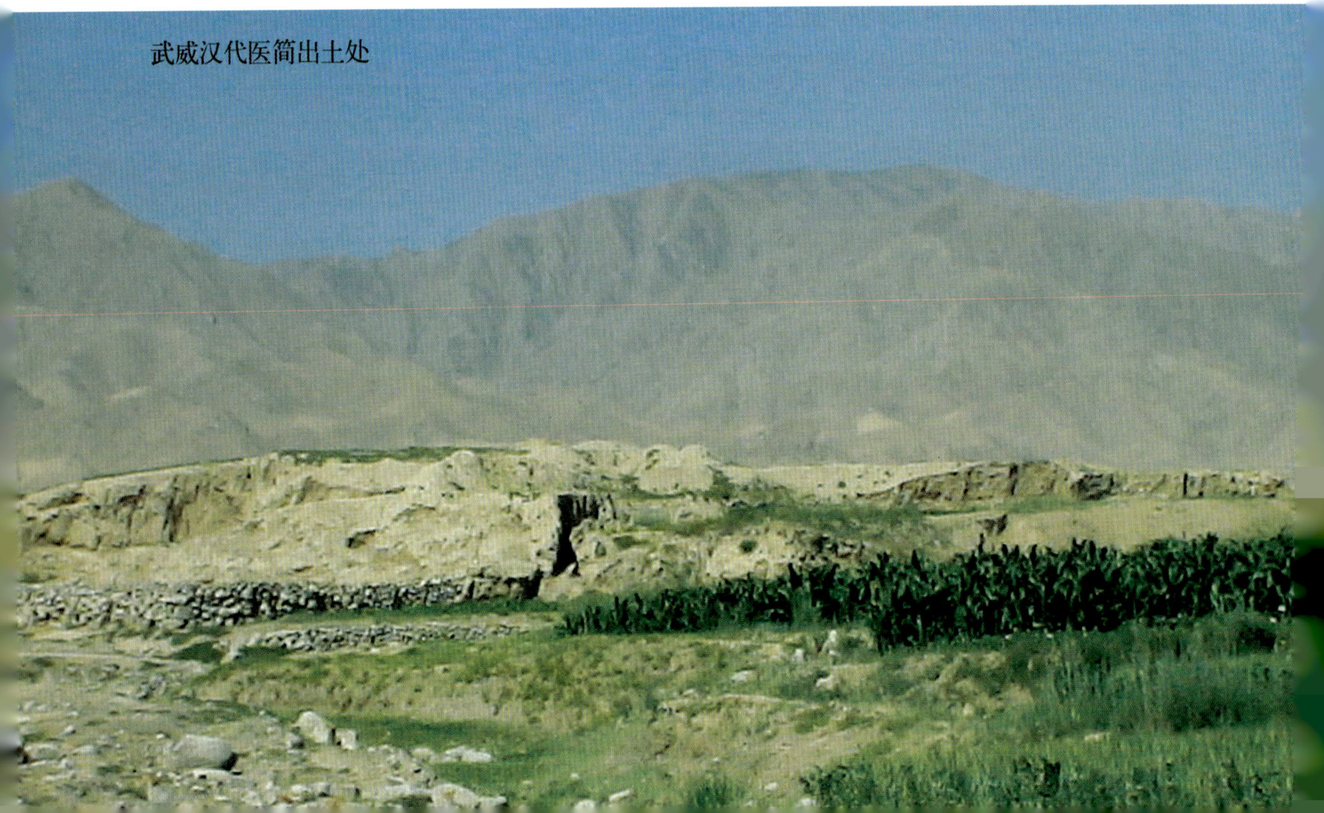

武威汉代医简出土处

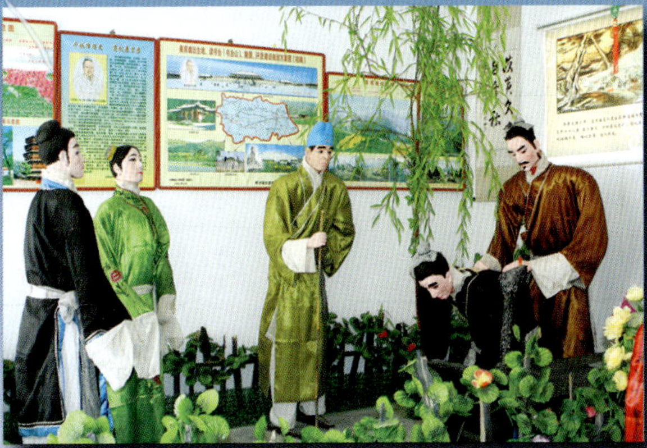

皇甫谧针灸治病蜡像

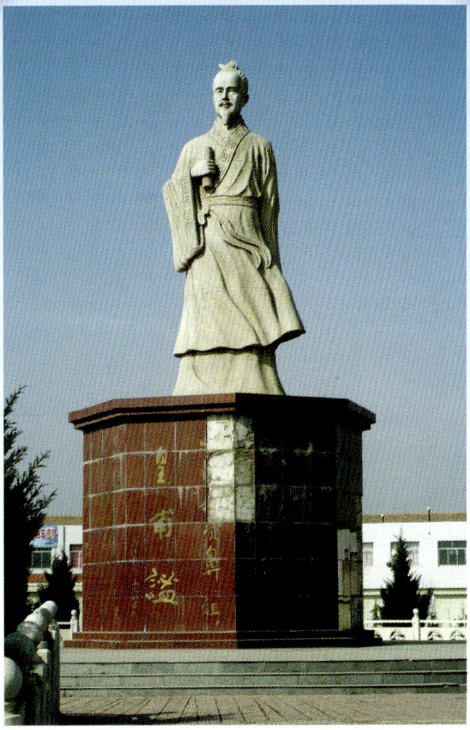

皇甫谧塑像

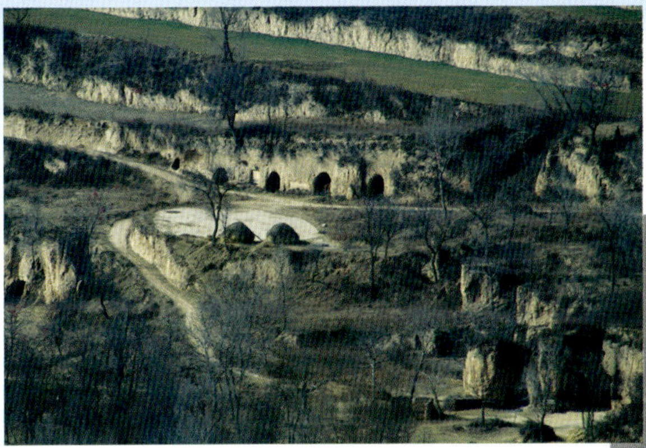

皇甫谧故居

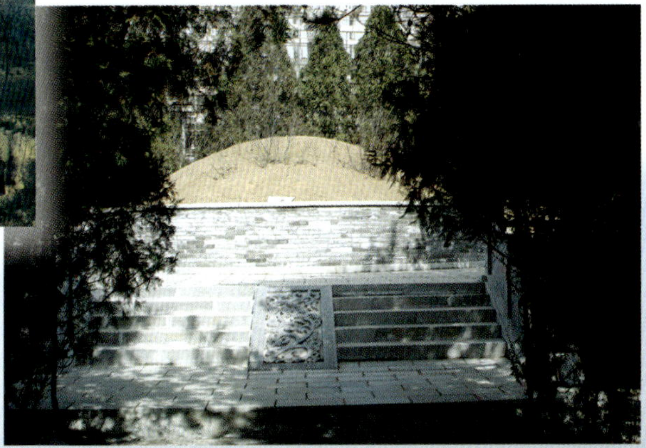

皇甫谧墓

灵台县朝那镇皇甫沟

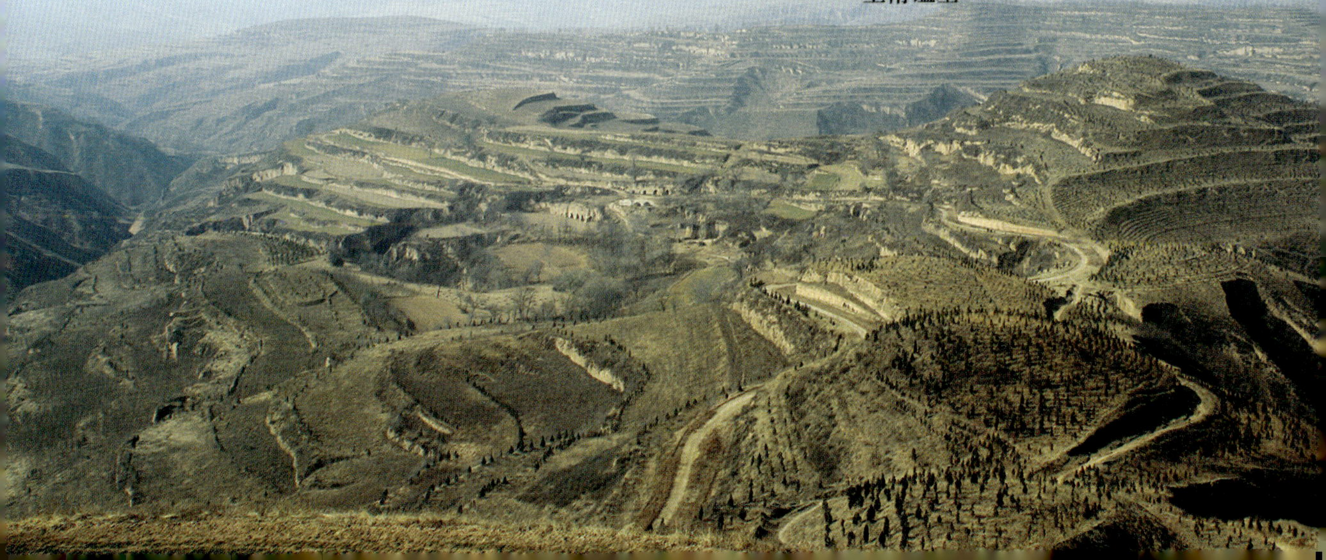

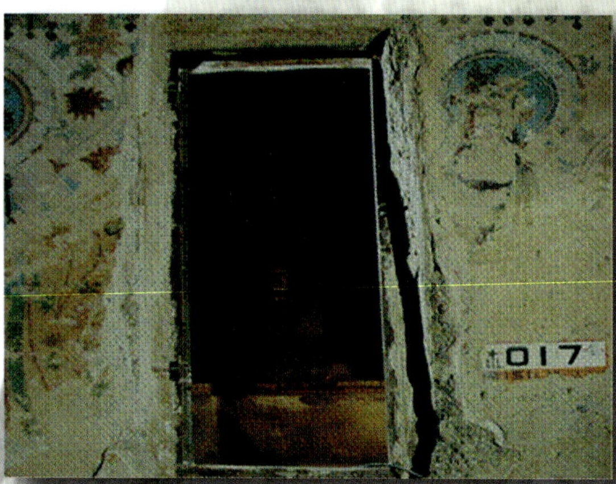

敦煌莫高窟藏经洞

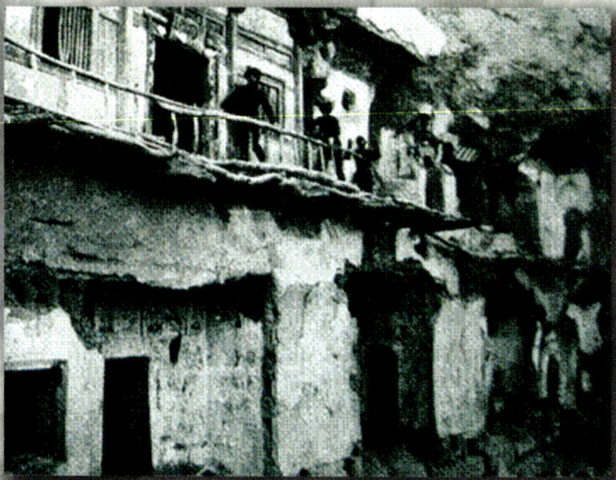

斯坦因在莫高窟

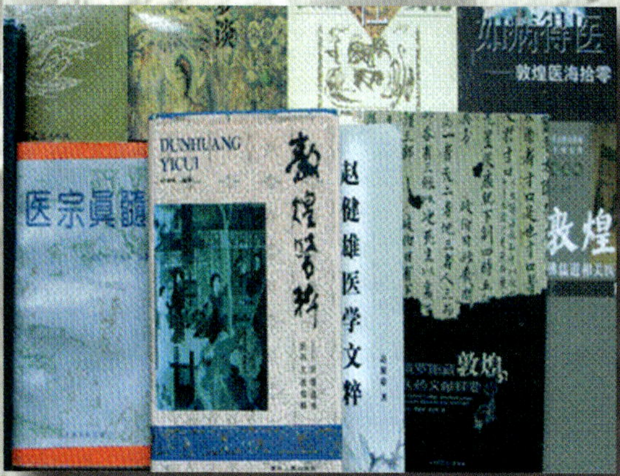

《敦煌医学》著作剪影

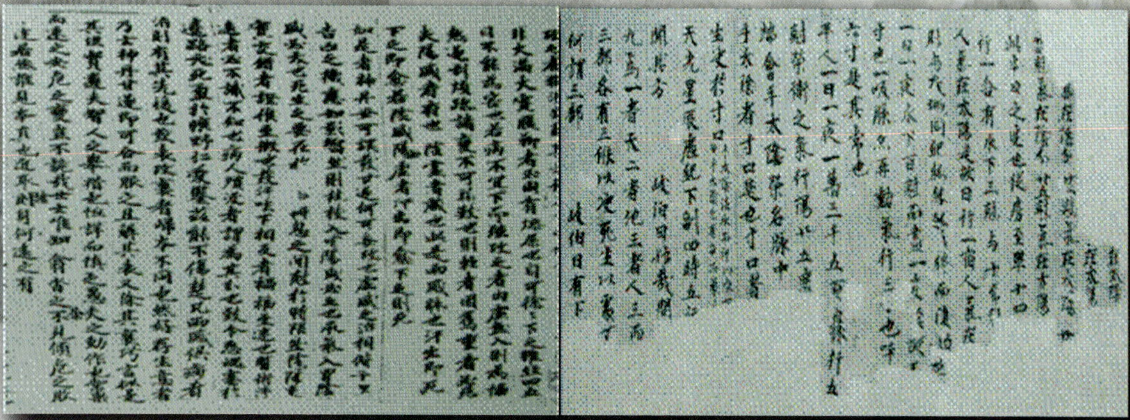

敦煌医学卷子

《甘肃古代医学》编委会

主　　编　鄢卫东　李顺保

副 主 编　何天有　安定祥　张延昌　李应存

编写人员　（按姓氏笔画为序）

王　维　王锐峰　安定祥　刘艳春

李应存　李顺保　何天有　张延昌

胡胜根　夏小军　雒成林

序

甘肃是我国华夏文化的发源地，系孕育我国五千年文明之摇篮，远古的大地湾文化、马家窑文化、齐家文化、半山文化、马厂文化、辛店文化、寺洼文化、沙井文化等新石器时期文化，以及华夏始祖伏羲、女娲、三黄五帝……都麇集于甘肃大地上。周王朝的先祖就发祥于甘肃泾河流域，即今庆阳陇东地区；统一中国的秦始皇先祖就崛起于天水地区；汉唐时期的丝绸之路成为我国与西方文化、经济、政治交流的黄金通道。《资治通鉴》赞誉："天下称富庶者无如陇右"。

甘肃何以成为我国古文化的发祥地？应该说是丰富的水资源所造就，诸如渭河、泾河、洮河、湟水、马莲河、大通河、庄浪河等汇入黄河，穿省而过；白龙江、岷江、西汉水、白江水等流入长江。古人"择水而栖"，今人云："一方水土养就一方人"。甘肃是我国人类生息繁衍之地，人杰地灵，不足怪矣。

随着甘肃古文化之崛起和发展，催生祖国医学之诞生，促进祖国医学之发展，乃是顺理成章之事。中医之根在甘肃，中医之源在甘肃，何人又有异议哉！

《黄帝内经》是中医典籍，中医"圣经"，祖国医学之圭臬，亦系中医四大经典名著之一，其作者岐伯系甘肃省庆阳人氏，主要活动地区亦在陇右，死后葬于庆阳市庆城县。现依山而筑"岐伯圣景"，气势磅礴。《针灸甲乙经》系甘肃国针灸学开山鼻祖之作，亦是中医四大经典名著之一，该书即在朝那封笔，其作者皇甫谧为晋代名士，系甘肃省灵台县朝那镇人氏，殁后葬于故土，今建有规模雄伟的"皇甫谧陵园"和纪念馆。1972 年 11 月甘肃武威市旱滩坡出土汉代医简，是我国古代医学宝藏，其数量之多，内容之丰富，令医学界叹为观止，为我国最为珍贵的医学文物，现珍藏于甘肃省博物馆。敦煌以莫高窟壁画、雕塑名闻天下，1899 年发现珍藏异宝的藏经洞，其中发现北宋（西夏）前的大量中医典籍手抄本，研究者将其命名为"敦煌医学"，在甘肃方兴未艾，今建有甘肃"敦煌医学馆"。

从上不难看出甘肃古代医学文化对祖国医学之诞生、生长、壮大有着不可磨灭的功勋，今天以科学发展观为指导，弘扬甘肃古代医学文化，促进今日中医学之发展，是甘肃中医学者责无旁贷之责任，义不容辞之义务。

在甘肃省卫生厅、甘肃省中医药管理局的倡导组织下，我省研究甘肃古代医学的著名专家、学者，历时二年有余，四易其稿而成《甘肃古代医学》一书，希冀对弘扬祖国医学作出绵薄之贡献。我肩负甘肃省卫生工作之重担，深知任重而道远，但我会为发展甘肃卫生事业鞠躬尽瘁。

近值中华人民共和国六十华诞之际，《甘肃古代医学》出版问世，我亦为之振奋和高兴，祝愿祖国医学事业蓬勃发展，为人类健康再创辉煌！

乐为序！

甘肃省卫生厅厅长 刘维忠

2009年4月10日

前 言

树有根，水有源。

中医之根在甘肃，何以言之？君请看，《黄帝内经素问》《黄帝内经灵枢》(《灵枢经》)《黄帝针灸甲乙经》《武威汉代医简》《敦煌医学》等中医最古老之经典无不出之于甘肃，此即明证！

甘肃位于黄河上游，系华夏文化之发祥地，孕育中华文明之摇篮，产出大地湾文化、马家窑文化、齐家文化、半山文化、马厂文化、辛店文化、寺洼文化、沙井文化等新石器时期文化。中华民族始祖——伏羲（羲皇）亦诞生、生活在甘肃天水地区，尝百药，制九针，开启了祖国医学之先河。周王朝先祖发祥于泾河流域和陇东地区，今庆阳有周祖陵。统一中国的秦始皇先祖亦崛起于甘肃东部，产生先秦文化。西汉张骞开辟丝绸之路，始创甘肃敦煌学文化。隋唐时期之甘肃迈进鼎盛阶段，《资治通鉴》赞曰："天下称富庶者无如陇右"。明乎此，集政治活跃、经济富庶、文化灿烂于一身之甘肃，人杰地灵，人才辈出，孕育而产出中医奇葩又有何怪哉！

《黄帝内经》系中医的奠基之作，是开山之作，为最经典、最权威之著作。该书以岐伯、鬼臾区、伯高、少师、少俞、雷公六臣平素问答之书，岐伯答黄帝1080个问题为核心。岐伯，北地人，今庆阳市庆城县，出生于县西南二十里太白山青龙嘴。我们从方志、史典、遗址、姓氏、人文历史、方言等方面考证岐伯系庆阳人，今庆阳市在岐伯出生地依山而筑"岐伯圣景"和《内经》碑林，祭奠者不绝于道。岐伯为中医之父、中医之鼻祖，后为黄帝臣。黄帝崩，葬桥山，"叶落归根"矣，今庆阳市正宁县五顷塬。岐伯晚年借对话形式撰写惊世之《黄帝内经》，系托名耳！惜哉！原书已散佚，后经唐王冰整理、注释而流传于今。

古武威在汉代系甘肃省河西走廊三重镇、名镇之一，不仅是丝绸之路之名城，亦是西北边陲军事之要塞，集政治、经济、军事、文化于一城，其丰厚之文化底蕴显赫于汉代。1972年11月在武威市柏树乡下五畦村旱滩坡发现一座东汉墓，出土92枚医药简牍，为我国出土医药简牍之最，为我们研究汉前中医药提供了宝贵实物证据，今藏于甘肃省博物馆。92枚医药简牍内容涵盖中药（100余种）、方剂（30多首）、针灸及临床各科。据考古推算该医药简牍年代晚于湖南长沙马王堆《五十二病方》而早于张仲景《伤寒杂病论》，其价值不言而喻。按命名原则，称之《武威汉代医学》亦无疑焉!.

皇甫谧，西晋著名学者，针灸学者，蒐集、整理《素问》《灵枢经》（古名《针经》）《明堂孔针灸治要》（已佚）三书编撰而成《黄帝针灸甲乙经》十二卷。该书首创按人体解剖部位划分区域，如头面部、胸部、背部、腹部、上肢部及下肢部，记载双穴300穴位、单穴49穴位，共349穴位（今国家标准确定361穴位），并全面系统阐述穴名、别名、位置、取位、功能、主治、何经脉气所发、与何经交会、针刺浅深、留针时间、艾灸壮数、禁刺禁灸及误针误灸副作用等，从针灸学的基础理论到临床实践，是最完整、最系统之著作，是后世针灸学之圭臬，被奉为神明。皇甫谧系西晋安定郡朝那县人，今甘肃省平凉市灵台县朝那镇。今在朝那镇皇甫湾保留皇甫谧故居三座窑洞，镇建有规模宏伟的皇甫谧陵园和纪念馆，供后人瞻仰。《黄帝针灸甲乙经》系托名耳！今易名《灵台皇甫谧针灸学》，岂不名正而言顺！

敦煌位于甘肃河西走廊西端，曾是古丝绸之路的重镇，莫高窟距敦煌市区25公里，以丰富的艺术宝藏而举世闻名。1899年道士王圆箓发现敦煌莫高窟16号洞（今编号为16号，旧编号为17号）。密室藏有5万余卷文书，其中以佛经抄本居首，以及文史资料、医学抄书残卷等。1909年轰动中外，后人称此洞为“藏经洞”，称其卷子为“敦煌遗书”。20世纪70年代敦煌艺术文化研究进入鼎盛期，相继产生“敦煌学”，作为其分支的“敦煌医学”也应运而生。敦煌遗书中的医药残卷分别藏于英国、法国、俄罗斯、德国、日本及我国国家图书馆等图书馆中。公元1032年西夏王朝攻占河西地区，1036年（北宋宋仁宗景祐三年）攻占敦煌，统治达191年之久，敦煌莫高窟藏经洞封洞在西夏侵犯敦煌之前，因此敦煌遗书的抄写年代在1036年前应无疑问。我国印刷业于北宋时期刚起步，故藏经洞为手抄本不足为怪。我国中医典籍绝大多数经北宋校正医书局整理、校正、修订而流传至今，而敦煌医学残卷手抄本都早于北宋校正医书局修订本，故其抄本价值弥足珍贵。现今将研究、探讨敦煌医学残卷名曰“敦煌医学”，作为“敦煌学”一分支，亦无疑焉！甘肃省研究“敦煌医学”具有得天独厚之利，现已出版数本专著和若干科研论文，成绩卓著，且建成“敦煌医学馆”，成立敦煌医学研究中心。

甘肃这片黄土地蕴藏着古代医学的丰厚宝藏，我们早就向往开发之，今天终于条件成熟，在甘肃省卫生厅的支持和甘肃省中医药管理局的领导和精心组织下，邀请研究甘肃古代医学的著名学者，历经二载余，四易其稿，结成《甘肃古代医学》之果。发掘、整理、提高甘肃古代医学文化，希冀对我国中医事业发展作出绵薄之贡献，弘扬祖国医学文化，是我们甘肃学子责无旁贷之责任和义不容辞之义务，努力而为之。

时值中华人民共和国成立六十周年之际，我们亦以《甘肃古代医学》作为对母亲华诞之献礼！

在本书编写中，曾得到甘肃中医学院、甘肃省中医院、甘肃中医学院附属医院以及庆阳市、平凉市、武威市、敦煌市等各级领导的支持和帮助，在此一并表示衷心感谢！

由于我们的水平有限，错误之处在所难免，恳请广大同仁专家学者批评指正！

李顺保

2009 年 3 月 15 日于金城

目　录

第一篇　庆阳岐伯与《黄帝内经》

第二篇 武威汉代医学

第三篇　灵台皇甫谧针灸学

第四篇　敦煌医学

第一篇

庆阳岐伯与《黄帝内经》

岐伯生平传奇

岐伯医学创举

岐伯乡籍考

《黄帝内经》学术价值

《黄帝内经》典籍版本溯源

第一章　岐伯生平传奇

岐伯是我国历史上一位伟大的医学家，他出生在上古时的北地，也就是现在的庆阳市庆城县，他生而神明，博学多才，爱好广泛，对天文、地理、军事、哲学等学科均有研究，尤其擅长医学，对医理探究深奥，与轩辕黄帝谈论医学知识，被黄帝尊为天师，著有《内经》，成为中医学的奠基之作，为祖国医学的形成与发展作出了重要贡献。

岐伯之名，除《黄帝内经》之外，首见于《史记》。《史记·孝武本纪》云："公玉带曰：黄帝时虽封泰山，然风后、封钜、岐伯令黄帝封东泰山，禅凡山合符，然后不死焉？"《史记正义》引张揖注："岐伯，黄帝太医。"《史记·司马相如列传》中云："属岐伯使尚方。"《史记集解》引徐广曰："岐伯，黄帝臣。"《汉书·艺文志·方技》："太古有岐伯、俞拊，中世有扁鹊、秦、和，盖论病以及国，医诊以知政。"《汉书音义》："岐伯，黄帝瞳医，属使主方药。"从以上史家、医家的记载中，岐伯真有其人，应该不容置疑。

关于岐伯故里，地方志记载颇多。乾隆《庆阳府志·方技》载："岐伯，北地人，精于医术，黄帝师事之，著《内经》、《素问》。"民国草本《庆阳县志·人物》云："圣贤岐伯，北地人，生而神明，精于医术脉理，洞察天地阴阳四时运气之理，黄帝以师事之，有《素问》、《内经》行世。"民国张维《甘肃人物·方术》云："岐伯，北地人也。黄帝与论医，有《素问》、《内经》行于世。"《甘宁青史略正编》云："歧伯，北地人。"《庆阳府志·坛遗》云："岐伯庙在旧南原，今废。"民国草本《庆阳县志·坛庙》载："岐伯庙在县城南嘉会门外。"总之，庆阳关于岐伯的传说和记载颇多。

第一节　上古天真降奇才

一、岐伯降生青龙嘴

庆阳有个地方叫做青龙嘴，就在现今庆城县西南二十里的太白山系腹地，从庆阳市所在地西峰到庆城县途经的十里坡上。那山远望朦胧，近看巍峨，一山横川，如苍龙蓄势之处，故称青龙嘴，该处有藏龙卧虎之势，真乃一片风水宝地。那时住在这里的先民们，经羲皇的教启，已经开始了农作物的耕种，石器的加工等，尤其北地的先民受启蒙较早，对石器的打造已经有了一定的规模，这一点从庆阳出土的大量文物中就可见一斑，如中国旧石器时代的第一件旧石器，于1920年出土于庆阳华池县，成为中国旧石器时代考古的肇始。因上古时期，人类稀少，各种野生动物较多，所以人们必须群居，才能防止和对抗野生动物的伤害。所以那时青龙嘴一带就居住着许多上古的先民，他们多是依洞穴而居。

在青龙嘴半山里住有十来户人家，其中有一个年轻小伙儿，其祖先原为姬姓，娶了一个聪明贤惠的媳妇，小两口相亲相爱，男耕女织，勤劳俭朴，小日子过得红红火火，衣食不愁。再说他们的邻居，是一对年愈花甲的老夫妻，老汉姓田，老两口心地善良，辛劳一生却膝下无子，他们和隔壁的小两口和睦相处，老的关心小的，小的尊敬老的，这样日久天长两家就有了感情，老两口就把这小两口当作自己的子女一样看待。过了一年，这家的年轻媳妇有喜了，邻家的老两口尽力地呵护照顾着她，若小伙子外出不归，老太太就陪着小媳妇住，从不让她一个人呆在家里，恐怕有个磕磕绊绊，伤着胎气。老汉也帮着把地里的活都干了。经十月怀胎后，小媳妇仍没有要生的征兆，老太太着急了，忍不住问道："女子，你这是咋咧嘛？人家怀胎十月早就生下了，你咋这么慢哩！"小媳妇羞红了脸，低着头喃喃地说："我也不知道咋咧，又没啥感觉。"老头子白了老太婆一眼："你急啥哩吗？老年人常说瓜熟蒂落呢"。

转眼一年到了。有一天，山里的喜鹊围着年轻人家的洞穴叫个不停，随后又引来百鸟和鸣，叫得山里的人们心花怒放，感觉要有什么大喜事了。这家小媳妇夜晚得一梦：只见天空电闪雷鸣，从闪电裂隙中走出一个神仙老儿，手中提一仙葫芦，从中倒出一枚仙丹，投将下来，正击中她隆起的腹部，她顿觉十分的疼痛，"哎呦"一声从梦中惊醒，感觉腹痛难耐。小伙子听到媳妇叫声，迅即披衣下床，先到隔壁叫起田大娘，田老汉也跟着起来，三人一起往他家跑，未及进门，只见洞穴的崖背上一道金光闪过，直射牛斗之墟，随之一阵婴儿的哭声传出，田大娘和小伙儿进得洞来，那小媳妇已将一个大胖儿子产下。田大娘帮孩子断了脐带，用一块布裹住孩子，抱在怀里，向田老汉喊道："快看娃来，这娃一生下就有奇兆，将来一定是个贵人哩！"，老汉急忙跑进窑里，三人争看孩子，只见这孩子长的天庭饱满，地阁方圆，头骨隆起而岐出，圆圆的脸蛋，大大的耳朵，一副儿子娃相，使四个大人欣喜异常。

此后，随着这家儿子的诞生，给青龙嘴乃至北豳之地留下了无数神奇的传说。

二、少年生活多坎坷

话说姬家的胖儿子出生时有奇兆，惊动了远近乡邻，众人传说纷纷，为了满足好奇心，在这家小两口给儿子过满月的时候，乡邻们都来到了他家，土窑洞穴前的小院里熙熙攘攘好不热闹。就在这天，来客中有见识的长者，给孩子起了个名字叫"岐伯"。岐，就是孩子头骨岐出，巍巍然高的奇异之像；伯，就是排行老大，即第一个孩子。

"故天将降大任于斯人也，必先苦其心志，劳其筋骨，饿其体肤，空乏其身……"这是孟子的话，但在实际生活中，从古到今也正是这样，许多成就了大业的人，都有着历尽磨难的经历，从而印证了孟子的哲言。陇东这地方俗话，将孩子百天叫做"过百岁"，这岐伯刚过"百岁"，青龙嘴这一带就下了多年不遇的暴雨，洪水横溢，淹了他家的土窑洞窟，小两口抱着儿子，涉水跑到洞外，这时雨越下越大，水已没了人的膝盖，往山坡上跑，路滑爬不上去，往山下跑只能被洪水冲走，怎么办？在这危急时刻岐父一转身，发现自家住的洞窟前被水漂起的一截柳木，这节柳木是从干枯的大柳树上截下来的，有一抱粗细，一半已经被蛀空了，刚好被水冲的翻过来，好象一只小船，岐父急忙抓住这半截树身，又捡了根棍子，拉过紧抱孩子的媳妇，坐在那半截"柳树船"里，任洪水载着，顺水漂流，大约多半天时间，一家三口沿川漂流到莲池对岸，岸边一处柳林，将柳树船挡住，才使这一家人攀柳登岸。此后他们就定居于今庆城东面的药王洞庙台坪旁的窑洞里。岐伯家被洪水带离了青龙嘴后，已成父母的年轻小两口时常惦记着他们的邻居田大爷一家，不知他们的命运如何。这次岐伯一家遇险，多亏了柳树救命，以后岐伯跟随黄帝做了天师后，回归故里，还亲封了柳树救命之功，让柳树插到哪在哪活，多多繁衍。所以柳树在北方生命力特强，正栽倒栽都能成活。

岐伯少时，聪颖异常，善于思考，他常常在夜晚望着天上的星星发呆，思考着它们的行踪和来源，他用标杆测量日影，经过长期观察天象，加之博学多问，他掌握了许多天文地理知识，他还通音律，会制作乐器，成年后还对军事有较深研究，所以古人称赞他上通天文，下知地理，中晓人事，是一位伟大的博学家。他对医学的研究其实是出于生活的需要。

在他 15 岁那年，他的母亲患了重病，整日卧床不起，饭食不进，咳嗽不止，口渴引饮，这可急坏了年幼的岐伯和他的父亲。上古时候人们刚脱离了原始穴居的生活，加之没有过多地接触药物，机体适应自然界的能力和抗病能力都较今人为强，其医药知识还正处在启蒙状态，由于人们对自然界的一些现象和人的生老病死的规律还不认识，所以当生老病死的现象发生时，人们就只能靠巫师的祝由等一些迷信活动来驱灾攘难。岐伯的家里有事也不例外，他父亲请来了当时北地最有名的巫师为他母亲祷告祝由，但十几天过去了，母亲的病情并无好转，细心的小岐伯将这一切都看在眼里，加之他以前还亲眼见过好多病人虽经巫师的祝由，最终都死去了。联系到母亲的病，他心里非常害怕，假如失去了母亲，他和父亲怎么办？父亲的心里能承受了这个打击吗？况且母亲才三十多岁，年龄不大，所以不能让母亲死，一定要想办法救活她！小岐伯暗下决心。但是用什么办法拯救母亲呢？他心里没有底了，一连几晚都不睡觉，守在母亲的身边，同时也在冥思苦想着拯救母亲的办法，想啊，想啊，他终于想起庄子里有个懂草药的年长智者，对！就去请教他，他一定知道怎么治疗。

岐伯找到了长者，告诉了他母亲的病情，请求长者帮助，长者告诉他，在庄子的东山上，有好多草可以治病，也有些可以养生，使人长寿，并根据他母亲的病情，介绍了几种草药，岐伯听了，十分高兴，他谢过长者，急忙跑到东山上，照长者说的去寻找草药，他很快就采到了许多，其中有一种药，当时叫长杆蚂蚱草，是治他母亲疾病的主药，他小心翼翼地抱着草药，惦记着母亲的病情，归心似箭往家中跑，到家后他把草药用水煮好滗汤，端到母亲睡的炕前，看着她喝下了药水，母亲喝了几次药后，痰利了，神清了，也逐渐想吃饭了，一连数日，经岐伯的细心照料，母亲的病竟然好了起来，这让他和父亲喜出望外。

母亲病愈后，问起岐伯使用什么神药治好了她的病，岐伯说：就是那种叫长杆蚂蚱草的药物。岐母说：叫什么长杆蚂蚱草？既不中听，也不好记，改个名吧！岐伯问母亲：那叫什么好呢？母亲说：儿子知道母亲的病痛，采来的药正中病因，吃下就治好了母亲的疾病，就叫知母吧！岐伯听了很高兴。就这样母子们为知母命了名。

后来，岐母又患月经失调，每次经前或经期出现水肿少尿、痛经等症状。岐伯就在山上采摘了一种高杆紫花三叶草，尝验了它的性味，感觉这种植物味辛苦，性微寒，采回来试给母亲熬汤服用，效果很好，不久痛经就已痊愈。岐母认为这种草药有益于妇女，于是母子们就将它命名为益母草，希望它能给每个母亲带来福音。

从此以后，岐伯就开始钻研起了医药知识，他经常虚心向那位采药的长者学习请教，长者很喜欢岐伯的好学精神，他尽自己所知，毫不保留地将自己知道的医药知识都教给了岐伯。岐伯在学习的同时也自己在山里挖掘和品尝草药，并留神观察一些草药的作用，用它们为庄子里的病人治疗各种疾病，时间长了，也治好了一些病人，所以岐伯年纪轻轻就在北地一带小有了名气，成了百姓心目中值得信赖的人。

第二节　拜师学医树大志

一、奇遇险救中南子

前面说岐伯通过有学问长者的指点，加之自己的刻苦学习，粗通了一些医药知识，给人治病疗伤，也有一些疗效，但对于复杂的病情他却束手无策，他总想得到深通医学奥妙的名人指点，但方圆百里也打听不到这样的人。只听人说过中南子是位神医，可谁都没有见过，岐伯也不知道去哪里找。

岐伯经常在附近的山上采挖草药，尤其在夏秋天气晴朗之时，将采摘挖掘到的草药洗净、晾干，再经适当的炮制加工，储存起来，以备病人使用。有一天，天气晴朗，碧空万里，岐伯上山采集草药，只见这一带山中，森林茂密，植被覆盖，药物资源丰富，如柴胡、远志、防风和知母等草药随地皆是，他很快采满了一背篓药准备下山。这时，他突然听到山谷中一声惨叫，随声望去，一个人从对面山崖上坠落下去，落入谷底，岐伯一看到这情景，心里说：不好！便急忙朝着那人坠崖方向的谷底跑去，到了谷底，只见一个年近七旬的老人，躺在草地上，头破血流，已经不省人事，岐伯近前一摸鼻息，尚有微弱的呼吸，他背起昏迷不醒的老者，连跑带颠，往自己的家里赶，很快来到家里的窑前院中。到得门前，边跑边喊爹娘，他父母见岐伯背了一个受伤的老汉，累得满头大汗，气喘吁吁，知道是出事了，忙上前将老人从儿子背上扶下，小心翼翼地抬放到窑里的土炕上，岐伯简单向父母说了情况，连水也顾不上喝一口，就赶紧查看伤者。

岐伯一家都待人憨厚，心地善良，极富同情之心，乡邻们都喜欢这一家人，遇事也都想和他们商量。今天遇到了这件事，院子里也来了许多乡邻，岐伯忙着给病人检查，岐父母也帮着烧汤温水，乡邻们都帮忙照顾伤者，一院子人都忙得不亦乐乎。

经岐伯检查，老人因从高处摔下，脑部受到剧烈震动，造成昏迷，同时发现伤者的右腿也骨折了，他先把伤者骨折的腿固定起来，然后使病人平躺静卧，力图使他的大脑逐渐得到恢复，同时想办法促使病人苏醒，间断地给他一些适当的刺激，配合肢体按摩，又用一些草药对病人进行调理。

在他们一家人无微不至的照顾下，老人终于清醒了过来，他自称是山中采药的老翁，孤身一人，家中无有牵挂，他住在岐家，就像在自家一样，该吃就吃，该喝就喝，不言不笑，也不客气，对主人家的照顾从来不言谢字。尽管老人已在家中住了一月有余，且病情日见好转，但仍无要离开的意思，乡亲邻家都看不过，说岐伯家里招了个麻烦客，岐家人也无什么言语，仍一如既往地照料着老人。

一百天过去了，老人完全康复了，终于要离开了，他也不向岐家人道别，拄着杖子就走了，岐伯还不放心，追着老汉送出了十几里路，并赠送老人一些盘缠。

这时，老人终于露出了笑脸，他转过身拍着岐伯的肩头道："孩子！你不是要找中南子吗？我就是中南子，想跟我学习医道吗？”岐伯连忙点头。老人又接着说：“我早就知道你聪慧好学，并有志于学习医道，造福人类。但是为医之人不仅要聪慧过人，还要有救苦救难的慈善心肠！我以一个病人的身份静观你数月，觉得你心地善良，勤奋好学，完全具备做一个优秀医者的条件，所以我今天要把我毕生研究的医术传授于你，你要好自钻研，不可半途而废。”说着从怀里掏出一卷医书，交与岐伯，岐伯连忙叩谢。当他叩毕抬头一看，中南子已不知去向。岐伯双手捧书，心中喜不自胜，如获至宝，他袖书而归，向父母述说了刚才的经过，二老惊讶不已。自此岐伯学习医道有了指南，故开始发奋读书，刻苦钻研医学，为以后撰写医学巨著《黄帝内经》奠定了雄厚基础。

二、苦学医道尝百草

随着年龄的增长，岐伯的学习愈加勤奋，他一边继续采集草药为百姓治病疗伤，一边刻苦钻研中南子留下的医书，求知的渴望让他发奋学习，有时读书至废寝忘食。

上古时候人们发现和使用的草药还比较少，用那些种类不多的草药为人类治病，还远不能满足临床治疗的需要，所以一种药物就有许多的功效，用来治疗多种病症，其实大多数草药是以某一方面的功效为主的，其他的功效只是一种辅助作用，当时岐伯为人们治病，也是苦于当时人们发现的草药种类稀少而无药可用。岐伯想到自己生活居住的北地，紧靠子午岭森林，植被丰厚，植物种类繁多，其中一定有许多药用植物，只是没有被发现罢了。

为了改变这种药物种类奇缺的状况，岐伯决心向先贤神农氏学习，再次尝味百草，发现新药。他利用读书和诊病的闲暇时间，在山中采集植物标本，并亲自品尝这些草药辛、甘、酸、苦、咸的味道，并对药物的寒、热、温、凉性质加以分析，他还将采集到的植物按根部、茎叶、花、果实进行分类和炮制加工，并将炮制好的药物分类储藏，以备临床使用。

在品尝药物的过程中，他曾多次发生过敏反应和一些药物的毒性反应。有时服了一些药物后，他皮肤出现红疹，全身瘙痒难忍，有时皮肤红肿，有时出现上吐下泻的胃肠反应。有一次，他发现了一种大叶的的植物，将其根部挖出，洗净后咀嚼品尝，不久感到腹中雷鸣，泻下不止，直泻得他筋疲力尽，因这药是深黄色，药力峻猛强大，所以给它取名叫大黄，又叫大将军，因它有较强的泻下作用，就用它来治疗腑实不通的便秘证。他还通过品尝和应用发现了柴胡、黄芩、远志等中草药。

为了找到更多的药物，他的足迹踏遍了方圆百里的山川。有一次他和部落里的两个小青年一起去采药，走到了百里以外的子午岭大山里，只见这里的山脉逶迤蜿蜒，森林茂密，有高大的杉树，有千年的古柏，有挺拔的白杨，还有结满果实的各种果树，进到丛林深处，举首不见天日。这山中的植物种类很多，但也有很多野兽出没，如狼、野猪、豹子等野生动物常可以见到，有时野兽的嚎叫让人感到毛骨悚然。三人同行倒可以互相壮胆，也能共同对付野兽的袭击。他们日宿岩洞，夜巢大树，编藤为绳，缚木为梯，终日为采药奔忙于山中。一日，这三个青年人在山林中边采集草药边聊天，谈笑风生，突然他们中的一个小伙儿一声尖叫，岐伯反应迅速，想到了野兽的袭击，随叫声望去，一条三尺多长的毒蛇从那小伙的身边向密林深处钻去，岐伯和另一个小伙子赶紧跑了过去，只见那小伙儿已被毒蛇咬伤，伤口在足踝部，红肿疼痛，紧接着浑身出冷汗，头晕眼花，恶心，这两人见状，万分紧张，以前他们见过的被毒蛇咬伤的人，如不及时救治，大多都难得活命，岐伯顾不得多想，赶紧从自己的衣襟上撕下一绺布条，紧扎住小伙受伤的小腿，一抬头看见周围长满了一种开小黄花的植物，忙连花带叶地拔下来，把揉搓出的汁液滴在那小伙被蛇咬过的伤口上，接着又将药汁挤到他的嘴里，约一袋烟功夫，昏不知事的小伙儿清醒了，又过了一会儿，伤口的红肿也减轻了，经过救治和调理，几日后小伙子痊愈了，三人唏嘘感叹着，觉得他们不仅幸运，而且还因祸得福，发现了治疗毒蛇咬伤的良药，

真是喜不自胜。由于那种开着黄花的草能解蛇毒，他们就给它起名叫“蛇头草”，也就是现在清热解毒的中药“一枝黄花”。

岐伯经常到龙头山采药，在那里他品尝和认识了解表清里的柴胡，祛风除湿的五加皮，温中散寒的小茴香等多种中草药。有一次，他在品尝祛除风湿的马钱子时，不幸中了毒，致使他浑身颤抖，项强抽搐，口吐白沫，呼吸困难，极度烦躁，在当时孤独无助的情况下，他无意识的拔起一截草根，放到嘴里狂嚼起来，嚼着嚼着，他渐渐失去了知觉，蒙蒙胧胧看见一个头戴王帽的红脸大汉朝他走来，厉声道：“你成天尝味草药，可知道世间五物与五味的关系吗?”岐伯道：“学生也曾学来，略知其详，请大王容秉。”大王喊道：“快快道来!”岐伯将五谷、五果、五畜、五菜、五色等五物与五味的关系一一向大王陈述，大汉听后拍手叫好，又问岐伯：“你可知甘草的妙用?”岐伯答道：“可调和诸药也”大汉道：“然也。今日若无大王我相救，汝命休矣！尔等尝味马钱子之类毒药而不知加入甘草以制其毒，真是肤浅，以后配伍方剂要多请大王我参加，方能解诸药之毒性，保其方剂平和。”红脸大汉话未说完，岐伯飒然觉醒，嘴里还在咀嚼着甘草。清醒后，他感觉好多了，先前的症状怅然若失。从此，岐伯认识了甘草，并认识到甘草有清热解毒，调和诸药的作用，常将它配伍在处方中以调和诸药。

三、梦游“三坟”识玄机

话说岐伯在家乡行医诊病，广济多施，深受百姓爱戴，他的家人也因他而受到邻里的敬重。

有一天，岐伯突然患病，昏不知人，这可急坏了家里人和乡亲们，大家都在为他奔走求治，有守在床前伺候的，有求医问药的，有求巫占卜的，一连忙了几天也不见好转，他只是昏聩不醒，有时嘴里还喃喃有词，谁也不知他在说些什么。

其实岐伯并无什么大病，他是在梦游。从昏睡那天起，他就觉得自己在朦胧中来到了一座仙山，山上碧绿滴翠，山头云雾缭绕，山下有一座宏伟的宫殿，门前两尊石狮甚是威风，屋顶飞椽走兽形态各异，院内古柏参天，藤条攀壁，岐伯感觉犹如进到仙境。他刚到门外站定，就见一青衣道童出来，向他敬诺道：“知天师来此，小童已恭候良久，请随我到玉清宫一游!”岐伯向道童还诺后，跟随道童走进了玉清宫。

只见宫内金碧辉煌，亭台楼阁雕梁画栋，宫殿正中的大椅上坐着一位鹤发童颜的老者，面目慈祥，微带笑容，手指旁边的座位示意他坐下说话，岐伯上前施礼后，坐在一旁。老者从容开口道：“我这里有一重要事宜，酝酿良久，觉担此任者非天师你莫属。不知天师意下肯否担此重任?”岐伯见老者问，不知如何回答是好，心中暗想，一来不知这是何地，二来不明托付者何人，无奈应酬道：“只要长辈托付之事能造福人类，学生愿效犬马之劳!”老者道：“要担当此任，就先随我去看看三坟宫吧!”老者前行，岐伯紧随其

后，走进第一宫，抬头就看见一面金字牌匾，匾上写着“伏羲八卦宫”五个大字，只见云雾缭绕，一片混沌，逐渐出现无极生两仪，两仪生四象，四象生八卦的幻象。再仔细看宫里到处都是《伏羲八卦》的石书，岐伯翻看了几片，见是关于阴阳的学说，讲得深奥玄秘，虽然注释颇详，但有的内容他还不完全懂。老者告诉岐伯：“我见你聪慧善悟，让你到这里就是为了给人类造福，你现在看到的东西，都是你以后造福人类的有用之物，望你慎记，切勿外泄。”岐伯点头应诺。老者又带他走进第二宫。进得宫来，迎面便是一面金字牌匾，上书“神农本草宫”几个大字，只见宫内长满各种花卉草木，南北植物葱茏青翠，约走一里多路，有一小圆门，入内后看见一座小山，山上布满矿物奇石，其中又多见飞禽走兽昆虫之类，周围摆放许多石书，走近一看全是《神农本草经》的篇章。老者告诉岐伯：“这一宫是以后济世救人的宝藏，是专留待后人挖掘使用的。”岐伯听后很感慨。看完第二宫，老者又带他走进了第三宫，宫门口也悬挂着一面匾牌，其上从右到左横书五个大字“黄帝内经宫”，走近宫内，见宫殿宽敞宏大，四壁金碧辉煌，但殿中却空荡无物，岐伯奇怪地问老者：“如此高大宏伟的宫中为何空荡无物?”老者捋捋长冉，微笑着说：“这《黄帝内经》宫里应该存放的是医学养生的著作，但该书至今尚未问世，还需天师协助整理，使其早日面世，用以普救众生，为百姓消灾解难。”岐伯听老者称自已为天师，感到疑惑不解，便问老者“长辈尊姓大名?”老者答道：“盘古真人，号原始天尊。”岐伯跪地倒头便拜道：“晚辈有眼不识泰山，请天尊见谅!”天尊道：“天师将负大任，请自珍重!”说完突然不见。岐伯大呼：“天尊!”似从梦中惊醒。

岐伯清醒后，睁眼四顾，见家人都围在炕边，神情各异，大家见岐伯醒来，惊喜异常，端水的，送药的忙作一团，岐伯饮口水后，问家人围着他在干什么？家人告曰已昏睡七日夜，岐伯回味着梦游中的情景，向家人备述，各自惊讶不已，后岐伯在家中调理数日，身体康复。自此他更加刻苦钻研医理，准备撰写医学巨著《黄帝内经》。

第三节　悬壶济世施恩泽

一、妙药医治百病消

岐伯梦游三清宫后，对医学道理有了进一步的认识，在医学理论方面得到升华。他为百姓治病救命，医德高尚，医术精湛，传遍乡里，名闻遐迩，许多远方的病人闻名而至，他家里接待不下了，就打算在自家的庄子傍边再修建一院子地方，开挖几孔窑洞，专门为远路求医看病的百姓居住。乡邻们听说要给看病的百姓修地方，都非常踊跃前来参加，岐伯挑选了一些年轻力壮的小伙子，大家挖的挖，挑的挑，干得热火朝天，不几天就修成了几孔窑洞。岐伯和家人收拾些铺盖，准备为远道求医的病人居住。

地方刚修好，就有一位远道来的牧民妇女求诊。当时母系社会在牧区还存在，这位妇女可能就是一个母系氏族的酋长，她们有很多羊群，过着游牧的生活，家中也颇富裕。她因产后调理不当，导致腹痛，有时疼痛剧烈如同锥刺，当时有两个妇女陪送她。岐伯为她诊了脉，认为她是产后瘀血阻滞。知道她家道路遥远，求医不便，就让她住在新修的地方治疗，给她用当归、益母草等药组成处方，水煎服药，并配合针灸治疗，数日后，病情好转，病家为感谢他，送来五只羊作为酬谢，被岐伯婉言谢绝了。

有一个六七岁的小男孩，患耳中疼痛流脓，哭号不已，岐伯把新鲜苦苦菜挤汁后滴入其耳中，然后又将一些干草药加入金银花煎汁让其服下，用药后，小儿疼痛症状减轻了，但耳中流出好多像腐败了的汁液，病情好像加重了，家人很害怕，岐伯看后却认为是好的征兆，果然几天后病就好了，以后岐伯就把苦苦菜命名为“败浆草”，以后传衍为“败酱草”。

又有一次，一位中年男子前来求医，自述下腹疼痛已半年多，时轻时重，伴脘腹胀满，岐伯诊脉后认为该病人患的是肠痈，日久失治，以致化脓，肠中湿热与脓血相互交织裹挟，损伤气血，久之气血阴阳俱虚，而邪盛正衰，形成寒湿性脓肿。针对这种状况，岐伯再次遣用败酱草，以清热解毒排脓，再加附子温通阳气，以散寒结，加苡米仁健脾化湿。患者用药后，病情很快好转，再经服药调理，病情痊愈。

岐伯的医术日渐精湛，并且医德高尚，医好的病人不计其数，加之他多年的临床积累，又善于总结经验，经刻苦钻研，在医学理论方面也有很高造诣。他边行医看病，边进行总结，对人体的脏腑组织进行了认真地观察，首先从脏腑正常的生理功能进行观察，了解它们相互之间的关系，以及它们与自然界季节、气候变化的关系；其次，对疾病发生的原因，疾病病理的发展变化，以及疾病与自然界气候的关系进行了全面地研究；另外，还针对多种疾病、证候的治疗提出了大的法则，这些都在以后他撰著的《内经》中得以充分论证。

岐伯不仅治病，而且注重养生之道，他把人体的生理病理与自然界春夏秋冬的寒热温凉变化结合起来，提出了一套完整的养生理论。一是把顺应自然作为养生的重要原则，强调要“顺四时而适寒暑”，“服天气，而通神明”，并提出了“春夏养阳，秋冬养阴”的养生方法。认为对于自然界阴阳的变化“逆之则灾害生，从之则苛疾不起”。二是把调摄精神情志作为养生的重要措施，指出要“恬淡虚无”、“积精全神”、“精神内守”，从而使“形体不蔽，精神不散”。反对“以酒为浆，以妄为常，醉以入房，以欲竭其精，以耗散其真，不知持满，不时御神，务快其心，逆于生乐，起居无节”的生活方式。三是重视保养正气在养生中的主导作用，认为“正气存内，邪不可干”，这是各种养生方法的根本。这些观点都在他撰写的《黄帝内经》中得以体现。他还提出“不治已病治未病”的观点，充分体现了一代名医未病先防和既病防变的思想。

二、人仙同心驱瘟疫

有一年，天下大旱，庄稼严重欠收，百姓食不裹腹。次年瘟疫流行，尤以北地为甚，死人不计其数，几乎家家都有罹患之人，户户均闻哀号之声，甚者倾门灭绝，无人收敛，真是尸横遍野，暴露荒郊，令人目不忍睹。

不久，这事传到了天庭，玉皇大帝闻知此事，急召太白金星，命其速去下界查看，太白金星奉旨行事，不敢懈怠，即驾祥云朝西北方向飘然而下，来到北豳地界，所到之处，满目荒凉，尸横遍野，嚎哭之声随处可闻。太白金星感觉大事不好，如此下去人类将面临灭顶之灾，伏羲帝和女娲娘娘苦心创造的人类就不复存在了。太白金星看后，立即驾云返回天庭向玉帝复旨：“启禀玉帝，人间瘟疫流行，灾难严重，死者过半，如不及时拯救，将有灭顶之灾。”玉帝听后勃然作色曰：“人间执政者何不以百姓疾苦为要务？以致瘟神如此嚣张！使人类罹此大难，于心何安？”太白金星曰：“据老臣观察，人间皇上也是位仁君，在此大难临头之际，亦昼不思食，夜不安寐，令瘟疫流行严重的各州郡加强防治，广招名医，教导百姓防治之法，现疫病已有所控制。”玉帝听后，稍感欣慰，命太白金星再次下凡，乔装暗访疫情和官府对策，有何变故立即禀报天庭，太白金星应诺领命而下，再次来到人间。

太白金星受命再次来到雍州，化作一个乞丐在街头讨要，看到沿街多有穿白的、披麻戴孝的、过白事的、哭的叫的，心中很不是滋味，感到天庭没有尽到造福人类的责任，让人类遭受到如此之大难，也是自己的过失。他走着、想着……。突然，从附近的一家小院中传出一声撕心裂肺的哭喊，这是女人的哭声，边哭边喊：儿啊！我的儿啊……！听到这声音，太白金星暗叫：不好！又有人死了！他急忙拐过墙角，摇身一变，变成一位慈祥的老人，走进那家小院，挤在前来观看的街坊邻居中，观察动静。只见一位瘦弱的中年妇女，趴在已经死去的儿子身上悲痛欲绝，正在这时，从院外走进一中年男子，步态匆忙，后面跟着一位中年医者，身背青囊，二人进到院中，那中年男子一头扑到死者身上，大声哭叫：“儿啊！是爹爹害了你，是爹爹来晚了啊！”中年医者局促不安，也流露出一脸悲痛。旁边一位老大嫂看了年轻郎中一眼，嗔怪道：“这时候先生来有何用，难道死人能复活吗？”中年男子抬起泪眼，用袖子抹了把眼泪道：“唉！大嫂，别说了。这就是有名的岐伯先生，今天的事不能怪岐先生啊，他这些天为咱百姓治病，连家都不顾了，你看他跑的脚上的鞋都烂完了，人也快撑不住了。”大家低头往岐伯的脚上看，一只赤脚，被划得出了血，另一只穿了张口的烂鞋。那大嫂忙说对不住，将岐伯让进窑里。太白金星将这一切都看在眼里，从人群里出来，跟到窑里，走到岐伯面前，从后背的褡子里掏出一双新鞋，递到岐伯手中说：“岐大医，送你这双登云鞋，好好去为天下的百姓跑腿驱灾治病，它会给你鼓劲的。”岐伯接过鞋来，连忙说声：“多谢长辈！”话音未落，老汉突然不见，众人抬头一看，已在半空中，再看那鞋子，鞋帮上绣着云朵，鞋底也做的很特别，岐伯知道是神仙，遂将登云鞋收入囊中。

此后岐伯穿上登云鞋，四方奔走，为老百姓治病，精神倍增，从不觉困乏，翻山越岭如履平地，病人随叫随到，快捷省时，方便了许多。

岐伯为了征服瘟疫，想了许多办法，他用单方、复方、针灸、祝由等多种治法为人们治病，对于当时的瘟疫，他作了疾病证候分析，认为这次瘟疫的病因是感受湿热瘟毒，湿热雍滞是瘟疫的主要病机，所以治疗当尊热者寒之、客者除之之大法，以清热化湿解毒为主，方用兰草汤。这是《内经》十三方中之一。经用兰草汤和其他办法治疗，许多病人获救了，瘟疫很快被控制住，北地又恢复了往日的生机。

三、巧治环江龙眼疾

庆城有一条环城河，叫做环江，这环江里有一条老龙，盘居在环江上百年，由于年岁高迈，体力衰弱，长期失眠，渐患了眼疾，右眼大眼角内长出一块胬肉，年久失治，导致右眼失明，给老龙生活带来不便。

老龙有一次在浅水处歇息晒太阳，听到河岸上的人们议论和传颂岐伯治病救人的事迹，说得很神奇。老龙早就想找个好医生给他治疗眼疾，只是苦于不知医讯，无处去寻找，今儿一听这个消息，他乐坏了，就决定找岐伯为自己诊治眼疾。于是他迁居环江畔，乔装成一个放羊老汉，又让他的虾兵蟹将装扮成家人，前往邀请岐伯。岐伯对病人的邀诊，从不拒绝，无论是晴空丽日，还是风雨寒暑，始终如一。这次应邀为老龙治病也不例外，他跟着患者家人，很快赶到老龙住处，立即着手为老龙诊治。

岐伯不知是老龙，当他为病人诊脉，接触到老龙的皮肤时，他突然一愣，感到这人怎么没有体温，遍体冰凉，他悄悄告诉老龙的家人："这老人的病恐怕不好治了，因为已经没有体温，说明阳气已绝。"家人将这话转告老龙，老龙无奈，只好向岐伯说明了自己的真实身份："我原是环江老龙，久闻先生大名，知先生热心为人类治病，医术高明，今特来求治，望先生不以异类而弃之。"岐伯闻言道："原来是龙王驾到，岐某愿为效力。"岐伯检查了老龙的眼睛，发现右眼的胬肉长得比鸡蛋还大，压迫的整个眼球已经萎缩，眼周围的组织也已溃烂，岐伯采来鲜蒲公英，洗净煎汁，为老龙在患部冲洗涂抹，当溃烂之处收敛后，再用手术的办法，割去胬肉，又用狗的眼球装入老龙眼眶内，将塌陷的眼眶垫了起来，又用潼蒺藜煎汁外洗。过了一段时间，老龙的眼疾好转，他十分感谢岐伯，问岐伯想要什么，他要尽水中的珍珠宝贝，任岐伯挑选，都被婉言谢绝了。老龙只好说把他水里的一种东西送给岐伯当作药用，这种药就是牡蛎，老龙告诉岐伯："该药性味咸、涩、凉，入肝肾经，生用平肝潜阳，安神。治疗眩晕、惊厥、抽搐、心悸失眠；煅用，收敛、软坚、制酸。治疗自汗、盗汗、遗精、崩漏、泄泻、胃中泛酸等病症。"岐伯接过药，谢了老龙，以后就把这种药带到了民间。

岐伯治好了环江老龙的眼疾，但也留下了一点遗憾，就是把老龙的眼部胬肉和溃烂的污物随手扔进了环江，造成了环江的污染，以后环江的水总是浑浊的。

第四节　岐黄论经兴医道

一、黄帝问道识岐伯

岐伯与黄帝相识的事，还得从黄帝问道远古仙人广成子说起。

在远古时候，神仙广成子驾玄鹤来到一座仙山，这山就是现在甘肃东部与庆阳接壤的平凉境内的崆峒山。大仙落地一看，只见山上林木葱笼，幽谷滴翠，泾河与胭脂河如两条素练环山而流，山清水秀，风景如画，便想占住此山养神化气，但感到美中不足的是，崆峒山还不够高，不足以隔断尘嚣，影响修炼。玉帝知道后，立即派二郎神挑来泰山之石，加高崆峒山。二郎真君威力无穷，往来如飞，不日即将崆峒山加高到天庭允许的高度。最后挑来的两块和房子一样大小的巨石，不能再往上加了，只好丢在山下，这便是今天人们看到的"二郎石"。从此以后，崆峒山改变了模样，山峦高耸，群峰如林，洞穴星罗棋布，奇石到处可见，白云缭绕，紫气蒸腾。好一派仙山风光！广成子在山南找了一处洞穴，命名为混元洞，决定在这洞里居住下来，平时练功修道，静养元气，感到寂寞时，便邀仙友赤松子前来下棋消遣。广成子驾下仙鹤，朝夕闻道，也变成了一名仙童。

东方的轩辕黄帝生活居住在轩丘一带，他率领部族开荒种地，从事农耕渔猎，发明文字，创造了最早的华夏文明。为了治理好部落，巩固政权，也为了修身养性，轩辕黄帝打算寻仙访道，后来听说仙道广成子住在崆峒山上，于是他率众从轩丘来到平凉崆峒山，不顾路途遥远，风尘仆仆前去拜师问道。

黄帝端坐大象背上行进在前，元妃嫘祖和女节乘坐木轮大车在后，另外还有文臣、武将、武士等一百多人，浩浩荡荡地向崆峒山进发，跋涉数日来到了崆峒山。为了表示他问道的诚意，黄帝在崆峒山下焚起香草，顿时青烟袅娜，香气袭人，群臣边舞边唱，喧闹声震动山谷，这时广成子现身云端，语气深长地对皇帝说："治理天下者，没有积云就想下雨，没有到秋天就想收获，哪里还能谈至道呢？"说毕，一扬拂尘，隐入云中，黄帝未见到广成子，闷闷不乐，无功而归。

回到轩丘后，黄帝反思广成子的话，勤理朝政，忧国忧民，选贤任能，励精图治。传说文字、养蚕、舟车、天文、音律、历算、婚姻、丧葬等都起源于黄帝时代，大约在这一阶段的创造发明最多。黄帝创造了千秋伟业，受到了后世的敬仰。

黄帝虽贵为天子，但是一直思念广成子，想学习仙道。又过了大约五六十年的时间，黄帝在老年时决定再次上崆峒山拜师问道。这次黄帝单独一人，悄悄离开轩辕之丘，上了崆峒山。这时的黄帝学会了谦恭。他在路上遇到了一位长者，向长者问路，长者道："仙凡本无界，只在心上分；不惜膝行苦，一诚百道通。"说完老者头也不回，径自而去。

一路上黄帝不断思索这四句言词，直到鞋磨穿，脚磨破，寸步难行时，才恍然大悟，决心以膝代步，爬上崆峒山。砂石如刀，膝破血流，黄帝所过之处石子都被鲜血染红了。

广成子早知黄帝又来求道一事，黄帝的诚心和毅力感动了广成子，当黄帝膝行到崆峒山下时，广成子立即派出金龙把他接上山去。黄帝对广成子以师事之，勤学谦恭，以后广成子传道于黄帝。黄帝回国后，依广成子所教之道静养修身，于一百二十岁时乘龙升天。

在黄帝第一次问道广成子，无功而返的那年，他听说北地的环江河畔有一位名医，名气显赫，众人传颂，黄帝素来爱才惜贤，遇到这样的名士，当然不会错过结识的机会。他来到岐伯居住的地方，找到了岐伯，二人一见如故，谈得很投机，从天文到地理，从运气到历算，从治国之道到治病之术，岐伯无所不通，黄帝闻言，欣喜不已。于是苦劝岐伯随从他回到轩辕之丘。岐伯原是不想离开家乡，但又被黄帝仁治天下的决心所感动，加之父母都已仙逝，家中亦无牵挂，何况，协助黄帝治理天下，一展自己的才华，同样可以造福人民。想到这些，他毅然下定决心，带了妻女，跟随黄帝，来到了轩丘。

二、轩辕之丘授医道

黄帝岐伯一行人，晓行夜住，山川辗转，越过子午岭，几十日后来到了轩辕之丘，黄帝把岐伯介绍给他的臣民们，举国上下载歌载舞，热情迎接自己的君王和远方的客人。黄帝很钦佩岐伯的渊博学识，也很相信他的医术，为了让岐伯更好地发挥作用，也为了考察岐伯的才能，凡部落里有患病的，黄帝就把他们交给岐伯去治疗，经岐伯的精心医治，许多人的病就很快痊愈或好转，大家都对岐伯心存感激，所以岐伯也就在群众中很快树立起了威信。岐伯虽医术高明，却不甚张扬，谦恭谨慎，为人诚恳，也深得黄帝周围人们的喜爱。黄帝通过多次和岐伯交谈，亲眼看到岐伯处理一些事情，感到岐伯聪慧好学，知识渊博，抱负远大，人品优秀。所以对他十分信任，常让他跟随自己左右，与他一起探讨一些治理国家、军事、天文、历算、医学等问题，岐伯的见解，常让黄帝拍手叫好。

有一天，黄帝问岐伯道："曾闻天以六个甲子日合成为一年，地以九九之法与天相会通，而人也有三百六十五节，与天地之数相结合，此说不知何理？"岐伯回答道："这个问题很深奥，六六之节和九九之会是确定天度和气数的，天度用来确定日月的行程，迟速的标准；气数，用来标明万物化生的循环周期。天为阳，地为阴，日为阳，月为阴。日月运行有一定的部位，万物循环有一定的规律。一般一昼夜日行周天一度，而月行十三度有余，所以有大月小月，合三百六十五天为一年，而余气积累，则产生了闰月。计算闰月，首先确定一年节气的开始，用圭表测量日影的长短变化，矫正一年里的时令节气，然后再推算余闰。这样，天度就可准确计算出来了。”黄帝听后非常高兴地说：“以上讲的我都听懂了，但夫子说积累余气成为闰月，什么叫气？请先生启蒙发聩。”岐伯说：“五天叫做一侯，三侯成为一个节气，六个节气叫做一时，四时成为一年。治病就应顺从其当王（旺）之气。五行气运，都各有主治之时，一年四季，从春到冬，不断循环。所以，不知道一年之中当王之气的驾临，节气的盛衰，虚实产生的原因，就不能当医生，也就不能治理国家。”

黄帝又向岐伯询问养生之道曰：“余闻上古之人，春秋皆度百岁，而动作不衰；今时之人，年半百而动作皆衰者，时世异耶？”岐伯对曰：“上古之人，其知道者，法于阴阳，和于术数，食饮有节，起居有常，不妄作劳，故能形与神俱，而尽终其天年，度百岁乃去。今时之人不然也，以酒为浆，以妄为常，醉以入房，以欲竭其精，以耗散其真，不知持满，不时御神，务快其心，逆于生乐，起居无节，故半百而衰也。”除此之外，岐伯还讲了许多四时养生的道理，

黄帝认为岐伯对养生讲的太透彻了，说：“夫子之论彻也。关于阴阳，轩辕也略知其道理。”岐伯曰：“我愿听听您对阴阳的理解。”黄帝曰：“阴阳者，天地之道也，万物之纲纪，变化之父母，生杀之本始，神明之府也，治病必求于本。故积阳为天，积阴为地，阴静阳躁，阳生阴长，阳杀阴藏。阳化气，阴成形。”岐伯曰：“您论述得很好！下面我来说说木、火、土、金、水这五行与五脏的关系。东方生风，风生木，木生酸，酸生肝，肝生筋，筋生心，肝主目，……南方生热，热生火，火生苦，苦生心，心生血，血生脾，心主舌，……中央生湿，湿生土，土生甘，甘生脾，脾生肉，肉生肺，脾主口，……西方生燥，燥生金，金生辛，辛生肺，肺生皮毛，皮毛生肾，肺主鼻，……北方生寒，寒生水，水生咸，咸生肾，肾生骨髓，髓生肝，肾主耳。”

黄帝曰：“藏象何如？”岐伯曰：“心者，生之本，神之变也，其华在面，其充在血脉，为阳中之太阳，通于夏气。肺者，气之本，魄之处也，其华在毛，其充在皮，为阳中之太阴，通于秋气。肾者，主蛰，封藏之本，精之处也，其华在发，其充在骨，为阴中之少阴，通于冬气。肝者，罢极之本，魄之居也，其华在爪，其充在筋，以生血气，其味酸，其色苍，此为阳中之少阳，通于春气。脾胃大肠小肠三焦膀胱者，仓廪之本，营之居也，名曰器，能化糟粕，转味而入出者也，其华在唇四白，其充在肌，其味甘，其色黄，此至阴之类，通于土气。凡十一藏，取决于胆也。”

黄帝曰：“愿闻病机何如？”岐伯曰：“诸风掉眩，皆属于肝。诸寒收引，皆属于肾。诸气膹郁，皆属于肺。诸湿肿满，皆属于脾。诸热瞀瘛，皆属于火。诸痛痒疮，皆属于心。诸厥固泄，皆属于下。诸痿喘呕，皆属于上。诸禁鼓慄，如丧神守，皆属于火。诸痉项强，皆属于湿。诸逆冲上，皆属于火。诸胀腹大，皆属于热。诸躁狂越，皆属于火。诸暴强直，皆属于风。诸病有声，鼓之如鼓，皆属于热。诸病胕肿，疼酸惊骇，皆属于火。诸转反戾，水液浑浊，皆属于热。诸病水液，澄彻清冷，皆属于寒。诸呕吐酸，暴注下

迫，皆属于热。故大要曰：谨守病机，各司其属，有者求之，无者求之，盛者责之，虚者责之，必先五脏，疏其血气，令其调达，而致和平。此之谓也。”

黄帝曰：“请夫子授以治法。”岐伯曰：“治诸胜负，寒者热之，热者寒之，温者清之，清者温之，散者收之，抑者散之，燥者润之，急者缓之，坚者软之，脆者坚之，衰者补之，强者泻之，各安其气，必清必静，则病气衰去，归其所宗，此治之大体也。”黄帝又问关于经络、针刺方面的问题，岐伯曰：“凡用针者，虚者实之，满者泄之，宛陈则除之，邪胜则虚之，《大要》曰：徐而疾则实，疾而徐则虚。言实与虚，若有若无，察后与先，若存若亡，为虚与实，若得若失。虚实之要，九针最妙，补泻之时，以针为之。”关于针灸方面，岐伯还讲了用针的种类，十二经脉及其表里关系，十二经穴和针刺的手法等问题，黄帝听后，赞不绝口。黄帝还问了一些治国方略，岐伯的回答让黄帝感到十分满意，黄帝称赞道：“先生真济世之才，栋梁之臣啊！轩辕愿以师事之。”岐伯道：“岐某何能而为天师？然天生我才，当为人间造福，大王有用到臣处，臣自当效力。”帝曰：“以先生之德才，当之无愧！”遂命人置酒排宴，请岐伯上坐，敬酒三杯，因黄帝贵为天子，故以作揖为礼拜岐伯为天师。岐伯回想青年时梦游玉清宫时，原始天尊称自己为天师，原来都是天意。自此岐伯常随黄帝左右，与黄帝谈论医道，解释黄帝提出的各种问题。

在岐伯跟随黄帝之前，黄帝身边有一位叫仓颉的太医，曾经发明文字，也是一个很了不起的人，于是黄帝就让仓颉把自己与岐伯论医的谈话用文字记下来，然后命人刻录在兽骨上，留与子孙后代。

仓颉受命之后，每当黄帝与岐伯论医，他就仔细地听，认真地记，并每天都让篆刻匠把这些内容刻在兽骨上。就这样，黄帝与岐伯用了整整三年的时间，一天一问，你问我答，共阐述了 1080 个医学问题。这部医书问世之前，在为该书命名时，有大臣建议叫《岐伯真言》，岐伯却说：“万万不可！岐伯哪有此等本事，容天道、地道、人道、医道于一，若以岐伯名讳命之，乃是对天地不尊，对黄帝不敬。”黄帝道：“就以尊师名讳传于后世如何?”岐伯曰：“我师中南子自授岐伯医书后，久居仙境，从不过问人世间之事，世人已知之甚少，故此议不妥。”仓颉高声叫道：“此书源于黄帝与岐伯之对语，就叫《黄帝内经》吧！”就这样，中国第一部医学巨著《黄帝内经》问世了。这部《黄帝内经》是世界上自有了人类之后的第一部书，也是中国现存医学文献中最早的一部典籍，五千年沧桑，流传至今。然而《黄帝内经》实可称岐伯《内经》。

《内经》分《素问》和《灵枢》（唐代以前称《针经》）两部分，各九卷八十一篇，是中医理论体系的奠基之作，该书包罗万象，博大精深，被后人奉若神明，数千年来，为保障人民身体健康及中华民族的繁衍昌盛作出了巨大贡献。

三、妙手回春救官兵

黄帝拜岐伯为师后，志在攻取炎帝、蚩尤等部落而一统天下，故致当时的战事频多，岐伯跟随黄帝南征北战。“黄帝命岐伯做镯饶、鼓角、灵鞞、神钲以扬德而建武”（《资治通鉴》）。就是说黄帝知道岐伯有军事才能，就命他做鼓角、军旗，用在战争中以振军威。黄帝部落与其他部落的几次大战，岐伯都作为军师，伴随在黄帝左右，出谋划策，运筹帷幄，指挥战斗。

在阪泉大战中，黄帝部落的军士由于长途跋涉之疲劳，加之夏秋交替之季节，暑气蒸腾，天气炎热潮湿，水土不服等因素，军营中瘟疫流行，众兵士半数病倒，亡故者甚多，黄帝急召岐伯、雷公等大臣商讨对策。帝曰："轩辕本欲西伐蚩尤，今兵士多有疾病，战不能战，退不能退，进退两难，若勐康此时进兵，则黄族被灭矣。"岐伯笑道："伏羲知天，神农知地，黄帝可知人乎？知天、知地、知人乃三才之道，上通天文，下知地理，中使人和，方能治天下。不辨阴阳，不应四时，不合五行，何能安天下？"黄帝曰："天师所言极是。只是眼下须先医治兵士，赶紧施药。"岐伯曰："帝不必着急，岐伯自有办法救治。"于是岐伯立即派人上山去采挖白头翁，然后将新鲜的白头翁洗净，煎汤给军士们灌服，服药症状减轻后，又将祛病强身之自我调理之法悉数传授于众军士。不久，瘟疫就被控制，官兵们的士气很快又振作了起来。打起仗来英勇无比，最后在坂泉大战中战胜了蚩尤。

黄帝问岐伯道："这次军中之疫病，天师仅凭一药医治军营之大疾，怎获如此之大功？"岐伯曰："这一种药就叫白头翁，我西北人叫它张棉花。"黄帝道："这一味药，胜过几员大将之功，我看就封它为大将军吧。"满堂都拍手称好。

岐伯接着说："世人只知药到病除，却不知'人身自是宇宙'之理。人身天生就有扶正祛邪之功能，只是尚待开通而已。"在旁边的仓颉问道："用甚打通？"岐伯道："用气。气乃宇宙之本源，世间万物皆秉气而生，人之精、神、津液、血脉无不出于气。而每周天度三百六十，故人身经脉所到之处，计有三百六十穴。以气引之，使经脉自通，气血调和，故可用于治病驱邪，强身健体。老夫治疗军中之疫病，一是用药，二是调气，教予众人的自我调理之法即是调气也。"一席话说的众人唏嘘赞叹。

有一年，黄帝率军队与蚩尤作战，岐伯随军出征，他既是军队的军医，又是军中鼓乐的总指挥。话说这蚩尤是南方少数民族九黎族的一个头领，原为炎帝部下，这人长相独特，据说有四目六臂，面目狰狞，力大无穷，他所率之军队也多是些怪异之众，虎豹熊罴无所不有，他们常出没于丛林之中，很难对付。黄帝率军南征正是秋天雨季，进得山来，林中大雾弥漫，使黄帝大军一时不辨东南西北，而蚩尤军队在自己的地盘上则神出鬼没，时隐时现，打得黄帝军队晕头转向，无法应战，第一次接触就战败而返，军士将战况报告给黄帝，黄帝乘指南车亲临前线督战，行进中，拉车的战马突然扬起前踢，一声长嘶，随之倒地，奄奄一息，其他战马也相继出现此症状。黄帝和众将见此情景，倍感吃惊。岐伯一边观察战马，一边顺手将战车前的一片草叶揪下放在嘴里咀嚼，他忽然尝到草叶甘苦的味道，想这一定是一种药物，且药性寒凉，那马得病多是结证，这药说不定还能开结呢，姑且死马当作活马医吧，给它喂这草药试试。于是他急召军士，拔下多多该草药，给那战马喂入口中，不久那些病马就逐渐好转了。当时将士们倍感鼓舞，欢呼雀跃，大家都问岐伯用的是什么妙药，岐伯坦诚地说："此前老夫并不知道这种草药，只是这次情急之下，才无意中发现的，这可能是上天有意赐给我们的，我等众人应叩谢上天才是。"众人听了忙跪地叩首，望天而拜。拜毕岐伯道："方才尔等问这药名，我看，因此药出于指南车之前，就叫它车前草吧！"大家听后都拍手称好。

黄帝年过半百，尤率军师征战，鞍马劳顿，自感体力不支，群臣也都替黄帝担忧，岐伯经周密思考，决定为黄帝配制一种保健强身的药物，他翻阅《神农本草经》，发现有一种叫"天精草"的药，能益气养血，滋阴补肾，于是就用它来配制成药，给黄帝服用，黄帝服药后，感觉效果很好。岐伯又进一步调整配方，嘱服用数月，黄帝遵嘱服后，觉身轻体健，耳目聪明，花白的头发逐渐变黑，脱落的牙齿重新长出。黄帝非常高兴，就把这种药叫做长生药。其实这药就是枸杞子，这枸杞子全身都是宝，三、四月采集的枸杞叶叫天精草，六、七月采集的花叫长生草，八、九月采集的果实叫枸杞子，十月、十一月采集的根叫地骨皮。岐伯就是将这花、叶、子实、根都利用来，在房间内阴干，共研细末，以甘露琼浆调制成药丸，而制成“长生药”。

四、辅黄帝泰山祭天

又过了几十年，黄帝与炎帝联合，战败蚩尤，占领了中原一带及南方蛮夷之地，实现了一统天下的大业。这时，天下太平，百姓安居乐业，丰衣足食，再无饥饿征战迁徙之忧。男丁渔猎，妇女缝衣，黄帝教民稼穑，耕种六谷，打造兵刃，烧制器皿；皇后嫘祖发明养蚕技术，教导妇女们操丝织布，缝制衣被。从那时起，人类的生产生活水平有了极大的进步，人们从此也有了丝制的衣裳。

就在这年的秋季，天降大雨，连续十多天不停不歇，眼看人间就要遭受洪涝之灾，黄帝部落主管观察天象的大臣容成子和岐伯一起夜观天象，发现天象表明近期内有重大自然灾害，即刻禀报黄帝：“启奏黄帝，臣等适观天象，近日将有大难降临人间，恐人力不可抗也。”黄帝闻言，大吃一惊，他深知这二人通晓天文地理，所推算不会有错。便问道：“如何应对可使生灵免遭涂炭?”岐伯曰：“黄帝不必担忧，只需祈祷上苍，感动天地，则可免此灾难。”帝曰：“何以祈祷?”岐伯曰：“臣闻东岳泰山为五岳之尊，其高处与天相接，黄帝可东临而登，在泰山之最高处祭天。”黄帝闻言甚悦，遂命岐伯、容成子看天气择吉日，准备东临泰山（又有说西泰山，即今山西霍泰山）。容成子择出吉日，禀报黄帝，黄帝如期启程，带领岐伯、仓颉、大挠、容成子等一干大臣前往西泰山进发，一路马不停蹄，披星戴月，不日就来到了泰山脚下。远远望见大地上突兀一座巍峨的高山，耸入云端，山体陡峭，挺拔雄伟，峻岭之中布满了苍松翠柏，白云在山间缭绕，巅峰时隐时现，气象万千。

众人边走边赏泰山美景，不觉来到了半山的中天门，岐伯眼望泰山诸峰，赞叹道：“泰山不愧为五岳之首，神明集聚之仙山道场，气势雄伟，灵气升华，真是绝好去处!”遂转向黄帝道：“黄帝在此祭天，祷告天下一统，众族合一，乃亘古未有之事，定会惊天动地，使神明护佑我炎黄子孙，千秋万代繁荣昌盛!”帝曰：“但愿能如天师所言。”

众人正说话间，岐伯仰头望天，说声不好，大难已至！众人抬头见晴空红日，将近日中，哪来什么灾难？有人正待发笑，突然，听到隆隆响声凭地涌起，天空中一个巨大的火团呼啸而至，紧接着东南天边响起一声炸雷。山崩地裂，激起了万丈烟云，直冲九霄。顿时，天旋地转，两级错位，朗朗乾坤一下子变得混沌不清，山摇地动，经久不息。江河决口，洪水四溢。其实当时的情况是，天上有流星坠落，陨石撞击地球，造成了人类历史上最大的地震发生。突发的灾难，使人们乱作一团，东奔西窜，呼天抢地。岐伯却临危不乱，他当即命四名军士保护黄帝及皇后嫘祖，并吩咐几位重臣，分别统领军士，原地待命，无有军令，任何人不得擅动，有违者斩！待过半个时辰后，大地的隆隆之声渐弱，昏黑的天地间闪出了光亮，轩辕黄帝登高极目远眺，但见泰山四周洪水茫茫，一望无际，把整个山围在了核心，且水势直往上涨，他心头袭上阵阵焦躁，郁闷难耐，忽然痛心疾首，面对苍天，他大声发问：“呜呼！天下新近统一，便有如此祸患，千里沃土尽没于洪荒之中，苍天啊，可是姬轩辕失德，惹下天怒?”岐伯慰劝道:“黄帝不必自责，此乃上苍将降大任于帝，故布此大难，意在锻考帝之心志。”帝曰:“我众臣及军士尽在山上，山下的百姓均已遭大难，如何是好?”岐伯曰:“以我人力，此难必不可免，只能节哀顺变，待我众人躲过此难，再作计较。”

黄帝见军中已是人困马乏，于是传下令去，在半山腰平坦处安营扎寨，并令军士严察水势，随时禀报。黄帝一行在中天门驻扎两天两夜，待天气好转，岐伯令容成子和大挠率十几名强壮军士率先登上山顶，踏看祭天之最佳去处，其他人陪伴黄帝，在原地扎寨休息，待明日登顶。

一夜无话，次日五更，号令军士，整装向山顶进发，一路人马浩荡，旗帜招展，一个多时辰，便来到了西泰山顶。这时，旭日东升，光芒万丈，晴空朗朗，天地间金灿灿满目辉煌，巍巍泰山沐浴在层层神光圣影之中。泰山之巅遍插龙旗，迎风飘扬，一片肃穆庄严的景象。容成子和大挠率军士将黄帝迎接到选好的祭天之处，命众人在事先筑好的大祭坛上设了香案，轩辕黄帝手持燃着的香烛，与皇后嫘祖跪于正中，岐伯、仓颉、容成子、大挠、雷公、俞跗等大臣在黄帝身后依次而跪，其后黑压压跪满军士，众人跟随黄帝，目视苍穹，举拳过额，行三拜九叩大礼。

军中的大巫师高声喊道:“黄帝祭天!”这一声喝喊，雄浑豪放，气动山河，回音经久不息，越传越远。

黄帝朗声祭道:“自从盘古开天辟地，部落纷争，战事杀伐，致使百姓鲜有宁日，累万民食不果腹，衣不遮体！痛夫！虽姬轩辕不才，然秉承天意，合群雄之力，一统天下。今众族归一，惠泽万世，轩辕祗承天序，祈佑上苍，祚我邦国，歌舞升平，万世永昌。泰山之阳，沃野千里，天帝之乡，前临天堑，后枕龙岗，东连沧海，西接太行。天地威严，万民仰望。现洪水肆虐，大地动荡，国乍一统，羞对上苍，轩辕愿铸铜鼎，置九州之中，轩辕之丘，千秋永祀，香火不断。轩辕上祈，望苍天庇我子孙，使洪水尽退，六谷丰登，安居乐业，永享太平。轩辕及臣民将上天隆恩万世传承，永志不忘!”

黄帝颂祭文完毕，转而告诫众人:“尔等听命:凡我华夏子孙，在国泰民安、太平盛世之时，务必来泰山祭天，不得有违！轩辕适才已禀告上苍，要铸铜鼎，铭文于上，置九州中，供千秋祭祀，万代景仰!”众人山呼应诺。

黄帝祭天完毕，封神仪式开始，五大神在台上神幡下就坐，四方众神亦按序而坐。

乐师演奏起黄帝御作《清角》乐曲，然后，又命乐师奏《扶犁》、《丰年》；太昊亲自操琴，演奏《驾辩》乐曲，曲音清扬悠远，闻者无不动容，众神一片喝彩。演奏完毕，由史官宣读封神榜文:

中央天帝轩辕黄帝，天地雷电大神，掌领天地；辅神后土，手持长绳，执掌天地四方。

东方天帝太昊，又称青帝，辅神少昊之子句芒，手持圆规，执掌春天和生命。

西方天帝少昊，辅神为其子蓐收，手持曲尺，执掌秋天，兼司察落日沉入汤谷时折向东方余辉。

南方天帝炎帝，为太阳神；辅神为其玄孙祝融，手持秤杆，执掌夏天。

北方天帝颛顼（后来兼做中央天帝)，辅神禺京，手持秤锤，执掌冬天。

中央天庭参政诸神，雷祖娘娘蚕神嫘祖；天师之神岐伯；丰年宫史之神仓颉；天门守护四神青龙、白虎、朱雀、玄武；扫尘神飞廉风伯；屏翳为雨师；伶伦、巫彭、巫抵、巫阳、巫履、巫凡、巫相为值日神将；风后、雷公、伯高、少俞在天庭任职。

又分封天下主神，如四海、五岳、海外等神。

史官宣旨毕，受封诸神山呼谢恩，西泰山上，众神群情振奋，欢欣喜悦之气氛在西泰山寰宇间萦绕。

对于黄帝祭天的壮举，《韩非子·十过篇》有“昔者黄帝合鬼神于西泰山之上，驾象车而六蛟龙，毕方立辖，蚩尤居前，风伯进扫，雨师洒道，虎狼在前，鬼神在后，螣蛇伏地，凤凰覆上，大合鬼神，作为《清角》。”的描述。可见其气势之浩大。其中的鬼神、蛟龙、毕方、蚩尤、风伯、雨师、虎、狼、螣蛇、凤凰等等全都是国族名，其实是指国族领袖。

黄帝祭天之后，洪水渐渐退去。

第五节 万古流芳成大业

一、著经典成书八部

前篇已论岐伯在民间行医时，就刻苦学习，注重总结临证经验，并随时把一些诊疗的经验记录下来，收藏了许多资料。到中老年时，他一面辅佐黄帝治理天下，一面抓紧时间，撰写医学书籍，以流传后世，造福人类。

据有关史志书目记载，岐伯的著作有八种。

一是《黄帝岐伯按摩》（见《汉书·艺文志》）十卷，该书主要论述岐伯对按摩的研究，包括按摩的渊源、经络、俞穴、手法、时辰等。

二是《岐伯经》（见《籍志》）十卷，该书是岐伯临证各科的经验总结，其中涉及内、外、妇、儿、五官各科及温热病等，以中医理论为基础，融理论于实践之中，为最早的中医临床典籍。

三是《岐伯灸经》（见《新唐书·艺文志》）一卷，也有记载为《黄帝问岐伯灸经》（见《宋史·艺文志》），是古代灸法的专著。该书以论述灸法为主，其中有中医的十种灸法，是我国最早的灸法大全。

四是《岐伯针经》（见《宋史·艺文志》）一卷，主要讲经络、俞穴、针法，其内容与《灵枢》相似，但其中对针刺手法的论述较《灵枢》为详细。

五是《黄帝岐伯针论》（见《通志·艺文略》）二卷，该书仍以黄帝与岐伯问答的形式，阐述了针灸的理论，对经络俞穴的论述，偏重于解难答疑，较为浅显易懂。

六是《岐伯精脏论》（见《通志·艺文略》）一卷，该书中的论述重点主要是脏象，论述了人体五脏六腑的生理功能、解剖结构、病理变化、脏与脏、脏与腑以及脏腑之间的关系，即生理上互相关联，病理上互相影响的关系，是中医脏象学说的渊源。

七是《黄帝岐伯论针灸要诀》（见《崇文总目》）一卷，该书与以上论述针灸的专著相似，但概括性强，将针灸同时论述，并以介绍手法为主，接近临证，便于初学者接受。

八是《岐伯五脏论》（见《竹堂书目》）一卷，该书以论述五脏为主，详细论述了五脏的生理病理，五脏病变的外在表现，五脏病的辨证论治。

以上著作是岐伯临证经验的提炼和总结，凝聚了我国古代医学的精华，是中医典籍的重要组成部分，可惜现在均已失传，只有部分内容和书名被记载于一些古代医学典籍和其他史书中，这是中医界的一大损失。

二、游蓬莱得道天真

岐伯到老年时，十分注重养生之道，他象过去一样与黄帝谈论医道，但不同的是，此时期更侧重于养生方面的问题。

有一天，黄帝问岐伯曰："人年老而无子者，材力尽邪？将天数然也?"岐伯曰："女子七岁，肾气盛，齿更发长。二七而天癸至，任脉通，太冲脉盛，月事以时下，故有子。三七，肾气平均，故真牙生而长极。四七，筋骨坚，发长极，身体盛壮，五七阳明脉衰，面始焦，发始堕。六七，三阳脉衰于上，面皆焦，发始白。七七，任脉虚，太冲脉衰少，天癸竭，地道不通，故形坏而无子也。丈夫八岁，肾气实，发长齿更。二八，肾气盛，天癸至，精气溢泄，阴阳和，故能有子。三八，肾气平均，筋骨劲强，故真牙生而长极。四八筋骨隆盛，肌肉满壮。五八肾气衰，发堕齿槁。六八，阳气衰竭于上，面焦，发鬓斑白。七八肝气衰，筋不能动，天癸竭，精少，肾藏衰，形体皆极。八八则齿发去。肾者主水，受五脏六腑之精而藏之，故五脏盛，乃能泻。"

黄帝又问道："夫道者年皆百数，能有子乎?"岐伯答曰："夫道者能却老而全形，身年虽寿，能生子也。"

黄帝听后感到岐伯讲得非常透彻，他又想了解一下古今之人养生的不同，乃问于天师曰："余闻上古之人，春秋皆度百岁，而动作不衰；今时之人，年半百而动作皆衰者，时世异耶？人将失之耶?"岐伯对曰："上古之人，其知道者，法于阴阳，和于术数，食饮有节，起居有常，不妄作劳，故能形与神俱，而尽终其天年，度百岁乃去。今时之人不然也，以酒为浆，以妄为常，醉以入房，以欲竭其精，以耗散其真，不知持满，不时御神，务快其心，逆于生乐，起居无节，故半百而衰也。"

"夫上古圣人之教下也，皆谓之虚邪贼风，避之有时，恬淡虚无，真气从之，精神内守，病安从来。是以志闲而少欲，心安而不惧，形劳而不倦，气从以顺，各从其欲，皆得所愿。故美其食，任其服，乐其俗，高下不相慕，其民故曰朴。是以嗜欲不能劳其目，淫邪不能惑其心，愚智贤不肖不惧于物，故合于道。所以能年度百岁而动作不衰者，以其德全不危也。"

黄帝曰："余闻上古有真人者，提挈天地，把握阴阳，呼吸精气，独立守神，肌肉若一，故能寿敝天地，无有终时，此其道生。中古之时，有至人者，淳德全道，和于阴阳，调于四时，去世离俗，积精全神，游行天地之间，视听八达之外，此盖益其寿命，而强者也，亦归于真人。其次有圣人者，处天地之和，从八风之理，适嗜欲于世俗之间，无恚嗔之心，行不欲离于世，被服章，举不欲观于俗，外不劳形于事，内无思想之患，以恬愉为务，以自得为功，形体不敝，精神不散，亦可以百数。其次有贤人者，法则天地，象似日月，辩列星辰，逆从阴阳，分别四时，将从上古合同于道，亦可使益寿而有极时。"

君臣二人你问我答，热论养生之道，论到兴处，忘却他事。

黄帝欲差遣岐伯去东海蓬莱仙山求取长生不老之药，岐伯领命，于次年的春暖花开之时，带领一干人，长途跋涉，到达东海之滨。

在东海之滨，岐伯遇到了一位老者，年逾古稀，长发白髯，精神炯烁。岐伯向老者施礼后，请教去蓬莱的路，老者道："请天师面南前行数里，那里自有接应之人。"岐伯转向南前行，约有五六里路，见路边有车马及人等，及到近前，才看清有十二匹白鹿，套着一挂大车，有一童子立于车旁，见岐伯一干人到来，立即上前施礼道："天师远道而来，童子奉太白金星之命在此恭候，请天师上车。"岐伯等人遂上车坐定，童子坐在车辕边，抖动缰绳，十二匹白鹿驾车飞驰而去，越海面如履平地，不久便看到了蓬莱仙山，只见那仙山四面环海，山上仙气缭绕，亭台楼阁均在烟雾之中，时隐时现。转眼来到山脚下，童子道："天师请步行登山，到半山即可见到南极仙翁，童子在此等候。"

岐伯一行遂步行上山，来到半山一平旷处，见一老翁拄杖而立，岐伯忙上前叩拜相见："仙翁在上，请受岐伯等人一拜！"仙翁捻髯微笑，问道："尔等前来这里，不知所为何事？"岐伯对曰："我华夏黄帝轩辕氏，为苍生黎民，浴血奋斗，南征北战，终使天下归于一统，百姓安居乐业，现仍处心积虑，忧国忧民，使其身心俱惫，力不从心，老朽为万民所谋，不揣冒昧，前来向仙翁求取长生不老之药，望仙翁不啬赐教，老朽感激之至！"仙翁早知岐伯来意，今见其虔诚恭谨，遂命童子赐坐，并取出一只坛钵，打开封口，从中拿出仙丹数枚，交与岐伯，叮嘱道："此乃太上老君所炼之仙丹，封存已数百年，服后可使人身轻体健，返老还童。念汝国君轩辕氏为天下百姓谋生，心诚意笃，创华夏一统国家，且尔等为报主恩，千里寻仙，老夫就成全尔等之愿了，望好生收藏，返回交与黄帝，使其益寿延年，再为人间黎民造福。"岐伯等人再三叩首拜谢了，返回轩辕之丘，将所求仙丹献于黄帝。黄帝服仙丹后，精神倍增，力度过人，黑发皓齿，年逾古稀，犹如壮年，寿至120岁驾崩。

三、天师去人间公祭

岐伯到了晚年，深悟养生之道，他法于阴阳，和于术数，饮食有节，起居有常，不妄作劳，形与神俱；他志闲少欲，心安不惧，形劳不倦，气从以顺。岐伯更能运用四时摄生养神，又知有病早治，无病先防之道，所以在耄耋之年，仍头脑清楚，耳聪目明，须发飘逸，健步不衰。

转眼间岐伯已近百岁了，天年颐期临近，脏腑气血开始衰竭。那一年的三月，春天来得很晚，好像等待着岐伯体内阴阳之气的亡竭，黄帝来到天师的病榻前探望，见他呼吸气微，言语无力，知是天年已尽，生命只在旦夕，但心中却依依不舍，念想岐伯多年来，追随自己左右，统帅军队，治理国家，传播医药知识，讲授养生之道，救治军中将士性命，辅佐自己统一华夏，漂泊半生，如今卧病在床，性命不保，想到这里不由潸然泪下。岐伯见状，安慰道："黄帝不必伤情，人生在世，终有一死。想吾一生，少年家道清贫，命途多舛，屡遭磨难；青年勤奋学医，为民医病疗伤；中年以后追随于您，南征北战，施医术于军中，留著作于后世；晚景残年，雄心不减，辅佐陛下，勤政爱民，治理国家，虽无高功大业，却也觉未虚度此生！现陛下大业已成，国泰民安，臣死而瞑目也，所憾之事，唯不能常伴君侧，辅佐圣君耳……"说完，闭目撒手，盍然长逝。黄帝悲痛不已，经一班大臣苦心劝说，方才心绪平定。

黄帝与一干大臣商议安葬岐伯之事，众臣都认为岐伯辅佐黄帝治国安邦，劳苦功高，应从厚安葬，以慰其在天之灵。黄帝准奏，命容成子择日安葬。安葬时黄帝以师礼祭奠之。

岐伯逝于春三月，天气阴雨绵绵，潮湿阴冷，小雨如泣如诉，犹如苍天的哀悼。

岐伯病逝的消息传至北地，当地的老百姓都万分悲痛，在一起互相颂说岐伯当年在北地行医行善，治病救命的事迹，大家都为失去这样一位好医生而感慨不已。

从那时起，北地人民为祭奠岐伯，在当地修建了四处岐伯庙，一是在岐伯原居住地（现庆城县东山下）挖了一孔窑洞，供奉着岐伯的牌位，这洞从古到今一直被称作“药王洞”。早在古时侯，庆阳民间就有一种庙会，每年的三月初五，是药王诞辰日，城里官员都来祭拜中医药鼻祖，上香叩首，祈福消灾；二是清乾隆年间《庆阳府志·坛庙》：“岐伯庙旧在南原”，这里指的是今庆城县高楼乡杨原的庙花村，相传上古时，这里曾经是岐伯种植药材的地方，当时为方便百姓治病，他经营了一个很大的药用植物园，其中有许多药物都是由野生的采摘来种植的。所以后来凡行医者必到此识药，识药前须先拜医药始祖，为了纪念岐伯，向世人传授医药知识，人们就在这里修建了一座庙宇，经过久远的日月变迁，现在庙宇已经不复存在，药园的花草也没有了，但庙花的遗址还在，那就是现在的庙花村；三是民国时的《庆阳县志·庙坛》中有：“岐伯庙在县城南嘉会门外”的记载，这实际就是县城南端西侧不大的一座岐伯庙，相传为清代医家王世雄回家祭祖捐银所建，庙门上的匾额为“医家之宗”；四是《庆阳府志》上有岐伯、鞠陶、公刘“三圣”的记载。可见当时的北地人民把医祖岐伯尊为圣贤，永久祭祀，香火不断。

四、北地人慰祖万代

岐黄在北地创造了辉煌的业绩，为中华民族的兴旺发达做出了重要贡献，在他们仙逝后，华夏子孙为了纪念他们，隆重地修建了黄帝陵和岐伯庙等建筑，还立下了每年祭祖的传统，黄帝陵上香火不断，岐伯医术后继有人。

岐伯生长于庆阳这块古老的黄土地上，黄帝也曾来过这里，庆阳作为岐伯的故里，继承和弘扬岐伯业绩，挖掘和发展中医药事业就是庆阳人义不容辞的神圣职责，为传承和丰富岐黄文化，让后代铭记医祖德惠，在庆城县有识之士的倡导下，县委、县政府于1994年以来在县城外的东山上，修建了周祖陵，同时在岐伯童年时生活和青年时从事医疗活动的地方，修建了“岐伯圣景”。该建筑群上至东山之巅，下迄东山根底，规划周全，气势恢宏，耗资甚巨。

站在庆城县的城东边，远眺对面的东山，周祖陵古建筑群，依山就势，一脉而下，与县城遥相呼应。上到山顶，路旁的左侧是进入周祖陵景区大门，观其山门造型庄严古朴，飞檐斗拱，别具匠心。大门前方约一里路，稍上山坡就可看到周祖陵的景区建筑。周祖陵建筑群气势恢宏，风格各异，正中大殿端坐周先祖不窋雕像，这位远古农耕文化的开拓者曾在庆阳这块黄土地上率民稼穑，从此农耕文化就在这里不断弘扬。

沿台阶下行，进入岐伯圣景景区，至上而下，首先看到的是七十二福地景观，即以七十二个青石台阶组成，旁有十二生肖护圣景及十二富贵育庆民。山门正面的匾额为“岐伯圣景”对联为：“医祖神会庆州地，药仙云游古洞天”背面匾额为：“药王古洞”，对联为：“传承数千年人文精粹，高扬古国威；创造又一代历史辉煌，再铸民族魂”。洞内两边有青龙和白虎浮雕像，相传为轩辕黄帝所封的护法使者。

岐伯大殿景区，为圣景的主景区，该景区由御路、月台、大殿和两边侧殿组成，御路有两盘升龙环抱《黄帝内经》图案。代表黄帝和岐伯都是龙的传人；下有惊涛骇浪，上有祥云罩顶，是指先民虽经历重重艰难险阻，但终于发展壮大，吉祥如意；月台由望柱和栏板组成。

望柱头上分别刻有雄狮、寿桃和药葫芦。分别表示雄狮守护，吉祥如意和长命百岁；栏板上的图案全部是中草药，代表岐伯故里是中草药之乡，中草药历史源远流长。大殿重檐歇山屋顶，重檐表示两重天——黄帝和岐伯。医祖神像矗立于大殿的中央，色彩鲜明，造型美观，显出岐伯身材高大，面目慈祥，神采飘逸，须眉花白，像高 3.88 米，其 3 象征三圣业绩的光辉永照千秋，88 表示庆阳人民和前来敬仰者发、发！大殿正面匾额为“国医初祖”，背面匾额为“远祖医圣”。

大殿内两旁雕绘着有关岐伯的传说壁画。一是炎黄阪泉大战图，展示了当年炎帝和黄帝两大阵营一场特大战役的壮观场面，一方是黄帝身着黄袍，跨骑白龙，岐伯脚登祥云骑草龙，后拥诸将士，虎啸龙吟，气吞山河；另一方是炎帝，身披红袍，跨乘黑龙，蚩尤、祝融等将领围随其后，金戈铁马，排山倒海。二是涿鹿之战图，是描绘黄帝与蚩尤的战役。蚩尤原是炎帝的悍将，勇敢狡诈，面目狰狞，人身牛蹄，四目六首，头竖双角，耳旁毛发直竖如刺蓬，其后有夸父、刑天和他的七十二个同胞兄弟，以及魑魅魍魉，他们拉起为炎帝复仇的旗号，向黄帝军师发起进攻。黄帝与岐伯、风后坐在指南车上，率熊、罴、狼、豹、狮、虎六部神兽，驱四方鬼神，与蚩尤大军对战。场面浩大恢宏。三是刑天无头舞干戚图，图为刑天与黄帝争天庭，被黄帝用青光剑斩其首级葬于常羊之山，刑天知他的头颅已被埋葬，将永远身首异处，他不甘心失败，突然立起身来，左手握干（盾），右手持戚（斧），用他的两只乳头作眼睛，肚脐作嘴巴，向着天空狠劈猛砍，黄帝见刑天如此刚勇，甚为叹服，便命女祭手捧出盛满酒肉的神案，向刑天的亡魂祭奠。四是黄帝泰山封神图，图为封神大会的盛况，五大神在台上的神幡下就座。台下四方众神按部分班而坐。五是黄帝巡游天下图，图中黄帝率众臣腾云驾雾，巡游在祖国的山川河海间。六是岐伯降生青龙嘴图，在群山环抱之中，有座山半山突出一角就是青龙嘴；七是岐伯梦游上古三坟图，上绘岐伯在三清宫游览；八是岐伯巧换环江老龙睛图；九是甘草王龙头山救岐伯图；十是太白金星义赠岐伯登云鞋图。大殿下左右两旁分别设论医亭和拜师亭，论医亭为四柱方亭，四柱象征四天柱；拜师亭为三柱亭，是说岐伯当年曾拜三位老师即：赤松子、中南子、原始天尊，所以岐伯拜师亭的设计为三柱三角亭。

沿论医亭和拜师亭中间的阶梯而下，建有“十大药王祠”，祠内所供的十大药王是从祖国各地历代名医中筛选的，他们分别是：扁鹊、皇甫谧、张仲景、华佗、董奉、邳彤、葛洪、孙思邈、吴本、李时珍。药王祠中的医家上自春秋战国下至明代，神像造型逼真，仪态各异，每个洞窟中都绘有相关医家从事医疗活动的壁画。来至山下，立有一面东西向牌坊，作为进山大门。

2007 年，庆城县委、县政府为光大医祖美德，传承岐黄文化，丰富岐伯圣景内涵，提升周祖陵文化品味，决定在周祖陵所在的东山下修建《黄帝内经》千家碑林。此决定一出台，便得到了社会各界特别是中医药界的重视和支持，国家中医药管理局、中华中医药学会、中国书法家协会、甘肃省卫生厅、文联、书协等部门和单位倾力支持，使庆阳人民备受鼓舞。该项目征用建设用地 7.2 公顷，计划投资 800 万元，依托独有的资源优势，特邀全国著名书法家，分段依次书写《黄帝内经》内容，着力打造融文学性、观赏性、艺术性于一体的一流碑林。现已征集到原国家书协主席沈鹏等名人书法作品980件，由西安园林古建筑规划设计院完成规划设计，主体工程已破土动工，预期在近年内一个融古鉴今的大型《黄帝内经》碑林将隆重面世，人们将会欣赏到岐黄文化的又一道亮丽风景。

（安定祥 刘艳春）

第二章　岐伯医学创举

岐伯作为上古时期黄帝时代的伟大博学家，其最大的贡献是他的医学创举。《帝王世纪》："……岐伯尝味百草。典医疗疾，今经方、本草之书咸出焉"。岐伯医学著述颇丰，其中最著名的是中医学奠基之作《内经》。《内经》主要内容以黄帝问、岐伯答的体裁写成，以阐述医学理论，显示了岐伯氏高深的医学修养。中国医学素称"岐黄"，或谓"岐黄之术"，岐伯当属首要地位。

第一节　岐伯与《黄帝内经》

我国远古轩辕黄帝时期，黄帝关心民疾，为救生灵之苦，邀岐伯共住轩丘，常常向岐伯请教许多医学问题，并希望用这些医学知识教导百姓，解除百姓病痛，延长他们的生命，这也是岐黄创作《内经》的原因。在《内经》中有许多这样的记载：

黄帝问岐伯：我爱护万民，供养百官，征收他们的租税。我可怜他们有时不能生产自给，还连续发生疾病。我想在治病时不用药物，不用砭石，而用微针疏通经脉，调和血气，调整经脉的逆顺出入，使气血正常输布于穴位。同时下令将这种治疗方法流传给后世，必须明确制定出方法，从而使这种方法永远不会消失，历久而不失传，做到既容易使用又不容易忘记，所以必须使它有条理，区分篇章、表里分明，从始至终都这样。对所用的针具也要有规定出形状，所以，必须先要写成一部《针经》，我想听听你对这个问题的意见。

黄帝道：我听人家说，遇到适当的人而不教，就会使学术的相传受影响，称为"失道"；如传授给不适当的人，是轻视学术，不负责任的表现。我虽然没有很高的修养，不一定符合传授学术的要求；但是群众多疾病而夭亡，是应同情的。要求先生为了保全群众的健康和学术的永远流传，只要先生讲出来，我一定按照规矩来做，你看怎样？岐伯说：让我详细地讲给你听吧！《上经》说：研究医学之道的，要上知天文，下知地理，中知人事，他的学说才能保持长久，就是这个道理。

黄帝与岐伯坐以论医、著书立说，不仅要解除百姓的疾病之苦，延长他们的寿命。而且要通过施布医道，抚慰人心，使臣民们体质强健，家庭和睦，社会和谐，达到国势强盛，文化进步，长治久安的目的。在《内经》中还有以下的记载：

黄帝说：听说先师有许多心得，但没有在著作中记载下来，我希望听听并牢记，以作为行为准则执行。在大的方面用以治理民众的饥苦，在小的方面保养身体，使百姓不为疾病所困，上下亲善，造福后人，并让这些经验世代流传，朝夕借鉴。你可以告诉我吗？岐伯说，你的思想真深邃啊！不论治民治身、治彼治此、治小治大，治国还是理家，从来没有用倒行逆施的方法能治理好的，只有顺应客观规律才行得通。所谓顺，不仅是指医学上的阴阳、经脉、气血的逆顺，还包括对待人民要顺应民心。

《内经》所托名者，乃黄帝也，岐伯才是《内经》基本理论和思想方法的最初构建者。唯其如此，故《难经注疏》、《皇汉医学》均言，《内经》乃“昔者岐伯以授黄帝”，肯定岐伯的创立之功。岐伯是我国远古轩辕黄帝时期的重要人物，是著名医学家。他的著述颇多，但多失传。仅留残著，被后人整理编辑成《内经》，流传至今。因而，他被后人称为中华医学鼻祖。

《内经》的著成，标志着中国医学由经验医学上升为理论医学的新阶段。《内经》总结了上古时期的医学成就，并为后世的中国医学发展提供了理论指导。在整体观、矛盾观、经络学、脏象学、病因病机学、养生和预防医学以及诊断治疗原则等各方面，都为中医学奠定了理论基础，具有深远影响。历代著名医学在理论和实践方面的创新和建树，大多与《内经》有着密切的渊源关系。它成为中国医学发展的理论源薮，是历代医学家论述疾病与健康的理论依据，尽管医学家学说各异而有争论但鲜有背离之者，几乎无不求之于《内经》，而为立论之准绳。这就是现代人学习研究中医，也必须首先攻读《内经》的缘故。因为，若不基本掌握《内经》之要旨，将对中医学之各个临床疾病之认识、诊断、治疗原则、选药处方等等，无从理解和实施。

一、《黄帝内经》的出现与流传

传世本《黄帝内经》，由《素问》和《灵枢》两部书组成。《素问》又称《黄帝内经素问》，由唐代王冰次注，复经宋代林亿等人校正而流传至今。《灵枢》又称《黄帝内经灵枢经》，由南宋人史菘整理而传世。二书皆未标明撰著年代，亦无作者之名，于是，关于《内经》的成书年代及作者，千余年来争论不已，迄今仍无定论。由于《内经》是中国医学史上现存最古老也是最宏伟的典籍，是中国古代生命科学的集中总结，并汇集了中国古代科学文化的优秀成果，影响至为深远，因而对其成书背景和年代的研究，具有重大的现实意义。

关于《内经》的成书年代，历代医家、学者的观点有很大的分歧。归纳起来主要有四种学说：成书于黄帝时期说；成书于先秦说；成书于汉代说；非成于一时一人之手说。

（一）黄帝时期成书说

认为《内经》出于远古，成于黄帝时期者，多为医家。公元三世纪，魏晋人皇甫谧据《素问》、《针经》和《明堂孔穴针灸治要》三部书，编撰为《针灸甲乙经》。他在序中说：“夫医道所兴，其来久矣。上古神农，始尝草木而知百药；黄帝咨访岐伯、伯高、少俞之徒，内考五脏六腑，外综经络、血气、色候，参之天地，验之人物，本性命，穷神极变而针道生焉。其论至妙，雷公受业，传之于后。”“黄帝内经十八卷，今有《针经》九卷，《素问》九卷，二九十八卷，即《内经》也。亦有所亡失。其论遐远，然称述多而切事少，有不编次。比按《仓公传》，其学皆出于《素问》，论病精微。九卷是原本经脉，其义深奥，不易觉也。又有《明堂孔穴针灸治要》，皆黄帝岐伯选事也。三部同归，文多重复，错互非一。”“皆黄帝岐伯选事也”，即认为三部书都是黄帝和岐伯的医论，是黄帝时书。

五百年后，即公元八世纪，唐代王冰编次了《素问》。他说：“孔安国序《尚书》曰：伏羲、神农、黄帝之书，谓之三坟，言大道也。”班固《汉书·艺文志》曰：《黄帝内经》十八卷。《素问》即其经之九卷也，兼《灵枢》九卷也，乃其数焉。”王冰对《内经》是黄帝书，深信不疑。

至宋代，已有人对《内经素问》为黄帝时书的说法提出疑义，但奉敕校正医书的高保衡、林忆等人仍坚持古医家的看法。他们在《新校正黄帝针灸甲乙经序》中说；“或曰，《素问》、《针经》、《明堂》三部之书，非黄帝书，似出于战国。曰，人生天地之间，八尺之躯，脏之坚脆，腑之大小，谷之多少，脉之长短，血之清浊，十二经之血气大数，皮肤包络其外，可剖而视之乎！非大圣上智，孰能知之，战国之人何与焉。大哉《黄帝内经》十八卷、《针经》三卷，最出远古。”

宋代沈作讞《寓简》云：“《内经素问》，黄帝之遗书也。”郑樵《通志·三皇纪》：“（黄帝）察五运六气，乃著岐伯之问，是为《内经》。”史崧校正《灵枢》“家藏旧本”，于《叙》中事先声明：“昔黄帝作《内经》十八卷，《灵枢》九卷，《素问》九卷，乃其数焉”。以上几家对《内经》为黄帝之书亦无异议。

明代人张介宾，对《内经》推崇至极，精研一世，撰成巨著《类经》。他在自序中说：“《内经》者，三坟之一。盖自轩辕帝，同歧伯、鬼臾区等六臣相讨论，发明至理，以遗教后世。其文义高古渊微，上及天文，下穷地纪，中悉人事。大而阴阳变化，小而草木昆虫，音律象数之肇端，脏腑经络之曲折，靡不缕指而胪列焉。大哉！至哉！垂不朽之仁慈，开生民之寿域。其为德也，与天地同，与日月并，岂直规规治疾方术已哉!”

从以上几家，足可看出，此说在历史上曾有一定影响。此说立论的依据，盖本于书名有“黄帝”之称，又以书文具黄帝与岐伯、伯高、少俞、少师、雷公等对问之词，故云该书乃出于黄帝。然而自宋以来，特有诸多学者，别出异议，另立新说。

（二）成书于先秦说

正如《新校正》所说，宋代已有人怀疑《内经》出自黄帝，与林亿同代人如邵雍、程颢、司马光及其他许多学者，都提出了不同的看法。

如邵雍《皇极经世书》云：“《素问》，《阴符》七国时书也。”

程颢《二程全书》曰：“观《素问》文字气象，只是战国时人作，谓之三坟书则非也”。“若是三皇五帝典坟，文章自别。其气运处，绝浅近。”

司马光《传家集》云：“谓《素问》为真黄帝之书，则恐未可，……此周汉之间，医者依托以取重耳。”

宋代朱熹《文集》云：“窃意黄帝聪明神智，得之于天，其于天下之理，无所不知，……愈疾引年之术，以至其间，庶物万事乏理，巨细精粗，莫不洞然于胸次，是以其言有及之者，而世之言此者，因自托焉，以信其说于后世。至于战国之时，方术之士，遂笔之于书，以相传授。”

明代程敏政《新安文献志》引宋代王炎云：“夫《素问》乃先秦古书，虽未必皆黄帝、岐伯之言，然秦火以前，春秋战国之际，有如和、缓、秦越人辈，虽甚精于医，其察天地阴阳五行之用，未能若是精密也。则其言虽不尽出于黄帝、岐伯，其旨亦必有所从受矣。”

明清时期，持此说者颇多，兹不烦举。

上述诸家之说，是对黄帝、岐伯所著已有所疑，但综观其意，具有以下两个特点，其一就时间而论，已下至周秦时期，个别以为且及于汉代，有的则明确提出为战国时期。其二就编著方式而言，多以为系后世医家或方术之士依托之作。此说从文字气象、学术发展的断代水平及《素问》等今本内容着眼，比之前说，较为符合华夏文化发展的历史进程与时代特色。然而有些学者，仍难免受历史局限性的影响，具有一定上智下愚、圣哲先验等唯心史观。

（三）成书于汉代说

如明代顾从德翻刻宋本《素问》跋云："家大人未供奉内药院时，见从德少喜医方术，为语曰：世无长桑君指授，不得饮上池水，尽见人五脏。必从黄帝之《脉书》、《五色诊候》，始知逆顺阴阳，按奇络活人。不然者，虽圣儒无所从精也。今世所传《内经素问》，即黄帝之《脉书》，广衍于秦越人、阳庆、淳于意诸长老。其文遂似汉人语，而旨意所从来远矣。"

明代郎瑛《七修类稿》云："《素问》文非上古，人得知之，以为即全元起所著，犹非隋唐文也。惟司马迁、刘向近之，又无此等义语。宋聂吉甫云：即非三代以前文，又非东都以后语，断然以为淮南王之作。予谓《鸿烈解》中内篇文义，实似之矣。但淮南好名之士，即欲藉岐黄以成名，特不可曰述也乎。或医卜未焚，当时必有岐黄问答之书，安得文之以成耳，……予故以为岐黄问答，而淮南文成之者耳。"

从上述二家所论，足可看出，其对《内经》成书年代的推新，已不限于一般文化史的发展情况及文字气象、图书外形特征等立说，而是从书的内部特征，用历史文献比较的方法，进行分析。亦即根据书文的某些具有明显时代特征的内容，与该时期其他文献相比较，进而推断其相关学说、理论、概念等形式的上限与下限，进而推断《内经》成书的大致年代。此法从方法论的角度论，无疑具有较强的科学性及历史现实性的意义。但是，此法有一重要的条件，即所用文献必须具有一定的可比性、可靠性，所谓可比性，即比较的内容应属相同或相近范围内者。所谓可靠性，即比较使用的文献，应属相同或相近时期者，否则，推断的结果必然发生很大或一定的误差，导致错误的结论。

顾从德氏所言乃父之意，提及"其文遂似汉人语"，并特言及黄帝之《脉书》及秦越人、阳庆、淳于意诸长老，无疑是与汉司马迁《史记·扁鹊仓公列传》及《八十一难》等古文献作过比较后所作的推断。此一思路当然是正确的，比较的内容也有一定意义，但缺乏更为具体的分析，并限于历史条件的限制，未能提出更有说服力的证据。

郎瑛所论及引宋人聂吉甫语，提及司马迁、刘向、刘安诸人及《淮南鸿烈解》（按：即淮南王刘安《淮南子》）一书，亦系与司马迁、刘向、刘安等人著作直接作过比较，特别是《淮南子》中有些内容与今存《素问》某些篇章，从文字气象、理论观点、具体事物等方面，颇为相似，其所谓"或医卜未焚，当时必有岐黄问答之书"则是，且亦符合秦汉时期尚托古之风的历史背景，其大致年代，限在西汉时期，也有一定道理。然仅据以上诸端，而断言"安得文之以成耳"，则尚缺乏有说服力的证据。

（四）非成于一时一人之手

元明间人戴良《九灵山房集·沧州翁传》引吕复曰："《内经素问》，世称黄帝、岐伯问答之书，乃观其旨意，殆非一时之言；其所撰述，亦非一人之手。刘向指为韩诸公子所著，程子谓出于战国之末，而其大略，正如《礼记》之萃于汉儒，而与孔子、子思之言并传也。"

吕翁此论，对《内经素问》之成书年代，首言"观其引起意，殆非一时之言"，说明对该书内容，通过比较分析，得知其旨意，并非出于同一历史时期。以此为前提，继而提出"其所撰述，亦非一人之手"，吕翁对全书内容，采用了具体分析与历史比较的方法，无疑是正确的，所得结论，就全书所具内容及采用素材的渊源而论，也是可信的。因此，后世诸多学者，多遵此说。

吕翁又举前人谓成于战国二例，一者谓“刘向指为韩诸公子所著”。详今《汉书·艺文志·阴阳家》著录《黄帝泰素》二十篇，注云：“六国时，韩诸公子所作。”吕翁所言，盖指此也。此乃将唐人杨上善撰注之《黄帝内经太素》认定为阴阳家之《黄帝泰素》一书，后人亦有遵此说者。然细审今存《黄帝内经》，从内容及类例证之，恐吕翁之说，难以成立。一者谓“程子谓出于战国之末”，已见前程颢说。自后又另举一例曰，“而其大略，正如《礼记》之萃于汉儒，而与孔子、子思之言举传也”。详《礼记》一书，为汉宣帝时戴德删定。书本所收为秦汉以前儒家治礼所辑解释和补充性传习文献，多取材于先秦古书。故其中除不详出典之文献外，其称名者，则以春秋时人，特别是孔子及门弟子论礼之说为多。此例旨在说明，《内经》一书，其取材虽及于先秦，然亦非出于一时一人之手，而最终删定成编之时，当属之汉人之作。

经考证，现存文献中最早记载《内经》的是东汉班固的《汉书·艺文志》，但当时未确切指出《内经》就是《素问》《灵枢》。而认定《内经》包括《素问》和《针经》两部分的是晋代皇甫谧。他在《针灸甲乙经》序中说：“按《七略》《艺文志》，《黄帝内经》十八卷，今有《针经》九卷、《素问》九卷，二九十八卷，即《内经》也。”

《素问》之名，始见于东汉末年张仲景《伤寒杂病论》，他在自序中说：“撰用《素问》《九卷》《八十一难》《阴阳大论》《胎胪药录》，并平脉辨证，为《伤寒杂病论》合十六卷。”至南朝齐梁间人全元起对《素问》注释训解，全氏注《素问》时，只存八卷，第七卷已佚。全元起是《素问》最早的注家，但全氏注本在宋以后亦亡佚。至隋朝有杨上善撰注《黄帝内经太素》，保存了唐王冰改动之前的《内经》原文。可惜的是，杨氏本自宋元后已残缺不全。及唐，王冰鉴于《素问》“世本纰缪，篇目重叠，前后不伦，文义悬隔”，于是将其内容讹误处，经过分合增删，校勘整理分成二十四卷。至宋代仁宗嘉祐二年(1057)，国家设立校正医书局，经高保衡、林亿等对《素问》作了较全面的校正。现在通行的《增广补注黄帝内经素问》，就是经王冰收集整理，重新编次，并经宋林亿等校正而流传至今。

《灵枢》最早称为《九卷》。初见于汉末张仲景《伤寒杂病论·序》。晋代王叔和《脉经》亦称《灵枢》为《九卷》，至晋皇甫谧在《针灸甲乙经》序中始名《针经》。考《针经》之名，取自其首篇《九针十二原》中“先立针经”语。皇甫氏撰《针灸甲乙经》时，曾取材于《针经》，而收集《针灸甲乙经》中的许多文字，与今天所见《灵枢》相同，可以证明《针经》即《灵枢》。《灵枢》之名，始见于唐王冰叙《素问》引班固《汉书·艺文志》说：“黄帝内经”十八卷，《素问》即其经之九卷也，兼《灵枢》九卷，乃其数焉。”然而他在《素问》中有关引文中，将《灵枢》与《针经》混称。故林亿在《新校正》中说：“在彼云《灵枢》，而此曰《针经》，则王氏之意，指《灵枢》为《针经》也。”《宋·艺文志》分别载有“《黄帝灵枢经》九卷”、“《黄帝针经》九卷”。据此说明，唐宋时期两书是并存的。北宋元佑八年（1093），高丽献来《黄帝针经》，哲宗随即下诏颁发天下使此书复行于世。现在通行的《灵枢经》，是南宋绍兴乙亥年（1155），史崧“校正家藏旧本《灵枢》九卷，共八十一篇，增修音释，附于卷末，勒为二十四卷，”刊行流传至今。

二、《黄帝内经》书名释义

(一)《黄帝内经》书名的涵义

《黄帝内经》作为书名，始见于刘歆所著《七略》，后载于东汉班固的《汉书·艺文志·方技略》。为什么冠以“黄帝”之名，“黄帝”是不是《内经》作者?

关于“黄帝”有两种说法：一说“黄帝”是一个有道明君，据《史记·五帝本纪》记载：“黄帝者，少典之子，姓公孙，名曰轩辕。”他是古代“三皇”之一，“五帝”之首，所处时代为原始社会末期，为部落或部落联盟的领袖。传说他的发明创造很多，如：养蚕、舟车、兵器、引箭、文字、衣服、音律、算术等，我国古文献也多有黄帝创造发明医药之记载。《帝王世纪》说：“黄帝使岐伯尝味草木，典医疗疾，今经方、本草之书咸出焉”，现陕西省尚留有黄帝陵的建址。一说写“黄帝”二字是有溯源崇本之意，说明祖国医学的渊源甚早，书不是黄帝本人写的，也不是黄帝时代写成的，如滑伯仁说：“素问乃先秦战国之书，非黄帝之手笔。”之所以委托黄帝之名，是受秦汉托古风气的影响。当时的世人崇拜古人，借黄帝的威名，可以使天下人更好的信其所言，以抬高自己的学说。如淮南子说：“后世之人，多崇古而贱今，好道者，必托于神农黄帝而能入说。”又说：“医不三世，不服其药。”伏羲、黄帝、神农为之三坟(三世)。

古书以“内”、“外”命名者，一般是就其内容而言的，并无多大深意，无非是上下篇或姐妹篇的意思。如《汉书·艺文志》所载书目以“内”、“外”命名其书者有多种，正如丹波元胤《医籍考》所说，“内、外，犹《易》内、外卦，及《春秋》内、外传，《庄子》内、外篇，《韩非子》内、外诸说，以次第名焉者，不必有深意。”后世虽有解“内”为“五内”(即五脏)阴阳者(明代吴语)，但颇嫌牵强，恐非本义。

书名称为“经”者始于汉初。其所谓“经”非儒学之经，系指医学之“经”。“经”字的本义指织物的纵线，陆明德《经典释义》解释经为“常也，法也，道也”，即规范，必须遵循的法规。此书之所以称为“经”，是指其中所阐述的有关生命科学的理论和原理都是业医者必须遵循的规范和原则。因为书中所言医学道理至真至要而又至善，是传授济世活人妙术之大典，是医林习业的最高法则和圭臬墨绳。虽然古医籍中以“经”名之者众，但《内经》是医学诸“经”之首、之源、之宗。《内经》作为书名，早期并不是《黄帝内经》的简称、专称，后世唯以《黄帝内经》为“内经”名书者，是因其在诸经之中的意义最大、流传最广、影响最为深远、地位最为尊贵，故自西晋皇甫谧以降，遂为《黄帝内经》之简称、专称而别无他指。

(二)《素问》书名的涵义

《内经》中的《素问》之名，始见于东汉张机(仲景)《伤寒杂病论·序》，其中记载道：“感往昔之沦丧，伤横夭之莫救，乃勤求古训，博采众方，撰用《素问》、《九卷》、《八十一难》、《阴阳大论》、《胎胪药录》，并平脉辨证，为《伤寒杂病论》合十六卷。”次在西晋皇甫谧《针灸甲乙经·序》中也有提及，“今有《针经》九卷，《素问》九卷，二九十八卷，即《内经》也。”对《素问》之名的解释，则始于诠注该书的第一人——梁代的全元起。认为，“素者，本也。问者，黄帝问岐伯也。方陈性情之源，五行之本，故曰‘素问’”(《新校正》引)。但北宋林亿认为全氏之解“义未甚明”。明代吴昆、马莳、张介宾等人认为，此书为黄帝与岐伯等对医学“平日讲求”、“平素问答”、“平素讲问”的记录。其解贴切朴实，所以钱超尘先生说："把黄帝与岐伯等人平素（对医学）互相问答的内容记录下来整理成篇而名为《素问》是完全合理可信的。"

有认为北宋林亿等《新校正》之说似近经旨。"按《乾凿度》云：'夫有形者生于无形，故有太易，有太初，有太始，有太素。太易者，未见气也；太初者，气之始也；太始者，形之始也；太素者，质之始也。'气形质具，而疴瘵由是萌生，故黄帝问此太素，质之始也，《素问》之名，义或由此。"太易、太初、太始、太素是古人探讨天地万物形成过程的四个阶段，《素问》所载内容正是从天地宇宙的宏观角度，运用精气—阴阳—五行的哲学方法，论证"天人"相关理论，揭示生命规律，阐述疾病的发生演变以及防治方法，确有陈源问本之意，更近乎于"太素者，质之始也"之论，所以杨上善改名曰《黄帝内经太素》。

也有医家云：《素问》即《问素》，如屈原《天问》即《问天》一样之意。

（三）《灵枢经》释名

《灵枢经》作为《内经》分册之名出现较晚，始见于中唐时期王冰的《黄帝内经素问注·序》。王冰在其《黄帝内经素问注》中将《灵枢经》与《针经》两名并提，这不但可以看出《灵枢经》即是《针经》，还可看出一书二名、并称、并存是当时医林共知之事。学者一般认同"灵枢"之名为王冰所为。王冰之所以把《针经》易名为《灵枢经》，与他所处的始终以道教为国教的隋唐文化背景是分不开的。在隋唐时期，以"灵"、"宝"、"神"、"枢"命名的书籍很多，王冰本人既是名医，又是道教信徒，故受道教思想影响而将《针经》更名为《灵枢经》是可信的。至于明马莳所解的"谓《灵枢》者，正以'枢'为门户，阖辟所系，而'灵'乃至神至玄之称。"张介宾所解的"神灵之枢要，是谓《灵枢》"等，虽然都有可取之处，但未尽其义，故《黄帝内经研究大成》认为，"这些解释恐怕都是求之过深，未见符合王冰当时改《九灵》为《灵枢》的原意"。

另外，《灵枢经》在隋唐时期还有《九灵》、《九灵经》、《九墟》等别称，"枢"字在楚地至今仍然读为qü（音区），"区"与"墟"一音之转，取《九灵经》与《九墟》之合称为《灵枢经》亦未可知。

（四）《黄帝内经》162篇的命名规律

《内经》18卷162篇，篇篇有名，各有其义，均有所本，亦各有据。此处仅就162论篇目的命名规律予以介绍。

第一类，以篇中所论内容命名。以这一方法命名的篇目占绝大部分，但细究之下，又有差别：有以该篇全部内容之精髓名之者，如《素问》的《上古天真论》、《四气调神大论》、《阴阳应象大论》、《六节脏象论》、《三部九候论》、《通评虚实论》、《太阴阳明论》、《热论》、《疟论》、《刺疟论》、《咳论》、《厥论》等，《灵枢经》的《邪气脏腑病形》、《经脉》、《经水》、《经筋》、《骨度》、《脉度》、《癫狂》、《海论》、《痈疽》等等。上述诸篇，内容与篇名是完全一致的，见其篇名即可知其内容之全部；有以该篇主要内容名篇而兼论其他者，如《素问》的《脉要精微论》、《平人气象论》、《骨空论》等，《灵枢经》的《九针十二原》、《本脏》、《邪客》、《论疾诊尺》等；有以篇名提示本篇的一小部分，将这一小部分内容作为篇目命名的发端导语者，如《素问·汤液醪醴论》、《灵枢经》之《水胀》、《大惑论》等；有以篇名向读者提示该篇内容为解释别篇、阐发别篇者，如《素问》的《阳明脉解》、《针解》，《灵枢经》的《小针解》、《九针论》等；有以总括别篇内容为名者，如《素问·标本病传论》就是总结汇论《灵枢经》的《病本》和《病传》的；还有以篇名提示本篇内容，篇中所论内容与篇名不符者，如《灵枢·上膈》，文中只有“上膈”之名而无“上膈”之实，所论内容实乃“下膈”之理。

第二类，以该篇内容的重要性来昭示后学而命名。如《素问》的《金匮真言论》、《灵兰秘典论》、《玉版论要》、《玉机真脏论》、《宝命全形论》、《至真要大论》，《灵枢经》的《玉版》、《通天》等篇。

第三类，以向读者提示本篇与他篇所论有别，或所论内容，尤其是相关病症需要鉴别、不可混淆之意而命名。如《素问》的《五脏别论》、《经脉别论》、《阴阳类论》、《长刺节论》，《灵枢经》的《杂病》、《周痹》、《水胀》等篇。

第四类，以学习方法、职业道德、思维方法以及治疗宜忌事项等示教内容来命名者。如《素问》的《诊要经终论》、《移精变气论》、《异法方宜论》、《刺要论》、《刺齐论》、《刺禁论》、《刺志论》、《著至教论》、《示从容论》、《疏五过论》、《征四失论》，《灵枢经》的《外揣》、《禁服》等篇。

第五类，以该篇当时流传方式命名者，如《灵枢经》的《师传》、《口问》等篇。

上述五类，虽未尽《内经》162篇名义确立之全部，但从中可见其命名规律之一斑。

三、《黄帝内经》内容概要

（一）《黄帝内经》理论体系的形成

1. 形成条件

科学史告诉我们，任何理论的产生、学科的形成，都离不开特定的社会、文化、科技发展的历史背景，《内经》理论体系的形成，同样与当时社会的变革、哲学思想的渗透、自然科学技术的影响不可分割，当然，作为医学论文的汇编，《内经》的形成与当时医疗实践经验的积累，关系更为密切。

（1）社会的变革，巫术的衰落

春秋战国时代是封建社会取代奴隶社会的变革时期，生产关系的变革，大大地促进了社会生产力的发展以及经济的繁荣，而经济的发展必然带来科学文化的发展。秦始皇统一中国，建立了中央集权政府后，推行书同文、车同轨，统一货币、法律、度量衡制度。在思想战线上，在战国时代就已经形成了“诸子蜂起、百家争鸣”的局面，人们借助于朴素的世界观解释自然界诸多现象。自然科学的发展，是人们和自然界斗争的记录，它表明了人们对于自然的认识和控制在逐步地深化和提高，自然科学有利于人们破除封建迷信思想，抵御巫术等有神论思想的侵袭。

巫术作为人类早期文化生活中的普遍现象，它渗透到社会生活的各个方面，可以认为巫术是先民们应对自然中所产生的行为反应，也是科学不发达的标志。战国以后，唯物主义思想的逐步发展以及自然科学的日益发达，使巫术逐渐衰落。医学的事实教育人们，人患病之后，求助于巫术、占星问卜，乞望上帝、神灵解除疾病的痛楚，是不能解决问题的，这样，医学的发展成为时代的需要。《内经》的作者们冲破了封建迷信及神权思想的笼罩，旗帜鲜明地提出“拘于鬼神者，不可与言至德”的观点。《内经》的问世，是医巫分道扬镳的标志。

（2）医疗实践经验的积累

医学史研究证明，有人类就有生活，有生活就有医疗实践。劳动人民在长期与疾病作斗争的过程中积累了大量的实践经验。据《诗经》载有许多古代疾病的病名和证候，以及防病保健方面的知识。《山海经》收载了一百余种药物及三十多种疾病。1973年，长沙马王堆出土了大批西汉医药帛书，如《足臂十一脉灸经》《阴阳十一脉灸经》《五十二病方》等，收载了涉及内、外、妇、儿、五官各种疾病的防治经验及有关经络等内容，足见《内经》成书前，医家们已经积累了丰富的实践经验。

另外，战国时代，战争连年不断，战争必然要死人，这为解剖学的产生提供了一定的条件，人们有机会探索了解人体的形态结构。如《内经》记载有"若夫八尺之士，皮肉在此，外可度量切循而得之，其死可解剖而视之，其脏之坚脆，腑之大小，谷之多少，脉之长短，血之清浊，……皆有大数。"《内经》时代不仅对人体外部有了细致的观察度量，而且在相当进步的人体解剖技术基础上，对人体内部器官也有了很多研究。对于脏腑的坚脆、大小、长短的观察测量，大大开阔了人们的眼界，丰富了医疗经验，为进一步把握人体生理病理的活动规律创建了条件。

再者，《内经》成书以前，已经有许多医学文献问世，这些医学典籍为《内经》的产生打下了理论基础。因为任何自然科学的发展都是有连续性的，不可能从一无所有，突然产生一部巨著，这一点，从《内经》所引用的文献可以得到佐证。据统计，《内经》引用的医学文献有20余种，如《上经》《下经》《大要》《本病》《奇恒》《揆度》等，可惜的是，这些珍贵的资料皆已散佚，无可稽考。

(3) 古代哲学思想的渗透

整部科学史告诉我们，任何一门学科的建立和发展，都离不开哲学。诚如恩格斯所说："不管自然科学家采取什么样的态度，他们还是得受哲学的支配。"爱因斯坦说："如果一个自然科学的理论，没有认识论作为依据，是站不住脚的。"先秦时期，有着相当发达的理论思维和很高水平的哲学。在自然科学与哲学尚未明显分开的当时，正由于科学家们具有这种古代东方的特殊思维方式，因而创造了我国古代的科学理论。《内经》理论体系的形成概莫能外，其中气一元论、阴阳学说、五行学说等哲学思想对《内经》理论体系的形成，关系尤为密切。

气一元论，又称"元气论"，是中国古代哲学中的一个重要范畴。它萌生于先秦，成熟于战国及秦汉，气一元论认为，气是构成万物的本原。气不是虚幻的，也不是超感觉的，它是一种运动不息的物质，其存在的状态无非是弥散和聚合，即无形、有形两类。有形与无形之间不仅没有不可逾越的鸿沟，而且随时处于相互转化之中。万物的生成、变化、强盛、衰落都取决于气的运动及其变化。《内经》的作者汲取了气一元论思想，说明生命过程的物质性和运动性，并以气为中介阐述人以及人与自然的整体性和联系性，进而诠释人的生理现象和病理过程。可以认为，气一元论是形成《内经》理论体系的基石。

阴阳学说肇源于商周，至秦汉已较成熟。先民们在长期生活生产实践的观察和体验中，发现自然界存在着许多既相关、又属性相对的事物或现象，从中领悟了自然界的某些奥秘，并萌生了"阴"和"阳"的初始含义。通过推衍和引申，把阴阳作为一对既对立、又统一的范畴，运用于诠解世界一切事物的相互关系及运动变化的规律。《易传·系辞上》提出"一阴一阳之谓道"。阴阳学说把自然界事物的发生、发展和变化，都归之为阴和阳相互间相反相成的矛盾运动的结果。《内经》把阴阳学说作为认识人体生命活动的一种方法论，运用阴阳之间存在的对立、统一、消长、转代、交感、协调等关系，阐释人体的组织结构，概括人体的生理功能，说明人体的病理变化，指导疾病的诊断和防治，从而筑起《内经》理论体系的基本框架。

五行学说是战国至秦汉时期很有影响的哲学思想。它是人们从日常生活和生产实践经验中抽象而成的一种哲学思想。故《尚书·洪范》曰："水火者，百姓之所饮食也；金木者，百姓之所兴作也；土者，万物之所资生，是为人用。"古人将自然界的许多事物或现象根据五行的属性特点，分为五大类别。并认为这五大类别之间存在着生克制化的联系，运行不息，遂建构起一整体的、相互关系的、动态的世界五行模式和图景。五行学说渗透入中医学领域，帮助中医学家认识机体自身内在的联系以及机体与外界环境的统一性。《内经》的作者汲取五行学说说明五脏系统的生理特性及其相互关系，阐释在病理情况下五脏之间的相互影响，进而协助诊断，指导临床治疗。五行学说为《内经》理论体系的形成提供了重要的方法。

先秦时期，诸子辈出，学术思想空前活跃。西汉司马谈《论六家要旨》将诸子归纳为阴阳、儒、墨、名、法、道德六家。他们对宇宙的构成、天体的演化、天人关系、形神关系以及人性论、认识论、社会发展规律等问题作了较为深入的探索。应该说，诸家学术流派的哲学观点对《内经》理论体系的形成，均产生了不同程度的影响，上述仅是其中最为主要的三种学说。

（4）科学技术和科学思想发展的影响

《素问·气交变大论》说："夫道者，上知天文，下知地理，中知人事，可以长久。"提示医学理论与天文、地理、社会人事知识的密切联系。《素问·举痛论》又说："善言天者，必有验于人；善言古者，必有合于今；善言人得，必有厌于己。"说明阐释医理必须借鉴各方面的知识。《内经》理论体系的形态与接受借鉴秦汉时代科学技术和科学思想有关，这可以从《内经》有关篇章的记载中得到印证。

秦汉时期，由于农业生产发展的需要，天文历法学有了重要发展。如对天体的认识，据东汉蔡邕《表志》称："言天者有三家：一曰周髀，二曰宣夜，三曰浑天。"即盖天说、宣夜说、浑天说，并以此说明宇宙的结构和演化。战国至汉初，历算学家发明了四分历，即以一回归年等于365日零1/4天，一朔望月等于29日零499/940天，十九个太阴年中插入七个闰月的历法。四公历兼有阴历月和回归年的双重性质，属于阴阳合历。它是兼顾太阳和月亮两种运动的历法，《素问·六节藏象论》所记载的"日行一度，月行十三度有奇焉，故大小月三百六十五日而成岁，积气余而盈闰矣"，是说把一年三百六十五日，按月象分为十二个月，大月三十天，小月二十九天，大小月共三百五十四天，积十二个朔望月不足一年的时间，需要通过加置闰月得以调整。《素问》运气"七篇大论"中医学独创的五运六气历实际是对阴阳合历的创造和发展。

在天文、历法以及农业发展的同时，人们对物候观察也很细致。古人以五日为一候，一年二十四节气，共七十二候。以节气及物候变化作为安排农事活动的依据。《吕氏春秋》、《礼·月令》及《淮南子·时则训》等记载了春月为春阳布发生之令，夏月为夏气扬蕃秀之令，秋月为秋气正收敛之令，冬月为冬气正养藏之令，反映了春生夏长、秋收冬藏的自然规律。无独有偶，《素问·六节藏象论》也载有："五日谓之候，三候谓之气，六气谓之时，四时谓之岁，而各从其主治焉。"《素问》运气"七篇大论"将气候、物候、病候的变化，纳入"五运六气"系统，从整体上研究和考察它们之间的相互联系以及周期性的演变规律。《素问·四气调神大论》倡导四季养生的方法，以维护人与自然的和谐而保持健康。这些观点乃是天文历法知识与医学相结合的成果。

古人观察到月廓盈虚与人体虚实有关。《列子》载："一体之盈虚消息，皆通于天地，应于物类"。这种人与自然息息相关的情况，在《淮南子》又称为"物类相动，本标相应"，或"同气相动"。《吕氏春秋》则有具体记载："月望则蚌蛤实，群阴盈；月晦则蚌蛤虚，群阴亏"。医学家把上述观点联系到人体。《素问·八正神明论》说："月始生则血气始精，卫气始行；月廓满则血气实，肌肉坚；月廓空则肌肉减，经络虚，卫气去，形独居。"在针刺治疗时则应注意："天温则血易泻，气易行，……是以天寒无刺，无温无疑，月生无泻，月满无补，月廓空无治。"这些观点可谓续前人之绪余，并推动了中医学术的发生和发展。

农业的发展为手工业提供了原料和市场，冶金技术的发展，不仅为兵器的制造提供了条件，同时也为"九针"的制造提供了材料。《内经》针刺医术的发展与冶金技术是分不开的。全元起说："砭石者，是古外治之法，有三名：一针石，二砭石，三镵石，其实一也。古来未能铸铁，故用石为针，故名之针石。"随着冶金技术的进步，砭石渐为金属针所代替，这是医疗器械的重大进步，也是《内经》时代针刺技术盛行并达到相当高水平的重要原因。

作为医疗典籍的《内经》，直接记载了许多当代的自然科学技术和科学思想，从中我们可以体察到医学理论的形成以及医疗技术的发展，与自然科学的发展是血肉相联的。

2. 构建方法

所谓方法是指导人们为了实现一定的目的，所采取的步骤和手段的总和。《内经》的方法是先人们对人体的生命、健康、疾病等医学重大问题的理性认识过程和方法的总和。独特的认识方法形成了《内经》理论体系的独特性，决定了中医学科的众多特点。《内经》方法论的内容十分丰富，且有不同层次。对《内经》理论体系形成产生深刻影响的中国古代哲学，如气一元论、阴阳学说、五行学说等，既是世界观，又是建构《内经》理论的重要方法，与之相关的整体、系统的方法、辨证方法可以认为是古代哲学方法的延伸，它们是《内经》方法论的最高层次。在这些哲学方法指导下，《内经》采用了司外揣内、援物比类、直觉领悟、揆度奇恒等独具特色的方法。

（1）司外揣内

先秦科学很早就发现，许多事物表里之间存在着相互的联系。如《管子·地数篇》载："上有丹沙者，下有黄金；上有慈石者，下有铜金……"。这是地质勘探中常用的方法。《素问·五运行大论》也有类似记载："地者，所以载生成之形类也；虚者，所以列应天这精气也。形精之动，犹根本之与枝叶也，仰观其象，虽远可知也。"大地上的有形物类和天空中的日月星辰及大气的变化，似根本与枝叶，紧密相联，人们可以借助这种"根叶"关系，即根据地面上事物的变化推测天空中的情况。《灵枢·刺节真邪》说得更明白："下有渐洳，上生苇蒲，此所以知形气之多少也。"从苇蒲的生长情况可以推断苇蒲下面的湿地大小以及肥瘠情况。《灵枢·外揣》还以形与影、响与声的因果关系为例，提出了"司外揣内"、"司内揣外"的认识方法。医学家将这些方法引入医学领域，通过体外的表征来把握人体内部的变化同反应，来认识人体的生理病理规律。这就是"司外揣内"的方法，《素问·阴阳应象大论》提出的"以表知里"方法，与此意义相同。《内经》中关于

"基层象"的含义，张介宾诠释得最为畅晓："象，形象也。藏居于内，形见于外，故曰藏象。"《内经》的脏象学说正是运用了"司外揣内"、"以表知里"的方法，研究"象"和"藏"之间的相互关系，以此把握生命活动规律。

"司外揣内"方法是建构《内经》理论体系的重要方法，现代控制论的"黑箱"方法与此类同。由于此法没有肢解对象，干扰破坏对象固有的各种联系，因此，"失真"较少，可获得许多还原分析方法所无法获得的信息，并从总体上把握对象之间的错综联系和变化，具有一定的科学性和优越性。

(2) 援物比类

援物比类，又称取象比类。这种方法的特点是，在掌握大量感性材料的基础上，通过把两个或两种不同的事物或现象联系起来加以比较，找出它们之间相类似或共同的地方，然后把已知的某一事物或现象的有关知识和结论，推论到与之相类似或有共同的现象或事物，也可能具有相同的知识和结论。《素问·示从容论》说："援物比类，化之冥冥"。表明它是医家常用的认知方法。

例如：《灵枢·五变》用近人以刀斧砍削树木作比类，说明为什么"一时遇风，同时得病，其病各异"。这个类比，从刀斧砍削树木其结构不同的原因在于树木本质质地的差异，推论出外来病因相同，而发病情况不同的原因于机体本身体质的差异。《灵枢·顺气一日分为四时》则从一年春夏秋冬四季的不同属性，来援比一日的旦昼夕夜，用以阐明疾病的转归规律。在诊断疾病过程中要体察自然的变化。天有宿度，地有江河，人有经脉。三者之间相互影响是可以类比的。正如《素问·离合真邪论》所说："夫圣人之起度数，必应于天地，故天有宿度，地有经水，人有经脉。天地温和，则经水安静；天寒地冻，则经水波涌而陇起"。《灵枢·逆顺》以兵法类比针刺治法："兵法曰：无迎逢逢之气，无击堂堂之阵。刺法曰：无刺熇熇之热，无刺漉漉之汗。"打仗和针刺治病都是对立双方进行较量，两者有相似之点，故可将两者进行类比。作战时，如果敌人士气锐盛，阵容严整，则不可轻易冒进迎击；治病时，当病人呈现大热、大汗之时，病邪及病热之旺盛，不可施针，必待其衰退方可刺之。

德国近代著名哲学家康德曾经说过："每当理智缺乏可靠论证的思路时，类比这个方法往往能指引我们前进。"《内经》的作者们善于从一些看起来很不相同的事物或现象中找出它们的相似之处，然后进行类比，以探索新的知识。

(3) 直觉领悟

直觉领悟是在对研究对象深刻感受的基础上，获得某种灵感，突然领悟到某种普遍形式的客观规律性。直觉领悟是创造的直观，这种思维方式具有审美沉淀的特征，它是非概念、非逻辑性的感性启示。传统中医理论的建立，就是这种思维方式的典型代表。

《素问·八正神明论》有一段精彩的描述："帝曰：何谓神？岐伯曰：请言神，神乎神，耳不闻，目明心开而志先，慧然独悟，口弗能言，俱视独见，适若昏，昭然独明，若风吹云，故曰神。"所谓神，古人有"阴阳不测谓之神"的解释。对于事物规律的认识，只有大智大慧的人才能"慧然独悟"、"昭然独明"，这种感悟"若风吹云"，突然而来，顿然领会。它并不完全依靠逻辑而是用整个心灵去体验和领悟。但直觉领悟并不等于随心所欲，胡思乱想。它不是轻而易举可以萌生的，它的产生既需具备非罗连思维的能力和技巧，更需要具备广博深厚的知识，并立足事实，对有关问题锲而不舍地追究深思。《医学心悟》的作者做到了“学，心学之也；悟者，心悟之也。心学之而心悟之”。对学问潜心研究，探微索隐，做到能有所领悟。吴鞠通所谓，“进与病谋，退与心谋”然后有得。

直觉领悟属于重要的创造性思维方式，是《内经》理论形成的重要方法。当然，运用这种方式把握的真理带有较大的或然性，必然经过实践的进一步验收，或进行严密的逻辑论证，才能升华为有价值的理论。

(4) 揆度奇恒

所谓“揆度奇恒”，就是用比较的方法测度事物的正常和异常。《素问·玉版论要》说：“揆度者，度病之浅深也；奇恒者，言奇病也。”“揆度奇恒，道在于一。”“揆度”，简言之是揣度、测度的意思。“奇恒”，是以一般情况（恒）与特异的情况（奇）作比较，找出二者的不同之处，确认异常之所在。疾病相对于健康来说为“奇”，健康为“恒”。在疾病之中，则异于寻常之病为“奇”，一般常见之病为“恒”。《内经》就运用“揆度奇恒”法，借助于比较来发现、确认和考察各种事物的异常现象。

例如，《内经》采用健康人的呼吸来测定病人脉搏的迟速。《素问·平人气象论》说：“人一呼脉再动，一吸脉亦再动，呼吸定息脉五动，闰以太息，命曰平人。平人者，不病也。常以不病调病人；医不病，故为病人平息以调之为法。”先用比较的方法，确定健康人的呼吸次数与脉搏跳动次数的关系，然后以此为标准去揆度病人的脉搏，所谓“常以不病调病人”。《素问·三部九候论》所说的“先知经脉，然后知病脉”，大抵也属此法。

“揆度奇恒”与《素问·示从容论》中的“别异比类”含义类同。《素问·疏五过论》说：“善为脉者，必以此类，奇恒，从容知之。”别异、比类、奇恒等是《内经》总结构的认识方法，都包含有比较同异的涵义。“不引此类，是知不明也”。意思是对事物不去比较，不辨同异就很难认清事物。《素问·咳论》提出“五脏六腑皆令人咳”的观点，并回答了五脏六腑咳“何以异之?”的问题，此即运用“别异比类”法解决了五脏六腑咳的鉴别诊断。大凡在医疗实践中，分析生理病理，确定疾病与否，鉴别诊断疾病，拟定治疗方案，均离不开“揆度奇恒”、“别异比类”的方法。

“揆度奇恒”、“别异比类”，皆是逻辑学中比较法在中医学中的具体应用。客观世界的事物既具有相同之处，又具有相异之处，在其相同之中就包含着差异，在其差异之中又包含着相同之点，这是客观世界的本性，是比较方法的客观依据。科学的发展正在于不断深入地去研究认识对象的同中之异和异中之同，对事物的相同点和差异点把握得越多、越精细，探索事物的本质也就越深。《内经》的作者们在探察人体生理病理的过程中，自觉地普遍地采用了比较的方法，并创造了“揆度奇恒”、“别异比类”的方法，从而为构建《内经》理论体系作出了成功的尝试。

(二)《黄帝内经》理论体系的主要内容

《内经》包括《素问》、《灵枢》两部分，凡一百六十二篇，内容十分丰富，除了医学知识外，还涉及天文、历法、气象、地理、心理、生物等许多学科的内容。就医学知识而言，又可分为基本理论和医疗技术两大类。历代医家曾经采用分类的方法对《内经》加以注释研究，就其理论知识部分，借鉴古今学者的研究成果，大致可以分为养生、阴阳五行、藏象、经络、气血精神、病因病机、病证、诊法、论治、运气等十类。现将其主要内容简介如下。

1. 养生

养生，即保养生命的意思，又称摄生、卫生。《内经》以“渴而穿井，斗而铸锥”为比喻，说明“病已成而后药之”，“不亦晚乎”的道理，突出“不治已病治未病”的预防思想。

《内经》认为，养生的目的是为了维护人与自然的和谐、形与神的和谐、脏腑气血阴阳的和谐，藉以维护健康，达到延年益寿之目的。养生的内容十分丰富。主要有：顺应自然，效法自然界四时阴阳消长变化来调摄；情志方面要“恬淡虚无”，“精神内守”；饮食方面要“饮食有节”，“谨和五味”；劳作方面要“形劳而不倦”，避免“醉以入房，以欲竭其精，以耗散其真”；还应积极参加导引按硗等健身活动。这些养生方法归纳起来可分为养形和养神两大类，其基本原则是形宜动，神应静，动静得宜，则“形与神俱，而尽终其天年”。《内经》的养生学说对我们研究预防医学、康复医学有重要价值。

2. 阴阳五行

阴阳学说和五行学说滥觞于中国古代哲学，它们既是构建《内经》理论的一种方法，其被引进中医学领域后，赋予了医学的含义，故又同时成为《内经》理论体系的内容之一，贯穿于各个方面。

《灵枢·阴阳系日月》云：“阴阳者，有名而无形。”阴阳是古人在大量观察、分析自然现象的基础上，被抽象出来的泛指一切相互关联着的事物或现象，及某些事物或现象所存在着的相对属性，它是对客观世界实际存在的许多特殊矛盾现象的概括。《素问·阴阳离合论》说：“阴阳者，数之可十，推之可百，数之可千，推之可万，万之大不可胜数，然其要一也。”世界上变化万千的事物和现象无一不是阴阳矛盾的体现。《素问·阴阳应象大论》说：“阴阳者，天地之道也，万物之纲纪，变化之父母，生杀之本始，神明之府也。”《内经》断定万事万物都具有阴阳矛盾，都受阴阳之理的制约，阴阳对立双方的交感、互用、消长、转化是世界万物发生、发展、变化、消亡的总根源，阴阳是宇宙运动变化的总规律。

《内经》应用阴阳的理论阐释人体的组织结构，“人生有形，不离阴阳”，人的形体及脏腑组织无不存在着既对立又互根的阴阳关系。人的正常生命活动离不开阴阳的相互制约和相互促进，“阳化气，阴成形”则是体内物质代谢的主要形式，“阴平阳秘”是健康的象征，阴阳失调，则是疾病发生、发展和变化的基本机制。“察色按脉，先别阴阳”，提示阴阳是诊察分析疾病的纲领。“谨察阴阳所在而调之，以平为期”，则强调治疗的根本目的是协调阴阳，以恢复阴阳的和谐。

五行学说利用木、火、土、金、水五种元素及它们之间存在的生克制化关系，说明客观世界内部错综复杂的联系。《内经》的作者认为，自然界万物并不是杂乱无章的，可以从它们的形质特点分为五大类。这五大类事物的运动遵循着一定的规律。如张介宾所说：“造化之机，不可无生，亦不可无制。无生则发育无由，无制则亢而为害，必须生中有制，制中有生，才能运行不息，相反相成”。存在于客观世界事物内部的生克制化关系，正是推动万物生生不息，周而复始的重要动因。《内经》作者利用五行学说为我们勾画了世界万物五行生化图式，同时，又以五行归类五脏、五腑、五体、五官、五志、五液等，建立了以五脏为中心的五个生理系统，这五个生理系统之间的生克制化关系，维系着人体的生命活动。《内经》认为自然界的五行系统与人体五行系统息息相关，相互沟通和感应，形成统一的整体。

阴阳学说与五行学说各有特点，都有一定的局限性，因此，《内经》中常结合在一起阐释有关医学问题。五脏六腑各有阴阳属性，也各有五行之性。如《灵枢·官能》说："言阴与阳，合于五行，五脏六腑，亦有所藏，四时八风，尽有阴阳。"《内经》作者将阴阳五行理论成功的引入《内经》，成为中医学理论体系的重要组成部分。

3. 脏象

《内经》对人体生理活动的认识以藏象学说为核心内容。简单地说，脏象学说是专门研究"象"与"脏"相互关系的理论。人体的结构和机能是极其复杂的，人体的生命现象体现在完整的、活生生的机体上。虽然结构和功能有着密切的关系，但《内经》脏象学说并不着重于形体结构的细微剖析，它所揭示的人体正常的生理活动规律，是立足于生命活体所表现的各种征象来概括和阐释机体内部活动的实际情况；从人与自然的相互关系中把握生命活动的规律。

脏象学说以五脏为主体，将六腑、五体、五官、九窍、四肢百骸等全身组织器官分成五大系统，它们相互之间并不是孤立的，通过经脉的络属沟通，气血的流贯，相互联系，形成统一的整体。脏象学说一方面研究脏腑、经络、形体官窍、气血津液各自的生理功能，另一方面从总体上揭示它们之间的复杂联系及其活动规律，还注意自然界气候、气象、地理等环境因素对机体生理活动的影响，体现了"藏气法时"、"四时五藏阴阳"的整体思想。

脏象学说在《内经》中占有特殊的重要地位，成为《内经》理论体系的核心，也是临床辨证论治的重要理论基础。

4. 气血精神

《灵枢·本藏》说："人之血气精神者，所以奉生而周于性命也。"气血精神乃是生命之根本。《素问·调经论》强调："人之所有者，血与气耳。"血与气是维持人体生命活动最基本的物质。气的概念肇端于古代哲学，其被引入中医学领域后，赋予医学的含义，"人之有身，全赖此气"。人身之气来源于肾中精气、脾胃所化生的水谷之气以及由肺吸入之清气相合成。人体的生、长、壮、老、衰，无不赖气以生存。气化是气的特殊运动方式，是《内经》对体质代谢过程的朴素认识。血由中焦脾胃受纳运化饮食水谷，吸取其中的精微物质，变化而成。血在脉中循行，内至五脏六腑，外达皮肉筋骨，起着濡养和滋润作用，保证了生命活动的正常进行。

血属阴，气属阳，气血之间互根互用，气血阴阳之间的协调平衡，是健康的标志。反之，"血气不和，百病乃变化而生"（《素问·调经论》）。因此，"疏其血气，令其调达，而致和平"（《素问·至真要大论》），是治病的重要法则。

精，是禀受于父母生命物质与后天水谷精微相融合而成的精华物质。《素问·金匮真言论》说："夫精者，身之本也"。《灵枢·精脉》说："人始生，先成精。"精是生命的本源，是维持人体生命活动的基本物质。

神，是指七情（喜、怒、忧、思、悲、恐、惊）、五神（神、魂、魄、意、志）等精神活动。广义的神，指人体生命机能活动的总括。神的活动以脏腑气血为基础，又是脏腑气血生理活动的反映。"血气者，人之神"（《素问·八正神明论》）。五神分属五脏所藏，故又称"五神脏"。"人有五脏化五气，以生喜怒悲忧恐"（《素问·阴阳应象大论》）。神的盛衰直接反映生命机能的盛衰，“得神者昌，失神者亡”。因此，《内经》防治疾病以“养神”、“治神”为首务。

精属阴，神属阳。对人体而言，精为本，神为用。《素问·生气通天论》说：“阴平阳秘，精神乃治”。“积精”可以“全神”。在病理情况下，精亏则神疲，精亡则神散。

5. 经络

经络，是人体通行气血、沟通表里上下、联络脏腑组织器官的一个系统。经络系统，包括了经脉、络脉、经别、经筋、皮部等。经络学说，是研究人体经络系统的生理功能、病理变化及其与脏腑、气血津液相互关系的学说。经络系统原属藏象学说内容，因其具有相对独立性，故另列叙述。

经络系统由四大部分组成，即经脉、络脉、内属脏腑部分、外连体表部分。经脉部分又分为十二正经、奇经八脉、十二经别；络脉有别络、浮络、孙络之分；十二经脉一与其本身脏腑有直接络属关系，从而沟通了脏腑之间以及脏腑与经络之间的复杂联系；经络与体表组织之间的联系，主要有十二经筋和十二皮部。另外，《内经》还记载了俞穴的分布，及其在治疗中的应用。

经络学说的问世，不仅为针刺技术的推行奠定了理论基础，而且在整个《内经》理论体系中有极为重要的地位，对中医理论及临床医学的发展具有重要学术价值。《灵枢·经脉》说：“经脉者，所以能决死生，处百病，调虚实，不可不通。”《灵枢·经脉》说：“夫十二经脉者，人之所以生，病之所以成，人之所以治，病之所以起，学之所始，工之所止也。”

6. 病因病机

病因病机学说，是阐释疾病的起因及其发生、发展和转归的规律的学说。《内经》认识到外在自然气候的反常变化和内在情志的刺激，是导致疾病发生的两大重要致病因素，前者称为“六淫”，后者称为“七情”，并根据这些病因的来源不同，将其分为阴阳两大类。风雨寒暑，邪从外入，故属阳；饮食起居失节、情志变动，病由内生，故属阴。《内经》关于病因的阴阳分类，是我国最早的病因分类法，是后世“三因论”分类法的基础。

六淫是风、寒、暑、湿、燥、火六种外感病的总称。六淫致病各有特点，其共同的特点是有季节性，如春季多风，夏季多暑，长夏多湿，秋季多燥，冬季多寒；与地势高低也有关系，如《素问·五常政大论》说：“地有高下，气有温凉，高者气寒，下者气热。”

七情分为喜、怒、忧、思、悲、恐、惊七类。在一般情况下属于生理活动的范围，并不足以致病。但若长期的精神刺激或突然受到剧烈的精神创伤，超出了生理活动所能调节的范围，导致人体阴阳气血、脏腑经络的功能失调。

致病因素作用于人体后能否使人发病，发什么病，还与人体内的正气强弱、个体体质特点、精神状态有着重要关系。《内经》提出了：“正气存内，邪不可干”，“邪之所凑，其气必虚，阴虚者阳必凑之”的重要发病观。强调正气在发病中的重要作用，“两虚相得，乃客其形”，正气不足是发病的先导。《内经》还以斧金伐木为喻，说明了体质与发病的关系。

在病机理论方面，《内经》以邪正盛衰，阴阳失调、升降失调阐释病变的基本机理，提出了著名的“邪气盛则实，精气夺则虚”以及“百病生于气”的学术论断。在《素问·至真要大论》中提出了“病机十九条”作为审察分析病机的示范。至于疾病的传变与转归，《内经》除指出某些“卒发”疾病无明显传变规律外，着重提出了表里相传、循经传变、脏腑相移和循生克次第传变等多种方式，均示人以规矩。

7. 病证

病，指疾病；证，即证候。《内经》中病与证的含义未严格分开。病证是对在一定条件下致病因素作用于机体，引起人体脏腑气血功能失调的病理过程。《内经》中有关病证的记载，内容十分丰富，据粗略统计，所载病证名称达三百余个，其中予以专题讨论的有咳嗽、痿病、痹病、风病、热病、疟疾、厥病、消渴、肿胀、癫狂、痈疽、积聚、诸痛等，涉及内、外、妇、儿、五官等多门临床学科。《内经》将一切疾病概括为外感和内伤两大类，外感病是指感受外邪而产生的一类疾病，内伤病指情志、饮食、劳逸失度或正气虚衰等导致脏腑功能失调的一类疾病。具体来说，又可分为六淫病证、脏腑病证、形体病证、官窍病证等；二是依据主要症状命名，如热病、咳病等；三是从病机命名，如痹病、厥病等；四是以病位命名，如头痛、胁痛、腰背痛等。这些内容有许多被后世医家所承袭，并沿用至今。

《内经》中有许多以病症立篇名的专论，如《咳论》《痹论》《痿论》《厥论》《风论》《举痛论》等，这些专论就该病证的病因病机、证候分类、疾病转归、治疗原则、护理保健等作了系统阐述。其中关于证候分类，采用了脏腑分证、经络分证、病因分证等方法，这些乃是后世脏腑辨证、经络辨证、病因辨证的雏型。《内经》关于病症的理论，反映了《内经》时代的临床水平，也为后世临床学科的发展开拓了先河。

8. 诊法

诊法即诊断疾病的方法。《内经》诊法的内容包括望、闻、问、切四诊，其中对望色和切脉的论述尤为详细，有很大的实用价值。

望诊方面，通过观察面部色泽变化的善恶，可以推断五脏疾病及其预后；通过望形体姿态，可以测知体质的强弱和疾病的轻重。《素问·脉要精微论》指出：“精明五色者，气之华也”。凡色泽明润含蓄，是脏腑精气充足的表现；色泽枯槁晦暗，是脏腑精气衰弱的征象。《灵枢·通天》介绍了阴阳五态人的形体特征，进而反映了各种体质的特点。切诊方面，着重对脉诊作了较为详细的阐述。诊脉的方法有遍诊脉法、三部九候诊断法，人迎寸口脉诊法以及寸口脉诊法等。《内经》还发明用健康人的呼吸来测定病人脉搏迟速的诊断方法，所谓“常以不病调病人”。对寸口脉诊的原理，20余种脉象的主病，“真藏脉”的脉象特征和预后，以及诊脉的注意点等作了较系统的阐述。

《内经》强调诊察疾病必须“四诊合参”。《灵枢·气脏腑病形》说：“见其色，知其病，命曰明；按其脉，知其病，命曰神；问其病，知其处，命曰工……故知一则为工，知二则为神，知三则神且明矣。”《素问·阴阳应象大论》指出：“善诊者，察色按脉，先别阴阳。审清浊而知部分，视喘息、听音声而知所苦，观权衡规矩而知病所主，按尺寸、观浮沉滑涩而知病所生。以治无过，以诊则不失矣。”两段文字都强调望、闻、问、切四诊综合应用，才能作出正确的诊断，所谓“能合色脉，可以万全”。

9. 诊治

《内经》诊治，包括治疗原则和治疗方法。论治疾病是以正确的诊断为前提和依据的，而治疗原则的实施又要通过一定的治疗手段和方法作用于人体，从而发挥治疗效应。《内经》所记载的治疗方法甚多，如砭石、针刺、灸、药物、熏洗、药熨、敷贴、按摩、导引、饮食和精神疗法等。对针刺疗法的阐述尤为详尽，从针具、针刺取效的原理、针刺的手法、针刺的治疗范围、治疗的宜忌以及据病选穴等，均有记载。而关于药物的方剂，全书只有十三方。可见《内经》时代，详于针刺，略于方药。

《内经》的价值在于它提出了一整套治疗理论。例如，倡导"上工治未病"，强调"善治者，治皮毛"的早期治疗观点；治疗的根本目的是"谨察阴阳所在而调之，以平为期"，"疏其血气，令其调达，而致和平"；从整体观念出发，采用"上病下取，下病上取"，"从阴引阳，从阳引阴"的治则；祛邪必须因势利导，"其高者，引而越之；其下者，引而竭之"；提出"治病必求其本"的观点，在分清标本缓急的基础上，要"间者并行，甚者独行"；在治疗过程中要根据季节气候、地区以及人的体质等因素，制订适宜的治疗方案，所谓"圣人治病，必知天地阴阳，四时经纪"，强调因时、因地、因人制宜，等等。至于具体治法，大致可分为正治法和反治法两大类，正治法如"寒者热之，热者寒之"等；反治法如"寒因寒用，热因热用"等。上述治则与治法仍然是今天临床实践遵循的准则。

10. 运气

运气，即五运六气。运气学说是以人与天地相应观为指导，以阴阳五行为理论框架，以天干、地支为演绎工具，专门研究自然界天象、气象的变化规律以及天象、气象变化与人类疾病发生和流行的关系的一种学说。

运气学说运用干支纪年的推算法，以"甲子"六十年为一周。又将十天干联系五运，十二地支联系六气，由于五运和六气两大系统的运动，形成了六十种气象变化的类型。气象变化直接影响了自然界的生长化收藏以及人体的健康和疾病的流行。运气学说正是根据人"与天地同纪"的道理，将气候、物候、病候置于同一规律进行分析研究，一年一个小周期，六十年一个大周期。既然每年的气候和疾病流行的情况都可以用运气学说来加以推测，那么在预防疾病和临床诊断治疗方面，也可以以此为重要参考，所谓"必先岁气，无伐天和"。

运气学说作为古代的医学气象学，是《内经》理论体系的组成部分之一，它对今天研究医学与气象学的关系有一定借鉴价值。

四、《黄帝内经》的学术价值

《内经》诞生于两千年前，它的问世，不仅奠定了中医学的理论体系，而且数千年来一直是指导中医临床实践和推动中医学术发展的准绳。历史已经推演到21世纪，现代医学的飞跃发展，推动了医学科学的不断进步。当前我们重新审视这部经典，探讨和研究他的学术价值。

（一）奠定了中医学独特的理论体系

在世界医学史上，曾经有过多种传统医学，如希腊、罗马、印度、埃及、阿拉伯等。但是经过了漫长的历史，除中国的传统医学得到延续外，几乎全部沦为民间医学，或者出现了断层现象。而中国的传统医学，虽然经历磨难，却一枝独秀，不仅得以延续，而且日益受到世界人民的青睐。这在世界医学史上是令人深思的。其中原因除了中医学具有独特的疗效外，就是因为她拥有一整套独特的、较为完整的理论体系，而《黄帝内经》是中医理论体系的奠基之作。在《内经》问世以前的医学，尚处于较为零星的不成体系的医疗经验积累的阶段，尚无理论可言。至春秋战国时代，出现了"诸子蜂起，百家争鸣"，朴素的唯物主义哲学发展到战国时代，出现了道家、儒家、墨家、法家、阴阳家、名家、兵家等学派，这是我国古代历史上学术思想最为活跃的时期，为医学理论的形成奠定了思想基础。

《内经》作者自觉地吸收了当时比较先进的哲学思想，作为理论的支柱，并与医疗经验进行有机的结合，使之升华，形成了脏象学说、病因病机学说、诊法学说及疾病防治学说，为中医学奠定了较为完整的理论体系，为中医学的发展提供了理论依据和指导方法。这也是中医学术发展历千年而不衰，而且在世界传统医学中独树一帜的根本原因。

埃及人曾经创造过叹为观止的医学成就，但自从公元前332年埃及被马其顿王亚历山大大帝征服以后，他的文化和传统医学便开始希腊化。此后又随着罗马和阿拉伯人的入侵，埃及文化先后融化到基督教文化及汇入伊斯兰文化圈内，只留下金字塔、木乃伊供人凭吊。

印度传统医学也曾经有丰富的内容，约于公元前1500年，受到雅利安人入侵后，也遭到了毁灭。

古希腊——罗马的医学曾经随着它的国家的繁荣而盛极一时，后来由于内部原因导致外敌入侵，文化先后中断，而它的传统医学在近代西医学发展之后，遭到遗弃和散失，它和阿拉伯医学几乎全部被取代了。

中医学之所以得以延续至今，真正的魅力在于二：一是它的医疗实用价值，中医学对中华民族的繁衍昌盛作出了不可磨灭的贡献；二是它有着一套至今魅力不减的理论体系的指导，这些理论的学术价值仍然不可低估。自《内经》之后，中医学术虽然代有发展、流派纷呈，医学著作汗牛充栋，然而追溯这些学说、流派、著作的渊源，无一不是导源于《内经》。

（二）确立了“天地人三才”医学模式

《内经》认为，人是自然界的产物，人的生命现象是自然现象的一部分，强调人与自然是一个不可分割的整体，它们遵循着同一自然规律。

《内经》说：“天地合气，命之曰人。”自然界充满气，气又可分为阴气和阳气，阴气（即地气）与阳气（即天气）的结合和交互作用形成了人体。《内经》以“气”为中介将人与天地联系起来，并提出“人与天地相应”的观点，自然环境的变化与人体生理病理的变化有着千丝万缕的联系。于是，将人体放在自然环境和社会环境这些大背景下来考察生命的运动规律。所谓天地人“三才”是一个统一的整体，彼此不可分割。因此，《内经》要求每一个医生应该“上知天文，下知地理，中知人事”。“天文”、“地理”，概指自然环境种种影响因素；“人事”，泛指社会人际之事，大而至于社会政治、经济、文化、民风习俗等，小而至于病人的政治、经济地位、家境遭遇及个人经历等，这些内容均与人体身心健康有着密切的关系。天地人“三才”医学模式贯穿于整个中医学理论体系之中，指导人们认识人体生理病理及诊治疾病和预防保健等医疗实践活动。

基于上述思路，《内经》关于健康的定义可以归纳为：①躯体无异常变化，所谓“平人者不病也”；②内部机能和谐，“形与神俱”；③对外界环境适应，“顺四时而适寒暑，和喜怒而安居处”。简单的说，健康就是和谐，形神和谐，人与环境的和谐。人们的医疗实践活动就是为了调整和维护这种和谐。这与WHO关于健康的含义不谋而合。

“三才”医学模式告诫医生不仅要注意患者的“病”，更要注意生病的“人”，知道谁生了病，有时比了解生了什么病更重要。疾病不过是致病因素作用于机体的一种反应，不同个体对疾病的反应是不同的，个体总是按照自身体质气质的反应和检验呈现出种种临床症状。《内经》特别重视体质气质理论的原因盖出于此。

令人惊奇的是，《内经》"三才"医学模式与近代医学界提出的"社会—心理—生物医学模式"的基本观点是相通的。这表现在两者都不把"人"作为一个超然独立的实体，而是看作自然社会环境中的一员。因此，认识健康与疾病，不仅着眼于个体，更着眼于人与自然社会环境的相互联系。其次，两者都注意到精神心理因素在个体健康与疾病中所起的作用，强调社会心理因素的重要性，这就使得人们对于健康和疾病的认识和处理，不至于陷入单纯生物因素的死胡同。这对于推动中医学术发展和提高诊治疾病、预防疾病的效果，具有深远的指导意义。

（三）《内经》是一部治病的法书

有人认为，《内经》是一部阐述中医学理论的著作。但金元时代张子和曾说，《内经》是一部治病的法书。

首先，《内经》所阐述的中医学理论是分析人体生理病理，指导疾病的诊断、治疗、预防的重要武器，至今仍然具有重要的实践价值，这是中医理论的生命力之所在。

以阴阳为例，阴阳学说导源于中国古代哲学，自被引进中医学领域后，使阴阳的概念不仅具有哲学的涵义，用以阐释事物相互对立而又统一的两个方面，而且赋予阴阳以医学的内容，例如阴虚、阳虚二词，作为病理名词，具有医学的涵义，这里不再作为两个哲学概念来理解。阴阳的这种双重的涵义，使中医学的理论具备了思辩的色彩，同时可直接作为诊治疾病的指导。

再以脏象理论为例，《内经》开藏象学说之先河，以五脏为中心，把六腑、五气、五神、五志、五体、五时、五味、五色、五音、五声等构建成五脏系统，形成一个表里相合、内外相关的整体。在这个整体系统中，经络是沟通表里、联络脏腑的渠道，精气神是维护和主宰这个系统的中流砥柱。藏象理论比较科学地阐释了人体的生理机能和整个人体的生命状态。

《内经》藏象理论在分析人体疾病状态时，奠定了脏腑辨证的雏形。如《素问·咳论》《素问·痹论》《素问·痿论》《素问·风论》等篇章，将咳、痹、痿、风等疾病用脏腑作为疾病征候分类的纲要，咳有五脏咳、六腑咳，痹有五脏痹、六腑痹，每一病证均有各自的临床表现，治疗原则各异。现代所通行的脏腑辨证肇端于《内经》的藏象理论。

另外，据粗略统计，《内经》还记载了多种病证，尤其对热病、疟疾、咳嗽、风病、痹病、痿病、厥病等病症的病因病机、临床表现和治疗方法作了专题讨论，许多内容和观点至今仍是临床实践所必须遵循的原则。例如，关于"五脏六腑皆令人咳，非独肺也"，"治痿独取阳明"，"今夫热病者，皆伤寒之类也"观点，均是《内经》首次提出并沿用至今。《内经》中所论述的病症，有些虽然和现代临床的分型不太一致，但其对病机理论的分析，分类原则和方法等，已为后世临床医学的发展树立了楷模。值得提出的是，《内经》虽然没有明确提出"辨证论治"的治疗原则，但从它的脏腑分证、六经分证来看，却正是后世"辨证论治"理论及方法的起源。

在治疗方面，《内经》提出了因人、因时、因地制宜及因势利导、治病求本、同病异治、异病同治、标本缓急、补虚泻实、寒热温清、预防与早治等原则。在治法方面，除了针灸和药治外，还涉及精神疗法、按摩、引导、药熨、渍浴、术数等方法，这些说明了《内经》治法的广泛性和多样性，其中有些疗法，如针灸、按摩、引导、精神疗法、饮食疗法等，已引起中外学者的重视。

（四）树立了多学科研究医学的典范

总览《内经》，其内容远不止涉及医学一个学科，它还广泛吸收了中国古代劳动人民和科学家对天文学、历法学、气象学、生物学、地理学、心理学以及哲学等多学科的研究成果。《内经》对中医学的贡献，不仅在于它汇集了秦汉以前的医学成就，而且也为我们展示了多学科研究医学的典范。

例如，《内经》记录了春秋战国时代气象学成就，《素问·六节藏象论》说："五日谓之候，三候谓之气，六气谓之时，四时谓之岁"。对四时、八节、二十四气有了较早的应用，对气象变化与人体健康和疾病的关系有了比较深刻的认识，创立了古代医疗气象学——运气学说。

在《素问·异法方宜论》中叙述了东南西北中五方地域的地理环境、气候变化、当时的民风习俗、饮食习惯、体质特点、多发疾病及治疗特点，这是医学地理学的雏型。

《内经》十分重视心理活动与健康、疾病之间的关系，从心理活动产生的生理基础，到情志过用导致疾病的发生以及运用心理疗法防治疾病，均有较为详细的阐述，奠定了具有中医特色的医学心理学。

《内经》还记述了较为丰富的生物钟思想，认识到人体脏腑、经络气血的变化存在着昼夜节律、潮汐节律、周月节律、周年节律，顺应这些节律的变化有利于维护健康，否则容易导致疾病，等等。

《内经》多学科内容还有很多，限于篇幅不能一一尽述。《内经》时代这种多学科综合研究的形式，一方面固然反映了古代科学尚未精确分化的特点，但另一方面却说明了医学科学与其他自然科学以及哲学之间互相联系、互相渗透。这种学科之间的联系、渗透、融合，正是产生新学说、新理论的重要途径，也是学术发展的重要规律。这就是为什么《内经》所确定的理论原则至今还有一定生命力的根本原因。现代新兴的某些边缘学科，如医学气象学、时间医学、社会医学、医学心理学等之所以常常可以在古老的经典里找到若干雏形，其道理盖出于此。

现代科学已逐渐由高度分析的方法，趋向高度综合及综合与分析相结合的方向，而中医学术的发展越来越需要借助与之相关的现代科学的理论和方法，才能有希望获得突破，而这一思路不正是可以从《内经》的成功中得到深刻的启迪吗?

（五）创建经络学说，发明针灸疗法

当前国际医学界出现了一股"中医热"，与其说是"中医热"，不如说是"针灸热"。中国医学走向世界是以针灸为先导，由"针灸热"进而引发了探索经络实质的研究热点。经络学说的提出和针灸疗法的发明，是《内经》的一大学术成就。

从《内经》以前的有关史料看，针灸疗法的应用和经络的发现，经历了漫长的历史过程。从砭石到九针，从局部的刺激到循经感传现象的发现，或"连穴成线"，或"先有经后定穴"，从脉演进到经络。但在《内经》诞生以前，这些经验的积累和理论的片断，颇为零星，尚未形成系统。这从马王堆出土的西汉医术书《帛书经脉》中的《足臂十一脉灸经》和《阴阳十一脉灸经》有关记载可以得到佐证。该书所载十一条灸脉尚不互相连接，及至《内经》才形成了包括正经、奇经、经别、别络、经筋、皮部等内外连属的经络系统，明确了“经络之相贯，如环无端”。经络成为人体内传送信息而又与自然界密切相连的网络。

经络现象是中医学的一大发现，中医学以朴素的形式揭示证明了人体是一个具有多种多样内在联系的统一的整体系统。经络学说集中体现了中医学用整体系统的观点观察人体和治疗疾病的这一特点。

对经络现象的研究吸引着越来越多的国内外学者，他们运用电生理学、解剖学、神经系统等研究方法，采用穴位皮肤电测定、皮肤温度测定及照相、液晶热象图、激光照相等多种手段，证实了经络现象的客观存在。对于经络实质的探究，成为学术界研究的热点。有学者认为，经络是独立存在的一套联络调节系统，经络是迄今为止未被认识的人体特殊结构；也有学者认为，经络没有特殊的物质结构，而是综合人体一切解剖系统来维持人协调生命活动的综合系统。至今经络的本质还是个谜，这与其说是中医落后于现代科学的发展，不如说现代科学远远不能胜任理解与阐释中华祖先发现的瑰宝。

经络研究的实质是寻找体内联系的途径和机制，用现代科学技术和方法找出它的物质基础和作用原理，从而有可能推动基础医学和临床医学的重大变革，创造出新的理论体系而导致医学革命。

而针灸疗法除用于处理常见病外，还用于治疗肿瘤、不孕症、减肥、戒毒、爱滋病及针刺麻醉等。可见，以《内经》为发端的经络学说和针灸疗法，已经显示了生机无限的科学光彩。

(六)《内经》在世界医学史上的地位

在公元前1世纪，当世界还处于天命、巫术等封建迷信笼罩之中时，《内经》就已经旗帜鲜明的提出了“拘于鬼神者，不可与言至德”的观点。有学者将《内经》和古希腊名医希波克拉底的著作的主要内容作了比较。希波克拉底是公元前460～公元前355年时代的古希腊名医，由于其光辉成就，被中世纪医学界推崇为“医学之父”，可见其在世界医学史上的地位。将《希波克拉底文集》和《内经》相比，有两方面相似：两者著作的时代相差不远，它们的编辑性质相同，都不是成于一人之手，也不是成于一个时代的作品。

再从两者的具体内容相比，《内经》认为，凡疾病都有致病的原因，或六淫，或七情，没有什么神秘的；希氏在《论圣病》中认为，疾病有它的自然原因而与鬼神无关。《内经》在对人体进行“解剖而视之”的基础上，建立了“以表知里”、“司外揣内”的脏象学说，认识到人体内血液是流行不止的，“夫脉者，血之府也”，“经脉流行不止，环周不休”，肯定了心与血脉的关系，血液是循环运行的，“血出而射者”为动脉血，“黑而浊者”为静脉血，“清而半为汁者”为血清；希氏还不知道血液是流动的，至于血液循环的发现是在16世纪。《内经》依照五脏对疾病进行分类，在欧洲医学史上疾病按器官分类是从2世纪罗马的盖仑开始的。希氏从体液学说将人分为多血质、粘液质、黄胆质、黑胆质四种类型。《内经》采用阴阳五行的方法从体型肥瘦、年龄壮幼、性格刚柔勇怯、心理气质等方面对体质进行分类，远比希氏体液学说的分类详尽确切。《内经》对于脉搏的观察，发明了用健康人的呼吸测定脉搏的速度。《内经》为后世制定了一整套极具实践价值的防治疾病的原则和方法，始终强调“不治已病治未病”，《内经》所发明的针刺疗法至今仍显示出极大的科学价值。这些均为西方医学史所不可比拟的。

遗憾的是，《内经》的医学成就尚未写进世界医学史，但是《内经》的学术思想对世界医学史的贡献不可低估。我们确信，随着中医学走向世界，《内经》的学术价值必将逐步被学术界所认识，其在世界医学史上终将占有一席。

第二节　岐伯与《黄帝外经》

一、《黄帝外经》的出现与流传

《黄帝外经》与《黄帝内经》作为书名，始见于刘歆所著《七略》，后载于东汉班固的《汉书·艺文志·方技略》。《黄帝外经》在西汉时已被史学家称为“医经七家”之一。据《汉书·艺文志》载：“黄帝内经十八卷，外经三十七卷；扁鹊内经九卷，外经十二卷；白氏内经三十八卷；外经三十六卷；旁篇二十五卷。上医经七家”。《古代医籍考》上说：黄帝内、外经“犹《易》内外卦，《春秋》内外传、《庄子》内外篇及《韩非》内外诸说”，有内无外，即非全书。1992 年编纂的《中国大百科全书·中国传统医学》，在《内经》条目下，也重新肯定：“《汉书·艺文志》另有《外经》书名，内与外只是区别相对而言”。上述资料说明，至少在汉代《外经》已和《内经》同时传世。

十八卷的《内经》，从远古时代一直流传到今，而三十七卷的《外经》一直失传，此后的史书均未再提及《黄帝外经》。至 20 世纪 80 年代初，始在整理古医籍过程中发现的《外经微言》，该书现藏于天津市卫生职工医学院图书馆。该书前无序，后无跋，封皮残缺，印章亦已模糊难辨。卷首有“岐伯天师传，山阴陈士铎号远公又号朱华子述”字样，其书末朱题“嘉庆二十年静乐堂书”，其笔体与正文稍异，疑或后人所加。经有关专家鉴定为清代精抄本。经查阅多种图书目录，均未见记载《外经微言》一书，后查《山阴县志》方知陈士铎确有此书行世。嘉庆八年《山阴县志》：“陈士铎，邑诸生，治病多奇中，医药不受人谢，年八十余卒，所著有《内经素问尚论》《灵枢新编》《外经微言》《本草新编》《脏腑精鉴》《脉诀阐微》《石室秘录》《辨证录》《辨证玉函》《六气新编》《外科洞天奥旨》《伤寒四条辨》《婴孺证治》《伤风指迷》《历代医史》《济世新方》《琼笈秘录》《黄庭经注》《梅花易数》等书行世。《外经微言》中记载了《黄帝外经》九章八十一篇经文，陈士铎先一一一生於每篇之末都加上了简短的评价，并冠以《外经微言》之名。1984 年，中医古籍出版社将它影印了五千册，并在《前言》中写明：“《外经》之名，始见于《汉书·艺文志》，其书早佚。《外经微言》原题岐伯天师传，陈士铎述，为后人托名之作，撰者无可考。”因此有人疑为“伪书”，未受到应有的重视。1999 年，中国医药出版社出版了《陈士铎医学全书》。此书在《校注说明》中写道：“《外经微言》，今所存者，仅一种清抄书，现藏天津市图书馆。全书九卷，卷首题‘岐伯天师传。山阴陈士铎号远公、又号朱华子述……”。2006 年 11 月上海第二军医大学出版社发行《黄帝外经浅释》一书，书中每篇都设有题解、原文、注解和浅释四个层次，对今人正确理解和运用《外经》的理论有一定的帮助。《外经》是以岐天师（岐伯）及雷公、风伯等二十三位大臣探讨问答的方式写成的，共九章八十一篇。故有人认为《外经》出于远古，成于黄帝时期者，“皆黄帝岐伯选事也”，即《黄帝外经》是岐伯的医论，是黄帝时书。陈士铎在《辨证录·凡例》也说“岐天师传书甚富，而《外经》一篇尤奇，篇中秘奥，皆采之《外经》，精鉴居多，非无本之学也。铎晚年尚欲笺释爰《外经》，以求正于大雅君子也。”更多医家认为，《外经》一书是西汉刘向等整理方技类书时所定著之名，后世不存，《外经》为陈氏托其名来阐发自己的医学思想。

二、《黄帝外经》书名释义

古书以“内”、“外”命名者，一般是就其内容而言的，并无多大深意，无非是上下篇或姐妹篇的意思。如《汉书·艺文志》所载书目以“内”、“外”命名其书者有多种。余嘉锡先生《四库提要辩证·子部·医家类》云：“刘向于《素问》之外，复得《黄帝医经》若干篇，于是别其纯驳，以其纯者合《素问》编之为《内经》十八卷，其余则为《外经》三十七卷，以存一家之言。”张舜徽先生《汉书艺文志通释》：“按：医书之分《内经》、《外经》，犹《春秋》、《韩诗》有内、外传，《晏子春秋》、《庄子》、《淮南》有内、外篇也。《汉志·诸子略》杂家著录《淮南内》二十一篇，《淮南外》三十三篇，颜师古注云：‘内篇论道，外篇杂说。’《庄子》分内、外篇，成玄英序云：‘内则谈于理本，外则语其事迹。’斯又二者之异也。大抵内篇为作者要旨所在，外篇其绪余耳。医书之《内经》、《外经》，亦同斯例。由于阐明道理者，辞旨精要，与夫杂说旁陈者不同，故《黄帝内经》十八卷，而《外经》三十七卷。下文扁鹊、白氏，亦分内、外经。”据而推之，《黄帝内经》与《外经》，亦当出于刘向校书时，有所定名。将其重要而纯正者定为《内经》，其驳杂者定为《外经》，故《内经》存而《外经》亡，亦或与此有关。

三、《黄帝外经》内容概要

《黄帝外经》和《黄帝内经·素问》、《黄帝内经·灵枢》相仿，共九卷八十一篇。全书九卷，每卷九篇，共八十一篇专题论述。其中第一卷论述养生、天癸、月经、子嗣、寿夭等；第二卷论述经络终始、标本顺逆；第三、四、五卷论述五行生克、脏腑气化；第六、七卷论述五运六气；四时八风；第八卷论述伤寒、温疫；第九卷论述阴阳寒热等。全书运用阴阳五行的哲理，畅论了顺逆、寿夭、脏腑、经络、三才、四时、五运、六气、八风、春温、移寒、补漏、善养等，所有可能发生的天、地、人之间的互动情况及其造成的影响。中医的基本理论和古人养生秘诀尽在其中，是一部不可多得的中医理论性著作。

1.《黄帝外经》中有很多养生的论述，对中医养生学的发展起到促进作用。如《顺逆探原篇》提出了“逆而顺之必先顺而逆之，绝欲而毋为邪所侵也，守神而毋为境所移也，练气而毋为物所诱也，保精而毋为妖所耗也。服药饵以生其滓，慎吐纳以添其液，慎劳逸以安其髓，节饮食以益其气”的养生方法。在《命根养生篇》篇末附“陈远公曰：精出于水，亦出于水中之火也。精动由于火动，火不动则精安能摇乎。可见精动由于心动也，心动之极，则水火俱动矣，故安心为利精之法也。”着重指出了“精”在人身的重要意义，并申明了“安心”为养精的重要方法。《善养篇》论述了调节阴阳平衡的重要性，并介绍了养阴养阳的方法。综上所述，可知《黄帝外经》中主要从安心、守神、保精等方面较全面地阐述了养生之道，与《内经》中有关养生的经义可谓相得益彰。《外经》在《阴阳颠倒篇》中提出了“抱神以静，形将自正。必静必清，无劳汝形，无摇汝精，无思虑营营，乃可以长生”的养生原则，并进一步指出：处于窈冥昏默状态的“至道无形而有形，有形而实无形。无形藏于有形之中，有形藏于无形之内，始能形与神全，精与神合”。在《命根养生篇》中提出“精即人之命根，……然而制精之不动，仍在心之寂也。”为中国传统“性命双修，重在修性”的养生理论，和“人身自有长生药，三味大药精气神”的学说奠定了基础。

2.《黄帝外经》中有《肺金篇》《肝木篇》《肾水篇》《心火篇》《脾土篇》《胃土篇》等十三篇专门论述五脏六腑的生克关系和宜忌常变的原理，以及脏腑病变的治疗原则，对《内经》五行生克学说有所发展。兹以《肺金篇》为例介绍如下，其云：“少师问曰：肺，金也；脾，土也；土宜生金，有时不能生金者，谓何？岐伯曰：脾胃土旺而肺金强，脾胃土衰而肺金弱，又何疑乎，然而脾胃之气太旺反非肺金所喜者，由于土中火气之过盛也。”简明地论述了脾土和肺金的关系。《肺金篇》又云：“土为肺金之母，火为肺金之贼。肺近火则金气之柔者必销矣，然肺离火则金气之顽者必折矣。所贵微火以通薰肺也。故土中无火不能生肺金之气，而土中多火亦不能生肺金之气也。所以烈火为肺金之所畏，微火为肺所喜。……”进而申明肺金喜土中微火之温煦，而恶烈火之薰灼。《肺金篇》扼要地说明了肺金和肝木在正常、反常两种情况下的相互关系，阐述了肺位居上，易受火刑的道理。并指出：“肺为娇脏，曷禁诸火之威逼乎，金破不鸣，断难免矣。何以白免于灾乎？岐伯曰：仍赖肾子之水以救之，是以肺肾相亲更倍于土金之相爱，以土生金而金难生土，肺生肾而肾能生肺，昼夜之间，肺肾之气实彼此往来，两相通而两相益也。……少师曰：善。请问金化为水，而水不生木者又何谓乎？岐伯曰：水不生木，岂金反生木乎？水不生木者，金受火融之水也，真水生木而融化之水克木矣。”阐述了肺受火刑而致金破不鸣的治疗原则，从而明确了肺与肾的密切关系，并进一步说明了水生木和水克木的道理。可以看出，陈士铎不仅是一个造诣很深的理论家，而且是一个经验丰富的临床家，因为他能灵活地运用五行学说和脏腑气化学说，将《内经》的基础理论和临床的辨证法则熔为一炉，从而阐发了《内经》的有关理论。《经络阐微篇》中，提出既不要改变《内经》五脏六腑的定论，又要在医疗实践中把它们视为“六脏七腑”，以胎胞为另一脏，以包络为另一腑。脏六何以名五？岐伯解释说：“心肝脾肺肾五行之正也。胞胎非五行之正也，虽脏不以脏名之。”腑七为何称六？岐伯的解释是：“大肠、小肠膀胱、胆、胃、三焦、包络，此七腑也。遗包络不称腑者，尊帝耳。”

3.《黄帝外经》对《内经》的经络学说及六气学说等论述都有所阐发。《考订经脉篇》云：“雷公曰：脾经若何？岐伯曰：脾乃土脏，其性湿，……其脉起于足之大趾端，故又曰足太阴也，脾脉既起于足下，下必升上，由足大趾内侧肉际过横骨后，上内踝前廉，上踹内，循胫骨后，交出厥阴之前，乃入肝经之路也。夫肝木克脾，宜为脾之所畏，何故脉反通于肝？不知肝虽克土，而木亦能成土，土无木气之通，则土少发生之气，所以畏肝又未尝不喜肝也。……脾与胃为表里，脾内而胃外，脾为胃所包，故络于胃，脾得胃气，则脾之气始能上升，故脉亦随之上膈，趋喉咙而至舌本，以舌本为心之苗，而脾为心之子，子母之气自相通而不相隔也，然而舌为心之外窍，非心之内庭也。脾之脉虽至于舌，而终未至于心，故其支又行，借胃之气，从胃中中脘之外上膈，而脉通于膻中之分，上交于手少阴心经，于亲母之象也。”以上论述则是在《灵枢·经脉篇》的基础上，用脏腑经络气化学说进一步阐述经脉循行络属的原理。

第三节　岐伯与其他医学典籍

岐伯当时著述甚丰，因年代久远，多已失传。据有关史志书目记载，岐伯的其他著作约有 8 种：

1.《汉书·艺文志》载《黄帝岐伯按摩》十卷；该书主要论述了按摩的起源，按摩的经络、腧穴、手法、时辰等。

2.《隋书·经籍志》载《岐伯经》十卷；该书是岐伯针灸学术及经验总结，涉及内、外、妇、儿、五官及温热病等科。书中阐述了针灸治病的原理，融理论于实践之中，为最早的针灸临床典籍。

3.《新唐书·艺文志》载《岐伯灸经》一卷（《宋史·艺文志》则载为《黄帝问岐伯灸经》）；该书是古代灸法的专著，论述灸法为主，其中有中医的十种灸法，是我国最早的灸法大全。

4.《宋史·艺文志》载《岐伯针经》一卷；该书对临证针灸的经络、腧穴、手法、时辰等都有详细的论述。

5.《通志·艺文略》载《黄帝岐伯针论》二卷；主要内容以黄帝问、岐伯答的体裁写成，以阐述针灸理论。

6.《通志·艺文略》载《岐伯精藏论》一卷；该书论述了人体五脏六腑的生理功能、解剖结构、病理变化。论述了脏与脏、脏与腑以及脏腑之间的联系。

7.《崇文总目》载《黄帝岐伯论针要诀》一卷（《宋史·艺文志》则载为《岐伯论针灸要诀》）；是一本论述针灸的专著。书中针灸同时论述，概括性强。

8.《菉竹堂书目》载《岐伯五藏论》。该书主要论述了五脏的生理功能及其变化。

第四节　岐伯后世医学传流

夏、商、周、春秋、战国、秦汉时期，医学理论体系确立。但这一漫长时期，庆阳岐伯医学概况均无史料记载。

西晋南北朝、隋唐五代时期，庆阳医学得到全面发展。西晋时著名医学家皇甫谧，最早对针灸学进行总结，撰用《素问》《针经》《明堂孔穴针灸治要》等三部名著及当时经验，著成《黄帝三部针灸甲乙经》12 卷 128 篇，系统论述五脏六腑、精神气血、津液、阴阳、经脉、络脉、脉诊等基本理论，厘定穴位 647（含单穴、双穴）个，提出针道、操作方法、禁忌等，成为针灸学发展的基础。

宋、金、元时代，医学各科取得突出成就，医学百家出现创新和争鸣，学术气氛最为活跃。金时，宁县（古宁州）郭某（佚名），自幼聪颖神灵，采用禁治法治疗毒疮、虫蛇诸害，效果神奇，当时被尊为“禁神”，后人立庙祠以祭。

明时，医学进一步发展。朝廷建立州府县医学机构，设置管理人员。宁州人吴朋壁，因侍奉有病的父亲多年，遂发奋攻读医书，精通病机，凡有人求诊者，问其症状，投一、二剂皆愈，在群众中享有盛誉。

清代，民间中医逐渐增多，以开办私人药铺和走串行医为主要方式为人们医病，中医临床各科比较齐全，临床疗效明显，为民间中医兴盛时期。著名温病学派四大家之一王士雄，字孟英，远祖为安化（今庆城县）人，后迁居浙江钱塘（今杭州市），曾祖、祖父、父亲三世为医。王氏自小家贫，读书用功，医学尤为精湛，屡遇疑难病症，都能在他手中转危为安，故名震安化。他生平著述甚多，最有影响的有《温热经纬》。庆城人杨建春（1825～1889）学识广博，医术精明，搜集单验方5453个，编成《175症方》，各科具全，家传四代。庆城人吴景圣，官任横山训导，后归乡开“鹤龄堂”药铺，善治内科杂病，名噪一时。又庆城人陆庆云，弃儒从医，尤擅儿科，设“庆寿堂”为人治病，誉重乡里，术传其孙陆大成，为今名医。西峰董志人高济云，一生专攻医术，传其术于沈含珍，沈传梁希灏，梁传今人王懋贤、邵立刚、田世庆等，均为名医。镇原县田世亨，“洞澈脉理，屡起沉疴，远近皆以扁鹊视之。”刘继荣“博览群书，尤通医学，人称国手。”窦起湖、路庆习，均精于外科。乾隆年间，环县人许世延，考举不遂，后精于医术，成为当时名医。宁州人刘思，精医术，治病无数，有一次监司张公延请刘给夫人诊病。刘思说：“夫人怀孕快分娩了，将于24日生一男孩子。”张不信，后果然灵验，张大步追到刘家，以钱币酬赠，刘拒之不受。”

（安定祥　胡胜根）

第三章　岐伯乡籍考

第一节　概　述

从医学的起源与发展来看，医学知识是人们在同疾病作斗争的过程中，对疾病的认识及其治疗方法，逐步积累和发展而形成的，并非来源于圣人。有了人类，就有了医疗活动。可以肯定地说，中医学术来源于经验，当经验积累到一定程度逐步上升为理论，便形成了中医学的理论原则。中医学的成长和发展过程是萌芽于原始社会，形成于奴隶社会，定型于封建社会。医史学家多认为《黄帝内经》成书于春秋战国，也有人认为《黄帝内经》成书早不及于西周，迟不下于东汉。前人从文字论，多认为《黄帝内经》系周、秦、汉间产物，这是指中国医学形成系统理论的时间和过程，已是《黄帝内经》定型之论。在《黄帝内经》成书以前的漫长岁月中，医学知识由医药实践而逐步积累，到黄帝岐伯时代已有相当的经验，也形成了一定的理论。岐伯自然是当时经验最多和医学知识最丰富的人，故《黄帝内经》是岐伯集前人经验和自己医药知识的总和，并不断得到后世的完善形成的（起主要作用者当属岐伯）。

医史源远流长，医书汗牛充栋。仅从清代纪昀等《四库全书总目提要·医药编》中就可窥及历代医家对《黄帝内经》与岐伯的研究和看法。如南宋王应麟《玉海·卷三十六》引《中兴馆阁书目辑考》载：“《素问》八卷，原释，全元起注并序云：‘素者，本也，问者，黄帝问岐伯也，陈性情之原，五行之本，故名。’”

皇甫谧《帝王世纪》曰：“岐伯，黄帝臣也，帝使岐伯尝味草木，典主医病、经方、本草，《素问》之书咸出焉。”其在《针灸甲乙经·序》中又曰：“按《七略·艺文志》，《黄帝内经》十八卷，今有《针经》九卷，《素问》九卷，二九十八卷，即《内经》也，亦有所忘失。其论遐远，然称述多而切事少，有不编次，比按《仓公传》，其学皆出于《素问》，论病精微；《九卷》是原本经脉，其义深奥，不易觉也；又有《明堂》，孔穴、针灸治要，皆黄帝岐伯选事也。”

姚际恒《古今伪书考》云：“或谓此书有失侯、失王之语，秦灭六国，汉诸侯王国除，始有失侯王者。予按其中言‘黔首’，又《脏气发时》曰夜半、曰平旦、曰日出、曰日中、曰日昳、曰下晡，不言十二支（古不以地支名时），当是秦人作，……故其中所言，有古近之分，未可一概论也。”

陈绎曾《文章欧治》云：“《素问》善议论理明，故枝节详尽，而论辨精审，先秦书皆然。”

黄省曾《五岳山人集·内经注辨序》云：“农黄已来，其法已久，考其嗣流，……皆以黄帝之书相为祖述。其仓公诊切之验，独幸详于太史，而候名脉理，往往契附于《素问》。以是知《素问》之书，其文不必尽古，而其法则出于古也。”

顾从德《重塑素问·序》曰：“今世所传《内经·素问》，即黄帝之脉书，广衍于秦越人、阳庆、淳于意诸长老。其文虽似汉人语，而旨意所从来远矣。”

吴昆曰：“五内阴阳谓之内，万世宗法谓之经。平日讲求，谓之《素问》。”

朱载育《药书》曰：“按《素》、《难》二经，乃先秦古书，三代名医所相授受。秦始皇有令，不烧医卜种树之书。由汉迄今，医流遵用，虽经历代变更，未闻有人妄加删改。”

张介宾曰：“内者性命之道，经者载道之书。平素所讲问，是为《素问》。”

杭世骏《质疑》曰：“秦焚《诗》、《书》，《内经》想以方术得存，其书深奥精密，非后人所能伪托”等。

以上对《黄帝内经》的成书、内容、字义各有看法，但多认为其文不必尽古，其法则出于古也，而旨意深奥，非后人所能伪托。可知《黄帝内经》出于岐伯之时，还没有《素问》的名称，后世著书更无岐伯的乡籍。可以断言，其他地方史志对岐伯乡籍全无记载，因为岐伯不是那里诞生，否则医史界早会提出，何必空白。况且学术界早已提出岐伯乡籍在庆阳，至今未闻异议。

第二节 方 志

明代乐蟠（今甘肃庆阳宁县襄乐）人侍郎韩鼎编纂，后经清乾隆二十六年庆阳知府赵本植重修的《庆阳府志·卷三十三·方技》载：“岐伯，北地人，精于医术，黄帝师事之，著《内经·素问》。”

《庆阳府志·卷十四·乡哲》又载：“岐伯，北地人。生而神明，洞察天地、阴阳、四时、气运之理。黄帝与论医术，有《素问》、《难经》行于世。尝忆《经》有云：‘形不足者，补之以气，夫气入肌肤，灵气也，合内外之道也。’世传黄帝臣拜七十二师，若岐伯者，岂非帝一师耶?”

民国八年张维修《甘肃省人物志·方术》载：“岐伯，北地人也。黄帝与论医，有《素问》、《内经》行于世。”

1962年陆为公（甘肃庆阳人）等重修《庆阳县志·卷一·人物》载：“圣贤岐伯，北地人，生而神明，精医术脉理，洞察天地阴阳、四时运气之理，黄帝以师事之，有《内经·素问》行世。”

《庆阳县志·地理及沿革》载：“庆古为禹贡雍州之域，夏太康时周祖不窋迁此，秦灭义渠置北地郡，汉置郁郅县。”

《庆阳府志·卷三·建置》载：“庆阳乃禹贡雍州之地，周之先后稷子不窋所居，号北豳，春秋时为义渠戎国，始皇灭义渠，析其地为北地郡。”

1919年版《辞源》载：“北地，郡名，秦置，治所在义渠（今宁县西北）。”

1935年版《辞源》载：“北地，郡名，（一）秦置，统甘肃、旧宁夏、庆阳、平凉、固原、泾川诸府州县之地，治‘义渠’，故城在今宁县西北。（二）汉置，统甘肃、旧宁夏、庆阳二府之地，治‘马岭’，古城在今环县东南。”宁县西北和环县东南的两个郡治所在地之间，一为庆阳古城，一是马岭古城，都在今庆城县（2002年前称庆阳县）境内，这就充分说明北地郡不在别处，就在庆阳。(三)“为魏侨置之郡，治‘泥阳(今宁县)’。亦侨置，故城在今陕西耀县东南。”侨的解释是旅寓叫侨居。侨置，是原郡失守，临时设置的郡地。

《辞源》又载：“义渠，诸戎之国，为秦所灭，今甘肃旧庆阳府及泾川之地，秦置县，后汉废，故城在甘肃宁县西北。”

《辞源》还载：“义渠，古族名，西戎之一，分布于岐山、梁山、泾水、秦水之北，今甘肃庆阳及泾川一带。”

清乾隆四年(1739年武英殿本影印)《汉书·地理志》载：北地郡、郁郅县，“泥水出北蛮夷中。”

又清乾隆四年(1939年武英殿本影印)《后汉书·郡国五》载：北地郡，秦置。“泥水出，郁郅北蛮中。”

南宋郑樵《通志·艺文略》载：“义渠为秦所灭，因氏焉。汉有光禄大夫，义渠安国。”

以上史料可说明两点：一是秦灭义渠置县属北地郡，郡县同城。古城在今宁县西北(即庆阳县城)。二是秦灭义渠，义渠因以为复姓(见《嘉庆统一志·二六二卷·庆阳县义渠古城》)。另有《读史方舆志记要》中所言二北地郡治，也是义渠、马岭二地。这就确定了北地郡治，秦在义渠(今庆阳县城)，汉在马岭(庆阳县马岭镇)，地均属现在的庆城县。

《庆阳府志·卷九·里甲户口附》还载：“宋置庆阳府安化县所辖三十四里，其中西南方位的有高庄里、蒲川里、义门里，均在安化县西南方位(当包括今西峰区所属乡镇的后官寨、彭原及蒲河一带。)”

1979年版夏征农主编《辞海》载：“安化，旧县名，唐神龙元年(705)改弘化县置，治所在今甘肃庆阳府，明洪武初复置，1914年改为庆阳，历为庆州、庆阳府所治。”

1998年庆阳地区卫生处主编《庆阳地区卫生志》载：“岐伯，北地(今庆阳地区)人，约生活于公元前26世纪，上古名医，生而神明，精于医理，曾与轩辕黄帝论医，用3年时间解答了黄帝提出的1080个有关病因、病理、病机等问题，后经战国时期医家整理，著成《黄帝内经·素问》，成为中国最早的中医药经典著作。”

地方志在中国已有2000多年的发展历程，它不但有一定的连续性，而且各个朝代都非常重视。特别是宋代方志体制渐备以来，到元明清时期，更加兴盛。仅清代，编修的地方志书就多达6000余种，上起全国统一志，下及府州县志，细及地方杂记、小志，举凡沿革建置、疆域区划、山川名胜、人物艺文等无所不及。由于地方志书持续久、层次清、内容全，所以它记载的内容当应真实可信。

“北地”乃庆阳历史上第一个行政区建置北地郡之简称。它是秦昭王卅五年(前272)宣太后“诱杀义渠王于甘泉宫”，昭王乘机挥兵北上，灭了义渠。故《汉书·匈奴传》载：“于是秦有陇西、北地、上郡，筑长城，以拒胡。”当时的郡治就在“宁州西十五里”的义渠故都(今西峰西南，见于《中国历史地图集》及《大清统一志·庆阳府·古迹》)。自后，经历秦汉魏晋南北朝，北地郡域址不断更改，郡治也北移马岭(今庆城县马岭镇)或南迁池阳，但建置相继沿袭，基本上一直是今平凉、庆阳、固原的政区领辖。隋唐废郡设州，其地割治为宁、原、庆三州。金又置庆阳府，其间“北地”一直为今庆阳市(2002

年前原庆阳地区）的历史代称，这个称谓一直沿用至今。故《括地志》云："宁、原、庆三州，秦州地郡，战国及秦汉时义渠戎国之地也。"清乾隆年间庆阳知府赵本植在编修《庆阳府志》时也称庆阳为"北豳"，其中"北"就是寓指北地，"豳"为先周公刘故地。可见"岐伯，北地人"，实际就是说，今庆阳乃岐伯的乡籍所在。

在庆阳的旧府州县志上，有关岐伯的记载量大面宽、门类皆具。乾隆《庆阳府志》在"方技"、"坛庙"、"乡哲"中都有专款记述，民国《庆阳县志》在"坛庙"、"人物"、"志余"、"艺术"、"书目"等门类中亦有载曰。同时，各县旧志也有不同程度的涉及和记载。试想，如果岐伯不是北地人或功勋与此地无关，那数千年之后的北地方志上绝不会违背体例而扬善抑恶，为他地之人而大作嫁妆的。况且又为何不把那么多的历史人物都冠以"北地人"呢？再者，像首修《庆阳府志》的明朝乐蟠（今宁县襄乐）人侍郎韩鼎；清顺治十六年（1659）再行整理的郡守杨藻凤、乾隆廿六（1761）重新修整的（现惟一能看到的本子）知府赵本植都是通志术、究志德的行家，有史资政的典范，怎么能以讹传讹而失历史掌故拨异地之毛充治地风光呢？从府志信史程度来看，"乡哲"云："庆阳府按旧志载（有）岐伯、鞠陶、公刘三圣……其逸见于他卷。"而鞠陶、公刘先周时在今庆阳的活动，《史记》、《汉书》也历历在典。因此，可以推断岐伯作为一地"乡哲"，有着深刻的历史原因和存史依据。同时，以方志史而言，至清乾隆间编修方志已成鼎盛，且像人物、乡哲、艺文等门类体例已约定成俗而各有所指。若以班固"方技者，皆生生之具，王官之一守也"而论，那岐伯不但是北地"生生之具"，而且为"王官之守。"故岐伯乡籍应为庆阳而莫他属。

第三节 史 典

北宋司马光《资治通鉴》载："黄帝命岐伯（北地人）作镯铙、鼓角、灵鼙、神钲，以扬德而建武。"又载："鼓吹，军乐也。黄帝、岐伯所作，以扬德而建武，劝士讽敌也。后世谓之短箫铙歌。"

北宋刘恕《通鉴外纪》载：上古有岐伯，"黄帝命作鼓吹、铙角、灵鼙、神钲，以扬德武，……又作《内经》。"

南宋郑樵《通志·艺文略》载："古有岐伯，为黄帝师，望出安化。"望者，古也，始也。安化，即今甘肃庆城县，宋为庆阳府安化县。望出安化者，岐姓之祖在今庆阳也。

《古今图书集成》载虞抟《医学正传·医学或问》曰："或问今人有言：'东垣之法宜用于北，丹溪之法行于南，如何？'曰：'东垣北医也，罗谦甫传其法，以闻于江浙；丹溪南医也，刘宗厚世其学以鸣于陕西果如。人言则《本草》《内经》皆神农、黄帝、岐伯之说，亦止施于北方耶……"

《嘉庆统一志·史方舆志纪要》载："北地乃庆阳历史上第一个行政区建制北地郡之简称。郡治，秦时在今庆阳县城，汉时在马岭（今庆城县马岭镇）。"

民国慕寿祺（今甘肃省镇原县平泉镇人）《甘宁青史略》卷首载："又案岐伯，黄帝臣，北地人，作军容之乐，见唐代《礼乐志》……"又在同书《副编卷四》中载："岐伯，北地人，黄帝以人之生，……及咨于岐伯而作《内经》。"

《甘宁青史略·正编》载："岐伯，北地人，精于医术，黄帝师事之，著有《内经·素问》。"又载："《黄帝内经》成于岐伯，为千古医书之祖。"

1921年版臧励和主编《中国人名大辞典》载："岐伯，上古黄帝臣，帝使岐伯尝味草木，典主医药，与论医，更相问难，著《素问》《灵枢》，总为《内经》十八卷，为医书之祖，脉理、病机、治法、针经、运气，靡不详尽。"同书附录《姓名考略》载："岐，（陈留风裕传）'岐氏，黄帝师，岐伯之后。'望出安化。"陈留旧县名，秦置县，治所在今河南开封东南陈留城，又为西汉的郡、国名，治所在陈留（今开封市东南）。"望出安化"，断定了岐伯故里在庆阳，又断定了岐伯的后代也在庆阳。

《汉语大辞典》载："岐：姓，《通志·氏族略二》岐氏周故都也。又，古有岐伯，为黄帝师，望出安化，赵都。"

近代范文澜《中国通史简编》载："黄帝族，原生居住在西北方"。

《庆阳地区志·姓氏志·古代罕见姓》载："岐，罕见姓，夏代以前庆阳地区就有此姓。黄帝时此地有精于医术的岐伯，并有《内经》流传于世，为中国最早的医书。"

今人刘福等《岐伯小考》（原载于《江西中医药》1983年第4期）载："岐伯是甘肃庆阳人。"

今人朱建平《中国医学史研究》"'岐黄'考释"（原载《中华医史杂志》2002年第4期）载："岐伯为甘肃省庆阳县人。"

关于庆阳名称的由来，还得从隋代谈起。隋文帝开国后，改善了原北周对突厥妥协贿赂的做法，开始实行强硬政策，突厥便多次挥戈南下侵扰。开皇二年，兵锋直达今镇原县以西，被隋大将军韩僧寿破之，李充义再破突厥于河北山。此后二年，突厥四次大兵南下，隋遣沁源公虞庆则屯兵弘化（今庆城县城）设防。第一年突厥拥兵十万，气势凶猛，庆则与行军总管奚长儒率兵迎战，恶战三昼夜，大小十四战，兵器俱尽，赤身肉搏，长儒身受五伤，突厥损兵折将约万余，退兵而去。第二年突厥再发十万铁骑南侵庆州，虞庆则率部于马莲河拒守迎战，突厥败北；6月又发兵南侵，又被击退；12月，突厥发四十万大军南侵，庆则在马莲河古道处处设防，重兵固守弘化、马岭等城，同地离间突厥内部分裂。突厥终与隋结亲求和。发哲"永不违负"，陇东地域等北方边关趋于安定。

隋统一全国后，实行郡、县二级建置。开皇三年（583），废北地郡和赵兴郡，改置宁州。"庆阳"作为地名的"庆"字，首次见于史册，是在开皇十六年（596），也就是在隋将虞庆则击败突厥，北方边境趋于安定、经济繁荣、人口大增的情况下，便"以庆美取其嘉名"，在今庆城县设庆州。大业八年（612），又改庆州为弘化郡，庆阳境内设有北地郡和弘化郡，并有安定郡和平凉郡的部分属县，共4郡13县，总面积约3万平方公里。

庆阳，位于甘肃省东部，习称陇东。如果把甘肃省的地理版图喻为下飘的"飞天"，庆阳就是她婀娜温热的臂弯。其域属北半球亚热带，东亚内陆，中国大陆黄土高原的黄河中上游地区。全境东西边距208公里，南北界间207公里，总面积27119平方公里。

庆阳地处陕甘宁三省（区）交汇处，自古就是"北控河套，南屏关中"的北方门户，具有独特的地理区位，历来为兵家必争的军事战略要地。其周边邻居有3省6市辖14个县（区），北部与宁夏关中市和陕西榆林市接壤，东部与陕西延安市相连，南部与陕西咸阳和甘肃平凉市为界，西部与宁夏固原市毗邻。

俯瞰庆阳大地，映入眼帘的是千沟万壑簇拥着的十几条平畴大塬，具有黄土高原特有的地貌特征。它东倚子午岭，北靠羊圈山，西接六盘山，东北西三面隆起而错落起伏，中南部低缓而严坦宽阔，属于内陆型华夏系统沉积带的构造盆地。庆阳是2002年国务院批准设立的地级市（原为庆阳地区），现辖1区7县，其中庆阳县于2002年更名为庆城县。

《资治通鉴》是北宋史学家司马光编撰，共294卷，又考异目录各30卷。司马光（1091～1086），字君实，山西人，宝元进士。他于平治三年（1066）奉命编撰至神宗元丰年（1084）完成，历时19年。取材除十七史外，尚有野史、传状、文集、谱录等222种。内容以政治、军事为主，略于经济、文化。书名“资治”的目的在于供封建统治者从历代治乱兴亡中取得借鉴。全书贯穿1362年，叙事较系统完整。其取材宏富，史料翔实，据实直书，严肃认真，故史据价值较高，可靠性较大。筠州人刘恕也是北宋著名史学家，二人均谓岐伯为北地（今甘肃庆城县人）。南宋著名史学家、《通志》的作者郑樵不仅认为岐伯是庆阳人，而且断定岐伯的后代也在庆阳。

再从各史书记载“岐伯作鼓吹”这一事实来看，鼓吹是军乐，来源于北狄乐，马上奏之，又谓骑吹，这不更证实了岐伯的乡籍所在吗？宋代以降，历代史学家及医学家多尊是说，且被引进诸多史书典籍之中，亦未引起争议。如民国年间甘肃民主革命的领袖人物、博古通今的知名学者、镇原县人慕寿祺编撰的《甘宁青史略》，誉为甘肃、宁夏、青海三省（区）第一部系统的“地域史”，全书共40卷，历经10年寒暑，内容丰富，史料翔实。全书起自伏羲氏，迄于1928年，门类繁多，重点记载了甘宁青4000多年间的政治、军事、文化、宗教、民俗、灾异、山川、交通、形胜、古迹等，而大旨则注重历代戎事，其战时地理名称之考据附于正文之后，堪称西北地区的一部百科全书。在该书中，明确认为岐伯故里在庆阳。由此可见，岐伯乡籍在庆阳，为正史经典所证。

第四节　遗　　址

从现有文献来看，自宋代开始，岐伯、黄帝作为医学正统之祖被请进庙堂供奉起来。

据宋代吴自牧《梦粱录》记载，宋朝在杭州通江桥北太医局内建殿，“以医师神应王，以岐伯善济公配祀。”

至元、明，三皇庙、先医庙中亦有供奉。如《明统一志》载：三皇庙“建在顺天府治南明照坊，元朝元贞初建，内有三皇并历代名医像。”

明代刘侗等《帝京景物略·卷三》中“城内城外”下“药王庙”记载：明代北京“天坛之北药王庙，……庙祀伏羲、神农、黄帝，而秦汉来名医侍，……侧十名医：三皇时之岐伯，……”

明代程林《医暇卮言·卷上》载：“祀先医，春冬仲日上甲日，上祀三皇，配以句芒、祝融、风后、力牧，而附以历代医师二十八人，岁遣礼部太医院堂官分献。东庑：僦贷季、岐伯、伯高、鬼臾区、俞跗、少俞、少师、桐君、雷公、马师皇、伊尹、扁鹊、淳于意、张机。西庑：华佗、王叔和、皇甫谧、葛洪、巢元方、真人孙思邈、药王韦慈藏、启玄子王冰、钱乙、朱肱、李杲、刘完素、张元素、朱彦修。”

清代张廷玉等《明史·卷五十》载：“嘉靖间，建三皇庙于太医院北，名景德殿，中奉三皇及四配。其从祀，东庑则僦贷季、岐伯，……复建圣济殿于内，祀先医，以太医官主之。”

清代陆以湉《冷庐医话·卷二·古人》载：“京师先医庙，始于明嘉靖间（按元贞元间建三皇庙内祀三皇并历代名医十余人，至是始定为先医庙）。本朝因之，中奉伏羲，左神农，右黄帝，均南面；句芒、风后，东位西向；祝融、力牧，西位东向；东庑僦贷季、天师岐伯、伯高、少师、太乙、雷公、伊尹、仓公淳于意、华佗、皇甫谧、巢元方、药王韦慈藏、钱乙、刘完素、李杲，皆西向；西庑鬼臾区、俞跗、少俞、桐君、马师皇、神应王扁鹊、张机、王叔和、抱朴子葛洪、真人孙思邈、启玄子王冰、朱肱、张元素、朱彦修，皆东向。以北为上，岁以春冬仲月上甲，遣官致祭。”

又据江西省抚州地区在线博客：干江流域人口密集，文化发达，人们对医疗卫生有着较高的要求，从而形成了崇尚医学、尊重医生的风俗，医被尊为“至高无上”的职业，医生被尊为“再生父母”。从南城“药王庙”的历史盛况可见一斑。

南城古称建昌，为历代府治所在地（统南城、南丰、黎川、广昌、资溪等县），元代所建三皇宫，座落城内北街西，内立塑像祀伏羲、神农、轩辕，至清代嘉庆八年邑人增建后殿、客厅、僧室、戏台。咸丰十年（1860）改称药王庙，庙内加祀十大药王（孙思邈、韦讯慈藏道人、岐伯、扁鹊、华佗、雷公、葛洪、陶弘景、张仲景、李时珍），庙内香火不断，钟声萦绕。可见当地人民对医学家是多么尊敬。

岐伯不仅被历代奉为中医学始祖，而且在宋代开始就被请进庙堂供奉，足以证明其在中国医学史上的重要地位。

清乾隆《庆阳府志·卷十九·坛庙》载：“岐伯、鞠陶、公刘为‘三圣’，城内有‘三圣庙’。”又载：“岐伯庙旧在南原，今废。”

民国廿年（1931）《庆阳县志·坛庙》载：“岐伯庙旧在县城南”，旧志一说“岐伯庙在城南嘉会门外。”

《甘肃通志稿·建置四·庙宇二》载：“庆阳县城南有岐伯庙。”

今修《庆阳地区卫生志》引旧志云：“岐伯庙在县城南嘉会门外。”

在今庆城县城南关，清时立有嘉会门。这里不管称“南原”、“城南”，还是“嘉会门外”，都可说明历史上庆阳确在轩辕庙之旁曾立有岐伯庙，且岐伯庙在乾隆间已只存废址。虽然立庙祭祀为中国百姓独特的一大信仰共性，但历史中除各三皇庙、先医庙的名医中有岐伯之外，为岐伯单独立庙者史典概莫有考。对此，王毅翻阅了《甘肃通志稿》庙坛遗址的有关记载认为，在全省达数千座庙坛遗址中，各地庙祠寺洞所奉敬的内容几十个县基本类同，唯独庆阳有岐伯庙遗址的记载，从而进一步说明庆阳为岐伯故里之所在。

陆大戍考证认为，《庆阳府志》中所说的岐伯庙在南原，即县城南不到十里的庙花原，传说此处为周祖花园，故为岐伯建有庙宇。庙花原东侧即是昔姬沟，是周祖姬姓昔日居住之处。庆阳为岐伯两建祀庙，不难看出庆阳人民对他的爱戴、缅怀和纪念之深情。

姚自昌研究认为，依方志学的体例原则，只有在其乡籍或其功绩卓著之地才有可能“立庙祀之”或“存史入志”。因为只有依照这个传统，才能充分体现乡党邑里对其尊者“善作善报”的纯朴心理和荣耀一地景胜的永久铭碑。

从民间祭祀的角度考察，中国百姓对官绅和自然神崇拜心理最为虔诚，因而各地大都林立风雨雷霆山川坛、社稷庙等，而对一地一技之长的所谓方技神，其地域性、乡籍性的要求非常明显而且严格。这也是孔庙唯山东独尊，岐庙只北地而存的“方志贵方”原因。

根据神庙的“乡籍版权”特征，我们可以得出这样的结论：岐伯若不是北地人，他不可能功著于北地而名垂青史立庙入志。

第五节　姓　氏

东汉王符《五德志》曰：“后嗣姜原，履大人迹生姬弃、厥相披（岐）颐。”又曰：“周之兴也，以弃代之。”

《太平御览・三百六十八》引《春秋元命苞》曰：“后稷岐颐自求，是谓好农。盖象角亢，载上食谷。”

当代学者王宗炎曰：“《诗・大雅・生民》中‘克岐克嶷’，岐嶷，即‘岐颐也。’岐者，头骨隆起而岐出，嶷嶷然高，故象角亢。”

《史记・五帝本纪第一》云：“弃为周，姓姬氏。”

《史记・周本纪》载：“后稷卒，子不窋立，……不窋卒，子鞠立；鞠卒，子公刘立。公刘虽在戎狄之间，复修后稷之业，务耕种，行地宜，……周道之兴自此始，故诗人歌乐思其德。”

北宋刘恕《通鉴外纪》云：上古有岐伯，“黄帝命岐伯作鼓吹、铙角、灵鼙、神钲，以扬德武，……又作《内经》。”

南宋郑樵《通志》云：“古有岐伯，为黄帝师，望出安化。”

据当代著名史学家、陇东学院张耀民研究认为，自中国有姓氏记载以来，先称氏，后称九姓。岐姓最早乃出自姬弃，亦如东汉著名哲学家古临泾（今甘肃镇原县）人王符所言。岐姓，乃因周之始祖弃，其象“岐颐”（即头骨隆起）而得名。《史记》中所载戎狄史称彬地，即今之甘肃庆阳市。不窋墓在今庆城东山，其子鞠陶之墓亦在庆城东南，公刘邑在今宁县庙嘴。周以其始祖头“岐”而称“岐下”，称该地为“岐山”、“周原”是同样的道理。《通志》中所谓“安化”，即今庆城县，宋为庆阳府安化县；望，古也，始也；望出安化者，岐姓之祖在今庆阳也。查《氏族史》，岐伯的后裔不少，历代都有。周有岐氏，即周文王居岐时所留后裔。晋有岐盛，唐有岐才，《万氏统谱》称，才为庆州人。还有岐灵岳，为唐玄宗时泾州（今平凉市泾川县）刺史段秀实的将吏。宋有岐贲，元有岐裕齐，明有岐祖训、岐廷训、岐享、岐政等，均为山西解州人。

上列各代岐姓，均为任要职者。

又据《姓苑》称，岐与奇通；《诗经・小雅・六月》曰：“薄伐猃狁，至于大原，文武吉甫，万邦为宪。”此“大原”，即今之庆阳市董志塬（古义渠戎国国都所在地）及其周围广大地区；此“吉甫”，即周宣王的大将尹吉甫，其子伯奇之后，即“岐”或“奇”姓，至今庆阳市尚有其后。《庆阳地区志・姓氏志・古代罕见姓》称：“岐，罕见姓，夏代以前庆阳地区就有此姓。黄帝时此地有精于医术的岐伯，并有《内经》流传于世，为中国最早的医书。”成书于明、清时的《庆阳府志》载：“岐伯，北地（即庆阳市）人，精医术，黄帝师事之，著《难经》《素问》。”《庆阳府志》还称岐伯、鞠陶、公刘为“三圣”。明嘉靖年间，在今庆城县城南原董志塬（今西峰区辖）等处建庙，祀者络绎不绝。另据臧励和主编的，1921年版《中国人名大辞典》载：“岐伯，上古黄帝臣，帝使岐伯尝味草木，典主医药，与论医，更相问难，著《素问》、《灵枢》，总为《内经》十八卷，为医书之祖，脉理、病机、治法、针经、运气，靡不详尽。”又在该书附录《姓名考略》中载：“岐，（陈留风裕传）‘岐氏，黄帝师，岐伯之后’。望出安化。”这既明确的断定了岐伯故里在庆阳，又断定了岐伯后代也在庆阳。2003 年，岐伯故里又在庆城县东山兴建岐伯圣景、岐伯大殿等，以志纪念。

第六节 人文历史

新近出版的《庆阳历史文化览胜》曰：“地域性的历史文化，是一定地域内人文底蕴的标志。”

庆阳市，位于甘肃省东部，习称陇东，是 2002 年国务院批准设立的地级市，辖 1 区 7 县 146 个乡镇，总土地面积 27119 平方公里，总人口 260 万人。

庆阳是祖国腹地黄土高原上一片雄壮神奇的土地，它地处陕甘宁三省（区）交汇处，深居内陆。作为神州大地一块地貌奇特的莽原沃土、华夏文明的早期发祥地之一，这里具有令人叹为观止的地域风情和神奇悠远的沧桑历史，有丰富的物产资源，更有近半个多世纪以来的显著变化，这许许多多的闪光亮点，万千文笔难以尽述。

庆阳的地貌奇观独具魅力。在这块土地上的 1 区 7 县都有其诱人的自然与人文风采；亿万年来“庆阳湖盆”的演变，充满着浩渺遥远的神秘色彩；以“天下第一塬”董志塬为代表的塬面地貌，展现着黄土高原的奇特景观；巍峨俊秀的子午岭，呵护着万里田野的绿色生机；绵延起伏的丘陵，簇拥着风姿绰约的重峦叠嶂；那铺展在庆阳大地上数万条网络般的川台沟壑，呈现出旷远迷幻的莽原胜景；那银带飘舞的马莲河、蒲河等数十条河流水系，滋养着这片沃野的过去和现在；这里气候温和，四季分明，冬无严寒，夏无酷暑，空气清新，环境宜人。大自然赋予了庆阳大地引人入胜的迷人景色，一派高原、沟壑、梁峁、河谷、平川、丘陵、山峦并存的地理风貌，一幅雄浑壮阔的风景画卷。

在这块土地上悠久的历史文明，闪耀着更加灿烂的光彩。环江翼龙、黄河古象印证了这里远古的繁盛景象；中国第一块旧石器在这里出土，证实早在 20 万年前后，人类的祖先就在这块古老的土地上繁衍生息；人文始祖轩辕黄帝最早在此巡狩，并与天师岐伯论医，使“岐黄之术”惠泽华夏民族几千年；周先祖在此开创中国早期的农耕文化，使“周道之兴自此始”；秦长城、秦直道展示着庆阳自古为兵家必争的重要战略地位；两汉名振朝野的武将公孙贺、傅介子、甘延寿，中国古代哲学家、思想家王符，以及魏晋民族大融合中涌现出的文学家傅玄、傅咸，女词人、北魏宣武帝皇太后胡充华，昭彰着庆阳的人杰地灵；隋唐时期虞庆则安定北方、李世民转战庆阳、唐肃宗彭原崛兴、狄仁杰宁州德政蜚世，以及北宋时期范仲淹戍边安民的辉煌功绩，演绎着这片故土的浩瀚史迹；明、清时期的文学家“前七子”领袖李梦阳、“南董北米”的书画大师米万钟、数百位进士及第光耀朝廷的贤士学子，更增添了这块黄土地的异彩光辉。迄至民国时期，庆阳成为西北第一个红色边区政权的创始之地——陕甘宁边区的重要组成部分，是甘肃省最大的革命老区，为中国革命的胜利做出了重大贡献。

回望 5000 余年漫漫岁月，在庆阳这块古老而神奇的土地上，奋进着一代代勤劳聪慧的祖辈先民，演出了一幕幕大气磅礴的历史活剧，创作出一幅幅绚丽多彩的风情画卷，留下了一串串文明进步的沧桑足迹……，这一切都昭示着陇东大地物华天宝、人杰地灵。

大约在距今4600年左右的原始社会末期，相传轩辕黄帝操练士卒，整肃军队，御敌侵犯，安抚百姓，成为部落首领。黄帝率部族经过三次大战击溃炎帝侵扰，又历时三年、大小72战击杀蚩尤之乱，取代神农氏，尊号黄帝，并建城邑，开山通道，“西至于崆峒”。见西北雍州（今庆阳境内）之地一派生机，长者童颜鹤发，健步如飞；少者肌洁容美，俊逸潇洒，问后方知是当地神医岐伯之功。

“岐伯，北地人，精于医术，黄帝师事之”。“圣贤岐伯，北地人，生而神明，精医术脉理，洞察天地阴阳四时运气之理，黄帝以师事之，有《素问内经》行世。”作为在庆阳乡土上生长的故里哲人，岐伯确是一位多才多艺的智慧代表人物，他上穷天纪，下极地理，远取诸物，近取诸身，更相问难，诘答成理，足见其博学多识。岐伯一生著述颇丰，《医籍考》载有《岐伯经》十卷，亦有《岐伯灸经》《黄帝岐伯针论》《岐伯精脏论》等惜已皆失传。

于是黄帝则恭请岐伯为臣，贵尊天师，谋讨济世通途，君问臣答，长叙九九时辰，整理成《黄帝内经》一书，遗传后世，开创了中国医学著述的先河，福泽华夏民族几千年。他们被后世尊为中华医学鼻祖，中医被称为“岐黄之术”，《黄帝内经》一书成为古往今来中医的经典著作。

黄帝还善用岐伯精通政治、军事等广博的学识和特长，命岐伯“作镯铙、鼓角、灵鼙、神征，以扬德而建武。”黄帝归天之后，亦还葬在庆阳这块他曾创建过辉煌业绩的故土。据学者实地勘察、考证，今正宁县五顷原那座气势不凡的古冢，正是黄帝陵原址。

据考古学家研究，中国约在170万年以前已经有了人类，而且他们已经学会使用简单的石器和骨器，从学会用火的北京人时代（距今约50万～60万年以前），经历了河套人时代（距今约20万年前），山顶洞人时代（距今约10万年以前）和仰韶、龙山文化时代（约公元前3000年左右），这时人们已学会饲养家畜和种植农作物。历史上传说的伏羲、神农、黄帝、尧、舜大约就在这个时期先后。晋代皇甫谧《帝王世纪》中载：“伏羲氏……画八卦……乃尝味百药，而制九针，以拯夭枉焉。”西汉淮南王刘安《淮南子》中说：“神农乃教民播种五谷，……尝百草之滋味，……一日而遇七十毒。”宋代罗泌《路史》亦有“伏羲尝草制砭”的记载。《辞源》载：“黄帝古帝名，……咨于岐伯而作《内经》，于是始有医药方法，人得以尽年，……在位百年而崩。”又载：“《素问·内经》等书，本作岐伯。”公元前2000年左右，是所谓夏禹私天下的建立，到了商代，从庆阳现在发现的青铜器和许多文化遗物中，都可证明其经济文化显著进步。公元前1077年周武王灭殷建立起新的周王朝，但是周肇之兴始于庆阳，周代的祖先是庆阳人。《庆阳府志·卷一·流寓》载：“夏不窋，后稷之后，值夏德衰乱，窜居此豳，即今庆阳也。子鞠陶、孙公刘，俱历世为兹人。”同书卷三十五·陵墓又载：“不窋墓在城东三里许。”《辞源》还载：“后稷尧舜时农官，弃掌其事，故亦称弃为后稷，周之始祖也，……千百传而至武王，遂有天下。”《庆阳金石记》载：“周祖庙在县城南街，石坊一间，额题‘肇周圣祖’，‘帝系王风’。并有‘周祖诗刻’碑，嵌周祖庙殿壁。在周祖陵大书‘周祖不窋之墓’。”周祖遗陵以前为庆阳八景之一，现为森林公园。“周旧邦”是一个造形优美的古木牌坊，现为省级保护文物。《庆阳县志·古迹》载：“公刘庄在县城东北五十华里樊家老庄东，腴田数亩，号天子掌，人莫垦者，相传为周祖发祥地。”公刘庙（俗叫老公殿）在县城西南 80 华里处高家坳。据《史记·周本记》载，公刘是后稷的曾孙，周文王的十代祖先，他务耕种、行地宜，使周族逐渐兴盛，终于到武王时，推翻商王朝。建立了周王朝，公刘墓在今陕西城东的土陵村。

《庆阳县志·卷二十四（乡哲）》载：“傅介子，义渠人，……拜中郎将，使大宛斩楼兰王首，还国封义阳侯（墓在县城西塬石马）。晋代著《针灸甲乙经》的皇甫谧，为安定朝那人。朝那为今甘肃省平凉市灵台县朝那镇，《镇原县志》有传，认为镇原人。亦有人认为是宁夏固原人。虽有争议，但前说为医史界大多公认。不管皇甫谧生在何处，三处都与庆阳县邻近，他写书时亦引述岐伯这个医学家。在不窋、公刘之前去古较近，在汉晋时去古未远，庆阳地灵人杰，才产生汉代的义成侯甘延寿、义阳侯傅介子以及晋代的傅玄、明代的李梦阳等诸多名人。由此可以说，庆阳产生岐伯，这是历史的必然。亦如《庆阳古代形胜初探》所言：“庆阳古代的山水形胜也显示过她俊俏秀气的一面。险峻的北地山川，高低不平的黄土地，也曾孕育了祖国医学奠基人——同黄帝论医的岐伯。”

第七节 方言考

司马迁《史记·货值列传》曰：“……北地、上郡与关中同俗，然西有羌中之利，北有戎翟之畜，畜牧为天下饶。”

元代朱丹溪《格致余论》曰：“《素问》，载道之书也，词简而意深，去古渐远，衍文错简，仍或有之，故非吾儒不能读。”古人阅读此书尚感困难，由于古今汉字变迁，加之中国幅员辽阔，各地又有不同的方言，故今人读起来困难当然就多。

清代戴震《古今解钩·沈序》曰：“经之至者，道也。所以明道者，其词也。所以成词者，未有外小学文字者也。由文字以通乎语言，由语言以通乎圣贤之心志，譬之适堂坛之必循其阶而不可躐等。”又在《沈学子文集·序》中曰：“凡学始乎离词，中乎辨言，终乎闻道。”戴震是清代有名的大学者、著名小学家，斯说诚有见的。前哲亦有“文以载道”和“名者实之宾”之说，足见语义研究对明道之重要。

众所周知，《黄帝内经》之难读，语言文学的深奥是其重要原因之一。中国汉字大约有 30000 字左右，《四书》（《大学》《中庸》《论语》《孟子》）总共用了 4460 字（不包括重复），《毛泽东选集》四卷总共用了 2981 字，《红楼梦》总共用了 4200 多字。由于《黄帝内经》主要成书于黄河流域，在其文字中便不可避免地受到作者当地方言的影响。因此，对《黄帝内经》中部分方言的探讨，亦可佐证岐伯乡籍之所在。

《素问·八正神明论》曰：“问其所病，索之于经，慧然在前，按之不得，不知其情，故曰形。”

《素问·痹论》曰：“肠痹者，数饮而出不得……”

《素问·离合真邪论》曰：“侯吸引针，气不得出……”

《灵枢·厥病》曰：“厥头痛，意善忘，按之不得，取头面左右动脉，后取足太阴。”

文中“不得（dé）”为典型的今庆阳方言，意为不能、不可以。如“按之不得”意为按之不能得到；“出不得”意为不得出。在今庆阳方言中，还有如使不得、了不得、不得了、要不得、见不得等可证。

《素问·痹论》曰："中气喘争，时发飧泄。"

上文"喘争"一词，颇多费解，前人皆以"喘息"释喘字。考《黄帝内经》所述，肠痹水停飧泄中气喘争，非指肺之呼吸，而指腹中之气斡旋转动。《广雅·释诂》云："斡，喘，转也。"《孟子》云："性犹湍水也。"赵注："湍，水园也。"《说文解字》段玉裁注："湍者，园也。"是"喘"即"湍"，喘训为旋转，则肠痹水停气胀，肠鸣飧泄之症跃然纸上。但"争（zhēng）"字各家释义未明。考秦地方言，"争"有厉害义，今庆阳一带仍将"争"作厉害讲，当与此符。

此外《素问·刺热论》云："肝病热者，小便先黄，腹痛多卧，身热。热争则狂言及惊，胁满痛，手足躁，不得安卧。""心热病者，先不乐，数日乃热。热争则卒心痛，烦闷善呕，头痛面赤无汗。"此中"热争"，注家多作邪正相争解，如吴崑云："热甚则与脏气相薄，邪正分争。"然从医理言之，五脏热病本为邪正相争所致，"热争"前后之症状均是邪正交争的表现，所以释为邪正相争则不合医理及文理。考之原文，五脏热病"热争"之前所述症状为轻，"热争"之后所述症状严重，以此推之，"争"字在此当训为盛、极，亦由方言厉害引申而来。从今庆阳方言中，形容某人厉害常说"某人争得很"、"某人很争"等可证。

《素问·气交变大论》曰："岁火不及，寒乃大行，……胁下与腰背相引而痛，甚则屈不能伸，髋髀如别。"

文中"别（bié）"字，前人多作裂开解，或避而不解。如张介宾注："如别，若有所别而不为用也。"考秦地方言，"别"有交叉扭结之义。髋髀如别，即髋髀扭结，故致屈伸不便。如张志聪注说："太阳之气为病，腰以折，髀不可以曲，腘如结，踹如别。"其中"别"与"结"对文，是"别"亦有"结"之义。考今庆阳方言中，如将物体连接起来常谓"别住"，将两扇门合上往往谓"别上门"、"将门别上"等。此外，民间常用的别针其作用亦为将物体交叉扭结或结上之目的。

《素问·五常政大论》曰："木曰发生，火曰赫曦，土曰敦阜，金曰坚成，水曰流衍。"

《素问·气交变大论》曰："变生得位，脏气伏，化气独治，泉涌河衍，涸泽生鱼……"

《灵枢·病传》曰："淫邪泮衍，血脉传滞。"

文中"衍（yǎn）"，指满溢的意思。高世栻注曰："流衍，其流衍溢也。此五运太过，而有如是之名也。"庆阳一带现今仍将水溢出或遭水灾谓"衍水"等可证。

《素问·五脏生成篇》曰："五脏之象，可以类推；五脏相音，可以意识；五色微诊，可以目察。"

文中"相（xiāng）音（yīn）"，指五脏与五音相应。王冰注曰："音，谓五音也。夫肝音角，心音徵，脾音宫，肺音商，肾音羽，此其常应也。""相"，察也；"音"，指角徵宫商羽五音。相音，是查病人音声之清浊长短疾徐。在庆阳方言中，跟上别人说话或道听途说往往谓"相音"，可证。

《素问·脉要精微论》曰："仓禀不藏者，是门户不要也。"

《素问·八正神明论》曰："知其所在者，知诊三部九候之病脉处而治之，故曰守其门户焉，莫知其性，而见邪形也。"

《素问·风论》曰：“风中五脏六腑之俞，亦为脏腑之风，各入其门户，所中则为偏风。”

《素问·五运行大论》曰：“所谓戊己分者，奎壁角轸，则天地之门户也。”

文中“门（mén）户（hù）”有多层含义，按历代医家的注释，既指胃之七冲门而言，即飞门、户门、吸门、贲门、幽门、阑门、魄门，又指五脏六腑之俞穴，还指肾、指肛门，更有指奎壁角轸（戊己分）等。在今庆阳方言中，历来即将大门、房门总称为门户，又将家称为门户。如汉乐府《陇西行》中便有“健妇持门户，亦胜一丈夫。”锁上门常称为“关锁门户”等可证。

《素问·风论》曰：“风气与太阳俱入，循诸脉俞，散于分肉之间，与卫气相干，其道不利，故使肌肉愤䐜而有疡，卫气有所凝而不行，故其肉有不仁也。”

《素问·缪刺论》曰：“夫邪客大络者，左注右，右注左，上下左右，与经相干，而布于四末，其气无常处，不入于经俞，命曰缪刺。”

文中“相（xiāng）干（gān）”即相互干扰、薄结的意思。张琦注曰：“分肉者，卫气之所行，风客之，与气相薄，故气道不利。”此“相干”，为典型的庆阳方言，指互相干犯。如《淮南子·原道训》曰：“是故圣人使人各处其位，守其职，而不得相干也。”今多指相关涉或关系。如与其人无关谓“不相干”等可证。

《灵枢·五色》曰：“五色各见其部，察其浮沉，以知浅深；察其泽夭，以观成败；察其散抟，以知远近；视色上下，以知病外；积神于心，以知往今。”

文中“抟（tuán）”同“团”，聚结不散之意。庆阳方言中，将散碎的东西捏聚成团谓“抟”。如将散碎的纸揉捏成团，谓“抟纸”，几个人聚集起来或相互间关系密切的人称为“一抟人”或“抱成一抟”；当地有名小吃“搅抟”等可证。

《素问·刺热》曰：“热病先身重，骨痛，耳聋，好瞑，刺足少阴。”

《素问·六元正纪大论》曰：“……其病眩掉目瞑。”

《灵枢·营卫生会》曰：“老人之不夜瞑者，何气使然?”

文中“瞑（míng）”指闭上眼睛；亦通“眠”，指睡觉；还指眼昏花。在庆阳方言中，常将闭上眼睛或让某人将眼睛闭上，称之为“瞑上眼”或“螟住眼”可证。

《素问·缪刺论》曰：“鬄其左角之发，方一寸，燔治。”

文中“鬄（tì）”同“剃”、“鬀”，指用刀刮去毛发。高世栻注曰：“鬄，鬀同，俗作剃”。在甘肃庆阳一带，用刀刮去毛发谓“鬄（剃）头”，过去亦将理发师称为“鬄（剃）头匠”，且沿用至今。

《素问·汤液醪醴论》曰：“自古圣人之作汤液醪醴者，以为备耳。”

《素问·血气形志》曰：“经络不通，病生于不仁，治之以按摩醪药。”

文中“醪（láo）”指浊酒、醇酒。王冰认为“醪醴”为酒之属，并注曰“醪药者所以养正祛邪，调中理气，故方之为用，宜从此焉。醪药谓酒药也。”张介宾注曰：“汤液醪醴皆酒之属。《韵义》云：‘醅酒浊酒曰醪。’《诗诂》云：‘酒之甘浊而不泲（jì，清稀也）者曰醪。’然则汤液醪醴之上者，以五谷为汤液醪醴也。”在今甘肃庆阳一带，民间自古至今将用五谷制作而成的浊酒称为“醪酒”或“醪糟”，其味醇香，既气香味美可口，又可用于治疗疾病。

《素问·六元正纪大论》曰：“阳明所至为皴揭，太阳所至为寝汗痉。”

文中“皴（cūn）”指皮肤因受冻或受风吹而干裂。张介宾注曰：“皮肤甲错而起为皴揭，皆燥病也。”《素问·阴阳应象大论》谓“西方生燥”、“北方生寒”，基本符合中国西北纬度高、气候寒凉多燥的地理环境特点。庆阳地处西北黄土高原，秋冬季节因受冻或受风吹而干燥形成的皮肤皴揭实不少见，甚者可见皮肤皴裂。故民间有“手皴”、“脸皴”等称谓，并积累了有效防治皴裂的经验。

《灵枢·百病始生》曰：“其著于伏冲之脉者，揣之应手而动。”

文中“揣（chuǎi）”指用手摸。《灵枢》专设《外揣》篇，指医者临证时，通过对患者的声、色等进行揣摩，从而了解病因、病机和病位等概括，并作为诊断和治疗的依据，故篇名曰《外揣》。在甘肃庆阳方言中，将反复思考推求谓“揣摩”；将用手摸谓“用于揣”或“揣”；亦将东西藏在衣服里称“揣在怀里”等可证。

《灵枢·邪客》曰：“炊以苇薪火，沸，置秫米一升，治半夏五合。”

文中“秫（shú）”既指黏高粱，又指谷类、稻类中的性黏者。《说文解字段注·第七篇上·禾部》曰：“稷，北方谓之高粱，……秫为黏稷，而不黏者，亦通评为秫。”又曰：“而他谷之黏者，亦假借通称之曰秫，……秫为黏稻是也。”在甘肃庆阳一带，自古以来就将高粱称为“稻秫”，且沿用至今。

《素问·举痛论》曰：“脉塞则缩蜷，缩蜷则脉绌急。”

文中“蜷（quán）”不读“juàn”，在甘肃庆阳方言中，常将身体弯曲称为“蜷起来”，将腰部或腰部变曲谓之“蜷腰”或“蜷腿”等，可证。

《灵枢·五味》曰：“五谷：粳米甘，麻酸，大豆咸，麦苦，黄黍辛”。

文中“粳（jīng）”不读“gěng”，指粳稻，系稻的一种。在甘肃庆阳，将用粳米制作的一种块状食物，谓之“粳糕”，可证。

从上例证可见，在《黄帝内经》中，引用了大量古代秦地方言，且涉及到《素问》及《灵枢》的许多篇章。而今甘肃庆阳在战国时属秦国所辖。故对《黄帝内经》中部分方言的探讨，不仅有助于对原文的理解和研究，还能证实《黄帝内经》成书地点在秦国，而且更重要的是进一步佐证了《黄帝内经》的作者就是今庆阳人。

第八节　轩辕黄帝故里考

当代著名学者，甘肃中医学院教授吴正中在为《岐伯故里中医史话》所作的序言中指出：“天下之大智大仁大勇者，皆非常人也。以正气拯世，以胆气排难，以灵气通神，以王者正气而成就其卓功殊勋，黄帝、岐伯是也。如经开天明道之宏伟巨著，冠以‘黄帝’之名，非偶然也。考轩辕黄帝氏，本‘三皇’之末，‘五帝’之首之华夏人文始祖，西汉太仓公司马迁《史记》首卷首篇《五帝本纪第一》详述其功勋，读之感心动耳，荡气回肠。关于其故里，据北魏郦道元《水经注》云：‘……黄帝生于天水，在上邽城东七十里轩辕谷。’《秦州直隶新志》云：‘……生帝于轩辕之丘，名曰轩辕，今清水县有轩辕谷。’现代史学家范文澜《中国通史简编》云：‘轩辕黄帝诞生于甘肃清水。’今清水县城东七十华里之山门乡有‘三皇沟’，‘轩辕谷’即在其中矣。然所幸者，亦有谓轩辕氏为庆阳人者。”

当代著名史学家、陇东学院的张耀民研究认为：其一，轩辕黄帝不是生于山东曲阜。轩辕黄帝生于何地，故里在哪里，最早见于解释的要算魏晋时安定朝那人皇甫谧（214～282）所著的《帝王世纪》。据《史纪索隐》按："皇甫谧云：'黄帝生于寿丘。'"而《史记正义》注释为"寿丘在鲁东门之北，今山东曲阜县东北六里。"如果照此说法，势必导出两大错误。一为华夏文化倒流。即炎黄文化是由黄河下游倒流到中游。二为代系倒置。不是父生子，而是子生父。其实，早皇甫谧百多年，一生均居住在与皇甫谧同一故里的东汉安定郡临泾（今甘肃庆阳市镇原县）人，号潜夫，名王符（85～162）的哲学家在他所著的《五德志》《志氏姓》等文章中，早已指出世号神农的炎帝氏，代世号太昊的伏羲氏，"大电枢昭野，感符宝，生黄帝，代为帝氏。"而"大星如虹，下流华渚，女节梦接，生白帝挚青阳。世号少昊，代黄帝氏，都于曲阜。"这说明伏羲氏、神农、黄帝、少昊（名挚，号青阳）是代系相传的。且少昊是在"下流华渚"，其母女节梦接而生，"代黄帝氏，都于曲阜。"可见，是黄帝子孙少昊"都天曲阜"，不是轩辕黄帝生于曲阜明矣。王符还正确地指出："后嗣修纪，见流星，意感生白帝文命戎禹。"这说明禹之母修纪，生禹于戎地，一名文命。东曰夷，西曰戎。"隗姓赤钦，姬姓白狄，此皆太古之姓。""姬即犬戎氏，其先本出黄帝。"这里，王符正确地指出了华夏文化的源流是由西北而东南；也正确地说明了黄帝是出生于西北戎地，而不是属夷地的山东曲阜也。

其实，关于轩辕黄帝故里在黄河中上游地区还是在黄河中下游地区，近代史学家、考古学家的看法是一致的。范文澜在其编著的《中国通史简编》中说："黄帝族原生居住在西北方。""居住在东南方的被称为夷族，居住在北方、西方的被称为狄族、戎族，居住在南方的被称为蛮族。黄帝族散布在中国西北部。仰韶文化的所在地，当是黄帝族的文化遗址。"翦伯赞亦云："在陕甘一带，有姬姓黄帝部落和姜姓炎帝部落，他们之间世代通婚。"郭沫若在《中国史稿》中也说："当夷族和羌人的一些氏族和部落活动在黄河流域的时候，有一些氏族和部落从中国北方发展起来。传说中的黄帝，就是这些氏族部落想象中的祖先，……这个部落南下到达黄河流域之后，有很大的发展。"综合近代史学家的看法，一致认为：轩辕黄帝生山东曲阜之说很难成立。一是因为黄帝出生于母系氏族社会，当时在山东是夷人的主要活动地区。二是从考古发现看，在新石器时代，中国北方人主要居住在黄河流域的二级台地上，而山东处在黄河下游，在那洪水浩荡的年代里，下游两岸怎能有人居住呢？在山东黄河干流两岸很少发现新石器时代的遗址，也可证明这一点。三是从历史上看，在周成王之前，没有迹象表明姬姓势力发展到山东境内。总之，我们可以肯定地说，轩辕黄帝是出生在祖国的西北部，即黄河中上游地区，这是不可置疑的。

其二，天鼋即轩辕，也即翼龙，是轩辕黄帝氏族部落的名称、族徽、图腾。何谓轩辕？郭沫若在研究了《献侯鼎》等铭文后说："天鼋二字，器铭多见，旧译为子孙，余谓当是天鼋，即轩辕也。周语下：'我姬姓（氏）出自天鼋'，犹出自黄帝"（郭沫若《两周金文辞大系图录》）。他认为："天鼋就是轩辕。""天鼋是轩辕的氏族名称、氏族的徽号、氏族的图腾"（《中国文稿》）。20世纪60代初，杨尚奎在中央党校文史讲座中亦说"黄帝叫轩辕氏。轩辕这两个字，大家都不会解释。研究古书以后，发现轩辕可能就是天鼋。在古代，轩辕和天鼋读音是一样的。鼋是水族动物，黄帝以天鼋作图腾，说明他的图腾就是水族动物"（《中国古代史讲座》，并说："估计夏、周两个王朝与黄帝是一个系统，有血缘关系，因为夏的图腾与黄帝的图腾接近，周也自称出自天鼋（原文见《国语·同语下》：

“我姬氏出自天鼋。”)。都是以龙蛇之类水族作图腾。华夏族系龙的传人，即由此而来。”郭、杨等史学家虽英明的揭示了轩辕即天鼋，但据史料研究，均无出土水族动物化石作证。后来有人据天鼋说谓轩辕氏是“天族”，姓天。这未免有点失之偏颇，有割裂原意之嫌。闻一多曾说过，郭沫若释天鼋为轩辕，“此其特识，突过前人”，但“尚无确证”(《古典新义》)。据此，张耀民认为，“环江翼龙”的发现，为天鼋图腾提供了有力的证据。1978年5月上旬，在今庆阳市庆城县三十里铺，群众在采石时，在炸开的石板中发现了翼龙的化石。此翼龙系水族动物，颈长、尾短，没有背椎，头骨低长，牙齿多而较纤细。身无羽毛，体面光滑，但却有两个褶皱翼膜的大“翅膀”，两翼展开长达2米，但不能作远距离飞行，只能在水边、疏林中滑翔，以啄捞小鱼为生。经测定，系白垩纪化石。因其发现于庆阳市的环江东岸，故被中国科学院古脊椎动物与古人类研究所定名为“环江翼龙”，并收藏此化石标本于中科院。张耀民将此环江翼龙化石与《献侯鼎》等天鼋铭对照，相互参证，发现二者不仅形似，且印证揭示了唯独轩辕帝死后乘龙升天的奥秘——天鼋不仅是龙，而且能飞翔。天鼋就是翼龙，也就是轩辕。翼龙化石的发现，为轩辕氏族部落的存在提供了实物图腾的证据。再则，在环江翼龙化石发现之前，1973年1月，在庆阳市合水县马莲河（系环江下游）西岸发现了闻名中外被中国科学院古脊椎动物与古人类研究所定名为“黄河古象”化石，此化石是迄今个体最大且保存最完整的剑齿象化石，现存北京自然博物馆。更早在1920年，在庆阳市华池县上里塬赵家岔柳树湾河东岸，俗名洞洞沟，挖掘出土了标志中国旧石器时代的第一件石核、石片，使中国古人类活动提前了几十万年，轰动了当时的考古界。此北有河套文化，南接半坡文化的庆阳市，仰韶文化、常山文化等，市内各县均有大量遗存。这些均充分证明了这个原为内陆新华夏系统沉积带的构造盆地，以亿万年演变，形成现今山、川、塬、沟并存，千姿百态的特有的地质地貌，是中华民族最早繁衍生息地之一，也是以翼龙天鼋为图腾的轩辕氏族部落，得以生存的得天独厚的理想胜地。“天鼋”翼龙与黄河古象等的发现，同时也否定了“龙”只有“黄河下游才有”的神话。

其三，轩辕黄帝故里在庆阳。《庆阳地区志·姓氏》载：今甘肃庆阳市古代姓氏不仅有轩姓、姬姓，更有复姓轩辕，且轩辕为古代第一氏族姓。至今市内仍有姓轩辕的。此种情况绝不是偶然的巧合，而是有其深远的地理和历史原因的。第一，轩丘在庆阳。所谓轩丘，即轩辕黄帝之丘。《史记·五帝本纪》云：“黄帝居轩辕之丘。”此“轩辕之丘”当在何处？传统的说法即皇甫谧的说法：“在今河南新郑县西北。”此后，清代吴乘权等人主编的《纲鉴易知录》，将“居于轩辕之丘”，改为“生帝于轩辕之丘，因名轩辕。”亦认为“在今河南新郑县西北。”此种说法，同所谓“生于山东曲阜”一样，是与历史和地理实际不相符合的。实际上，真正的“轩丘”，乃在今庆阳市。今存庆阳市正宁县博物馆的北宋真宗大中祥符二年“敕令”于宁州罗川县（今正宁县罗川镇）西门外建立的《大宋宁州承天观之碑》碑文曰：“兹县（罗川县）据罗川上游，实鼓原（即宁州）之属邑，气象葱蔚，原隰隐辚，人敦忠义之风，俗勤稼穑之事。轩丘在望，乃有熊得道之乡；豳土划疆，本公刘积德之地。”这里所说的“轩丘”，即是位于罗川县（今正宁县）东境，罗川水上游之‘桥山’，由古有蟜（桥）氏而得名。此桥山，亦名子午山，现名子午岭。《史记·五帝本纪》载：“黄帝崩，葬桥山。”即指此山。此桥山，南北走向，位于陕西和陇东之间，为泾、洛两河分水岭，北起陕西定边、吴旗和志丹县，南至铜川、耀县、淳化、旬邑等县

(市)，东有甘泉、富县、黄陵、宜君诸县西半部，西有甘肃的华池、合水、宁县、正宁诸县的大部或小部。秦直道始终沿桥山的分水岭（岭西为泾水、岭东为洛水），从南向北，途经庆阳市正宁、宁县、合水、华池四县，全长约300公里。据地质考定，由于地质变迁，桥山山脉从湖盆中（地质学家称为庆阳湖或鄂尔多斯盆地）上升为南北走向的高差不大的长梁，即今子午岭。所以，其古生物化石沉积丰富，如环江翼龙、黄河古象等均出土于桥山（今子午岭）西侧流域。加之，由于水土流失，出现了黄土高原、沟壑、梁峁、河谷、平川、山峦、斜坡并丰的地理风貌，很适合古人类繁衍生息。黄帝轩辕氏部落就是在此处得以生存、发展、壮大。在桥山山脉西侧，即庆阳市至今留下了不少轩辕氏族的足迹，如黄帝山（在今华池），黄帝乘龙处（即马蹄泉，在合水），黄帝问道处（镇原西边鸡头山，黄帝问道于广成子），黄帝与岐伯论医处（庆阳岐伯峰，西峰董志岐伯洞），黄帝冢（正宁五顷塬）和桥川、桥河、高桥、土桥、柴桥、南桥、乔家塬（后周改守黄帝陵的子孙桥民为乔氏），以及龙池、龙湫、龙嘴、龙头等地名，足见黄帝部族活动范围之广大。可见，称桥山为轩丘，是当之无愧的；说轩丘乃“有熊得道之乡”，更是实事求是的。再则，自轩辕黄帝之后，此地即庆阳市（史称豳地）亦有黄帝姬姓子孙周先祖“公积积德之地。”对此，《诗经》有几首诗专颂公刘的业绩及豳地的博大丰茂。“周道之兴从此始。”所以，我们可以肯定地说，轩辕黄帝的故里在庆阳，“居轩辕之丘”也罢，“生帝于轩辕之丘”也罢，都应该说是在今甘肃省庆阳市。历史与地理的实际，都充分证明了这一点。第二，轩冢在庆阳。即轩辕黄帝冢（汉以后称帝王冢为陵）在庆阳市。《史记》云：“黄帝崩，葬桥山。”《史记集解》引皇览曰：“黄帝冢在上郡桥山。”《史记索引》引《汉书·地理志》云：“桥山在上郡阳周县，山有黄帝冢地。”《史记正义》引《括地志》云：“黄帝陵在宁州罗川县东八十里子午山。”此三家记载，其所指均为一地，即后世所谓的宁州桥山，亦即今庆阳市正宁县五倾塬，今原冢尚在（详见张耀民《黄帝冢原址考》诸文，原刊西北师大学报社科版1993年第5期）。但黄帝陵的所在地为什么会出现种种说法？原因之一是一些史家对地理变迁不清。桥山、阳周县，在西汉时为上郡属地，不归北地郡管辖，东汉将原属汉上郡的阳周、襄乐、独乐等桥山地区的县及桥山均划属北地泥阳城辖，隋改魏阳周曰罗川。唐因之，因而有《括地志》云：“黄帝陵在宁州罗川县（隋改阳周县为罗川县）东八十里子午山”的明确记载。《括地志》是由唐太守第四子魏王李泰主持下编写的。李泰曾作过雍州牧左武侯大将军、鄜州大都督，来往于秦直道上（即桥山，今子午岭上），对黄帝冢的所在地是最清楚不过的。因黄帝陵（冢）仅东距秦直道十里而已。查《二十五史》，在宋代之前，对黄帝冢所在地的记载，均是“宁州罗川县东八十里子午山。”从《金史》（系元人所编）开始，将桥山由原阳周县（即今庆阳市正宁县）境移入中部县（今陕西黄陵县，1944年改名），明洪武三年，明太祖将中部县的“桥凌”一地，误认为是轩辕黄帝“桥陵”（距今存黄陵县轩辕庙中，元至正七年所立之碑云：“轩辕殿堂一处，并北山桥凌一所”）。之后，《明史》（系清乾隆时所编）则将桥山、黄帝冢一并记入中部县城北。此间，清代的一些学者，虽否认“宁州桥山”说，但却公开主张桥山和黄帝陵均在陕北横山地区安定县界（今陕西子长县附近），这与“御制”的中部县黄帝陵唱了“对台戏”。为此，清乾隆四十一年（1776）陕西巡抚毕沅，在中部县（今黄陵县，1944年改名）“轩辕殿堂”处立了块“古轩辕黄帝桥陵”碑。从此，“陕北”说才渐次平息，史载的“宁州桥山黄帝冢”亦被移位。这即黄帝原冢被湮没的大致过程。真的假不了，假的真不了。宋代以前的记载说黄帝冢在宁州桥山，均无异议。只是在明清时期，特别是清代，将桥山、阳周县、黄帝冢“搬来移去”，弄得真假难分，是非难辨，不能不说是个历史性的闹剧。

再则，为什么说轩辕黄帝冢在今庆阳市正宁县五顷塬？从地理实际看，隋时罗川县（今正宁县罗川乡）在桥山上的秦直道西侧，而桥山（即轩丘）上的秦直道在罗川县东90里，按《括地志》云：“黄帝陵在宁州罗川县东八十里子午山”来看，罗川县在桥山上秦直道之西90里，而黄帝冢则在秦直道西10里。此西10里正是今正宁县五倾塬地。据张耀民1993年考察，今原冢尚在。正如原《正宁县志》所云：“黄帝陵在县东南湫头镇东北西头村之桥山，当谷一峰耸起，草木葱蔚，上有荒冢，旁立一碑，镌字曰：‘黄帝葬衣冠处’。”此黄帝冢，正是汉武帝所祭的黄帝冢。《史记·孝武帝本纪》所说的“乃遂之巡朔方，勒兵十余万，还祭黄帝冢桥山。泽兵须如。”又上曰：“吾闻黄帝不死，今有冢，何也?”或对曰：“黄帝已仙上天，群臣葬其衣冠。”今此冢虽经几千年水土流失，但很壮观。除冢东塌入谷底处，原冢基本保存完好，冢高10米～60米，冢西半部现修水平梯田18阶，每阶高1米～3米，阶面宽2米～4米不等，现上植可结果的核桃树近千棵。冢顶部原呈长方覆斗形，现为椭圆形，南北长约70米，东西宽约30米，面积约1500平方米～1800平方米（张耀民“黄帝冢原址实地考察记”，载1994年《甘肃社会科学》第1期）。轩辕黄帝冢原冢遗址的尚在，给我们做了无可争辩的结论。

或曰：轩辕黄帝一生南征北战，何处不可葬，为什么偏葬在桥山?《列仙传》云：“轩辕自择亡日与群臣辞，还葬桥山。山崩、棺空，唯有剑舄在棺焉。”此处的“还葬”又是什么意思？其实，这个问题郭沫若在他的《中国史稿》中早已作过科学的解释。《中国史稿》云：“按照母系氏族外婚制，本氏族兄弟姊妹不能通婚，兄弟必须远嫁，在相互通婚的对方氏族的女子中寻找配偶；同样，对方氏族中的成年男子则嫁至本氏族来，在本氏族的女子中寻找配偶。出嫁的男子死后，都分别归葬于各自的出生氏族，他们也不能跟本氏族的姊妹同墓合葬，……但同姓合葬或男女分别埋葬，则是许可的。”这就使我们了解到为什么系母系氏族部落的轩辕黄帝叶落归根而“还葬生地桥山”的原因。今庆阳市乃轩辕黄帝的生地、故里、家乡，所以他死后“还葬”在本氏族部落地，是理所当然的。至于轩辕黄帝死后是否乘龙升天，这一方面是由于轩辕黄帝氏族图腾为天鼋，即翼龙，人们相信他们死后都会“乘龙”飞向另一世界去；另一方面，从母系氏族公社时期的墓葬中，在“死者头向基本一致的现象，是人们相信存在灵魂世界的表现。在原始居民中流行着两种观念，一种认为，人死后，灵魂要回到传说中的老家去；另一种认为，人死后，灵魂要到另一上世界去生活。死者的头向正是表示他们想去的故乡或另一世界”（《中国史稿》）。轩辕黄帝所以死后“乘龙升天”，正是灵魂可以离开肉体而单独存在，并且永远不死的观念的反映。

第九节　黄帝与岐伯陇东一带行迹考

《甘肃通志稿·纪事》载：“黄帝轩辕氏代神农氏为天子，天下有不顺者，黄帝从而征之，平者去之，披山通道未尝宁居，西至于崆峒登鸡头。”

《庆阳府志·陵墓》载：“在县城东子午岭旁有黄帝陵。”

《庆阳县志·山水》载："山脉之绵亘，东北者曰桥山山脉。"桥山上有轩辕黄帝陵，山有古柏参天，浓荫蔽日，亭台殿阁，金碧辉煌。

《史记》载汉武帝北巡朔方，还祭黄帝陵于桥山（即今子午岭）与庆阳相距甚近。

《华池县志·地理》载："县内主要支脉有走马山、黄帝山、灯盏山……"在庆阳东北80里处，为华池县内最大山脉桥山的主要山脉，据传说昔日黄帝巡行曾住于此山，故名黄帝山。

从上可见，黄帝到陇东各地巡视，看来确为实事，除到过华池、子午山外，还到过平凉的崆峒山等地。在《史记·抱朴子内篇》又云："黄帝西见中黄子，受九品之方，过崆峒，从广成子受自然之经。"除此记载外，大家都清楚地知道，位于庆阳西南相邻的平凉崆峒山上现还有广成子"问道宫"古建遗迹，这在《平凉县志》中记载颇详。

《资治通鉴》卷一注杜预《世族谱》曰："周，黄帝之苗裔，姬姓，后稷之后，封于邰；乃夏衰，稷子不窋窜西戎。"

《封禅书》云："鬼臾区号大鸿，黄帝大臣也，死葬雍，故鸿冢是。"

《史记正义》引《括地志》云："不窋故城在庆州弘化县南三里，即不窋在夷、狄所居之城也。"

《黄河象》一书说："黄河象化石产生于甘肃省合水县板桥乡田窑村穆旗生产队所辖木瓜咀（1973年1月20日发现），在地形上属于闻名世界的陇东黄土高原，……当时陇东气候比较炎热干燥，是一种热带草原气候。"合水和庆阳相毗邻，古象发掘地距庆阳县城不过20里地，说明远古时代庆阳自然景色非常宜人。

王毅认为，总的说来，文明之启无不发生于河流之冲积区、泾水流域之陇东。从黄河古象的出土，虽不能证明250万年之后的北地气候变化，但可证明上古此地土壤肥美，景色秀丽，是华夏始祖的发祥地，得天独厚的宝地。正如近代贺岳僧在《西北史纲》中所言："至于周族的势力之发源于西北的泾渭，于古尤得气候之和，那更详载于古史的记录，无待于琐琐引述了。"

最后须说明一个问题，关于古代文化发达与气候温和并不是惟一的证明。但过去有人想不通，中国古文化之所以不产生于气候温和的珠江流域，而产生于黄河流域。正如孙中山在《民族》第三讲中说："尧舜禹汤文武，都不是产生于珠江流域，都是产生于西北之故。"也就是说，过去古代这些帝王都产生在西北。本来，我华夏民族也就是发源于西北之泾渭流域，所以长江流域文化进化晚于黄河流域，珠江流域又晚于长江流域。这一史实也能进一步说明岐伯的乡籍所在和他取得成绩的必然。

我们必须明白这样一个历史事实，不要以为一提到黄帝就是指舜以前的史事，黄帝的一些传说都代表着战国时的文化反映，他本人应是一个什么样的人物，有何种背景，均不可知，我们只能领会其含义就行了。

从黄帝陵、黄帝山和黄帝到陇东各地巡行来看，岐伯与黄帝及其同僚在渭河流域的陇东一带的活动还是相当频繁的。故岐伯故里在此在情理之中。看来各府县各方志俱载岐伯乡籍在北地，均无异议，史书考证，医经评述，历代各方，左右吻合。从遗址物证和考古旁证及典籍的书证，断定岐伯故里为庆阳无疑。

第十节　岐黄之术流传与影响

众所周知，作为历史人物，岐伯在医学史上的影响实在是功高千秋。他的《黄帝内经》汇集了古代劳动人民长期与疾病作斗争的临床经验和理论知识，奠定了祖国医学理论的基础，“是中医理论体系的源泉，是用阴阳五行学说解释生理、病理、诊断、治则以及用天人相应整体的观念说明人体内外环境统一性的典范（《黄帝内经素问译释·序》）。史学家孔安国在序《尚书》时曰：“伏羲、神农、黄帝之书，谓之‘三坟’，言之大道也。”其中的黄帝之书，就指的是《黄帝内经》。兹通过岐黄之术的流传与影响，以探讨岐伯乡籍之所在。

首先，从岐黄之术在北地的流传与影响来看，先周时，尽管还没有完全意义上的医学，但周祖“以失其官而奔戎狄之间”（《史记·周本纪》）。故姚自昌认为，在今庆阳一带繁衍生息的巫术，就有相当的现代医学萌芽。秦汉在北塞下大规模的筑长城、抗匈奴、安邦定稷的军屯民垦，使北地的防病治病达到了一个新阶段。西晋时，北地的近邻——安定朝那（今甘肃灵台县朝那镇）又出现了著名的针灸学家皇甫谧，据《晋书·皇甫谧传》载：“皇甫谧，字士安，幼名静，安定朝那人。”他精研岐黄，著《黄帝针灸甲乙经》12卷，被后世誉为针灸学鼻祖。史载魏晋时，北地乡间邑里都赞誉皇甫氏为“岐黄传人”。南北朝宋武帝时，宁州（今庆阳市宁县）贡献京都可疗“金疮”的虎魄枕，清乾隆《庆阳府志·拾遗》引自《南史》载：其“色甚丽，价盈百金。”曾博得皇帝的高度赞赏，且“命碎分赐诸将”，以作北伐将士的军中瑰宝。至唐代，北地不仅民间医生增多，而且身居高位的朝廷命官也钻研医学，济世活人。如唐垂拱年间任宁州刺史的狄仁杰就是其中的一位。据《庆阳府志·人物》载：垂洪三年（687），仁杰应诏入京，在即将走出宁州辖界时，见路旁立一木牌，上书“但求神医除吾儿恶病，老身愿以奴仆报答。”牌下横卧一男孩，约十四五岁，鼻上生一肉瘤，大若握掌，孩子啼哭不止，其父蹲在一旁哭丧着脸，无可奈何。仁杰甚为怜惜，取出所带银针，在孩子身上找了几个穴位，仔细针灸，疼痛定止。接着针药并用，不几天，恶瘤即除，孩子恢复健康。狄仁杰也因此官声更佳。北宋范仲淹知庆州，安抚经略使署中的医监许多就是北地人。

岐黄之术的熏陶和邑地山水的浇灌，也使庆阳古代名医辈出而史典多载。这里单提《庆阳府志·方技》中所载明代的三位：贾老人是合水名医，幼通岐黄脉理，“诊脉能知穷通得丧”，并“以善医名世。”宁州的吕朋壁，“因侍父疾，遍读方书，遂精岐黄之术。有人求疗者，问其状，投剂辄散。”医巫禁神，也是宁州人，终生为百姓操劳，“后坐化，人立庙祠祭。其庙中土至今取而缚病，多次有愈者。”以上虽然有些神奇夸大的色彩，但说明明代庆阳名医的医技、医德及影响。清代，著名温病学派四大家之一的王士雄，字孟英，其远祖为安化（庆阳），后迁居浙江钱塘（今杭州市），其曾祖、祖父、父亲三世为医，祖父王学权亦为清初著名医家，著《重庆堂随笔》二卷。据《庆阳府志》记载，王士雄“少孤贫，矢志向学，操术尤精，其临证治病，殚思凝神，屡起大症，名震遐迩。”其生平著述颇丰，最有影响者当为《温热经纬》。庆阳古代医学专著为数不少，除名扬天下的《黄帝内经》《温热经纬》等外，较著名的还有汉平曲侯北地公孙昆邪编著的《阴阳五行之术》十五卷，三水教谕邑人李倌编者的《医谈》等。

与岐黄之术血肉相连的中草药，也在岐黄之乡大放异彩。历史上庆阳以盛产中草药而著名，许多名贵中草药为一方之土产，京邑之贡品，从而为《大清统一志》、《嘉庆重修一统志》等国家级志书所青睐。《环宇纪》载："宁州产豆蔻、防风。"《九域志》载："宁州贡荆芥，环州供甘草。"《明统一志》载："庆阳府出金钱草，性凉味苦，去瘴解诸病之性及毒，《本草》所不载。"又云："合水县南山出芋冬化"等。以上从一个侧面证明了岐黄之乡曾为祖国中药学做出过历史性的贡献。

同时，数千年来的民俗沿袭也为岐黄之术在北地的发扬光大增添了新的内容。时至今日，庆阳民间流传的"上古之人，知其道者，法于阴阳，和于术数，食饮有节，起居有常，不妄劳作"的修身养性之道，究其根由竟为《素问·上古天真论》之言。今乡里兴盛而不衰竭的诸如搬力筋、拔火罐、扎干针，以及艾灸、按穴、捋额等民间理疗医术，单方、验方、偏方的群众性积累使用和传世沿袭，百姓中防病治病的口头禅、谚语、俗语、警句、格言的数世传延，民众间药理常识的流传及中草药种植采集的传统习惯，乡医们祖传望、闻、问、切的四味真经；当今中医理论研究的进行及庆阳对传统医学弘扬和贡献等，都与岐伯《黄帝内经》有着乡土渊源和故里情系，从而进一步说明北地为岐伯的故里。

其次，从岐黄之术在甘肃的流传与影响来看，中医、针灸是中医学的两大特色，而其奠基人岐伯与皇甫谧同为甘肃人，因此可以说甘肃是祖国中医学最早的发祥地。别的不提，仅从近百年来在甘肃境内出土的古代医药文化资源中，属于迄今2000年前的秦汉两朝以及更古时代涉及医药方面实物，便可了解和掌握岐黄之术在甘肃的流传与影响。按中国中医研究院马继兴研究员《出土亡佚古医籍研究》总结归类，主要有如下几种：

1901～1910年间，英国探险者斯坦因氏第二次中亚考察时，曾在甘肃省敦煌市与其西北部的疏勒河流域以及新疆自治区的蒲昌海（即今罗布泊东北部的罗布淖湖）地区，先后发掘出土了很多汉代的木简残存文书。所写的内容均系出自当时驻守边疆军队人员之手，其中有关驻军官兵的疾病、死伤、治病的药方以及记录部队所驯养的马、牛疾病的文字，是医学历史中的重要资料，值得重视。

1930～1931年间，中国和瑞典组成的西北科学考察团在甘肃省居延海地区（张掖郡居延和肩水两都尉遗址），挖掘了上万枚的汉简，它们均是在公元前1世纪以前的西汉初期，驻守在居延边塞地区在各处设立的烽燧人员所记录书写的各种有关文书。这批居延汉简中虽然尚无医药学专书，但也可看到一些与医学有关的零星资料。

1972～1982年间，由甘肃省文物部门组成的居延考古队在居延地区的甲渠候官（即破城子）、甲渠塞第四燧和肩水侯官（即红城子）三处烽燧遗址中发掘了约近20000枚汉简，其中也有很多与医学有关的资料。

1972年，甘肃省武威县柏树公社下五畦大队在兴修水利工程时，于旱滩坡地区挖土中发现了一座汉墓。在其随葬物品中发现尸骨顶部原有木简一束，但已散乱。经过甘肃省文物部门的清理，现有简牍共92枚，包括木简78枚，木板14枚。"右《治百病方》"五字，应系这束简牍最后所记原来医书的名称，其中所载较完整的医方31个，用药百种。

1979年6月，原甘肃省文物工作队于甘肃省敦煌市西北的马圈湾发掘汉简1217枚，其中发现了少量的有关医药资料。这是相当在敦煌发掘汉简史上的第五次，也是在敦煌第二次发现医药汉简。

此外，现在尚能存见于世的中医药古文献实物中，以 20 世纪初在甘肃省敦煌县莫高窟中发现的大批医药卷文书种类与数量为最多。

从以上可见，在中医药发展史上，特别是秦汉以前，甘肃的中医药事业空前发达，这与医祖岐伯的功绩是分不开的，是岐黄之术在甘肃的流传与影响。岐伯故里在甘肃庆阳，由此亦可窥见一斑。

再次，从岐黄之术在全国的流传与影响来看，中医药是国粹，历朝历代名医辈出，无一不是深谙岐黄理论，加之丰富的临床实践经验而造就为一代名医的，在此不再赘述。据当代名老中医干祖望教授也认为，自春秋战国至上世纪初，中医的重心在发生着变化。就历代名医家籍贯而言，春秋战国（前 770～前 221）岐伯，甘肃人；秦越人，河北人。汉（前 206～220）淳于意，山东人；华佗，安徽人；张仲景，河南人。晋（265～420）王叔和，山东人；皇甫谧，甘肃人；葛洪，江苏人。南北朝（386～582）陶弘景，江苏人。隋（581～618）巢元方，陕西人。唐（618～907）甄权兄弟，河南人；孙思邈，陕西人；王焘，陕西人；王冰，无考。宋（960～1279）钱乙，山东人；庞安时，湖北人；许叔微，江苏人；陈言，浙江人；陈自明，江西人；严用和，江西人。金元（1115～1368）刘河间，河北人；张元素，河北人；张子和，河南人；李东恒，河北人；朱丹溪，浙江人。明至 19 世纪末（1368～1899）年 600 年间名医集中于江、浙、皖、闽 4 省。由此不仅说明随着社会经济的变革医学的重心由北南迁，变化十分明显，而且说明就全国而言，岐黄之术起源于北方，更能说明岐伯的故里在庆阳。

第十一节　岐伯故里在庆阳

2006 年，四川省社会科学院历史研究所完成了《岐伯文化与盐亭县旅游资源发展研究》课题，并结集出版，认为岐伯故里在四川省盐亭县。

2008 年 4 月，陕西省中医药研究院在互联网上发表了题为“岐伯籍里在岐山”一文，又在《陕西中医》2008 年第 5 期发表“陕西远古医史探源及发生学研究”一文中，也引用以上观点，认为岐伯故里在陕西省岐山县。由于获得的结论与我们承担的《岐伯乡籍考》结果不符，故对此再作论证。为了做到说理有力、论证有据，特将以上两篇摘其要介绍如下。

一、岐伯故里在岐山（郑怀林）

“岐伯”是远古时代的一名医家，被誉为中华医祖，《黄帝内经》和《史记》是其医史出典，但对岐伯的籍里则语焉不详，至今其定位仍存在三说，见仁见智，往往令人莫衷一是。若调换一种视角思路，或变换一种方式方法，则不失为科学探索的新选择。故不揣浅陋，试图用这些年来所构建的医史人类学对岐伯籍里诸问题予以考释。

（一）文化圈定

在中国大一统文化中，存在着诸多亚文化圈。目前有关岐伯籍里三说，各处于不同的亚文化圈中。范文澜《中国通史简编》指出：“黄帝族原居住在西北方。”而“居住在北方、西方的被称为狄族、戎族，居住在南方的被称为蛮族。”

岐伯籍里“岐山说”是基于炎黄文化圈。众所周知，岐山乃至关中西府宝鸡地区，是中医药文化发祥的重要源头之一。当华夏文明曙光初照之时，这里已沐浴在农牧医易氛围之中了（《杜城胜迹风土志略》碑）。华夏先民在此地创医的文化积淀颇为深厚。乡邦史志记载，伏羲“尝百草”、“制九针”、“画八卦”、“建人伦”，而“徙治陈仓（今宝鸡）”；神农生于姜水（今扶风境内，其上游是岐水），被誉为农神和医药之神，他“尝百草”而又“定本草”；黄帝“都陈仓”，于岐下见岐伯，“创医学”。《云笈七签·纪·轩辕本纪》谓：“时有仙伯，出于岐山下，号岐伯，善说草木之药性味，为大医，帝请主方药，……作内外经。”故有“医之始，本岐黄”之嘉言传世。岐伯因岐山而得其姓，犹炎黄二帝因水得姓一样。从多种史料所见，岐伯是神农炎帝至轩辕黄帝时期的一位承上启下的医家。岐伯的老师僦贷季，是神农时代的医家，而岐伯则是黄帝的“天师”。《路史》中说：“神农命僦贷季理色脉，……僦贷季，岐伯之师也。天师岐伯对黄帝云：我于僦贷季理色脉已二世矣。”这洽是对炎黄医药合二为一文化事象的重要脚注。《黄帝内经》中所说的鬼臾区，号大鸿，其墓在陕西省凤翔县（东临岐山）境内，古称“鸿冢”。王冰《素问注》说：“鬼臾区十世祖，当神农之世，说太始天元玉册，今按文有十二篇。”由于在该地区有一个医家链和医家群落，把岐伯的籍里圈定在岐山这样一个华夏农耕文明的亚文化圈，比较合理。

庆阳说是把岐伯的籍里限定在历史上的“戎狄文化圈”。据《史记·周本纪》和庆阳史志所记载，周先祖“不窋以失其官而奔戎狄之间。”韦昭注：“不窋失官，去夏而迁于豳，豳接西戎，北接狄也。”在不窋之前，北豳是戎狄杂居之地。“豳”的本义是山坳中有野猪。而在北豳之前，这里又称北狄，犬戎也曾居于此地。“狄”的本义是在家门口煨上一堆火，拴上狗，以防侵袭。这都是戎狄的风土民俗。《括地志》云：“宁、庆、原三州，秦北地郡，为义渠戎之地”（即今宁县、庆阳和镇原三县）。

盐亭说则把岐伯的籍里限定在了上古“巴人文化圈”。该地有些岐伯民俗事象，以及近年来的一些人造景观和文化旅游活动。早在南方巫文化覆盖的人文环境中，连楚人对“巴人”的文化也不以为然。

从医药民俗学看，戎狄、巴人的医药卫生文化习俗与中原的华夏民族迥异。《黄帝内经》就有很鲜明的排巫和反巫倾向，并且《黄帝内经》的科学思想主要还是对华夏原生态医药文化的升华，所传承的是精英文化。而上古时代，在庆阳和盐亭两地的原住民的文化包括医药文化，显然不及华夏文化发达，若在这两个地方的任何一处出现像岐伯这样的一位医家可能性很小，甚至是不可能的。然而从解释学而论，所有这些关于岐伯的文化遗存，无一不是人民纪念岐伯的史事。医药文化在传承中，往往有层磊叠加和衍生包裹的特点，而文化的基原是其内核。为了破解文化之谜，有时就需要剖析该文化的内核。

（二）史地考定古事难稽，先民艰辛的创业史大部分在口述传承中消磨得朦胧不清了

岐伯籍里胜迹也在其漫长的历史年月里逐渐被尘封在人文视野之中，且淡忘已久。要想找回那段荒远年代的记忆和历史真实，并非易事。《新修岐山县志》卷一“建置沿革”说：“据文物普查，境内渭河、雍河、横水河及沿北山一带有新石器时代遗址 19 处。表明当时已有先民在此劳动生息。相传黄帝时代，岐伯就居于岐山之下。”考岐之史地，即今岐山县东北之箭括岭。岐下是为上苍赐予周原的一方乐土，物华天宝，土地肥沃，雨量充

足，水源丰富，如《诗·大雅·绵》所说，连生长在这里的苦菜也甜如饴糖。这块宝地非常适宜人居和农耕，这才有可能为医药文化的产生和发展创造精神条件，奠定物质基础。

考岐下地望，从岐山东岭之下的牛头东侧顺麻刺沟而下，至小石沟出山，右转向西，经三龙山而达肖家坡铁橛山，再右拐沿石沟河而上至曹家沟口，向东北方过桃沟、花豹湾，其尽头又回到了牛头山。这一大圈与岐山的主峰是可以划分开来的。倘若鸟瞰，这酷似一个大太极图，这一大圈中的马刨泉和吐儿嘴好似阴阳鱼的两只眼睛。中国在三皇时期“易”的思想正在形成。《易·系辞上》：“易有太极，是生两仪。”考《易经》学术渊源有伏羲的先天易、神农的连山易、黄帝的归藏易，而后《周易》集其大成。岐下本在医药文化地理上有其底蕴。医易虽不同源，但却有“不知易不足以言大医”之遗训。在这个大太极之下，也就到了古姜原—周原的西区即岐下。魂来沟是在这个大太极图与周原切面的中点上，魂来沟直通岐阳沟——岐水源头。“岐水在岐山的南面，当在今陕西岐山县城的东面”（杨东晨《周人秘史》陕西教育出版社 1997 年版，第 69 页）。下游至扶风县城东河为姜水。《水经注》渭水条下说：“岐水又东迳姜氏城，南为姜水。”北为岐水。

黄帝曾于小崆峒（今岐山“孔头”，为“崆峒”的方言转音）问道，遂在岐地巡访有道之人。《路史》中追述：“古有岐伯，原居岐山之下。黄帝至岐见岐伯，引载而归，访于治道。”《通志》记载：“岐氏，周故都也，今凤翔岐山是也。太王居之，至文王始迁于丰，其支庶留岐，故为岐氏。又古有岐伯，为黄帝师。”以上史料说明至先周时期，岐氏仍在岐山。古史学家指出：“岐伯族地在岐，为戎所侵，势弱不能抵御，一些耕地被戎人变为牧场，故古公灭岐伯族国而迁入时，才那么荒凉不堪。岐族亡国后，自然成为周人的一部分。”（杨东晨《周人秘史》陕西教育出版社 1997 年版，第 69 页）。这是对岐伯族的历史地理学定位。因而中外有不少学者对此种观点持比较肯定的意见（朱建平.“岐黄”考释.中华医史杂志，2002，(4)：200—203)。2002 年 4 月 26 日，世界传统医学联盟主席吴奇来岐山考察之后，认定岐山就是“岐伯故里”，并挥毫写下了这四个大字，刻于石碑。根据调研史证，2007 年 9 月，陕西学者正式注册了“岐伯故里”域名。通过以上的考察与考释，可把岐伯的故里圈定在岐下南至岐水源头、北至山跟、西至石沟河、东至小石沟这一地区之内。而西杜城在岐下三龙之阳（岐山之南为阳），岐水之阳（岐水之北亦为阳），且魂来沟一线贯南北，作为岐山与岐水的纽带。杜城村与岐山蟼口正对，自古以来也是出入岐山故道必经之地，在隋开皇十六年（579）以前，这里一直是岐山的文化中心。所以把岐伯的籍里圈定在西杜城是比较贴近实际的（郑怀林. 岐伯轶事史迹考. 陕西中医药研究，2004，(2)：44—46)。随着学术研讨、媒体报道、刻石铭记、层位学等多学科探索，越来越多的人认同了岐伯籍里岐山说。拂去岐下周原历史的尘埃，用医史人类学的观点来审视这一古老文化现象，并与其他的有关说法作以对比，那些荒远难稽的人文旧貌就依稀可辨了。

（三）族源认定

炎黄作为中华民族的先祖可以肯定，那么传承炎黄医药文化的岐伯也应当肯定其历史的存在，绝非乌有先生。华夏集团的炎黄两个亚族是组成汉族的最主要的族源。华夏文明中的精英医药文化，历经数千年而不衰，成为世界医史上“连续性文化”的典范。狭义的中医学即民族学和文化学所谓的汉医（陈士铎，蔡景峰. 中国传统医药概览. 中国中医药出版社，1997：1)，它所传承的正是这种生命基因与文化基因所凝结的医药人文双螺旋基因链，其民族医药文化不曾有明显的断裂或异化，并且还在不断地在优化，因而具有强大的生命力和诸多优势及鲜明的学术特色。岐山说者持华夏医药文化论，而岐伯籍里的确定，也涉及到医药文化生成的科学定论和时空定位。袁珂《神话论文集》说："人民口头传说的东西，它的生命力是很强的，虽然经过千年万载，总还能把远古时代那么一点历史的影子传留下来，……这些书籍，都是记叙的远古时代的情况，和今天所研究出来的原始社会各个历史阶段的发展情况，还是大体上相吻合的。这类记载，必不是这些书籍的作者的主观臆造，而是得之于当时的民间传闻。"诚如《黄帝内经·异法方异论》岐伯所言，医学是"圣人杂合"东西南北中各地的医药文化而成的。华夏族的先祖们曾在这些地方耕耘医林和培植医药文化的胚芽，催化和孵化，辐集和传播医药文化，并在这个医史过程中承当了重要的角色。《庆阳府志·建置》记载："庆阳，……春秋时乃义渠戎国。"《国语·周语上》："我先王不窋以失其官，而自窜于戎翟（狄）之间。"《汉书·匈奴传下》："萧望之曰：'戎狄荒服，言其来服荒忽无常，时至时去。'"义渠本"诸戎之国"，"戎狄"也是匈奴人的族源之一，而匈奴人始终连文字都没有，至《史记·苏武传》中才见到匈奴有了"巫医"的汉文字记载。

巴人是中国西南部最古老的民族之一。《山海经·海内经》说："西南有巴国，……后照是始为巴人。"巴人居住的地区大致在今四川、重庆，陕西南部的汉中、商洛，湖北和湖南西部一带。据民族学家研究考证，土家族即是巴人的后裔。土家族、蜀人、巴人、楚蛮、吴蛮族源系谱属于藏缅（南蛮）族群。考古发现，自秦统一以后，"巴人图语"文字符号迅速减少，并逐渐消失。

慎终追远，中华古医学的圣火是由星星之火而燎原的，并非一团篝火烧着的。用医史人类学的眼光从多角度不同层面进行综合考释，可以提示：中华民族的医药文化是多元一体的，虽然各地区各民族的医药文化发祥有迟早、表达有差异、发展有快慢，但各地区各民族人民在历史上都为缔造中国传统医学做出了各自应有的奉献。可是，要把一个炎黄文化中的医祖岐伯说成是戎狄或巴人部族文化圈中的人，不合乎人文科技发生的科学机理和逻辑，且有争夺医史名人之嫌。岐伯所创的医道济世活人、恩泽天下，当然普天下的民众不会忘记他，树立在人民心中的丰碑具有永恒的价值，或可把这种情怀予以物化，那就不难理解了。医史发展到今天，岐伯仍是一位有崇高国际影响的医林人物，中医不会数典忘祖。现在中医药和针灸已传到一百多个国家和地区，我们更有责任要把岐伯医药文化传播到国外去。同时也希望把全世界的中医吸引到岐伯的故乡来，进行学术交流与科学考察，共商岐伯医学盛事，再创岐伯医药文化之辉煌，从而更好地造福于人类。

二、岐伯故里在盐亭（四川课题组）

（一）岐伯文化寻踪（《岐伯文化与盐亭县旅游资源开发研究》研究报告节选）

1. 岐伯与《黄帝内经》

中国传统的医药学和医术，又称为"岐黄之术"，源于苏颂《政和证类本草图经·序》："雠校岐黄《内经》。"据传说，黄帝与其臣岐伯、伯高、少俞、雷公等，以黄帝问、岐伯答的方式论医，并涉及天文、历法、气象、地理、生物、农艺、哲学、音乐等方面的知识，由岐伯和黄帝成《黄帝内经》（以下简称《内经》）。《内经》分《灵枢》、《素问》和《难经》三个部分，现仅存《素问》部分。《内经》阴阳五运六气说成为中医的基本理论和思想方法，其脏腑经络说基本上包括了人的呼吸、循环、消化、神经系统的相互关系，是中国首部内容最丰富、影响最深远的中医典籍，一直被中医界奉为圭臬。

说黄帝时成《内经》，是说《内经》的基本理论框架于那时确立。据学者考证，《内经》实际成书于战国秦汉间（亦有春秋成书说），托名黄帝。《淮南子·修务训》说："世俗之人，多尊古而贱今，故为道者必托之于神农、黄帝而后能入说。"托名神农、黄帝以张其说，这种事例在先秦时期多有。那么，说岐伯和黄帝成《内经》，是否也是托其名，则需要分析。黄帝为五帝之一，声名显赫，地位尊崇，托之尚可，而岐伯之名，仅见于《内经》，其生平事迹，史书几无痕迹，有何可托？且其时已重尊卑贵贱名份，岐伯为黄帝之臣，后世称"岐黄之术"，将其名列黄帝之前，且这种称法居然能一直沿用，显然不合礼仪。此理推之，则《内经》所托名者，乃黄帝也，岐伯才是《内经》基本理论和思想方法的最初构建者。唯其如此，故《难经注疏》《皇汉医学》均言，《内经》乃"昔者岐伯以授黄帝"，肯定岐伯的创立之功。《汉书·艺文志·方技》在列数古代著名医家时亦说："太古有岐伯、俞拊，中世有扁鹊、秦和……"

原始公社后期（约公元前21世纪），游徙于黄河流域的各氏族部落，为原居于陕西的部落联盟首领黄帝所统一，奠定了华夏族的历史基础。这些氏族此前所创造的物质文化和精神文化，得以更便利的交流、融化、整合，出现多项发明创造，岐伯构建《内经》的基本理论体系的必要条件，也已具备。《内经》以《易》学思想统领全书。"《易》是畜牧转化到农业时代"的精神产物（郭沫若《中国古代社会研究》），其时处于变革时期，故《易》之思想多变。岐伯承《易》之哲学思想，吸收消化炎帝、神农以来的医学知识，加上自己的医学实践，又与同时代医家如雷公等探讨切磋，整合创新，形成了《内经》的基本理论框架。由于已成体系，故岐伯的学说能代代相传，其传承脉络清晰可辨。《皇汉医学》《难经疏注》曰："昔者岐伯以授黄帝，黄帝历九师以授伊尹，……历经汤、太公、文王、医和，秦越人始成章句，以授华佗。"在传承过程中，又经历代医家丰富完善，遂在战国秦汉间正式成书。综上所述，岐伯应为《内经》的实际首创者，后人感念岐伯的首创之功，将其置于黄帝之前，称中医之术为"岐黄之术"，以彰其功，以示不忘。

2. 关于岐伯故里的推测

岐伯的生平事迹，除成《内经》，初步奠定中医学的理论基础外，其余方面，因资料阙如已无法确知。不过，关于他的故里，似乎还有迹可寻。

(1) 文献资料

岐为古姓，又作歧。在古代，"姓者，统其祖考之所自出"（《通鉴外记》），"姓千万年不变"（顾炎武《原姓篇》），所以古代的姓必有其祖源和流别，但歧姓之人，史籍绝少有记载，岐伯为最早见诸史乘之岐姓人，则岐姓显系小姓，分布亦不广。《山海经·海外南经》称"有岐舌之国，……岐舌国在其东，一曰不死民东。"据蒙文通考证，《海外南经》为蜀人所作。郭璞注云："岐舌国，其人舌皆岐，或云支舌也。"《吕氏春秋·功名篇》载："南方有反舌国，舌本在前末倒向喉。"岐舌、支舌、反舌，即"舌在前，末倒向喉"，此蛇也，则此岐舌国当为以龙（蛇）为图腾之岐姓部落。《山海经》又云："西南黑水之间有都广之野，后稷葬焉，……百谷自生，冬夏播琴（种），鸾鸟自歌，凤鸟自舞。"明代杨慎认为此"都广之野"即今成都平原。《淮南子·地形篇》载："后稷垅在建木西，其人死而复苏。"人死而能复苏，则人终不死也，此即《山海经·海外南经》所谓"不死民"也。

据此，则岐舌国当在今成都平原以东，为人数不多的岐姓人所组成的部落，远古岐姓之聚落，仅见于此。而岐伯姓岐，有姓，则应为此部落的贵族甚至首领。称伯，是指在兄弟中排行老大。岐伯，用俗语来说就是岐老大。

成都平原以东，以龙（蛇）为图腾的部落，应为氐羌族，岐舌国当为这些氐羌族中的一小支。氐羌族以龙（蛇）为图腾，《山海经》曰："先龙是生氐羌。"《殷墟卜辞》称："龙来氐羌"。邓少琴《巴蜀史迹探索》谓："西汉水上源有龙之称，而为巴蛇之巴发源地。"西汉水为嘉陵江西源，其水西南为白龙江，即邓少琴该文所称"有龙之称"的地区。古代龙蛇不分，蛇亦龙也。嘉陵江流经四川北部及川东部分地区，很早以来就是氐羌族活动的范围，这一地区位于成都平原东北。《抱朴子》所述岐伯曾去过的缙云山即在此区域内，而他行迹所至的青城山、峨眉山均距此不远，岐舌国也应在这一区域。氐羌人在这一地区活动的痕迹处处可见，如川北盐亭县，北宋《元丰九域志》云："盐亭一时已多氐语，可见旧日氐人之盛。"明杨廷和《过盐亭》诗云："土俗旧从张老变，高山曾受杜陵知。"杨自注谓："县人多氐语，自隐翁张俊之变之"（《全蜀艺文志》）。明末清初，盐亭等地所受战乱影响较小，土著居民尚多，其语言习惯得以保留，至今盐亭人语中仍多氐语痕迹。

（2）四川盐亭所独有的尊崇岐伯风俗习惯

很长时间以来，盐亭流行尊崇岐伯的风俗习惯和有关岐伯的传说、民谣。当瘟疫流行时，人们即于高处树干上点"天灯"以驱瘟除疫，据说此俗源于岐伯在螺祖故里盐亭高灯镇点天灯驱鼠护蚕之法。若瘟疫实在严重，点天灯尚无明显效果，就让人装扮成岐伯，着甲胄、执金鞭、戴螃蟹眼目、坐方椅上，使人抬着巡游瘟区，扫荡瘟疫。旧俗，凡家有病人，则请傩神扮作岐伯，让病人坐堂中，岐伯着甲胄、执宝剑、唱驱病之词，绕病人舞引；再入病人居室，手举火把，将炒干的锯木粉撒于火把之上，立即燃为火团，此叫"撒粉火"。撒粉火有灭菌清洁空气的作用，有一定科学道理。盐亭县茶亭乡龙潭庙中现在还保存有驱病傩神的木像。盐亭县北部旧俗，每年农历正月十五，必从桂香殿中抬出岐伯木像，遍游街巷田畴，表示岐伯扫除瘟疫、为民祛病、保一方安康。

此外，盐亭古传的治病偏方很多，而仅见于盐亭的有以香茅草治病。茶亭一带长久流传着这样一首民谣："弥江河畔一丘坟，歧柏树下岐伯神，扯把青草能治病，看你心中诚不诚。"将岐柏树果、枝、叶以水煎服能治病，尤以岐阳坝的"歧柏树"疗效最好，若作为药引入药则药效大增。

此外，盐亭很多地方还迷信数字七，如安石梯、做楼梯，均为七级或七的倍数，称为"安七不安八，安八就要发。"盐亭丝姑山上，遍山皆是野生的"丝茅草"，草长三尺，绵软有韧性，并散发出浓郁的药香味，每逢大年初八日和二月初十，蚕农们都要登山敬香拔草，但每户只拔七根，拿回悬挂于蚕房门上，便可保蚕不生病。据民间传说，此草乃"七爷"所种，"七"者，"岐"也。此外，盐亭岐阳坝及其四邻人民，以"岐"字取名者颇多。

盐亭岐阳坝，古称"岐伯坝"。该坝背依高山，三面环水，坝边弥江岸上有一株一干十七枝的千年古柏，历称"歧柏树"。干粗，八人方能合抱。树下有一小巧的石庙，内塑岐伯神像。此树对岸一华里的回龙山上，明代时曾建有岐伯庙。此外，在盐亭柏梓、安家和里坪一带，人们历来喜爱种一种分杈柏树。此种柏树的虬枝似龙、蛇，恐与氐羌人以龙（蛇）图腾崇拜有关。至今，这一带仍生长着许多的歧形多杈柏树，有双杈、五杈、七杈柏，数量达1000多株，此种柏树，又被称作“歧柏”。

上述与岐伯有关的民风民俗，皆为盐亭所独有。

众所周知，明末清初，四川经历了约80年的战乱和多次自然灾害，人口锐减。清顺治十年（1653），清王朝即开始组织鄂、湘、陕、赣、粤、闽等省移民入川，至十八年（1661），全省在籍人丁也仅存16000余，约合8万人左右，四川原土著居民，几难觅踪影。在此浩劫中，唯盐亭一带，稍能幸免。蒙文通《汉潺亭考》云：“《盐亭县志》称张献忠至盐不妄杀戮，以获孝廉张泰阶故，张氏播然二老，方负母以逊，询得其情，献忠挽鞍大笑曰：‘吾张门固有孝子’，故县不得屠。”蒙文通本为盐亭人，所见《县志》为清代所修，所记清初之事应当较准确。将四川人口锐减归咎于张献忠，此说大谬，但盐亭有较多土著居民，却是事实。清初，因成都毁于战火，几年间千里无烟，四川总督、巡抚只得将治所暂时设在盐亭附近、僻处川北的阆中县，直至顺治十六年才迁往成都，此事亦可证明盐亭、阆中一带情况较四川其他地方要好得多。此后，盐亭社会风俗大多与四川其他地方趋同，唯独尊崇岐伯之习俗为盐亭所仅见，显然，这些习俗由原土著居民所传承，其源应是很久远的了。

综上所述，传说岐伯为岐舌国人，而岐舌国在以今盐亭为中心一带地区，从族属、地域、民俗和地缘文化上看，均为有迹可寻。

（二）岐伯文化丰富了盐亭的旅游文化资源（研究报告节选）

2001年12月，四川省旅游规划设计所编制的《盐亭县旅游发展总体规划》，通过了省级评审，成为盐亭县旅游开发的总体规划。该课题的研究将作为《盐亭县旅游发展总体规划》在文化上的延伸和补充，线路设计上的修正和完善，充分挖掘盐亭的历史文化资源，并将其转化为旅游资源，以利于盐亭旅游资源的开发，旅游经济的发展，收到良好的社会效益和经济效益。

盐亭是嫘祖故里，也是岐伯的故乡。嫘祖发明、传播了养蚕、缫丝技术，被誉为“中华丝绸文化创始人”、“中华人文女祖”。嫘祖的舅父岐伯，从蚕医到人医，著《黄帝内经》，被誉为“华夏中医始祖”。丝绸与中医都是中华文明最古老、最优秀的组成部分，堪称中华文明瑰宝，在世界上享有很高的声誉。丝绸、中医的发源都与盐亭相关，这是盐亭悠久的历史文化中最光彩夺目的一面。

大力发掘岐伯文化资源，打好岐伯文化这张牌，将岐伯文化这一历史文化转化为旅游文化，并在此基础上挖掘旅游资源，能够大大丰富盐亭的旅游资源。首先，丰富了盐亭的人文旅游景点。在盐亭县西北，有许多岐伯文化遗迹，如岐伯庙、岐伯堂、岐伯宫、岐伯村、岐伯坝、歧柏树等。其次，丰富了盐亭的生态旅游景点。在盐亭西北的柏梓一带（含11个乡镇），中草药繁多，是古代的药谷。最后，丰富了盐亭旅游民俗文化。与岐伯、中药有关的民间集会有药王庙会、药王节、菊花节等，还有许多关于岐伯的民间传说，也是旅游文化的重要组成部分。

挖掘岐伯文化，将其转化为旅游资源，有利于盐亭县综合平衡发展旅游业。当前，盐亭县的旅游品牌定位在嫘祖文化上，而嫘祖旅游资源主要集中在县南部，使得盐亭的旅游资源分布不平衡，并将导致开发不平衡、发展不平衡。岐伯文化不仅是嫘祖文化很好的补充，使其更加丰富多彩，而且岐伯文化资源的地域在盐亭县西北，正是嫘祖文化遗迹较少的地方，岐伯文化资源可以弥补县西北人文旅游资源不足的缺陷，对盐亭县综合、平衡开发旅游资源十分有利。

以岐伯文化补充嫘祖文化、岐伯旅游资源丰富盐亭旅游资源，盐亭县将形成以县城为中心，南有嫘祖、北有岐伯，两翼齐飞，龙凤呈祥的旅游经济区。

（三）盐亭县人民政府关于致《岐伯文化与盐亭县旅游资源开发研究》课题组的函

四川省社会科学院历史研究所《岐伯文化与盐亭县旅游资源开发研究》课题组：

贵组的段渝教授等专家学者不辞辛劳，深入我县研究考证岐伯文化，通过大量艰苦细致的工作，形成了价值很高的研究成果——《岐伯文化与盐亭县旅游资源开发研究》一书，目前已被我县采用。此项研究成果不仅丰富了岐伯文化、嫘祖文化，还大力推进了我县中药材事业和旅游文化产业的发展，对我县经济、文化、社会的良性发展将起到极重要的作用。在其指导下，我县成功招商引进成都迪康、美的康药业公司来盐建设中药材基地。公司正规划在茶亭乡等地已有的几百亩的基础上较快建成几千亩规模的中药材基地。

三、岐伯故里在庆阳

（一）周族发祥地在庆阳

庆阳，是黄帝的嫡系子孙周先祖的旧邦，是周人12代先祖及周民族部落创业立国的地方。早在尧舜时期，周人远祖弃因好农耕、善稼穑，被尧、舜二帝先后封为农师后稷，并将部地赐赏给弃，姓姬，此后世代皆为后稷。到夏代后期，因夏后氏王朝德政衰败，诸侯叛乱，去稷不务，时任后稷的裔孙不窋率族人奔赴戎狄杂居之地，古称北豳，即今之庆阳。亦如《史记·周本纪》所云："不窋末年，夏后氏政衰，去稷不务，不窋以失其官而奔戎狄之间。"不窋及其儿子鞠陶、孙公刘三代在庆阳教民稼穑，发展农业，从而开始了中国农耕文化的先河，"周道之兴自此始。"到夏桀廿二年，公刘为了向南发展，扩大北豳疆域，便率部族从庆阳城南迁至宁县城西之庙咀坪，古称公刘邑。公刘和儿子庆节正式在这里建立了豳国。它的范围东到子午岭，南到今陕西彬县、旬邑，西到泾川、灵台、镇原，北到环县、华池，成为当时西北势力较强的部落方国。此后，经裔孙皇仆、差弗、毁瑜、公非、高圉、亚圉、公叔祖类、古公亶父，前后共12代400余年在豳地的经营和发展，壮大了周族部落，形成了周王朝的雏形。在商朝武乙年间，古公亶父为避戎狄侵扰，率亲近部族南迁陕西岐山县的周原，自称为周。从此，庆阳被五戎侵占，开始了五戎乱豳、部落方国林立的局面，直到春秋时，才被义渠戎国统一。后秦灭义渠，建立北地郡，庆阳始归中原大统。故《史记·周本纪》载："后稷卒，子不窋立。不窋末年，夏太后政衰，子不窋以失其官而奔戎狄之间。"《国语·周语》亦载："不窋失官，去夏而迁于豳，豳接西戎，北接狄也。"《庆阳府志》有"庆阳乃禹贡雍州之地，周之先后稷子不窋所居，号北豳，即今庆阳也。子鞠陶，孙公刘，俱历世为兹人"等记载。难怪明代大文学、甘肃庆阳人李梦阳在《秋怀》一诗中有"庆阳亦是先王地，城对东山不窋坟"的名句。对于其部族南迁岐山，《诗经·大雅·绵》载："古公亶父，陶复陶穴，未有家室，……率溪水浒，至于岐下。"说明他们在豳地时只住窑洞，没有宫殿式的房子。最后带领家族，离开豳乡，骑着马来到岐山下。

从周先祖在庆阳的兴衰史来看，周之远祖不窋因不满夏后氏王朝德朝衰败，"失其官而奔戎狄（今甘肃庆阳）之间"，教民稼穑，发展农业，历经400余年，逐渐发展壮大。

后其12代孙古公亶父为避戎狄侵扰，率部南迁至陕西岐山，最后建立了周王朝。由此可见，周王朝的发祥地在庆阳，其雏形是在庆阳形成的，周王朝的根基在庆阳，周王朝的文化渊源于庆阳，岐山文化的根基在庆阳，岐山文化的渊源更来自于庆阳。庆阳产生岐伯这样伟大的医学家，亦在情理之中。加之庆阳又有那么多的周祖文化、农耕文化、岐黄文化等遗迹，又能从方志、史典、遗址、姓氏、考古、人文、方言、传说等诸多方面进行强有力的说服和考证，这一切，都是岐山与之无法媲美的。因此，说岐伯乡籍在庆阳，为不可辩驳的事实。

(二) 周道之兴始庆阳

戎狄是什么民族？在中国古代有北狄、西戎、东夷、南蛮之说，是大体按方位说的，给人的概念是模糊的。在远古时代，戎狄实际是两个种族，但到夏商时代，两个种族互相融合，慢慢变成了相近或相似的民族，所以通称戎狄。

所谓狄，原居黄河河套地区及广大的蒙古草原，由于气候寒冷，用火较早，因放牧的需要，养犬较早，所以狄字从火从犬。狄人在夏代被称为鬼方，商代称为獯育，文王至西周时称玁狁。故《诗经·采薇》中有“靡室靡家，玁狁之故”的诗句。西周末年玁狁又称犬戎，此后便狄戎合一了。西戎是古羌人之后，所以也称羌戎。羌者，牧羊人也；戎者，兵器也。远古时，西王母国商代称昆夷。《毛诗序》有“……采薇，遣戎役也。文王之时，西有昆夷之患，北有玁狁之难。以天子之命命将帅，遣戎役，以守卫中国，故歌（采薇）以遣之”的记载。春秋时，羌戎被称为义渠戎，雄踞西北一隅。另一部分同狄人融合，又被通称为戎狄了。

庆阳，古称北豳。豳者，山中有野猪也。《国语·周语》韦昭注云：“不窋失官，去夏而迁于豳，豳接西戎，北接狄也。”在周人先祖不窋未来之前，北豳是戎狄杂居之地，居民以畜牧养殖业为主。北豳之前，这里也称北狄，亦即姬姓犬戎氏所居之地。狄人养犬用火比较早，他们常在家门口煨上一堆火，拴上一只狗，以防野兽侵袭，故狄字从火从犬。户户养猪也是狄人的一大习俗，也是组成家庭的象征，家字从门从豕就说明这个问题。

《国语·周语》说，不窋到达戎狄居住之后，“不敢怠业，时序其德，纂修其绪，修其训典，朝夕恪勤，守以敦笃，奉以忠信，奕世戴德，不忝前人。”这就是说，不窋到达戎狄之后，不敢懈怠自己的事业，仍然按照过去的做法，勤勤恳恳地创业，按照过去的道德规范要求自己的民众，并且修定法律训典，朝夕恪守，提倡忠信道德，使其世世代代相传，不敢违犯前人的优良传统和教诲。不窋原任夏朝农官，他的家族都长期在邰地从事农业生产，所以到达戎狄后，所做的第一件事就是教民稼穑，大力发展农业生产。他在以庆阳城为中心的区域内定居后，继承历代后稷之业，辛勤创业，使庆阳原来由戎狄经营的畜牧区逐渐发展为以农业为主的农牧区。由于不窋在戎狄之间开创了农耕文化之先河，故被世人称为周先王。故编纂于明代的《庆阳府志·流寓》载：“夏不窋，后稷之后，值夏德衰乱，窜居北豳，即今庆阳也。子鞠陶、孙公刘，俱历世为兹人。”同书“陵墓”又载：“不窋墓在城东三里许。”《辞源》载：“后稷，尧舜时农官，弃掌其事，故亦称弃为后稷，周之始祖也，……千百传而至武王，遂有天下。”《庆阳金石记》载：“周祖庙在县城南街，石坊一间，额题‘肇周圣祖’、‘帝系王风’，并有‘周祖诗刻’碑，嵌周祖庙殿壁，在周祖陵大书‘周祖不窋之墓。’”周祖遗陵以前为庆阳八景之一，现为森林公园。

公刘，人称周老公。他是周先祖来庆阳后的第三代领袖人物，也是真正在庆阳这块黄土地出生的庆阳人。他是整个豳地疆域的开拓者，古豳国的创建者，中国农耕文化的奠基者。《史记·周本纪》对公刘的业绩作出了这样的概括："公刘虽在戎狄之间，复修后稷之业，务耕种，行地宜，自漆沮度渭，取材用，行者有资，居者有蓄积，民赖其庆。百姓怀之，多徒而保归焉。周道之兴自此始，故诗人歌乐其德。"为了使周族在北豳开拓的事业得到更大的发展，公刘继承祖业后，就着手向南迁移，以扩展疆土和治理范围。

豳之称，始见于《诗经》。周称其诸侯所封地城为"国"，豳国为《诗经·国风》15国之一。豳就是夏代的戎狄之间、先周建立的豳国、春秋时的义渠国、秦汉时的北地郡、魏称豳州。东汉经学家郑玄在注释《诗经·公刘》时云："豳者，公刘自邰而出所徙戎狄之地名。"

不窋居豳在今庆城，而公刘居豳在今宁县城，古称公刘邑。我们翻开宁县的建置史，发现豳地的名字反复出现。北魏太和十四年（490），改当时设在宁州的班州为彬州。太和廿年（496），因此地曾为古豳国而将彬州改为豳州。西魏废帝二年（553），以抚宁戎狄之意改豳州为宁州。隋大业元年（605），改宁州为北地郡。大业三年（607），改北地郡为豳州。大业八年（611），又改豳州为北地郡。唐武德元年（618），改北地郡为宁州，并将原北地郡辖县新平、三水二县析出，另改置为新彬州，郡治新平（今彬县）。这便是彬州名称南移的形成。

正宁县文化馆保留的宋代"承天观碑文"上也有"豳土划疆，乃公刘积德之地"等语，证明今正宁、宁县均为古豳地。

公刘在豳地建国后，因距中原较远，同夏朝的矛盾较少，主要同戎、狄之间的磨擦较多。于是公刘采取了"和戎拒狄"的策略。他同西边西王母国建立了友邦关系，将主要兵力放在防止北方狄人的侵略上。他在北方建有方渠城（今环县曲子镇）、马岭城（今庆城县马岭镇）、不城（今庆城县城），这些城池均驻有重兵把守。自公刘之后直到古公亶父之前的8代首领治理豳地时，豳地始终是向前发展的，疆域也是不断向外扩大的。

从《诗经·豳风·七月》中，首先可以看到当时豳国所种的庄稼种类有小麦、稻子、谷子、糜子、高粱和豆类，经济作物有大麻、野葡萄、葵花、葫芦、苇子、韭菜、远志等，经济林有桑树、臭椿、枣树、郁李等。除农耕业外，还有养蚕、纺织、饲养、酿酒和狩猎等生产活动。其次，从诗中也看到了豳地一年之内的农时季节和农事活动，即正月农具修整好；二月下地春耕忙；三月动手修桑树，砍掉高枝留嫩桑；四月远志结子囊，乡村人人忙；五月知了声声唱，蚱蜢弹腿响；六月蝈蝈抖翅膀，郁李葡萄请君尝；七月蟋蟀野地鸣，伯劳树上唱，煮葵烧豆汤，采瓜食瓜瓤；八月庄稼要收割，割苇好收藏，打下大红枣，葫芦摘个光，家家纺麻织布忙；九月天高气又爽，女工缝衣裳，筑好打谷场，拾麻好收藏；十月落叶随风扬，庄稼要进仓，熏鼠封北岗，剥下狐狸茸茸皮，好为公子做衣裳；腊月寒风刺骨凉，凿冰冲冲响，送进冰窖藏。再次，从诗中可看到当时豳地的一些其他物产，如（小野猪）、豜（大野猪）、蜩（蝉）、螽（蚱蜢）、萑（荻草）、蘩（白蒿）、贝乌（伯劳鸟）、（远志）、貉（短尾狐）、薁（野葡萄）、葵（苋菜）、苴（麻子）、樗（臭椿）等。这些自然物种都同当时的农业生产和人民生活息息相关。同时，从诗中还可看到了农业生产工具和生产技术的发展进步情况，如搓绳索技术、用耜（犁头）耕地技术、对桑枝的修剪技术、纺纱织麻技术等，在公刘时代都得到了很大的发展和进步。这无疑是公刘倡导"务耕种，行地宜"的结果，并由此"行者有资，居者有蓄积，民赖其庆。"上述农作物、经济作物、农时季节的农事活动、农业生产工具和生产技术等，在庆阳这块以农耕文化为主的黄土地上一直沿用至今，公刘的业绩也被家乡人民传诵至今，并建庙立祠以表纪念。故编纂于清代的《庆阳县志·古迹》载："公刘庄在县城东北五十华里樊家老庄东，腴田数亩，号天子掌，人莫垦者，相传为周祖发祥地。"公刘庙（俗称老公殿）在县城西南 80 里处高家坳，至今拜祀者络绎不绝。

从上可见，周祖在庆阳大约有 400 多年的历史，创造了前所未有的辉煌业绩，是庆阳疆域的早期开发者，是中国农耕文明的开拓者。庆阳作为周族的发祥地，开创了农耕文明的先河，周先祖在庆阳留下了许多历史遗存，庆城县有周先祖不窋陵、周老王鞠陶陵、周禘行宫、周旧邦牌坊、鹅池洞、斩山湾、凤凰城，西峰区有公刘庙，宁县有豳国都城公刘邑、九陵水，正宁县有"公刘积德"的承天观碑，市内还有许多先周墓葬、出土的文化点、流行在民间的传说故事、历代作家及书法家书写的诗文楹联、沿至至今方兴未艾的农耕文化以及独具特色的风土民俗等，都足以证明周先祖在这里的创业历史。这些宝贵的遗物及文化遗产同历史文献的记载和地方志书的记述是完全吻合的，为不争之事实。若仅以周祖不窋"失其官而奔戎狄之间"，将庆阳划归为"戎狄文化圈"，而将陕西岐山圈定在"华夏农耕文明的亚文化圈"，显然不合理。若将"狄"之字意解释为"在门口煨上一堆火，拴上狗，以防侵袭，这都是戎狄的风土民俗"，显然是对戎狄文化的曲解。在当今的关中大地，家门上拴狗是显而易见的，难道仅从这一点就能代表关中的风土民俗吗？难道说秦人是戎狄的后裔吗？诚然，每个地区、每个民族都有自己的文明，都有各自的文化，庆阳悠久灿烂的文化属华夏文化的主要组成部分，且医药文化源远流长。若认为庆阳"原住民的文化包括医药文化，显然不及华夏文化发达，若在这里出现象岐伯这样的一位医家，可能性很小，甚至是不可能的"，此论，明显将庆阳文化排挤出华夏文化之列，是极其错误的论点。《庆阳府志·乡哲》载："庆阳府按旧志载岐伯、鞠陶、公刘三圣，……其逸见于他卷。"前文已述，庆阳光辉灿烂的文化孕育了祖国医学奠基人岐伯，是历史发展的必然，是毋庸置疑的。

（三）岐伯之"岐"不是岐山之"岐"

考古"岐"字，当是"歧"字之借字。据当代著名学者、湖北中医学院李今庸研究认为，《内帝内经》中的"岐伯"之"岐"字，当从"止"旁作"歧"，《素问》《灵枢》二书凡称"岐伯"者皆然。岐伯，为古代人称，相传为黄帝臣，乃古代医学家僦贷季之传人。当代学者、庆城县"岐伯圣景"总设计师左思科亦尊是说。

岐山之为山，在中国古代文献中，早就有所记载，或止称"岐"，或称曰"岐山"。《尚书·禹贡》说："荆、岐既旅……导汧及岐"，《诗经·大雅·绵》说："率溪水浒，至于岐下"等，皆止以"岐"述"岐山"。《孟子·梁惠王下》说："去之岐山之下居焉。"《释名·释州国》说："地在岐山之南。"文中所指均为今陕西省岐山县，也是一个文化名县。

岐山县，今陕西省宝鸡市所辖一县，位于西安市西北，因其境内有一"岐山"而得名。距甘肃省庆阳市 200 余公里。岐山之"岐"字又作"郊"，亦做"嶅"，乃姬周之发祥地，秦国也曾一度在此建都。

《广韵·上平声·五支》曰："岐，……黄帝时有岐伯。"《云笈七签·轩辕本纪》曰："……时有仙伯，出岐山下，号岐伯，善说草木之药性味，为大医，帝请主方药。帝乃修神农所尝百草性味以理疾者，作《内外经》。”在这里，岐伯之称谓乃因岐山之名而得也，故后世有学者据此认为岐伯为陕西岐山人。但细考《广韵》为北宋陈彭年等人所著，《云笈七签》为北宋张君房所撰，两书均不是先秦史料，加之岐伯之“岐”既然是“歧”的假借字，故亦不能依此判定岐伯乡籍在岐山。

前文已述，岐伯之“岐”当属“歧”字之假借，且古本《素问》《灵枢》均作“歧伯”。只是到了晋代皇甫谧编著《针灸甲乙经》时，才将“歧伯”之“歧”假借为“岐”；唐代杨上善撰注《黄帝内经太素》时，亦借用为“岐”字。故后世学者均多从“山”旁作“岐”字，我们在进行该研究时亦从之。在古汉语中，岐与歧通用，如战国列御寇《列子·说符》中有“歧路亡羊”之典故，明代马中锡《中山狼传》中有“然尝闻之，大道以多岐亡羊”的记载。虽然后者之“岐”借代了前者之“歧”，但二者所指之意相同，其文义亦通，同时亦说明后世多以“岐”借代“歧”字。东汉许慎《说文解字·邑部》载：“郊，周文王所封，在右扶风美阳中水乡，从邑，支声。岐，郊或从山，支声，因岐山以名之也。嶅，古文郊，从枝，从山。”南朝顾野王《玉篇·邑部》亦载：“郊，渠离切，右扶风美阳县西有郊山，亦作岐，古作岐山。”《玉篇·山部》还载：“嶅，巨支切，山名，古郊字。岐，同上。”此处“岐”又作“郊”，古作“嶅”。可见，岐、郊、嶅三者虽形异而字同，但周文王所封为“岐”，“岐”只是因有“岐山”而得名，况后世多以“岐”借代“歧”字。

周人先祖不窋之所以从关中平原奔戎狄，其中还有一个原因就是周人的祖先原本就是戎狄的一部分。姬弃，也称神农后稷，他是黄帝的嫡系，周族的远祖。姬弃的母亲叫姜原。姜原是炎帝之后，有邰氏之女，原居渭水支流姜水之滨。姜原所处的时代，正是中华先民由母系氏族社会过渡到父系氏族社会的初期。她由炎帝后裔姜姓部落出嫁到黄帝后裔姬姓部落后才生下了姬弃，所以弃从姬姓。稷弃的母亲姜原的祖先本是羌人，古代姜羌不分，姜者放羊女也。故汉代著名思想家、甘肃庆阳人王符《五德志》云：“姬即犬戎氏，其先本出黄帝。”亦如近人翦伯赞《中国史纲·卷一》所云：“陕西一带，有姬姓黄帝部落和姜姓炎帝部落，他们之间世代通婚。”后稷封赐邰地，并不等于把原来居住的陇东的本部民族都迁到了邰地，所以邰地的周人只不过是原姬姓部族的一小部分而已。不窋这次迁北豳，到戎狄，实际是回到他的祖居处，回到周族的发祥地，也即黄帝部族最早的发祥地，因为这里仍生活着许多原姬姓部落的后裔。在庆阳市各地至今仍流传着许多不窋回老家的民间故事，并自夏代以前即有姬姓，今仍有1500余人。更重要的是，陇东地区距离夏王朝政治中心较远，此地又有优越的自然条件，黄土层深厚，塬山川兼有，大塬平坦广阔，气候温和，雨量充沛，宜于农耕，是发展农业生产和安居的好地方。周人先祖以搞农业生产见长。同时，这里古有穴居习惯，将地穴改为窑洞亦很容易。所以不窋奔向庆阳是他最好的选择。

从古“歧”与“岐”的借代过程以及神农后稷的血脉关系来看，岐伯之“岐”当从“止”旁作“歧”，而岐山仅为一地名。故若以此将岐伯之故里确定为岐山，难免有牵强附会之嫌。

（四）庆阳在远古时期已有文字

商代后期，古公亶父南迁岐山周原之后，北豳很快被狄人和戎人占领，于是狄戎两族在这里展开角逐，最后，戎人以绝对优势打败了狄人，一部分狄人远去河套，另一部分投降戎人，与戎人杂居融合。这些戎人就是后来以义渠戎为代表的“五戎”。由于他们占领的地区是陇东大原地区，所以也叫大原戎。周族人除一部分随古公亶父南迁外，大部分仍留在豳地耕作务农，成为影响戎人改牧从农的基本群体，也是原来义渠戎国的基本公民。前文已述，狄和戎是有区别的，如郭沫若《中国史稿·第四章》云：“狄族原是鬼方的分支，他们活动在今陕西和山西北部、河北北部、内蒙古及其以北的广大地区，……所谓西戎，主要指活动在陕甘青藏的一些分散的羌人部落和方国。”这说明，戎狄原是两个不同的种族。狄族也是黄帝部落的一个分支，秦汉时期狄被称为匈奴。

大约在公元前600年前，义渠吞并了北地诸戎，力量空前壮大。为了进一步向东南发展，它首先把斗争的矛头指向秦国，于是演出了400余年的义渠同秦国战争与和平的斗争史，义渠国也成为当时秦国称霸西戎的主要对手。直至公元前306年，秦昭王立为国君，昭王母宣太后摄政。她对义渠国改变正面征讨的策略，采用怀柔、拉拢的政策，以堕其志。她书请义渠王于甘泉宫，让其长期居住，以优厚的物质款待。后义渠王同宣太后淫乱并生有二子，经常来往于义渠和甘泉宫，完全丧失了对秦国的警惕。公元前272年，亦即34年后，宣太后诱杀义渠王于甘泉宫，接着发兵伐残义渠，义渠国亡，领土成为秦国的一部分。义渠戎也正式融入汉族而逐渐汉化。

义渠民族是中国历史上一个重要的少数民族，也是最早融入汉族的少数民族之一。义渠国在同其他诸国的竞争中，共同创造了光辉灿烂的中华文明史，故在中国的文明史上占有重要的地位。《墨子·节葬》云：“秦之西有义渠之国者，其亲戚死，聚柴而焚之，熏上谓登遐。”“登遐”意思是登上遥远的天边，即今灵魂升天的意思。这是中国最早的关于火葬的记载，也是义渠的习俗之一。《史记·货殖列传》云：“……北地、上郡与关中同俗，然西有羌中之利，北有戎翟之畜，畜牧为天下饶。”《史记·魏世家》云：魏襄王七年（前312），“魏尽入上郡于秦。”唐代《括地志》对此注云：“魏筑长城界秦，自华州郑县以北，滨洛至庆州洛源县白于山。”《史记·匈奴列传》又云：“秦昭王时，……秦在陇西、北地、上郡，筑长城以拒胡。”今庆阳境内的镇原、环县、华池三县北部至今还有这道长城的遗迹，可见秦北地郡当属秦抗击匈奴的前沿。秦灭义渠于公元前272年，距秦统一六国的公元前221年相距51年，故亦为《黄帝内经》成书于战国末期，是在秦国写成的又一佐证。

在庆阳境内，文物工作者先后于1981年和1984年在宁县雨落坪和合水孟桥新石器时代仰韶文化遗址的调查中，发现了一批陶器表面有数种刻画符号。这是目前庆阳境内已知的最古老的“文字”，距今约有6000多年的历史。

刻画符号的发明和诞生是人类迈向文明时代的重要标志，也是顺应历史发展的产物。先民所创的刻划符号，主要刻划在一种打磨得相当精致的泥质灰陶罐和泥质红陶钵的外表，其主要有一、二、川、卄、×等数种。有关考古资料证明，仰韶文化时期的先民已有一定的数学知识，故这些符号属数学知识的可能性较大，即一、二、三、四、五等，且这些符号与甲骨文中的同一数字文字基本相同或相似，其中有些符号一直为后世所用。1949年前，在庆阳农村中还多用这类符号记数，这绝非偶然巧合，而是现代文明对古代文明的沿袭与继承。

从上述刻划符号的基本特征来看，与陕西西安半坡、姜寨等遗址中出土的刻划符号基本相同。这说明刻划符号在当时已在较大范围内流行和应用。时处仰韶文化时期的先民们，已是母系氏族的繁荣时期，随着社会经济的发展，出于记事、传递信息等需要出发，刻划符号就应运而生了。尽管这些刻划符号还仅是处于“胎胚”状态中的文字；然而它对于中国文字的形成和发展，有着不可分割的关系和联系。同时反映出，庆阳这块古老的土地在原始社会中晚期已有很发达的定居农业，先民的意识形态及思维已有了前所未有的进步。

1976 年，在位于庆阳市西峰区董志乡野林村出土了一件铭文为“作册吾”的玉戈。“作册”是商代掌管著作简册和奉行国王告命的官名，“吾”是任此官职者的称字。这件玉戈与 1977 年在河南殷墟“妇好”墓出土的 40 多件玉戈形状风格相似。由此证明，殷商时期庆阳已有文字记载和应用。

1984 年，在庆阳市宁县宇村一座西周墓葬内，出土的西周“中生父”铜鬲，高 13cm，腹深 8cm，口径 17.5cm。此鬲圆形，宽平缘外折，束颈圆肩，裆部近平，足呈兽蹄形，腹部被三条羽翼形扉棱分为三面，每面各有 8 组云雷纹，还有条纹和菱形纹点饰其间。鬲内颈有铭文一周，19 个字：“中生父作井孟姬宝鬲其万年子子孙孙永宝用。”此铭文有作器者的称谓、叙述语、器名，还有期冀传子孙后代的吉语。同墓还出土有礼器“师伯”铜盨等文物 30 余件。“师伯”盨上的铭文“师伯”是标明墓主人的礼器。在西周时，“师”为军事编制单位，西周有六师。《诗经·大雅·常武》云：“大师皇父，整我六师。”据出土文物西周“小克鼎”等青铜器铭文可知，一师为 2500 人。以上出土文物之铭文，是庆阳远在西周时期已有大量文字应用的强而有力的例证。

1987 年，在庆阳市正宁县西坡乡石洼村地埂下，出土一件战国时期的铜量器“区”，区上篆刻铭文共 21 字：“豆区二年区命不历啬夫或栗豆大历啬夫赵弁止所。”铭文说此器为（鲁昭王）二年（前 540），系此地乡啬夫（职听讼、收赋税之官）所用。以上足以说明战国时期庆阳先民可普遍应用文字。

1982 年，在庆阳市西峰区董志乡野林村的一座西汉墓葬中，出土了一件有“彭阳”二字铭文的铜鼎。这件铜鼎珍贵之处在于鼎盖上刻有一组铭文：“彭阳重三斤四两容三升”，在鼎口沿处还刻着“彭阳重七斤容一斗三升”。“彭阳”铜鼎上两组铭文中，均有“彭阳”二字，应当指地名，西汉时期的彭阳县属安定郡。

从以上可见，庆阳悠久的历史沉淀所遗留下的各类文物，是庆阳文明史的缩影。早在距今 6000 多年的新石器时代，庆阳先民就有刻划符号记数的记载，并沿用至今。诸多出土文物的铭文标志着庆阳早在商代至战国时期已普遍使用汉文字。若认为“戎狄也是匈奴人的族源之一，而匈奴人始终连文字都没有，至《史记·苏武传》中才见到匈奴有了‘巫医’的汉文字记载”，并以此否定庆阳出现岐伯这样一位伟大的医学家，那就大错而特错了，是一种不懂得历史、不尊重历史的谬论。

（五）到底谁在争夺医史名人

从地理位置来看，庆阳位于陕甘宁三省（区）交汇处，北、东、南三面几乎分别被陕西省榆林市、延安市、铜川市和咸阳市四市包裹，距陕西省会西安之距离，比延安、榆林市到西安的距离还要近，距陕西岐山县也仅 200 余公里之遥。故其文化习俗、生活习惯，包括语言等与关中大地无异。这里有全世界黄土层最厚的宽广塬面，其中保存最完整、面积最大的董志塬，是庆阳市政治、文化的中心，誉为“天下第一塬”，展现着黄土高原雄浑壮阔的地貌特征。古有“八百里秦川，不如董志塬边”之赞。《史记·货殖列传》中就有“……北地、上郡与关中同俗”之说。独具特色的地域风貌和悠久灿烂的历史文化，在这块大地上留下了丰富的自然和人文遗产。“环江翼龙”、“黄河古象”印证了这里远古时期的繁荣景象；中国第一块旧石器在这里出土，证实早在20万年前后，人类的祖先就在这块古老的土地上繁衍生息。这里美丽而富饶，丰腴肥沃的黄土地，给万物生长提供了良好的条件，物产资源种类繁多，曾以陇东粮仓闻名遐迩。地产特产更是异彩纷呈，久负盛名，享誉八方。其中野生中药材种类多，质量优良，共有370个种属，被誉为“天然药库”。如《资治通鉴·卷三百六十》“唐玄宗天宝十二载八月纪事目条”所云：“是时中国盛强，自安远门西尽唐境万二千里，闾阎相望，桑麻翳野，天下称富庶者无如陇右。”因此，这里出现象岐伯这样伟大的医家，实在情理之中。

在政治和经济社会发生巨大变革的今天，人文精神在社会生活中的地位越来越重要。文化可以促进社会进步、推动经济发展。目前相当多的地方在研究经济社会改革和发展的时候，已经把目光投向更高、更深的层次，致力于域内的人文研究，从人本这个基点上去寻求开放发展和可持续发展的原动力。中医学之祖岐伯的研究亦不例外，目前其乡籍的研究尚存甘肃庆阳、陕西岐山、四川盐亭三说。当然，学术研究提倡百花齐放、百家争鸣，但均应建立在尊重历史、尊重科学、尊重事实的基础上，否则便会歪曲历史、颠倒黑白。

四川省盐亭县位于成都平原，是黄帝元妃、中华丝绸之祖、中华人文之女祖嫘祖的故乡。嫘祖故里歧伯宫，地处川北盐亭茶亭古镇西街口回龙山。2003年，四川省社会科学院将《岐伯文化与盐亭县旅游资源开发研究》列为科研课题进行研究，并结集出版。该研究认为：“嫘祖的舅父岐伯，从蚕医到人医，著《黄帝内经》，被誉为‘华夏中医始祖。’”“岐伯为古岐舌国人，而岐舌国在今盐亭为中心一带地区。”“成都平原以东，以龙（蛇）为图腾的部落，应为氐羌族，岐舌国当为这些氐羌族中的一小支。”“在盐亭县西北，有许多岐伯文化遗迹，如岐伯庙、岐伯堂、歧伯宫、岐伯坝、岐伯树等。”“在盐亭西北的柏梓镇一带（含11个乡镇），中草药繁多，是古人的药谷”等。

对此，郑怀林在“岐伯籍里在岐山”一文中指出：“盐亭说把岐伯的籍里限定在了上古‘巴人文化圈’。该地有些岐伯民俗事象，以及近年来的一些人造景观和文化旅游活动。早在南方巫文化覆盖的人文环境中，连楚人对‘巴人’的文化也不以为然。”“巴人是中国西南部最古老的民族之一。《山海经·海内经》说：‘西南有巴国……后照是始为巴人。’巴人居住的地区大致在四川、重庆，陕西南部的汉中、商洛，湖北和湖南西部一带。据民族学家研究考证，土家族即是巴人的后裔。土家族、蜀人、巴人、楚蛮、吴蛮族源系谱属于藏缅（南蛮）族群。考古发现，自秦统一以后，‘巴人图语’文字符号迅速减少，并逐渐消失。”因此，该地“出现像岐伯这样的一位医家，可能性很少，甚至是不可能的。然而从解释学而论，所有这些关于岐伯的文化遗存，无一不是人民纪念岐伯的史事。”此外，盐亭县之“歧伯宫”及“木雕歧伯像”用“歧”，而岐伯殿、岐伯史绩馆、岐伯坝、岐伯墓、岐伯桥、岐伯庙、岐伯堂等均用“岐”，在同一内容的景点内“歧”、“岐”混用，亦不知原创者用意如何。

郑怀林同文说：“中华民族的医学文化是多元一体的，虽然各地区各民族的医药文化发祥有迟早、表达有差异、发展有快慢，但各地区各民族人民在历史上都为缔造中国传统医学做出了各自应有的奉献。”对此观点，笔者表示赞同。但郑怀林又说：“可是要把一个炎黄文化中的医祖岐伯，说成是戎狄或巴人部族文化圈中的人，不合乎人文科技发生的科学机理和逻辑，且有争夺历史名人之嫌。”对此，笔者不敢苟同。大量事实研究表明，岐伯确有其人，在庆阳的旧府州县志上，有关岐伯的记载量大面宽，门类事实皆具，皆肯定了岐伯乡籍在庆阳；《资治通鉴》《通志》《甘宁青史略》《甘肃人物志》等史书中，也明谓岐伯故里在北地；《汉语大辞典》《中国人名大辞典》等典籍中，均谓岐伯乡籍“望出安化”。以上北地、安化，均是现在之甘肃庆阳。陕西作为泱泱文化大省，岐山又是久负盛名的历史名县，在其史志资料中为何不提岐伯故里在岐山呢？由于岐伯不是那里的人，故其前世史志典籍中亦就无此记载。同时，郑怀林明谓“把岐伯的籍里圈定在西杜城是比较贴近实际的。”即使岐伯乡籍在岐山，那也不是由今人来圈定其故里具体位置的。

作为论证研究，必须尊重科学，特别在引用前人或他人文献时更不能掐头取尾，更不能更改别人的观点。郑怀林在他那为数不多的引用文献中，恰恰犯了以上错误。如南宋郑樵《通志·艺文略》云：“岐氏，周故都也，今凤翔岐山是也。太王居之，至文王始迁于丰，其支庶留岐，故为岐氏。又古有岐伯，为黄帝师，望出安化。”本引文前半段说明岐姓的来源，后半段则说明岐伯的乡籍。而郑怀林则将文中最主要的一句“望出安化”未予引用。望者，古也，始也；安化，即今庆阳市庆城县，宋为庆阳府安化县。望出安化者，岐姓之祖在今庆阳也。

又如在引用当代著名医史学家朱建平“‘岐黄’考释”一文时，认为岐山说“是对岐伯族的历史地理学定位，因而中外有不少学者对此种观点持比较肯定的意见。”阅读朱建平的文章，明明写着“一般认为，岐伯家居岐山（今陕西省岐山）一带。而新近有资料表明，岐伯为甘肃庆阳县人。”并专门引经据典对岐伯是庆阳人进行了一段论述。但郑怀林不知何故，误解为朱建平支持岐伯乡籍岐山说。而《通志》所载及朱建平所论，都是岐伯乡籍在庆阳不可多得的有力论据。试想，如果我们用这种不慎重的方法来证明自己的观点、圆自己的学说，那么怎样对得起古人，如何向今人及后人交待呢？郑怀林文又说：“2002 年 4 月 26 日，世界传统医学联盟主席吴奇来岐山考察之后，认定岐山就是‘岐伯故里’，并挥毫写下了这四个大字，刻于石碑。根据调研史证，2007 年 9 月，陕西学者正式注册了‘岐伯故里’域名。”在甘肃庆阳，不仅有历代关于岐伯乡籍的记载，还有专为岐伯建立的庙宇、2005 年原全国人大常委会副委员长布赫亲笔题写的“岐伯故里”、2003 年原全国人大常委会副委员长吴阶平题写的“岐伯圣景”、原国家道教协会会长玉溪道人题写的“岐伯大殿”等题词，更有在 2005 年全国中医药文化传承与发展学术研讨会暨岐伯与《黄帝内经》学术论坛上，来自国家、省、市的领导及知名专家学者 200 余人对医祖岐伯故里的认定和对岐伯大殿的拜谒。这一切，都是不可辩驳的事实。庆城县“岐伯圣景”现已被国家中医药管理局确定为“爱国主义宣传教育基地”。由此可见，如果岐伯不是庆阳人，能得到各级政府如此大力支持吗？当地人民能够如此对他崇拜和敬仰吗？至于将庆阳圈定在“华夏农耕文明的亚文化圈”之外以及“始终连文字都没有”等错误观点，已在前文中详加驳论，在此不再赘述。

（夏小军）

第四章 《黄帝内经》学术价值

岐伯的著作《黄帝内经》（以下简称岐伯《内经》或者岐伯《素问》、岐伯《灵枢》）是我国传统医学四大经典著作之一（《内经》、《伤寒论》、《金匮要略》、《温病条辨》），也是第一部冠以中华民族先祖“黄帝”之名传世的医学巨著，是我国医学宝库中现存成书最早的一部医学典籍。是中国现存最早的中医理论专著。总结了人类有史以来，有关天文学、历算学、生物学、地理学、人类学、心理学、社会学、军事学、数学、生态学等各项人类所获的科学成就。

岐伯运用朴素的唯物论和辨证法思想，系统地阐述了人体的解剖、生理、病理以及对疾病的诊断、治疗、预防、养生等问题，做了比较全面的阐述，在理论上建立了中医学上的“阴阳五行学说”、“脉象学说”、“脏象学说”、“经络学说”、“病因学说”、“病机学说”、“病症”、“诊法”、及“养生学”、“运气学”等学说，确立了中医学独特的理论体系，成为中国医药学发展的理论基础和源泉。

《内经》对后世的医学发发展及影响极大，它的著成，标志着中国医学由经验医学上升为理论医学的新阶段，并为以后的中国医学发展提供了理论指导。在整体观、矛盾观、经络学、脏象学、病因病机学、养生和预防医学以及诊断治疗原则等各方面，都为中医学奠定了理论基础，具有深远影响。历代著名医家在理论和实践方面的创新和建树，大多与岐伯《内经》有着密切的渊源关系，中国古代最著名的大医家张仲景、华佗、孙思邈、李时珍等均深受岐伯《内经》思想的熏陶和影响，无不刻苦研读之，深得其精要，而终成我国历史上的一代名医。

几千年来，显著的临床疗效和丰富的实践经验对岐伯医学中的有关思维方式和哲学观进行了无数次的验证，充分证实了这一理论体系的合理性、超越性和极高的实用价值。该书在中国医学宝库中有很高地位，后世历代有所成就医家，无不重视此书。部分内容曾被译成日、英、德、法等文字，对世界医学的发展也产生了重大的影响。

这部著作的价值，不仅在历史上对祖国人民的保健事业、中华民族的繁衍昌盛作出过巨大的贡献，而且直到现在，仍在起着指导临床实践的作用。

第一节 生命论

一、生命论概述

“生命”一词，首见于《战国策·秦三》：“万物各得其所，生命寿长，其年而不夭伤”。岐伯《内经·灵枢·寿夭刚柔》：“此天之生命，所以立形定气而视寿夭者”。

岐伯接受了我国古代唯物的气一元论的哲学思想，将人看作整个物质世界的一部分，宇宙万物皆是由其原初物质“气”形成的。《素问·宝命全形论》“天地合气，命之曰人”，《素问·天元纪大论》：“故在天为气，在地成形，形气相感而化生万物矣”，“天地形气相感”，是关于生命起源学说的高度而合理的概括。“天地形气相感”产生生命的理论且已由现代研究所证实。岐伯医学认为“精”是生命的原始物质。《灵枢·本神》指出：“生之来谓之精，两精相搏谓之神”。《素问·天元纪大论》“在天为气，在地成形，形气相感而化生万物矣”。《素问·六节脏象论》“气合而有形是，因变以正名”。不仅指出事物之形是由“气”的聚合而成，还说明了事物的名称的不同是因为“气”的聚合形式不同，因而有不同的名称。岐伯《内经》对人的生命特征的认识是：它具有独立的神机，也受自然环境的影响，所谓“生气通天”，岐伯医学称之为“气立”；其生命活动稳定与健康的机制则是“阴平阳秘”，“形与神俱”。因此，岐伯的生命论，是对生物体生命活动的基本的理性认识，岐伯医学的生命论的主要特点如下：

（一）生命具有整体和谐的特点

岐伯将人看作是大自然自身运动变化的结果，《素问·宝命全形论》“天地合气，命之曰人”，“人以天地之气生，四时之法成。”人必须通过“升降出入”，与大自然不断交换物质，以此保持生命的正常状态。内在的脏腑与外在的自然天地四时之气相通相应，平衡协调，这就是一种整体生态和谐的生命论。

（二）生命体自身的矛盾运动是生命现象的来源

岐伯认为阴阳二气是万物的胎始　在岐伯的著作中有大量的论述，《素问·阴阳应象大论》说：“阴阳者，万物之能（读如胎）始也。”《素问·生气通天论》说：“生之本，本于阴阳。”《素问·四气调神大论》也说：“故阴阳四时者，万物之终始也，死生之本也”。对整个生物界，则曰：“天地气交，万物华实；又曰：天地合气，命之曰人”。人类生命源于宇宙自然，其个体生命的生成的生成则是《灵枢·天年》所说“以母为基，以父为根”。

阴阳二气是永恒运动的，其基本方式就是升降出入。《素问·六微旨大论》说：“出入废，则神机化灭；升降息，则气立孤危。故非出入，则无以生长壮老已；非升降则无以生长化收藏。是以生降出入，无器不有。”岐伯认为，精是构成生命体的基本物质，也是生命的原动力。《灵枢·本神》说：“生之来谓之精，两精相搏谓之神”。在《灵枢·经脉》还描绘了胚胎生命的发展过程：“人始生，先成精，精成而脑髓生。骨为干，脉为营，筋为刚，肉为墙，皮肤坚而毛发长”。在今天看来对生命物质属性和胚胎发育的认识是基本正确的。因此，岐伯认为生命现象来源于生命体自身的矛盾运动。

（三）阴阳相合的整体构成生命

天地合气，是生命形成的自然条件和，《素问·天无纪大论》：“太虚寥廓，肇基化元，万物资始，五运终天。”《内经》明确提出，自然界生物的生命，起源于天地阴阳的运动变化。《素问·生气通天论》说：“生之本，本于阴阳。”《素问·四气调神大论》也说：“故阴阳四时者，万物之终始也，死生之本也。”在数十亿年以前，天地未开之时，宇宙是一个混沌状态，《易经》称之为“太极”，其中阴阳二气相混，但运动不止。随着时间的推移，阴气逐渐下降，凝而成地，阳气逐渐上升，聚而成天。天地成而有春温、夏热、秋凉、冬寒四时的气候变化。此时，宇宙间就具备了产生生命的环境条件。

阴阳在不断地互换、更替，因而生命也在不断的延续。即：“孤阳不生，独阴不长”。阴阳互变过程中的具体步骤就是五行的变化先后次序。如果用四时来表示的话，变化的过程就是“春生、夏长、秋收、冬藏”（木生、火长、金收、水藏）。

（四）时限性是生命的特征

生命过程是一个有时限的过程，《灵枢・天年》：“百岁，五脏皆虚，神气乃去，形骸独居而终矣”。人们通过养生，达到“益寿而有极时”，即尽享“天年”。

（五）生命的阶段性、运动性

生命是一个随时间运动变化的过程，表现为生、长、壮、老、已这样一种随时间推移相互关联的阶段性过程，不同阶段，具有不同的生理、病理特点。如岐伯《内经》对女子以七为节，男子以八为节，或以十年为节，记述了不同年龄段的生理、心理和行为特点。表明生命具有阶段性。人体也是一个不断运动变化着的整体，《素问・六节脏象论》“营行脉中，卫行脉外，营周不休，五十而复大会，阴阳相贯，如环无端。”由于人体营卫阴阳相贯的不断运动，进行着物质代谢，如此才能维持生命活动，使人沿着生、长、壮、老、已的生命过程发展。

二、生命论的医学意义

（一）生命的起源

1. 生命形成的自然条件

《素问・天元纪大论》：“太虚寥廓，肇基化元，万物资始，五运终天，布气真灵，揔统坤元，九星悬朗，七曜周旋，曰阴曰阳，曰柔曰刚，幽显既位，寒暑弛张，生生化化，品物咸章。”因此，天地合气是生命形成的自然条件。

《素问・宝命全形论》：“人生于地，悬命于天，天地合气，命之曰人”，“以天地之气生”。

2. 人体的原始物质是精

《灵枢・经脉》：“人始生，先成精，精成而脑髓生，骨为干，脉为营，筋为刚，肉为墙，皮肤坚而毛发长”，《素问・金匮真言论》：“夫精者，身之本也”。《灵枢・决气篇》：“两精相搏谓之神”，《灵枢・本脏篇》又说：“人之血气精神者，所以奉生而固于性命者也”。

3. 人是自然界中最高等的物体

《素问・宝命全形论》：“天覆地载，万物悉备，莫贵于人”。

（二）自然界生命的分类

岐伯将自然界有生命的生物划分为两大类，即岐伯《素问・五常政大论》所说的：“根于中者，命曰神机，神去则机息；根于外者，命曰气立，气止则化绝”。“根于中者”是指动物类的生命。因为动物类生命具有血气、心知，且其生命力来自于动物自身体内的特征。后世医家张介宾《类经・岁有胎孕不育，根有神机气立》指出：“凡动物之有血气心知者，其生气之本，皆藏于五内，以神气为主，故曰中根”。动物的知觉运动称为“神机”，神去则机息而死亡。“根于外者”是指植物类生命。因为植物类生命没有心知，主要依赖外界的自然条件而生存。张介宾又指出：“凡植物之无知者，其生存之本，悉由外气所化，以皮谷为命，故根于外。”

《内经》运用五行的理论，又将动物和植物各分为五类。动物有毛、羽、倮、介、鳞五类，各类又有三百六十种。《素问・六节脏象论》指出：“草生五色，五色之变，不可胜视；草生五味，五味之美，不可胜极”。

《内经》的生物分类方法，是以生物的生命特征为依据的，具有重要的科学意义。

（三）生命的现象

岐伯著作《内经》对生命的现象作了详细地论述。

1. 生命的孕育

一种生物可以繁殖出代代相同的生物，这是人们在长期的生活实践中观察得到的，而胎孕是生物繁殖、不断延续生命种属的主要形式，岐伯在长期地医学实践中对这一过程做了细致地观察与描述。

（1）岐伯认为人与自然相统一，自然环境对生物的胎孕有一定的影响　如《素问·五常政大论》说："帝曰：岁有胎孕不育，治之不全，何气使然？岐伯曰：六气五类，有相胜制也。同者盛之，异者衰之，此天地之道，生化之常也。"因自然界五运六气有盛衰的变化，对生物的胎孕产生影响，故有些年份，有些生物胎孕足，繁殖旺盛；而有些生物的胎孕不足，繁殖减少。如《素问·五常政大论》指出："故厥阴司天，毛虫静，羽虫育，介虫不成；在泉，毛虫育，倮虫耗，羽虫不育。"岁当厥阴风木司天，毛虫类生物，胎孕无损；羽虫类生物，胎孕繁殖旺盛；而介虫类生物则胎孕不足，繁殖减少。岁当厥阴在泉，毛虫类生物胎孕繁殖旺盛；而倮虫类生物胎孕受损，羽虫类生物胎孕不足，繁殖减少。

（2）胚胎形成及发生的原理　《灵枢·天年》论曰："人之始生"，"以母为基，以父为楯"，"血气已和，荣卫已通，五脏已成，神气舍心，魂魄毕具，乃成为人"。人体生命，是由父母二精相结合而产生的。新生命的产生是以胚胎的形成为标志。胚胎的形成，是以母之精血为基础，以父之精气为外卫，二者相互作用，促成了胚胎的形成、发育。胚胎的生长发育过程，首先是气血荣卫开通，使胚胎得以母血的不断营养；其次，由于母血的营养，脏腑组织逐渐形成；伴随着形体的生长发育，包括精神思维意识在内的各种生命功能也逐渐得到了发育。经过十月怀胎，由胚胎变为胎儿，发育成熟后分娩而为人。

2. 男女性别的形成、特征表现

岐伯认为男女性别与特征与阴阳有关，如《素问·阴阳应象大论》说："阴阳者，血气之男女也"。男性属阳，女性属阴。《内经》明确指出了男女的属性及特征，男女两性的外在特征区别之一，是胡须之有无。如《灵枢·五音五味》说："妇人无须"，是因为妇人"有余于气，不足于血，以其数脱血也，冲任之脉，不荣口唇，故须不生焉。"男性一般生须，但有少数男性终生无须，称为"天宦"，其原因是先天不足所致。"宦者"之须去，是因为"伤其冲脉，血泻不复"所致。同时论述到男女两性的形成原理。父母二精结合，形成胚胎，在发育过程中，逐渐分出男女两性。这是因为父精属阳，母精属阴，二者相互作用，阳胜阴则成男，阴胜阳则成女。后世医家张介宾《类经·有子无子，女尽七七，男尽八八》三卷对男女性别的问题做了如下的概括论述："若必欲得其实理，则乾道成男，坤道成女，阳胜阴者为男，阴胜阳者为女，此为不易之至论"。

3. 生长、发育、衰老的时限

岐伯还提出，齿、发、生殖生育能力是人体生长发育的重要标志。女子七岁，男子八岁，"齿更发长"，处于发育阶段；女子十四岁，男子十六岁，一种能促进生殖生育的物质"天癸"发育成熟，故女子出现"月事以时下"，男子出现"精气溢泻"，从此时开始，男女交合，就可怀孕生育。

女子二十一岁，男子二十四岁，“真牙生而长极”，说明生长发育成熟，形体高矮已定型。女子三十五岁“发始堕”，四十二岁，“发始白”；男子四十岁，“发堕齿槁”，四十八岁，“发鬓颁白”，说明此年龄段，人体开始走向衰老。女子四十九岁，男子六十四岁，“天癸竭”，在女子“地道不通”即绝经；在男子则“齿发去”、“无子”，在此年龄段，人体生殖生育能力丧失，已经衰老。

4. 人是唯一具有精神意识思维活动的高级生物

岐伯从辨证的、唯物的认识论高度，阐述了人的思维意识等精神活动的发展过程：第一，人的认识来源于实践，在实践中认识事物，在实践中处理事物。第二，人对外界事物的认识，有一个由感性到理性、由低级到高级的逐渐发展过程。岐伯认为神是随着形体的生长发育而逐渐发展的。神从心始而归于心。人的一切精神活动的产生，是从心开始的，又统归于心。即岐伯《灵枢·本神》指出：“所以任物者谓之心。”人体的“心”是用来感受外界事物的。第三，《内经》认为，人有喜、怒、悲、思、恐等精神情志活动，这是五脏功能的表现之一。即《素问·阴阳应象大论》说：“人有五脏化五气，以生喜、怒、悲、思、恐”。

5. 人的寿命的具体论述

人的寿命之数，成为历朝历代人们所探索的重大问题。总结岐伯《内经》，对这一问题，提出了三个基本观点：一是人的寿命应该达到一百多岁，这就是所谓的“天年”；二是“人之寿各不同”，有先天、后天的因素；三是人的寿命与地理环境有关。

《素问·上古天真论》指出：“上古之人，春秋皆度百岁，而动作衰”，是因为那些懂得养生之道的人，能做到“形与神俱，而尽终其天年”。“天年”，即自然之寿命数。人的自然之寿命，《尚书·洪范》说是“百二十岁”。唐代王冰《黄帝内经·素问》亦指出：“以其知道，故年长寿延年。度百岁，谓至一百二十岁也。”《灵枢·天年》提出“人之寿百岁”，并以十岁为期，论述了各年龄段的生命活动的特征。十岁，气血脏腑处于生长发育阶段，生命力较强，故“好走”；二十岁，生命力旺盛，故“好趋”；三十岁，成熟稳重，故“好步”；四十岁，始趋衰老，活动减少，故“好坐”；五十岁，肝气始衰，“目始不明”；六十岁、七十岁，心、脾气虚，气血大减，故“好卧”；八十岁，思维意识障碍，故“言善误”；九十岁、百岁，脏腑经脉空虚，“神气皆去，形骸独居而终”。

岐伯认为人的寿命是由先天的禀赋所决定的，但与后天的调养有密切关系。

关于先天禀赋决定了人寿命的长短，《灵枢·寿夭刚柔》提出以“立形定气”的方法来判断夭寿。即观察人的皮肤、骨骼、肌肉和气（皮肤有缓急，骨骼有大小，肌肉有坚脆，气有盛衰）。根据它们之间的关系，可判断人的寿命。形气相称则寿，所谓“寿”，即寿命长，《灵枢·天年》说“基墙高以方”，“骨高肉满，百岁乃得终”；不相称则夭，所谓“夭”，即寿命短，《灵枢·五色》）。若“墙基卑，高不及其地者，不满三十而死”（《灵枢·寿夭刚柔》。“墙基”指面部四旁的骨骼；“地”指面部的肌肉。若面部的肌肉丰满，而骨骼小，骨不胜肉故多夭。判断骨骼大小，以颧骨为标志，颧骨起者骨大，颧骨不起者骨小。如形体肥胖，其脉常小无力，说明气血虚，气不胜形，则夭。但平常无病之人，气胜形亦寿；骨肉相称则寿，不相称则夭，面部的轮廓要清晰方大。

（1）人的寿命与后天调养息息相关 《素问·上古天真论》明确指出，人类达不到既有的寿命的主要因为是“以酒为浆，以妄为常，醉以入房，以欲竭其精，以耗散其真，不知持满，不时御神，务快其心，逆于生乐，起居无节，故半百衰也。”即不懂得养生之道所致。因此后天调养在延年益寿中具有重要的作用。

(2) 地理环境与人的寿命关系密切 《素问·五常政大论》说：“阴精所奉其人寿，阳精所降其人夭。”东南方地势低、气候温热，人体腠理常开，阳气发泄易于耗散，属阳胜之所；西北方地势高，气候寒冷，人体腠理致密，阳气内守属阴胜之所。故相对而言，地势高和西北方人群的寿命较地势低和东南方人群的寿命要长一些。因此人的生命与地理环境有着相当密切的关系。

第二节　生命整体论

一、生命整体论概述

整体就是统一性和完整性。整体观贯穿于岐伯《内经》的生理、病理、诊法、辨证、养生、预防等理论的各个方面，都有整体观的体现。其中阴阳的论述中有关生命的整体观阐述较为具体、详实。岐伯《内经》中包含关于人的阴阳二气的论述可分为两个方面：一方面为形象描述，如阴阳二气在人体内升降出入；另一方面是模糊数学描述，即阴阳的盛虚，即盛多虚少，都是模糊数学概念。古人认为，人的阴阳二气无论是偏盛还是偏虚都不正常，人都处于病态；只有阴阳二气既不盛也不虚，二者相互平衡，人才健康。即《素问·阴阳应象大论》：“阴在内，阳之守也；阳在外，阴之使也。”《素问·生气通天论》也说：“阴者，脏精而起亟也，阳者，卫外而为固也。”

岐伯医学非常重视人体本身的统一性、完整性及其与自然界的相互关系，认为人体是一个有机的整体，构成人体的各个组成部分之间在结构上不可分割，在功能上相互协调、互为补充，在病理上则相互影响。人体与自然界也是密不可分的，自然界的变化随时影响着人体，人类在能动地适应自然和改造自然的过程中维持着正常的生命活动。

(一) 人体是一个有机的整体

1. 五脏整体论

构成人体的各个组成部分之间在结构上与功能上是完整统一的，人体是由若干脏腑、组织和器官所组成的。每个脏腑、组织或器官各有其独特的生理功能，而这些不同的功能又都是人体整体活动的一个组成部分，这就决定了人体内部的统一性。也就是说，人体各个组成部分之间，在结构上是不可分割的，在生理上是相互联系、相互支持而又相互制约的，在病理上也是相互影响的。人体的这种统一性，是以五脏为中心，配以六腑，通过经络系统“内属于腑脏，外络于肢节”的作用而实现的。五脏是代表着整个人体的五个系统，人体所有器官都可以包括在这个系统之中。人体以五脏为中心，通过经络系统，把六腑、五体、五官、九窍、四肢百骸等全身组织器官联系成有机的整体，并通过精、气、血、津液的作用，完成机体统一的机能活动。

2. 形神整体论

即人的形体与精神活动是相互依附、不可分割的，把人的精神（意识）和肉体看作一个整体，并以之考察人的生命活动，作为意识、精神之官的“心”在人体生命活动中的重要地位。《素问·灵兰秘典论》中说："心者，君主之官也，神明出焉，……主明则下安，以此养生则寿，……主不明则十二官危，使道闭塞不通，形乃大伤，以此养生则殃。"古人认为是神、气、形三者的统一体。岐伯《素问·六节脏象论》中说："心者，生之本，神之变也……"它关系着人体的稳定与变化，关系着人的生命的安危。组成人体的各部分可以反映整体生命运动的状况，这是人身整体性的又一表现。由于维护人体生命活动的气，贯通全身，因此在一定程度上，全身的信息可以在某一局部表现出来。如脏腑状况可以从舌的颜色（包括舌苔）反映出来，也可以从眼的五轮八廓反映出来；内脏的变异可以从手太阴动脉（桡动脉）查知，身形各部也可在颜面表现。《黄帝内经·灵枢·五色篇》中说："庭者，首面也；阙上者，咽喉也；阙中者，肺也；下极者，心也；直下者，肝也；肝左者，胆也；下者，脾气；方上者，胃也；中央者，大肠也；挟大肠者，肾也；当肾者，脐也；面王以上者，小肠也；面王以下者，膀胱子处也；颧者，肩也；颧后者，臂也；臂下者，手也；目内眦上者，膺乳也；挟绳而上者，背也；循牙车以下者，股也；中央者，膝也；膝以下者，胫也；当胫以下者，足也；巨分者，股里也；巨屈者，膝髌也。此五脏六腑肢节之部也……"。

因此，以脏腑为核心，赖经络维系的"形"；寓于心的"神"；周流于经络，充盈于百骸，把神和形结合在一起的"气"，三位一体，构成了以心为主导、心身统一、天人相应的人的生命。这些都是整体生命观的具体体现。

3. 天人整体论

岐伯认为人与自然环境具有统一性，人是自然界的一部分，不论四时转换、昼夜晨昏，日月运行，气候变化、地理环境，都能影响人体的正常生命运动，以及疾病的发生、发展、变化及治疗用药。

日月运行对人体生理、病理的影响，岐伯《灵枢·岁露论》说："人与天地相参也，与日月相应也。"即《灵枢·顺气一日分为四时》说："夫百病者，多以旦慧昼安，夕加夜甚，……朝则人气始生，病气衰，故旦慧；日中人气长，长则胜邪，故安；夕则人气始衰，邪气始生，故加；夜半人气入藏，邪气独居于身，故甚也。"

气象变化对人体亦有影响。岐伯《素问·经络论》说："阳络之色变无常，随四时而行也。寒多则凝泣，凝泣则青黑，热多则淖泽，淖泽则黄赤，此皆常色，谓之无病。"人具有调节机体适应自然变化的能力，自然界的日月运行、季节转换、气象变化等能影响人体的生理活动、病理变化。但人也具有调节生理活动，适应其变化的能力。

季节气候的变化对人体内的水液代谢有一定的影响，《灵枢·五癃津液别》说："水谷入于口，输于肠胃，其液别为五，天寒衣薄则为溺与气，天热衣厚则为汗，悲哀气并则为泣，中热胃缓则为唾。"

脉象也会随四时变化而不同，《素问·脉要精微论》说："脉其四时动，……万物之外，六合之内，天地之变，阴阳之应，彼春之暖，为夏之暑，彼秋之忿，为冬之怒，四变之动，脉与之上下，以春应中规，夏应中矩，秋应中衡，冬应中权。"

五脏与四时的关系 《素问·金匮真言论》明确提出，肝主春、心主夏、脾主长夏、肺主秋、肾主冬，五脏在各自的主季中，调节机体适应四时变化，这种调节能力下降，就会出现相应的病变。人体不仅仅随日月、四时被动地变化反映，而且具有主动的调节适应能力。

昼夜晨昏与人体的关系　一天之内随昼夜阴阳消长进退，人的新陈代谢也发生相应的改变。《灵枢·顺气一日分十四时》说：“以一日分为四时，朝则为春、日中为夏、日人为秋、夜半为冬”。虽然昼夜寒温变化的幅度并没有象四季那样明显，但对人体仍有一定的影响。所以《素问·生气通天论》说：“故阳气者，一日而主外，平旦人气生，日中而阳气隆，日西而阳气已虚，气门乃闭”。说明人体阳气白天多趋向于表，夜晚多趋向于里。由于人体阳气有昼夜的周期变化，所以对人体病理变化亦有直接影响。正如《灵枢·顺气一日分为四时》说：“夫百病者，多以旦慧、昼安、夕加、夜甚，……朝则人气始生，病气衰，故旦慧；日中人气长，长则胜邪，故安；夕则人气始衰，邪气始生，故加；夜半人气入脏，邪气独居于身，故甚也”。

日月星辰和人体的关系　人体的生物节律不仅受太阳的影响，而且还受月亮盈亏的影响。《素问·八正神明论》说：“月始生，则血气始精，卫气始行；月郭满，则血气实，肌肉坚；月郭空，则肌肉减，经络虚，卫气去，形独居”，这说明人体生理的气血盛衰与月亮盈亏直接相关，故《素问·八正神明论》又指出：“月生无泻，月满无补，月郭空无治”的原则。

四时更替与人体疾病的关系　“东风生于春，病在肝，俞在颈项；南风生于夏，病在心，俞在胸胁；西风生于秋，病在肺，俞在肩背；北风生于冬，病在肾，俞在腰股；中央为土，病在脾，俞在脊。故春气者病在头，夏气者病在脏，秋气者病在肩背，冬气者病在四支。故春善病鼽衄，仲夏善病胸胁，长夏善病洞泄寒中，秋善病风疟，冬善病痹厥”。

（二）人与社会环境的统一性

人生活在纷纭复杂的社会环境中，其生命活动必然受到社会环境的影响。人不单是生物个体，而且是社会中的一员，具备社会属性。人体的生命活动，不仅受到自然环境变化的影响，而且受到社会环境变化的制约。政治、经济、文化、宗教、法律、婚姻、人际关系等社会因素，必然通过与人的信息交换影响着人体的各种生理、心理活动和病理变化，而人也在认识世界和改造世界的交流中，维持着生命活动的稳定、有序、平衡、协调，此即人与社会环境的统一性。因此，在预防和治疗疾病时，必须充分考虑社会因素对人体身心机能的影响。通过创造有利的社会环境，获得有利的社会支持，以及通过自我精神调摄，提高个人对社会环境的适应能力，正如岐伯《内经》指出的那样：“故贵脱势，虽不中邪，精神内伤，身必败亡。始富后贫，虽不伤邪，皮焦筋屈，痿躄为挛。”

岐伯《内经》认为，人与社会环境是统一的，相互联系的，主要体现在以下几个方面：

1. 社会环境对人体生理的影响：社会环境不同（主要指社会的变迁及个人政治、经济地位的高低），造就了个人的身心机能与体质的差异；

2. 社会环境对人体病理的影响：剧烈、骤然变化的社会环境，会损害人的身心健康；不利的社会环境，不仅易引发某些身心疾病，而且常使某些原发疾病的病情加重或恶化，甚至死亡；

3. 社会环境与疾病防治的关系：由于社会环境的改变主要通过影响人体的精神情志而对人体的生命活动和病理变化产生影响，因而预防和治疗疾病时，必须充分考虑社会因素对人体身心机能的影响，尽量避免不利的社会因素对人的精神刺激，创造有利的社会环境，获得有力的社会支持，并通过精神调摄提高对社会环境的适应能力，以维持身心健康，预防疾病的发生，或促使疾病好转、痊愈。

（三）人与自然界具有统一性、完整性的特点

人类生活在自然界中，自然界存在着人类赖以生存的必要条件。同时，自然界的变化又可以直接或间接地影响人体，而机体则相应地产生反应，属于生理范围内的，即是生理的适应性；超越了这个范围，即是病理性反应。《灵枢·邪客》曰："人与天地相应也"，《灵枢·岁露》又说"人与天地相参也，与日月相应也"。这种人与自然相统一的特点就是岐伯医学的"天人合一"的观点。

季节气候对人体的影响：春温、夏热、长夏湿、秋燥、冬寒表示一年中气候变化的一般规律。生物在这种气候变化的影响下，就会有春生、夏长、长夏化、秋收、冬藏等相应的适应性变化。人体也与之相适应，如："天暑衣厚则腠理开，故汗出，……天寒则腠理闭，气湿不行，水下留于膀胱，则为溺与气"（《灵枢·五癃津液别》），说明春夏阳气发泄，气血容易趋向于体表，表现为皮肤松驰、腠理开、汗多；而秋冬季阳气收藏，气血容易趋向于里，表现为皮肤致密、少汗多尿的变化。人体的脉象也有春弦、夏洪、秋浮、冬沉的不同。许多疾病的发生、发展和变化也与季节变化密切相关，如春季常见温病，夏季多发中暑，秋季常见燥症，冬季多有伤寒。

在昼夜晨昏的变化过程中，人体也必须与之相适应。白昼为阳，夜晚为阴，人体也是早晨阳气初生，中午阳气隆盛，到了夜晚则阳气内敛，便于人体休息，恢复精力。许多疾病的发病时间及引起死亡的时间也是有一定规律的。如研究表明，五脏衰竭所致死亡的高峰时间在下半夜至黎明前，春夏季时期急性心肌梗塞多发生在子时至巳时，而秋冬季，该病的发作多在午时至亥时。

地域的差异，人们的生活习惯和身体状况也有很大不同。《素问·五常政大论》说："高者其气寿，下者其气夭，地之小大异也，小者小异，大者大异。故治病者，必明天道地理……"。岐伯认为，江南多湿热，人体腠理多疏松；北方多燥寒，人体腠理多致密。因此每个地区也各有其特有的地方病。甚至不同地区人们的平均寿命也有很大的差别。

正是由于人体本身的统一性及人与自然界之间存在着既对立又统一的关系，所以对待疾病因时、因地、因人制宜，就成为岐伯医学的重要原则。因此在对病人作诊断和决定治疗方案时，必须注意分析和考虑外在环境与人体情况的有机联系以及人体局部病变与全身情况的有机联系。

二、生命整体论的医学意义

（一）心身整体论

岐伯《内经》对于形体与精神的辩证统一关系做出了说明，指出精神统一于形体，精神是由形体产生出来的生命运动。即《灵枢·邪气脏腑病形》说："十二经脉、三百六五络，其气血皆上于面而走空窍，其精阳气上走于目而为睛（视），其别气走于耳而为听，其宗气上出于鼻而为臭，其浊气出于胃走唇舌而为味。"这就将视听嗅味等感觉认为是由于气血津液注于各孔窍而产生的生理功能。《灵枢·本神》说："故生之来谓之精，两精相搏谓之神，随神往来者谓之魂，并精出入者谓之魄。所以任物者谓之心，心之所忆谓之意，意之所存谓之志，因志而存变谓之思，因思而远慕谓之虑，因虑而处物谓之智。"整体论中，神既可以是形气的主宰，又会被形气所牵制。

（二）人的形体是一个有机的整体

岐伯医学认为，人的形体是一个整体，它是岐伯医学的基础理论。心身整体观，是把形、气、神三者归为一个系统来观察研究的，具体到形体本身，它又是一个整体。

人身整体观则认为，人体各部外而四肢百骸，内而五脏六腑，彼此联系，互相制约，形成了一个以脏腑为核心、以经络气血来维系的有机整体。①人体五脏是一整体。岐伯将五脏分属于五行，用五行相生相克的法则来说明五脏之间的关系。②人体脏与腑是一整体。古人把脏腑分为阴阳表里，以阴阳相配，通过经络相互络属而构成密不可分的表里关系。③五脏与人体各部是一整体。古人认为五脏之所以与五官七窍、四肢百骸构成一个整体，是由于人体经络连通的结果。

在认识和分析疾病的病理状况时，首先从整体出发，将重点放在局部病变引起的整体病理变化上，并把局部病理变化与整体病理反应统一起来。一般来说，人体某一局部的病理变化，往往与全身的脏腑、气血、阴阳的盛衰有关。由于脏腑、组织和器官在生理、病理上的相互联系和相互影响，因而就决定了在诊治疾病时，可以通过面色、形体、舌象、脉象等外在的变化，来了解和判断其内在的病变，以作出正确的诊断，从而进行适当的治疗。

《素问·阴阳应象大论》："从阴引阳，从阳引阴，以右治左，以左治右"，《灵枢·终始》："病在上者下取之，病在下者高取之"等等，都是在整体观指导下确定的治疗原则。人体是一个有机的整体，在治疗局部病变时，也必须从整体出发，采取适当的措施。如，心开窍于舌，心与小肠相表里，所以可用清心热泻小肠火的方法治疗口舌糜烂。

（三）局部与整体的关系

人的每一部分都含有全身的信息。岐伯《内经》中有颜面、尺肤反映人身整体的内容。中医诊法中的望、闻、问、切四诊，其原理就是局部反映整体。在日常生活里，我们会碰到手诊、耳诊、足诊等方法，它们的理论依据也是局部反映整体。

正是由于人体本身的统一性及人与自然界之间存在着既对立又统一的关系，在对待疾病时要因时、因地、因人制宜，就成为岐伯医学治疗学上的重要原则。因此在对病人作诊断和决定治疗方案时，必须注意分析和考虑外在环境与人体情况的有机联系以及人体局部病变与全身情况的有机联系。

第三节　病因论

一、病因论概述

人体各脏腑组织之间，以及人体与外环境之间，既是对立的，又是统一的，人体就是在这种对立统一的动态平衡中，保持着正常的生理活动，如这种动态平衡因某种原因遭到破坏，而又不能立即自行调节恢复时，人体就会发生疾病，这种破坏人体相对平衡状态而引起疾病的原因叫做病因。包括疾病的发生和致病因素两方面。岐伯《内经》将致病因因素称之为病邪、邪、邪气、虚邪等。所谓邪气就是凡能破坏机体健康、引起疾病发生的一切原因。岐伯《内经》对各种不同类型病因的性质、致病规律和所致病症的特点，运用了两种病因归类方法：一是阴阳分类法：《素问·经论》指出："夫邪之生也，或生于阴，或生于阳。其生于阳者，得之风雨寒暑。其生于阴者，得之饮食居处，阴阳喜怒。"岐伯《内经》病因的阴阳分类，是我国最早的病因分类法，是后世"三因论"分类法的基础。《医学源流论》："凡人之所所著，谓之病；所以致此病者，谓之因"。将与四季气候变化、地域环境有关的致病邪气归类于"阳邪"；将饮食所伤、起居失常、房事不节、情志所伤等致病因素归之于"阳"邪，内伤情志及饮食等因素等归之于"阴"邪。"喜怒不节，则伤脏，脏伤则病起于阴也，清湿袭虚，则病起于下，风雨袭虚，则病起于上，是谓三部。至于淫泆，不可胜数。"。一是三部分类法：《灵枢·百病始生》："夫百病之始生也，皆生于风雨寒暑，清湿喜怒，喜怒不节，则伤脏，脏伤则病超于阴也，清湿伤下，三部之气，所伤异类"。这是根据不同性质的病邪所伤人体部位的不同而将邪气分为伤上、伤下、伤脏三类。我们认为，这两种分类方法，其实是以阴阳理论为统领的，而将季节气候、地域环境有关的外感风雨寒暑清湿之邪，归之于"阳"邪，内伤情志及饮食等因素等归之于"阴"邪。岐伯的这两种分类方法直接影响了后世对病因的分类研究。宋代陈无择《三因极一病证方论》的"三因学说"，现代医学的病因四分法，都是对岐伯《内经》病因分类的继承与发展。

疾病的发生和变化是复杂的，归纳起来不外乎主要是内在条件和致病的外在因素，即正与邪的相争。"正"是指机体各脏腑组织器官的机能活动及其对外界环境的适应力和抵抗力。"邪"是泛指一切致病因素，阴阳失调是人体正气虚弱、邪乘虚侵入人体所引起，在正与邪两因素中，"正"是人体发病过程中起决定作用的，如《素问·刺法论》说："正气存内，邪不可干"《素问·评热论》说："邪之所凑，其气必虚"，致病因素也是引起阴阳失调的条件，即《素问》中所指"虚邪贼风，避之有时"。

二、病因论的医学意义

岐伯《内经》在综合了当时对医学的认识和"六气病因论"的基础上，逐步形成了病因学的理论，同时深受儒家"过犹不及"中庸思想的影响，形成了正如岐伯《素问·经脉别论》所说"生病起于过用"的观念，在精气——阴阳——五行哲学思想的指导下，建立了自己的病因理论，将气候异常原因以及疾病过程中产生水、湿、痰、瘀血等病理产物都有深刻的认识，奠定了后世的病因学基础。

（一）六淫

《素问·至真要大论》提出："夫百病之生也，皆生於风、寒、暑、湿、燥、火，以之化之变也。"的论点，"六淫"就是"风、寒、暑、湿、燥、火"六种外感致病因素的统称，也称作"外邪"。在正常情况下，风、寒、暑、湿、燥、火是自然界的六种气候变化，称为"六气"。六气的正常运行变化，有利于万物的生长变化，但如果六气太过或不及，则气候反常，在人体抵抗力低下时，"六气"成为致病因素则称"六淫"或"六邪"。是否引起发病是"六淫"和"六气"两者界定的唯一标准。因此，六淫就是风、寒、暑、湿、燥、火六种致病因素。

综合岐伯《内经》中有关文献的记载，"六淫"致病有如下共同的特点：

1. 季节性：《素问·阴阳应象大论》"春伤于风"、"夏伤于暑"、"秋伤于湿"、"冬伤于寒"之说。

2. 地域性：如西北方地势高、气温低、湿度小，因此多有燥邪、寒邪伤人致病的特征，即：《素问·异法方宜论》之“地势使然”。

3. 外入性：六淫邪气伤人具有自外入内的致病特征，《灵枢·百病始生篇》：“虚邪之中人也，始于皮肤，皮肤缓则腠理开，开则邪从毛发入，入则抵深”。

4. 伤人途径具有广泛性：“风雨则伤上，清湿则伤下”。

后人总结出的六淫致病的相兼性和转化性，是岐伯六淫学说的进一步补充和完善。应当指出，六淫可单独作用机体而致病，也可二、三种邪气同时侵袭人体致病，如风寒感冒、风热感冒，湿热黄疸，风寒湿痹等，且可互相转化，如风寒不解入里化热；热邪不解耗伤津液可化燥；热极生风等。

后世医家除将六淫为病因外，也将六气的特征与该病症状联系起来认识而形成病证名称，即风证、寒证、湿证、火证、燥证……等。这些病证与六淫都有一定的因果关系。

（二）七情

七情即喜、怒、忧、思、悲、恐、惊七种情志活动、是机体的精神状态。七情是人体对客观事物的不同反映，在正常的情况下，七情是人对外界事物或生活环境中各种影响的精神和情志的反映，属于正常的精神活动、一般不会使人致病。但如果外界事物或生活环境引致人的精神情志波动剧烈或突然，强烈或长期持久的情志刺激，超过了人体本身的正常生理活动所能调节的范围，引起体内阴阳，使人体气机紊乱，脏腑阴阳气血失调，气血失调，脏腑、经络功能紊乱，而导致疾病的产生，即为七情致病，故又称“内伤七情”。

七情作为“内伤”，与“外感相对而言”，说明脏腑疾病可由外感外在致病因素直接致病，也可由客观事物和生活环境刺激引致人的七情反映异常而间接地内伤脏腑。但不论外感或内伤，都只是发病的条件，而发病的根据，真正的内因乃是体质强弱、脏腑功能及精神状况。

七情致病共同的特点是：直接影响相应的内脏，使脏腑气机逆乱，气血失调，导致种种病变的发生。即《三因极一病证方论·三因篇》所说：“七情，人之常性，动之则先自脏腑郁发，外形于肢体。”

七情致病一方面取决于外界刺激的性质和强度，另一方面取决于人体本身体质强弱及脏腑功能状况。

1. 情志活动与脏腑的关系

岐伯《素问·阴阳应象大论》说：“人有五脏化五气，以生喜、怒、悲、忧、恐”。即情志活动必须以五脏精气作为物质基础。又说：肝“在志为怒”，心“在志为喜”，脾“在志为思”肺“在志为忧”，肾“在志为恐”。不同的情志变化对各脏腑有不同的影响，而脏腑气血的变化，也会影响情志的变化，如《素问·调经论》说：“血有余则怒，不足则恐”。《灵枢·本神》又说：“肝气虚则恐，实则怒。心气虚则悲，实则笑不休。”即暴怒伤肝，过喜伤心，思虑伤脾，过忧伤肺，大恐伤肾，但情志变化与脏腑的关系并不是绝对的，因为人是个有机的整体，心为五脏六腑之主，精神之所舍，心主神志，故神的异常变化都与心有关。

2. 情志致病的特点

《素问·阴阳应象大论》说：怒伤肝”，“喜伤心”，“思伤脾”，“忧伤肺”、“恐伤肾”。以上不同的情志刺激，可对各脏有不同的影响。因为岐伯《灵枢·口问》说：“心者，五脏六腑之主也，……故悲哀愁忧则心动，心动则五脏六腑皆摇。”。因此，各种情志刺激都与心脏有关，心是五脏六腑之大主，心神受损可涉及其他脏腑。

3. 情志变化影响脏腑气机，脏腑阴阳气血失调也可影响情志变化

如肝气郁结，烦燥则怒，肝火旺则暴怒；心火亢盛则狂燥，癫狂等。《素问·举痛论》说：“怒则气上，喜则气缓，悲则气消，恐则气下，……惊则气乱，……思则气结。”

怒则气上，是指过度愤怒可使肝气横逆上冲，血随气逆，并走于上。临床见气逆，面红赤，或呕血，甚则昏厥卒倒。《素问·生气通天论》说：“大怒则形气绝，而血菀于上，使人薄厥。”《素问·举痛论》说：“怒则气逆，甚则呕血及飧泄。”

喜则气缓，包括缓和紧张情绪和心气涣散两个方面。在正常情况下，喜能缓和精神紧张，使营卫通利，心情舒畅。《素问·举痛论》说：“喜则气和志达，营卫通利，故气缓矣。”但暴喜过度，又可使气涣散，神不守舍，出现精神不集中，甚则失神狂乱等症状。故《灵枢·本神》说：“喜乐者，神惮散而不脏。”

悲则气消，是指过度悲忧，可使肺气抑郁，意志消沉，肺气耗伤。《素问·举痛论》说：“悲则心系急，肺布叶举，而上焦不通，营卫不散，热气在中，故气消矣。”

恐则气下，是指恐惧过度，可使肾气不固，气泄以下，临床可见二便失禁，或恐惧不解则伤精，遗精等症。

惊则气乱，是指突然受惊，以致心无所倚，神无所归，虑无所定，惊慌失措。

思则气结，是指思虑劳神过度，伤神损脾导致气机郁结。古人认为“思”发于脾，而成于心，故思虑过度不但耗伤心神，也会影响脾气。《素问·举痛论》说：“思则心有所存，神有所归，正气留而不行，故气结矣。”阴血暗耗，心神失养则心悸，健忘，失眠，多梦；气机郁结阻滞，脾的运化无力，胃的受纳腐熟失职，便会出现纳呆、脘腹胀满、便溏等症。

4. 情志异常波动与疾病预后的关系

根据临床观察，在许多疾病的过程中，若患者有较剧烈的情志波动，往往使病情加重，或急剧恶化。如有高血压病史的患者，若遇事恼怒，肝阳暴张，血压可以迅速升高，发生眩晕，甚至突然昏厥，或昏仆不语，半身不遂，口眼歪斜。心脏病患者，也常因情志波动使病情加重或迅速恶化。另一方面，良性的情志活动，有利于疾病的康复，如《素问·举痛论》“喜则气和志达，营卫通利，故气缓矣。”即是说明喜悦的心情可以使紧张的心理状态得以缓和，使心血运行舒缓通达，有利于病情的好转。

（三）疫疠

关于疫疠致病及其临床特征，岐伯内经论述较简略，即《素问遗篇·刺法论》：“五疫之至，皆相染易，无问大小，病状相似。”说明了疫疠致病具有发病急骤、病情较重、症状相似，传染性强、易于流行等特点。

（四）饮食失宜

饮食、劳动和休息，是人类生存和保持健康的必要条件。但饮食要有一定的节制，劳逸需要合理安排，否则会影响人体生理功能，使气机紊乱或正气损伤，产生疾病。岐伯对饮食失宜的认识有如下两点：

1. 饥饱失常

饮食应以适量为宜，饥饱失常均可发生疾病。过饥则摄食不足，气血生化之源缺乏，气血得不到足够的补充，久之则气血衰少而为病，气血不足则正气虚弱，抵抗力降低。也易继发其他病证。即岐伯《灵枢·五味》“谷不入，半日则气衰，一日则气少矣”之谓。反之，暴食暴饮，过饱，则饮食摄入过量，超过脾胃的消化、吸收运化能力，可导致饮食物阻滞，脾胃损伤，出现脘腹胀满，暖腐泛酸，厌食，吐泻等食伤脾胃证。《素问·痹论》说：“饮食自倍，肠胃乃伤”。这种病证，小儿更为多见，因其脾胃较成人弱。食滞日久，可郁而化热；伤于生冷寒凉，又可以聚湿生痰；婴幼儿食滞日久还可以酿成疳积，出现手足心热、心烦易哭、脘腹胀满，面黄肌瘦等症。经常饮食过量，不仅可导致消化不良；而且还可影响气血流通，筋脉郁滞，出现痢疾或痔疮。《素问·生气通天论》说：“因而食，筋脉横解，肠为痔”。过食肥甘厚味，易于化生内热，甚至引起痈疽疮毒等病症。《素问·生气通天论》说：“高粱之变，足生大丁。”

2. **饮食偏嗜**

人体的精神气血都由五味所资生，五味与五脏，各有其亲和性，《素问·至真要大论》说：“夫五味入胃，各归所喜攻，酸先入肝，苦先入心，甘先入脾，辛先入肺，咸先入肾。”如果长期嗜好某种食物，就会使该脏机能偏盛，久之可损伤内脏，发生多种病变。故《素问·生气通天论》说：“味过于酸，肝气以津，脾气乃绝；味过于咸，大骨气劳，短肌，心气抑；味过于甘，心气喘满，色黑，肾气不衡；味过于苦，脾气不濡，胃气乃厚；味过于辛，筋脉沮弛，精神乃央”。《素问·五脏生成篇》又说：“多食咸，则脉凝泣而变色；多食苦，则皮槁而毛拔；多食辛，则脉急而爪枯；多食酸则肉胝刍而唇揭；多食甘，则骨痛而发落。”饮食与病变相宜，能辅助治疗，促进疾病好转，反之，疾病就会加重。饮食要适当调节，不应有所偏嗜才能使人体获得各种需要的营养。岐伯《素问·阴阳应象大论》：“水谷之寒热，感则害人六腑”。若饮食过寒过热，或饮食五味有所偏嗜，则可导致阴阳失调；或某些营养缺乏而发生疾病。如多食生冷寒凉，可伤损脾胃阳气，导致寒湿内生，发生腹痛泄泻等症；若偏食辛温燥热，则可使胃肠积热，出现口渴、腹满胀痛、便秘或酿成痔疮病症。饮食不足则营养不良，影响人体健康及发育。饮食过度可损伤脾胃出现脘腹胀痛、嗳腐吞酸，食欲不振，呕恶或泄泻等食滞、伤食的症状。饮食不宜肥甘厚味，如岐伯《素问·奇病论》：“肥者令人内热，甘者令人中满”，《素问·奇病论》：“高粱之变，足生大丁”，《素问·通评虚实论》：“消瘅仆击，偏枯萎厥，气满发逆，肥贵人则高粱之疾也”，过食甘肥厚味，则可助湿、生痰、化热。

（五）劳逸失常

《素问·经脉别论》：“生病起于过用”。劳逸均系《内经》之“过用”范畴，过度疲劳和过度安逸均可引起正气亏损。“劳则气耗”，持续性的过度劳累，则耗伤正气，表现气虚力衰，动则气喘，自汗心悸，肢体困倦无力等虚弱症状；过度安逸，缺乏锻炼，会使气血运行不畅，导致疾病，表现肢软乏力，动则气喘，心悸气短，或体肥、肌肉松缓，筋骨脆弱等。

岐伯《素问·宣明五气评分论》：“久视伤血，久卧伤气，久坐伤肉，久立伤骨，久行伤筋，是谓五劳所伤”，包含了过劳和过逸两个方面。正常的劳动和体育锻炼，有助于气血流通，增强体质。必要的休息，可以消除疲劳，恢复体力和脑力，不会使人致病。只有比较长时间的过度劳累，包括体力劳动，脑力劳动及房劳的过度，或过度安逸，完全不劳动，不运动，才能成为致病因素而使人发病。

1. 过劳

是指过度劳累。包括劳力过度，劳神过度和房劳过度三个方面。

（1）劳力过度　指较长时期的过度用力而积劳成疾。劳力过度则伤气，久之则气少力衰，神疲消瘦。《素问·举痛论》所说“劳则气耗”，“劳则喘息汗出，外内皆越，故气耗矣”，《素问·宣明五气篇》所说“久立伤骨，久行伤筋”，即指此而言。

（2）劳神过度　指思虑太过，劳伤心脾而言。《素问·阴阳应象大论》说：“脾在志为思”，而心主血脏神，所以思虑劳神过度，则耗伤心血，损伤脾气，可出现心神失养的心悸、健忘、失眠，多梦及脾不健运的纳呆，腹胀，便溏等症。

（3）房劳过度　指性生活不节，房事过度而言。肾藏精，主封脏，肾精不宜过度耗泄，若房事过频则肾精耗伤，临床常出现腰膝酸软，眩晕耳鸣，精神萎靡，性机能减退，或遗精、早泄，甚或阳痿等病症。《灵枢·百病始生》：“醉酒入房，汗出当风伤脾，用力过度，若入房汗出浴，则伤肾”。

2. 过度安逸

是指过度安闲，不参加劳动，又不运动。人体每天需要适当的活动，气血才能流畅，若长期不劳动，又不从事体育锻炼，易使人体气血不畅，脾胃功能减弱，可出现食少乏力，精神不振，肢体软弱，或发胖臃肿，动则心悸，气喘及汗出等，或继发他病。《素问·宣明五气篇》说：“久卧伤气”。

第四节　病机论

一、病机论概述

病机之名，首见于岐伯《内经》，《素问·至真要大论》的“审查病机，无失气宜”和“谨守病机，各司其属”。病机二字的意思，王冰解释为“病之机要”。

病机，即疾病发生、发展与变化及其结局的机理。疾病的发生、发展与变化，与患病机体的体质强弱和致病邪气的性质密切相关。病邪作用于人体，机体的正气必然奋起抗邪，而形成正邪相争，破坏了人体阴阳的相对平衡，导致脏腑、经络的功能失调，气血功能紊乱，从而产生全身或局部的各种病理变化。

病机的理论，在岐伯《内经》中已奠定了基础，《素问·至真要大论》：谨候气宜，无失病机，“谨守病机，各司其属”；《素问·调经论》：“血气论，百病及变化而生”；《素问·至真要大论》的“诸风掉眩，皆属于肝……”等。病机十九条出自于岐伯内经《素问·至真要大论》“谨守病机”的提法，将病机和十九项条文合而名为病机十九条。其实质，是以“五运六气”的“六气”与五脏相应的关系，将临床常见的诸多症状，分别归属于心、肺、脾、肝、肾之疾患，风、寒、湿、热、火之疾患，病变部位是在“上”或“下”等。应当指出，《内经》之论述病机，内容非常广泛，并不局限于“病机十九条”，它对邪正和阴阳之盛衰，气血和脏腑之虚实，以及某些病证（如疼痛、痿、痹、厥、痈疽等）的病机，均有详尽的论述。

后世的许多医家在岐伯《内经》病机理论的基础上对病机学说进一步充实和完善。汉代张仲景的《伤寒杂病论》在《素问》及《灵枢》的基础上，结合临床实践阐述了热病的虚实、寒热、表里、阴阳的进退变化；在《内经》脏腑、经络虚实的基础上，对不少病证的病机进行了阐述。隋代巢元方的《诸病源候论》对1729种病候的病因、病机、及其临床证候作了阐述，成为我国历史上最早的病因病机学专著。金元时期的刘河间在《素问·玄机原病式》中提出“六气皆从火化”和“五志过极，皆为热甚”的观点；李东垣在《内外伤辨惑论》中，论述了“内伤脾胃，百病由生”和“火与元气不两立”的病机；张从正在《儒门事亲》中论述了“邪气”致病的病机；朱丹溪在《格致余论》中阐释了“阳有余而阴不足”和“湿热相火”等病机。

总结岐伯医学的有关病机学说的主要论述，其主要内容包括以下3个方面：

1. 病因　岐伯《内经》将其归纳为阴阳两类。《素问·调经论》说：“夫邪之生也，或生于阴，或生于阳。其生于阳者，得之风雨寒暑；其生于阴者，得之饮食居处，阴阳喜怒”。风雨寒暑实为“六淫”的概括；阴阳喜怒乃“七情”的概括；饮食居处即“饮食劳倦”。后世三因说，实质上是对岐伯医学的继承和发扬。

2. 发病　正邪双方力量的对比，决定着疾病的发生与发展。即《素问·刺法论》所言“正气存内，邪不可干”。《灵枢·百病始生》又说：“风雨寒热，不得虚邪，不能独伤人。卒然逢疾风暴雨而不病者，盖无虚。故邪不能独伤人，此必因虚邪之风，与其身形，两虚相得，乃克其形。”《素问·上古天真论》：“精神内守，病安从来”；《素问·评热病论》：“邪之所凑，其气必虚”等，对疾病的预防、发病原因、机理作了原则性的论述。

3. 变　岐伯《内经》从各种不同的角度，论述了疾病的变化及其复杂性：

（1）以阴阳来概括疾病总的属性，如《素问·阴阳应象大论》：“阳受风气，阴受湿气”；“阳病者上行极而下，阴病者下行极而上”：“阴胜则阳病，阳胜则阴病；阳胜则热，阴胜则寒”：“阳受之则入六腑，阴受之则入五脏”。《素问·宣明五气篇》亦有“邪入于阳则狂，邪入于阴则痹；搏阳则为癫，搏阴则为瘖；阳入之阴则静，阴出之阳则怒”。

（2）以表里中外归纳疾病的病位：《素问·玉机真脏论》：“其气来实而强，此谓太过，病在外；其气来不实而微，此谓不及，病在中。”《素问·至真要大论》有“从内之外”、“从外之内”、“从内之外而盛于外”、“从外之内而盛于内”及“中外不相及”等病变规律。

（3）以寒热虚实归纳疾病的病性：《灵枢·刺节真邪》：“阳盛者则为热，阴盛者则为寒”；《素问·调经论》：“阳虚则外寒，阴虚则内热，阳盛则外热，阴盛则内寒”。《素问·通评虚实论》：“邪气盛则实，精气夺则虚”。《素问·调经论》：“气之所并为血虚，血之所并为气虚”。实指邪气盛，虚指正气衰。概括说来，有正虚而邪实者，有邪实而正不虚者，有正虚而无实邪者，有正不虚而邪不实者。

从以上分析我们可以看出，后世发展起来的八纲辨证，实际上岐伯《内经》中已有雏形。

二、病机论的医学意义

综观岐伯医学的有关病机理论，主要集中反映在病机十九条中，病机十九条的内容广泛，意义十分重要，它涉及病因（外感与内伤）、出现各种症状的机理、众多症状之间内在联系、辨证方法等，还通过一种病因能够引发几种不同症状，不同病因也能引发相同症状的现象，说明治疗疾病不能采用见症治症的简单方法，强调对于病因病机的了解分析，应该“审察病机，无失气宜”，做到“谨守病机，各司其属”，才能达到“疏其气血，令其条达，而致和平”的治疗目的。在这里我们仅以病机十九条内容作为讨论的重点，总结分析岐伯内经的主要病机思想如下：

（一）诸风掉眩，皆属于肝

诸者，凡也。风，风病，掉，摇之义，眩，目花。本条涉及的症状为“掉眩”，病因为“风”，病位所在的脏腑是“肝”。肝属木，木生风，肝为风脏，风气通于肝，肝病可以生风，发生以动为特征的证候。本条所论属于内伤，所指乃肝病生风引发的掉眩症状，属于内风范畴，均与肝脏有关。如：肝热生风，肝阳化风，此为肝脏本身的病证，又肾者水脏，主水藏精，真阴所寄，阴即水也，木赖水涵，精化为血，血能养肝，若肾阴内虚，水不涵木则木燥而生风，精虚血少，血不养肝则血虚而生风，此乃病在肾而证在肝，乙癸同源，肾病及肝。常用的如辛凉化风、清热熄风、疏肝平肝、养血柔肝、滋阴平肝，或参介类以潜，石类以镇，或佐通络治掉等治法，俱按上述不同的证候与病机进行辨证，肝病如此，他脏之病亦如此，推此及彼，举一反三，细细推敲，必有所获。掉眩也有病不在肝者，如《内经·素问》有上气不足，头为之苦晕，目为之眩的记载，在《金匮要略》中亦有郁冒证的论述。

（二）诸寒收引，皆属于肾

寒，寒病；收，敛；引相牵之义。本节致病之因为“寒”，出现的症状是“收引”，病在五脏之“肾”。肾主水，在天为寒，在地为水，属阴中之阴而内藏元阳，此条认为，凡一切寒病筋拘急，皆属于肾脏。《灵枢·本脏篇》曰：“经脉者，所以行气血而营阴阳，濡筋骨而利关节”。《灵枢·调经论》云：“血气者，喜温而恶寒，寒则泣而不流，温则消而去之”。经脉喜温而恶寒，血气在经脉中，寒者泣涩，温者通利。若肾中元阳不足，内生阴寒，不能正常地温煦经脉，则经脉不利，气血行泣而失其畅行。阳气既虚，血行不畅，局部经脉缺少血气的正常涵养，则寒邪乘隙袭入，寒主收引，寒邪痹阻经脉，初则关节疼痛，活动不利，久而出现经脉挛急，关节拘挛难以曲伸。按以上病机分析，本节所病之寒邪，既有阳虚之内寒，又有外寒之袭入，正虚邪客，内外合邪，虚实夹杂。如若病程冗长，除了阳气之虚，还有气血之损，以及久病所生之瘀，寒郁所酿之痰，陈寒不除，痰瘀难消，寒、痰、瘀三邪互结而成痼疾，已不能单纯应用温肾祛寒为治，宜以化瘀祛痰为主，佐入温经补虚，也许尚能减轻症状。

（三）诸气膹郁，皆属于肺

气，气病；膹，胀满；郁，结而不舒。张景岳解释：“膹月责，喘急也。郁，痞闷也。”肺主气，司呼吸，主肃降，因多种不同的原因造成肃降无权，肺气上逆，气结胸中，则出现胸部塞闷、呼吸急促的病症，故曰其病在肺。本节描述的症状类似以胸闷气急为主症的喘证，若兼有咳嗽痰多则为肺胀，伴以胸痛则与胸痹相近，兼有汗出肢冷脉微即为虚喘重证。临床所见如肺气大虚，气无所主，或如痰浊壅肺，气降受阻，均可出现呼吸失常，胸闷喘息的临床症状，皆属病在于肺之例。又肾为气之根，肾主纳气，大凡肾气大虚者肺气亦虚，下则摄纳无权，气不归根，上则肺气耗散，主气无力，以致气浮于上，胸闷喘息，肢冷汗泄，其病在肾，由肾及肺，此为虚喘之重者。尚有病起大怒，怒者气上，肝气迫肺而致胸闷喘息者，其病在肝，由肝及肺，这是实喘之一。所以出现膹郁症状，除了肺脏本身以外，涉及肝肾二脏，病变的脏腑不同，病因病机亦不同，还有疾病性质的属虚属实、属寒属热的区别，治法迥异，必须详为辨析。

（四）诸湿肿满，皆属于脾

本条病证的症状是“肿满”，湿，湿病；“肿”在全身皮肤，“满”为腹内胀满，肿者现于外而医者可见，满者病于内唯患者自知。引发的病因为“湿”，病在的脏腑是“脾”，此条认为，一切湿病浮肿充满，皆属脾脏。脾属太阴，为卑滥之湿土，属阴中之至阴，性喜温燥而恶寒湿，号称阴土，脾居人体之中，转运上下，又称枢轴。但枢轴之旋运，赖阳气之温煦。如若脾阳内虚，一则土德不振，旋运失职，水谷精气不能依赖脾气散精而上归于肺，二则土不生金，肺虚则无力行其通调水道，下输膀胱之职能，于是水津不能四布，五经焉得并行，揆度失其常态，导致清者难升，浊者失降，水谷之湿郁而不化，积于腹中则气行受阻而发为胀满，外溢皮肤则积于肌腠而成浮肿，这是肿满之证生于脾病之正局。也有脾虚土不生金，肺虚卫失固密，外邪乘隙袭入，邪郁肌腠，肺失宣达，三焦失利，水道不通，以致水湿泛滥，发为浮肿，湿乘于脾，而致胀满，肿满，虽首责脾土，实非局限在脾。

（五）诸痛痒疮，皆属于心

疮，外疡。此条指出，一切痛痒疮疡，其病机均与有关。以上证候在初起时患处皮肤微红而痒，疼痛尚轻，此后迅速加重，则局部皮肤焮红灼热，疼痛日益加重，李中梓云：“热轻则痒，热重则痛”。疮疡初起病轻，病轻则热轻，热轻则痒，延久病重，病重则热炽，热炽则痛，进而热极化火，血受火灼，腐而成脓，此类病证属于阳毒热证，阴疽不在其例。临床上，治疗疔痈疮疖时一般不用凉血清心之品，这也印证了本条心字的涵义所在，虽然别疔疮、发背重证，热毒炽盛时也可出现邪陷血分、高热不退、神识不清的症状，属于邪入营血、热伤心神，这属于疾病反常发展的个例。因此本条“皆属于心”的“心”字，必须活解。又解作：心寂则痛微，心躁则痛甚，百端之起，比自心生，痛痒疮疡，生于心也。

（六）诸痿喘呕，皆属于上

痿，肺痿也；喘，息促也。此条意指一切肺痿，喘息、呕吐均属于上焦也。病机十九条中“上”、“下”二条的内容与其他各条不同，只有症状，没有病因，只有上下的部位，未点明确切的脏腑，因此学习时的思维空间与思考的广度更大。本条症状为痿、喘、呕吐，病变所在为上。上指上焦，即胸中，内藏心肺，其中的心与痿、吐二症无直接的关联，惟有肺与痿、喘、呕三症的关系密切，如《素问·痿论》曰：“五藏因肺热叶焦，发为痿躄。”又痰壅于肺则病喘、饮邪迫肺亦病喘、肺气大虚亦能病喘。再则肺主气之降，肝气主气之升，一升一降，合为和平，若其人肺虚，金不平木，以致肺降不及而肝升太过，肝气横逆犯胃，上逆犯肺，肺胃之气上逆而病呕吐与喘息，此类证候，治不独在胃而亦在乎肺，宜肺胃同治，叶香岩应用麦冬、沙参、枇杷叶、石斛、竹茹等治疗恶心呕吐的佐金平木法，临床中应用旋覆代赭汤治疗呕吐、气喘，皆属此类。以上痿、喘、呕三证发生皆系乎肺，故曰“皆属于肺”。

（七）诸厥固泄，皆属于下

本条涉及的症状有“厥”（手指清冷）、“固”（禁固）、“泄”（与固相反，指二便失禁），病变所在为“下”。“下”即“下焦”，五脏中位于下焦的有肝、肾二脏。此条意指一切厥冷、大小二便闭结、遗泄，均属于下焦。厥，轻者四肢厥冷，重者人事不省，《素问·厥论》分厥证为寒厥与热厥，曰："阳气衰于下则为寒厥，阴气衰于下则为热厥。"《内经》还有"肾气虚则厥"之说，都属于因虚至厥。阳气指元阳，阴气指元阴，肾气即元气，肾阴即元阴，皆藏于肾，为生命之根，元阳亏虚则温煦失常厥冷，元阴亏虚，元阳虚脱则厥逆，而由此可见厥证与肾密切相关，故曰"皆属于下"，"下"即"肾"也。再如血气奔逆之大厥，大怒血菀于上之薄厥，烦劳阳气内张之煎厥，以上三种厥证，大怒与烦劳皆属诱因，血气奔逆乃引发厥证的病机，肾阴不足乃本证的主要病因。良以肾阴大虚，水不制火，肝阳暴张，风火相煽，以致血气奔逆，升而不降，发为厥证，其病在肝，亦在乎肾，乙癸同源，肝肾同处下焦，亦符合"皆属于下"。总之，厥证从性质讲有虚寒、实热之异，从标本论，有在肾、在肝之别，从致病的原因来说，主要在于下焦之肾。固是前后不通，泄为二阴不固。肾主二阴，前后二阴之不约或不利，与肾的关系密切，亦系"皆属于下"之例。

（八）诸热瞀瘛，皆属于火

本条症状"热"（热病）、"瞀"（心中闷乱）、"瘛"（筋脉拘急），病因为"火"。热为发热；瞀，河间谓昏也，如酒醉而心火热甚，神浊昧而瞀昏；瘛，动也，惕跳动瘛。发热昏昧与抽搐症状同时存在，属于火邪所致。热者火之渐，火者热之极，热之与火，质本一体，程度不同而已。外感温热之邪，表邪内传，陷入厥少，每每出现发热、神昏、抽搐等危症。心藏神，主神明，中医把属于意识、思维、记忆等部分大脑活动功能归属于心，当热病（不论伤寒、温病）极期，发热不退，营阴内耗，正虚邪陷，热入营血，邪犯厥少，除高热不退，口乾舌焦，尿少色赤以外，热伤心神，神无所主，神志昏瞀，热盛生风，风淫四末，四肢抽搐，甚者肢体僵直，角弓反张，归入痉厥范畴。瞀瘛症状多见于外感热病的极期。一般来说，温病初期，叶氏曰："温邪上受，首先犯肺"，邪在上焦肺卫，不致于出现发热与瞀瘛并见的危重症状。亦有例外者，如高年营阴久虚，婴幼稚阴未充，或因所感邪热特甚，以致发病未几，随即内传，陷入心包，热扰心神，风因热起，此为逆传心包之证，属于热病之反常传变，症见高热、神昏，邪陷营血与逆传心胞均属重证，症状有所类同，幼儿与年老体弱者也可出现四肢抽搐。其病程的长短与营阴耗伤的程度具有明显的区别，治疗时，在祛邪与扶正药物的应用上，孰主孰次，孰轻孰重，迥然不同。热病发展至热入心包或邪陷厥少的时候，热势已炽，热之极便是火，因此曰："皆属于火"，这也符合五气俱从火化的道理。

（九）诸禁鼓慄，如丧神守，皆属于火

本条症状有"禁"、"鼓"、"慄"、"如丧神守"，病因是"火"。禁与噤通，失语，不出声也；鼓者鼓颔，战齿也；慄为身体抖动，即寒战；如丧神守，即神不守舍，轻度的精神失常。此条意指一切口噤鼓颔、战慄而不能自制病证，皆属于火。一般的风热外感与伤寒、温病初起，其邪在卫表，不致出现上述严重症状，当外感热病发病多日，高热不退，邪热炽盛，一则里热难以外达，阳郁不伸，出现真热假寒，寒战、战齿之假象，若兼见四肢厥冷，即为热深厥深，二则热伤心神，表现为失语及神不守舍。这样的证候在伤寒阳明证与温病气分证，属于表邪传里，里热炽盛的外感热病的剧期。不尔，势将入营劫液，直至耗血动血，昏昧狂乱，种种危象相继迭现。本条的症状除了寒战、战齿、失语、神不守舍以外，应当与上条一样具有发热症状，在原文中没有提及，属于省略。诸热瞀瘛与诸禁鼓慄，如丧神守二条的共同症状都是发热、神昏（失语），前者伴有抽搐，后者兼见寒战、

战齿，病因都是火邪，症状的差异，尤其后者出现了寒战、战齿的假象，只有通过病机分析，才能不为假象所惑，避免诊断与治疗失误，这正是“病机十九条”所体现的强调辨证的核心思想，显示了中医学的客观与科学。

（十）诸痉项强，皆属于湿

本条症状“痉”、“项强”，病因为“湿”。此条意指，一切身项强直，皆属于湿所致，痉为肢体缰直，项强是颈项强直不能转侧，二者性质相同，惟有程度上的区别，以上症状由湿邪所引发。对于本节原文，先贤颇有争议。姑且存而不论。

（十一）诸逆冲上，皆属于火

本条涉及症状为“逆”、“冲上”，病因是“火”。逆为上逆，应降而反升为之逆，冲上即逆上，要注意这个冲字，它含有突然与相对严重的意思，与中风证的中字相近，冲上者，突然而较剧的逆上也。此条意指，一切上逆之症，皆属于火。临床中突然出现而相对较重的逆上症状如外风引动内风，风气上逆，升而不降的中风；外感风热，挟痰迫肺，肺气上逆的咳喘，暑热犯胃，胃气逆上之呕吐等。火性炎上，暴病多实，李士材曰：“阳邪急速，其病必暴。”以上病证发病骤急，证情相对较重，属热属实者居多，热之极谓之火，故曰“皆属于火”。治疗方法，亦以清热、泻实、降逆为法。

（十二）诸腹胀大，皆属于热

本条症状“腹胀腹大”，病因为“热”。腹胀又兼腹大者，其证为臌，即现代医学的腹水征。此条意指一切胀满皆属于热。按河间解释，“阳热气盛，则肿胀也。”李中梓曰：“大抵阳证必热，热者多实。”可见本条中“皆属于热”的热字不能单从字面去解释，我们认为把它当作阳证与热证解释也许更为恰当。不论气臌、水臌、血臌、虫蛊，多属于有余之阳证与实证，有表现为热证的，也有表现为寒证的。

（十三）诸躁狂越，皆属于火

本条症状是“躁”、“狂越”，病因为“火”。此条意指一切烦躁狂妄失常，皆属于火。临床中常见外感热病出现躁狂越症状者，躁证多见于气分无形热盛与阳明实热证中，为热扰心神之轻者，表现为神情烦躁，躁动不安，有时谵语而问之能答，应用辛凉重剂以清热，或投通腑泻实以泄热，热清则神安，自然告愈。狂者多见于邪陷厥少之候，热伤营阴，邪热炽盛，内陷心包，神明被扰，神识昏昧，胡言谵语，甚者登高而歌，弃衣而走，或伴肢痉项强，病情危笃，属于重证。治用清营汤加吞安宫牛黄丸之类，以挽危急。此为热扰心神之极者，故曰“皆属于火”。

（十四）诸暴强直，皆属于风

本条症状“暴”、“强直”，病因为“风”。暴，形容发病之突然与病势之危重；强直，即颈项强直，四肢僵硬，角弓反张。此条意指一切猝然筋脉强直之病，皆属于风。对于四肢强直，角弓反张症状，在《金匮》称为痉证，分刚痉与柔痉，刚痉由外风所致，柔痉系内风引发，刚痉属外感，柔痉为内伤，外感之痉，起病急骤，内伤之痉，发展稍缓，但证情同样严重，而且具备风的特征。本条证候起病骤急，当属外感所致，由外邪袭伤而骤发强直症状者如小儿脐风，亦包括热病邪犯营血，病入厥少之热极生风而致的痉搐者。“风性动”、“风者善行而数变”，正由于本证发病骤急、病情进展迅速、症状变化多端，具有动的特征，因此曰“皆属于风。”但脐风伤于外风袭入，热病中出现之强直症状为热极生风所引发，属于内风范畴，二者治法迥异，不可同日而语。

（十五）诸病有声，鼓之如鼓，皆属于热

本条所述症状是，在人体的胸腹部位，以手叩之有声，声如鼓音，病因为热。此条意指一切肠鸣腹胀，皆属于热。中医在诊断臌胀证时也采用以手扣腹的诊法，听其声音，响亮如鼓声者为无形气滞，属气臌，音低而沉闷者乃有形邪积，为水臌、血臌、蛊臌之类。本条症状为扣之有声，声如鼓音，系中空无物之特征，常见于气臌。气臌由肝失疏泄，气滞失运，结于腹中，引起腹胀，甚者腹大，病邪为郁结之气，其证为实但未必属热，治疗方药如柴胡疏肝散合沉香苏合丸，药性偏于辛温，符合“脏寒生胀满”之经旨，故“皆属于热”的热字，也不宜纯作热邪、热证解释。

（十六）诸病胕肿，疼酸惊骇，皆属于火

本条提到的症状有“胕肿”（跗肿之病，以水湿为多）、“疼酸”、“惊骇”，病因为“火”。此条意指一切浮肿、酸痛、惊骇，皆属于火。张景岳《类经》把胕肿解释为浮肿，似乎不妥。《医经精义》把胕肿改为跗肿，跗者足跗，即足背浮肿，比较合适。临床中出现足部浮肿，伴有酸痛，同时因此而出现惊骇不安之状者，如丹毒，热痹等，这些证候除了足部局部肿痛以外，往往兼有患处皮肤焮红，抚之灼热，由于疼痛烈剧，怕按怕碰，往往会出现惊骇不安之状。上述证候，属于阳证、实证，热极为火，故曰“皆属于火。”本节原文也不能死读，不能被胕（跗）字印定眼目，要举一反三，不论肢体任何部位出现上述症状者，同样符合“皆属于火”的病机特点，治则亦基本类同。

（十七）诸转反戾，水液浑浊，皆属于热

本条症状有“转”、“反戾”与“水液浑浊”，病因为“热”。转为扭转，反为角弓反张，戾为曲，即曲身，水液指小便。此条意指一切转筋、溲浑，皆属于热。凡出现肢体扭曲，角弓反张而尿黄混浊者，由热邪所引发。在病机十九条中论述肢体扭曲、四肢强直、角弓反张症状者，有“诸痉项强，皆属于湿”，“诸暴强直，皆属于风”，与本条“诸转反戾，水液浑浊，皆属于热”，涉及的病因有湿、风、热三种。湿为阴邪，热为阳邪，风为百病之长，三者的属性不同而引发的症状相同，因此本条原文中水液浑浊的现象，是反映热邪致病的症状特点之一，也是与由风湿二邪致病相区别的辨证要点之一。

（十八）诸病水液，澄澈清冷，皆属于寒

本条无具体症状，只指出“水液澄澈清冷”，病因为“寒”。水液，泛指人体所有的排泄物，澄澈清冷即透明稀薄，与上条水液浑浊之稠厚浓浊相对照，作为鉴别证候之寒热虚实的辨证方法。此条意指一切小便清冷，皆属于寒。例如：痰热咳嗽者痰稠厚，风寒咳嗽者痰稀白；痈毒的脓液稠黄，阴疽的脓液清稀；经血色淡而稀多虚寒，稠厚色深为实热；腹泻之大便清稀多水为虚寒，稠厚恶臭属湿热；小便量多清澈为寒，量少混黄属热；带下清稀如水为虚寒，浓稠色黄为湿热；呕吐物完谷不化为寒，腐浊酸臭属热等，都是临证时常用的辨证依据。寒热虚实之阴阳有别，治则方药亦迥然不同，本条所指并非一个特定的证候，而是一种辨证的方法，病机十九条体现了辨证在中医治疗中的重要地位。

（十九）诸呕吐酸，暴注下迫，皆属于热

此条意指一切呕吐急泻，皆属于热。本条症状有“呕”、“吐酸”、“暴注下迫”，病因为“热”。呕是呕吐；吐酸即呕酸，或曰泛酸；暴者形容起病急重；注，“一泻如注，”形容泻势之甚；暴注即严重的急性腹泻；下迫，肛门的窘迫症状，如里急后重。急性腹泻，一泻如注，伴有里急后重，以及呕吐，泛酸者，属于实热证，如急性胃炎、急性肠炎之类。热邪与宿食互结，壅积在胃，胃气不降而反上逆，遂致呕吐，吐酸。热壅肠道，小肠不能受承，大肠无以化物，传导失其常度而腹泻，暴注下迫。凡此皆为实热之证，故曰皆属于热。如三黄泻心汤，既治胃家实热之呕吐、泛酸，亦可通因通用治疗实热腹泻。

历代先贤对病机十九条十分重视，详加注释并代有发挥，尤以金元刘河间为最。他应用运气理论对本文进行深入研究，按照内伤与外感的属性归属为五运主病与六气主病，发现在六气主病的内容中，独缺燥气，于是补充了“诸涩枯涸，干劲皴揭，皆属于燥”一节，通过对病机发展的分析，在其所著《素问玄机原病式》一书中，对病机十九条所涉及的证候与症状加以补充，还通过“五气俱从火化”的病机演变，产生了“主火论”，发前人之未发，补仲景之未备，自成一家，成为寒凉派的鼻祖。在河间主火理论的指导下，一改以辛温发散治疗外感热病的一统天下，倡用辛凉苦寒，对于外感热病初起阶段，不再应用辛温发汗，改而采用辛苦凉透的治法，明显的提高了临床疗效，推动了中医学说与学术的进步，为以后中医学说的发展开了先河。

学习病机十九条，首先应正确理解“诸”字与“皆”字的涵义，不能解释为“所有”与“都是”，只是针对病机十九条中所涉及的内容而不是包罗一切，甚至还不能包括《内经》其他篇章中提到的有关证候、症状与病机。病机十九条虽然意义重大又切合临床实用，但也有它的局限性，因此应结合后世的医学发展与所面对的临床实际，用发展的眼光、动态的思维与实践的方法去学习病机十九条，不能为“诸”、“皆”二字所囿，不可用“病机十九条”去概括一切。

第五节 疾病论

一、疾病论概述

疾病是指人体在生理上或心理上的不正常状态，疾病与健康是相对的。人体脏腑、经络的生理活动正常，气血阴阳协调平衡，即“阴平阳秘”；当人体在某种致病因素作用下，生理活动异常，气血阴阳平衡协调关系被破坏，导致“阴阳失调”，出现各种症状，便发生了疾病。疾病的发生和变化，关系到人体本身的正气和邪气两方面。

岐伯《内经》的疾病观，认为“病起于过用”，人体的生理机能“过度”使用，就会造成疾病，“久视伤血，久坐伤肉，久行伤筋，久立伤骨”；“饮食自倍，肠胃乃伤”；“喜伤心，怒伤肝，思伤脾，悲伤肺，恐伤肾”等。

岐伯《内经》认为疾病是可以认识的即“有诸内必形诸外，有诸外必形诸内”，《素问·本脏》：“视其外应以知其内脏，则知所病矣”，抓住了外在的证候，也就是同时抓住了内在的病机变化。人的生命活动正常进行，则健康无病，《内经》称之为平人，《素问·调经论》：“阴阳匀平，以充其形，九候若一，命曰平人”，《灵枢·邪气脏腑病形》：“见其色，知其病，命曰明；按其脉，知其病，命曰神；问其病，知其论，命曰工”。它实际上是“望、闻、切、诊”雏形。

疾病是可以预防和治疗的，重视自身功能的和谐适中，自身物质的充实流通。即使是自然界的外来因素伤害，也必须通过破坏人体自身的功能，才能引起疾病。《灵枢·九针十二原》："今夫五脏之有疾也，譬犹污也、犹结也、犹闭也，刺虽久，犹可拔也；污虽久，犹可雪也；结虽久，犹可解也；闭虽久，犹可决也。或言久疾之不可取者，非其说也。"在岐伯《内经》中强调预防疾病重于治疗疾病。如《素问·四气调神大论》："圣人不治已病治未病"，一方面具体阐述未病先病防的重要性，同时又从另一方面论述了防病的重要意义，《素问·四气调神大论》"譬犹渴而穿井斗而铸锥，不亦晚乎"。

二、疾病论的临床应用

当内外因素作用于人体时，削弱乃致破坏了机体自身的调节机制，或其强度超过了机体所能适应的范围时，疾病就会发生。

（一）《黄帝内经》认为疾病可防、可治

《黄帝内经》提出"无形无患"，有了躯体形骸，进行着生理活动，就常常会出现某些偏差或失误，（《黄帝内经素问》见林亿注）"气形质具而疴瘵由是萌生"。因此，疾病是生命活动中难免会有的一些现象，是一种自然过程，可以预防和避免。对疾病应抱积极、主动的态度，未病注重预防，有病则及时采取积极有效的措施加以治疗。《素问·五脏别论》所说的"拘于鬼神者，不可与言至德"，"病不许治者，病必不治"等。《灵枢·九针十二原》："言不可治者，未得其术也"，是因为在治疗过程中出现了方法的不正确或出现了各种各样的失误而致。

（二）《黄帝内经》认为阴阳动态平衡的失调导致疾病的发生

《灵枢·终始》："所谓平人者（健康者），不病。不病者，脉口、人迎应四时也，上下相应而俱往来也，六经之脉不结动也，本末之寒温之相守司也，形肉血气必相称也，是谓平人"。机体对外界环境能适应，内部各方面活动相协调，就是健康。健康又可高度概括为阴阳消长的动态平衡，或者说"阴平阳秘"。而疾病就是阴阳动态平衡的失调或被破坏，其具体可表现为机体对外界环境变化的适应不良，自身精神心理与形体机能之间关系失常，以及不同脏腑经络功能之间的不够和谐等等，都可导致"阴阳不和"、"阴阳失却协调"，从而使人体发生了疾病。阴阳两者必须保持动态平衡关系，人体才是健康的。平衡是相对的，不平衡是绝对的。《灵枢·根结篇》所说："阴阳之道，孰少孰多，阴道偶，阳道奇。"

1. 人体生命过程是阴阳动态平衡的过程

《素问·生气通天论》说："阴平阳秘，精神乃治。"人体生命过程的动态平衡协调，人之生命以阴阳平衡为贵。人的内与外，表与里，上与下各部分之间，以及物质与功能之间，都必须保持阴阳的动态平衡协调关系，才能维持正常的生理活动。所以人体只有保持着阴气充盈平和，阳气固密秘守，生命活动才会旺盛，身体才能健康无病。平衡与运动不可分割，人体总是处于动态的相对的平衡之中，就能显示出人体生命过程的生、长、壮、老、已的各个阶段来。

人体的动态平衡，是不断前进中的平衡，由一个水平线的平衡上升到新水平线上的平衡。《素问·上古天真论》描写男女生、长、壮、老、已过程时，说到女子七岁肾气逐渐充实，开始更换乳齿，头发迅速生长，十四岁生殖机能成熟，月经来潮，二十一岁智力和形体发育成熟，二十八岁是最旺盛时期，三十五岁出现初衰，四十二岁三阳经气血衰减，四十九岁肾气大衰，月经闭止。因此，人体在不同的生长发育阶段，其平衡的内容是不同的，不是停留在某一水平线上的平衡，而是前进中的动态平衡。

2. 阴阳的动态平衡观在医疗实践中的应用

岐伯医学的动态平衡观贯穿在中医学的生理、病理、诊断、治疗等医疗实践的各个方面。

人体阴阳相对平衡，是健康的必要条件。机体保持阴阳的动态平衡标志着身体健康。《素问·调经论》说："阴阳匀平，以充其形，九候若一，命曰平人"。阴阳平衡之人，气血充沛，寸口脉、人迎脉等九处脉象一致，称之为"平人"，即健康无病者。健康人的气血运行上下和谐，脏腑经络的功能正常，形肉气血相互协调。健康人包括机体内部阴阳的相对平衡和机体与外部环境的相对平衡，即对环境变化的适应这样两个方面，而前者是后者的基础。

3. 《黄帝内经》认为阴阳失调是导致疾病、死亡的根本原因

《素问·生气通天论》说，"阴阳乖戾，疾病乃起。"《素问·阴阳应象大论》说，"阴胜则阳病，阳胜则阴病。阳胜则热，阴胜则寒"。说明阴阳是相互斗争的，斗争是绝对的，阴阳平衡是相对的，一旦阴阳失调，任何一方偏胜，必然影响到对方，这就是病象。如果阴阳平衡关系破裂而阴阳分离，人的生命活动也就停止了。所以《素问·生气通天论》说："阴阳离决，精气乃绝。"

4. 《黄帝内经》认为调整阴阳，恢复平衡，是治疗的基本原则

《素问·至真要大论》说："谨察阴阳所在而调之，以平为期。"对于疾病的治疗要根据阴阳偏盛偏衰的病变，采用调整阴阳，补偏救弊的方法，以恢复阴阳的相对平衡为治疗目的。

综上所述，我们认为岐伯《内经》的有关理论中应用阴阳对立统一学说，分析人体健康和疾病的矛盾，提出了维持人体阴阳动态平衡的观念，为古代医学的发展做出了卓越的贡献。

第六节 诊病论

一、诊病论原理

《素问·阴阳应象大论》说："善诊者，察色按脉，先别阴阳，审清浊，而知部分；视喘息，听音声，而知所苦；观权衡规矩，而知病所主；按尺寸，观浮沉滑涩，而知病所生。以治无过，以诊则不失矣。"《灵枢·邪气脏腑病形》说："见其色，知其病，命曰明；按其脉，知其病，命曰神；问其病，知其处，命曰工。"

健康与疾病，正常与异常，不同的色泽，脉搏的虚、实、细、洪都是相对的，在诊断疾病时，一定要注意从正常中发现异常，从对比中找出差别，并进而认识疾病的本质。以观太过、不及之理的诊断原理。

岐伯《内经》的整体观认为，人是一个有机的整体，内在脏腑与体表的形体官窍之间是密切相关的，整个人体又受到社会环境和自然环境的影响，因而决定着病理条件下，疾病表现形式的多样性、复杂性，故应综合整体观来进行考虑病变，这就是后来中医诊断学发展起来的整体审察。

病证结合，指辨病与辨证相结合。辨病，是从疾病的全过程、特征上认识疾病的本质；辨证，是从疾病的阶段性、主要矛盾认识疾病的本质。临床进行思维分析时，有时是先辨病然后再辨证，有时先辨证然后再断病。

司外，指审察外表的种种征象；揣内，推测内脏的病理变化“有诸内者，必形诸外”，所以视其外部现象有可能测知内在的变动情况。观察外表的病理现象，可以推测内脏的变化，认识内在的病理本质，便可解释显现于外的征候。所以《丹溪心法》说：“欲知其内者，当以观乎外；诊于外者，斯以知其内。盖有诸内者形诸外。”见微知著，意指通过审视微小的变化（见微），可以测知整体的情况（知著），这是因为：局部包含着整体的生理、病理信息，具有着整体“缩影”的特征以常达变，常者，人体生理的正常特征；变者，人体病理异常变化。以“常”衡“变”，观察比较，认识疾病本质。

二、诊病基本方法

岐伯《内经》强调诊病要多种手段统一、结合应用，才能对疾病作出全面的认识，岐伯医学诊病的基本方法主要有如下的内容：

（一）多种诊断手法的名称及应用

1. 按、切脉诊

《素问·阴阳应象大论》称：“按脉”、“按尺寸”。《素问·阴阳别论》称“持真脉之脏脉”。《素问·五脏生成》“脉之大小滑涩浮沉，可以指别”。《素问·脉要精微论》：“征其脉”，并且讲究诊脉应上下内外“推”动。《素问·三部九候论》：“切循其脉”。《素问·八正神明论》：“诊三部九候之病脉”。《素问·离合真邪论》：“审扪循三部九候之盛虚”。《素问·病能论》“切求其脉理”。

2. 察、睹色诊

《素问·阴阳应象大论》称“察色”、“审清浊”。《素问·五脏生成》“五色微诊，可以目察”。《素问·汤液醪醴论》“五色日见于目”。《灵枢·玉版论要》“色见上下左右”。《灵枢·九针十二原》：“睹其色，察其目，知其散复”。《灵枢·五阅五使》：“五色独决于明堂”，“五色之见于明堂，以观五脏之气”。

3. 听、闻声息

《素问·阴阳应象大论》称“听音声”。《素问·五脏生成》：“五脏相音，可以意识”。《素问·汤液醪醴论》：“音声日闻于耳”。《素问·玉机真脏论》：“下闻病音”。

4. 度、察形气

《素问·阴阳应象大论》称“视喘息”。《素问·三部九候论》：“必先度其形之肥瘦”，并从此引出七诊九候之论。《素问·经脉别论》：“诊病之道，观人勇怯、骨肉、皮肤，能知其情，以为诊法也”。《素问·病能论》：“度者，得其病处，以四时度之也”。《素问·方盛衰论》：“视息视意”。“诊有十度，度人脉度、脏度、肉度、筋度、命度”。《灵枢·九针十二原》：“一其形，听其动静，知其邪正”。《灵枢·终始》“必察其形气”。《素问·五脏别论》还有“观其志意”的观察神气诊法。

5. **数问病情**

《素问·移精变气论》称："数问其情"。《素问·疏五过论》："必问饮食居处"、"必问贵贱"、"问年长少，勇怯之理"。《素问·师传》有四问：俗、讳、礼、所便。《素问·长刺节论》有："刺家不诊，听病者言"。

6. **弹、按体征**

《素问·三部九候论》："以左手足上，上去踝五寸按之，庶右手足当踝而弹之，其应过五寸以上，蠕蠕然者不病堪为世界最早的反射试验诊断方法。

7. **循、视经络**

《素问·三部九候论》："切循其脉，视其经络浮沉，以上下逆从循之"。《素问·皮部论》：依据十二皮部，诊视色泽。

8. **循摸尺肤**

《素问·方盛衰论》："循尺滑涩，寒温之意"。《灵枢·官能》："审皮肤之寒温滑涩，知其所苦"。《灵枢·论疾诊尺》："审其尺之缓急、大小、滑涩，肉之坚脆，而病形定矣"。

（二）多种诊断手法的综合运用

1. **多种诊断手法并用**

《素问·金匮真言论》在论述"五脏应四时"的诸多天地人关系后强调："故善为脉者，谨察五脏六腑、一逆一从、阴阳、表里、雌雄之纪，脏之心意"，"是谓得道"。《素问·阴阳应象大论》："见微得过，用之不殆。善诊者，察色按脉，先别阴阳；审清浊，而知部分；视喘息，听音声，而知所苦；观权衡规矩，而知病所主。按尺寸，观浮沉滑涩，而知病所生以治；无过以诊，则不失矣。"《素问·移精变气论》："理色脉而通神明，合之金木水火土、四时、八风、六合，不离其常，变化相移，以观其妙，以知其要。"《素问·脉要精微论》："切脉动静而视精明察五色，观五脏有余不足、六腑强弱、形之盛衰，以此参伍"。《素问·玉机真脏论》："凡治病，察其形其色泽，脉之盛衰，病之新故，乃治之无后其时。"《素问·离合真邪论》："不知三部九候，故不能久长。因不知合之四时五行，因加相胜，释邪攻正，绝人长命。"都强调众多诊法的互相参合，也即既多维又求协的诊法模式。

2. **诊病时应考虑时令、季节**

《素问·金匮真言论》把时令多发病祥加阐述后指出："脏于精者，春不病温。夏暑汗不出者，秋成风疟。此平人脉法也。"《内经》涉及时间诊法内容众多，仅举本条示例。

3. **诊病以五行生克规律为序**

《素问·五脏生成》："诊病之始，五决为纪，欲知其始，先建其母。所谓五决者，五脉也"，"能合脉色，可以万全"。

4. **岐伯《内经》强调三诊**

《灵枢·邪气脏腑病形》："见其色，知其病，命曰明；按其脉，知其病，命曰神；问其病，知其处，命曰工"，"知一则为工，知二则为明，知三则神且明矣"，"能参合而行之者，可以为上工。"可见岐伯时代，不称"四诊"，而是以神、明、工为名目的"三诊"法为主体。

第七节　治疗论

一、《黄帝内经》治疗论的基本原则

治则是指导疾病治疗的总则，是临床治疗疾病必须遵循的基本原则，是对治疗规律的认识和总结。《素问·至真要大论》称其为“绳墨”，如“论言治寒以热，治热以寒，而方士不能废绳墨而更其道也”。《素问·疏五过论》：“圣人之术，为万民式，论裁志意，必有法则”。《素问·至真要大论》说：“谨察阴阳所在而调之”。因此，调和阴阳是临床治疗最基本的原则。

现代中医学的治病求本、扶正与祛邪、调整阴阳、调整脏腑功能、调整气血关系和因时、因地、因人制宜六个方面，实际上是对岐伯医学的发展。岐伯《内经》中的主要治疗原则如下：

（一）调和阴阳

《灵枢·根结》指出：“用针之要，在于知调阴与阳，调阴与阳，精气乃光”。《内经》提出调和阴阳的具体法则有四个方面。一是“察阴阳所在而调之”，即病在阳治阳，病在阴治阴。二是“阳病治阴，阴病治阳”，《素问·阴阳应象大论》指出：“审其阴阳，以别柔刚，阳病治阴，阴病治阳”。病在阳而从阴治，病在阴而从阳治。三是“寒之而热者取之阴，热之而寒者取之阳”（《素问·至真要大论》），阴虚而热者，是阴不制阳所致，当滋阴以制阳而热自退；阳虚而寒者，是阳不制阴所致，当温阳以制阴而寒自除。四是“阴阳俱不足将以甘药”，《灵枢·终始》指出：“和气之方，必通阴阳，……阴阳俱不足，补阳则阴竭，泻阴则阳脱。如是者，可将以甘药，不可饮以至剂。”阴阳皆虚，补泻不能，用甘味药调和阴阳。

（二）五行相胜

《素问·宝命全形论》指出：“木得金而伐，火得水而灭，土得木而达，金得火而缺，水得土而绝，万物尽然，不可胜竭。”《素问·阴阳应象大论》运用“五行相胜”的理论，提出五志相胜、五气相胜、五味相胜的治疗法则。如“怒伤肝，悲胜怒；风伤筋，燥胜风；酸伤筋，辛胜酸。”悲、燥、辛在五行属金，怒、风、酸在五行属木，金能克木，故胜之。“喜伤心，恐胜喜；热伤气，寒胜热；苦伤气，咸胜苦。”喜、热、苦在五行属火，恐、寒、咸在五行属水，水能克火，故胜之。“思伤脾，怒胜思；湿伤肉，风胜湿；甘伤肉，酸胜甘。”怒、风、酸在五行属木，思、湿、甘在五行属土，木能克土，故胜之。“忧伤肺，喜胜忧；热伤皮毛，寒胜热；辛伤皮毛，苦胜辛。”

（三）正治

《素问·至真要大论》说：“逆者正治”，并提出“寒者热之，热者寒之”。因热能胜寒，寒能胜热，乃自然之规律，所以，寒病用热药治疗，热病用寒药治疗。《素问·厥论》提出“盛者泻之，虚者补之”。盛者，邪气盛实，治当泻祛其邪；虚者，正气不足，治当补益其正。

（四）反治

《素问·至真要大论》说："从者反治"，并提出"寒因寒用，热因热用，塞因塞用，通因通用"。病证外现寒象，而病的内在本质是热，对此种真热假寒病证，就不能用"寒者热之"的治疗原则，当选"寒因寒用"的治疗原则，用寒药治疗。病证外现热象，而病的内在本质是寒，对此种真寒假热病证，就不能用"热者寒之"的治疗原则，当选"热因热用"的治疗原则，用热药治疗。病证外现壅塞不通之实象，而病的内在本质是虚，对此种真虚假实病证，就不能用"实者泻之"的治疗原则，当选"塞因塞因"的治疗原则，用补益的法则治疗。病证外现通利不止之虚象，而病的内在本质是实，对此种真实假虚病证，就不能用"虚者补之"的治疗原则，当选"通因通用"的治疗原则，用泻实的法则治疗。

二、《黄帝内经》治疗论的医学意义

（一）疾病可以预防，亦可治愈

《素问·四气调神大论》："不治已病治未病，不治已乱治未乱，……夫病已成而后药之，乱已成而后治之，譬犹渴而穿井，斗而铸锥，不亦晚乎？"我国新时期的卫生工作总方针第一条就是"预防为主"，实际上早在岐伯医学著作中就有所论述。

1. 未病先防

《黄帝内经》："虚邪贼风，避之有时"，"正气存内，邪不可干"、"上工治未病"，"上工救其萌芽"，这是强调预防的重要性。《素问·四气调神大论》指出："是故圣人不治已病治未病"，治未病是中医防治疾病的一个重要思想。

2. 早期诊断，早期治疗，防止病邪深入

《素问·八正神明论》指出："上工救其萌芽。"《素问·刺热论》指出："肝热病者，左颊先赤。心热病者，颜先赤。脾热病者，鼻先赤。肺热病者，右颊先赤。肾热病者，颐先赤。病虽未发，见赤色者刺之，名曰治未病。"《灵枢·逆顺》提出："上工治未病，不治已病。"这是强调在疾病初起阶段就进行治疗的早期治疗思想。

《素问·阴阳应象大论》："邪风之至，疾如风雨，故善治者治皮毛，其次治肌肤，其次治筋脉，其次治六腑，其次治五脏。治五脏者，半死半生也。故天之邪气，感则害人五脏，水谷之寒热，感则害于六腑，地之湿气，感则害皮肉筋脉。"它着重说明了：

第一，感受外邪，必须早期治疗，否则病邪会由浅入深，由轻而转重，终至不可医疗的境地。

第二，指出了外感病的一般规律，是由皮毛而肌肤，由肌肤而筋脉，由筋脉而六腑，由六腑而五脏，所谓"从外到内，由浅而入深"。

第三，对外感致病因素传入途径作了进一步分析，无非是三个途径：一般天气之温热阳邪，多从鼻喉入肺，传变较快，易伤五脏；地之寒湿等阴邪，多从皮毛传入肌肉筋脉，传变较慢，主要伤害形体；水谷之寒热不适，清浊不分，饥饱无节，从口嗌而入肠胃，伤害六腑。掌握这三条途径及邪气致病的特点，治疗就能有的放矢。

3. 既病防变

既已生病，就应及时治疗，并防止其横向的蔓延和纵深的传变。岐伯医学认为，应根据疾病的发生、发展规律控制疾病的传变疾病可治论是基于疾病是可以被认识的，也是能够被治愈的。《灵枢·五乱》："黄帝曰：五乱者，刺之有道乎？岐伯曰：有道以来，有道以去。”《灵枢·九针十二原》：“今夫五脏之有疾也，譬犹刺也，犹污也，犹结也，犹闭也。刺虽久，犹可拔也；污虽久，犹可雪也；结虽久，犹可解也；闭虽久，犹可决也。……言不可治者，未得其术也。”从治疗决策的宏观战略来说，临床上没有不可治的疾病，疾病的不可治，是医者尚未掌握其治疗技术。说明疾病（五乱）的发生有其规律，去除疾病也有规律。

（二）治病求本

本是相对于标而言的，本是根本，是根源，标是枝节，是支流。标本是古代辨证法的一对范畴，《素问·标本病传论》：“知标本者，万举万当，不知标本，是谓妄行。”说明了辨别标本在治疗上的重要性。《内经》在治疗方面有关标本的含义有五：一是病因为本，症状为标。《素问·至真要大论》曰：“是故百病之起，有生于本者，有生于标者，……有取本而得，有取标而得者……”这里所指的“生于本”，是指疾病在病因的作用下直接发生；所指“生于标”，是指疾病不是在病因作用下而发生，而是在原发症状基础上的续发症状；二是原发病为本，继发病为标。故认为先病为本，后病为标。《素问·标本病传论》曰：“先病而后逆者，治其本。”是说原发病病势发生变化和逆转，应先治其初病之本；三是正虚为本，邪实为标。《素问·评热病论》曰：“正气内存，邪不可干，邪之所凑，其气必虚”，充分表明了中医学对发病的基本观点：正气是发病与否的主导，邪气是发病的重要条件，即外因通过内因起作用；四是从医患论，病人为本，医生为标。此论见于《素问·汤液醪醴论》：“病为本，工为标，标本不得，邪气不服，此之谓也。”此言从医患而论，则病人为本，医生为标，医生的治疗必须通过病人的配合才能起作用。若病人讳疾忌医、或不信医、或不从医、或病已入膏肓，则纵使医者医术再高超，也将无能为力，必然“标本不得，邪气不服”。强调治病过程中，病人的因素居于主导地位，病人的配合是治病的先决条件；五是从运气论。六气为本，三阴三阳为标，六气标本理论见于《素问·至真要大论》，该篇从运气学角度对标本关系及治则进行了细致的阐述。岐伯医学援引这一概念，来说明疾病的病与症，患者与医生，正与邪，原因与结果，原发与继发，本质与现象等多组关系。

临床上疾病的表现是千变万化的，疾病的标本也不是一成不变的，在一定的条件下，标本是可以相互转化的；“缓则治其本”，病情缓和，可从容从本论治，标本俱急或标本俱缓，可标本兼治。所以治病求本，既有原则性，也有灵活性，是原则性与灵活性的统一。

（三）调整阴阳

《素问·阴阳应象大论》指出：“审其阴阳，以别柔刚，阳病治阴，阴病治阳”；《素问·至真要大论》“寒之而热者取之阴，热之而寒者取之阳”；《灵枢·终始》指出：“和气之方，必通阴阳，……阴阳俱不足，补阳则阴竭，泻阴则阳脱。如是者，可将以甘药，不可饮以至剂。”；《素问·至真要大论》说“谨察阴阳所在而调之”。因此，调整阴阳，补偏救弊，恢复阴阳的相对平衡，是治疗疾病的根本法则之一。阴阳偏盛则损其有余；阴阳偏衰则补其不足。这一原则至今对临床指导意义颇大，且行之有效。

（四）扶正祛邪

扶正——扶助正气，增强体质，提高机体抗病能力，属于补法，用于虚证（补气、阴、阳、血），即所谓“正胜邪自去”。祛邪——祛除病邪，减轻或消除邪气的毒害作用，减免了对正气的侵害，使邪去正安，属于泻法，用于实证（发汗、攻下、清热、消导、活血、行气等)。

正盛邪实——祛邪为主；正虚邪不重——扶正为主；正虚邪实相当——祛邪扶正同施。

扶正祛邪在临床运用上要掌握好以下原则：①攻补应用合理，即扶正用于虚证，祛邪用于实证；②把握先后主次：对虚实错杂证，应根据虚实的主次与缓急，决定扶正祛邪运用的先后与主次；③扶正不留邪，祛邪不伤正。

(五)因时、因地、因人制宜

疾病不是孤立存在的，它要受到人的体质禀赋、性情习惯、地域环境、时令气候等多种因素的制约影响。所谓“三因制宜”，即是要充分考虑到人、时、地三方面因素的作用和影响，从而做到因人、因时、因地制宜，这体现了具体问题要具体分析的哲学精神。

因时制宜，指不同季节治疗用药要有所不同。岐伯医学认为“天人相应”，强调治病“必先岁气，毋伐天和”。如同样是感冒，因冬是寒邪司令，则用麻黄汤温寒发汗解表，夏是暑湿司令，则用香薷饮清暑化湿解表。即因时制宜。《素问·六元正纪大论》说：“用温运温，用热运热，用凉运凉，用寒运寒”。即谓夏暑之季用药应避免过用于温热药，严寒之时用药应避免过用寒凉药，因酷暑炎炎，腠理开泄，用温热药要防开泄太过，损伤气津；严寒凛冽，腠理致密，阳气内脏，用寒凉药要折伤阳气，故皆曰“远”之。这是告诫医者用药勿犯四时寒热温凉之气。

因地制宜，即根据不同地区的地理环境来考虑不同的治疗用药。如我国西北地高气寒，病多寒证，寒凉剂必须慎用，而温热剂则为常用；东南地区天气炎热，雨湿绵绵，病多温热、湿热，温热剂必须慎用，寒凉剂、化湿剂则为常用。《素问·六元正纪大论》又说：“至高之地，冬气常在；至下之地，春气常在”，在治疗时不可一概而论，必须加以区别。

因人制宜，指治疗用药应根据病人的年龄、性别、体质、生活习惯等不同而不同。《素问·徵四失论》：“不适贫富贵贱之居，坐之厚薄，形之寒温，不适饮食之宜，不别人之勇怯，不知比类，足以自乱，不足以自明，此治之失也”。人的体质有厚薄，禀赋有强弱，年龄有长幼，性别有男女，地位有尊卑，所以疾病的相同是相对的，不同是绝对的，故治疗用药当区别对待。一般来说，成人药量宜大，儿童则宜小；形体魁梧者药量宜大，形体弱小者宜少；素体阳虚者用药宜偏温，阳盛者用药宜偏凉；妇人有经、带、胎、产之特点，用药与男子则更有异。《素问·五常政大论》：“能毒者，以厚药；不胜毒者，以薄药。”又如《素问·征四失论》：“不适贫富贵贱之居，坐之厚薄，形之寒温，不适饮食之宜，不别人之勇怯，不知比类，足以自乱，不足以自明，此治之三失也”。

以上三者是密切相关而不可分割的。它既反映了人与自然界的统一整体关系，又反映了人与人之间的不同特点。在治疗疾病的过程中，必须将三者有机地结合起来，才能有效地治疗疾病。

(六)协调医患关系

《素问·汤液醪醴论》：“病为本，工为标，标本不得，邪气不服。”这里的“病”可以理解为疾病，也可以理解为患病的人，“工”可以理解为治疗手段、方法，也可以理解为治病的医生。疾病和病人是第一性的，医生的诊治和医生是第二性的；“病”是客观存在，“工”是主观认识。即医患之间的良好人际关系的建立是十分重要的。

良好的医患关系是有效诊疗的基本前提，医生不仅要注意到疾病的本身，还要注意到患病的人（一个具有心理活动和社会生活的人）。《灵枢·师传》："人情莫不恶死而乐生，告之以其败，语之以其善，导之以其所便，开之以其所苦，虽有无道之人，恶有不听者乎!"只有以病人为中心，医患相得，让患者参与到治疗过程中来，才能充分调动患者自身抗病的积极性，改变被动治疗的局面，切实提高临床疗效。

总之，中医的治疗观高度概括了疾病治疗的一些基本规律，反映了中医在疾病治疗的认识上所达到的理论高度及决策上的高度技巧。

第八节　养生论

一、养生论概述

（一）养生的历史起源

养生，古称"道生"、"摄生"、"养性"等。所谓生，就是生命、生存、生长之意；所谓养，即保养、调养、补养之意，养生就是保养生命的意思，就是指通过各种方法颐养生命、增强体质、预防疾病，从而达到延年益寿的一种医事活动。

早在两三千年前，《周易》、岐伯《内经》、《老子》里面已经有一套很完整的养生原理，中国传统养生起源于庆阳岐伯《内经》。"余闻上古之人，春秋皆度百岁，而动作不衰；今时之人，年半百而动作皆衰者，时世异耶？人将失之耶？岐伯对曰：上古之人，其知道者，法于阴阳，和以术数，食饮有节，起居有常，不妄作劳，故能形与神俱，而尽终其天年，度百岁乃去。今时之人不然也，以酒为浆，以妄为常，醉以入房，以欲竭其精，以耗散其真，……故半百而衰也"。《内经》将养生内容置列于其之首位。在《内经》162篇中，有关养生的篇章约占总篇数的五分之一以上。后世医家在《内经》养生理论和法则的指导下，提出了许许多多的养生法则和各种养生术并撰写了众多的养生专著，使养生学成为中医学中一门重要的分支学科。如张仲景在《伤寒杂病论序》中，首述其精研医道的目的，就是为了"上以疗君亲之疾，下以救贫贱之厄，中以保身长全，以养其生"。

（二）《黄帝内经》的养生论

《内经》总结了有史以来的医药学的实践以验，同时吸取了先秦道家、儒家、杂家的养生思想，岐伯对养生理论、原则和方法都做了较全面的论述，为传统养生学说的形成和发展奠定了理论基础。主要内容包括以下几个方面：

1. 生命的起源和本质

《内经》认为生命与自然界息息相关，《素问·宝命全形论》指出："天地合气，命之曰人"，"人以天地之气生，四时之法成"；"生于本，本于阴阳"。认为生命起源于自然，天地的水与火是物质根源；四时变化与生命活动密不可分，精气是生命的核心。岐伯《内经》对生命本源作出了唯物的、符合客观实际的论述，认为自然界的阴阳精气是生命之源。

2. 生命变化的规律

岐伯对人体生、长、壮、老、死的生命规律有着精到的观察和科学的概括。不仅关注人生历程中年龄阶段的差异，而且也注意到不同性别的生理区别，如《素问·上古天真论》中，男子八岁为一生理阶段，女于七岁为一生理阶段的生理阶段递变规律，《灵枢·天年》以十岁为一阶段的递变规律，分别详细阐述了人的生理变化特点。

《内经》还详细阐述了人的生理变化规律和特点，论述了衰变过程及各种表现。它以齿、发、生殖能力作为观察人体生长发育的重要标志，以天癸、肾阳为生命动力，对人的合理寿限及影响寿命的因素进行了客观的分析。

3. 衰老的原因及预防

《内经》详细论述了衰老的变化过程及衰老表现，并指出情志、起居、饮食，纵欲、过劳等一方面调节失当，是导致早衰的重要原因，《素问·上古天真论》提出应"法于阴阳，和于术数，饮食有节，起居有常，不妄作劳，故能形与神俱，而尽终其天年，度百岁乃去"，建立了抗老防衰及老年病防治的理论基础。

4. 天人合一的养生论

《黄帝内经》把人与自然界看成一个整体，自然界的种种变化，都会影响人体的生命活动，即天有所变，人有所应。强调要适应自然变化，避免外邪侵袭。如《灵枢·本神篇》指出，要"顺四时而适寒暑"，《素问·四气调神大论》则提出了"春夏养阳，秋冬养阴"的四时顺养原则。《素问·上古天真论》又明确指出"虚邪贼风，避之有时"，从而开辟了中医防病养生的先河。

岐伯总结先秦诸子之说，参以大量医疗实践，形成了中医理论体系，为中医养生学奠定了坚实的理论基础，做出了极其重要的贡献。

二、《黄帝内经》提出的养生原则与方法

（一）养生的基本原则

《内经》认为，人与自然是相通相应的，只有遵循自然规律，才能趋利避害，防病养生。《灵枢·本神》："故智者之养生也，必顺四时而适寒暑，和喜怒而安居处，节阴阳而调刚柔，如是则僻邪不至，长生久视。"并提出"不治已病治未病"，如，"春夏养阳，秋冬养阴"。

总括起来说，养生的原则主要是：调和阴阳，协调脏腑，疏通经络，饮食有节，劳逸适度，节制房事等，使人们达到"尽终其天年，度百岁乃去"的境界。

《素问·上古天真论》提出"上古之人其知道者，法于阴阳，和于术数，食饮有节，起居有常，不妄作劳，故能形与神俱，而尽终其天年，度百岁乃去"。

养生顺应四时的重要性　《灵枢·本神篇》说："故智者之养生也，必顺四时而适寒暑，和喜怒而安居处，节阴阳而调刚柔。如是则僻邪不至，那长生久视。"强调人们应当适应四时气候的变化，才能健康长寿。并指出："阴阳四时者，万物之终始也，死生之本也，逆之则灾害生，从之则苛疾不起，是谓得道"。

养生讲究季节时令　岐伯《内经》中明确提出"顺四时而适寒暑"的养生要求和"春夏养阳，秋冬养阴"的四时养生原则。

养生是注重人与自然界的整体和谐　《素问·生气通天论》："和于阴阳，调于四时，……法则天地，象似日月，辨列星辰，逆从阴阳，分别四时，将从上古，合同于道，亦可使益寿。"主要说明了人生活在自然界中，人之生气与天息息相通，人类的生存有赖于大自然

提供的条件，人体与外在的自然界之间存在着对立又统一的关系。因此，人之养生必须顺应天地阴阳之气，这样才能“阴平阳秘，精神乃治”。

（二）养生的方法

岐伯《内经》不仅提出了许多重要的、行之有效的养生方法，如调和阴阳，濡养脏腑、疏通气血、形神兼养、顺应自然等原则，以及调情志、慎起居、适寒温、和五味、节房事、导引按跷、针灸等多种养生方法。尤其是“不治已病治未病”这一预防为主的原则，将养生和预防疾病密切结合在一起，这一点具有极其重要的意义。

1. 平衡阴阳

疾病发生的根本原因，《内经》认为是由于阴阳失调，故主张治病必求于本，这个本就是阴阳。因此，要想不得或少得疾病，就必须注意协调阴阳，切实做到“法于阴阳”，补其不足，纠其偏胜，自可达到“阴平阳秘，精神乃治；阴阳离决，精气乃绝”。

阴阳协调，是健康的保证。《素问·生气通天论》：“阴者，脏精而起亟也；阳者，卫外而为固也。阴不胜其阳，则脉流薄疾，并乃狂；阳不胜其阴，则五脏气争，九窍不通。是以圣人陈阴阳，筋脉和同，骨髓坚固，气血皆从。如是则内外调和，邪不能害。耳目聪明，气立如故人。”阴阳之要，阳密乃固。《素问·生气通天论》：“凡阴阳之要，阳密乃固。两者不和，若春无秋，若冬无夏。因而和之，是谓圣度。故阳强不能密，阴气乃绝；阴平阳秘，精神乃治；阴阳离决，精气乃绝。因于露风，乃生寒热。”明确提出平衡阴阳，在养生和防止疾病发生发展方面的重要意义。同时，也指出阴阳离决，人的生命也就停止。

2. 补阳气，养阴精

阳气是生命的根本。《素问·生气通天论篇》：“阳气者，若天与日，失其所，则折寿而不彰。故天运当以日光明，是故阳因而上，卫外者也。”，“阳气者，精则养神、柔则养筋。故阳气者，一日而主外，平旦人气生，日中而阳气隆，日西阳气已虚，气门乃闭。是故暮而收拒，无扰筋骨，无见雾露，仅此三时，形乃困薄。”即人之生长壮老，皆由阳气为之主：精血津液之生成，皆由阳气为之化：万物之生由乎阳，万物之死亦由乎阳。而阴精是生命的基础。《灵枢·经脉篇》：“人始生，先成精，精成而脑髓生。骨为干，脉为营，筋为刚，肉为墙，皮肤坚而毛发长。谷入于胃，脉道以通，血气乃行。”即人的生命起始于先大之精，男女两精相合而形成胚胎，逐渐发育而形成五脏六腑、筋、骨、脉、皮毛、肌肉，成为新的生命。人体出生之后，必赖水谷之精的营养，才能化生气血，流通于经脉。经脉具有依次内行于五脏、外行六腑的功能。所以保养阳气和补益阴精，是中医养生康复学的一条重要原则。

3. 天人合一

岐伯《素问·四气调神大论》说：“阴阳四时者，万物之终始也，死生之本也。逆之则灾害生，从之则苛疾不起”。自然界的阴阳消长运动，影响着人体阴阳之气的盛衰，人体必须适应大自然的阴阳消长变化，才能维持生命活动。如果不能适应自然界的这种变化，就会引起疾病的发生，甚至危及生命。因此，顺应自然界阴阳消长规律养生，是中医养生康复学的基本原则。岐伯还举例说明如何顺应自然养生的具体方法，如《素问·四气调神大论》提出了四时“养生”、“养长”、“养收”、“养藏”的“春夏养阳、秋冬养阴”的具体方法，来抗御外邪的侵袭，预防疾病的发生，保持机体阴阳平衡，取得人与自然的整体统一。

昼夜交替也是自然界阴阳变化的重要方面，如《灵枢·一日分为四时篇》说："以一日分为四时，朝则为春，日中为夏，日入为秋，夜半为冬"。因此，人们也要根据这种规律，调节自己的起居作息。

《素问·四气调神大论篇》："四时阴阳，从之则生，逆之则死。"；"逆春气，则少阳不生、肝气内变；逆夏气，则太阳不长，心气内洞；逆秋气，则太阴不收，肺气焦满；逆冬气，则少阴不脏，肾气独沉。"即顺应自然界阴阳消长规律养生的目的，实际上也就是充盛人体真元之气，增强调节生命节律的能力，从而保持人体内外环境的统一。正如张景岳说："元气者，即化生精气之元神也，生气通天惟赖于此"。元气充盛，生气不竭，是却病延年的重要保证。《素问·四气调神大论》"夫四时阴阳者，万物之根本也。所以圣人春夏养阳；秋冬养阴，以从其根，故与万物沉浮于生长之门。逆其根，则伐其本，坏其真矣。故阴阳四时者，万物之终始也，死生之本也，逆之则灾害生，从之则苛疾不起，是谓得道。道者，圣人行之，愚者佩之"。

4. 情志精神的调摄

综观岐伯情志、精神调摄的方法有两种：一是养意志，二是调情志。摄养意志是为了加强脏腑气血的活动能力，调和情志则在于排除干扰脏腑气血活动的精神因素。

（1）情志病证　情志，即七情五志，是精神活动的一部分，在正常情况下，不是致病因素，是人体对外界客观事物刺激的能动反映，若外界刺激太强，超过人体机能调节的范围，就会造成疾病。总括起来，情志致病具有如下的严重危害性。

七情太过伤人的五脏，即人体的核心部分，《灵枢·本神篇》："是故怵惕思虑者则伤神，神伤则恐惧，流淫而不止。因悲哀动中者，竭绝而失生；喜乐者，神惮散而不脏；愁忧者，气闭塞而不行；盛怒者，迷惑而不治；恐惧者，神荡惮而不收"。

七情持久的刺激，会使人体气机运行紊乱，《素问·举痛论篇》："余知百病生于气也，怒则气上，喜则气缓，悲则气消，恐则气下，寒则气收。炅则气泄、惊则气乱、劳则气耗、思则气结，九气不同，何病之生？岐伯曰：怒则气逆，甚则呕血及飧泄，故气上矣。喜则气和志达，荣卫通利，故气缓矣。悲则心系急，肺布叶举，而上焦不通，荣卫不散，热气在中，故气消矣。恐则精却，却则上焦闭，闭则气还，还则不焦胀，故气不行矣。寒则腠理闭，气不行，故气收矣。炅则腠理开，荣卫通，汗大泄，故气泄。惊则心无所依，神无所归，虑无所走，故气乱矣。劳则喘息汗出，外内皆越，故气耗矣。思则心有所存，神有所归，正气留而不行，故气结矣"。

（2）调养情志精神的方法　《素问·上古天真论》，"夫上古圣人之教下也，皆谓之虚邪贼风，避之有时，恬淡虚无，真气从之，精神内守，病安从来。是以志闲而少欲，心安而不惧，形劳而不倦，气从以顺，各从其欲，皆得所愿。故美其食、任其服，乐其俗，高下不相慕，其民故曰朴。是以嗜欲不能劳其目，淫邪不能惑其心，愚智贤不肖，不惧于物，故合于道。所以能年皆度百岁，而动作不衰者，以其德全不危也"。

防止疾病的发生，是延年益寿的一个重要方面。岐伯提出防止疾病发生、延年益寿的有效措施有：一是少私寡欲，即原文所说："志闲而少欲"。私心、嗜欲出于心，私心太重，嗜欲不止，则会扰动神气，破坏神气的清静，而减少私心、降低嗜欲，就会减轻思想上不必要的负担，有助于神气的清静内守。一是恬淡虚无，即静可以养神，而神气清静，则可长生。因为神主持生命，有任万物而理万机的作用，故神气在人体常处于易动而难静的状态。人体之神亦不例外，只有清静才能保持其正常功能。三是诸如“高下不相慕”、“美其食，任其服，乐其俗”、“心安而不惧”等的养神方法。

5. 饮食有节

岐伯《素问·上古天真论》提出“食饮有节”的养生方法，主要是为了维护脾胃化源。它的主要内容包括节饮食、忌偏嗜、适寒温等许多方面。

(1) 全面配伍由于人体需要多方面的营养，偏食则会导致气血阴阳的平衡失调。因此，合理的调配，首先要做到食品的多样化与合理的全面的配伍。即岐伯《素问·脏气法时论》所说：“五谷为养，五果为助，五畜为益，五菜为充，气味合而服之，以补精益气。”

(2) 饮食康复　饮食疗法，不论防病治病，常人保健，增强体质，人们都要注意从饮食中探寻规律。《素问·五常政大论篇》：“病有久新，方有大小，有毒无毒，固宜常制矣。大毒治病，十去其六；常毒治病，十去其七；小毒治病，十去其八；无毒治病，十去其九。谷肉果菜，食养尽之，无使过之，伤其正也。不尽，行复如法。”

(3) 调和五味　五味太过与偏嗜，就会伤害五脏。五味所伤，根据其所喜入和五行生克乘侮规律，可以分别伤害不同的脏腑及身体各部分。因此，调和五味对饮食调养和临床用药，都有一定的指导意义。《素问·生气通天论》：“阴之所生，本在五味；阴之五宫，伤在五味。是故味过于酸，肝气以津、脾气乃绝。味过于咸，大骨气劳，短肌，心气抑。味过于甘，心气喘满，色黑，肾气不衡。味过于苦，脾气不儒，胃气乃厚。味过于辛，筋脉沮弛，精神乃央是故谨和五味，骨正筋柔，气血以流，腠理以密，如是则骨气以精。谨道如法，长有天命。”

(4) 饮食宜忌　在疾病发展之中或初愈之时，对食物的种类应有所选择，进食的数量亦应有所限制，否则会使疾病迁延难愈，或愈而复发。岐伯同时还列举出了一些具体疾病，说明饮食禁忌的重要性。如《素问·腹中论》说：“鼓胀，……其时有复发者，何也？岐伯曰：此饮食不节，故时有病也”。

6. 起居有常

起居有常，是指生活起居要有一走规律，主要包括睡眠、劳伤、性生活等几个方面。人要长寿，要如岐伯《素问·上古天真论》所说“法则大地，象似日月”，使自己的生活作息保持一定的规律，才能“生气不竭”。故《素问·四气调神大论》有四季卧起早晚之宜，《素问·生气通天论》有平旦、日中、日西将暮三时劳作歇息之分。岐伯《内经》起居有常”的养生方法，就是要人们顺从这些生命节律，安排起居作息，维持机体生理功能的协调统一，保持生命力长久不衰。

(1) 劳逸结合　《素问·宣明五气篇》：“五劳所伤：久视伤血，久卧伤气，久坐伤肉，久立伤骨，久行伤筋，是谓五劳所伤”。

(2) 节欲　《素问·上古天真论》：“醉以入房，以欲竭其精，以耗散其真，……故半百而衰也。醉以入房，汗出当风伤脾；用力过度，若入房汗出浴，则伤肾。”《素问·痿论篇》：“思想无穷，所愿不得，意淫于外，入房太甚，宗筋弛纵，发为筋痿，及为白淫。故《下经》曰：筋痿者，坐于肝，使内也”。

第九节 阴 阳 论

一、阴阳论概述

阴和阳，既可以表示相互对立的事物，又可用来分析一个事物内部所存在着的相互对立的两个方面。任何事物均可以阴阳的属性来划分，但必须是针对相互关联的一对事物，或是一个事物的两个方面，这种划分才有实际意义。如果被分析的两个事物互不关联，或不是统一体的两个对立方面，就不能用阴阳来区分其相对属性及其相互关系。事物的阴阳属性，并不是绝对的，而是相对的。这种相对性，一方面表现为在一定的条件下，阴和阳之间可以发生相互转化，即阴可以转化为阳，阳也可以转化为阴。另一方面，体现于事物的无限可分性。

阴阳学说认为，世界是物质性的整体，自然界的任何事物都包括着阴和阳相互对立的两个方面，而对立的双方又是相互统一的。阴阳的对立统一运动，是自然界一切事物发生、发展、变化及消亡的根本原因。

阴阳学说认为：世界是物质性的整体，宇宙间一切事物不仅其内部存在着阴阳的对立统一，而且其发生、发展和变化都是阴阳二气对立统一的结果。

阴阳理论作为哲学观和方法论被岐伯《内经》引入医学后，促进了中医理论的建构和发展，成为中医理论体系的有机组成部分，贯穿于中医生理、病理、诊断、治疗、养生等各个方面，是中医理论与临床思维的重要方法。《素问·四气调神大论》“夫四时阴阳者，万物之根本也”，《素问·宝命全形论》“人生有形，不离阴阳”，《素问·阴阳应象大论》“清阳为天，浊阴为地”，《素问·生气通天论》“自古通天者，生之本，本于阴阳”。

岐伯认为阴阳是宇宙万物和人体生命活动的总规律，《素问·阴阳应象大论》“阴阳者，天地之道也，万物之纲纪，变化之父母，生杀之本始，神明之府也”。

岐伯对阴阳对立统一关系的认识。岐伯在《内经》中规定了阴阳的属性特征及分类依据，《素问·阴阳应象大论》“水火者，阴阳之征兆也”。即凡是剧烈运动着的、外向的、上升的、温热的、明亮的、功能、机能亢进的都属于阳；相对静止着的、内守的、下降的、寒冷、晦暗的、物质的、机能衰减的都属于阴。以天地而言，天气轻清为阳，地气重浊为阴；以水火而言，水性寒而润下属阴，火性热而炎上属阳。

在岐伯阴阳理论基础之上，通过后世医家的继承和发扬，将阴阳学说的基本内容总结概括为阴阳对立、阴阳互根、阴阳消长和阴阳转化四个方面。在岐伯医学理论体系中，处处体现着阴阳学说的思想。阴阳学说被用以说明人体的组织结构、生理功能及病理变化，并用于指导疾病的诊断和治疗

1. 阴阳的对立斗争 阴阳两方面的相互对立，主要表现于它们之间相互制约，相互斗争的。《素问·阴阳应象大论》说：“阴盛则阳病，阳胜则阴病”。就是指出了阴阳的胜负、失调，就要导致疾病的发生。而人体处于正常生理状态下，阴阳两个对立着的方面，也不是各不相关地共处于一个统一体中，而是互相排斥、互相斗争着的。《素问·脉解》“阴阳相薄”“阴阳复争”。

2. 阴阳的互根互用　阴阳的两个方面，既是互相对立的，又是相互依存的。任何一方面，都没有脱离另一方面而单独存在。《灵枢·五变》“柔弱者，必有刚强”，柔为阴刚为阳，柔与刚、弱与强，相反相对，又相互依存。上为阳，下为阴，没有上，无所谓下；热为阳，寒为阴，没有热，无所谓寒；没有寒，也无所谓热。阴阳两方面都是这样，阴依存于阴，阴依存于阳，每一方都双另一方为存在条件。这种相互依存的关系，又称为“互根”。

3. 阴阳的消长平衡　阴阳消长，是说相互对立、相互依存的阴阳双方不是处于静止不变的状态，而是处于变化之中。在正常情况下，这种“阴阳消长”，是处于相对平衡状态中。如果这种“消长”关系超出一定的限度，不能保持相对的平衡时，便将出现阴阳某一方偏盛偏衰，也就是疾病的发生。岐伯《素问·脉要精微论》“天地之变，阴阳之应，彼春之暖，为夏之暑。彼秋之忿，为冬之怒”。《灵枢·顺气一日分为四时》“以一日分为四时，朝则为春，日中为夏，日入为秋，夜半为冬”。

4. 阴阳的转化　事物的阴阳两个方面，当发展到一定的阶段，还可以各自向着相反的方面转化，阴可以转化为阳，阳可以转化为阴。如果说“阴阳消长”是一个量变过程的话，则阴阳转化便是一个质变的过程。《素问·六元纪大论》“动复则静，阳极反阴”，《灵枢·论疾诊尺》“四时之变，寒暑之胜，重阴重阳，重阳必阴，故阴主寒，阳主热，故寒甚则热，热甚则寒，故曰寒生热，热生寒，此阴阳之变也”。

总之，阴阳学说在医学中的应用主要是阐明生命的起源和本质，人体的生理功能、病理变化，疾病的诊断和防治的根本规律，贯穿于中医的理、法、方、药，长期以来，一直有效地指导着实践。

二、阴阳论的医学应用

岐伯将阴阳学说引入医学理论体系的各个方面，用来解释人体的组织结构、说明生理功能、阐发病理变化，并指导临床诊断和治疗。

（一）说明人体的组织结构

《素问·宝命全形论》：“人生有形，不离阴阳”，阴阳学说在阐释人体的组织结构时，认为人体是一个有机整体，是一个极为复杂的阴阳对立统一体，人体内部充满着阴阳对立统一现象。人的一切组织结构，既是有机联系的，又可以划分为相互对立的阴、阳两部分。

阴阳学说对人体的部位、脏腑、经络、形气等的阴阳属性，都作了具体划分。如：

就人体部位来说，人体的上半身为阳，下半身属阴；体表属阳，体内属阴；体表的背部属阳，腹部属阴；四肢外侧为阳，内侧为阴。

按脏腑功能特点分，心肺脾肝肾五脏为阴，胆胃大肠小肠膀胱三焦六腑为阳。五脏之中，心肺为阳，肝脾肾为阴；心肺之中，心为阳，肺为阴；肝脾肾之间，肝为阳，脾肾为阴。而且每一脏之中又有阴阳之分，如心有心阴、心阳，肾有肾阴、肾阳，胃有胃阴、胃阳等。

在经络之中，也分为阴阳。经属阴，络属阳，而经之中有阴经与阳经，络之中又有阴络与阳络。就十二经脉而言，就有手三阳经与手三阴经之分、足三阳经与足三阴经之别。在血与气之间，血为阴，气为阳。在气之中，营气在内为阴，卫气在外为阳等等。

总之，人体上下、内外、表里、前后各组织结构之间，以及每一组织结构自身各部分之间的复杂关系，无不包含着阴阳的对立统一。

（二）说明人体的生理功能

应用阴阳学说分析人体健康和疾病的矛盾，提出了维持人体阴阳平衡的理论。阴阳匀平谓之平人。机体阴阳平衡标志着健康。健康包括机体内部以及机体与环境之间的阴阳平衡。人体的正常生命活动，是阴阳两个方面保持着对立统一的协调关系，使阴阳处于动态平衡状态的结果。阴阳学说在生理学的应用主要是：

1. 说明物质与功能之间的关系

人体生理活动的基本规律可概括为阴精（物质）与阳气（功能）的矛盾运动。属阴的物质与属阳的功能之间的关系，就是这种对立统一关系的体现。营养物质（阴）是产生功能活动（阳）的物质基础，而功能活动又是营养物质所产生的机能表现。人体的生理活动（阳）是以物质（阴）为基础的，没有阴精就无以化生阳气，而生理活动的结果，又不断地化生阴精。没有物质（阴）不能产生功能（阳），没有功能也不能化生物质。这样，物质与功能，阴与阳共处于相互对立、依存、消长和转化的统一体中，维持着物质与功能、阴与阳的相对的动态平衡，保证了生命活动的正常进行。

2. 说明生命活动的基本形式

气化活动是生命运动的内在形式，是生命存在的基本特征。升降出入是气化活动的基本形式。阳主升，阴主降。阴阳之中复有阴阳，所以阳虽主升，但阳中之阴则降；阴虽主降，但阴中之阳又上升。阳升阴降是阴阳固有的性质，阳降阴升则是阴阳交合运动的变化。人体阴精与阳气的矛盾运动过程，就是气化活动的过程，也是阴阳的升降出入过程。死生之机，升降而已。气化正常，则升降出入正常，体现为正常的生命活动。否则，气化失常，则升降出人失常，体现为生命活动的异常。由于阴阳双方是对立统一的，所以两者之间的升与降、出与人也是相反相成的。这是从阴阳运动形式的角度，以阴阳升降出入的理论来说明人体的生理功能的。

不论是物质与功能的矛盾运动，还是生命活动的基本形式，都说明在正常生理情况下，阴与阳是相互对立又相互依存，处于一个有利于生命活动的相对平衡的协调状态的。如果阴阳不能相互为用而分离，阴精与阳气的矛盾运动消失，升降出入停止，人的生命活动也就终结了。

（三）说明人体的病理变化

人体与外界环境的统一和机体内在环境的平衡协调，是人体赖以生存的基础。机体阴阳平衡是健康的标志，平衡的破坏意味着生病。疾病的发生，就是这种平衡协调遭到破坏的结果。阴阳的平衡协调关系一旦受到破坏而失去平衡，便会产生疾病。因此，阴阳失调是疾病发生的基础。

阴阳学说在病理学上的应用：

1. 分析邪气和正气的阴阳属性

疾病的发生发展取决于两方面的因素：一是邪气。所谓邪气，就是各种致病因素的总称。二是正气。正气泛指人体的机能活动，常与邪气对称。邪气有阴邪（如寒邪、湿邪）和阳邪（如六淫中的风邪、火邪）之分。正气又有阴精和阳气之别。

2. 分析病理变化的基本规律

疾病的发生发展过程就是邪正斗争的过程。邪正斗争导致阴阳失调，而出现各种各样的病理变化。无论外感病或内伤病，其病理变化的基本规律不外乎阴阳的偏盛或偏衰。

（1）阴阳偏盛　即阴盛、阳盛，是属于阴阳任何一方高于正常水平的病变。

阳盛则热：阳盛是病理变化中阳邪亢盛而表现出来的热的病变。阳邪致病，如暑热之邪侵入人体可造成人体阳气偏盛，出现高热、汗出、口渴、面赤、脉数等表现，其性质属热，所以说“阳盛则热”。因为阳盛往往可导致阴液的损伤，如在高热、汗出、面赤、脉数的同时，必然出现阴液耗伤而口渴的现象，故曰“阳盛则阴病”。“阳盛则热”，是指因阳邪所致的疾病的性质；“阳盛则阴病”，是指阳盛必然损伤人体的正气（阴液）。

阴盛则寒：阴盛是病理变化中阴邪亢盛而表现出来的寒的病变。阴邪致病，如纳凉饮冷，可以造成机体阴气偏盛，出现腹痛、泄泻、形寒肢冷、舌淡苔白、脉沉等表现，其性质属寒，所以说“阴盛则寒”。阴盛往往可以导致阳气的损伤，如在腹痛、泄泻、舌淡苔白、脉沉的同时，必然出现阳气耗伤而形寒肢冷的现象，故曰“阴盛则阳病”。“阴盛则寒”，是指因阴邪所致疾病的性质；“阴盛则阳病”，是指阴盛必然损伤人体的正气（阳气）。

用阴阳消长的理论来分析，“阳盛则热”属于阳长阴消，“阴盛则寒”属于阴长阳消。其中，以“长”为主，“消”居其次。

（2）阴阳偏衰　阴阳偏衰即阴虚、阳虚，是属于阴阳任何一方低于正常水平的病变。

阳虚则寒：阳虚是人体阳气虚损，根据阴阳动态平衡的原理，阴或阳任何一方的不足，必然导致另一方相对的偏盛。阳虚不能制约阴，则阴相对偏盛而出现寒象：如机体阳气虚弱，可出现面色苍白、畏寒肢冷、神疲蜷卧、自汗、脉微等表现，其性质亦属寒，所以称“阳虚则寒”。

阴虚则热：阴虚是人体的阴液不足。阴虚不能制约阳，则阳相对偏亢而出现热象。如久病耗阴或素体阴液亏损，可出现潮热、盗汗、五心烦热、口舌干燥、脉细数等表现，其性质亦属热，所以称“阴虚则热”。

用阴阳消长理论来分析，“阳虚则寒”属于阳消而阴相对长，阴虚则热属于阴消而阳相对长。其中，以消为主，因消而长，长居其次。

（3）阴阳互损　根据阴阳互根的原理，机体的阴阳任何一方虚损到一定程度，必然导致另一方的不足。阳损及阴，阴损及阳。阳虚至一定程度时，因阳虚不能化生阴液，而同时出现阴虚的现象，称“阳损及阴”。同样，阴虚至一定程度时，因阴虚不能化生阳气，而同时出现阳虚的现象，称“阴损及阳”。“阳损及阴”或“阴虚及阳”最终导致“阴阳两虚”。阴阳两虚是阴阳的对立处在低于正常水平的平衡状态，是病理状态而不是生理状态。

临床上，为了区别阳盛则热、阴盛则寒和阳虚则寒、阴虚则热，把阳盛则热称作“实热”，把阴虚则热称作“虚热”，把阴盛则寒称作“实寒”，把阳虚则寒称作“虚寒”：至于阳损及阴、阴损及阳乃致阴阳两虚，均属虚寒虚热范畴；阳损及阴，以虚寒为主，虚热居次；阴损及阳，以虚热为主，虚寒居次；而阴阳两虚则是虚寒虚热并存，且暂时处于均势的状态。但是由于这种低水平的平衡是动态平衡，所以在疾病的发展过程中仍然会有主次。

（4）阴阳转化　在疾病的发展过程中，阴阳偏盛偏衰的病理变化可以在一定的条件下各自向相反的方向转化。即阳证可以转化为阴证，阴证可以转化为阳证。阳损及阴和阴损及阳也是阴阳转化的体现。

在病理状态下，对立的邪正双方同处于疾病的统一体中进行剧烈的斗争，它们的力量对比是不断运动变化着的。邪正斗争，是疾病自我运动转化的内在原因，医疗护理是促使转化的外部条件，外因通过内因而起作用。由于阴中有阳，阳中有阴，所以阴证和阳证虽然是对立的，有显著差别的，但这种对立又互相渗透，阳证之中还存在着阴证的因素，阴证之中也存在着阳证的因素，所以阳证和阴证之间可以互相转化。

（四）用于指导疾病的诊断

《素问·阴阳应象大论》："察色按脉，先别阴阳"。阴阳学说用于诊断学中，旨在分析通过四诊而收集来的临床资料和辨别证候。

1. 阴阳是分析四诊资料之目

如面部色泽鲜明者属阳，晦暗者属阴；语声高亢洪亮者属阳，低微无力者属阴；呼吸有力、声高气粗者属阳，呼吸微弱、声低气怯者属阴；口渴喜冷者属阳，口渴喜热者属阴；脉之浮、数、洪、滑等属阳，沉、迟、细、涩等属阴。

2. 阴阳是辨别证候的总纲

如八纲辨证中，表证、热证、实证属阳；里证、寒证、虚证属阴。在临床辨证中，只有分清阴阳，才能抓住疾病的本质，做到执简驭繁。所以辨别阴证、阳证是诊断的基本原则，在临床上具有重要的意义。在脏腑辨证中，脏腑气血阴阳失调可表现出许多复杂的证候，但不外阴阳两大类，如在虚证分类中，心有气虚、阳虚和血虚、阴虚之分，前者属阳虚范畴，后者属阴虚范畴。

总之，由于阴阳偏盛偏衰是疾病过程中病理变化的基本规律，所以疾病的病理变化虽然错综复杂，千变万化，但其基本性质可以概括为阴和阳两大类。

（五）用于指导疾病的防治

1. 指导养生防病

中医学十分重视对疾病的预防，不仅用阴阳学说来阐发摄生学说的理论。而且摄生的具体方法也是以阴阳学说为依据的，阴阳学说认为：人体的阴阳变化与自然界四时阴阳变化协调一致，就可以延年益寿：因而主张顺应自然，春夏养阳，秋冬养阴，精神内守，饮食有节，起居有常，即《素问·上古天真论》所说"法于阴阳，和于术数"。借以保持机体内部以及机体内外界环境之间的阴阳平衡，达到增进健康、预防疾病的目的。

2. 用于疾病的治疗

由于疾病发生发展的根本原因是阴阳失调，因此，调整阴阳。补偏救弊，促使阴平阳秘，恢复阴阳相对平衡，是治疗疾病的基本原则。阴阳学说用以指导疾病的治疗，一是确定治疗原则，二是归纳药物的性能。

（1）确定治疗原则

①阴阳偏盛的治疗原则：损其有余，实者泻之。阴阳偏盛，即阴或阳的过盛有余，为有余之证。由于阳盛则阴病，阳盛则热，阳热盛易于损伤阴液，阴盛则阳病，阴盛则寒，阴寒盛易于损伤阳气，故在调整阴阳的偏盛时，应注意有无相应的阴或阳偏衰的情况存在。若阴或阳偏盛而其相对的一方并没有构成虚损时，即可采用"损其有余"的原则。若其相对一方有偏衰时，则当兼顾其不足，配合以扶阳或益阴之法。阳盛则热属实热证，宜用寒凉药以制其阳，治热以寒，即"热者寒之"。阴盛则寒属寒实证，宜用温热药以制其阴，治寒以热，即"寒者热之"。因二者均为实证，所以称这种治疗原则为"损其有余"，即"实者泻之"。

②阴阳偏衰的治疗原则：补其不足，虚者补之。阴阳偏衰，即阴或阳的虚损不足，或

为阴虚，或为阳虚。阴虚不能制阳而致阳亢者，属虚热证，治当滋阴以抑阳。一般不能用寒凉药直折其热，须用（《素问·至真要大论》王冰注）“壮水之主，以制阳光”的方法，补阴即所以制阳。“壮水之主，以制阳光”又称壮水制火或滋水制火，滋阴抑火，是治求其属的治法，即用滋阴降火之法，以抑制阳亢火盛。如肾阴不足，则虚火上炎，此非火之有余，乃水之不足，故当滋养肾水。岐伯《素问·阴阳应象大论》称这种治疗原则为“阳病治阴”。若阳虚不能制阴而造成阴盛者，属虚寒证，治当扶阳制阴。一般不宜用辛温发散药以散阴寒，须用（《素问·至真要大论》王冰注）“益火之源，以消阴翳”的方法，又称益火消阴或扶阳退阴，亦是治求其属的治法，即用扶阳益火之法，以消退阴盛。如肾主命门，为先天真火所脏，肾阳虚衰则现阳微阴盛的寒证，此非寒之有余，乃真阳不足，故治当温补肾阳，消除阴寒，岐伯《素问·阴阳应象大论》称这种治疗原则为“阴病治阳”。

③补阳配阴，补阴配阳：至于阳损及阴、阴损及阳、阴阳俱损的治疗原则，根据阴阳互根的原理，阳损及阴则治阳要顾阴，即在充分补阳的基础上补阴（补阳配阴）；阴损及阳则应治阴要顾阳，即在充分补阴的基础上补阳（补阴配阳）；阴阳俱损则应阴阳俱补，以纠正这种低水平的平衡。阴阳偏衰为虚证，所以称这种治疗原则为“补其不足”或“虚则补之”。

（2）归纳药物的性能

阴阳用于疾病的治疗，不仅用以确立治疗原则，而且也用来概括药物的性味功能，作为指导临床用药的依据；治疗疾病，不但要有正确的诊断和确切的治疗方法，同时还必须熟练地掌握药物的性能。根据治疗方法，选用适宜药物，才能收到良好的疗效。

中药的性能，是指药物具有四气、五味、升降浮沉的特性。四气，有寒、热、温、凉。五味有酸、苦、甘、辛、咸。四气属阳，五味属阴。四气之中，温热属阳；寒、凉属阴。五味之中，辛味能散、能行，甘味能益气，故辛甘属阳，如桂枝、甘草等；酸味能收，苦味能泻下，故酸苦属阴，如大黄、芍药等；淡味能渗泄利尿（物质的浓淡对比而言，浓属阴，淡属阳）故属阳，如茯苓、通草；咸味药能润下，故属阴，如芒硝等。按药物的升降浮沉特性分，药物质轻，具有升浮作用的属阳，如桑叶、菊花等；药物质重，具有沉降作用的属阴，如龟板、赭石等。治疗疾病，就是根据病情的阴阳偏盛偏衰，确定治疗原则，再结合药物的阴阳属性和作用，选择相应的药物，从而达到《素问·至真要大论》“谨察阴阳所在而调之，以平为期”的治疗目的。

第十节 五行论

一、五行论概述

五行，是指金、木、水、火、土五类物质的运动。它是用来阐释事物之间相互关系的抽象概念，具有广泛的涵义，并非仅指五种具体物质本身。凡具有生长、升发、条达舒畅等作用或性质的事物，均归属于木；具有温热、升腾作用或性质的事物，均归属于火；具有承载、生化、受纳作用的事物，均归属于土；具有清洁、肃降、收敛等作用的事物，均归属于金；具有寒凉、滋润、向下运行的事物，均归属于水。

岐伯《内经》对五行的论述较少且分散，主要是后世医家在继承、发扬岐伯有关五行的理论及临床实践中，结合哲学思想建立起了一整套比较完整的五行学说理论，它同阴阳学说一样对中医现今的临床具有重要的指导作用，下面我们就岐伯著作的有关五行的理论及后世的发展情况做一详细地论述。

（一）五行学说的概念及五行学说

五行学说属于古代哲学的范畴。《尚书·大传》“水火者，百姓之所饮食也；金木者，百姓之所兴作也；土者，万物之所资生也，是国人用”。《尚书·洪范》对五行的认识在上述论述的基础上提出：“一曰水，二曰火，三曰木，四曰金，五曰土。水曰润下，火曰炎上，木曰曲直，金曰从革，土爰稼穑”。他们对五行的特征作了经典性的阐释，使五种物质的各自特征作为把各种事物进行归类的基本依据。并以木生火、火生土、土生金、金生水、水生木和木克土、土克水、水克火、火克金、金克木的“相生”、“相克”规律作为阐释各种事物普遍联系的基本原则，从而形成了五行学说。

五行学说是以木火土金水五种物质的特性及其“相生”和“相克”规律来认识世界、解释世界和探求宇宙规律的一种世界观和方法论。它用五行之间的生、克关系来阐释事物之间的相互关系，五行学说认为任何事物都不是孤立、静止的，而是在不断的相生、相克的运动中维持协调平衡的。

五行理论是研究五行的概念内涵、特性、事物五行属性归类及其相互关系，并用以解释宇宙万物之间广泛联系的古代哲学理论，是古人认识宇宙万物相互联系，揭示事物内在规律的世界观和方法论，岐伯医学运用了五行这一哲学概念及相关理论来阐述与人体生命相关事物或生命活动本身的奥秘，全面地运用于说明生理、病理，指导疾病的诊断、辨证、治疗等医学问题。

这一学说在中医学的应用，主要是以五行的特性来分析研究机体的脏腑、经络、生理功能的五行属性和相互关系，以及阐释它们在病理情况下的相互影响。因此，五行学说在中医学中既用作在理论上的阐释，又具有指导临床的实际意义。

（二）五行的实质及特征

万物同源，皆由最初的无极化生而来。纷繁多姿的世界，是由每一个分化出来的个体，以各种不同的变换姿态展现而成。万物的不同，归根结底就在于构成万物的物质在运动中所呈现出的运动方式、运动时间、组织结构、以及在运动中所处的位置的不同而不同。在同一个系统内，物质运动的步骤是相一致的，同时，在运动的过程中，相同的运动也会导致物质全面的共同性。因此，五行就是在太阳系范围内，根据物质运动的五个必然过程，将物质加以划分以便让人们更好地来认识世界的一种方法。

“水、木、火、土、金”是太阳系中五大行星的名称，它们代表了整个太阳系在阴阳规律作用下的五种的运行方式。同时，也是地球万物赖以生存和发展的五种最基本形式。五行代表了万物运动的五种方式和五个过程，其中包含了运动的时间、方位、结构以及所有的特性。根据五行学说，“木曰曲直”，凡是具有生长、升发、条达舒畅等作用或性质的事物，均归属于木；“火曰炎上”，凡具有温热、升腾作用的事物，均归属于火；“土爰稼穑”，凡具有生化、承载、受纳作用的事物，均归属于土；“金曰从革”，凡具有清洁、肃降、收敛等作用的事物则归属于金；“水曰润下”，凡具有寒凉、滋润、向下运动的事物则归属于水。

（三）五行的关系

五行，一个运动的全部过程，一次生命的步骤分解，一个圆周上的不同阶段。它们首尾相接、紧密不断，构成了一个完整的环。在这个环上，五个元素相互依存，互为因果，彼此对立，又互为条件，相辅相成，缺一不可。如果说，“水”是一个生命的启始，那么“金”就是生命的结束。然而，生命又是延续的，每一次生命的结束，又是下一次生命的准备。因此，运动的链条环环相扣，生命的轨迹绵延不绝。

五行互生：水生木，木生火，火生土，土生金，金生水，水再生木。

它们又相克：木克土，土克水，水克火，火克金，金克木，木又克土。

五行学说以五行的特性对事物进行归类，将自然界的各种事物和现象的性质及作用与五行的特性相类比后，将其分别归属于五行之中。

五行学说认为，五行之间存在着生、克、乘、侮的关系。五行的相生相克关系可以解释事物之间的相互联系，而五行的相乘相侮则可以用来表示事物之间平衡被打破后的相互影响。

（四）五行的归类

五行学说以五行的特性对事物进行归类，将自然界的各种事物和现象的性质及作用与五行的特性相类比后，将其分别归属于五行之中。如事物的特性与木的特性相近，则归属于木，而与火的特性相类似的事物，则归属于火。按照五行学说，自然界及人体等可分别归类如下：

自然界						五行	人体					
五味	五色	五化	五气	五方	五季		五脏	六腑	五官	形体	情志	五声
酸	青	生	风	东	春	木	肝	胆	目	筋	怒	呼
苦	赤	长	暑	南	夏	火	心	小肠	舌	脉	喜	笑
甘	黄	化	湿	中	长夏	土	脾	胃	口	肉	思	歌
辛	白	收	燥	西	秋	金	肺	大肠	鼻	皮毛	悲	哭
咸	黑	藏	寒	北	冬	水	肾	膀胱	耳	骨	恐	呻

（五）五行的生克乘侮

岐伯首次提出了五行生克乘侮之间的关系，如《素问·六节脏象论》：“未至而至，此谓太过，则薄所不胜而乘所胜也”。《素问·五运大论》：“气有余，则制已所胜而侮所不胜；其不及，则已所不胜侮而乘之，已所用轻而侮之”。

五行学说认为，五行之间存在着生、克、乘、侮的关系。五行的相生相克关系可以解释事物之间的相互联系，而五行的相乘相侮则可以用来表示事物之间平衡被打破后的相互影响。

相生即相互资生和相互助长。五行相生的次序是：木生火，火生土，土生金，金生水，水生木。相生关系又可称为母子关系，如木生火，也就是木为火之母，火则为木之子。

相克即相互克制和相互约束。五行的相克次序为：木克土，土克水，水克火，火克金，金克木。

相生相克是密不可分的，没有生，事物就无法发生和生长；而没有克，事物无所约束，就无法维持正常的协调关系。只有保持相生相克的动态平衡，才能使事物正常的发生与发展。

如果五行相生相克太过或不及，就会破坏正常的生克关系，而出现相乘或相侮的情况。相乘，即五行中的某一行对被克的一行克制太过。比如，木过于亢盛，而金又不能正常地克制木时，木就会过度地克土，使土更虚，这就是木乘土。相侮，即五行中的某一行本身太过，使克它的一行无法制约它，反而被它所克制，所以又被称为反克或反侮。比如，在正常情况下水克火，但当水太少或火过盛时，水不但不能克火，反而会被火烧干，即火反克或反侮水。

二、五行论的医学应用

五行学说在医学中的应用，主要是以五行的特性来分析说明人体脏腑、经络、等组织器官的五行属性，以五行的生克制化关系来分析脏腑、经络之间和各种生理功能之间的相互关系；以五行的乘侮和母子相及来阐释脏腑病变的相互影响。以事物五行的归属分析四诊资料、指导临床诊断；以五行生克乘侮规律推断病情，判断疾病的预后；五行学说用于疾病的治疗主要表现在：根据药物的色、味，按五行归属确定其作用于何脏腑；按五行的生克乘侮规律，控制疾病的传变，确定其治疗大法。

五行学说将人体的五脏六腑分别归属于五行。从五脏的资生来看，肾水之精以养肝木，肝木脏血以济心火，心火之热以温脾土，脾土化生水谷精微以充肺金，肺金清肃下降以助肾水。这说明了五脏之间的相生关系。从五脏之间的相互制约来看，肺气清肃下降，可以抑制肝阳上亢，即金克木；肝气条达，可以疏泄脾土的郁滞，即木克土；脾的运化，可以避免肾水的泛滥，即土克水；肾水的滋润，能够防止心火的亢烈，即水克火；而心火的阳热，可以制约肺金清肃的太过，即火克金。同时用五行学说来说明人体与自然环境及气候、饮食等的关系。

人体在病理情况下的改变，也是可以用五行学说来说明的。由于脏腑分属五行，脏腑之间的相互影响，也是依据五行学说的规律的。如肝病传脾，即木乘土；而脾病及肝，即土侮木；而肝脾之间的相互病理影响，则为木郁土虚或土壅木郁。肝病影响到心，为母病及子；影响肺，即木侮金；影响肾，即子病及母。

根据五行学说，后世许多医家提出在治疗疾病时不仅要考虑发生病变的脏腑本身，还应根据脏腑之间的生克关系，控制疾病的传变。正如《难经》所论述的："见肝之病，则知肝当传之于脾，当先实脾。"

根据五行"相生"规律，提出虚则补其母，实则泻其子的治疗原则：

1. 补母　主要用于母子关系的虚证，在针灸疗法中，凡是虚证，可以补其所属的母经或母穴，如治疗肝虚证时，选取肾经合穴阴谷。此即虚则补其母，补母则子安。

2. 泻子　主要用于母子关系的实证。在针灸疗法中，凡是实证，可泻其所属的子经或子穴。如肝实证可取心经荥穴少府，或本经荥穴行间治疗。此即实则泻其子，泻子则母安。

根据母子相生的关系，提出以下治疗原则：

1. 滋水涵木法　即滋养肾（水）阴以养肝（木）阴的方法，适用于肾阴亏损而导致的肝阴不足之证。

2. 益火补土法　即温肾阳（火）以补脾（土）阳的方法，适用于肾阳衰微而导致的脾阳不振之证。在五脏配属五行中，火指心，但自命门学说兴起，对机体的温煦多指为命门之火的作用，即肾阳的作用。

3. 金水相生法　即滋养肺（金）肾（水）阴虚的治疗方法，适用于肺虚不能输布津液以滋肾，或肾阴不足，精气不能上滋于肺，而致肺肾阴虚者。

4. 培土生金法　即补脾（土）益气而达到补益肺（金）气的方法，适用于脾胃虚弱，不能滋养肺而致肺虚脾弱之证。

根据五行"相克"规律，创建了以下治疗原则：

1. 培土制水法　适用于脾虚不运，水湿泛滥而致水肿胀满之证。土和水，指脾肾两脏，培土制水，指温运脾阳，或温肾健脾，以治疗水湿停聚为病，又称温肾健脾法。若肾阳虚不能温脾阳，则肾不主水，脾不制水，水湿不化，治当以温肾为主，兼顾健脾。

2. 抑木扶土法　适用于肝的疏泄太过，木旺乘土之证。木和土，乃肝脾两脏。抑木扶土，即疏肝健脾以治疗肝旺脾虚，又称疏肝健脾法、平肝和胃法、调理肝脾法。

3. 泻南补北法　适用于肾阴不足，心火偏旺，水火不济，心肾不交之证。心主火，火属南方；肾主水，水属北方。泻南补北法，即泻心火滋肾水，又称泻火补水法。

4. 佐金平木法　适用于肺失清肃，肝火偏盛之证。金和木，乃肺肝两脏。佐金平木，即清肃肺气以抑制肝木，又称清肺泻肝法。

运用五行的生克乘侮规律来解释五脏病变的相互影响关系，利用调整五脏间生克乘侮关系来治病。如：①肝木乘脾土，则临床上见肝脾不和证，治疗时一般是采取“培土抑木”（疏肝健脾）的方法。②肾生肝，（水生木）肾精能滋养肝脾不和证，即“水能生木”，当“肾水”不足时，肝木失养，病人出现“肝阳上亢”等水不涵木的病证，治疗时要滋水涵木，肝阳上亢的证候可以得到改善。③肾助脾（火生土），脾的运化功能需要肾阳的帮助才能正常进行，如果肾阳虚导致脾阳虚，临床上出现脾肾阳虚证，产生腹泻、水肿等证。治宜温补肾火，资助脾阳（温肾健脾）的方法。④脾益肺（土生金），脾气健运，将饮食精微运输给肺，从而保持肺的功能正常，脾虚精微不升，废浊不降，容易产生痰湿，出现痰多，咳嗽等肺的症状，治疗则需健脾化痰，即“培土生金”健脾补肺的方法治疗，往往取得较好的效果。⑤肾济心（水火相济），肾主水，心主火，肾脏精。正常时，心肾互济，心助肾以阳，肾助心以阴，互相交往，保持平衡状态，中医叫“心肾相交”。如肾水不足，则不能滋润心阳，就会引起心火亢盛的症状，出现“心肾不交证。”治疗应当滋肾水（阴）降心火，使病证得以痊愈。

基于岐伯著作的有关五行的理论及后世对五行学说的不断完善，掌握、认识五行之间的这些规律，可使我们在临床工作中探讨疾病的病因、病理、诊断、治疗方面，具有十分重要的指导作用。

第十一节　解剖论

一、对人体解剖的认识

岐伯对人体的解剖研究描述的较为详细。《灵枢·经水》：“若夫八尺之士，皮肉在此，外可度量切循而得之，其死可解剖而视之。其脏之坚脆，腑之大小，谷之多少，脉之长短，血之清浊……皆有大数”。例如消化道解剖，《灵枢》已详述了唇口几何，唇到齿距离几何，舌形重量，齿至咽距离，会厌形质，口腔容量，食管长度，胃容量及体大小，贲门、幽门形质，小肠长度、如何曲屈、容量，大肠之升、横、降、容量、重量，肛门形质等等，其所记述之大小、长度、容量、形态与相互关系等，同现代人体解剖基本一致。又如关于消化系统之功能，血液环流周身之功能，泌尿生殖系统之功能，虽然认识多有失之于笼统，然而也有许多科学的论断。譬如血与脉的关系，不但对血管区分为经脉（大血管）、络脉（大血管之分支血管）和孙脉（细小血管），并且明确指出血脉是运行人体经过饮食消化而产生营养精气等物质的，特别强调这种运行在人体“如环无端”，周而复始，永无休止。

岐伯所指的五脏六腑都是有形的、具体的实体解剖器官。如《灵枢·本脏第四十七》中云：“五脏者，固有小大高下坚脆端正偏顷者，六腑亦有小大长短厚薄结直缓急，……厚薄美恶皆有形”。

《内经》中所描述脏腑的实体解剖器官，与现代医学对于实体器官的解剖描述基本一致。如《灵枢·平人绝谷第三十二》中云：“胃大一尺五寸，径五寸，长二尺六寸，横屈受水谷三斗五升，其中之谷，常留二斗，水一斗五升而满，上焦泄气，出其精微，慉悍滑疾，下焦下溉诸肠。小肠大二寸半，径八分分之少半，长三丈二尺，受谷二斗四升，水六升三合合之大半。回肠大四寸，径一寸寸之少半，长二丈一尺，受谷一斗，水七升半。广肠大八寸，径二寸寸之大半，长二尺八寸，受谷九升三合八分合之一。肠胃之长，凡五丈八尺四寸，受水谷九斗二升一合合之大半，此肠胃所受水谷之数也”。

《灵枢·肠胃第三十一》中云：“黄帝问于伯高曰：余愿闻六腑传谷者，肠胃之小大长短，受谷之多少奈何。伯高曰：请尽言之，谷所从出入浅深远近长短之度，唇至齿，长九分，口广二寸半，齿以后至厌，深三寸半，大容五合，舌重十两，长七寸，广二寸半。咽门重十两，广二寸半，至胃长一尺六寸。胃纡曲屈伸之，长二尺六寸，大一尺五寸径五寸，大容三斗五升。小肠后附脊左环，回周叠积，其注于回肠者，外附于齐，上回运环十六曲，大二寸半，径八分分之少半，长三丈三尺。回肠当齐左环，回周叶积而下，回运环反十六曲，大四寸，径一寸寸之少半，长二丈一尺。广肠传脊，以受回肠，左环叶脊上下辟，大八寸，径二寸寸之大半，长二尺八寸。肠胃所入至所出，长六丈四寸四分，回曲环反，三十二曲也”。

二、《黄帝内经》解剖学的医学意义

（一）解剖知识在医学理论中的重要作用

《灵枢·经水》说：“若夫八尺之士，皮肉在此，外可度量切循而得之，其死可解剖而视之。其脏之坚脆，腑之大小，谷之多少，脉之长短，血之清浊，气之多少，……皆有大数”。

（二）五脏六腑在人体中的位置及关系

《灵枢·胀论》认为五脏六腑“各有畔界”，“各有次舍”。简略论述了内脏的解剖关系，《素问·痿论》“肺者，脏之长也，为心之盖也”；《灵枢·胀论》“膻中者，心主之宫城也”；《素问·脉要精微论》“夫腰者，肾之府也”，附于腰部脊膂两侧的是肾，《素问·

金匮真言论》说肾有“开窍于二阴”、肾主生殖作用的理论。同时阐明了心和心包在生理和病理中的关系如《灵枢·邪客》“心者，五脏六腑之大主也，精神之所舍也，其脏坚固，邪弗能客也。客之则心伤，心伤则神去，神去则死矣。故诸邪之在于心者，皆在于心之包络”。

（三）初步认识了内脏的部分功能

《素问·六节藏象论》说心“其充在脉”；《素问·五脏生成》“诸血者皆属于心”；《素问·平人气象论》“心藏血脉之气”、“心主身之血脉”及《素问·脉要精微论》“夫脉者，血之府也”等的观点。

《内经》认为“天气通于肺”、“呼则出，吸则入”；《灵枢·口问》“口鼻者，气之门户也”；《素问·六节藏象论》“五气入鼻，藏于心肺，上使五色修明，音声能彰，……以养五脏气”；《素问·六节藏象论》“肺者，气之本”。

《素问·逆调论》“肾者水脏，主津液”；《素问·灵兰秘典论》“膀胱者，州都之官，津液藏焉，气化则能出矣”。《灵枢·本输》“肾合膀胱，膀胱者，津液之府”；《灵枢·刺节真邪》“茎、垂者，身中之机，阴精之候，津液之道也”。

《灵枢·海论》“水谷之海”；《灵枢·玉版》“胃为水谷气血之海”；《素问·灵兰秘典论》“脾胃者，仓廪之官，五味出焉。”；“大肠者，传道之官，变化出焉。小肠者，受盛之官，化物出焉”。

（四）岐伯论人体的组织结构

岐伯将“筋、脉、肉、皮、骨”五个层次归纳总结概括为人体的主要组织结构。

《素问·五脏生助》说“诸筋者皆属于节”；《素问·脉要精微论》又说“膝者筋之府”。

脉又称为血脉、经脉。《素问·脉要精微论》“夫脉者血之府也”，即通过解剖发现血液循行血脉之中，血脉之外是没有血液的，《灵枢·经脉》“脉为营”，它全身血液的通路，《素问·五脏生成》认为“诸血者皆属于心”并与心脏连通。因此身体一切正常的血都由心主宰，是心脏推动着血液沿着与心连通的全身血脉，不断地如《灵枢·营卫生会》所说“阴阳相贯，如环无端”，“往复不已”、“周流不休”地循环流动着。

《灵枢·经脉》认为“骨为干，脉为营，筋为刚，肉为墙，皮肤坚而毛发长”。

《素问·阴阳应象大论》认为“肺在体合皮，其华在毛”；《素问·痿论》“肺主身之毛”。《素问·阴阳应象大论》又说脾“在体为肉”；《素问·金匮真言论》认为脾“病之在肉”。

（五）对人体五官九窍的认识

《灵枢·脉度》“目能辨五色”、“耳能闻五音”、“鼻能知臭香”、“口能知五谷”、“舌能知五味”；《素问·阴阳应象大论》“清阳出上窍”、《灵枢·邪气脏腑病形》“十二经脉、三百六十五络，其血气皆上于面而走空窍。其精阳气上走于目而为睛，期，气走于耳而为听，其宗气上出于鼻而为嗅，其浊气出于胃，走唇舌而为味”。

《灵枢·经脉》将大肠末端称为“肛”，《素问·五脏别论》“魄门亦为五脏，使水谷不得久藏”。

《内经》运用解剖学知识，结合五官九窍理论是以解剖发现为前提，结合岐伯当时对人体生命现象长期的观察，以及丰富临床知识的积累，以对人体五官九窍的位置及作用做出一定的认识。

总之，人的形体结构、内脏所在部位、内脏间相互关系，以及内脏的部分功能等，都是以解剖学知识为基础进行揭示的。生命活动是十分复杂的，大量精深微妙的生命奥秘，岐伯时代的粗浅的解剖知识，结合人们对生命现象的观察，运用长期积累并通过反复验证的实践知识，运用当时发达的精气——阴阳——五行的哲学理论和思维方法完成了医学理论的构建。

第十二节 脏象论

一、脏象论概念

“脏象”二字，首见于岐伯的著作《黄帝内经·素问·六节脏象论》。脏，是指藏于体内的内脏；象，其义有二，一指脏腑的解剖形态，《黄帝内经·素问·集注卷二》：“象者，像也。论脏腑之形象，以应天地之阴阳也”。《医宗必读·改正内景脏腑图》如“心象尖圆，形如莲花”。其二指脏腑的生理病理表现于外的征象。王冰注《黄帝内经素问》：“象，谓所见于外，可阅者也”，《类经·脏象类》“象，形象也。脏居于内，形见于外，故曰脏象”。“象”是“脏”的外在反映，“脏”是“象”的内在本质，两者结合起来就叫作“脏象”。脏通“藏”。“藏象”今作“脏象”。脏象是人体系统现象与本质的统一体，是人体脏腑的生理活动及病理变化反映于外的征象。如张景岳在《类经》中说：“象，形象也。脏居于内，形见于外，故曰脏象”。

脏象学说，即是通过对人体生理、病理现象的观察，研究人体各个脏腑的生理功能、病理变化及其相互关系的学说。它认为人体是以心、肝、脾、肺、肾五脏为中心，以胆、胃、大肠、小肠、膀胱、三焦等六腑相配合，以气血精津液为物质基础，通过经络内而五脏六腑，外而形体官窍所构成五个功能活动系统。这五个系统不仅都受天地四时阴阳的影响，同时互相之间也紧密联系，从而使人体整体与局部、局部与局部，以及人体与外界环境成为一个复杂的网络结构。

脏象学说是以五脏六腑十二经脉为物质基础的。《灵枢·经水》说：“若夫八尺之士，皮肉在此，外可度量切循而得之。其死，可解剖而视之，其脏之坚脆，腑之大小，谷之多少，脉之长短，血之清浊，气之多少，十二经之多血少气，与其少血多气，与其皆血多气，与其皆少血气，皆有大数。”当然有关解剖学之内容还远不止此，但更重要的还是通过大量的医疗实践不断认识、反复论证而使此学说逐渐丰富起来的，最终达到了指导临床的高度。

脏象学说，是以脏腑为基础。脏腑，是内脏的总称。按照脏腑的生理功能特点，可分为脏、腑、奇恒之腑三类：

脏，即心、肺、脾、肝、肾，合称为“五脏”；五脏的共同生理特点，是化生和贮藏人体生命活动所必须的各种精微物质，如精、气、血、津液等；《素问·五脏别论》说：“所谓五脏者，藏精气而不泻也，故满而不能泻也，故满而不能实”。满，指精气盈满；实，指水谷充实。满而不能实，就是说五脏贮藏的都是精气，而不是水谷或废料。

腑，即胆、胃、小肠、大肠、膀胱、三焦，合称为“六腑”；六腑的共同生理特点主管饮食物的受纳、传导、变化和排泄糟粕；《素问·五脏别论》“六腑者，传化物而不藏，故实而不能满也。所以然者，水谷入口，则胃实而肠虚；食下，则肠实而胃虚。故曰，实而不满，满而不实也”。但应指出，所谓五脏主藏精气，六腑传化糟粕，仅是相对地指出脏和腑各有所主而已。实际上，五脏中亦有浊气，六腑中亦有精气，脏中的浊气，由腑输泻而出，腑中的精气，输于脏而藏之。

奇恒之腑，即脑、髓、骨、脉、胆、女子胞（子宫）。奇恒之腑，即是指这一类腑的形态及其生理功能均有异于“六腑”，不与水谷直接接触，而是一个相对密闭的组织器官，即似腑非腑；而且还具有类似于脏的贮藏精气的作用，即似脏非脏，因而称为奇恒之腑。《素问·五脏别论》“脑、髓、骨、脉、胆、女子胞，此六者，地气之所生也，皆藏于阴而象于地，故藏而不泻，名曰奇恒之府”。

脏象学说的形成，主要有三个方面：一是古代的解剖知识，为脏腑学说的形成，在形态学方面奠定了基础。二是长期来对人体生理、病理现象的观察。例如，皮肤受凉而感冒，会出现鼻塞、流涕、咳嗽等症状，因而认识了皮毛、鼻和肺之间存在着密切的联系。三是反复的医疗实践，从病理现象和治疗效应来分析和反证机体的某些生理功能。例如，许多眼疾，从肝着手治疗而获愈，久之，便得出了“肝开窍于目”的理论。再如在使用某些补肾药物后，可以加速骨折的愈合，因而认识到肾的精气有促进骨骼生长的作用，从而产生“肾主骨”之说。

岐伯医学脏象学说的主要特点有：一是以五脏为中心的整体观，二是五脏与自然环境的统一性。

五脏为中心的整体观，主要强调了以“五脏为中心”，将人体的构成认定为一种既有环状联系，又有内在对应和层次重叠的一个复杂的体系。主要体现在：

以脏腑分阴阳，脏与腑是一个整体，一阴一阳相为表里。如心与小肠、肺与大肠、脾与胃、肝与胆、肾与膀胱以及心包与三焦相为表里。一脏一腑相为表里的主要依据是：经络循行路线的阴阳相对和相互络属；某一脏与某一腑之间在生理功能和病理变化上的紧密联系。

脏腑虽因形态功能之不同而有所分，但它们之间却不是孤立的，而是相互合作、相互为用的。如《素问·五脏生成篇》说：“心之合脉也，其荣色也，其主肾也；肺之合皮也，其荣毛也，其主心也；肝之合筋也，其荣爪也，其主肺也；脾之合肉也，其荣唇也，其主肝也；肾之合骨也，其荣发也，其主脾也”。又如《灵枢·本输》说：“肺合大肠，大肠者，传导之腑。心合小肠，小肠者，受盛之腑。肝合胆，胆者，中精之腑。脾合胃，胃者，五谷之腑。肾合膀胱，膀胱者，津液之腑。三焦者，中渎之腑也，水道出焉，属膀胱，是孤之腑也。是六腑之所与合者”。

五脏的生理活动与精神情志密切相关。《灵枢·卫气》：“五脏者，所以藏精神魂者也”，人的精神情志与意识思维活动，是大脑的功能，岐伯在《内经》等文献中已有所记载。但是，在脏象学说中，则认为人的精神情志和意识思维活动，与五脏的生理活动具有密切的关系。由于五脏的生理活动能够统率全身整体的生理功能，所以认为大脑的生理功能正常，有赖于五脏生理功能的平衡协调。五脏的功能活动异常，则大脑的精神情志和意识思维活动也必受其影响；反之，精神情志和意识思维活动的失常，也势必反作用于五脏，从而影响五脏的生理功能，因此，《素问·宣明五气篇》中所说的："心藏神、肺藏魄、肝藏魂、脾藏意、肾藏志"，并不是不认识大脑的生理功能，而是进一步把人的精神意识和思维活动加以科学的分类，探讨其与各脏生理活动的关系。

五脏生理功能之间的平衡协调，是维持机体内在环境相对恒定的重要环节。同时，通过五脏与形体诸窍的联系，五脏与精神情志活动的关系，来沟通体内外环境之间的联系，维系着体内外环境之间的相对平衡协调。

五脏与形体诸窍联结成一个整体。五脏各有外候，与形体诸窍各有特定的联系，这是脏象学说整体观的又一具体体现。按照脏象学说的理论，心，其华在面，其充在血脉，开窍于舌；肺，其华在毛，其充在皮，开窍于鼻；脾，其华在唇四白，其充在肌，开窍于口；肝，其华在爪，其充在筋，开窍于目；肾，其华在发，其充在骨，开窍于耳和二阴。

形体，其广义者，泛指具有一定形态结构的组织，包括头、躯干和脏腑在内；其狭义者，指皮、肉、筋、骨、脉五种组织结构，又称五体。

官窍，官指机体有特定功能的器官，如耳、目、口、唇、鼻、舌，又称五官，它们分属于五脏，为五脏的外候。窍，有孔穴、苗窍之意，是人体与外界相通连的窗口。官必有窍，窍多成官，故官窍并称。窍有七窍，七窍指头面部七个孔窍（眼二、耳二、鼻孔二、口）。五脏的精气分别通达于七窍。九窍又称九官，指七窍及前阴、后阴而言。

人体是一个有机的整体，脏与脏，脏与腑，腑与腑之间密切联系，人体各组成部分之间，在形态结构上密不可分，它们不仅在生理功能上相互制约，相互依存，相互为用，互相协调，在物质代谢上互相联系，在病理上互相影响，人体的生理病理又与外界环境相通应。而且以经络为联系通道，相互传递各种信息，在气血津液环周于全身的情况下，形成一个非常协调和统一的整体，体现了结构与功能、物质与代谢、局部与整体、人体与环境的统一。岐伯《内经》充分认识到"有诸内必形诸外"的辨证法则，使脏象学说系统而完善。正如《灵枢·本脏》说："视其外应以知其内脏，则知所病也"。《灵枢·岁露》"人与天地相参也，与日月相应也"。

综上所述，岐伯医学脏象学说的形成，虽有一定的古代解剖知识基础，但其发展，主要是基于"有诸内，必形诸外"的观察研究方法，因而其观察分析的结果，必然大大地超越了人体解剖学的脏腑范围，更重要的则是概括了人体某一系统的的生理和病理学概念，形成了独特的生理和病理的理论体系。因此，脏象学说中的心、肺、脾、肝、肾等脏腑的名称，虽与现代人体解剖学的脏器名称相同，但在生理、病理的含义中，却不完全相同。中医脏象学说中一个脏腑的生理功能，可能包含着现代解剖生理学中几个脏器的生理功能；而现代解剖生理学中的一个脏器的生理功能，亦可能分散在脏象学说的某几个脏腑的生理功能之中。这是因为脏象学说中的脏腑，不单纯是一个解剖学的概念，更重要的则是概括了人体某一系统的生理和病理学概念。这些充分说明了"五脏是一些综合性的功能单位"。

可以说，脏象学说贯穿在中医学的解剖、生理、病理、诊断、治疗、方剂、药物、预防等各个方面，因此岐伯《内经》的藏象观，为以后中医学形成独特的医学理论体系奠定了坚实的基础。

二、脏象论的医学应用

《内经》脏象观的医学应用，主要集中反映在《素问·灵兰秘典论》中。岐伯《内经·灵兰秘典论》曰："心者，君主之官也，神明出焉。肺者，相傅之官，治节出焉。肝者，将军之官，谋虑出焉。胆者，中正之官，决断出焉。膻中者，臣使之官，喜乐出焉。脾胃者，仓廪之官，五味出焉。大肠者，传道之官，变化出焉。小肠者，受盛之官，化物出焉。肾者，作强之官，伎巧出焉。三焦者，决渎之官，水道出焉。膀胱者，州都之官，津液藏焉，气化则能出矣。"这里明确指出脏腑十二官，各代表一个脏器主要功能之一，非该脏俯全部功能。又曰"凡此十二官者，不得相失也。故主明则下安，以此养生则寿，殁世不殆，以为天下则大昌。主不明则十二官危，使道闭塞而不通，形乃大伤，以此养生则殃，以为天下者，其宗大危，戒之戒之"。

《内经》中《素问·灵兰秘典论》"凡此十二官者，不得相失也。故主明则下安，以此养生则寿，殁世不殆，以为天下则大昌。主不明则十二官危，使道闭而不通，形乃大伤，以此养生则殃，以为天下者，其宗大危，戒之戒之！"我们以此节内容为主，加以探析：

（一）脏的生理功能及临证应用

五脏，是心、肺、脾、肝、肾的合称。五脏的生理功能，虽然各有专司，但心脏的生理功能是起着主宰作用的。

1. 心，为五脏六腑之君主

《素问·灵兰秘典论》"心者，君主之官，神明出焉"。

君主：君，尊也，治理、发号施令者也；主：灯中火柱也；神明：神，天神，引出万物者；明，照也，神明为天神闪电照耀大地也。

心在人体之中掌管神明，在五行中为火。心之有空，人才能明。五脏之中肝、脾、肺、肾，皆有月字旁，表明是肉体，唯独心不是肉体，因为其性空。五脏之中肝开窍于目，脾开窍于口，肺开窍于鼻，肾开窍于耳。此四脏为实在肉体，开于空窍。心开窍于舌，因主体为空，开于实窍。

心为空体，故主神明。心主血脉，其华在面。当心处于空静状态之中，血脉平稳、通畅，故面有光华。由于心的特殊性，调心与调其他脏腑不可等同而论。首先，要静心。其次，才是调理肉体的心脏平衡。故心之病变治宜清心泻火、清心开窍、滋阴降火，或养心安神、益气补血，以及活血化瘀等法。

因此，心的生理功能主要有两方面，一是主血脉，二是主神志。心开窍于舌，其华在面，在志为喜，在液为汗。

2. 肺，为相傅之官

《素问·灵兰秘典论》曰："肺者，相傅之官，治节出焉。"相傅之官是人体调节水分和营养的高官，处于宰相之位。相傅：相，视也，通过查看、估量做出正确选择；傅，辅也，辅佐之宰相。治节：治，水之名子也；节，竹节也，意为约束。

肺与心相连共处于上焦，为五脏之华盖。华，荣也。盖，遮蔽也。肺将水谷之精华合成清气输送至五脏及四肢百骸。肺给人体输送营养的同时，又像一把大伞那样遮盖保护着五脏，那就是卫气，以防寒邪侵入。所以说，肺为五脏之华盖。

肺为气主（宗气），司呼吸。《素问·五藏生成篇》曰："诸气者，皆属于肺。"肺给予脏腑清气才能产生诸气如：心气、小肠气；肝气、胆气、筋气；脾气、胃气；肺气、大肠气；肾气、膀胱气。

肺朝百脉。血的运行有赖于气的推动，故能辅助心脏调节全身血液的运行。肺主肾上之水。主宣发、肃降。宣发：即发散、向上、升清；肃降即清肃、洁净、下降。肺开窍于鼻。肺藏魄。魄，阴神也，指人之精神状态。人，精气足，则体魄健全。故肺之病变，治宜祛风宣肺，清热润燥，肃肺化痰，温肺化饮，滋阴降火，益气养阴等法。

由此而知，肺的主要生理功能是：主气、司呼吸，主宣发肃降，通调水道，朝百脉而主治节，以辅佐心脏调节气血的运行。

3. 脾，为仓廪之官，五味出焉

脾位于中焦，在膈之下。《素问·灵兰秘典论》说："脾胃者，仓廪之官，五味出焉"。《素问·刺法论》对曰："脾为谏仪之官，知周出焉。"谏仪：谏，正也，以道正人行；仪，论事，言得其宜为之仪。谏仪是以正确的立场，论述适宜恰当的事情。知周：知，用口陈述；周，密也，善用其口则密，周密之意。知周之意，是用口做周密的陈述。"知周"是对君主之官而言。谏者，多别善恶以陈于君。谏仪官需备有三德：一正也，以明是非，以辨善恶；二义也，不瞻前顾后、畏首畏尾、患得患失，具有薄云晴天气概；三大度，公而无私。

脾作为谏仪官具有上述美德，在人体中表现为：及时提醒心（含思维）之君王，周身所发生的变化。如：胃寒痛或五更泻肚，是肾阳不足；便稀而衄血，是中气不足；两胁胀满而急痛，是肝气上亢等。脾属土，具有坤性。《易经》讲坤字是"直方大"。直为正，方为义。君子内正外义。在人体中，当脾处于正常状态，行使谏仪官职能，人可避免疾病的侵袭。"脾虚，生湿生痰。"凡是疾病缠身，甚至夭亡者，首先是脾失去了谏仪官的作用。脾主运化，主升清。《内经》曰："饮入于胃，游溢精气，上输于脾，脾气散精，上归于肺。"人吃进食物，消化、吸收，乃至将营养输布全身，全靠脾正常司职。故脾胃为气血生化之源，后天之本。脾，主运化水湿。脾统血，统摄血液在脉管之内运行而不外溢。脾主四肢与肌肉，使肌肉丰满及维持正常活动。脾开窍于口，其华在唇，可辨别口中五种味道，可使唇红润。脾病治宜健脾化湿，温阳运脾，补益中气，益气摄血等法。

因此，脾的主要生理功能是主运化、升清和统摄血液。足太阴脾经与足阳明胃经，相互络属于脾胃，脾和胃相为表里。脾和胃同属于消化系统的主要脏器，机体的消化运动，主要依赖于脾和胃的生理功能。机体生命活动的持续和气血津液的生化，都有赖于脾胃运化的水谷精微，所以称脾胃为气血生化之源，"后天之本"。

4. 肝，为将军之官，谋虑出焉

肝位于腹部，横膈之下，右胁之内。肝为魂之处，血之脏，筋之宗。肝在五行属木，主动，主升。所以《素问·灵兰秘典论》说："肝者，将军之官，谋虑出焉。"《素问·六节脏象论》又说："肝者。罢极之本，魂之居也"。

肝，将军之官。《素问·灵兰秘典论》曰："肝者，将军之官，谋虑出焉。"将军：将，帅也，将中有寸，以法度而主之；军，包围也，兵车也。将军统帅兵马之位。谋虑：虑，思也；谋，思虑难事也。肝在人体中位于将军位置，捍卫周身，保护君主，平叛诸乱（解毒），且又有分寸；对人的思维也起重要作用，人的谋虑正误取决于肝。肝气不足，遇事犹豫不决；肝气亢胜，处事失于严谨。

肝主藏血，故有"主血海"之说。人卧时血归于肝。肝主筋，全身筋腱，乃至血管壁的滋养皆依赖于肝。肝主疏泄，能助脾胃消食运化。肝气主动，主升发，肝为刚脏，性喜条达，肝气疏泄条达使人心情舒畅，神气充盈。肝主谋虑，使人思维不偏离轨道。肝开窍于目，其华在爪。肝为心之母（按五行生克规律），肝可生心供血。“肝者，罴极之本，魂之属也。”罴：同疲，过劳首先影响肝。当代人疾病多与伤肝有关。肝之病变，治宜疏肝理气，平肝泻火，活血通络，养血柔肝，潜阳熄风等法。

因此，肝的主要生理功能是主疏泄和主藏血。肝开窍于目，主筋，其华在爪，在志为怒，在液为泪。肝与胆相表里。

5. 肾，作强之官，伎巧出焉

肾位于腰部，脊柱两旁，左右各一，故《素问·脉要精微论》说：“腰者，肾之府。”《素问·灵兰秘典论》又曰：“肾者，作强之官，伎巧出焉。”作强：作，起也，起立之意；强，蚚也，桑中虫。（强的本意指虫名，蚚。）伎巧：伎，与也，伙伴、朋群之意；巧，技能也。“肾藏志，志立则能作强；”“唯肾为能作强，而男女构精，人物化生，伎巧从是而出。”故肾气盛则精神健旺，筋骨强劲，动作敏捷；同时生殖能力正常，胎孕从化而生。肾主藏精，藏先天之精，禀受于父母，与生俱来。（包括生殖之精和五脏六腑之精，）由于生殖之精是人类繁殖最基本的物质，故称肾为先天之本。肾主水，合三焦、膀胱二腑主津液，与肺、脾二脏共司体内水液代谢和调节，是人体水液代谢的重要脏器。

肾主骨、生髓，通脑，其华在发。有充养骨骼、滋生脑髓的作用，故骨、脑的生长发育和功能活动，取决于肾气的盛衰。齿更发长，亦与肾气盛衰有关。肾寄命门之火，为元阴、元阳之所藏，有“水火之脏”“阴阳之宅”之称。肾上连于肺，其脉上行贯膈，入肺中，故亦主纳气，有蒸腾、气化作用。肾上开窍于耳，肾和则能闻五音；下开窍于二阴，司二便。肾失衡以虚证为多，所谓实证，也多属本虚标实，当辨证施治。选用益精气，滋肾阴，温肾阳，补肾纳气，温阳行水，滋阴降火，以及清利湿热等法。

因此，肾的主要生理功能为藏精，主生长、发育、生殖和水液代谢；肾主骨生髓，外荣于发，开窍于耳和二阴，在志为恐与惊，在液为唾。

6. 膻中，臣使之官

心包络，简称心包，亦称“膻中”，是心脏外面的包膜，有保护心脏的作用，《灵枢·邪客》说：“心者，五脏六腑之大主也，精神之所舍也。其脏坚固，邪弗能容也。容之则心伤，心伤则神去，神去则死矣。故诸邪之在于心者，皆在于心之包络”。《素问·灵兰秘典论》曰：“膻中者，臣使之官，喜乐出焉。”膻：脱衣露出上身之意。臣使：臣，受牵制者，奉事君王者；使，命令之意。臣使之官，相对君王而言；喜乐出焉，标志掌管令人高兴之事务。膻中处于两乳之间中正位置，为宗气所聚之处。《灵枢·海论》曰：“膻中者，为气之海。”膻中又为心之宫城。《灵枢·胀论》曰：“膻中者，心主之宫城也。”膻中因其部位近心肺，为宗气发源地，能助心肺输传气血，协调阴阳，使精神愉快，故比喻为臣使之官

（二）六腑的生理功能及医学应用

六腑，即胆、胃、大肠、小肠、膀胱、三焦的总称。它们共同的生理功能是：将饮食物腐熟消化，传化糟粕。《素问·五脏别论》说：“六腑者，传化物而不藏，故实而不能满也。所以然者，水谷入口，则胃实而肠虚，食下，则肠实而胃虚。“由于六腑专司传化饮食物，故说“实而不能满也。”

1. 胆，中正之官

胆，居六腑之首。《灵枢·本输》称“胆者，中精之府”，内脏清净之液，即胆汁。胆

汁味苦，色黄绿，由肝之精气所化生，汇集于胆，泄于小肠，以助饮食物消化，是脾胃运化功能得以正常进行的重要条件。

《素问·灵兰秘典论》又曰："胆为中正之官，决断出焉。"中正：中，纳入也，纳入范围（口），加一竖含上下通彻之意；正，是也，一为上位，放于止上，是上位止于正道。中正乃不偏不倚，符合规矩，上下通彻。决断：决，行流也；断，截断也，喻为人诚实专一却没有别的技能。决断二字用于胆之职能，贴切而妙哉。决断含义有二：一拿主意做决定；二决定事情的魄力。胆不像其他脏腑的功能显而易见，如：胃消化食物，小肠分清别浊，大肠吸收水分。胆只是一个装着绿色胆汁的囊。可是他的职能是诚实专一的，就是决断事物。

胆，中正的禀性与其他的脏腑有着显著的区别。腑为阳，阳主动、主泻。小肠、大肠、胃、膀胱，水谷一类在其中处于流动和下泻的状态。脏为阴，阴主静、主藏。心、肺、肝、脾、肾，藏精华而不泻。胆却一腑两性，没有单一藏或泻的偏性，它藏中有泻，泻中有藏，如：肝的胆汁充足时，藏而不泻；而肝的胆汁不足时，泻而不藏。"肝之余气，泄于胆，聚而成精。"胆以储存和排泄胆汁为职责，助于消化，故为六腑之一，但因无传化食物的生理功能，且藏胆汁，与脏相似，与腑有别，归属为"奇恒之腑"。胆默默地担负着十一脏腑免疫功能的职责。胆之疾患治宜疏肝利胆，清化湿热，和解少阳，温胆安神等法。

胆汁的化生和排泄，由肝的疏泄功能控制和调节。若肝的疏泄功能正常，则胆汁排泄畅达，脾胃运化功能也健旺。反之，肝失疏泄，导致胆汁排泄不利，影响及脾胃的运化功能，而出现胁下胀满疼痛，食欲减退，腹胀，便溏等症；若胆汁上逆，则可见口苦、呕吐黄绿苦水；胆汁外溢，则可出现黄疸。

因此，胆的主要生理功能是贮存和排泄胆汁。胆汁直接有助于饮食物的消化，故为六腑之首；因胆本身并无传化饮食物的生理功能，且藏精汁，与胃、肠等腑有别，故又属奇恒之府。

2. 胃，为仓廪之官，五味出焉

胃，又称胃脘，分上、中、下三部。胃的上部称上脘，包括贲门；胃的中部称中脘，即胃体的部位；胃的下部称下脘，包括幽门。胃，与脾相表里，仓廪之官。《素问·刺法论》曰："胃为仓廪之官，五味出焉。"仓廪：仓，谷藏也；廪，发放。仓廪，即管理财物并按时发放的官员。五味是酸、辣、苦、甜、咸各类食物的总称。胃主受纳和腐熟水谷。胃，主通降，以降为顺，以降为和。胃管理食物予以加工，再按时向人体输送营养。胃，为水谷之海，后天之本。《灵枢·五味》曰："胃者，五脏六腑之海也，水谷皆入于胃，五脏六腑皆禀气于胃。"人的生存靠食物，食物靠胃的加工方可被吸收，所以胃是人所需要的气与血的大海。既然五脏六腑之气皆如江河归于胃之大海，善医者用下泻法，将聚于胃之病变泻掉，可事半功倍。胃为六腑之主，胃燥则六腑不宁。胃为火炉，万火之源，不可燥热。治疗可分别采取温胃散寒、清胃泻火、益气建中、消导化滞等法。

胃的通降是降浊，降浊是受纳的前提条件。所以，胃失通降，不仅可以影响食欲，而且因浊气在上而发生口臭、脘腹胀闷，恶心呕吐，以及大便秘结等症状，如《素问·阴阳应象大论》说："浊气在上，则生䐜胀"。若胃气不仅失于通降，进而形成胃气上逆，则可出现嗳气酸腐、恶心、呕吐、呃逆等症。

3. 小肠，为受盛之官

小肠，是一个相当长的管道器管，位于腹中，其上口在幽门处与胃之下口相接，其下口在阑门处与大肠之上口相连。

小肠，与心相表里，为受盛之官。《素问·灵兰秘典论》曰："小肠者，受盛之官，化物出焉"。受盛：受，相互交付也；盛，器皿也。小肠是接受胃交付磨碎之谷物的器皿。化物：化，教行也。教行于上则化成于下；物，万物也。小肠作为受盛之官将胃传导来的谷物，分为清浊，清者上输于脾，浊者下注于大肠。小肠与心相表里。受盛之官与君主之官互为表里，可见小肠地位非同小可。小肠正常与否，直接关系贵为君主之心的安康。若小肠气虚，蠕动不利，浊物难以下注，则形成便秘。之所以便秘居多，是劳心过重，心气受损导致肠气不足。肠气虚而便秘者，便并不干燥，但是难下。肠气虚不可直接温补，如补益不当可致小肠燥热，一旦上行可灼伤心阴。调肠必养胃，肠胃相连，故称肠胃为胃家。胃家为土，火能化土。去便秘，补肠气，根本在于静心；温补肾阳，以旺相火。"相火"即命门之火，相火发自二肾，寄宿于命门，借三焦之道，温煦脏腑，化脾胃土滋养全身。火旺，便秘不攻自破也。小肠病证，治宜通利小肠、清心泻火等。

4. 大肠，传道之官

大肠亦居腹中，其上口在阑门处紧接小肠，其下端紧接肛门。大肠接受经过小肠泌别清浊后所剩下的食物残渣，再吸收其中多余的水液，形成粪便，经肛门而排出体外，所以《素问·灵兰秘典论》曰："大肠者，传道之官，变化出焉。"传道：传，驿站之意；道，通达之意。变化：变，更也，改变之意；化，教行于上则化成于下。大肠的特征有：一是谷物在此暂留，有驿站之意；二是通道，直达出口；三是将谷物变成浊物；四是奉肺（上焦）之教化，将浊物化成于下。大肠上接阑门，与小肠相通，下连魄门（肛门），包括结肠和直肠。其功能：传化糟粕，大肠接受小肠下注的消化物，吸收剩余的水分和养料，将糟粕变为粪便，排出体外。是胃的降浊功能的沿伸，同时亦与肺的肃降有关。如唐宗海在《医经精义·脏腑之官》中论述大肠传导作用时说："大肠之所以能传导者，以其为肺之腑。肺气下达，故能传导"。此外，大肠的传导作用，亦与肾的气化功能有关，故有"肾主二便"之说。

5. 膀胱，州都之官

膀胱位于小腹中央，为贮尿的器官。尿液为津液所化，在肾的气化作用下生成尿液，下输于膀胱。尿液在膀胱内潴留至一定程度时，即可及时自主地排出体外。《素问·灵兰秘典论》曰："膀胱者，州都之官，津液藏焉，气化则能出矣"。州都：州，水中可居住土地也；都，故君旧宗庙的城为都；州都为河流口岸之处。津液藏焉：津，水渡也，有舟船之意。津来源于饮食，出于腠里为汗，下达膀胱为尿。（腠：皮下空隙。）液，气之所煦成液也；液从水谷化生，其清稀者为津，浊而稠者为液。藏，收存也。气化：气，云也；化，教行也，教行于上则化成于下。膀胱的特点有三：其一，与肾相表里，肾为先天之根，故为都；二，人体水分泻下之前停留于此，水来土囤，故有州意；三，人体水分由相火之气化于此，如同大地清气上升为云，云遇寒气降下为水，完成天地相交。膀胱，又名净府、水府、玉海，位于下腹部，是水液聚积之地。膀胱主要功能是储存水液，经过气化后排出小便，其功能隶属于肾。膀胱病变治宜宣通气化，渗湿利水，温肾固脬等法。

膀胱的贮尿和排尿功能，全赖于肾的气化功能；所谓膀胱气化，实际上隶属于肾的蒸腾气化。膀胱的病变，主要表现为尿频、尿急、尿痛；或是小便不利，尿有余沥，甚至尿闭；或是遗尿，甚则小便失禁。如《素问·宣明五气篇》所说："膀胱不利为癃，不约为遗尿。”膀胱的这些病变，归根结底，也多与肾的气化功能有关。

6. **三焦，决渎之官**

三焦是上焦、中焦、下焦的合称，为六腑之一。岐伯医学对于三焦的功能、功用的论述散见于其著作《内经》之中，对于三焦的某些具体概念不够明确，《素问·灵兰秘典论》曰：“三焦者，决渎之官，水道出焉”。决渎：决，行流也；渎，沟渠也。决渎指通调水道。三焦是脏腑外围最大的腑，又称外腑、孤腑。有主持诸气，疏通水道的作用。“三焦者，水谷之道路，气之所终始也。”三焦手少阳经脉，与手厥阴心包经互相络属。三焦通调水道、调节水液代谢的功能，全赖其气化的作用，并与肺、脾、肾、膀胱等脏腑协同完成。三焦的气化，又靠命门的元气维持。三焦的功能实际上就是体内脏腑气化功能的综合概括。“上焦如雾”，（心、肺）主血、主宣发、肃降；“治上焦如羽，非轻不举。”“中焦如沤”，（脾、胃）主运化、升清、通降；“治中焦如衡，非平不安。”沤：长时间的浸泡，指腐熟水谷。“下焦如渎”，（肝、肾）主疏泄、藏血、藏精、主水；“治下焦如权，非重不沉。”三焦病变治宜宣通三焦、升降气机等法。

后世的《难经》在此基础上对其论述较为详细，并做了进一步引申与论述：

（1）三焦的主要生理功能，一是通行元气，二为水液运行之道路

主持诸气，总司全身的气机和气化　三焦是气的升降出入的通道，又是气化的场所，故有主持诸气，总司全身气机和气化的功能。元气，是人体最根本的气。元气根于肾，通过三焦而充沛于全身，故《难经·三十一难》说：“三焦者，气之所终始也”，《难经·三十八难》说三焦“有原气之别焉，主持诸气”；《难经·六十六难》也说：“三焦者，原气之别使也，主通行三气，经历五脏六腑”充分说明了三焦是气的升降出入的通道，人体的气，是通过三焦而输布到五脏六腑充沛于全身的。

三焦为水液运行之道路《素问·灵兰秘典论》说：“三焦者，决渎之官，水道出焉”。决，疏通之意。渎，沟渠。决渎，即疏通水道。也就是说，三焦有疏通水道，运行水液的作用，是水液升降出入的通路。全身的水液代谢，是由肺、脾胃和肠、肾和膀胱等许多脏腑的协同作用而完成的，但必须以三焦为通道，才能正常地升降出入。如果三焦的水道不够通利，则肺、脾、肾等输布调节水液的功能也难以实现其应有的生理效应。所以，又把水液代谢的协调平衡作用，称作“三焦气化”。

三焦的上述两个方面的功能，是相互关联的。这是由于水液的运行全赖于气的升降出入；人体的气是依附于血、津液而存在的。因此，气的升降出入的通道，必然是血或津液的通道；津液升降出入的通道，必然是气的通道。实际上是一个功能的两个方面作用而已。

（2）上焦、中焦、下焦的部位划分及其各自的生理功能特点

①上焦　上焦的部位，一般都根据《灵枢·营卫生会》的论述：“上焦出于胃上口，并咽以上，贯隔而布胸中”，将横膈以上的胸部，包括心、肺两脏和头面部，称作上焦；也有人将上肢归属于上焦。上焦的生理功能特点，也根据《灵枢·决气》的论述，以“开发”、“宣化”和“若雾露之溉”为其主要生理功能。也就是说，上焦是主气的升发和宣散，但它不是有升无降，而是“升已而降”，故说“若雾露之溉”，《灵枢·营卫生会》也因此而概括为“上焦如雾”。

②中焦　中焦的部位，是指膈以下，脐以上的上腹部。但在《灵枢营卫生会》中是指整个胃，即是从胃的上口（贲门）至胃的下口（幽门）。对于中焦的生理功能特点，实际

上包括脾和胃的整个运化功能，故说中焦是“泌糟粕，蒸津液”，升降之枢，气血生化之源。故《灵枢·营卫生会》概括为“中焦如沤”。

中焦所属的脏腑，从解剖部位来说，包括脾、胃、肝、胆，在《内经》中虽未具体指明，但在《内经》的脉法和晋王叔和的《脉经》中，均以肝应左关，而属于中焦。至后世温病学说以“三焦”作为辨证纲领后，将外感热病后期出现的一系列肝的病证，列入“下焦”的范围后，现在临床辨证中，仍多从之。

③下焦　下焦的部位，一般也根据《灵枢·营卫生会》之说，将胃以下的部位和脏器，如小肠、大肠、肾和膀胱等，均属于下焦。下焦的生理功能特点，在《内经》中说它是排泄糟粕和尿液，如《灵枢·营卫生会》概括为“下焦如渎”，但后世对脏象学说有了发展，将肝肾精血、命门原气等都归属于下焦，因而扩大了下焦的生理功能特点。

应当指出：六腑，是以“传化物”为其生理特点，六腑之间的相互关系，主要体现于对饮食物的消化、吸收和排泄过程中的相互联系和密切配合。

饮食入胃，经胃的腐熟和初步消化，下传于小肠，通过小肠的进一步消化，泌别清浊，其清者为精微物质，经脾的转输，以营养全身；其剩余之水液，吸收后，成为渗入膀胱的尿液之化源；其浊者为糟粕（食物之残渣），下达于大肠。渗入膀胱的尿液，经气化作用及时排出体外；进入大肠的糟粕，经传导与燥化，而由肛门排出体外。在饮食物的消化、吸收和排泄过程中，还有赖于胆汁的排泄以助饮食的消化；三焦不仅是水谷传化的道路，更重要的是三焦的气化，推动和支持着传化功能的正常进行。所以《灵枢·本脏》说：“六腑者，所以化水谷而行津液者也”。由于六腑传化水谷，需要不断地受纳、消化、传导和排泄，虚实更替，宜通而不宜滞，故《素问·五脏别论》有“胃实而肠虚”、“肠实而胃虚”的论述，这说明了饮食物在胃肠中必须更替运化而不能久留，所以后世医家有“六腑以通为用”和“腑病以通为补”的说法。

六腑之间在病理上，亦可相互影响。如胃有实热，消灼津液，则可致大肠传导不利，大便秘结不通；而大肠燥结，便闭不行，亦可影响胃的和降，而使胃气上逆，出现恶心、呕吐等症状。又如胆火炽盛，常可犯胃，导致胃失和降而见呕吐苦水。脾胃湿热，熏蒸肝胆，而使胆汁外泄，可发生黄疸病证。应当指出，六腑虽然是以通为用，但亦有太过不及之异，故必须认真进行辨证分析。

从上面的分析可以看出，藏象学说强调了，心在十二脏腑生理活动中的主导作用，同时强调了人体内脏功能既分工又合作的整体性。岐伯内经总结为“凡此十二官者，不得相失也。故主明则下安，以此养生则寿”；“主不明十二官危，使道闭塞而不通，形乃大伤，以此养生则殃”。（《素问·灵兰秘典论》）

第十三节　精气神论

一、精气神概述

（一）精、气、神的概念及其各自的作用

精，又称精气，泛指人体内一切有用的液态精华物质，《管子·内业》“精也者，气之

精也”，《素问·金匮真言论》指出：“夫精者，生本也”。既包括禀受于父母的生命物质，称先天之精，又包括后天获得的水谷之精，称后天之精，还包括精的衍生物如血、津液、髓等。先天之精藏寓于肾，成为肾精的主体部分；后天之精输送到脏腑中，称为脏腑之精。先天之精在后天之精的充养下合化为生殖之精，是形成胚胎，繁衍生命的根源，《管子·内业》“人之生也，天出其精，地出其形，全此以为人”；后天之精在先天之精所化之原动力的激发下，化气生神以推动和调控机体的生命活动。岐伯所谓的精，是指实在的、有形的、常呈液态而脏寓于脏腑之中的精华物质。它是人之形体与精神的生成之源，生命繁衍之本，因而是构成人体和维持人体生命活动的最基本物质。

“精”尽管存在“先天”、“后天”之别，但二者又是相辅相成，互为依存的。“先天之精”要依靠“后天之精”的不断补充，“后天之精”则必须依赖“先天之精”的活力，而且它们还共同储存于人的两肾之中，形成所谓“肾精”。肾精作为人体生命活动的重要物质要素之一，它主要发挥以下生理功能：

推动人体生长发育，如果人的肾脏精气充盈，生长发育就正常；

濡养人体脏腑组织器官，肾精在充盈有余的情况下，既可通过正常的生理渠道排泄体外，形成男性的泄精和女性的月经，也可以在必要时转化为其他形式，如气血津液等等，输送到脏腑器官去发挥濡养作用。

气，岐伯《内经》中将它描述为：是构成人体和维持人体生命的基本物质，它根据气的来源、聚散、分布及发挥的作用，人为营气、卫气、宗气、真气、脏腑之气、经络之气等。“气”主要体现在以下五个方面：

推动作用：“气”具有推动脏腑组织活动和促进血脉运行的作用。

温煦作用：“气”具有维持人体正常温度，保持身体与外界环境协调平衡的功能。

防御作用：“气”具有护卫肌表、防御外邪入侵的能力。

固摄作用：“气”具有控制人体血、汗、尿、精不外泄的功能。

气化作用：“气”具有维持脏腑功能正常活动和精、血、津液新陈代谢过程顺利进行作用。

“气”所具有的生理功能与“精”一样，是人体生命活动赖以进行了重要物质基础，所谓“人含气而生，精尽而死”，正强调了“气”和“精”同属构成生命活动的物质要素。

神：岐伯对神的论述，其含义有四：一是自然界物质运动变化的表现及其内在规律，《素问·天元纪大论》说：“物生谓之化，物极谓之变，阴阳不测谓之神”；一是指人体一切生命活动的外在表现或主宰者，即广义的神，《素问·灵兰秘典论》说：“心者，君主之官，神明出焉”。一是指一切生物，其生命力的综合外在的表现，《素问·移精变气论》说：“得神者昌，失神者亡”。中的神，是生命力盛衰的外在表现；一是人的生命，《灵枢·本神》说：“两精相搏谓之神”，男女的生殖之精相结合，则形成胚胎，产生新的生命，生命之神产生后，还需要水谷之精及其衍生物如血、津液的滋养。如《素问·六节脏象论》说：“五味入口，藏于肠胃，味有所藏，以养五气。气和而生，津液相成，神乃自生”，《灵枢·平人绝谷》说：“神者，水谷之精气也”。随着认识的深化，又逐渐确立了神为生命之主宰的概念。人不能离开神而存在，如《灵枢·本脏》说：“人之血气精神者，所以奉生而周于性命者也”，《灵枢·天年》说：“血气已和，荣卫已通，五脏已成，神气舍心，魂魄毕俱，乃成为人”。

（二）精、气、神之间的关系——形神一体论

精、气、神被称为人身“三宝”。精为形体之本，生命之原；气为生命活动之推动力和调控力；神为生命的主宰及总体现。精、气、神三者，都是关于人体生命之本原及发展变化的认识，反映了中医学的生命是物质的，生命过程是物质的运动的生命观。

精为形体生成之本，生命化生之原，故说精生形，“夫精者，身之本也”。形为精之舍，气之寓，神之宅。精足气充则形全，形全则神明。

精能化气，精为气之源。气能生精，气的运行不息激发精的生成。精足则气充，气畅则精盈。精华物质代谢为能量的过程，即是精化为气的过程；能量的消耗导致精华物质的化生，则是气生精的过程。精与气互化，实际上是物质与能量的相互转化的代谢过程。

精能化神，精为神化生的物质基础。精盈则神明，精亏则神疲，岐伯倡导“积精全神”。神能统精，并依赖精而存在于体内。神安则精固，神荡则精失。此即心理（神）对物质（精）的控制与调节作用的体现。

精、气、神三者之间存在着相互依存、相互为用的关系。如《类证治裁》说：“一身所宝，惟精、气、神。神生于气，气生于精，精化气，气化神。故精者气之本，气者神之主，形者神之宅也。”因形以精化生，故精气神原称“形气神”。精化生形体、生命和精神，而气为生命之动力，神为生命之控制。《养生三要·存神》“聚精在于养气，养气在于存神，神之于气，犹母之于子也。故神凝则气聚，神散则气消，若宝惜精气而不知存神，是茹其华而妄其根矣”，精、气、神三者协调统一，才能维持人体正常的生命进程。如《淮南子·原道训》说：“夫形者，生之舍也；气者，生之充也；神者，生之制也。一失位则三者伤矣。”《灵枢·本神》“生之来谓之精，两精相搏谓之神”。气由精生，又能化神养神，故称气为“神之母”，精足则气充，气充则神明。神以气立，又能驭气统精，神明则气畅，气畅则精固。

五脏六腑的功能协调，气血津液的运行有序，物质与能量的代谢平衡，情志活动的舒畅调达，都必须依赖神的统帅和调节。神实为机体一切生理活动和心理活动的主宰。神由心主司，因而心为“五脏六腑之大主”，为“君主之官”，为“生之本”。心神内守，则发挥主宰和调控作用，故《素问·灵兰秘典论》说：“主明则下安”，“主不明则十二官危”。神由精生，形由精成。神随形体而生，依形体而存在。神存于形则形活，神离于形则形亡。“形与神俱”是人体健康的保证，神亡而形骸独具则生命终结。这就是我们现在所说的“形神一体观”。

二、精气神的医学应用

（一）准确运用岐伯医学之精、气、神之间的关系，对防病、治病具有重要的指导意义

岐伯在《灵枢·本脏篇》中明确地指出病理情况下的表现：“五脏主藏精者也，不可伤，伤者失守而阴虚；阴虚者无气，无气者死矣”，从这一段经文也可以看出精气神三者之间的关系。《太平经》对其之间的关系进一步作了阐明：“神者受之于天，精者受之于地，气者受之于中和”，三者统一于气，并互相增强和促进。五脏藏精，精为神之舍，有精才能有神，所以“积精”，才可以会神。精伤了，神就无所舍，是为失守，这是精与神的关系，也就是精为体，神为用。精不但为神之舍，又为气之母，精虚则无气，人无气则

死。精气神，精是基础，是地；神是主宰，是天。气游离沟通其间，催发乃化生“精神”。

《素问·阴阳应象大论》说：“精不足者，补之以味；形不足者，温之以气。”《理虚元鉴》说：“夫心主血而脏神者也，肾主志而脏精者也。以先天生成之体质论，则精生气，气生神；以后天运用之主宰论，则神役气，气役精。精气神，养生家谓之三宝，治之原不相离。故于滑泄、梦遗，种种精病，必本于神治；于怔忡、惊悸，种种神病，必本于气治。盖补精必安其神，安神必益其气也”。

（二）《黄帝内经》精、气、神在养生中的作用

《黄帝内经》的精、气、神观对后世的养生学说具有重要的贡献：

1. 养气　养气首先要重视环境之气，岐伯《素问·上古天真论篇》说“呼吸精气，独立守神”，呼吸，是一种吐纳养生功夫，以此沟通内外精气。历来养生得道者，喜欢隐居深山，就是为了有一个好的环境，吸取天地之精气。今天，我们即使生活在城市中，也应该尽量居住在一个安静、清洁的环境中。

2. 要重视食物之气——精。要注意饮食均衡，荤素结合，因人而定。

3. 养精神之气——养神。《内经》有“怒伤肝，悲胜怒”、“喜伤心，恐胜喜”、“思伤脾，怒胜思”、“忧伤肺，喜胜忧”、“恐伤肾、思胜悲”等理论。孟子更提出养“浩然之气”，实际上就是道德之正气。长寿的人，大多心胸开阔、心地善良、性情温和。

“生命在于运动”。正确的运动，不仅使肌肉得到锻炼，也常常会涉及到呼吸导气，促进精气运行，实际上促进了“练气化精”，“练精生气”，进而达到养“神”的效果。因此运动以后，常常会达到一种精神饱满、心情愉悦的状态。但是过量的或者不恰当的运动，则可能导致伤精、动气、劳神，其结果则适得其反。

第十四节　《黄帝内经》经络针灸论

一、《黄帝内经》针灸经络论概述

经络，作为人体一种组织结构的名称，是经脉和络脉的总称，是运行全身气血，联络脏腑形体官窍，沟通上下内外，感应传导信息的通路系统，是人体结构的重要组成部分。

经络，最早见于岐伯《内经》。它奠定了经络学说的基础。该书162篇中，专论或主论经络的篇章有20余篇，其他各篇均有散在论述。因此，经络理论在岐伯《内经》中占有重要地位。书中系统阐述了十二经脉的起止、具体循行线路及其与相应脏腑的“属络”关系；十二经脉首尾相接及气血在经脉中运行“如环无端”、“周而复始”的状况；十二经脉的生理功能及十二经脉标本、根结之间的上下、内外对应的联系；十二经脉和脏腑功能发生异常时所出现的病候。对奇经八脉中冲、任、督三脉的起止、循行路线、生理功能和有关病候，及带脉、阴阳维脉、阴阳跷脉的分布部位、生理功能作了大致的描述。对络脉及十二经筋、十二皮部的名称、分布、生理功能、常见病候也作了讨论。记载了全身约160个穴位，以及部分穴位的名称和部位，确定以“骨度”为取穴标准，明示各经脉穴位具有主治本经疾病的作用，特殊穴位如井、荥、输、经、合和原穴、背俞穴等则作用更为广泛。此外，还探讨了经络气血运行与自然界的通应关系等。

《灵枢·经脉》“经脉者，所以决死生，处百病，调虚实，不可不通”；《灵枢·经别》“夫十二经脉者，人之所以生，病之所以成，人之所以治，病之所以起，学之所始，工之所止也”；《灵枢·本藏》说：“经脉者，所以行血气而营阴阳，濡筋骨，利关节者也”。《灵枢·海论》说：“夫十二经脉者，内属于腑脏，外络于肢节”。均指出经络是一种运行气血，沟通联系脏腑肢节及上下内外的通道。经络，分为经脉和络脉两大类。经脉的“经”，有路径、途径之意。即主要通路。络脉的“络”，有联络、网络之意。《灵枢·脉度》说：“支而横者为络。”即络脉是经脉的分支，错综联络，遍布全身。

对于经脉和络脉的区别，《灵枢·经脉》有“经脉十二者，伏行分肉之间，深而不见，……诸脉之浮而常见者，皆络脉也”之论，《灵枢·脉度》又有“经脉为里，支而横者为络，络之别者为孙”之说。据此，后世医家多认为：经脉多深而不见，行于分肉之间，络脉多浮而常见，行于体表较浅部位；经脉较粗大，络脉较细小；经脉以纵行为主，络脉则纵横交错，网络全身。实际上，经脉虽然多“伏行于分肉之间”，也常显露于体表；络脉虽有“浮而常见”者，而更多的则是分布于脏腑组织之中，难以见到，如《灵枢·百病始生》所说的“阴络伤则血内溢”中的“阴络”即是。此外，经脉也有横行者，如带脉；络脉呈网络状，纵横交错，必然也有纵行者。因此，经脉与络脉的区别，当以“经为主干，络为分支”为准则。

经脉和络脉虽有区别，但两者紧密相连，共同构成人体的经络系统，担负着运行气血，联络沟通等作用，将体内五脏六腑、四肢百骸、五官九窍、皮肉筋脉等联结成一个有机的整体。

《内经》中有关经络的记述，有很大一部分是通过解剖观察得来的。如《灵枢·经水》说：“若夫八尺之士，皮肉在此，外可度量切循而得之，其死可解剖而视之，其脏之坚脆，腑之大小，谷之多少，脉之长短，血之清浊，气之多少，十二经之多血少气，与其少血多气，与其皆多血气，与其皆少血气，皆有大数”。以及《灵枢·骨度》以“骨度”来定“脉度”等，皆有经络与解剖知识相关的记载。

《内经》总结归纳了古人在对以砭刺、导引、推拿、气功等方法进行保健或治疗时所出现的经络现象的观察过程中，在对病理情况下所出现的经络病症的观察过程中，以及在对针刺主治作用的观察归纳过程中，积累了丰富的经验，并依据当时的解剖知识，加之古代哲学的渗透影响，逐渐上升为理论，构筑了经络体系的整体框架，完善了经络理论，从而形成了经络学说。

《内经》中主要论述针灸内容的篇章共57篇（其中《灵枢》37篇，《素问》20篇）；在以阐述中医基础理论为主要内容的篇章里涉及针灸内容的还有11篇（《灵枢》8篇，《素问》3篇）。

《内经》说：“藏寒生满病，其治宜灸”，便是指灸术，其中详细描述了九针的形制，并大量记述了针灸的理论与技术。经络与针灸，在岐伯《内经》中，居于主体地位，继承和发展了马王堆帛书《足臂十一脉灸经》、《阴阳十一脉灸经》、《脉法》、《阴阳脉死侯》和张家山汉简《脉书》，乃至扁鹊等的经络学说和针刺治疗经验，在针刺治疗上，不仅突破了上述帛简医书和《五十二病方》等只采取灸法的水平，同时也远比《史记·扁鹊传》记载的治疗经验更加具体和系统。在《黄帝内经》中，《灵枢》：经脉篇、经别、经筋，更加完整和系统地论述了经络学；《灵枢》：九针十二原、九针论等篇，论述了针刺器材的制备；《素问》：气穴、气府、骨空、水热穴等各篇，论述了腧穴分布；《灵枢》：九针十二原、邪客等各篇，论述了持针法则；《素问》：八正神明、离合真邪等各篇，论述了针刺的补泻方法；《灵枢》：诊要经终、禁例等各篇，论述了针刺禁忌等，以及各种疾病的针刺疗法。

现将《黄帝内经》对针灸学的重要贡献归纳如下。

（一）《黄帝内经》针灸疗法的论述

《素问·异法方宜论》曰："砭石者，亦从东方来，……毒药者，亦从西方来，……灸者，亦从中央出也"。这些治疗方法的产生，与当地的气候环境、生活习惯、饮食结构、疾病性质有密切关系。如，"砭石"来源于东方是因为"东方之域，天地之所始生也。鱼盐之地，海滨傍水，其民食鱼而嗜咸，皆安其处，美其食。鱼者使人热中，盐者胜血，故其民皆黑色疏理，其病皆为痈疡，其治宜砭石"。"灸"来源于北方是因为"北方者，天地所闭藏之域也。其地高陵居，风寒冰冽，其民乐野处而乳食，藏寒生满病，其治宜灸；"九针"来源于南方是因为"南方者，天地之所长养，阳之所盛处也。其地下，水土弱，雾露之所聚也，故其民皆致理而赤色，其病挛痹，其治宜微针"。这些论述包含着深刻的医源和医理，为后世医家在临床中把握因人、因地、因时施治的原则打下基础。

（二）《黄帝内经》针灸理论的形成论述

1. 阴阳五行学说是针灸理论形成的基础

阴阳学说对针灸学的形成有较大影响，如在强调经络的循行是离不开阴阳时，《灵枢·逆顺肥瘦》云："手之三阴，从藏走手；手之三阳，从手走头。足之三阳，从头走足；足之三阴，从足走腹"。这些论述表明在经络循行走向方面既有阳升阴降，又有阴升阳降。在论及针刺补泻必须结合四时阴阳气血盛衰时，《素问·八正神明论》中说："用针之服，必有法则焉，今何法何则？岐伯对曰：法天则地，合以天光，凡刺之法，必候日月星辰四时八正之气，气定，乃刺之"，可见阴阳在针灸中的作用。此外，经脉分证，有阴经病候，阳经病候；刺法原则有补阴泻阳；在治疗上还要辨别阴阳，阳病治阴，阴病治阳等，并且多与四时阴阳相结合；在辨证上定病位要辨别阴阳表里，如《灵枢·官能》篇说："用针之理，必知形气之所在，左右上下，阴阳表里，血气多少，行之逆顺，出入之合，谋伐有过"；在针刺的机理方面，重在调气，和阴阳，如《素问·至真要大论》中说："调气之方，必别阴阳，定其中外，各守其乡，……谨道如法，万举万当"。《素问·阴阳应象大论》中说："审其阴阳，以别柔刚，阳病治阴，阴病治阳""善用针者，从阴引阳，从阳引阴"等。

五行学说在针灸学中指导针灸取穴，施用补泻，如《灵枢·本输》中言："凡刺之道，必通十二经络之所终始，络脉之所别处，五输之所留，六腑之所与合，四时之所出入，五藏之所溜处，阔数之度，浅深之状，高下所至"。以井、荥、输、经、合五输穴配以五行属性，按生克规律形成"虚则补其母，实则泻其子"的针法，又在此基础上配合时间形成子午流注针法。

2. 腧穴体系的建立

在《内经》时期已较为明确地论述了腧穴的概念及作用，如《灵枢·九针十二原》中说"节之交三百六十五会，知其要者，一言而终，不知其要，流散无穷。所言节者，神气之所游行出入也，非皮肉筋骨也"。又说："五藏有疾也，应出十二原，而原各有所出，明知其原，睹其应，而知五藏之害矣”，可见穴位的重要性。《素问·气穴论》对三百六十五穴的名称或部位，作了较为详细介绍，《素问·气府论》对手足三阳经穴论述较详，对手足三阴及任脉、督脉论述过简。在有关病证某些章节，对所取穴位及主治也都进行论述，因此，《内经》也基本奠定了腧穴学的基础。

3. 针刺原则的提出

《内经》主要论述了针刺的原则：五要、调阴阳、明补泻、因时而调、因地制宜、因人而刺、刺有深浅等内容。

针刺有五要：《素问·保命全形论》云：“针有悬布天下者五，黔首共余食，莫知之也。一曰治神，二曰知养身，三曰知毒药为真，四曰知砭石小大，五曰知府藏血气之诊。五法俱立，各有所先。今末世之刺也，虚者实之，满者泄之，此皆众工所共知也”。

针刺要调阴阳：《素问·阴阳应象大论》说：“故善用针者，从阴引阳，从阳引阴，以右治左，以左治右，以我知彼，以表知里，以观过与不及之理，见微得过，用之不殆”。

针刺要补虚泻实，就是扶助正气祛除邪气。《素问·通评虚实论篇》说：“邪气盛则实，精气夺则虚”。因此，“虚”指正气不足，“实”指邪气盛。虚则补，实则泻，是属于正治法则。《灵枢·经脉》篇说“盛则泻之，虚则补之，……陷下则灸之，不盛不虚以经取之”。《灵枢·九针十二原》云：“凡用针者，虚则实之，满则泄之，宛陈则除之，邪胜则虚之”。

针刺要因时而调：在应用针灸治疗疾病时，考虑患者所处的季节和时辰有一定意义。因为四时气候的变化对人体的生理功能和病理变化有一定的影响。因时制宜还包括针对某些疾病的发作或加重规律而选择有效的治疗时机。如《素问·诊要经终论》云：“故春刺散俞，及与分理，血出而止，甚者传气，间者环也。夏刺络俞，见血而止，尽气闭环，痛病必下。秋刺皮肤，循理，上下同法，神变而止。冬刺俞窍于分理，甚者直下，间者散下。春夏秋冬，各有所刺，法其所在”。

针刺要因地制宜：正如《素问·异法方宜论》指出“北方者，……其地高陵居，风寒冰冽，其民乐野处而乳食，藏寒生满病，其治宜艾焫，南方者，……其地下，水土弱，雾露之所聚也，其民嗜酸而食胕，故其民皆致理而赤色，其病挛痹，其治宜微针”。由于地理环境、气候条件，人体的生理功能、病理特点也有所区别，治疗应有差异。如在寒冷的地区，治疗多用温灸，而且应用壮数较多；在温热地区，应用灸法较少。

针刺要因人而刺：《灵枢·逆顺肥瘦》说：“年质壮大，血气充盈，肤革坚固，因加以邪，刺此者，深而留之。……婴儿者，其肉脆血少气弱，刺此者，以毫针，浅刺而疾发针，日再可也。”患者个体差异更是决定针灸治疗方法的重要环节。在“因人而刺”方面，《灵枢·终始》曰：“春气在毛，夏气在皮肤，秋气在分肉，冬气在筋骨，刺此病者各以其时为齐。故刺肥人者，以秋冬之齐；刺瘦人者，以春夏之齐”。

针刺要刺有深浅：《素问·刺要论》说：“病有浮沉，刺有浅深，各至其理，无过其道。过之则内伤，不及则生外壅，壅则邪从之。浅深不得，反为大贼，内动五藏，后生大病”。

总结《内经》有关经络、针灸观的论述，主要有以下几个方面的内容：

1.《内经》中对经络理论作了全面的阐述。据其记载，十二经脉之气血相互接续，联络四肢百骸，形体诸窍，首尾相贯，如环无端，使人身形成一个有机的整体，同时阐述了宏观的“天人相应”思想，体现了人体与自然统一的更高层次上的整体观。另外，《灵枢》对经络系统中的经脉、络脉、经别、经筋的命名结合了手足、阴阳、脏腑三大要素，并且阐述了十二经脉的循行分布规律，流注顺序及表里关系，十二经别、经筋、皮部循行分布，还有诸多关于“根结”、“标本”、“气街”、“四海”的论述。

2.《内经》对于腧穴理论的发展也有贡献，先是体现在腧穴数量的增加，所载穴名有160个左右。另外，还阐述了两个重要的腧穴理论，即：特定穴的理论和骨度分寸理论。分别记载有五输穴、原穴、络穴、背俞穴、募穴、下合穴等特定穴的定义和部分相应的具体腧穴。《灵枢·骨度》记载了人体各部的骨度分寸，这是现存最早记载骨度分寸的专篇，后世常用的骨度分寸法即由此为基础而发展、修改、补充的。

3.《内经》对于刺灸理论与治疗也有比较系统的论述，且详于针而略于灸。其内容从针法的原则和方法、配穴方法、针刺工具、针刺前的准备、进针、留针、出针到针刺方向、浅深、补泻、禁忌、注意事项等都有论述，成为后世医家的临证指导。针灸治疗疾病的种类也已经涉及寒热证、热证、疟病、痹证、痿证、腹胀、飧泄等30多种病证。

二、针灸、经络论的医学应用

《内经》中关于疾病的治疗，使用的药方仅十三首，绝大部分采用针灸治疗。《灵枢》第一篇《九针十二原》开宗明义“先立针经”，《素问·宝命全形论》亦强调：“法往古者，先立针经”。

现将《内经》针灸、经络观在医学中的应用总结如下：

（一）经络学说的应用

经络学说不仅可以说明人体的生理功能，而且在阐释疾病病理变化，指导疾病诊断与治疗方面，也具有极为重要的价值。

1. 阐释病理变化

经络的功能正常，则联系调节、感应传导等功能正常，能运行气血，濡养脏腑组织，起着抗御外邪，保卫机体的作用。但在病理状态下，经络又是病邪传注的途径。

（1）外邪由表传里的途径

由于经络内属于脏腑，外布于肌表，因此当体表受到病邪侵袭时，可通过经络由表及里，由浅入深，逐次向里传变而波及脏腑。《素问·缪刺论》说：“夫邪之客于形也，必先舍于皮毛；留而不去，入舍于孙脉；留而不去，入舍于络脉；留而不去，入舍于经脉，内连五脏，散于肠胃”。指出经络是外邪从皮毛腠理内传于脏腑的途径。如外邪侵袭肌表，初见发热恶寒、头身疼痛等，因肺合皮毛，表邪不解，久之则内传于肺，出现咳嗽、胸闷、胸痛等症状。肺经和大肠经相互络属，故而又可伴有腹痛、腹泻或大便燥结等大肠病变。

（2）体内病变反映于外的途径

由于内在脏腑与外在形体、官窍之间，通过经络密切相连，故脏腑病变可通过经络的传导反映于外。如《灵枢·九针十二原》说：“五脏有疾也，应出于十二原，而原各有所出。明知其原，睹其应，而知五脏之害矣”。临床上可用经络学说阐释五脏六腑病变所出现的体表特定部位或相应官窍的症状和体征，并可用“以表知里”的思维方法诊察疾病。

2. 指导疾病的诊断

经络循行起止有一定的部位，并属络相应脏腑，内脏的疾病可通过经络反映于相应的形体部位。根据经脉的循行部位和所属络脏腑的生理病理特点来分析各种临床表现，可推断疾病发生在何经、何脏、何腑，并且可根据症状的性质和先后次序来判断病情的轻重及发展趋势。

经络学说在疾病诊断中还有多方面的应用，如络脉诊察，观察小儿指纹、耳壳视诊等，均以经络学说为其理论基础。《灵枢·经脉》说："凡此十五络者，实则必见，虚则必下"。说明通过经络诊察，还有助于判断疾病的寒热虚实性质。

3. 指导疾病的治疗

经络学说被广泛用于指导临床各科疾病的治疗，是针灸、推拿及药物疗法的理论基础。

（1）指导针灸推拿治疗

针灸、推拿疗法，是以经络学说作为理论基础的常用治病及保健方法。经络能够通行气血，沟通上下内外，联络脏腑形体官窍，感应传导信息，协调阴阳，同时又是病邪入侵和疾病传变的通道。利用经络的这些特性，用针灸、推拿等多种方式刺激腧穴，以达到调理经络气血及脏腑功能，扶正驱邪的治疗目的。

目前广泛应用于临床的针刺麻醉，以及电针、耳针、头针、穴位注射、穴位结扎、穴位埋线等等治疗方法，同样是在经络学说指导下创立和发展起来的。这些疗法的发展和应用，又进一步充实和发展了经络学说。

（2）指导药物治疗

中药口服和外用治疗，是以经络为通道，以气血为载体，通过经络的传输，到达病所而发挥治疗作用的。

药物的四气五味理论，与经络学说的关系十分密切。经络的十二经脉病候，按经脉、脏腑对病证的寒热虚实做了提示性的归纳，对后世按脏腑经络辨证论治，应用药物的四气五味理论，针对病证遣药有很大启发作用。

方剂是临床防治疾病所采用的中药组合，是按照君臣佐使组方原则针对证候的性质而配成的中药处方。经络学说是指导方剂组成的主要理论之一。

在现代临床上，不论是药物配伍的变化，或药物、药量的加减，都要按病情的需要来加减化裁，但又必须以经络理论为指导，才能变化得当，执简驭繁地治疗复杂的病证。

（二）针灸学说的应用

1. 针刺是《内经》中治病的主要手段

《内经》记载的的病症很多，但应用药物治疗却很少，全部《内经》只有十三方，主要的治疗方法都是应用针灸，有的取其经，有的取其穴，有的取其络。如《素问·调经论》所云："神有余，则泻其小络之血，出血勿之深斥，无中其大经，神气乃平。神不足者，视其虚络，按而致之，刺而利之，无出其血，无泄其气，以通其经，神气乃平"。在辨证思想上，主要以经脉辨证及脏腑辨证为主体，局部取穴亦占一定比例，因此，《内经》的临床治疗部分大多是以针灸治疗某些病症而提出的，同时《内经》又是针灸临床治疗的依据，尤其是随经分证、按经取穴的治疗方法，对后世针灸临床有重大实践意义。例如：《灵枢·水胀》曰"腹胀、鼓胀可刺耶？岐伯曰：先刺其服之血络，后调其经，刺去其血络也"。即对腹胀、鼓胀的治疗，可采用针刺的方法，首先用针刺其瘀血的络脉，然后再根据虚实的不同来调理经脉，但必须先刺去其血络上的恶血。这是活血利水法在针刺方面的具体运用。

2. 针具的研究

针具的研究包括九针之形、九针之法、九针之用等方面内容，岐伯《内经》在这方面论述的比较详尽。如《灵枢·九针十二原》所言："九针之名，各不同形，一曰鑱针，长一寸六分，……九曰大针，长四寸"，谈的是针具；接着又讲其功用："鑱针者，头大末锐，去泻阳气，……大针者，尖如梃，其锋微员，以泻机关之水也"；在言及九针之法时，《灵枢·官针》云："凡刺之要，官针最妙。九针之宜，各有所为，长短大小，各有所施也，不得其用，病弗能移。疾浅针深，内伤良肉，皮肤为痈；病深针浅，病气不泻，支为大脓。病小针大，气泻太甚，疾必为害；病大针小，气不泄泻，亦复为败。失针之宜，大者泻，小者不移，已言其过"，又云："病在皮肤无常处者，取以鑱针于病所，肤白勿取，……病在五藏固居者，取以锋针，泻于井荥分输，取以四时"。可见岐伯《内经》对针具的研究颇为重视。

3. 刺法的论述

包括补泻法、刺络法、缪刺法、三刺法、五刺法、九刺法、十二刺法等。《灵枢·终始》云："凡刺之道，毕于终始，明知终始，五藏为纪，阴阳定矣。阴者主藏，阳者主府，阳受气于四末，阴受气于五藏。故泻者迎之，补者随之，知迎知随，气可令和"。《灵枢·经脉》："故诸刺络脉者，必刺其结上，甚血者虽无结，急取之以泻其邪而出其血，留之发为痹也"。《素问·缪刺论》："夫邪客大络者，左注右，右注左，上下左右，与经相干，而布于四末。其气无常处，不入于经俞，命曰缪刺"。

4. 灸法的论述

提出灸治的原则、灸法的临床应用，如《素问·骨空论》曰："灸寒热之法，先灸项大椎，以年为壮数，次灸橛骨，以年为壮数。视背俞陷者灸之，举臂肩上陷者灸之，两季胁之间灸之，外踝上绝骨之端灸之，足小指次指间灸之，下陷脉灸之，外踝后灸之，缺盆骨上切之坚痛如筋者灸之，膺中陷骨间灸之，掌束骨下灸之，脐下关元三寸灸之。毛际动脉灸之，膝下三寸分间灸之，足阳明跗上动脉灸之，巅上一灸之。犬所啮之处灸之三壮，即以犬伤病法灸之。凡当灸二十九处，伤食灸之，不已者，必视其经之过于阳者，数刺其俞而药之"。

5. 针灸的医学治疗作用

（1）调和阴阳

在正常情况下，人体中阴阳两方面处于相对平衡状态，保持人体中各组织、器官、脏腑的正常生理功能。若人体的阴阳失去平衡，发生偏盛或偏衰，就会发生疾病，进而阴阳分离，人的生命也就停止了。既然阴阳失调是疾病发生发展的根本原因，因此调理阴阳，使失调的阴阳向着协调方面转化，恢复阴阳的相对平衡，是治疗的关键所在。

针灸的治疗作用首先在于调和阴阳，主要是通过经络阴阳属性、经穴配伍和针刺手法完成的。针灸的调和阴阳作用就是可使机体从阴阳的失衡状态向平衡状态转化，是针灸治疗最终达到的根本目的。正如《灵枢·根结》篇说："用针之要，在于知调阴与阳，调阴与阳，精气乃光，合形与气，使神内藏"。这就是说针灸治病的关键在于调节阴阳的偏胜与偏衰，使机体阴阳和调，保持精气充沛，形气相合，神气内存。"阴胜则阳病，阳胜则阴病"。针对人体疾病的这一主要病理变化，运用针灸方法调节阴阳的偏盛偏衰，可以使机体恢复"阴平阳秘"的状态，从而达到治愈疾病的目的。由于阴阳之间呆相互化生，相互影响，故治阴应顾及阳，治阳应顾及阴，所以又有"从阴引阳，从阳引阴"等方法。这些方法的核心仍是调和阴阳。

（2）调营固卫，扶正祛邪

针灸的扶正祛邪作用就是可扶助机体正气及祛除病邪。疾病的发生、发展及其转归的过程，实质上是正邪相争的过程。正胜邪退则病缓解，正不胜邪则病情加重。因此，扶正祛邪既是疾病向良性方向转归的基本保证，又是针灸治疗疾病的作用过程。

针灸治病，就在于能够发挥其扶正祛邪的作用。《素问·刺法论》篇说："正气存内，邪不可干。"《素问·评热病论》说："邪之所凑，其气必虚。"说明疾病的发生，是由于正气相对不足，邪气相对强盛所致。因此，治疗上必须坚持扶正祛邪的原则。

岐伯《内经》《灵枢·官针》十二节刺中还有："五曰扬刺，扬刺者，正内一，傍内四，而浮之，以治寒气之博大者也。……十二曰赞刺，赞刺者，直入直出，数发针而浅之出血，是谓治痈肿也。"《灵枢·官针》五节刺曰："豹文刺者，左右前后针之，中脉为故，以取经络之血者，此心之应也"。

针灸具有扶正祛邪作用，具体表现为补虚泻实。针灸的补虚泻实体现在三个方面，一是刺灸法，如艾灸多用于补虚，刺血多用于泻实；二是针刺手法，古今医家已总结出多种补泻手法；三是腧穴配伍，长期大量临床经验，不少腧穴其补泻作用各异，如膏肓、气海、关元、足三里、命门等穴，有补的作用，多在扶正时应用；而十宣、中极、水沟，有泻的作用，多在祛邪时应用。现代的临床实践和实验研究证明针灸能够增强机体的免疫功能，抵抗各种致病因素的侵袭，而这种作用与中医的"扶正祛邪"相似。

（3）疏通经络，逐寒除痹

《灵枢·官针》曰："凡刺有十二节，以应十二经。……四曰齐刺，齐刺者，直入一，傍入二，以治寒气小深者。或曰三刺，三刺者，治痹气小深者也。……十一曰傍针刺，傍针刺者，直刺傍刺各一，以治留痹久居者也"。《素问·痿论》曰："宗筋主束骨而利机关也"。

经络"内属于腑脏，外络于肢节"，运行气血是其主要生理功能之一。经络功能正常时，气血运行通畅，脏腑器官、体表肌肤及四肢百骸得以濡养，均可发挥其正常的生理功能。若经络功能失常，气血运行受阻，则会影响人体正常的生理功能，出现病理变化而引起疾病的发生。经络气血失调是疾病产生的重要病理变化，经络气血偏盛可引起有关脏腑、器官、循行部位的功能亢盛；而经络气血偏衰则可出现功能减退性疾病。经络气血逆乱，可致昏厥；经络气血运行阻滞，引起疼痛，不通则痛。针灸通过穴位的刺激，具有疏通经络、调理气血的作用，使经络通畅，气血运行正常，达到治疗疾病的目的。针灸的疏通经络作用就是可使瘀阻的经络通畅而发挥其正常生理功能，是针灸最基本和最直接的治疗作用。

（4）通经接气，止痛起废

《灵枢·厥病》曰："厥头痛，贞贞头重而痛，泻头上五行，行五，先取手少阴，后取足少阴。"五行，指头部分布着的五条经脉线路，中行督脉，其旁左右二行各为足太阳膀胱经，又旁左右二行各为足少阳胆经，行五，即上述五行，每行在头部各有五个穴位。岐伯《内经》中"行五"原指头部五条经脉循行线上的具体腧穴，五五计二十五个穴位，但在临床的具体应用上，由于头痛的具体位置、范围大小不等，因此，在针刺治疗上也就不必拘泥于有固定位置的经穴上，而是沿经脉，短距离地均匀地截取针刺刺激点。

（安定祥　王维）

第五章 《黄帝内经》典籍版本溯源

《黄帝内经》的奠基人岐伯与黄帝谈医论道，著就《内经》、《外经》等旷世医经，体现了岐伯高深的医学修养，岐伯故而被后世尊为“医家之祖”，“岐黄之术”也就成了中医药学的代名词。但因年代久远，《内经》、《外经》等或经兵灾战祸，虫蛀火烧，毁坏散逸严重；或因抄刻错讹，面目失真，其早期的版本多残缺不全，或已佚失，故而版本流传比较复杂。现将已知的传本、注本分别以《素问》版本、《灵枢》版本、《外经》版本简述如下：

第一节 《素问》版本

《素问》的版本，可分为早期传本和后期刻本两部分。早期传本是指汉、晋、六朝、隋、唐时期书于简帛的手抄本；后期刻本是指宋、元、明、清以及近代各种刻板印刷本。

一、早期传本

（一）汉晋传本

《素问》一书在东汉张仲景《伤寒论·序》记载之前就已传世很久，仲景所见《素问》为早期传本之一。魏晋王叔和、皇甫谧均据此著述。

王叔和《脉经·序》：“今撰其岐伯以来，逮于华佗，经论要诀，合为十卷。”“岐伯之论”即指《素问》和《九卷》。《脉经》中有部分《素问》引文，如：卷一第二，全文见今《素问·脉要精微论》；卷一第十，全文见今《素问·通评虚实论》；卷六之十一篇中，计收有《素问》之《脉要精微论》、《脏气发时论》、《五脏生成》等篇有关内容之大量文字。

《针灸甲乙经》则是辑录了《素问》和《九卷》的绝大部分文字，并赋《九卷》以《针经》之名。收录《素问》内容如下：

1. 除运气七篇大论外，全文未见者有《四气调神大论》、《阴阳离合论》、《阴阳别论》、《灵兰秘典论》、《六节藏象论》、《移精变气论》、《汤液醪醴论》、《玉版论要》、《经脉别论》、《气府论》等十四篇。

2. 大部分篇文今本无者有《八正神明论》、《举痛论》、《脉解》、《气穴论》、《方盛衰论》等七篇。

3. 部分篇文今本无者有《阴阳应象大论》、《宝命全行论》、《骨空论》、《四时刺逆从论》、《标本病传论》、《宣明五气》等六篇。

4. 少部分篇文今本无者有《脏气法时论》、《痹论》、《水热穴论》、《阴阳类论》、《解精微论》等五篇。

从以上可见，现存《针灸甲乙经》内容，已涉及今《素问》五十八篇，皇甫谧当时所据《素问》传本脱失篇目较多。

（二）南北朝传本

齐梁间人全元起首注《素问》，后人称《素问训解》。《隋书·经籍志》载："《黄帝素问》八卷，全元起注。"《南史·王僧儒传》有全元起注《素问》一事的记载，王冰则在八卷全本基础上对《素问》进行大规模次注。由此可知，王冰注本的祖本，全元起注本为两个不同的南朝传本。

北朝传本，在现存文献中，惟有隋唐杨上善撰《黄帝内经太素》一书与现存《素问》、《灵枢》的内容基本相同。北朝时有诸多避讳，如北朝东魏孝静帝名元善见，故《黄帝内经太素》文中改"善"为"喜"，当系避元善见讳改字。故《黄帝内经太素》一书，杨上善所据底本当为北朝传本。但以上传本宋以后亡佚。

（三）隋唐传本

杨上善《黄帝内经太素》一书在唐代至北宋流传于国内，南宋开始散佚，元以后彻底亡佚。然《太素》一书问世不久，即传入日本。19 世纪初日本仁和寺等古本《太素》陆续被发现后，引起我国学者的重视。现存仁和寺《太素》亦残缺不全，其存缺情况如下：

全卷存：计有卷三、卷八、卷九、卷十一、卷十二、卷十三、卷十五、卷十六、卷十九、卷二十一、卷二十三至卷三十，共十八卷。

全卷缺：计有卷一、卷四、卷七、卷十八、卷二十，共五卷。

全卷首篇缺头：计有卷五、卷六、卷十、卷十四、卷二十二，共五篇。

全卷末篇缺尾：卷二。

全卷残存一篇：卷七。

卷前文及目录均缺。

光绪六年至十年，我国学者杨守敬（惺吾）在日本访书时影录而归，并对此书进行了考证、注释、校勘工作。1972 年日本东洋善本医学丛书影印本为最好版本。我国常见版本为人民卫生出版社 1955 年据肖延平兰陵堂本影印本。

唐宝应元年（762），王冰注《黄帝内经素问》之前，有好几种《素问》古传本存世流传。据今存《素问》王冰自序所云，当时曾见到并收集了《素问》的多种传本。关于王序中所言此事，历代学者或有疑之者。但从行文叙事内容分析，不似虚构，应信其为实。现对序中所言诸本，简介如下：

1. 世本

即社会上通行之本。据王冰所言，此本问题较多，如序文云："而世本纰缪，篇目重叠，前后不伦，文义悬隔，施行不易，披会亦难，岁月既淹，袭以成弊。或一篇重出而别立二名；或两论并吞而都为一目；或问答未已，别树篇题；或脱简不书，而云世阙。重经合而冠针服，并方宜而为咳篇，隔虚实而为逆从，合经络而为论要，节皮部为经络，退至教以先针。诸如此流，不可胜数。"对此序文所言种种，近代注家，多有解说，今不讨论，但从中尽可看出，世本存在问题较多。从诸多具体例证看，大都与后来林亿等所举全元起本相同，但亦有不相同处。如"重经合而冠针服"一句，按前后行文惯例，"针服"二字，应为篇。然王注本《离合真邪论》一篇新校正云："按全元起本在第一卷名'经合'，第二卷重出名'真邪论'"。据此，则王氏所见世本，虽与全元起注本相似，但亦不尽同。

2. 张公秘本

据序文云："时于先生郭子斋堂，受得先师张公秘本，文字昭晰，义理环周，一以参详，群疑冰释。"此所言郭子，身世里贯均不详。又先师张公，亦不详，或言为张文仲者；亦臆度之也。从而说明，此一传本，郭先生或得之于张公。又据序言所云，此本在文字与义理方面，均较明了完好。根据上述情况的分析，此一秘本，很有可能是在六朝传本的基础上，经后人或张公加以整理，只在少数人之间流传的一种秘而未宣的传本，后为王冰所得。

3. 王冰收藏之别本

在王冰注本之注文中，有据别本所出校文近 30 条，如《生气通天论》："烦则喘喝。"王注："喝，一为鸣。"《诊要经终论》："中肾者七日死。"王注："一云十日死，字之误也。"《经脉别论》："一阴至，厥阴之治也。"王注："一或作二，误也。"《刺腰痛篇》："刺肉里之脉，……在太阳之外，少阳绝骨之后。"王注："一经云：少阳绝骨之前，传写误也。"《厥论》："阴缩肿，内热。"王注："内热，一本云外热。"如此等等，凡言"一为"、"一云"、"或作"、"一经"、"一本"者，皆据别本相校。是知王冰除有前述之本外，另有诸多别本，并曾互为参校，故得出此校文。

4. 第七卷单传本

《素问》第七卷亡已久矣。又据宋臣林亿等所见全元起注本，又有实物可证。而王冰序则云："虽复年移代革，而授学犹存，惧非其人，而时有所隐，故第七一卷，师氏藏之。"详"师氏"，学官或教师之称。如唐代陈子昂《为人陈情表》："老母悯臣孤蒙，恐不负荷教诲，师氏训以义方。"授学者，传授学问之事。又序称"惧非其人，而时有所隐"。根据文义，此第七卷中运气七篇大论文，亦非社会上通行之文，仅是在少数人手中师徒传授，故此言师氏，疑系王冰亲授之师。且据今存本运气七大论注释中诸多精辟之见，则王冰或兼受师氏有所讲授。

由此可见，王冰所掌握之《素问》版本，不仅有一般之通行本，且有诸多古传别本，又得张公秘本及师氏所授第七卷运气七大论文本。为后来次注《素问》一书，奠定了良好的基础。

《黄帝内经素问》一书问世后，迅速流传，后世各种版本皆是此本的翻刻本。

二、刻印版本

（一）宋刊本

宋王朝对医学事业较历代为重视，政府多次组织官员学者集体编纂医书，更建立专门机构校勘、刊行，加之当时的印刷术和造纸术的革新，改变了手工抄写的落后局面，医书得以广泛流传。宋政府在开国不久即诏令征集收购医书，进行整理、修订。最值得一提的是，嘉祐二年（1057）仁宗采纳了枢密使韩琦的建议，设置校正医书局于编集院，集中了一批著名医家，对历代重要医籍进行校正工作，并命直集贤院掌禹锡、林亿校理、张洞校勘、苏颂等为校正，后又增命孙奇、高保衡、孙兆为校正。这是我国出版史上首次由政府设立的医书校正专门机构。校正医书局设立后，搜求佚书，征集众本，进行严肃认真地校正，"正其讹谬，补其遗佚，文之重复者削之，事之不伦者缉之"（见高保衡等《新校备急千金要方序》）。每完一书则作序陈述校正崖略并予以评价。随即奉请皇帝亲览，然后交由国子监刻版刊行。经过校正的医书大部在熙宁间（1068～1077）陆续印行。当时林亿等依王冰次注的校正本，即《重广补注黄帝内经素问》乃今之所见《素问》的原型。

宋代印本书籍已大为普及，官刻的医书种类最多，数量根据当时出版者的性质不同，大致可分为官刻本（包括中央官刊和地方官刊）、家刻本、坊刻本。

官刻本：指由中央、地方各级政府机构及书院等官设教育机构主持刊印的书籍。因单位不同，又有多种名称。如监本：各朝国子监所刻印的书称为监本。《黄帝内经素问》、《重广补注黄帝内经素问》北宋初皆有中央官刻本。

坊刻本：书商所刻之书的统称。宋代书坊有很大发展，有的刻书馆历史悠久，刻书流传广泛。宋代坊刻较多，以浙江杭州印的浙本为上、四川刻印的蜀本次之，福建刻印的闽本又称建本或麻沙本最下。但未见到《黄帝内经素问》的坊刻本。

医家私人刊本：宋代医家多有私人出资命工刊刻自著或其他医书，以广流传。亦未见到《素问》的家刻本。

（二）金刊本

北京图书馆有原本残卷，即林亿等《重广补注黄帝内经素问》二十四卷本，补亡篇《刺法论》与《本病论》。现尚存卷三、卷五、卷十一至十八、卷二十、补遗一卷。余均亡佚。

（三）元刊本

元代为出现十二卷本《素问》之始，已知的有两种：胡氏古林书堂刊本与不明具体年代的残卷本。

胡氏古林书堂刊本正文题名为“新刊补注释文《黄帝内经素问》”，详其内容，每卷后无附文“音释”，其音释之字，均纳入正卷注文后；且所注之字，多为释音，释义者少。全书之末有木记云：“至元己卯菖节古林书堂新刊”。

现存不明年代之元刊《素问》、《灵枢》十二卷本残本、读书堂刊《重广补注黄帝内经素问》二十四卷本。

（四）明刊本

1. 明英宗《正统道藏》本

明英宗（1436～1449）《正统道藏》本为英宗正统九年始刻，诏通妙真人邵以正督校，重加订正，增所未备，第二年付印告竣。共五千三百零五卷，成梵夹装。民国十二年至十五年，上海涵芬楼据北京白云观藏本影印，缩改为线装本。该书“太玄部”收《素问》、《灵枢》、《灵枢略》及《素问遗篇》等。

该书《素问》卷前有林亿等序文，题名“《黄帝内经素问表》”；次为王冰序，题名“《黄帝内经素问序》”，卷文题名“《黄帝内经素问补注释文》”。此本与元胡氏古林书堂刊本当属同一系统，如书名附文均有“补注释文”四字。只是古林书堂刊本冠于前，《道藏》本缀于后；另有一些异文两书相同。

2. 明宪宗成化十年（1474）熊氏种德堂刊本

此本卷前林亿等序题名为“校正《黄帝内经素问序》”，王冰序题名“《黄帝内经素问序》”，目录页题名为“补注释文《黄帝内经素问总目》”。

目录后有一行云“元本二十四卷，今并为一十二卷刊行”，与元胡氏古林书堂刊本相同。

目录末页有木记云“是书乃医家至切至要之文，惜乎旧本昏蒙讹桀，漏落不一，读者憾焉。本堂今将家藏善本，详明句读，三复订正，增入‘运气捷要图局’及‘经注音释补遗’，重新绣梓，以广其传，视诸他本，玉石不，卫生君子藻鉴。成化十年岁舍甲午，鳌峰熊氏种德堂识。”

依据全文版式、行款及某些内容，熊氏种德堂刊本，当是胡氏古林书堂刊本的翻刻本或仿刻本。

3. 明嘉靖山东布政司刊本

此本仅刻《素问》十二卷，虽并附《素问入式运气论奥》三卷，《素问运气图括定局立成》，但与元代胡氏古林书堂刊本为同一系统。

4. 明赵府居敬堂刊本

此本卷前林亿等序题名、王冰序题名、目录页题名及目录后“元本二十四卷，今并为一十二卷刊行”，与元胡氏古林书堂刊本相同。书后附《黄帝内经素问遗篇》《刺法论第七十二》、《本病论七十三》两篇。

5. 明吴悌本

卷前首为王冰序，题名《黄帝内经素问序》，次为林亿等序，题名《校正黄帝内经素问表》。目录页及卷文大题，均作《黄帝内经素问》。全书十二卷，仅为白文，无王冰注及林亿等新校正文。从内容、版式可证此本与元代胡氏古林书堂刊本为同一系统。

6. 明嘉靖二十九年顾从德家传宋本翻刻本

从该本书后顾从德所言“家大人未供奉内药院时，见从德少喜医方术，为语曰：世无长桑君指授，不得饮上池水尽见人五脏，必从黄帝之《脉书》、《五色诊候》，始知阴阳，按奇络活人。不然者，虽圣儒无所从精也。今世所传《内经素问》，即黄帝之脉书，……客岁，以试事北上，问视之暇，遂以宋刻善本见授曰：广其传，非细事也，汝图之。”又云：“家大人仰副今上仁寿天下之意甚切，亟欲广其佳本，……予小子遂敢翻刻，以见承训之私云。嘉靖庚戌秋八月既望武陵顾从德谨识。”可知此本原以顾从德之父家藏宋刻本。经其父校正，由顾从德于嘉靖二十九年，翻刻问世。

全本仍从王冰次注本之旧，为二十四卷，是明清所刊二十四卷本中影响最大、重刻最多的《素问》最佳刊本。卷前首为林亿等新校正序，次为王冰序，题名均作《重广补注黄帝内经素问》。

7. 明嘉靖历城儒学教谕田经校本

此本《素问》部分为十二卷，现存仅有残存卷八至卷十一。依据书名及卷数，此本与元代胡氏古林书堂刊本亦为同一系统。

8. 明万历十二年绣谷书林周曰校（周对峰）刊本

全本《素问》部分为二十四卷，卷前首为林亿等序，次为王冰序，题名均作《重广补注黄帝内经素问序》。每卷卷端大题后，首行作“启玄子次注，林亿孙奇高保衡等奉敕校正、孙兆重改误”，次行作“绣谷书林周曰校重刊”。每卷后附“释音”。观其内容，与顾从德刊本亦为同一系统。

9. 明万历二十九年步月楼刻吴勉学《医统正脉》本

该本内封中间大字题名为《黄帝素问灵枢合集》，右行小字为“金坛王宇泰先生订正，映旭斋藏板”，左行小字为“步月楼梓行”。

卷前首为顾从德识文，次为《黄帝内经目录》。再次为《重广补注黄帝内经素问表》，即林亿等序。又次为《重广补注黄帝内经素问序》，即王冰序。序后有孙兆、高保衡、林亿等衔名，次后有“明新安吴勉学重校梓”一行识文。该本版式及行款，基本与顾从德本相同，但不如顾刻本精善。

10. 明万历四十八年潘之恒刻《黄海》本

卷前首为王冰序，次为林亿等序，题名均作《重广补注黄帝内经素问序》。

序后为潘氏识文。“山史云：此宋本《素问》刻之卷首者，在武林校录偶遗之，今补于序后一叶，以示遵旧，非有删改，但经文误处，悉从改正，注中错，或随意节略。即启玄复生，不目我为妄矣。万历庚申秋日订。”

目录页题名作《黄帝内经目录》，下署“《黄海》藏本。全书二十四卷，自《纪藏》二之四十一至《纪藏》二之六十四”。目录后有识文：“亘史云：《素问》八十一篇，原分九篇为一卷，称《素问》九卷，合《灵枢》九卷，为《内经》十八卷。至启玄子次注，始分二十四卷，后又并为十二卷，今标王氏次注，宜从其分卷，而玄台子《灵枢注证》仍九卷之目。亦有分二十四卷及并为十二卷者，见成化甲午年熊氏种德堂所刊小本。万历庚申秋日识。”

首卷卷文题《黄海》商部之二函，后署“天都外史潘之恒景升定、大泌山人李维桢本宁阅”。次题《纪藏》二之四十一，又次题《黄帝内经素问》卷第一，尔后有本卷篇目。详其内容，与顾从德刊本为同一系统。

11. 明詹林刊本

全书十三卷，前十二卷为王冰次注本内容。第十三卷为遗篇，题名《京本黄帝内经素问遗篇》，注文亦作大字，惟校正低一格。又卷十一与目录不合，目录卷十含“六元正纪大论”一篇，而卷文十一尚含《至真要大论》。该本大体属元代胡氏古林书堂刊本与熊宗立刊本加以校定而成。

（五）清刊本

清刊本很多，而且有不少为《素问》、《灵枢》合刻本，合刻本著名的佳本有金陵本，京口文成堂本。

木刻本：有道光二十九年，京口遵仁堂据蒋宝素家藏宋本摹刻本；咸丰二年，钱熙祚守山阁校刻本；同治九年，无锡薛福辰校刻本；光绪三年，新会李元纲校刻本；浙江书局《二十二子》本；光绪三十三年，京师医局刊《医统正脉》本。还有数种“影宋”即顾从德本的影印本。

石刻本：有同治三年上海隆文书局本；光绪十九年鸿文书局刊《二十五子汇函》本；1911年至1915年锦章书局本等。

铅印本：有光绪二十二年上海图书集成书局本；光绪二十三年上海文瑞楼《子书十八种》本；光绪二十七年浙江书局《二十二子》本等。

写录本：有乾隆四十七年《四库全书》本。

（六）国外版本

国外版本，主要有日本及朝鲜两国刊本及活字本，并有少量抄本。

日本田中清左卫门、风月庄左卫门刊《黄帝内经素问》九卷本及《黄帝内经灵枢》九卷本之白文本。宽文三年（1663）刊、宽政三年（1791）风月堂刊、清规堂刊、中尾氏刊《重广补注黄帝内经素问》二十四卷本及《重广补注黄帝内经灵枢》二十四卷本。

朝鲜有《重广补注黄帝内经素问》二十四卷刊本，《黄帝内经灵枢集注》十二卷新刊本等。

（七）民国以后近代刊本

丛书本：主要有《四部丛刊》本（1919～1935 年影印顾本）；《四部备要》本（1924～1936）；《国学基本丛书》本（1931～1939）。

石印本：主要有育文书局、上海书局、隆文书局、鸿章书局、大德书局、锦章书局、广益书局、千顷堂书局的石刻本。这些书局大多在上海，均曾多次重印，约在 1912～1937 年之间。

铅印本：主要有商务印书馆本（1955）；人民卫生出版社点校本（1963）。

影印本：郓铁樵本（1922），人民卫生出版社本（1955），皆重印顾本。

三、注释版本

《素问》自问世以来，历代医家皆演绎发挥、考校编次、注释研究者达二百家以上，著作达四百余部，给后世留下许多有价值的资料。历代注释《内经》的注家甚众，注本甚多，注释方法可分为全文次注和分类注释两大类，分类注释又可分成全文分类注释和摘要分类注释两种。为了更好的学习、继承前人的医学理论，从医史发展的角度理解这些注本的精髓，依照注释年代，将其中较有代表性的简介如下：

1. 南朝代全元起《素问训解》

为最早注释《素问》的注本，著者全元起是《素问》最早的注家。当时第七卷早佚，其中除 72～73 篇有目缺文，故只有 8 卷。全元起的注本到宋以后就亡佚了，《新校正》中尚保存其篇目。

2. 隋代杨上善《黄帝内经太素》

《黄帝内经太素》，简体《太素》，又名《黄帝太素》，隋唐间医学家杨上善编撰。《太素》写于乾封（高宗年号）之后至永淳二年以前，在唐代至北宋流传于国内，南宋开始散佚，元以后彻底亡佚。然《太素》一书问世不久，很快传入日本。19 世纪初日本仁和寺等古本《太素》陆续被发现后，引起我国学者的重视。光绪六年至十年（10～14）我国学者杨守敬（惺吾）在日本访书时影录而归，并对此书进行了考证、注释、校勘工作。现存《太素》已有部分内容残缺。我国常见版本为人民卫生出版社 1955 年据肖延平兰陵堂本影印本。

杨氏将《太素》一书在原 20 篇的基础上，增补扩充为 30 卷，首次用“以类相从”的方法，将《素问》和《灵枢》原文分为：摄生、阴阳、人合、脏腑、经脉、腧穴、营卫气、身度、诊候、证候、设方、九针、补泻、伤寒、寒热、邪论、风论、气论、杂病共十九大类，每类再分若干小类进行注释。这种“以类相从”的方法，为后世分类研究《内经》开了先河。

《黄帝内经太素》为最早全文分类注释《内经》的注本，不仅所引《内经》原文在现存医书中最为近古，而且杨氏的注文也有精辟之处，该注本保存了未经王冰改动的《内经》原文，具有重要的文献价值。

3. 唐代王冰注《黄帝内经素问》

王氏在整理《素问》并补入七篇大论的同时，最早对该书全文次注，其注文详细精当，畅明经旨，“凡所加字，皆朱书其问，使古今必分，字不杂糅”，在后世有较大影响，对历代注家研究和注释《内经》有重要参考价值。宋代林亿等在王氏注本的基础上进一步加以校正注解，其校注内容后世称为《新校正》。

据王冰序文所言，《素问》至唐已阙其第七一卷，并且由于年久变迁，辗转传抄，已到了“世本纰缪，篇目重叠，前后不伦，文义悬隔，施行不易”，无法窥其原貌的地步。王冰“受得先师张公秘本，文字昭晰，义理环周，一以参详，群疑冰释。”王冰注本，除对原书篇次文字的整理，使之更为系统、畅达之外，在注释方面，也取得了极大成就。概括地讲，经过他12年的艰苦努力，“询谋得失”，他的整理、注释，对《素问》的流传贡献极大。其成就主要表现于以下几个方面：

（1）在摄生方面，发挥《素问》原文“恬淡虚无”及“精神内守”的养生观。

（2）对阴阳学说方面，显示了辩证方法的某些最基本的观点。如注云：“虽阴成形，阳化气，一过其节，形气被伤。”反映了阴阳相为转化的主要条件。似此类注文，均体现王氏对先秦、两汉以来阴阳学说辩证法思想的继承。

（3）对天文历法方面之注释，尤为详尽。此在《六节藏象论》之前段及运气七篇大论有关此类经文的注释中，体现得尤为明确。如《六节藏象论》“日行一度，月行十三度，……积气余而盈闰矣”一段，注文达530余字。体现其在该领域中学术造诣较深。

（4）在病候、病机注释方面，多以经络学说为理论基础。如《风论》、《痹论》、《痿论》、《刺疟》、《刺热》、《刺腰痛》等篇，均有较多篇文，引用经脉内容，说明其发病机理。

（5）对腧穴的注释，引证资料甚多。如《气府论》、《气穴论》、《骨孔论》、《水热穴论》等篇，最具有代表性。其注文，多引《甲乙》、《明堂》、《黄帝中诰孔穴图经》、《经脉流注孔穴图经》等书，尤以后二书引用为多，据初步统计，有近300个穴位。因二书皆古《明堂》之衍化本，今皆佚。故这些引文，对考证腧穴有重要学术价值。

（6）对运气篇的注释，尤为详尽，说明王冰对运气学说有较深入的研究。故王冰注与运气七篇大论，已成为研究运气学说重要文献依据。

（7）对某些医学理论的阐发，有重大突破性发展。如治则方面，具有重大学术价值。如“言益火之源，以消阴翳，壮水之主，以制阳光。故曰求其属也。”此文后成医家之重要名句，并作为一条重要治疗法则。

（8）医理阐发，仍为王冰注释中之重点，且对后世影响较大。后世注《素问》者，如马莳、吴昆、张介宾注本中，均不同程度地明引、暗引、节引王冰注，“或师其意而不拘其文”等方式，引用王冰注文。

（9）王冰注引书，保存了部分古医籍旧文及佚古医书遗文。在王冰诸种引书，有儒家如《周易》、《礼记》等，诸子如《老子》、《庄子》等，历算如《律书》、《汉书·律历志》、《历忌》等，道教术数如《三备经》、《遁甲经》、《抱朴子》等。在医籍中引用较多者为《针经》、《甲乙经》、《黄帝中诰孔穴图经》及《经脉流注孔穴图经》。《针经》、《甲乙经》二书，今尚有传本，然其引文，皆源于唐本，故多可为校勘今本之依据。而二《图经》则久佚，故实可籍此以辑其部分遗文。

4. 元代滑寿《读素问钞》

《读素问钞》为元代大医学家滑寿所著。是最早摘要注释《内经》的注本。《读素问钞》对《素问》分门别类，钞而读之，分为藏象、经度、脉候、病能、摄生、论治、色诊、针刺、阴阳、标本、运气、类萃等十二类研读。《读素问钞》摘要类分《内经》较之按篇诵习原著，是方法上的一大进步，更加提纲挈领，使其更系统。

5. 明代马莳《黄帝内经素问注证发微》

《黄帝内经素问注证发微》刊于神宗万历十四年（1586），明代医学家马莳所著，变唐王冰二十四卷复为九卷，每卷九篇，以合九九八十一篇之旧，于原文词义、医理逐篇逐段加以注解，在阐发经文精微、补苴唐人王冰注释罅漏诸方面，贡献颇大，是继王冰以后第二注家，为《素问》主要注本之一。

6. 明代吴崑《素问吴注》

《素问吴注》为明代医药世家吴崑所著，吴氏继承了王冰、林亿等人的成果，以王冰二十四卷本为基础，删繁就简，引申发挥。《素问吴注》包括注释和删节补正两方面，吴氏注文多从临症出发，理论联系实际；对医理有较深刻阐发，且不因循前人，也为《素问》较有影响的注本之一，但吴崑删节经文不遵古籍校勘法度，甚至将一己之见混入正文，故有“擅改经文”之嫌，受到后世批评。

7. 明代李中梓《内经知要》

李中梓的《内经知要》，执简驭繁，将《内经》按内容分成道生、阴阳、色诊、脉设、藏象、经络、治则和病能 8 类。本书除辑录原文外，结合基础和临床加以阐析，内容简要，条理清晰，选录切要，讲解明白，该注本简明扼要，切于实用，也为后世所重视。1764 年经薛雪重校加按，更为流行。

8. 明代张景岳《类经》

《类经》是全文分类注释《内经》的最完整的注本。张景岳编撰《类经》，“凡历岁者三旬，易稿者数四，方就其业。”成书于天启四年（1624）。张景岳对《内经》研习近三十年，认为《内经》是医学至高经典，学医者必应学习。但《内经》“经文奥衍，研阅诚难”，确有注释的必要。《内经》自唐以来注述甚丰，王冰注《黄帝内经素问注》为最有影响的大家，但王氏未注《灵枢》，而各家注本颇多阐发未尽之处。《素问》《灵枢》两卷经文互有阐发之处，为求其便，“不容不类”。故景岳“遍索两经”，“尽易旧制”，从类分门，“然后合两为一，命曰《类经》。类之者，以《灵枢》启《素问》之微，《素问》发《灵枢》之秘，相为表里，通其义也。”《类经》分经文为摄生、阴阳、藏象、脉色、经络、标本、气味、论治、疾病、针刺、运气、会通十二类、若干节，根据相同的内容，拟定标题，题下分别纳入两经原文后详加注释，并指出王冰以来注释《内经》的各家不足之处，条理井然，便于查阅，其注颇多阐发。景岳思路开阔，对《内经》精研深刻，各家著作流览甚广。《类经》集前人注家的精要，加以自己的见解，敢于破前人之说，理论上有创见，注释上有新鲜，编次上有特色，是学习《内经》重要的参考书。

9. 清代张志聪《黄帝内经素问集注》

《黄帝内经素问集注》为张氏及其学生研究注释《内经》的成果，注文能集前人精义，对经义的阐发比较深透，又不循旧制，在注释上有所创新。张氏在学术上重视气化学说，每从气化角度阐发经义。但《黄帝内经素问集注》这种以经释经的方法引起后人之议，也使学习者感到艰奥难懂。

10. 清代高世栻《黄帝素问直解》

高氏在参与其师张志聪《素问集注》和《灵枢集注》之后，鉴于“《集注》义意艰深，其失亦晦”，“不得已而更注之”，故再撰《素问直解》。高氏的注释常能直疏经旨，对衍文、错简、讹字，也常直解原文，并在注释中加以说明。其注文明白晓畅，要言不繁，在每篇之中分为数节，眉目清楚，寥寥数语，便能大畅经旨，使人一目了然，易于理解，体现了本书"直解"的宗旨。

11. 清代姚绍虞《素问经注节解》

《素问经注节解》以王冰次注本为底本，对王注多所议论，并申述己意，对王冰的讹误，发挥自己的见解，多有创见。《素问经注节解》除了对原文有所删节注解外，还一改王冰本原来的篇章顺序，将原书分为内、外两篇，内篇三卷四十八篇，论阴阳、治法等，属义理范畴；外篇五卷三十一篇，论针灸、岁运等，属象数之类。

12. 清代张琦《素问释义》

《素问释义》为清代张琦于道光九年著成，共十卷。张氏虽然采用了王冰本的篇次，但多不用王冰的注文。张氏注文多采用林亿《新校正》校语，注释精练，释义多有发挥。

13. 清代黄元御《素问悬解》

黄元御认为《素问》八十一篇，秦汉以后著竹帛，传写屡更，不无错乱，因参互校正，而作《素问悬解》13卷。如五运六气南政北政，旧注以甲乙为南政，其余几干为北政。黄氏则谓天地之气，东西对峙，南北平分，何南政之少，而北政之多。并谓东西者，左右之间气，故不可言政，此南北二级之义，其论为前人所未及。

14. 清末至民国新安朴学家、医家的注本

新安医家中许多人由儒而研医，由诗文、书画、著作、音律而通医，朴学家如江有诰、俞正燮等重视《内经》、《伤寒论》等经典著作的考证，从文字、音韵、训诂等方面进行研究、发挥。不少医家在研究医籍、撰写医籍时都注意"小学"的运用，如胡澍的《黄帝内经素问校义》，重视音训，运用汉学考据之法，摘录《素问》中难解的字词、文句30余条作了考训。具体如下：

（1）胡澍的《内经素问校义》

（2）俞樾的《读书余录·内经辨言》

（3）江有诰与《素问灵枢韵读》

（4）孙诒让与《素问王冰注校》

（5）顾观光与《素问校勘记》等

15. 日本丹波元简《素问识》

丹波元简所著《素问绍识》运用选注而不自注之法，取前人注释之考证精确、符合经旨而有发挥者入选，注重考据，精选诸家注释，并附以己见。对各注有分歧时则以"简案"形式提出自己的看法，指出孰是孰非，持论公允，有利于初学者进行思考。

第二节　《灵枢》版本

《灵枢》的版本流传，与《素问》大致相近，亦为早期传本和后期刻本两部分。

一、早期传本

《灵枢》在《汉书·艺文志》名为《九卷》，公元6世纪前后，其名有《针经》、《九墟》、《九灵》、《灵枢》等不同书名之传本。医圣张仲景“撰用素问、九卷、八十一难，……为伤寒杂病论”，晋皇甫谧撰《针灸甲乙经》时，称“今有针经九卷、素问九卷，二九十八卷，即内经也”，《九卷》在唐王冰时称之为《灵枢》。但隋、唐、宋各史志记载中并无《九卷》之名，如《隋书·经籍志》:《黄帝针经》九卷。《旧唐书·经籍志》:《黄帝针经》十卷；《宋史·艺文志》:《黄帝灵枢经》九卷，《黄帝针经》九卷，《黄帝九虚内经》五卷等，马继兴等研究认为，《九卷》不仅为张仲景、王叔和、皇甫谧所引录，隋唐杨上善、宋代林亿、日本丹波康赖等，皆先后引用过《九卷》书名及其佚文，由此可见，《九卷》一书作为一大类传本确实存在并流传很久，直到北宋以后才被佚失。

《针经》与《九卷》只因流传时卷数、篇章稍有不同，但内容基本一致，自皇甫谧命名后，其版本一直传至宋代。隋代为九卷本，唐为十卷，宋为九卷。

林亿等校书时称《灵枢》(《针经》)已不全。北宋哲宗元佑七年（1092）高丽使者来华献书，其中有《黄帝针经》，哲宗即诏尚书工部雕刻印板，颁高丽所献《黄帝针经》于天下。《灵枢》之书名，首见于王冰《素问》注文中，宋校正医书局也曾校刊《灵枢》，可能因版本残缺不全而未刊行。

北宋末年，金兵入侵，宋朝政府南迁，刻书事业受到挫折，国子监所刻书籍版片，被掠劫一空，宋代国子监刻书绝大部分已经失传，没有留存下来。至南宋初期。《灵枢》和《针经》各种传本均失传。绍兴二十五年（1155），史崧参照古书，对家藏旧本《灵枢》九卷八十一篇重新校正，扩展为二十四卷，附加音释，镂版刊行。至此，《灵枢》传本基本定型，取代各种传本，而一再印行，流传至今。史崧本《灵枢》版本在流传过程中，虽有十二卷与二十四卷之分，但其内容无变动。

二、刻印版本

（一）元刊本

现存元刊本有三种：

1. 元后至元五年（1339）胡氏古林书堂刊本《灵枢经》

此刊本史崧序页无题名，目录页作“《黄帝素问灵枢集注目录》”。目录末页有阴文木记“至元己卯古林胡氏新刊”，正文卷题名《新刊黄帝内经灵枢》。

2. 元后至元六年（1340）刊本，书名《新刊黄帝内经灵枢经集注》，书内并无注释，实为白文本。

3. 书名为《黄帝素问灵枢集注》的元刊本，十二卷，书中只载《灵枢》白文。

（二）明宪宗成化四年（1474）熊氏种德堂刊本

《灵枢》次本题名、版式、行款，均与元胡氏古林书堂刊本相同，书文内容及保留之某些宋代讳字也同于胡本，其字体亦与胡刻本甚似。故此本当是元胡氏古林书堂刊本之覆刻本。

（三）明嘉靖四年（1525）历城儒学校谕田经校本

未见存本。现有朝鲜活字本新刊《黄帝内经灵枢集注》，藏日本宫内厅书陵部。经检系田经校正本之再本。卷前首史崧序，目录页题名“新刊《黄帝内经灵枢集注目录》”，此后署“历城县教谕田经校正”。全书十二卷，目录后有识文“元二十四卷，今并为十二卷，计八十一篇”。每篇后有释文。此本与元胡氏古林书堂刊本当为同一系统。

（四）明赵府居敬堂刊本

此本史崧序题名《黄帝素问灵枢经叙》，目录题名《黄帝素问灵枢经目录》，卷文大题名《黄帝素问灵枢经》。全书十二卷，与元胡氏古林书堂刊本为同一系统。

（五）吴悌刊本

此刊本卷前史崧序页无题名，目录题目为《黄帝素问灵枢集注目录》，卷文大题为《黄帝素问灵枢经》。全书十二卷，亦仿元胡氏古林书堂刊本。篇后无释音，将释音纳入正文，作小字注文，且与古林书堂本不同：①将错篇字条尽为纠正。②凡释义字皆未收。③所收字条少于古林书堂本。④释音之文，有的较古林书堂本为简。

（六）明万历十二年（1584）绣谷书林周曰校（周对峰）刊本

此本卷前史崧序，题名在该页末行，为《黄帝内经灵枢序》，目录题名《黄帝内经灵枢目录》。第一卷大题后署“绣谷书林周曰校重刊”。全书二十四卷，卷一含第一、二篇；卷二含第三、四篇；卷三含第五、六、七篇；卷四含第八、九篇；卷五含第十篇；卷六含第十一、十二篇；卷七含第十三、十四篇；卷八含第十五至十九篇；卷九含第二十至二十三篇；卷十含第二十四至二十八篇；卷十一含第二十九至三十五篇；卷十二含第三十六至四十篇；卷十三含第四十一至四十五篇；卷十四含第四十六、四十七篇；卷十五含第四十八至五十一篇；卷十六含第五十二至五十六篇；卷十七含第五十七至六十一篇；卷十八含第六十二至六十四篇；卷十九含第六十五至六十九篇；卷二十含第七十至七十二篇；卷二十一含第七十三至七十五篇；卷二十二含第七十六、七十七篇；卷二十三含第七十八、七十九篇；卷二十四含第八十、八十一篇。

每卷后附有“释音”若干条，与元胡氏古林书堂刊本不同，此本非源于胡刻本，可能另有所本。

（七）明万历二十九年（1584）吴勉学《医统正脉》本

该本内封中间大字题名作《灵枢经》，右小字为“映旭斋藏板”，左小字为“步月楼梓行”。目录页题名《黄帝素问灵枢目录》，无史崧序。卷文大题作《黄帝素问灵枢经》，此后署“明新安吴勉学师古校、应天徐熔春沂阅”。篇后无“释音”内容，凡释音字，亦纳入正文中，作小字注文。部分宋代缺笔讳字亦予保留。与吴悌本相校基本相同，当源于吴悌刻本。

（八）詹林刊本

此本与《素问》卷数连排。全书为二卷，即京本黄帝内经灵枢卷十四，含《灵枢》第一至第四十篇；京本黄帝内经灵枢卷十五，含《灵枢》第四十一至第八十一篇。篇后附有“释音”，此本与元胡氏古林书堂刊本为同一系统。

（九）清刊本

木刻本：道光二十九年（1849）宋仁甫刊本（与《素问》合刊）；光绪三年（1877）浙江书局刊《二十二子》本；光绪十年（1884）京口文成堂刊本；光绪二十三年（1897）新化三味书屋刊《二十二子》本；光绪三十三年（1907）京师医局刊《医统正脉》本；光绪年间湖南翻刻浙江刊《二十二子》本，黄以周氏刊本。

石印本：同治三年（1864）上海隆文书局石印本；光绪十九年（1893）鸿文书局刊《二十五子汇涵》本。

铅印本：光绪二十二年（1896）上海图书集成书局本；光绪二十三年（1897）上海文瑞楼本；光绪二十七年（1901）浙江书局铅印《二十二子》本。

写录本：《四库全书》本。

（十）近现代刊本

1911年后《灵枢经》的出版情况与《素问》基本一致，可参照《素问》一书的近现代刊本，此略。

三、注释版本

作为《内经》的重要组成部分，《灵枢经》早期曾被认为没有《素问》重要，故而注家注本并不多，只以白文行世。一般认为，最早的《灵枢》注本，宋元以前不可考。第一个真正意义上的注本是明末名医马莳的《黄帝内经灵枢注证发微》。此后注家蜂起，代不乏人。

（一）《黄帝内经灵枢注证发微》

马莳的《黄帝内经灵枢注证发微》是现存对《灵枢》最早的全注本。马莳以为《灵枢》和《素问》都为9卷，原文悉依宋代史崧本，认为《灵枢》较《素问》更重要，不能视《灵枢》仅为用针之书，马氏通晓经络针灸，对《灵枢》的注释比较精当，且为第一个全文次注《灵枢》者，故颇为后世称道。

马莳指出，书中用针方法，都可引伸为用药之法，不可“泥为用针”之书，这些说法很有道理。此书体例同《素问》注，后世学者认为此书之注在内容上优于《素问》，且属首创，其功颇宏。马莳的《黄帝内经灵枢注证发微》最早发刊于万历十六年，即宝命堂刻本，四十八年又有潘之恒刻黄海本，清代以嘉庆十年古歙鲍氏慎余堂本及光绪己卯年太医院藏版为常见，民国时又有广益书局石印本等。

（二）《类经》

张景岳把《内经》重新分类，再予合编，成《类经》一书。不仅祥解《素问》章节，亦对《灵枢》各家注本颇多阐发未尽之处加以补充。他“遍索两经”，“尽易旧制”，从类分门，“然后合两为一，命曰《类经》。类之者，以《灵枢》启《素问》之微，《素问》发《灵枢》之秘，相为表里，通其义也。”景岳思路开阔，理论上有创见，注释上有新鲜，编次上有特色，对《内经》精研深刻，对后世影响颇大。

（三）《黄帝内经灵枢集注》

清代的《黄帝内经灵枢集注》，是真正为后人较为推崇并具有里程碑意义的注本，该书是清代“钱塘医派”医学大家张志聪在吸收马注基础上“集同学诸公，举《灵枢》诠释之”而成。

《灵枢集注》，如同张志聪对后世影响深远的《素问集注》、《伤寒论集注》、《本草崇原》等名著一样，均为在杭州“侣仙堂”集众讲学中与同学及弟子集体讨论、分析、探求与编注而成。这在文人相轻和医学技术秘不外传风气颇盛的封建社会，既独辟蹊径，又开风气之先。其学术价值及临床指导价值不言自明。

（四）《素问灵枢类纂约注》

汪昂所著《素问灵枢类纂约注》（1689）3卷，选录《素问》、《灵枢》中除针灸以外的主要内容，分为藏象、经络、病机、脉要、诊候、运气、审治、生死和杂论 9 篇，兼采历代注家之长进行注释。注文简明扼要，较为浅显易懂，为后世学医者所喜读。

（五）《医经原旨》

薛雪所著《医经原旨》（1754）6 卷，分为摄生、阴阳、藏象、脉色、经络、标本、气味、论治、疾病 9 类，计 14 篇。注文简要，主要参酌张介宾《类经》中的注释，揉和各家学说重予撰注而成。

（六）《灵枢悬解》

清代名医黄元御，以《素问》、《灵枢》代远年湮，文次伪乱，倡错简之论。他以自己的研究心得，著成《素问悬解》和《灵枢悬解》二书，《素问悬解》（1756）13 卷，以通行本《素问》81 篇的主要内容分为养生、脏象、脉法、经络、孔穴、病论、治论、刺法、雷公问、运气 10 类，重予编次。《灵抠悬解》（1756）9 卷，根据通行本《灵枢》81 篇的主要内容，按刺法、经络、营卫、神气、脉象、外候、病论、贼邪、疾病 9 类的次序重予编次。二书可称《内经》研究中独辟蹊径之作。

第三节　《黄帝外经》版本

一、刻印版本

《外经》一书，乃是西汉刘向等整理方技类书时所定著之名，后世不存。1973 年底，长沙马王堆三号汉墓出土了大批简帛医书，中医学家们非常遗憾，未见有关《黄帝内经》、《黄帝外经》的卷帛。至 20 世纪 80 年代初，始在天津发现明末或清初根据口耳相传整理而成的精抄本。传述者（陈士铎先生）於每篇之末都加上了简短的评语，并冠以《外经微言》之名。而后，天津古籍出版社曾把它列为《中医珍本丛书》影印 1500 本试销，但因不是岐伯时成书，被部分学者说成是伪书，以致未能再版。

本书仿《素问》、《灵枢》之例，分为九卷，以黄帝、岐伯等问答的形式叙述。其内容涉及阴阳五行学说、生命的发生、经脉循行、脏腑功能、运气主病等等。所论述的这些问题，因为都是针对《内经》、《难经》、《伤寒论》、《脉经》中的某些内容所作的阐发，所以称为《外经微言》。

二、注释版本

《外经微言》作为《黄帝外经》唯一注释本，是陈士铎托其名来阐发自己的理论，是其医学理论思想的代表作。书中阐发的一些理论问题，贯穿于他的全部著作中。如《辨证录·凡例》中说“岐天师传书甚富，而《外经》一编尤奇。篇中秘奥，皆采之《外经》、《精鉴》居多，非无本之学也”。书中体现了以下学术思想：

（一）关于阴阳五行学说的论述

陈士铎对阴阳五行学说的论述，丰富和发展了中医的理论，成为他认识生命、认识疾病和辨证论治的指导思想。他对阴阳五行学说的认识，在他的全部著作中运用的非常普遍，并成为他辨证论治的精髓。

他对阴阳学说深刻理解，提出“阴阳颠倒”说。《外经微言》中云：“乾坤之道，不外男女，男女之道，不外阴阳，阴阳之道，不外逆顺。顺则生，逆则死也。阴阳之原。即颠倒之术也。世人皆顺生，不知顺之有死；皆逆死，不知逆之有生，故未老先衰矣。”他认为，阴阳本为一体，所以逆顺可以转化。就常道而言，顺阴阳则生，逆阴阳则死，但就其本原来看，阴阳本为一体，逆顺可以转化，顺中有死，逆中有生，这即是阴阳颠倒。《素问·四气调神大论》说：“从阴阳则生，逆之则死，从之则治，逆之则乱，反顺为逆，是为内格。”《黄帝内经》对于逆顺的论述，包括了天地、阴阳、四时、生机、疾病、治疗等，其中包含了阴阳转化的思想，但陈氏则从阴阳发生的角度，更具体的说明了阴阳的互根关系。

以五行配天地万物与人，其变化是无穷无尽的，而变化的核心，即生克二字。以具体的五行生克关系，来说明抽象的阴阳颠倒的概念，这也是陈氏提出的“顺生不生，逆死不死”理论关键。《外经微言·五行生克篇》中云：“心肝脾肺肾配火木土金水，非人身之五行乎。雷公曰：请言其变。岐伯曰：变则又何能尽哉，试言其生克。生克之变者，生中克也，克中生也，生不全生也，克不全克也，生畏克而不敢生也，克畏生而不敢克也。雷公曰：何以见生中之克乎？岐伯曰：肾生肝，肾中无水，水枯而火腾矣，肝木受焚，肾何生乎。……雷公曰：何以见克中之生乎？岐伯曰：肝克土，土得木以疏通，则土有生气矣。脾克水，水得土而蓄积，则土有生基矣。肾克火，火得水以相济，则火有神光矣。心克金，然肺金必得心火以锻炼也。肺克木，然肝木必得肺金以斩削也。非皆克以生之乎。雷公曰：请言生不全生。岐伯曰：生不全生者，专言肾水也。各脏腑无不取资于肾，心得肾水而神明焕发也，脾得肾水而精微化导也，肺得肾水而清肃下行也，肝得肾水而谋略决断也，七腑亦无不得肾水而布化也。然而取资多者，分给必少矣，亲于此者疏于彼，厚于上者薄于下，此生之所以难全也。雷公曰：请言克不全克。岐伯曰：克不全克者，专言肾火也。肾火易动难静，易逆难顺，易上难下。故一动则无不动矣，一逆则无不逆矣，一上则无不上矣。”

陈士铎以阴阳颠倒、五行生克的理论通论脏腑的生克关系，丰富和发展了中医的理论，对于临证有重要意义。

（二）提出六脏七腑说

陈氏在《黄帝内经》脏象理论的基础上，提出了“六脏七腑”的学说。《外经微言·脏腑阐微篇》中说：“雷公曰：脏止五乎？腑止六乎？岐伯曰：脏六腑七也。雷公曰：脏六何以名五也？岐伯曰：心肝脾肺肾，五行之正也，故名五脏。胞胎非五行之正也，虽脏不以脏名之。雷公曰：胞胎何以非五行之正也？岐伯曰：心，火也；肝，木也；脾，土也；肺，金也；肾，水也。一脏各属一行，胞胎处水天之歧，非正也，故不可称六脏也。雷公曰：肾中有火，亦水火之歧也，何肾称脏乎？岐伯曰：肾中之火，先天火也，居两肾中，而肾专司水也。胞胎上系心，下连肾，往来心肾接续于水火之际，可名为火，亦可名为水，非水火之正也。雷公曰：然则胞胎何以为脏乎？岐伯曰：胞胎处水火之两歧，心肾之交，非胞胎之系不能通达上下，宁独妇人有之，男子未尝无也。吾因其两歧，置于五脏之外，非胞胎之不为脏也。雷公曰：男女皆有之，亦有异乎？岐伯曰：系同而口异也。男女无此系，则水火不交，受病同也。女系无口则不能受妊。是胞胎者，生生之机，属阴而藏于阳，非脏而何。……雷公曰：腑七而名六何也？岐伯曰：大小肠膀胱胆胃三焦包络，此七腑也，遗包络不称腑者，尊帝耳。雷公曰：包络可遗乎？岐伯曰：不可遗也。包络为脾胃之母，土非火不生，五脏六腑之气，咸仰于心君，心火无为，必藉包络有为，往来宣布，胃气能入，脾气能出，各脏腑之气始能变化也。雷公曰：包络既为一腑，耐何尊帝遗之？尊心为君火，称包络为相火，可乎？请登之《外经》，咸以为则。”

此以胞胎为一脏，以包络为一腑，并称六脏七腑。《黄帝内经》中胞胎又单称胞，包络又称膻中或心之包络。陈士铎特举二者称脏与腑，是别有深意。为什么前人未将胞胎列入五脏之中？他解释说：“因五脏分五行，而胞胎居水火之两歧，不便分配，所以止言五脏而不言六脏也。”陈士铎提出六脏七腑说，不但丰富了《黄帝内经》脏象理论的内容，也赋予了胞胎和包络新的概念。

（三）重视命门

陈氏十分重视命门在生命活动中的作用，提出命门为十二经之主。命门一词，见于《黄帝内经》有六处，都是指两目。《难经》始有“左为肾，右为命门”的说法。陈士铎宗赵献可命门真水真火之说，对命门做了更为详细的论述。《外经微言》一书中有“命门经主篇”、“小心真主篇”、“命门真火篇”、“命根养生篇”四篇专门论述这个问题。如：《命门经主篇》：“雷公问于岐伯曰：十二经各有一主，主在何经？岐伯曰：肾中之命门，为十二经主也。……十二经非命门不生，正不可以生克而拘视也。故心得命门而神明应物也，肝得命门而谋虑也，胆得命门而决断也，胃得命门而收纳也，脾得命门而转输也，肺得命门而治节也，大肠得命门而传导也，小肠得命门而布化也，肾得命门而强也，三焦得命门而决渎也，膀胱得命门而畜泄也。是十二经为主之官，而命门为十二官之主，有此主则十二官治，无此主则十二官亡矣。”

《命门真火篇》又说：“命门，火也。无形之气，居两肾之间，能生水而亦藏于水也。……命门为十二经之主，不止肾恃之为根，各脏腑无不相合也。少师曰：十二经皆有火也，何藉命门之生乎？岐伯曰：十二经之火皆后天之火也，后天之火非先天之火不化。十二经之火得命门先天之火则生，生不息，而后可转输运动变化于无穷，此十二经所以皆仰望于命门，各倚之为根也。……命门为主，前人未言何也？岐伯曰：广成子云：窈窈冥冥，其中有神，恍恍惚惚，其中有气。亦指命门也，谁谓前人勿道哉。且命门居于肾，通于任督，更于丹田神室相接，存神于丹田，所以温命门也，守气于神室，所以养命门也。命门旺而十二经皆旺，命门衰而十二经皆衰也。命门生而气生，命门绝而气绝矣。”

（四）强调辨证论治

陈氏强调在临证时应注意辨证，他的辨证论治的方法，是以五行生克理论为指导。如：《外经微言·肝木篇》中说：“肝属木，木非水不养，故肾为肝之母也，肾衰则木不旺矣。”如果肝气自郁，则“必下克脾土，制土有力，则木气自伤，势必求济肾水，水生木而郁气未解，反助克土之横。土怒水助，转来克水，肝不受肾之益，肾且得土之损，未有不受病者也。”《肾水篇》又云：“肾属水，先天真水也。……肾交肺而肺亦生肾，则肾有生化之源，山下出泉涓涓，正不竭也。肾既优渥，乃分其水以生肝，肝木之中，本自藏火，有水则木且生心，无水则火且焚木，木得水之济，则木能自养也。木养于水，木有和平之气，自不克土，而脾胃得遂其升发之性，则心火何得躁动乎，自然水不畏火之炎，乃上润而济心矣。……五脏有脏火，七腑有腑火，火到之所，同气相亲，故其势易旺，所异者，水以济之也。水之不足，安敌火之有余，此肾脏所以有补无泻也。”《脾土篇》说：“脾土之父母，不止一火也。心经之君火，包络三焦命门之相火皆生之。然而君火之生脾土甚疏，相火之生脾土甚切，而相火中，命门之火尤为最亲。少师曰：其故何欤？岐伯曰：命门盛衰即脾土盛衰，命门生绝即脾土生绝也。盖命门为脾土之父母，实关生死，非若他火可旺可微、可有可无也。”

（安定祥　王锐锋）

主要参考文献

[1] 安定祥，等. 岐伯故里中医史话. 兰州：甘肃文化出版社，2003

[2] 鲍晓东. 试论张志聪注释内经四季摄生法的瑕瑜得失. 浙江中医学院学报，2003，27 (1)：70－71

[3] 程士德，等. 素问注释汇粹. 北京：人民卫生出版社，1982

[4] 程士德，等. 内经讲义. 上海：上海科学技术出版社，1984

[5] 达美君，等. 黄帝内经成书年代考. 上海中医药杂志，1994 (7)：11

[6] 段逸山. 素问全元起本研究与辑复. 上海：上海科学技术出版社，1981

[7] 方健，等. 黄帝内经成书背景考辨. 中医文献杂志，1996，(1)：13－15

[8] 甘肃省中医药学会. 甘肃省针灸学会 2001 年学术研讨会暨岐伯学术思想研讨会论文汇编. 2001，甘肃西峰

[9] 甘肃省中医药学会. 中医学术研讨会论文汇编. 2003，甘肃庆阳

[10] 甘肃地方志编委会. 甘肃省志·医药卫生志. 兰州：甘肃人民出版社，2007

[11] 韩永贤，等. 黄帝内经素问探源. 北京：中医古籍出版社，2004

[12] 孔健民. 中国医学史研究. 北京：中医古籍出版社，1998

[13] 李经纬. 医学史. 海口：海南出版社，2007

[14] 龙伯坚. 黄帝内经概论. 上海：上海科学技术出版社，1980

[15] 刘福. 岐伯小考. 江西中医药，1983，(4)：19

[16] 陆稚华. 内经类比法应用浅析. 安徽中医临床杂志，2003，15 (4)：353

[17] 刘翔. 黄帝内经书名来源之探讨. 河南中医，2004，24 (3)

[18] 柳长华. 陈士铎医学全书. 北京：中国中医药出版社，1999

[19] 莽原. 炎黄大帝. 北岳文艺出版社，2006

[20] 孟庆云. 中医理论体系的组成、特点及发展. 中国医药学报，1989，4 (3)：4

[21] 梅晓云. 论”司外揣内”的辩证方法. 江苏中医，2001，22 (10)：5

[22] 南京中学学院中医系. 黄帝内经灵枢语释. 上海：上海科学技术出版社，1986

[23] 秦伯未. 内经知要浅解. 北京：北京出版社，1959

[24] 钱超尘. 黄帝内经太素研究. 北京：人民卫生出版社，1998

[25] 庆阳府志编纂委员会. 庆阳府志. 据明代傅学礼修订本及清代杨藻凤修订本合订重修，兰州：甘肃人民出版社，2003

[26] 庆阳县志编纂委员会. 华池志. 兰州：甘肃人民出版社，2007

[27] 庆阳地区卫生处，等. 庆阳地区卫生志，1998

[28] 庆阳地区编委会. 庆阳古代史论. 兰州：甘肃文化出版社，1997

[29] 任应秋，等. 中医各家学说. 上海：上海科学技术出版社，1980

[30] 任应秋. 五运六气. 上海：上海：上海科学技术出版社，1959

[31] 孙世发，等. 黄帝内经导读. 北京：人民军医出版社，2008

[32] 孙国中，等. 类经. 学苑出版社，2005

[33] 吴弥漫. 从史论“仓公传”考证黄帝内经的成书年代和作者，广州中医药大学学报，1996，13 (2)：46－49

[34] 唐·王冰. 黄帝内经素问. 北京：人民卫生出版社，1973

[35] 唐·王冰. 黄帝内经. 北京：中医古籍出版社，1975

[36] 王苏莉. 黄帝内经的成书年代. 河南中医，2004，24 (6)：81－82

[37] 王义，等. 庆阳历史文化览胜. 北京：新华出版社，2003

[38] 王新华，等. 中医药高级丛书·中医基础理论. 北京：人民卫生出版社，2001

[39] 王洪图，等. 中医药高级丛书·内经. 北京：人民卫生出版社，2000

[40] 王洪图. 黄帝内经研究大成. 北京：北京出版社，1997：4

[41] 王洪图，等. 内经学. 北京：中国中医药出版社，2004
[42] 王庆其. 内经选读. 北京：中国中医药出版社，2003
[43] 王大有. 三皇五帝时代. 中国时代经济出版社，2005
[44] 邢玉瑞. 黄帝内经理化与方法论. 第2版. 西安：陕西科学技术出版社，2005
[45] 严健民. 中国医学起源新论. 北京：北京科学技术出版社，1999
[46] 杨旭，等. 内经. 北京：清华大学出版社，2003
[47] 余自汉. 黄帝内经成书基础和形成识别. 河南中医，1992，(3)：102－104
[48] 于铁成. 从岐伯雷公的文化背景看黄帝内经医学流派. 天津中医学院党报，2002，21 (2)：1－3
[49] 解光宇. 从黄帝到王冰：黄帝内经成书历程. 安徽大学学报（哲学社会科学版)，1998，(4)：99－102
[50] 姚自昌. 庆阳历史事略. 兰州：甘肃人民出版社，1993
[51] 印会河，等. 中医基础理论. 上海：上海科学技术出版社，1984
[52] 烟建华. 医道求真. 北京：人民军医出版社，2003
[53] 夏小军. 岐伯汇考. 兰州：甘肃科学技术出版社，2008
[54] 杨德祥，等. 岐伯与庆阳. 西安：陕西科学技术出版社，2003
[55] 中华中医药学会. 全国中医药文化传承与发展学术研讨会暨岐伯与黄帝内经专题论坛论文汇编，2005，甘肃庆阳
[56] 翟双庆. 内经笔记. 北京科学技术出版社，2006
[57] 左思科. 周祖史考. 甘肃省新闻出版局审批，2000
[58] 左思科. 岐伯圣景. 甘肃省新闻出版局审批，2003
[59] 张登本. 内经的思考. 北京：中国中医药出版社，2006
[60] 张登本，孙理军，黄帝内经中的解剖学知识及其意义，河南中医，2006，26 (2)：1
[61] 张慰丰. 医药的起源. 中华医史杂志，2000，30 (1)：48
[62] 张琳叶，林明和. 黄帝内经早期传本略述. 福建中医药，2004. 35 (5)：40
[63] 张耀民. 岐伯、轩辕在庆阳. 西部人，2003，(11)：26－27
[64] 张灿岬. 黄帝内经文献研究. 上海：上海中医药大学出版社，2005
[65] 张灿岬. 黄帝内经中的经络学说. 山西中医学院学报，2006，(3)：8
[66] 张岫峰，等. 黄帝外经浅释. 上海：上海第二军医大学出版社，2006. 11
[67] 张耀民. 岐伯故里在庆阳. 甘肃省新闻出版局审批，2003
[68] 张宜，等. 岐黄文化联苑. 甘肃省新闻出版局审批，2001
[69] 周发祥，等，岐伯考略——兼谈内经的成书年代. 北京中医，1994，(5)
[70] 政协庆阳市委员会. 庆阳文史资料选辑. 甘肃省新闻出版局审批，2005
[71] 甄志亚，等. 中国医学史. 上海：上海科学技术出版社，1984
[72] 朱建平. 岐黄考释. 中华医史杂志，2002，32 (4)：200－204

第二篇

武威汉代医学

武威汉代医简的发现

武威汉代医简的内容

武威汉代医简的学术价值

武威汉代医简的现代研究进展

第一章 武威汉代医简的发现

第一节 武威旱滩坡墓群简介

旱滩坡墓群，在武威市西南沿祁连山北麓的一片台地上。墓葬分布面积较广，东起金塔河，西至西营河，地跨柏树、松树、红星、西营4乡，宽约1公里，长约20公里。这片台地，地势较高，终年干旱，草木难生，因此人们称它为旱滩坡。但是千百年来，古代人却把这里看成了安葬陵墓的理想圣地，从西汉到明清，这里形成了今天宽广的旱滩坡墓群（附：出土武威汉代医简遗址插图）。

旱滩坡墓群具有丰富的汉代文化遗存。除1972年出土的的汉代医简外，1974年1月在这里又发现了1座汉代土洞墓，出土了陶器、木牛车及彩绘屏风架等木器，特别在木牛车两侧的栏板上，发现有书写文字的纸。经研究这是我国现存最早的写有文字的纸，为此，在《文物》1977年第1期上发表了《甘肃武威县旱滩坡东汉墓发现古纸》、《谈旱滩坡东汉墓出土的麻纸》等文章，对我国造纸的历史提出了新的论断。1975年和1984年，武威地、市文博单位先后在这里清理汉代墓葬10余座，出土了一批木器、陶器、货币等文物，为研究这一时期的历史、丧葬仪式提供了资料。1988年又发现一座东汉土洞墓，出土完整的“鸠杖”一根和一批汉简及其他文物10余件。这批汉简共17枚，保存完整，计270余字，记载了东汉光武帝刘秀建武年间赡养老人制度、刑律条款等，涉及内容甚广。

旱滩坡也是前凉时期的墓地。前凉在武威建都长达76年（301～376），但明确作为前凉这一时期的墓发现得极少。1985年，甘肃省考古研究所在这里发掘了这一时期的墓葬30余座，出土一大批重要文物，其中在一座纪年为升平三年（359），即前凉张玄靓(355～362）时的墓中发掘出土彩绘木俑20个，每个高约24cm，他们为侍女、驭奴等，有的拱手而立，有的吆马挥鞭，造型生动逼真。木俑上彩绘的服饰清晰，再现了当年的衣着打扮。同时还发现面制花卷，这个干如石块的花卷与今日武威的面食花卷形状无异。与木俑一起出土的还有木雕彩绘马1匹，斗笔1管，莲枝灯1架，木牍4块以及丝绸衣物等。木雕彩绘马由9块组成，与1969年武威雷台汉墓出土的铜马造型完全一样。斗笔总长31cm，毫长6cm，制作工艺精良，保存较好。莲枝灯高117cm，分12枝，分枝上有彩绘镂空龙雀和木雕灯盏及火苗，色泽艳丽如初。而4块墓牍记载着墓主人的身份和生平，系武威厉将军都战帅驸马都尉姬瑜夫妇的合葬墓。死者衣服均为丝绸，分刺绣和印花两种。这些墓葬的发现，为研究前凉时期的政治、经济、文化以及丧葬仪式、社会制度提供了难得的实物依据。

旱滩坡墓群多为土洞墓，间有少数砖室墓。1981年9月甘肃省人民政府重新公布为省级重点文物保护单位。[1]

第二节　武威汉代医简的出土过程

武威为中国历史名城，丝路重镇，天马之乡，五凉古都，西夏辅郡，佛教胜地。乃民族融汇之地，文明诸聚之所。武威汉代医简的出土是1972年11月甘肃省武威县柏树乡下五畦村在旱滩坡兴修水利工程时，发现一处汉墓。农民王泽发首先发现墓藏，并报告王泽群队长，逐级上报，在当地政府和群众的保护下，由武威县文化馆、甘肃省博物馆对该墓进行了清理。

据当时清理汉墓的考古学家考察，旱滩坡地处祁连山麓，距武威县城约20华里，为冲积的黄土山坡地，由西向东倾斜，并因山洪的多次冲刷，形成几条东西向的山沟。这座埋藏有成批医简的东汉土圹墓，即位于坡地东部一条山沟西岸的高处。

该墓室结构系土洞单室，墓门前有斜坡墓道，墓门方向北偏东60°，墓室东西长3.4米，南北宽1.25米，高1.1米；墓门高1.0米、宽0.72米、深0.60米。墓门和墓室都是平顶，墓门用大砾石封砌。墓室底部距现地表深约4米。墓室内东西向置一柏木棺。木棺齐头齐尾，前、后高宽度大致相等，棺板合缝全用木榫卯合。棺内仰卧一男尸，仅存骨架，随葬器物出土的位置被移动。据了解，有木质鸠杖一件竖立于棺前，鸠鸟喙略残，作蹲伏状，张口含食。杖已残损，径不及3cm，残长约1米左右。另有陶质的壶、仓、井、灶、盘共七件，分别置于棺首两侧。棺内有五铢钱五枚，料珠二枚。尸体头顶有一个麻质囊袋，袋内包木质简牍一束。由于尸体腐烂，致使部分简朽蚀残断或简文漫漶，经整理现存简牍共92枚（片）。考古学家们在整理这些简牍时所见，原简册已散乱，各简上也没有编号标志，以致原册编联的先后次序几无可寻之迹。经过清理，92枚简牍中，简78枚，牍14枚。简系松木和杨木所制，简长一般为23～23.4cm，简宽为1cm和0.5cm两种规格，1cm者41枚（第一类简），0.5cm者37枚（第二类简），简文系单行墨书，每行20～40字不等，字体为隶书兼草；牍14枚，均系松木所制，略残损，字迹部分模糊不清，牍长22.7～23.9cm，厚度为0.2～0.6cm不等，牍文也是墨书，正反两面书写，每面行数不等，一般为两行，但亦有多达六行者。其中，仅有二牍为单面书写，另有一牍为单行书写，字体也是隶书兼草。

这些被清理的资料，后来经过甘肃省博物馆、武威县文化馆编为《武威汉代医简》一书，1975年10月由文物出版社出版。书中包括“武威汉代医简图版”、“武威汉代医简摹本、释文、注释”等内容。

第三节　武威汉代医简的年代考证

关于这座武威旱滩坡汉墓的年代，由于未发现载有明确年号的出土物，其绝对年代无法判定。根据考古学家分析，这些医简与1959年在武威磨咀子清理的第六号东汉墓及其他31座东汉墓相比，有许多相同之处。如第六号墓墓室结构为土洞单室墓，分为墓道、墓门、门道和墓室四个部分，墓室成长方形，墓门用大砾石封闭，木棺为柏木，长方形，用细腰接缝，木榫合盖，不用铁钉。医简墓的墓室和木棺形制与之完全相同。

医简墓随葬的陶壶、陶仓与六号墓的同类器物很相似，鸠杖与磨咀子31座东汉墓出土的13件鸠杖亦是一样的。医简墓出土的五枚五铢钱，根据《洛阳烧沟汉墓》对钱币的分期断代，有一部分具有汉代五铢钱第三期即东汉早期的特征。也有一部分接近汉代第二期西汉末年五铢钱的特征，朱字头成方折。但墓中没有出土具有东汉后期特征的钱币。

根据以上有关墓室、随葬品以及钱币等的特征，初步推测武威医简是属于东汉早期的墓葬。大约在光武或稍后的明、章帝时期，即公元25～88年？距今约1900余年。[2]

从医简本身内容来寻求其成书年代的标志，有的研究者作了有益的探索。《中华医史杂志》1988年第2期载王辉撰文，指出医简中“瘩”即为“癃”，而“癃”则为淋之古称，皆指小便不通。东汉殇帝（106）名隆，为避帝之名讳，乃将“癃”改称为“淋”。武威汉代医简中称“淋”者只有一处，其余六处均称“瘩”。由此可见，医简抄写年代下限在殇帝之前，即不会迟于公元106年。

总之，武威汉代医简的成书年代在公元一世纪之前，距今有1900多年历史。

第四节　武威汉代医简的命名

武威地处甘肃河西走廊东部，历史悠久，建置较早，早在原始氏族公社时期就有人类活动着。相传古代中国曾分为九州，今武威地属雍州。公元前121年，汉武帝开辟河西，武威以汉军军威到达河西故名。西汉时称姑臧，东汉时因武威郡迁姑臧后改称武威。东晋十六国时，前凉、后凉、南凉、北凉曾先后建都于武威。随后的北魏、北周、隋、唐、北宋、元、明、清、民国直到中华人民共和国成立之后，均在武威设置要府。武威又是古丝绸之路的重镇之一，历史上文化发达，名人辈出，商业流通，贸易活跃，因此在武威这块土地上有很多文物古迹、历史遗产。

所谓简牍，是我国古代纸张未发明以前，以及尚未推广使用时期，用来替代纸以载文的书写用品。简是狭长的竹、木片，一般书写一两行字。牍则是较宽的竹、木板，书写数行字。将简一枚枚编联起来，就成为一册书了。“册”字就是编联起来的简的象形字，今天称书籍的量词为册，即来源于此。武威出土的这一部古老而完整的医药方书，就是书写在木简和木牍上的。考古工作者根据随葬物品推断，墓的主人是一位年逾70岁的老医生。这些医药简牍是墓主人对自己多年行医经验和较为有效方剂的记录。

正因为医简出土于武威，著书于汉代，故考古学家们称之为“武威汉代医简”。前文已述，武威汉代医简包括了医学上的针灸、内科、外科、妇科、五官科等多方面的内容，记载了各科的病名、症状、药物、剂量、制药方法、服药时辰和药量、针灸穴位、经络、针刺禁忌、药物禁忌、生活禁忌，以及药方主治范围等等，已形成较为完备的科学体系，因此，我们也可称为“武威汉代医学”。

第二章 武威汉代医简的内容

第一节 武威汉代医简的原文及注解

1972年11月，甘肃省武威县柏树乡出土了珍贵的医学简册——武威汉代医简，由于该简册代表着东汉早期我国的实际医学水平，填补了医学史料的空白，因此，简册出土以来引起考古界、医史学界的高度重视。1975年文物出版社出版了甘肃省博物馆和武威县文化馆合编的《武威汉代医简》一书。该书根据武威出土的汉代医简实物，运用红外线摄像技术进行辨认，然后整理出摹本、释文、注释。此书一出，为武威汉代医简的研究提供了较好的蓝本。由于缺乏对同时代非医学文献以及后世医学文献中相关内容精细的比较研究，过去对部分专用词汇的考释也存在一定的问题。本文亦以此书释文、注释为基础，将书中竖排文字改为横排，并加新式标点，然后吸取前人的研究成果，结合笔者的心得，进行注解、补正，对部分加方框如[治]，再次辨认补出，取消了方框。（注：文中符号、标题：▨表示简文断阙或漫漶字数不详。□表示简文泐蚀的字数。[治]表示根据残余字形或上下文义可以补出来的字。●表示各种特殊符号。括号内数字为简牍序码。【医简释文】为原书释文。【句读补正】为作者所加的标点符号，新辨认补正，取消字外方框等内容。【注解】即为作者在原书注释基础上所加的注解。

第一类简

（空白简） (1)

（空白简） (2)

【医简释文】

●治久咳上气喉中如百虫鸣状卅岁以上方茈胡桔梗蜀椒各二分桂乌(3)喙姜各一分凡六物冶合和丸以白密大如婴桃昼夜含三丸消(4)咽其汁甚良(5)

【句读补正】

●治久咳上气①，喉中如百虫鸣状②，卅岁以上方③：茈

胡④、桔梗、蜀椒各二分⑤，桂、乌 (3)

喙⑥、姜各一分。凡六物冶合⑦，和丸以白密⑧，大如婴桃⑨。

昼夜含三丸，消 (4)

咽其汁。甚良。 (5)

【注解】

①上气：即气逆上喘，呼多吸少。

②喉中如百虫鸣状：喉中哮喘声如百鸟啼鸣。张仲景《金匮要略》："咳而上气，喉中水鸡声"，义同。

③歲，即歲字，今为"岁"。

④茈胡：茈，"柴"字的异体字，即柴胡。《神农本草经》和《流沙坠简》医方简均作"茈胡"。《神农本草经》谓其"味苦，平。主心腹，去肠胃中结气，饮食积聚，寒热邪气，推陈致新。"

⑤分：即份，并非实际重量钱分的"分"，而是等份的意思。这批医简方剂中的"分"多为此义。

⑥乌喙：即草乌头。《神农本草经》称乌喙味辛，温，"主中风恶风，洗洗出汗，除寒湿痹，咳逆上气，破积聚寒热。"

⑦冶合：将药物溶炼加工炮制。

⑧白密：密，"蜜"的通假字，即白蜜，蜂蜜。《神农本草经》称石蜜，味甘，平。"主心腹邪气，诸惊痫痓，安五脏诸不足，益气补中，止痛解毒，除众病，和百药。"

⑨婴桃：婴，"樱"的通假字，即樱桃。

【医简释文】

治伤寒遂风方付子三分蜀椒三分泽舄五[分]乌喙三分细辛五分茉五分凡五物皆冶(6)合方寸匕酒饮日三饮(7)。

【句读补正】

治伤寒遂风方①：付子②三分，蜀椒三分，泽舄③五分，

乌喙三分，细辛五分，茉④五分。凡五物⑤皆冶 (6)

合，方寸匕⑥酒饮，日三饮⑦ (7)

【注解】

①遂风：当为"逐风"的误写，即祛风之意。

②付子；付，附的通假字，即附子。《神农本草经》谓其味辛，温，"主风寒咳逆邪气，温中，金疮，破癥坚积聚，血瘕，寒湿踒躄，拘挛膝痛，不能行步"。

③泽舄：舄，"泻"的异体字，即泽泻《神农本草经》亦作"泽舄"，谓其味甘，寒，"主风寒湿痹，乳难，消水，养五脏，益气力，肥健"。

④茉："术"的异体字。《居延汉简甲编》简509所载"伤寒四物方"亦作术。宋林亿等在《新校备急千金要方例》中说："古书惟只言术"。由此可知汉代言术，而不分苍术、白术。

⑤五物：当为"六物"的误写。

⑥方寸匕：古代量取药末的器具名。其形状如刀匕，大小为一寸正方，故名。一方寸匕约等于现代的2.74毫升，盛金石药末约为2g，草木药末为1克左右。《本草经集注·序例》："方寸匕者，作匕，正方一寸，抄散，取不落为度。"

⑦日三饮：一日服药三次。

【医简释文】

治廅𧮰□□□言方术方风细辛姜桂付子蜀椒桔梗凡八物各二两并冶合和以方寸匕先餔饭米(8)麻饮药耳●

【句读补正】

[治]廅①声□□窃言方：术、方风②、细辛、姜、桂、

付子、蜀椒、桔梗，凡八物，各二两，并冶合，和③以

方寸匕。先餔饭米 (8)

麻，饮药④耳●。

【注解】

①鴈：《说文》："鹅也"。段玉裁注："鴈与雁各字，鹅与鴚鹅为各物。许意佳部雁为鸿雁，鸟部雁为鹅，单呼鹅，为人家所畜之鹅。今字鴈雁不分久矣。"故雁声即鹅声，言声音嘶嘎如鹅。

②方风：方，"防"的通假字，即防风。《神农本草经》谓其味甘，温，"主大风头眩痛，恶风，风邪，目盲无所见，风行周身，骨节疼痹，烦满"。

③和：混合调制。

④先餔饭米麻饮药：餔，《说文》："申时食也。"段玉裁注："引伸之意，凡食皆曰餔，又以食食人谓之餔。"饭，《说文》："食也。"段玉裁注："此饭之本意也，引申之所食为饭。"故餔饭即与食也。米麻，米，粟实也，见《说文》。今俗称"小米"。麻，"糜"的通假字。糜，《说文》："糁糜也。"段玉裁注："以米和羹谓之糁，专用米粒之谓之糁糜，亦谓之鬻，亦谓之饘。"故米麻即小米粥。

【医简释文】

治诸癃石癃出石血癃出血膏癃出膏泔癃出泔此五癃皆同乐治之茱姜(9)瞿麦各六分兔糸实滑石各七分桂半分凡六物皆冶合以方寸匕酒饮日六七病立偷石即出(10)

【句读补正】

治诸癃①：石癃出石，血癃出血，膏癃出膏，泔癃出泔，此

五癃皆同乐②治之。茱、姜 (9)

瞿麦各六分：兔糸实③、滑石各七分，桂半分，凡六物，皆

冶合，以方寸匕。酒饮，日六七。病立偷④，石即出。 (10)

【注解】

①癃：《说文》："籀文癃省。"段玉裁注："按《篇韵》皆作癃。"癃，《说文》："罢病也"段玉裁注："病，当作癃。罢者，废置之意。凡废置不能事事曰罢癃。"又考诸医典，古"癃"与"痳"常交叉使用。痳，《说文》："疝病，从疒，林声。"故痳又通假写作"淋"。《释名·释疾病》："痳，懔也，小便难懔懔然也。"《一切经音义》引作小便病。

②乐，为"药"字的误写。

③兔糸实：即菟丝子。系，丝省字，见《集韵》。《神农本草经》谓其味辛，平，"主续绝伤，补不足，益气力"。

④偷："瘉"字的别体，《说文》："瘉，病瘳也，从疒，俞声。"今通作"愈"。《流沙坠简》医方简，"愈"，亦作"■"。

【医简释文】

□□瘀方乾当归二分弓穷二分牡丹二分漏庐二分桂二分蜀椒一分虻一分凡(11)□□皆冶合以淳酒和饮一方寸匕日三饮倍恿者卧药中当出血久瘀(12)

【句读补正】

□□瘀①方：乾当归二分，弓穷②二分，牡丹③二分，

漏庐④二分，桂二分，蜀椒一分，虻⑤一分，凡 (11)

□□皆冶合⑥，以淳酒⑦和，饮一方寸匕，日三饮。

倍恿⑧者，卧药[中]，当出血久瘀。 (12)

【注解】

①瘀：指瘀血，体内血液瘀滞于一定处所的病症。据陈国清补正，“口口瘀方”释为“治血（久）瘀方”（《文物与考古》1990年第4期）

②弓穷：即芎藭。《神农本草经》作芎藭，谓其味辛，温。“主中风入脑，头痛，寒痹，筋挛缓急，金疮，妇人血闭，无子”。

③牡丹：即牡丹皮。《神农本草经》谓其“主寒热，中风瘛疭，惊痫邪气，除癥坚瘀血留舍肠胃，安五藏，疗痈疮”。

④漏庐：即漏芦。《神农本草经》谓其味苦咸，寒。“主皮肤热，恶疮疽痔，湿痹，下乳汁”。

⑤寅：即“蝱”字，《说文》：“啮人飞虫，从蚰，亡声。”《说文通训定声》作“啮牛飞虫也。字亦作寅。”又，寅，《诗·载驰》：“言采其蝱。”毛传：“蝱，贝母也。”又，假借为“寅”，《尔雅·释草》：“莔，贝母。”《新修本草》注：“蚰有数种，并能蚰血……木寅……蜚寅……鹿寅……三种同体，以疗血为本，虽小有异同，用之不为嫌。”

⑥凡□□皆冶合：根据上文所载方药味数，可补正为“凡七物皆冶合”。

⑦淳酒：淳，为“醇”的通假字。醇，《广雅·释诂》：“醇，厚也。”醇酒，即厚酒、纯酒。《灵枢·寿夭刚柔》药熨法亦用醇酒。

⑧倍恿：即背痛。倍，“背”的误写。恿，痛的异体字。据何双全考证，“倍”当为“倚”，通“畸”。倍恿，异样的痛。（《文物》1986年第4期）

【医简释文】

治金创止恿令创中温方曾青一分长石二分凡二物皆冶合和温酒饮一刀日三创立不恿(13)

【句读补正】

治金创①止恿，令创中温方：曾青②一分，长石③二分，凡二物

皆冶合，和温酒饮一刀④，日三。创立不恿 (13)

【注解】

①金创：即金疮，又称金疡。指金属利器所致的创伤。

②曾青：《神农本草经》列为上品，谓其味酸，小寒，“主目痛，止泪出，风痹。利关节，通九窍，破癥坚积聚。”

③长石：一名“方石”，为硫酸盐类矿物硬石膏的矿石。《神农本草经》谓其味辛，寒，“主身热，四肢寒厥，利小便，通血脉，明目去翳，眇。”

④一刀：应为“一刀圭”，简文脱“圭”字。

【医简释文】

皆冶合和以方寸匕酒饮不过再饮血立出不不即大便血良禁●治金创肠出方冶龙骨(14)

三指撮和以鼓汁饮之□□禁□□□□●治金创内座创养不恿腹张方黄芩(15)

【句读补正】

皆冶合，和，以方寸匕，酒饮。不过，再饮。血立出不，

不即大便血。良禁①●。治金创肠出方：冶龙骨 (14)

三指撮②，和以鼓汁③饮之。□□禁□□□□④●。治金

创内座⑤创养⑥不恿腹张方：黄芩 (15)

【注解】

①此方上阙，语义不清，待考。

②三指撮：用拇、食、中三指撮取药物的一种方法。《金匮要略》载引风汤："取三指撮"。

③鼓，即"豉"之讹。"豉汁"应为"豆豉汁"。

④□□□禁□□□□：据何双全考证，释为"雨以禁当毋（传）之"（《文物》1986年第4期）。另据陈国清补正，"□□□禁"释为"肠自入，禁"。

⑤座，即"痤"，可能是"痤"字的误写，《说文》："痤，小肿也"。

⑥养，"癢"的通假字，《荀子·正名》注："养，癢同。"今通作"痒"。

【医简释文】

治目恿方以春三月上旬治药曾青四两戎盐三两皆冶合以乳汁和盛以铜器以傅目良(16)

【句读补正】

治目恿方：以春三月上旬治药①。曾青四两，戎盐②三两，

皆冶合，以乳汁和，盛以铜器③，以傅目，良。 (16)

【注解】

①治药：陈国清认为当为"冶药"（《考古与文物》1990年第4期）。

②戎：" 戎"字的别体，戎盐，味咸，寒。《神农本草经》谓其"主明目，目痛益气，坚肌骨，去毒蛊"。

③铜器：指盛药器皿。汉代多用铜制器皿制药盛药。

④傅："敷"的通假字。

【医简释文】

治百病膏药方蜀椒一升付子廿果皆父猪肪三斤煎之五沸浚去宰有者病取(17)大如羊矢温酒饮之日三四与宰捣之丸大如赤豆心寒气胁下恿吞五丸日三吞(18)

【句读补正】

治百病膏药方：蜀椒一升，付子廿果①，皆父②。猪肪③三斤，

煎之五沸，浚去宰④。有病者取 (17)

大如羊矢，温酒饮之，日三四。与宰捣之，丸大如赤豆。心

寒气胁下恿，吞五丸，日三吞。 (18)

【注解】

①果："颗"的通假字。

②父："父"后当脱"且"字，应为"父且"，意为将药物咬切，引申为切碎。"父且"后世多写作"哎咀"。梁陶弘景《本草经集注·序例》认为："旧方皆云哎咀者，谓秤毕捣之如大豆。"元代王好古《汤液本草》："哎咀古之制也。古者无铁刃，以口咬细，令如麻豆，为粗药煎之……"哎咀，可理解为将药物加工切碎。

③猪肪：即猪油。

④浚去宰：滤去药渣。浚，滤也。宰，滓的通假字。

【医简释文】

懑偸出箴●寒气在胃莞腹懑肠▨□□□□留箴病者呼四五十乃出箴次刺(19)膝下五寸分间荣深三分留箴如炊一升米顷出箴名曰三里次刺项从上下十一椎侠椎两■荣(20)深四分留箴百廿息乃出箴名曰肺输刺后三日病偸平复●黄帝治病神魂忌人生一歳毋刺心(21)十日而死人生二歳毋灸腹五日而死人生三歳毋灸背廿日死人生四歳毋灸头三日而死人生五(22)鰗毋久足

六日而死人生六歳毋夂手二日死人生七日毋夂胫卅日而死人生八歳毋夂肩九日而死人(23)
[有脱简] 者与五歳同六十至七十者与六歳同七十至八十者与七歳同八十至九十者与八歳同
九十至(24)**百歳者与九歳同年已过百歳者不可夂刺气脉壹绝夂刺者随箴夂死矣独**(25)

【句读补正】

澫①愈，出箴②●。寒气在胃，莞腹澫[肠]③□□当刺，欲留[箴]，
病者，呼四五十乃出箴。次刺 (19)
膝下五寸分间，荣④深三分，留箴如炊一升米顷，出箴，名曰
三里⑤。次刺项从上下十一椎侠椎两⑥，刺荣 (20)
深四分，留箴百廿息⑦，乃出箴，名曰肺输⑧。刺后三日病愈
平复●。黄帝治病神魂忌：人生一歳⑨毋夂⑩心 (21)
十日而死；人生二歳毋夂腹，五日而死；人生三歳毋夂
背，廿日死；人生四歳毋夂头，三日而死；人生五歳 (22)
毋久足，六日而死；人生六歳毋夂手，二日死；人生七日⑪
毋夂胫，卅日而死；人生八葴毋夂肩，九日而死；人 (23)
[有脱简]⑫者与五葴同，六十至七十者与六葴同；七十至八十者
与七歳同；八十至九十者与八葴同；九十至 (24)
百葴者与九葴同；年已过百葴者不可夂刺，气脉壹绝，夂刺者随
箴葴死矣。独 (25)

【注解】

①澫：“满”的通假字。陈国清认为，简19是由两段不同的残简缀合而成的，故前后文意不相连贯。(《文物与考古》1990年第4期)

②箴：“针”的通假字。

③莞腹澫肠：即脘腹满胀。莞，“脘”的通假字，《说文》：“胃府也”。肠，“胀”的误写。

④荣：《灵枢·寿夭刚柔第六》论针刺有三变：“有刺荣者，有刺卫者，有刺寒痹之留经者……刺荣者出血，刺卫者出气，刺寒痹者内热。”所谓“荣”、“卫”等有深浅、气血之概念。

⑤三里：即足三里穴。

⑥侠椎两：侠，“夹”的假借字。“两”字后疑脱“傍”字。夹椎两旁，即夹脊椎两傍。

⑦息：指一呼一吸。

⑧肺输：“输”当为“腧”的误写。按《针灸甲乙经》肺腧穴在“第三椎下两傍各一寸五分”，而上文云“十一椎侠椎两”旁，当为脾腧。脾腧亦恰好主治肠胃疾病。

⑨歳、歳、葴、葴：皆为“歲”的异体字。

⑩夂：“灸”的异体字。

⑪人生七日：当为“人生七岁”的误写。

⑫〔有脱简〕：据陈国清补正，脱简可补释为“生九岁毋灸□，□日而死。人生十岁毋灸□，□日而死。十至二十者与一岁同，二十至三十者与二岁同，三十至四十者与三岁同，四十至五十者与四岁同，五十至六十”。(《文物与考古》1990年第4期)

【医简释文】

⍁身不□□名曰□□□□扁雍种上下左右□(26)
⍁者名曰泉水也先从⍁气逆膝以下寒气脉不通先(27)

□□出⧄饮食已验⧄[28]

⧄石钟乳三分巴豆一分二者二分凡三物皆冶合丸以密大如吾实宿毋食旦吞三丸[29]

⧄鱼荤采⧄勿见风□常饭五□大麦饭禁房内勿见火皇日月六十日知百丒[30]

⧄两手不到头不得卧方大黄勺乐姜桂桔梗蜀[31]

⧄饮水常作赤豆麻洙服之卅日止禁猪肉鱼荤采[32]

⧄日病愈禁酒荤菜鱼亲[33]

⧄鬲上当欧在鬲下当下泄良禁勿忘传也[34]

⧄七当大下水尽饮大麦粥[35]

五分⧄物皆⧄酒饮一方寸匕日三饮不过三饮此药禁[36]

胡四⧄[37]

⧄药毕余炊之[38]

⧄[39]

⧄[40]

⧄[41]

【句读补正】

□□□□□□身不创者，名曰□□□，身扁雍种上下左右， (26)

瘆①□□□者，名曰泉水②也。先从□气逆，膝以下寒，气脉不通，先 (27)

□□出⧄饮食已验⧄ (28)

⧄石钟乳三分，巴豆一分．二者二分，凡三物皆冶合，丸以密③，大如吾实④。宿毋食，旦吞三丸。 (29)

⧄鱼荤采，举任归医，勿见风，倚常饭五荼大麦饭，禁房内，勿见火皇日月，六十日知，百丒⑤。 (30)

⧄两手不到头不得卧方：大黄、勺乐⑥、姜、桂、桔梗、蜀⑦ (31)

□□□□□□□饮水，常作赤豆麻洙⑧服之，卅日止。禁猪肉鱼荤采。 (32)

□□日病愈。禁酒荤菜鱼亲⑨。 (33)

⧄鬲上当欧⑩，在鬲下当下泄，良。禁勿忘传⑪也 (34)

□□当吞七，当大下水尽，饮大麦粥□□□ (35)

五分⧄物皆⧄酒饮⑫一方寸匕，日三饮。不过三饮，此药禁 (36)

胡四⧄⑬ (37)

⧄药毕余炊之⑭ (38)

⧄ (39)

⧄ (40)

⧄ (41)

【注解】

①扁雍种上下左右：即全身浮肿。扁，假借为"遍"。雍种，种，"肿"的通假字，即臃肿。瘆，

《说文》:“礙也,从车,多声。”何双全认为,此段释为“□身不利者名曰□□□身扁雍种上下左右转□□”。(《文物》)1986年第4期)

②□□者,名曰泉水也:《说文》:“泉,水原也。”何双全认为,“泉”应释为“穷”。(同上)

③密:“蜜”的通假字。

④吾实:吾,“梧”的通假字,即“梧实”,梧桐子。

⑤□鱼荤采,举任归医,勿见风,倚常饭五茶大麦饭,禁房内,勿见火皇日月六十日知,百㿝:采,“菜”的通假字。任,《说文》:“保也,即保护。皇,“星”的误写。知,作生效解。《素问·腹中论》:“一剂知,二剂已。”㿝:“日已”的合体字。指百日可愈。何双全认为此段应释为“禁用鱼、荤采,择良医,勿见风,食常饭五茶大麦饭,禁房内,勿见火星,日月六十日知,百日已。”(《文物》)1986年第4期)

⑥勺乐:即“芍药”的通假字。

⑦蜀:简31末有脱简,当为“蜀椒”。

⑧饮水,常作赤豆麻洙:据陈国清补正,“饮水”前尚可补释“□□饮之”。(《文物与考古》)1990年第4期)赤豆麻洙:指赤豆汁。麻:即糜。洙:“沫”的误写。

⑨鱼亲;当为鱼辛。亲,为“辛”的误写。

⑩鬲上当欧:意为膈以上的疾病用吐法。鬲:“膈”的通假字。欧,“呕”的通假字。

⑪勿忘传:当为“勿妄传”。忘,“妄”的误写。

⑫五分□物皆□酒饮:何双全认为,应释为“五□□□□□分凡七□物皆冶合和丸以酒饮”。(《文物》)1986年第4期)

⑬胡四□:据陈国清考证,简37误由不同的两块残简缀合而成。上残简存“胡四”可补释为“柴胡四分”。下残简仅存一字的残笔,应为“也”。(《文物与考古》)1990年第4期)

⑭□药毕余炊之:据陈国清考证,简38误由两块不同的残简缀合在一起。从下残简留有的编绳痕迹看,下一残简应属第二类简。(《文物与考古》)1990年第4期)

第二类简

【医简释文】

●治鲁氏青行解=腹方麻黄卅分大黄十五分厚朴石膏苦参各六分乌喙付子各二分凡七物(42)皆并冶合和以方寸匕一饮之良甚皆偷伤寒逐风(43)

【句读补正】

●治鲁氏青行解①解腹②方:麻黄卅分,大黄十五分,厚朴、石膏、苦参各六分,乌喙、付子各二分,凡七物 (42)

皆[并][冶][合][和][以]方寸匕一,饮之,良甚。皆愈。伤寒逐风③。 (43)

【注解】

①行解:王辉认为,其意为通过步行来排泄体内寒热邪毒(《中华医史杂志》1988年第2期)。

②解腹:王辉认为,其意为排泄腹中邪毒结气(同上)。

③伤寒逐风:意为散寒解表以治伤寒。

【医简释文】

●治心腹大积上下行如虫状大恿方班眊十枚地膽一枚桂一寸凡三物皆并(44)冶合和使

病者宿毋食旦饮药一刀圭以肥美刡宦十日壹饮药如有徵当出●从(45)

【句读补正】

●治心腹大积上下行如虫状大恿方：班眊[①]十枚，地䐢[②]一枚，
桂一寸，凡三物皆并 (44)
冶合，和，使病者宿毋食，旦饮药一刀圭[③]，以肥美闭塞[④]十日
壹饮药，如有徵当出。●从[⑤] (45)

【注解】

①班眊：即斑蝥。眊，"蝥"字的别体。辛，寒，有毒。外用攻毒蚀疮内服破癥散结。《本草纲目》载："治疝瘕，解疔毒……"

②地䐢：即"地胆"。䐢，"膽"字的别体，今简作"胆"。

③一刀圭：古代量药末的器具。形状如刀圭的圭角，一端为尖形，中部略凹陷，其容量很小，只有方寸匕的十分之一。

④肥美闭塞：据张丽君考证，应作"肥美"，意为胸中气满。（《中华医史杂志》1996年第1期）肥美闭塞，意为胸腹气满不出。

⑤"从"字下文义未尽，当有脱简。

【医简释文】

●治伏梁裹脓在胃肠之外方大黄＝芩勺药各一两消石二两桂一尺(46)**桑卑肖十四枚䗪虫三枚凡七物皆父且渍以淳酒五升卒时煮之三**(47)

【句读补正】

●治伏梁裹脓在胃肠之外方：大黄、黄芩、勺药[①]各一两，
消石[②]二两，桂一尺， (46)
桑卑肖[③]十四枚，䗪虫[④]三枚，凡七物皆父且，渍[⑤]以淳酒五
升，卒时[⑥]。煮之三。 (47)

【注解】

①勺药：即芍药。《神农本草经》谓其味苦，平，"主邪气腹痛，除血痹，破坚积，寒热疝瘕，止痛，利小便，益气"。

②消石：即硝石。消，"硝"的通假字。

③桑卑肖：即桑螵蛸。古名"蜱蛸"《说文》："堂蜋子"。《尔雅翼·释虫》："蜱蛸，螳螂卵也。一名蜱蟭，《神农本草经》则谓之桑蜱蛸，主于药而言也"。《神农本草经》味咸，平，谓其"主伤中，疝瘕，阴痿，益精生子，女子血闭腰痛，通五淋，利小便水道"。

④䗪虫，一名"地鳖"

⑤渍：浸泡。

⑥卒时：即时，卒，"晬"的通假字，指一昼夜。

【医简释文】

去中令病后不复发刡宦方穿地长与人等深七尺横五尺用白羊矢乾之十馀石置其(48)**阬中从火其上羊矢尽索横木阬上取其卧人卧其阬上热气尽乃止其病者慎勿得出见**(49)

【句读补正】

去中令病后不复发闭塞方：穿[①]地长与人等，深七尺，横五尺，

用白羊矢②乾之十馀石③置其　(48)

阬④中，从⑤火其上，羊矢尽，索横木阬上，取其卧，人卧其

阬上，热气尽，乃止。其病者，慎勿得出见。　(49)

【注解】

①窐：穿地，意为掘地。

②羊矢，即羊粪，矢，"屎"的通假字。

③十馀石：石，汉代重量单位，音"担"。汉代度量衡，一石等于今30公斤。

④阬：即"坑"的异体字。

⑤从："纵"的通假字。从火，即纵火。

【医简释文】

●治金创内漏血不出方药用大黄丹二分曾青二分消石二分䗪虫三分蝱(50)头二分凡五物皆冶合和以方寸匕一酒饮不过再饮血立出不即从大便出(51)

【句读补正】

●治金创①内漏血不出方：药用大黄丹②二分，曾青二分，消

石二分，䗪虫三分，　(50)

蝱头③二分，凡五物皆冶合，和，以方寸匕一，酒饮。不过，再

饮，血立出，不即从大便出。　(51)

【注解】

①金创：即金疮。

②大黄丹：据刘纲考辨，如作"大黄肉"解，指去粗皮之大黄；如作"大黄丹"解，指带有红色的大黄。甘肃武威所产大黄属西大黄类，其断面黄棕色，散有红色油点（《中药材》1986年第5期）。另据王辉考证，即大黄肉，指大黄去皮的根状茎（《中华医史杂志》1988年第2期）。《神农本草经》谓其味苦，寒，"除寒热邪气，逐六腑积聚，结固留癖，能化七十二种石"。

③蝱头：蝱即"虻"。《说文》作"䖟""啮牛飞虫"。《楚语》："蝱蝥之既多，而不能掉其尾。"注："大曰蝱，小曰蝥。"《尔雅翼》："蝱有数种，商浙以南岭间，有大木蝱，长大绿色，殆如次蝉，咂牛马或至顿仆；蜚蝱状如蜜蜂，黄黑色；又一种小者，名鹿蝥，大如蝇，啮牛马亦猛。"

【医简释文】

治金创止慂方石膏一分姜二分甘草一分桂一分凡四物皆冶合和以方寸寸酢(52)浆饮之日再夜一良甚勿传也(53)

【句读补正】

治金创止慂①方：石膏一分，姜二分，甘草一分，桂一分，凡

四物皆冶合，和，以方寸寸②，酢　(52)

浆③饮之，日再夜一，良甚，勿传也。　(53)

【注解】

①慂：即痛，汉简中或作"恿"。

②方寸寸：当为"方寸匕"。

③酢浆：即醋。《说文》："酢，醶也。醶，酢浆也"。

【医简释文】

●治金腸出方冶龙骨三指撮以鼓汁饮之日再三饮腸自为入大良勿传也(54)

【句读补正】

●治金①腸②出方：冶龙骨三指撮，以鼓③汁饮之，日再
三饮，腸自为入，大良，勿传也。 (54)

【注解】

①“金”：后当脱“创”字。

②腸：“肠”的误写。

③鼓：应为“豉”。

【医简释文】

●治□□□□□□□溃医不能治禁方其不億者半夏白敛勺药细辛(55)乌喙赤石脂贷赭赤豆初生未卧者蠶矢凡九物皆并冶合其分各等合和(56)

【句读补正】

●治□□□□□□□①溃医不能治禁方：其不億者，半夏、白敛、
勺药、细辛、 (55)
乌喙、赤石脂、贷赭②、赤豆、初生未卧者蠶矢③，凡九物皆并
冶合，其分各等，合和 (56)

【注解】

①治□□□□□□□：据陈国清考证，应释为“治□□气□□□□”。(《文物与考古》1990年第4期)

②贷赭：贷，“代”的通用字，即代赭石。

③蠶矢：即蚕屎。蠶，“蚕”的异体字。矢，即屎。

【医简释文】

治千金膏药方蜀椒四升弓穷一升白芷一升付子卅果凡四物(57)皆冶父且置铜器中用淳溢三升渍之卒时取赍猪肪三斤先前(58)之先取鸡子中黄者置梧中挠之三百取药成以五分匕一置鸡子中复(59)挠之二百薄以涂其雍者上空者遗之中央大如钱药乾复涂之如(60)前法三涂去其故药其毋农者行已有农者溃毋得力作禁食诸采(61)□置□上良甚创恿座皆中之良勿传也(62)逆气吞之喉痹吞之摩之心腹恿吞之嗌恿吞之血府恿吞之摩之咽(63)乾摩之齿恿涂之昏衄涂之鼻中生伤涂之亦可吞之皆大如(64)酸枣稍咽之肠中有益为度摩之皆三乾而止此方禁又中郊人乳余(65)□吞之气龙裹药以塞之耳日壹易之金创涂之头恿风涂(66)之以三指摩□□□□疝吞之身生萬气涂之此膏药大良勿得传(67)

【句读补正】

治千金膏药方：蜀椒四升，弓穷一升，白芷一升，付子卅
果，凡四物 (57)
皆冶父且，置铜器中，用淳溢①三升渍之卒时。取赍②猪
肪三斤先前③ (58)
之。先取鸡子中黄者置梧④中，挠⑤之三百，取药成⑥。以五
分匕一置鸡子中，复 (59)

挠之二百。薄以涂其雍[⑦]者上，空者遗之，中央大如钱。药乾，复涂之，如 (60)

前法三涂，去其故药。其毋农[⑧]者，行愈；已有农者，溃。毋得力作，禁食诸采。 (61)

□置□上良甚。创恿庢皆中之，良。勿传也。 (62)

逆气，吞之；喉痹，吞之、摩之；心腹恿，吞之；嗌[⑨]恿，吞之；血府[⑩]恿，吞之、摩之；咽 (63)

乾，摩之；齿恿，涂之；昏衄[⑪]，涂之；鼻中生惠[⑫]伤，涂之，亦可吞之。皆大如 (64)

酸枣，稍咽之，肠中有益为度，摩之，皆三乾而止。此方禁。又中妳人乳余 (65)

疾[⑬]，吞之。气龙[⑭]，裹药以縠[⑮]，塞之耳，日壹易之[⑯]。金创涂之；头恿风涂 (66)

之，以三指摩之。□□□痂吞之；身生惠气涂之，此膏药大良，勿得传。 (67)

【注解】

①淳溢：即浓醋。溢，即“醯”字的异体字，《说文》：“酸也”。

②贲猪肪：贲，“豶”的通假字，《说文》：“豶豕也。”《经典释文》刘注：“豕去势曰豶。”“猪油”即骟猪油。

③前：“煎”的通假字。

④棓：“桮”字的误写。桮，杯也。

⑤挠：即搅。挠之三百，意为搅和三百次。

⑥成：“盛”字的误写。

⑦雍：“臃”的通假字。今通作“痈”。

⑧农：“脓”字的误写。

⑨嗌：《说文》：“咽也。”《素问·至真要大论》：“嗌塞而咳。”注“喉之下接连胸中，肺两叶之间者也”。

⑩血府：此处指小腹部，男子为精室，女子为胞宫（即子宫，或称血室）。

⑪昏衄：指鼻窍出血伴见头晕。

⑫惠：指气血腐败引起的疾病。

⑬中妳人乳余：妳：“妇”字的别体。乳余，即产后杂病。

⑭气龙：即气聋，泛指耳聋病，龙，“聋”字的误写。

⑮縠：《说文》：“细缚也。”《说文通训定声》：“今之绉纱也”。

⑯日壹易之：每天换药一次。

【医简释文】

六日胫中当恿＝至足下伤脓出逐服之卅日知愈六十日须麋生音罄虽嘶败能复精鼻柱(68)鼻中当胷血出若脓出去死肉药用代庐如巴豆各一分并合和以絮裹药塞鼻诸息肉皆(69)出不出更饮调中药＝用亭磨二分甘逐二分大黄一分冶合和以米汁饮一刀圭日三四饮徵出乃止即鼻不利(70)药用利庐一本亭磨二分付子一分早荚一分皆并父且合和以醇醢渍卒时去宰以汁灌其鼻中(71)

【句读补正】

六日胫中当恿，恿至足下，伤脓出，逐[①]服之，卅日知僡

六十日，须麋[②]生。音毊虽櫯败能复精[③]。鼻柱 (68)

鼻中当胷[④]血出。若脓出，去死肉，药用代庐如[⑤]、巴豆

各一分，并合和，以絮裹药塞鼻，诸息肉皆 (69)

出。不出，更饮调中药[⑥]，药用亭磨[⑦]二分，甘逐[⑧]二分，

大黄一分，冶合，和，以米汁饮一刀圭，日三四饮，徵

出乃止。即鼻不利， (70)

药用利庐[⑨]一本，亭磨二分，付子一分，早荚[⑩]一分，皆

并父且，合和，以醇醯渍卒时，去宰，以汁灌其鼻中。 (71)

【注解】

①逐：当为“遂”的误写。

②须麋：即须眉，麋，“眉“的通假字，胡须眉毛。

③音声虽櫯败能复精：意为声音虽然嘶哑，但能恢复清亮。櫯，“嘶”字的误写。嘶败，指嘶哑。精，“清”的误写。

④胷：“腐”字的异体。

⑤代庐如：代地所产的“蔄茹”。《名医别录》载其“去热痹，破癥瘕，除息肉……生代郡川谷”。

⑥调中药：调理中气之药。

⑦亭磨：即葶苈。磨，为蘼的误写。《神农本草经》谓其味辛，寒，“主癥瘕积聚、结气、饮食、寒热，破坚逐邪，通利水道”。

⑧甘逐：当为“甘遂”。逐为“遂”字的误写。《神农本草经》谓其味苦，寒，“主大腹疝瘕，腹满，面目浮肿，留饮宿食，破癥坚积聚，利水谷道”。

⑨利庐：即藜庐。利，“藜”的通假字。《神农本草经》谓其味辛，寒，“主蛊毒咳逆，泄痢肠澼，头疡疥瘙恶疮，杀诸虫毒，去死肌”。

⑩早荚：即皂荚。早，“皂”字的误写。味辛，温，微毒，《神农本草经》谓其“主风痹死肌，邪气，风头泪出，利九窍”。

【医简释文】

□徵当下从大便出(72)

□老瘦者以人事感之此药亦中治毒养如(73)

□饮食数□禁不传也(74)

□二升□□复置水一升其中为东乡造炊以苇薪若桑(75)

□相得丸之大如吾实先餔食吞二丸日再服药一(76)

□四两消石二两人参方风细辛各一两肥枣五(77)

【句读补正】

□徵当下，从大便出。 (72)

□老瘦者，以人事感之[①]。此药亦中治毒养[②]，如 (73)

□饮食，数验，禁不传也。 (74)

□二升□□，复置水一升，其中为东乡造，炊以苇薪若桑[③] (75)

□相得丸之，大如吾实[④]。先餔食，吞二丸，日再服，药一 (76)

□□□□梵⑤四两，消石二两，人参、方风、细辛各一两，

肥枣五。(77)

【注解】

①□老瘦者，以人事感之：据陈国清补正，简首所缺第三字为“病”（《文物与考古》1990年第4期）。以人事感之：即用心理疗法医治。

②养：“痒”字的误写。

③东乡造炊以苇薪若桑：“东乡造”即“东向灶”；“苇薪若桑”即用芦苇或桑作燃料。唐《备急千金要方》云：“煎药作东向灶，用苇薪煮之。”

④吾实，梧桐子。吾，“梧”的误写。

⑤梵：是否“矾”的通假字，待考。

【医简释文】

●右治百病方(78)

【句读补正】

●右①治百病方 (78)

【注解】

①右：原医简竖排，“右”指前面，现改横排即指“上”之意。

木　牍

【医简释文】

治久咳上气喉中如百虫鸣状卅葴以上方茈胡枯梗蜀椒各二分桂乌喙姜各一分凡六物皆冶合和丸白密大如婴桃昼夜含三丸稍咽之甚良(79)

【句读补正】

治久咳上气喉中如百虫鸣状卅岁以上方：茈胡、枯梗①、

蜀椒各二分，桂、乌喙、姜各一分，凡六物皆冶合，

和丸白密，大如婴桃②。昼夜含三丸，稍咽之，甚良③。(79)

【注解】

①枯梗：枯为“桔”字的误写，应为“桔梗”。《神农本草经》谓其味辛，微温，“主胸胁痛如刀刺，腹满，肠鸣幽幽，惊恐悸气”。

②婴桃，即樱桃。婴，“樱”的通假字。

③木牍文与简3～5基本相同。

【医简释文】

●治久咳逆上气汤方茈菀七束门冬一升款东一升橐吾一升石膏半升白□一束桂一尺密半升枣卅枚半夏十枚凡十物皆父且(80甲)

【句读补正】

●治久咳逆上气汤方：茈菀①七束，门冬②一升，款东③

一升，橐吾④一升，石膏半升，白□一束，桂一尺，密④

半升，枣卅枚，半夏十枚，凡十物皆父且。（80 甲）

【注解】

①茈菀：茈，“紫”字的误写，即紫菀。《神农本草经》谓其味温，“主咳逆上气，胸中寒热结气，去蛊毒、痿蹷，安五藏。”

②门东；东为“冬”的误写。《尔雅翼·释草》：“蘠蘼、虋冬，郭璞曰：“今门冬也，一名满冬。”按虋冬有二：其一则天门冬，一名颠棘。《释草》所谓“蹶颠棘也”，故郭璞注颠棘云：“细叶有刺，蔓生”，其一则麦门冬，生山谷肥地，叶如韭，四季不凋，根有须，作连珠形，似秅麦颗，故名麦门冬。”谢灵运《山居赋》：“二冬并称而殊性。”

③款东：即款冬。东为“冬”字的误写《神农本草经》谓其味辛，温，“主咳逆上气善喘，喉痹，诸惊痫，寒热邪气”。

④橐吾：莲蓬草的别称。《神农本草经》称款冬花一名“橐吾”，但后世中草药书称“八角乌”，别名“橐吾”。据《质问本草》，为莲蓬草的别称。

【医简释文】

半夏毋父且洎水斗六升炊令六沸浚去宰温饮一小桮日三饮即药宿当更沸之不过三四日逾(80乙)

【句读补正】

半夏毋父且，洎①水斗六升，炊令六沸，浚去宰，温饮一小桮②，日三饮，即药宿当更沸之。不过三、四日逾③。（80 乙）

【注解】

①洎：添水釜中。

②桮：即杯。

③逾：“愈”的误写。

【医简释文】

治痹手足雍种方　秦瘳五分　付子一分　●凡二物冶合和半方寸匕一先餔饭酒饮日三以偷为度(81)

【句读补正】

治痹手足雍种方：秦瘳①五分，付子一分。凡二物冶合，和。半方寸匕一，先餔饭，酒饮，日三。以愈为度。（81）

【注解】

①秦瘳：即秦艽。苦，辛，平。《神农本草经》：“主寒热邪气，寒湿风痹肢节痛，下水利小便。”

【医简释文】

●治久泄肠辟欧血□□裹□□□□医不能治皆射去方黄连四分黄芩石脂龙骨人参姜桂各一分凡七物皆并冶合丸以密大如弹丸先餔(82甲)

食以食大汤饮一丸不知□□□□肠中恿加甘草二分多血加桂二分多农加石脂二分□一□□□□□多□加黄芩一分禁鲜鱼猪肉方禁良(82乙)

【句读补正】

●治久泄①肠辟卧血②□外裹带风□，□医不能治，皆射③

去方：黄连四分，黄芩、石脂④、龙骨、人参、姜、桂
各一分，凡七物皆并冶合．丸以密⑤，大如弹丸。先餔 (82 甲)
食。以食大汤⑥饮一丸。不知□□所部，肠中[恿]，加甘草
二分；多血，加桂二分；多农，加石脂二分。□一□□
□□□；多□，加黄芩一分。禁鲜鱼猪肉方禁良。 (82 乙)

【注解】

①久泄：久泻。

②肠辟卧血：指下痢脓血。辟，"壁"的通假字，卧，《说文》："休也。从人、臣，取其伏也"。《释名释·姿容》："化也，精气变化不与觉时同也。"意指下痢脓血。

③射："谢"的误写。谢去，谢而不医的意思。

④石脂：即赤石脂。《神农本草经》谓其味甘，平，"主黄疸，泄痢，肠澼脓血，阴蚀下血赤白"。

⑤密：即蜜。

⑥食大汤：指米汤。

【医简释文】

樊石二分半　牡麴三分　禹余量四分　黄芩七分　蘗米三分　●厚朴三分　凡六物皆冶合和丸以白密丸大如吾实旦吞七丸餔吞九丸(83甲)

莫吞十一丸服药十日知小便数多廿日　公孙君方(83乙)

【句读补正】

樊石①二分半，牡麴三分，禹余量②四分，黄芩七分，蘗米③
三分，●厚朴三分，凡六物皆冶合，和，丸以白密，丸大
如吾实。旦吞七丸，餔④吞九丸。 (83 甲)
莫⑤吞十一丸。服药十日，知小便数多；廿日愈。公孙君
方。 (83 乙)

【注解】

①樊石：《神农本草经》作矾石。今用明矾。《神农本草经》谓其味酸，寒，"主寒热泄利，白沃，阴蚀恶疮，目痛，坚骨齿。"

②禹余量：即禹余粮。量，"粮"字的误写。《神农本草经》谓其味甘，寒，"主咳逆，寒热，烦满，下利赤白，血闭癥瘕大热。炼饵服之，不饥、轻身、延年"。

③蘗米：即谷芽。《名医别录》："蘗米味苦无毒，主寒中下气除热。"

④铺，铺时，或称下铺，后世称申时，相当于今 15～17 时。

⑤莫："暮"的通假字，指黄昏，或称昏时，后世称戌时，相当于今 19～21 时。

【医简释文】

白水侯所奏治男子有七疾方何谓七疾一曰阴寒二曰阴痿三曰苦衰四曰精失五曰精少六曰橐下养湿〼不卒名曰七疾令人阴□小橐下养湿盈之黄汁出〼行小便时难溺□赤黄泔白□便赤脓馀酒〼苦恿膝胫寒手足热且烦卧不安床涓目泣出〼下常恿温＝下溜旁急(84甲)

【句读补正】

白水侯所奏治男子有七疾方，何谓七疾？一曰阴寒，二曰
阴痿①，三曰苦衰，四曰精失，五曰精少，六

曰橐下养湿[②]，剧不卒，名曰七疾。令人阴□小，橐下养湿，滩[③]之，黄汁出。□远行小便时难。溺所赤黄泔白□[④]便赤脓，馀酒□苦恿。膝胫寒，手足热，上[⑤]烦，卧不安床，涓目[⑥]泣出，□丹下常恿[⑦]，温温下溜旁急[⑧]。 (84甲)

【注解】

①阴痿：痿，为"痿"之误写。阴痿，后世多作阳痿。

②橐下养湿：即阴囊痒湿。橐，阴囊。

③滩，《说文通训定声》："滩，水濡而乾也，俗从或体，难声"。

④剧：《说文》："尤甚也"。

⑤上：《说文》："上，高也，此古文上指事也"

⑥涓目：泪水不自主流出。

⑦丹下常恿；丹，是否指丹田，待考。

⑧下溜旁急：小便频急。下溜，《灵枢》："胃中空则宗脉虚，虚则下溜。"旁急，即膀胱急。

【医简释文】

□苏□□□□□阴▱有病如此名为少餳何已□□□尚□▱伏下▱已汻孙□内伤▱其坐则应中▱见□□□惊□□酒大乐久坐不起□便不▱有病如此终古毋子治之方活楼根十分天雄五分牛膝四分续断四分□□五分昌蒲二分凡六物皆并冶合和以方寸匕一为后饭久病者卅日平复百日毋疾苦建威耿将军方良禁千金不传也(84乙)

【句读补正】

时苏□□□□□阴□□所□□□□□□□有病如此，名为少餳[①]。何已□□□尚□□□□□□□□□□□□□伏下□□起□□□焉，已知孙□内伤，除□□□□□□其坐望□□□□，人不见所口口心惊□□酒大乐，久坐不起，当便不便，□□故□，有病如此，终古毋子。治之方：活楼根[②]十分，天雄五分，牛膝四分，续断四分，□□五分，昌蒲二分，凡六物皆并冶合，和，以方寸匕一，为后饭，愈。久病者，卅日平复，百日毋疾班苦。建威耿将军方良，禁，千金不传也。 (84乙)

【注解】

①餳："疡"的通假字。《说文》："头创也"。《尔雅·释训》注："创也"。《素问·风论》："故使肌肉愤䐜而有疡。"注："创也"。

②活楼根：应为栝楼根。活，"栝"的误写。《神农本草经》谓其味苦，寒，"主消渴身热，烦满大热。补虚安中，续绝伤"。

【医简释文】

▱分人发一分烦之□焦一□□二分□一分凡八物冶合□温酒饮方寸匕一日三饮之吕功君方有农者自为□□□□□□□□□□出有血不得为农●治东海白水侯所奏方治男子有七疾及七伤何谓七伤一曰阴寒二曰阴痿三曰阴衰四曰橐下(85甲)

湿而养黄汁出辛恿五曰小便有馀六曰茎中恿如林状七曰精自出空居独怒临事不起＝死

玉门中意常欲得妇人日甚者更而苔（?）轻重时腹中恿下弱旁光此病名曰内伤□桔梗十分牛膝续断方风远志杜仲赤石脂山朱臾柏实各四分肉从容天雄署与虵⍁凡十五物皆并冶合⍁[85乙]

【句读补正】

□分，人发一分，烦之，□焦一□，□二分，□一分，凡

八物皆冶合，以温酒饮，方寸匕一，日三饮之。吕功君方。

有农者，自为□[1]□□□□□□□□出；有血不得为农。

●治东海白水侯所奏方，治男子有七疾及七伤。何谓七伤？

一曰阴寒；二曰阴痿；三曰阴衰；四曰橐下　（85 甲）

湿而养，黄汁出，辛恿；五曰小便有馀；六曰茎中恿如林[2]状；

七曰精自出，空居独怒[3]，临事不起，起死玉门中[4]，意常欲

得妇人。日甚者，更而莒[5]轻重，时腹中恿，下弱[6]旁光[7]，此

病名曰内伤。治之：桔梗十分，牛膝、续断、方风、远志、

杜仲、赤石脂、山朱臾、柏实[8]各四分，肉从容[9]、天雄、署与虵[10]、

□[11]、凡十五物皆并冶合，□。　（85 乙）

【注解】

①自为□：据陈国清考证，释为“自为焦”。（《文物与考古》1990 年第 4 期）

②林：“淋”字的误写。

③空居独怒：指未性交时阴茎无端勃起。

④玉门中：指阴道内。

⑤莒：《说文》：“齐谓芋为莒。《诗·斯干》注：“芋，大也”。

⑥弱：“溺”字的误写。

⑦旁光：即膀胱。

⑧柏实：即柏子仁。《神农本草经》谓其味甘，平，“主惊悸，安五脏，益气，除湿痹”。

⑨肉从容：即肉苁蓉。《神农本草经》谓其“主五劳七伤，补中，除茎中寒热痛，养五藏，强阴，益精气，多子、妇人癥瘕”。

⑩署与：即薯蓣。《神农本草经》谓其味甘，温，“主伤中，补虚羸，除寒热邪气，补中益气力，长肌肉，强阴”。

⑪虵□：似为蛇床子。《神农本草经》谓其味苦，平，“主妇人阴中阴痛，男子阴痿，湿痒，除痹气，利关节，癫痫，恶创”。

【医简释文】

⍁惠病大风方雄黄丹沙礜石□兹石玄石消石⍁长⍁一两人参□捣之各异斯⍁三重盛药□□三石□□□三日[86甲]

【句读补正】

⍁惠病大风[1]方：雄黄、丹沙[2]、礜石[3]、□兹石[4]、玄

石[5]、消石、⍁长⍁一两，人参，⍁捣之各异斯[6]，⍁三

重盛药□□三石□□下三日。　（86 甲）

【注解】

①大风：即麻风病。《素问》："病大风，骨节重，须眉堕，名曰大风。"

②丹沙：即丹砂，朱砂。《神农本草经》谓其味甘，微寒，"味甘微寒，主身体五脏百病，养精神，安魂魄，益气明目。"

③礜石：《神农本草经》谓其"味辛有毒。主寒热鼠瘘蚀疮，死肌风痹，腹中坚，邪气，除热。"

④兹石：即磁石。《神农本草经》作"玄石"，谓其味辛，寒，"除大热烦满及耳聋"。

⑤玄石：即磁石。与前"兹石"异名同物，在一方中出现二次，当有一者为误写。

⑥捣之各异斯：意为分别捣之。斯，语气助词。

【医简释文】

⧄热⧄上□□十□□⧄饭药以□猪肉鱼辛卅日知六十日偷⧄皆蕗随皆复生 ⧄虽折能复起不仁皆仁(86乙)

【句读补正】

⧄热⧄上□□十□□⧄饭药以⧄猪肉鱼辛①，卅日知，
六十日偷②。⧄皆蕗③，随皆复生④。⧄虽折，能复起⑤；
不仁⑥皆仁。 (86乙)

【注解】

①鱼辛：即鱼腥。

②偷："愈"字的异体。

③蕗："落"的误写。

④随皆复生：指病情向愈。

⑤虽折，能复起：指病好转。

⑥不仁：指肢体麻木。

【医简释文】

治加及久创及马窅方取□骆苏一升付子廿枚蜀椒一升乾当归二两皆父且之以骆苏煎之三沸药取以傅之良甚治人卒雍方冶赤石脂以寒水和(87甲)

涂雍上以僡为故良●治狗啮人创恿方烦狼毒冶以傅之创乾者和以膏傅之治湯火涑方烦□罗冶以傅之良甚(87乙)

【句读补正】

治加①及久创②及马窅③方：取口骆苏④一升，付子廿枚，蜀
椒一升，乾当归二两，皆父且之。以骆苏煎之，三沸，药取
以傅⑤之，良甚。治人卒雍⑥方：冶赤石脂以寒水和 (87甲)
涂雍上，以愈为故，良。●治狗啮人⑦创恿方：烦狼毒⑧，冶
以傅之。创乾者，和以膏傅之。治湯火涑⑨方：烦□罗冶以傅
之，良甚。 (87乙)

【注解】

①加：即痂，疮痂。

②久创：即灸疮。

③马膂：指骑马造成臀胯部磨损而致创伤。

④骆苏：即骆酥，用骆驼乳制成的酥。据何双全考证，“取口骆苏”当释为“取陈骆苏”。(《文物》1986年第4期)

⑤傅：“敷”的通假字。

⑧卒雍：猝然暴发的痈疮。雍：即痈。

⑦狗啮人：狗咬伤人。

⑧熉狼毒：将狼毒捣碎。熉，即捣碎。《神农本草经》作“续毒”，谓其味辛，平，“主咳逆上气，破积聚，饮食，寒热，水气恶疮，鼠瘘疽蚀，蛊毒。”

⑨湯火凍：烫伤。湯，即汤。湯，《说文》：“澝也。”《广雅·释诂》：“澝，洒也”。

【医简释文】

治如人膏药方　楼三升　当归十分　白茝四分　付子卅枚　甘草七分　弓大鄭十分　菒草二束　凡七物以肦膊高舍之(88甲)

治如人高药方　楼三升　甘草七分　付子卅枚　菒草二束　弓大鄭十枚　白茝四分　当归十分　凡七物以肦膊高之之之凡六物合后曰(88乙)

【句读补正】

治如[①]人膏药方：楼[②]三升，当归十分，白茝[③]四分，付子卅枚，甘草七分，弓大鄭[④]十分，菒草[⑤]二束，凡七物以肦膊[⑥]高[⑦]舍之。　(88甲)

治如人高药方：楼三升，甘草七分，付子卅枚，菒草二束，弓大鄭十枚，白茝四分，当归十分，凡七物以肦膊高之。之之，凡六物合后曰[⑧]　(88乙)

【注解】

①如人：即妇人。

②□：似为“楼”字，指栝楼。”

③白茝：即白芷。茝，“芷”的误写。《神农本草经》谓其“主女人漏下赤白，血闭阴肿，寒热，头风侵目泪出”。

④弓大鄭：药名。待考。

⑤菒草：，即藁本。《神农本草经》谓其味辛，温，“主妇人疝瘕，阴中寒肿痛，腹中急，除风头痛，长肌肤”。

⑥肦膊：据张丽君考证，“肦”为“肪”的通假字。膊，切肉。肪膊，意为猪肉脂肪。《五十二病方》中常用猪肉、猪油脂肪或其他动物脂肪调制膏药。

⑦高：为“膏”字的误写。

⑧之之……后曰：似是随意书写，与牍文无关系。

【医简释文】

百病膏药方　蜀椒四升　白茝一升　弓穷一升　付子卅果　凡四物父且渍以淳醯三升渍□□□三斤先□□□□□(89甲)

枚煎药□□□□□□□浚去宰(89乙)

【句读补正】

百病膏药方①：蜀椒四升，白茝一升，弓穷一升，付子卅果，

凡四物父且，渍以淳醯三升，渍□□等三斤，先□□□□。 (89 甲)

枚煎药候□□□□□□後，去宰。 (89 乙)

【注解】

①百病膏药方：与简57～58“千金膏药方”基本相同。

【医简释文】

五辰辛不可始久刺饮药必死甲寅乙卯不可久刺不出旬死五辰不可饮药病者日益加深(90甲)

无□禁朔晦日甲午皆不可始□□□□□□□□□月六日十六日十八日廿二日皆不可久可久刺见血止巳□(90乙)

【句读补正】

五辰辛不可始久刺①，饮药必死。甲寅、乙卯，不可

久刺，不出旬死。五辰，不可饮药，病者日益加[深]。 (90 甲)

无□，禁朔、晦日甲午，皆不可始□□□□□□□□□②

凡六日、十六日、十八日、廿二日，皆不可久；(可久)刺见

血，[止]巳始。 (90 乙)

【注解】

①五辰辛不可始久刺：在时间年、月、日、时上，如遇辰辛时，不可施灸刺。这是当时流行的一种针灸禁忌。久，即灸。

②始□□□□□□□□□：据陈国清考证，释为“始久刺饮药□”六字(《文物与考古》1990年第4期)。

【医简释文】

牛膝半斤直五十　卑□半斤直廿五　朱臾二升半廿五　方风半斤百　慈石一斤半百卅　席虫半斤廿五　小椒一升半五十　山朱臾二升半直五十　黄芩一斤直七十(91甲)

黄连半斤直百　□□二斤直廿七子威取　河菆半斤直七十五　续断一斤百子威取　□□取药凡直九百廿七(91乙)

【句读补正】

牛膝半斤，直①五十；卑□②半斤，直[廿]五；朱臾③二

升半，廿五；方风半斤，百；慈石④一斤半，百卅；席

虫⑤半斤，廿五；小椒一升半，五十；山朱臾二升半，直

五十；黄芩一斤，直七十。 (91 甲)

黄连半斤，直百；□□二斤，直廿七，子威⑥取；河菆⑦半

斤，直七十五；续断一斤，百，子威取；□□□取药，

凡直九百廿七。 (91 乙)

【注解】

①直：“值”通假字。

②卑□：似即桑螵蛸的简称。
③朱臾：即茱萸。
④慈石：即磁石。
⑤席虫：即虫。
⑥子威：人名。
⑦河莀：待考。

【医简释文】

□□□□□□大兄为天一中者为大歲小者为大将军[太][歲][常]三月壹上天常□□巳上□□己酉未下当此将□[92甲]

□大歲大将军百官尽□□□□□□[不]嫁女[皆]□□□□□□□□入[92乙]

【句读补正】

□□□□□□大兄[①]为天一[②]，中者为大岁[③]，小者为大将军，
大岁尚青，壹上天，常乙下巳上，□己、酉、未下，当此，
将□　　(92 甲)
始大岁、大将军，百官尽□□送朓[④]、取妇、嫁女，皆□□入。　　(92 乙)

【注解】

①大兄，即太祝，《周礼春官》宗伯的属官，为祝官之长。秦汉置太祝令、丞为太常属官。
②天一，又称太一、泰一，《史记·封禅书》："天神贵者太一，太一佐曰五帝。"
③大岁：即太岁。值岁神。《神枢经》："太岁人君之象，率领诸神，统正方位，斡运时序，总岁成功。"
④送朓，《说文》："朓，祭也。"

第二节　武威汉代医简的方药内容及注解

内科方

方一

【医简释文】**●治久咳上气喉中如百虫鸣状卅岁以上方茈胡桔梗蜀椒各二分桂乌喙姜各一分凡六物冶合和丸以白密大如樱桃昼夜含三丸消咽其汁甚良**

【方名】治久咳上气喉中如百虫鸣状卅岁以上方（木牍文 79 与以上三简内容基本相同）

【组成】柴胡、桔梗、蜀椒各二分，桂、乌喙、姜各一分。

【用法】将以上六种药物加工炮制，用蜜制成丸剂，丸如樱桃大。昼夜含三丸，缓慢咽下药汁。

【功效】温阳化饮，平喘止咳。

【主治】外感六淫，咳嗽日久，痰饮凝结，肺道壅塞，久咳及肾所致中老年人久咳不

已，痰鸣喘嗽者。

【方解】方中用柴胡、桔梗、蜀椒各二分，桂、乌喙、姜各一分。共6味药，重量总数为9分。而蜀椒、桂、乌喙、姜4味为入肾补肾药，占6味药的三分之二，在药量上蜀椒、桂、乌喙、姜共5分，占总量之九分之五，亦超过一半。方中所用蜀椒，其性辛热，归脾、胃、肾经，《神农本草经》“主邪气咳逆，温中，逐骨节皮肤死肌，寒湿痹痛，下气”。桂，辛、甘、大热。归肝、心、肾、脾经。温中助阳，散寒止痛，有温脾阳、助肾阳、益火消阴的作用，适用于脾肾阳虚诸证。《蜀本草》“附子、乌头、天雄、乌喙、侧子，五物同出而异名”。《本草疏证》“乌头之用，大率亦与附子略同，其有异者，有无不可条疏而件比之也”。附子，辛，甘、大热有毒。归心、肾、脾经；有回阳救脱，温肾助阳，温中止痛的作用。故乌喙之作用亦类同。姜，辛，热。归肺、脾、胃经，温中回阳，温肺化痰，与附于相配更具有温肾助阳之功。以上四味均味辛性热，除姜外都归肾经。用蜜炼丸者，取其蜜有润肺止咳之用，且便于炼制丸剂。从剂型、剂量及疗效来看，“大如婴桃，昼夜含三丸”，“咽其汁甚良”，说明用药量小。

方二

【医简释文】**治伤寒遂风方付子三分蜀椒三分泽舄五分乌喙三分细辛五分术五分凡五物皆冶合方寸匕酒饮日三饮**

【方名】治伤寒逐风方

【组成】附子三分，蜀椒三分，泽泻五分，乌喙三分，细辛五分，术五分。

【用法】将以上六种药物炮制加工为散剂，每服1方寸匕（约1g），用酒送服，日服三次。

【功效】温通经络，逐风散寒，除湿止痛。

【主治】关节肿胀疼痛，痛有定处，晨僵屈伸不利，遇寒则痛剧，畏寒怕冷，证属风寒湿阻者。

【方解】《素问·痹论》曰：“风寒湿三气杂至，合而为痹也”。“痛者，寒气多也，有寒故痛也。”其中寒邪是导致痹证发生的主要原因之一，尤关节疼痛，遇寒加重，得温则减，无不由寒邪作怪。且“寒者热之，热者寒之”乃中医治疗之大法。是方针对以上病因和治法，由温经祛寒、逐风除湿、活血止痛、补益肝肾的药物组成，立足于非大热不能祛大寒，阳光温煦，阴霾自消之意。方中附子、川乌、细辛、蜀椒均为味辛性温之品，功在温经祛寒，逐风除湿，通络止痛，合用以散久蕴之寒湿，通久郁之阻滞。方中附子、乌头一浮一沉，一刚一柔，二药同用，通十二经，走里达表。《本草汇言》又有“细辛佐附子能散诸疾之冷”之说。蜀椒，《本草纲目》认为为纯阳之品，除湿治风寒湿痹效佳。白术甘温，补脾益胃，燥湿和中，张元素有“附子以白术为佐，乃除寒湿之圣药”之赞。泽泻一味，功在利水渗湿消肿。全方共奏温经祛寒、逐风除湿之功。

古人云：“酒为百药之长”。酒性温热，具有温经通络、散寒止痛之功。武威汉代医简中有多处使用酒类，说明古代治病用酒实为多见。

【临床运用】张延昌等以“治伤寒逐风方”为基础方配制而成的中药合剂祛寒逐风合剂（甘卫普制准字［95］349～04），治疗尪痹120例，与服用宝光牌风湿液治疗的88例比较，在症状、理化指标治疗前后的改善方面均显示出明显差异。临床资料中，治疗组

120例，男31例，女89例，年龄最大72岁，最小14岁；病程最长20年，最短3个月。对照组88例，男12例，女76例；年龄最大63岁，最小48岁；病程最长35年，最短4个月。两组均符合《中医病证诊断疗效标准》中尪痹的诊断标准，且证侯分类属风寒湿阻型者，即临床表现为关节肿胀疼痛，痛有定处，晨僵，屈伸不利，遇寒则痛剧，局部畏寒怕冷。舌苔薄白，脉浮紧或沉紧。治疗方法祛寒逐风合剂每次服50ml，每日3次，1个月为1个疗程，儿童酌减，孕妇忌服。宝光牌风湿液为泸州制药厂生产的市售中药口服液(川卫药准字［1992］第6459号)，由羌活、独活、川芎、红花、鹿角胶、鳖甲胶等药物组成。成人每次服15ml，每日3次，1个月为1个疗程。治疗结果，两组病人均于用药后1个月，参照《中医病证诊断疗效标准》中尪痹的疗效判定标准评定疗效，治疗组痊愈23例，好转95例，无变化2例，有效率98.3%。对照组痊愈7例，好转69例，无变化12例，有效率86.3%。结果经统计学处理有显著性差异（$P<0.01$），祛寒逐风合剂组优于对照组。治疗前后症状及理化指标均有改善。[3]

方三

【医简释文】**治雁声□□□言方术方风细辛姜桂付子蜀椒桔梗凡八物各二两并冶合和以方寸匕先餔饭米麻饮药耳●**

【方名】治雁声□□窃言方

【组成】术、防风、细辛、姜、桂、附子、蜀椒、桔梗各二两。

【用法】以上八种药物加工炮制为散剂，加以混合调制，每次服1方寸匕，用小米粥送服。

【功效】疏散风寒，清理咽喉，温通阳气，利窍复音。

【主治】感受风寒出现的声音嘶哑久治不愈者。

【方解】白术补气健脾，燥湿健脾。防风发表散风，胜湿止痛。细辛《神农本草经》载："味辛，温。主咳逆，头痛脑动，百节拘挛，风温痹痛，死肌。久服明目、利九窍、轻身、长年。"现代功效祛风，散寒，行水，开窍。生姜发汗解表，温中止呕，温肺止咳。桂枝发汗解肌，温通经络，助阳化气。附子回阳救逆，助阳补火，散寒止痛。蜀椒温中止痛，杀虫，止痒。桔梗《名医别录》主治利五脏肠胃，补血气，除寒热、风痹，温中消谷，疗喉咽痛。《本草纲目》主治口舌生疮，赤目肿痛。《日华子本草》主治肺痛，养血排脓，补内漏及喉痹。现代功效：宣肺化痰，利咽，排脓。综上，方中防风、细辛、桔梗疏散风寒，清理咽喉，利窍复音。感受风寒，声音嘶哑，久治不愈必损脾伤阳，故用白术补气健脾，燥湿健脾。姜、桂、附、椒温通阳气，方可使久治不愈的声音嘶哑得以康复。

方四

【医简释文】**□□瘀方乾当归二分弓穷二分牡丹二分漏庐二分桂二分蜀椒一分虻一分凡□□皆冶合以淳酒和饮一方寸匕日三饮倍恿者卧药中当出血久瘀**

【方名】瘀方

【组成】乾当归二分，川芎二分，牡丹二分，漏庐二分，桂二分，蜀椒一分，虻一分。

【用法】将上药加工为散剂，加以醇酒服药，每次服1方寸匕，日服三饮。

【功效】养血活血，利气解郁

【主治】血滞经闭，癥瘕积聚，跌打瘀痛等各种瘀血证候。

【方解】当归甘辛性温，补血活血，调经止痛，通补兼施，用于当归者，取其量足质佳效好。川芎辛温，通利散瘀，活血行气，善于走散。当归、川芎组方，名为“佛手散”，是治疗各种瘀证的古代名方，直到今天仍是治疗各种瘀证的常用处方。我院夏永潮主任医师应用“佛手散”组方，在治疗中风病方面取得了良好的临床效果。牡丹皮清热凉血，活血消瘀。漏芦苦能下泄，咸能软坚，清热解毒，消肿排毒。虻虫破血逐瘀。少佐桂与蜀椒之性热，温通脉络，通阳化气，温经止痛。全方治血为主，痰瘀同治，寒热并调。“以淳酒和饮”者，取其酒能“行十二经络，通血脉，利筋骨，温肠胃，润皮肤，引药势上行”(《得配本草》)之意。

【临床运用】

沈则民、李钧烈多年来以瘀方为主方，治疗一些难治性疾病取得较好的疗效。

1. 脑挫伤二便失禁

陈某，男，46岁。因车祸头部受伤，昏迷，呕吐，右耳流血，急诊住院。CT示前联合脑挫裂伤，伴局限性蛛网膜下腔出血。经西医治疗半月，意识恢复缓慢，嗜睡，二便失禁。症见目光呆滞，语言蹇涩杂乱，健忘，舌紫黯、苔白厚腻，脉沉涩。证属髓损肾亏，痰瘀阻塞脑窍。治拟祛瘀化痰，开窍醒脑。瘀方加减，处方：当归15g，川芎25g，丹皮、浙贝母、石菖蒲、姜半夏、胆南星各10g，炙桂枝6g，生大黄（后下）20g。每日1剂，水煎温服。1剂后，嗜睡减轻，解出奇臭大便，量多，上方去生大黄，加远志、益智仁各10g。续服5剂后，二便已能自主，仍有健忘，方加制首乌、女贞子、枸杞子各15g。再服药15剂后，记忆力恢复，诸症消失，出院。

2. 非化脓性肋软骨炎

田某某，女，36岁。胸肋疼痛1年余，反复发作，缠绵难愈。检查：胸第三、四肋关节处微有隆起，压痛明显，皮肤无红肿，右肋弓部肋软骨压痛。胸部X线摄片及血常规检查正常，抗“O” 80^{U}，血沉15mm/h，类风湿因子阴性。证见胸肋疼痛，每当咳嗽、深呼吸及伸展肢体时加重，服布洛芬等止痛片后疼痛缓解，平素怕冷，月经量少，夹有血块，腰背酸楚，舌淡红、苔薄白，脉细。证属营血亏虚，寒痰瘀血互阻。治拟温阳补血，活血化瘀。瘀方加减，处方：当归、青风藤各20g，川芎12g，鸡血藤15g，炙桂枝、浙贝母、丹皮、漏芦各10g，蜀椒、炮山甲各5g，徐长卿30g。每日1剂，水煎温服。5剂后，胸肋疼痛明显减轻，上方加黄芪、党参、白术各15g。再进7剂后，胸肋疼痛消失。随访1年，未见复发。

3. 声带麻痹

谢某某，男，51岁。渐进性声音嘶哑3月。经彩色超声实时成像颈部探查、X线正位胸片、食道钡剂造影等检查未发现异物，间接喉镜检查发现左声带中位固定，右声带活动佳。五官科诊断为迷走神经性病变，声带麻痹。诊见声音嘶哑，喉头有痰，伴喝水呛咳，面色萎黄，神疲乏力。舌淡红偏黯、苔薄白稍腻，脉细。证属气虚血滞，痰瘀交阻喉中。治拟益气通络，化痰散瘀。瘀方加减，处方：当归20g，川芎15g，丹皮、桂枝、漏芦、浙贝母、生晒参、白术各10g，生黄芪30g，桔梗5g。每日1剂，水煎温服。3剂后，患者精神转振，情绪大有好转，喝水时已无呛咳，声音较前清晰，喉头仍有痰，上方加姜半夏、陈皮各10g。续服5剂后，声音如常，诸症消失。喉镜检查示左侧声带基本与右侧对称，发音时声带闭合良好（《武威汉代医简》中瘀方的临床应用。[4]

柴中元等撰文认为，瘀方经广泛应用治疗多种疾病，很觉应手，并列举临床治验病例。

4. 支气管炎

徐兆仁，男，成人，农民。外感之后，咳嗽气急，咽痒痰白，伴胸痛，脉弦滑，舌淡黯，苔白腻，经X光检查为支气管炎。拟化瘀治痰：当归、漏芦、象贝、丹皮、杏仁，郁金，陈皮各10g，元参（青黛拌），川芎5g，三剂后，痰少，气急平，咽痒亦除，前方加桂枝5g，白芍10g，去玄参，又三剂而告愈。

5. 乳腺炎

谢小玲，女，29岁。患者在去年10月以来已患过2次乳痈，经用清热解毒、理气活血类中药治疗而愈，至今年1月底又发，时为哺乳期，症见右侧乳房胀痛，局部红肿，伴畏寒发热，舌红，苔黄腻，脉弦数。拟瘀方出入：当归、丹皮、赤芍，漏芦、浙贝各10g，川芎5g，蒲公英15g，三剂。药后病除，经随访，迄今未发。

6. 宫颈糜烂

方某某，女，38岁，农民。带下绵绵，色清白如涕，日久腰酸如折，夜半为甚，月经涩少，面色萎黄，四肢清冷，诊脉沉细无力，舌淡少苔。拟瘀痰同治法：当归15g，川芎、丹皮，漏芦、象贝各10g，萆薢30g，桂枝8g。另乌鸡白凤丸每日二次，每次1粒。五天后复诊，带下明显减少，即予配止带片、乌鸡白凤丸各一合善后。经使用，此方治日久之带下效果好，但常需配伍补虚品。

7. 脑脓肿后遗症

王某某，男，7岁。患者因发热10天，神志不清5天入院，先由西医诊治，热退后，神志呆滞，右侧偏瘫，言语不清，见苔腻，脉右涩。拟瘀方加减：归尾12g、川芎、象贝、地龙、漏芦各10g，丹皮6g，生芪50g，三剂后，肢体活动及语言等均见恢复，后两诊即宗原方出入，略加谷麦芽开胃或五味子养阴，减生芪重20g。前后3诊，服药未及10剂即告愈出院。

8. 菌痢

钟某某，男，36岁，农民。痢下赤白，白多赤少，里急后重，下痢腹痛，无寒热，纳不佳，四肢无力，病延月余，诸药少效，诊脉濡缓，舌淡苔白微腻。拟瘀方活血祛脓，加莱菔子利气消积。当归、漏芦、象贝、莱菔子、丹皮各10g，川芎、桂枝、川椒各5g，三剂。复诊痢下明显减少，纳亦增，予原方继服五剂，并配香砂六君子丸半斤作善后调理，经追访，获愈。

9. 风湿性关节炎

沈某某，男，18岁，学生。患风湿性关节炎数年，经常低热，曾做过血沉超过20mm/小时，近日阴雨绵绵，两踝关节肿胀酸痛，不能着地，行动有碍，局部无红肿热痛。面色萎黄，精神不振（原患过黄疸肝炎，已愈），纳差乏力，脉弦细，舌淡苔薄白。先拟活血搜风，化痰除湿。当归12g，川芎8g，丹皮10g，桂枝5g，象贝母10g，漏芦10g，泽泻15g，防己10g，米仁15g，蜈蚣粉（吞）1.5g，黄柏10g，三剂。药后关节肿退，酸痛已除，病去大半，再诊去蜈蚣、黄柏、防己，加黄芪15g、白术10g、党参10g，五剂。药后告愈。[5]

方五

【医简释文】**●治鲁氏青行解＝腹方麻黄卅分大黄十五分厚朴石膏苦参各六分乌喙付子各二分凡七物皆并冶合和以方寸匕一饮之良甚皆愈伤寒逐风**

【方名】治鲁氏青行解解腹方

【组成】麻黄卅分，大黄十五分，厚朴、石膏、苦参各六分，制川乌、附子各二分。

【用法】以上七味药混合加工为散剂，每次服用一方寸匕。

【功效】清热除湿，祛风止痛。

【主治】风寒湿邪外侵，渐次化热，出现肢节红肿热痛，或发热不解等证，可用于风湿、类风湿性关节炎，痛风，结节性红斑等中医辨证为风湿热痹者。

【方解】方中有生石膏、苦参、大黄、制川乌等，全方以清热利湿为主，佐以小剂温经通络之品。石膏生用解肌清热，除烦治渴，不仅是清热之要药，而且具有明显的凉血消肿作用。用于关节红肿热痛，伴有全身出汗、烦渴等热证。苦参，性苦、寒，入肝、肾、大肠、小肠经，燥湿、杀虫。大黄，攻积导滞，泻火解毒，活血消瘀。《本草正义》称："大黄，迅速善走，直达下焦，深入血分，无坚不破，荡涤积垢，有犁庭扫穴之功。"临床观察，大黄单用时有解热作用，与石膏合用解热作用效果更显著。川乌，性辛热，临床用制川乌者以解其毒性，其功能为祛寒湿，散风邪。附子温经止痛。以小剂温热药与大队清热药相伍，寒热并用，祛风除湿。

【临床运用】张延昌等，自1995年应用甘肃武威出土的汉代医简所载治鲁氏青行解解腹方配制而成的清热逐风合剂用于治疗多种风湿病，已取得了满意的疗效，临床用清热逐风合剂治疗痛风患者33例，作了临床报道。参照国家中医药管理局发布的《中医病证诊断疗效标准》评定疗效。治愈：症状消失，实验室检查正常。好转：关节肿胀消减，疼痛缓解，实验室检查有改善。未愈：症状及实验室检查无变化。结果治愈20例，好转13例。其中，治疗1个疗程，痊愈10例，好转6例；治疗2个疗程，痊愈7例，好转3例；治疗3个疗程，痊愈3例，好转3例；治疗四个疗程，好转1例。

笔者多年临床观察认为，痹证之热，包括痛风之热，非实热大热，究其病因仍以感受风寒湿邪为主，正如清代林佩琴《类证治裁》曰；"初因寒湿之邪郁痹阴分，久则化热攻痛"，因此，一味单纯清热，并非热清病愈，故少佐温热之品，但其药味要少，药量要小，总以清热为主。且在郁热得清之后，继以温经通络之剂，疗效更为彻底。[6]

方六

【医简释文】**●治心腹大积上下行如虫状大恿方班斑蝥十枚地胆一枚桂一寸凡三物皆并冶合和使病者宿毋食旦饮药一刀圭以肥美刖㝉十日壹饮药如有徵当出●从**

【方名】治心腹大积上下行如虫状大痛方

【组成】斑蝥十枚，地胆一枚，桂一寸。

【用法】以上三种药物加工为散剂，并调和均匀，嘱患者晚上不要进食，次日早上饮药一刀圭，如有胸腹气满者，十天服一次。

【功效】活血破瘀，消癥散结。

【主治】各种疾病所致，并属中医辨证癥瘕积聚之证，包括腹腔内多种包块、肿瘤、剧痛之病痛。

【方解】斑蝥：《神农本草经》味辛，寒。主寒热鬼注，蛊毒、鼠瘘、恶创、疽蚀、死肌，破石癃。现代认为，其功效为功毒蚀疮，破血散结的作用。地胆《神农本草经》主寒热，鼠瘘，恶疮死肌，破癥瘕，堕胎。《名医别录》蚀疮中恶肉，鼻中息肉，散结气石淋，去子，服一刀圭即下。《本草纲目》治疝积疼痛，余功同斑蝥。现代功效：攻毒，逐瘀。外用治恶疮，鼻息肉；内服治瘰疬。桂枝《神农本草经》主上气咳逆，结气，喉痹吐吸，利关节。《名医别录》温筋通脉，止烦出汗。《本经疏证》和营、通阳、利水、下气、行瘀、补中。为桂枝六大功效。综上三药之功效，斑蝥、地胆重在活血破瘀，消癥散结，桂枝和营通阳，以助行瘀散结，并防止斑蝥、地胆药力太过，伤及脾胃。

对斑蝥的现代研究及临床运用，据网上检索现已研制可供临床使用的新药有"注射用斑蝥酸"和"斑蝥瘤痛消—双环分子力学透皮贴"，摘录如下：

1. 注射用斑蝥酸

人类应用斑蝥医治疗疾病已有两千多年的历史，马王堆汉墓帛书《五十二病方》及《武威汉代医简》中均有记载。南宋名医杨士瀛在其著作《仁摘直指方论》中明确记载斑蝥可以治疗癌症，迄今已历7个世纪。

药理实验表明，斑蝥酸钠可直接进入小鼠腹水肝癌细胞的核及核仁。抑制癌细胞内DNA和RNA含量及前体的渗入，证明其作用于癌细胞的核酸代谢，继而使癌细胞形态和功能发生变化，杀灭癌细胞。斑蝥酸钠注射液可降低肿瘤细胞CANP磷酸二酯酶活性，提高过氧化氢酶活力。斑蝥酸钠注射液尚能刺激骨髓造血系统，升高白细胞。

临床研究表明，斑蝥酸钠注射液是一种有效的抗癌药物，在化疗的同时辅助应用，对胃癌、肝癌、大肠癌、乳腺癌等恶性肿瘤，总缓解率明显高于对照组，尤其中对肝癌、乳腺癌效果显著；对白细胞有升高作用，治疗组白细胞较对照组均有不同程度的升高，在提高免疫力方面也有明显提高。斑蝥酸钠注射液对提高癌症患者的生活质量，延长生命有积极意义。

鉴于本品在临床抗癌方面良好的应用效果，我们研究开发了注射用斑蝥酸钠(0.1mg)。

我国年均癌症发病人数约180万～200万，死亡人数约140万～150万；如不加以防控，今后20年中，我国癌症死亡人数将翻一番。因此，本品的研究开发，将有着积极的社会意义，也将会有良好的经济效益。

2. 斑蝥瘤痛消—双环分子力学透皮贴

斑蝥瘤痛消是滋润堂医药科技有限公司专家教授挖掘整理我国两千多年贴剂典籍，吸收当今世界领先透皮给药技术，根据肿瘤癌症的病机病理和特点，把现代分子运动力学成功地运用于肿瘤贴剂的研究，在传统圆形药贴基础上创造发明的新一代中医治癌药贴。该品的处方和生产工艺已受中华人民共和国国家知识产权局国家发明专利保护。

该品原处方源于我国汉代长沙马王堆墓帛书《五十二病方》,《武威汉代医简》以及欧州药物学专著《ATERIA MEDICA》。处方所含之斑蝥是典型的昆虫抗癌中药，它被广泛地应用于片剂、胶囊、针剂等各种剂型的复方制剂之中，是国际上发现并公认的第一个具有升高白细胞作用的抗肿瘤药。它的主要活性成分为斑蝥素。其结构式为处方中麝香所含麝香酮等活性成分能抑制白细胞游走，具有良好的抗肿瘤作用；处方中蟾酥所含蟾酥毒素等活性成分不仅在治疗肿瘤癌症方面有突出的近期疗效，而且与放化疗合用可以提高疗效，降低放化疗的副作用。

斑蝥瘤痛消的显著特点还在于它不是一般的单环圆形药贴，而是依据现代分子运动力学原理发明的一种双环贴，它具有明显的复方制剂功能。在外环上放置含有疏通经络、消肿止痛的中药，在内环上放置含有杀灭肿瘤癌细胞，升高白细胞的中药。只要轻轻往贴敷部位一贴，就能在很短时间内使肿瘤癌症疼痛明显减轻，肿块逐步缩小。因而它是具有双重功能、双倍功效的高科技现代中药贴剂，是继西安杨森外用贴剂之后的又一个抗癌外用贴剂新品种。

主要成分及含量：由斑蝥、麝香、蟾酥、丹参、冰片等17味名贵动、植物提取物和强力透皮基质制备。其主要活性成分的净含量不低于1.73%。

功效：逐瘀散结、疏通经络、消肿止痛、抗癌升白（白细胞）。

适用范围：食道、胃、肺、肝、胆、肠、胰腺、乳腺、子宫、子宫肌、骨等早、中、晚期各类肿瘤患者。既可单独使用，又可与，服药、针剂还可与放、化疗协同使用。[7]

方七

【医简释文】**●治伏梁裹脓在胃肠之外方大黄＝芩勺药各一两消石二两桂一尺桑卑肖十四枚䗪虫三枚凡七物皆父且渍以淳酒五升卒时煮之三**

【方名】治伏梁裹脓在胃肠之外方

【组成】大黄、黄芩、芍药各一两，消石二两，桂一尺，桑螵蛸十四枚，䗪虫三枚。

【用法】以上七物经加工炮制，用淳酒五升浸渍一昼夜，再煎煮三次。服用方法不详。

【功效】清热燥湿，祛瘀破坚，缓急止痛。

【主治】腹内痈肿，裹大脓血，居肠胃之外。

【方解】方中以大黄为君药，以清热解毒，化瘀排脓；黄芩清热燥湿，以助大黄清热解毒；桑螵蛸，消石敛疮生肌，䗪虫祛瘀破结，二者合用，共奏消痈排脓，为臣药；芍药缓急止痛，桂（枝）能通利血脉，合用又能调和阴阳，共为方中佐药。全方辛开苦降，攻邪不伤阴，清热不伤阳。诸药合用清热解毒，活血散瘀，消痈排脓，切中伏梁脓肿的病机，现代医学研究证明，通里攻下药可增加消化道推进性运动的作用；清热解毒药对大肠杆菌、金黄色葡萄球菌等均有抑制作用；活血化瘀药具有促进脓血的排出与吸收等作用。

【注释】伏梁古病名。①指心积症。《灵枢·邪气藏腑病形》："心脉……微缓为伏梁，在心下，上下行，时唾血。"《难经·五十四难》："心之积名曰伏梁，起脐上，大如臂，上至心下。久不愈，令人病烦心。"，治宜伏梁丸等方。参心积条。②指髀股胻皆肿，环脐而痛的疾患。《素问·腹中论》："人有身体髀股胻皆肿，环脐而痛，是为何病？歧伯曰：病曰伏梁，此风根也，其气溢于大肠，而著于盲，盲之原在脐下，故环脐而痛也。"《三因极一病证方论》卷八以本证为心积伏梁之日久不愈者可见之，亦宜用伏梁圆治之。③指少腹内之痈肿。《素问·腹中论》："帝曰：病有少腹盛，上下左右皆有根，此为何病？可治不？歧伯曰：病名伏梁，伏梁何因而得之？岐伯曰：裹大脓血，居肠胃之外，不可治，治之每切按之致死" 帝曰：何以然？岐伯曰：此下则因阴，必下脓血，上则迫胃脘，生膈，侠胃脘内痈，此久病也，难治。"可能与瘀热壅结，酿化成脓有关。本病相当于现代医学所指的膈下脓肿、肠间脓肿及盆腔脓肿等病。《儒门事亲》卷三："其一伏梁，上下左右皆有根，有大脓血，此伏梁义同肚痛。”[8]

方八

【医简释文】**去中令病后不复发刃䛳方穿地长与人等深七尺横五尺用白羊矢乾之十馀石置其阬中从火其上羊矢尽索横木阬上取其卧人卧其阬上热气尽乃止其病者慎勿得出见**

【方名】去中冷病后不复发方

【用法】在地上挖与人等长，深七尺宽五尺的坑，用十余担白羊粪晒干或晾干后，放置在坑中，点火待羊粪烧尽后，将木板横放在坑上面，让病人睡在木板上，受热气熏蒸，待热气尽便停止，并让病人谨防外出受风。

【功效】温经散寒，消胀止痛。

【主治】腹寒胀痛以及全身关节恶寒疼痛等症。

方九

【医简释文】**●治久咳逆上气汤方茈菀七束门冬一升款东一升橐吾一升石膏半升白□一束桂一尺密半升枣卅枚半夏十枚凡十物皆父且**

半夏毋父且洎水斗六升炊令六沸浚去宰温饮一小桮日三饮即药宿当更沸之不过三四日逾

【方名】治久咳逆上气汤方

【组成】紫菀七束，门冬一升，款东一升，橐吾一升，石膏半升，白□一束，桂一尺，蜜半升，枣卅枚，半夏十枚，

【用法】将上药加工炮制后，放入煎药锅中，加水一斗六升，在火上煎煮六次，除去药渣，每次温服一小杯，日服三次，煎煮好而当日没服完的药，次日服用，必须再次煮沸后服用。

【功效】清泻肺热，滋阴润肺，降气化痰。

【主治】久咳上逆，痰热壅阻。

【方解】

本方方证当为痰热阻肺，肺阴损伤，气逆而喘之证。方中紫菀、款冬花润肺止咳，泻肺平喘，为君药。臣以石膏清泄肺热，麦门冬养阴润肺，使热清而阴复。半夏辛苦温燥，与柔润之麦门冬配伍，则温而不燥；麦门冬得半夏温燥之性，则润而不腻，二者合用，可化痰浊，降逆气，养肺阴。桂枝温阳化饮，此正《金匮要略》所谓“病痰饮者当以温药和之”之意，与半夏合用，以化痰除饮，共为方中佐药。使以蜜枣，养阴润肺，又可调和药味。至于“橐吾”，是否为“款东”之重抄。“白□一束”，至今尚未辨认出为何药。综观全方，润燥结合，寒热并用，如此则化痰不伤阴，润肺不滞气，共达清泻肺热，滋阴润肺，降气化痰之效。

方十

【医简释文】**治痹手足雍种方　秦瘳五分付子一分●凡二物冶合和半方寸匕一先餔饭酒饮日三以愈为度**

【方名】治痹手足雍肿方

【组成】秦艽五分，附子一分。

【用法】以上二药加工成散剂，调和均匀。每服半方寸匕，饭后用酒送服，每日服三次，以愈为度。

【功效】祛风散寒，除湿止痛。

【主治】风寒湿痹，骨节疼痛及手足臃肿等证。

【方解】本方治疗痹证，症见手足雍肿，其方证当为寒湿痹阻筋骨关节所致。方中用秦艽为君药，《神农本草经》认为其："主寒热邪气，寒湿风痹肢节痛，下水利小便。"故用之以祛风湿、止痹痛。辅以辛热之附子以温经通络，祛寒止痛。二药配伍，共奏祛风散寒，除湿止痛。均为治疗风湿痹痛之要药，配伍精当，药味少，力专宏。临床上也可随证加入其他治疗风湿药，或治疗风湿方合入该方，用于治疗风湿病。

方十一

【医简释文】**●治久泄肠辟卧血□□裹□□□□医不能治皆射去方黄连四分黄芩石脂龙骨人参姜桂各一分凡七物皆并冶合丸以密大如弹丸先餔**

食以食大汤饮一丸不知□□□□肠中恿加甘草二分多血加桂二分多农加石脂二分□一□□□□□多□加黄芩一分禁鲜鱼猪肉方禁良

【方名】治久泄肠辟卧血……医不能治皆谢去方：

【组成】黄连四分，黄芩、石脂、龙骨、人参、姜、桂各一分。

加减：肠中恿，加甘草二分；多血，加桂二分；多脓，加石脂二分。多□，加黄芩一分。

【用法】将以上七种药物均经加工炮制，用蜜制成丸剂，丸大如弹。饭后用米汤送服一丸。

【功效】清热燥湿，温肾暖脾，涩肠止利。

【主治】肠胃湿热所引起的腹泻、痢疾，且久治不愈。包括现代医学的细菌性痢疾久治不愈者及溃疡性结肠炎等。

【方解】

本方主治"肠辟"，即痢疾，当为湿热疫毒之气，交蒸于内，熏灼肠道，脉络受伤，气血凝滞，化为脓血，日久不愈，则损伤脾肾之阳，致肠失固摄，故见泻痢无度，遂呈难治。治宜清热燥湿，温肾暖脾，涩肠止利。方中用苦寒之黄连、黄芩以清热燥湿，祛邪以消除病因，为方中君药。姜、桂辛热，入于脾肾，可温肾暖脾，又能制约黄连、黄芩寒凉太过，冰伏湿热，用人参健脾助运，姜、桂、参合用共为臣药，使脾肾功能回复，则固摄、运化有权。佐以性涩之石脂、龙骨，涩肠止利以治标。全方诸药合用，标本兼顾，寒热并用，寒而不遏，温而不燥，共奏清热燥湿，温肾暖脾，涩肠止利之效。

该方随证加减法中，肠中痛者加甘草者，取其甘草性味甘平，并具有益气健脾，缓急止痛，调和药性之功效，又可助参、姜、桂健脾益气，调和药性；多血加桂者，以加强温通血脉之力，而使寒凝出血者得止；多脓加石脂者，以加强涩肠止泻，收敛止血，敛疮生肌之功效；多□，加黄芩，虽对其证候的文字描述尚未补出，但从加重黄芩用量，可能是这类患者中焦湿重而为之。

【注释】肠辟，通"肠澼"，古病名。出《素问·通评虚实论》，有"肠澼下脓血"的记载。①指痢疾。“澼”指垢腻粘滑似涕似脓的液体，因自肠排出，故称肠澼。《景岳全书》卷二十四：“痢疾一证，即内经之肠澼也。”②指便血。《古今医鉴》卷八：“夫肠澼者，大便下血也。”（《中医大辞典·内科分册》人民卫生出版社187页）《居延汉简》五〇［七］·九（甲一九四、五）“七月戎寅病肠辟庚治□”的亦有“肠辟”记载。《神农本草经》藜芦“主蛊毒咳逆，泄痢肠澼，头疡疥瘙恶疮，杀诸虫毒，去死肌”更有“肠辟”论述。武威汉代医简记录“肠辟”的内容更为详细具体，说明当时的医家认识到了肠辟是因蕴毒内蕴及久泄伤本所致，故在遣药组方上寒热并举，补泻合用，达到了固本清源，扶正祛邪的功效。“肠中恿，加甘草二分；多血，加桂二分；多脓，加石脂二分。多□，加黄芩一分。”这一段文字，则进一步体现了在用药上达到“随证加减”这一辨证论治水平。从“治久泄肠辟卧血……医不能治皆谢去方”可以看到“辨证论治”的思想达到了尽善尽美的体现。同时也说明只因为两汉时期对“肠辟”有了本质的认识，武威汉代医简才会有如此完美的治疗“肠辟”的方药。

方十二

【医简释文】**樊石二分半　牡麴三分　禹余量四分　黄芩七分　蘗米三分　●厚朴三分　凡六物皆冶合和丸以白密丸大如吾实旦吞七丸餔吞九丸**

莫吞十一丸服药十日知小便数多廿日愈公孙君方

【方名】公孙君方。

【组成】明矾二分半，牡麴三分，禹余粮四分，黄芩七分，谷芽三分，厚朴三分。

【用法】以上六物均加工为细末，混合均匀，用白蜜制成丸剂，丸大如吾实。早晨服七丸，下午服九丸。晚上服十一丸。连续服药十日，如若小便数量增多，即为治疗有效，连续治疗廿日常可痊愈。

【功效】燥湿止泻，涩肠止血

【主治】湿热所致的久泻、久痢，腹胀、腹痛等症。

【方解】鉴于本简文之上简，即简82甲、乙为记载治久泄肠辟卧血之类的方剂，再结合本方所载药物的功效，以方测证，不难得出本方主治当为湿热久羁之久泻久痢证之变方。

方中樊石，其提炼品又名明矾或白矾。今入药常用明矾。《神农本草经》谓其味酸，寒，“主寒热泄利，白沃，阴蚀恶疮，目痛，坚骨齿。”明矾性寒味酸涩，具有较强的收敛作用及解毒杀虫，燥湿止痒，止血止泻，清热消痰的功效。近年来的研究证实，明矾还具有抗菌，抗阴道滴虫等作用。蘗米，又名谷芽、稻芽，始载于《名医别录》。具有消食和中、健脾开胃的功能，用于脾胃虚弱、宿食不化、胀满泄泻、不思饮食等病症。现代研究本品有促进淀粉消化作用。禹余粮，甘寒性涩《神农本草经》谓其味甘，寒，“主下赤白”。《本草汇言》：“禹余粮，养肺金，固大肠之药也。凡属水土不和，清浊混乱诸疾，用之奏效。”牡□，疑为牡蛎，这与从全方突出涩肠止泻则相吻合，古方中牡蛎、禹余粮、明矾配伍较为普遍。厚朴行气、燥湿、消积、平喘。常用于湿阻中焦，气滞不利所致的脘闷腹胀，腹痛，或呕逆等证。现代研究，厚朴树皮含厚朴酚，四氢厚朴酚、异厚朴酚和挥发油，另含木兰箭毒碱。厚朴煎剂对肺炎球菌、白喉杆菌、溶血性链球菌、苦草杆菌、志贺氏及施氏痢疾杆菌、金黄色葡萄菌等有抑制作用。全方共奏燥湿止泻，涩肠止血之功效。

方中明矾、禹余粮、牡蛎合用为君药，以涩肠止利，为治标之法。黄芩清热燥湿，消除病因以治本为臣药。然泻痢日久，必致脾胃虚弱、宿食不化、脘腹胀满，故佐以糵米以消食和中、健脾开胃，厚朴下气化湿，消胀除满。全方标本兼治，重在治标，共奏清热燥湿，涩肠止利之功。

方十三

【医简释文】**终古毋子治之方活楼根十分，天雄五分，牛膝四分，续断四分，□□五分，昌蒲二分，凡六物皆并冶合和，以方寸匕，一为后饭愈。久病者卅日平复百日毋疾苦建威耿将军方良禁千金不传也**

【方名】终古毋子治之方（建威耿将军方）

【组成】活楼根十分、天雄五分、牛膝四分、续断四分、□□五分，菖蒲二分。

【用法】六物皆并冶合和，以方寸匕一，为后饭，愈。久病者卅日平复，百日毋疾苦。

【功效】补肾滋阴，强腰壮筋。

【主治】用于治疗肝肾亏虚，腰痛膝软，阳痿、尿频及不孕症等。

【方解】终古毋子，即婚后年长不能生育。“活”用作“栝”，“活楼根”即“天花粉”。“冶合”，即将药物加工炮制。“方寸匕”，古代药剂量名，《本草经集注·序例》：“方寸匕者，作匕，正方一寸，抄散，取不落为度。”一方寸匕约为今之6～9g。

方中所述药物六味，其中一味尚不能辨认，通观全方药味组成及主治，猜测也可能仍是一味补肾滋阴，强腰壮筋之品。栝楼（根）始载于《神农本草经》。在主治方面，《名医别录》主胸痹，悦泽人面。《本草图经》主消渴。《注解伤寒论》泄胸中郁热。《本草纲目》润肺燥，降火，治咳嗽，涤痰结，利咽喉，利大肠，消痈肿疮毒；天雄始载于《神农本草经》。《本草经集注》天雄似附子，细而长便是，长者乃至三四寸许。《本草别说》天雄，始种乌头而不生诸附子、侧子之类，经年独生长大者是也。《本草纲目》天雄有二种，一种是蜀人种附子而生出长者，或种附子而尽变成长者……一种是他处草乌头之类，自生成者。据上述本草记载可知，天雄是川乌头和草乌头之形长者。《神农本草经》载“味辛，温。主大风，寒湿痹，历节痛，拘挛缓急，破积聚，邪气，金创，强筋骨，轻身健行。”《名医别录》主风湿，丈夫肾湿阴囊痒，寒热历节掣引腰痛，不能步行，痈肿脓结。《本草纲目》治头风喉痹，痈肿疔毒。现在功效：搜风胜湿，散寒止痛，开痰，消肿；牛膝首载于《神农本草经》主寒湿痿痹，四肢拘挛，膝病不可屈伸，逐血气，伤热火烂，堕胎。久服轻身耐老。《名医别录》疗伤中少气，男子阴消，老人失溺，补中续绝，填骨髓，除脑中痛及腰脊痛，妇人月水不通，血结，益精，利阴气，止白发。《药性论》治阴痿，补肾填精，逐恶血流结，助十二经脉，病人虚羸加而用之。《日华子本草》治腰膝软怯冷弱，破癥结，排脓止痛，产后心腹痛并血运，落死胎，壮阳；续断之名首见于《神农本草经》，其后《名医别录》，《本草经集注》，《新修本草》，《蜀本草》，《日华子本草》，《本草图经》等诸家本草均有记载。《神农本草经》：“主腰脊痛，补中，益精气，坚筋骨，强志，除阴下痒湿，小便余沥。久服轻身耐老。”《名医别录》：“治脚中酸痛，不欲践地。”《本草正要》：“暖子宫，安胎气。”牛膝、川续断合用补肝肾，强筋骨，引火下行。治疗肝肾亏虚，腰痛膝软，阳痿、尿频等；昌（菖）蒲首载于《神农本草经》，列于上品。根据《武威汉代医简》的出处与所处的地理位置，进一步证实了菖蒲即就是石菖蒲，而非水菖蒲也。《神农本草经》主风寒湿痹，咳逆上气，开心孔，补五脏，通九窍，明耳目，出音声。久服轻身，不忘不迷惑，延年。《名医别录》主耳聋，痈疮，温肠胃，止小便利，四肢湿痹，不得屈伸，小儿温疟，身积热不解，可作浴汤。聪耳目，益心智，高志不老。《药性论》治风湿顽痹，耳鸣，头风，泪下，杀诸虫，治恶疮疥瘙。

综合该方剂的药物组成，可以看出全方包含着补肾滋阴，强腰壮筋的功效与治则，这一治则在现今的男科学中仍是广为应用的。可见汉代人们对中药的复方在临床上已能很好地掌握和运用。由武威汉代医简的成书年代和“终古毋子”的记载，以及对有关文献资料的考证，可初步认定为该方是治疗男子不育症的最早方剂。

方十四

【医简释文】**□分人发一分烦之□焦一□□二分□一分凡八物冶合□温酒饮方寸匕一日三饮之吕功君方有农者自为□□□□□□□□□出有血不得为农●治东海白水侯所奏方治男子有七疾及七伤何谓七伤一曰阴寒二曰阴痿三曰阴衰四曰囊下**

湿而养黄汁出辛恿五曰小便有馀六曰茎中恿如林状七曰精自出空居独怒临事不起＝死玉门中意常欲得妇人日甚者更而苔（?）轻重时腹中恿下弱旁光此病名曰内伤□桔梗十分牛膝续断方风远志杜仲赤石脂山朱臾柏实各四分肉从容天雄署与虵□凡十五物皆并冶合□

【方名】治东海白水侯所奏方

【组成】桔梗十分，牛膝、续断、防风、远志、杜仲、赤石脂、山茱萸、柏实各四分，肉苁蓉、天雄、薯蓣、（上三味剂量不详）

【用法】上述药物均经加工炮制，然后使用。（具体用法记录不详）

【功效】补肾益精，祛风散寒，强筋壮骨。

【主治】男子阴冷、阳痿、早泄、遗精、精少、阴囊潮湿等。

【方解】本方主治当为肝肾亏虚，阴寒内盛证。方中牛膝、杜仲、川续断补肝肾，强筋骨，引火下行。治疗肝肾亏虚，腰痛膝软，阳痿、尿频等。山茱萸补益肝肾，收敛固涩。既能补肾益精，又能温肾助阳：既能补阴，又能补阳，为补益肝肾之要药。肉苁蓉补肾阳，益精血，润畅通便。常用于肾阳不足，精血亏虚的阳痿，不孕，腰膝酸软，筋骨无力等。《神农本草经》载“主五劳七伤，补中，除茎中寒热痛，养五脏，强阴，益精气，多子，妇人癥瘕”。薯蓣益气养阴，补脾肺肾，固精止带。柏实《神农本草经》载“味甘，平。主惊悸，安五藏，益气，除湿痹。久服令人悦泽美色、耳目聪明、不饥不老、轻身延年。”天雄《神农本草经》载“味辛，温。主大风，寒湿痹，历节痛，拘挛缓急，破积聚，邪气，金创，强筋骨，轻身健行。”桔梗开宣肺气，宣上以达下。方中用山茱萸、苁蓉、薯蓣，补益肝肾，固摄下元，为君药。牛膝、续断、杜仲补肝肾，强筋骨；天雄、防风祛风散寒，桔梗，开宣肺气，以助天雄、防风祛风散寒，除湿宣痹，上述共为臣药。远志宁心安神，配柏实交通心肾，宁心安神；赤石脂，涩精止遗。全方补中有散，邪祛正安。

简中记载全方疑为十五味药物组成，还有三味药记录不详。

方十五

【医简释文】**□恶病大风方雄黄丹沙礜石□兹石玄石消石□长□一两人参□捣之各异**

斯□三重盛药□□三石□□□三日

【方名】恶病大风方

【组成】雄黄、丹沙、礜石、兹石、玄石、消石、长石一两，人参。

【用法】该方的药物加工方法及服用方法记录不详，由于以上药物均为矿物有毒之品，其炮制加工方法，"捣之各异斯"、"三重盛药"，可否认为是，根据每味药的不同特性，分别捣碎加工，用一定的方法盛放在容器中备用。

【功效】清热解毒

【主治】麻风病及一些顽疾重症。

【方解】雄黄《神农本草经》云：主鼠瘘恶疮，疽瘘死肌。疗疥虫疮，目痛，鼻中息肉，及绝筋破骨，百节中大风，积聚癖气，中恶，腹痛，鬼。《本草备要》辛温有毒，得正阳之气。入肝经气分，搜肝强脾，散百节大风，杀百毒，辟鬼魅。治惊痫痰涎，头痛眩晕，暑疟澼痢，泄泻积聚。又能化血为水，燥湿杀虫，治劳疳疮疥蛇伤。丹沙味甘，微寒。主身体五藏百病，养精构，安魂魄，益气，明日，杀精邪恶鬼。久服，通神明不老。能化为汞。生山谷。消石，始载于《神农本草经》，为矿物硝石经加工烁制而成的结晶。《神农本草经》主五脏积热，胃胀闭，涤去蓄结饮食，推陈致新，除邪气。《名医疗录》疗暴伤寒，腹中大热，止烦满消渴，利小便及瘘蚀疮。《日华子本草》含之治喉闭。《本草纲目》治伏暑伤冷，霍乱吐利，五种淋疾，女劳黑疸，心肠疠痛，赤眼肿痛，牙痛。现代功效：破坚散积，利尿泻下，解毒消肿。磁石《神农本草经》云：味辛，寒。主周痹风湿，肢节中痛，不可持物，洗洗酸消，除大热烦满及耳聋。礜石味辛，大热。主寒热，鼠瘘蚀疮，死肌风痹，腹中坚。玄石，即磁石。与前"兹石"异名同物，在一方中出现二次，当有一者为误写。长石《神农本草经》云：味辛，寒。主身热，四肢寒魔，利小便，通血脉，明日，去翳眇，下三虫，杀蛊毒，久服不饥。上述均为矿石类质重伤胃之剂，加入人参益气健脾护胃。

【注释】

该方名中"大风"、"恶病大风"，据史料所查均可认为是麻风病。《素问》："病大风，骨节重，须眉堕，名曰大风。"王建中等在"从王粲病案谈到《黄帝内经》"一文中所加按语："'大风'是古人对麻风病的另一种称呼"。孙思邈在《千金要方》中单辟"恶疾大风"专篇。其中于麻风病的发病始末、类型以及治疗调摄宜忌等均作了详细的分析，并指出其预后："远者不过十年皆死，近者五、六岁而亡。"（《备急千金要方》卷二十三恶疾第五）

至于方中所用药物多为矿石类，且雄黄之类又属有毒之品，常为外用之品。皇甫谧《针灸甲乙经·序》中载张仲景诊断王粲（仲宣）患病及死期的病案。其案录如下：仲景见侍中王仲宣，时年二十余，谓曰："君有病，四十当眉落，眉落半年而死。"令服五石汤可免。仲宣嫌其言忤，受汤勿服。居三日，见仲宣，谓曰："服汤否？"仲宣曰："已服。"仲景曰："色候固非服药之诊，君何轻命也！"仲宣犹不言。后二十年果眉落，后一百八十七日而死。终如其言。

案录中"令服五石汤可免"之"五石汤"，据王建中等在"从王粲病案谈到《黄帝内经》"一文中还述，"在大枫子等药未传入中国的唐宋以前，麻风属于'不治之症'，五石汤是否即《抱扑子》所指的丹砂、雄黄、矾石、曾青等，尚不得而知，但有一点可以肯定，汉代绝无'令服可免'麻风病的方药"（陕西中医函授 2001 年第 6 期）。观《抱扑子》

所载“五石汤”亦为矿石类并具有毒之品，且五味药中前三味丹砂、雄黄、矾石与“恶病大风方”中前三味药完全相同。作者前文已述，武威汉代医简的成书早于张仲景的《伤寒杂病论》，可以推测仲景所用的“五石汤”很有可能就是由武威汉代医简“恶病大风方”化裁而来。同时也可以说皇甫谧《针灸甲乙经・序》中记载张仲景诊断王粲（仲宣）患病及死期的病案以及“令服五石汤可免”的说法是完全可信的。也证实了中国中医研究院中医药信息研究所王树芬撰写的“论张仲景诊王仲宣一案的真实性及其价值”一文的观点，即“皇甫谧在《甲乙经》序文中所记张仲景诊王仲宣一案是个真实的历史事件”[9]

陈吉棠撰文认为：“我国古代对麻风病传染性的认识远在秦汉之际已经有了，且已有了带强制的、残酷的切断传染源的隔离形式出现。麻风病在古代是列为‘不逮人伦之属’的‘恶疾’”[10]这正是武威汉代医简记录“恶病大风方”的历史环境。

武威汉代医简中所载“恶病大风方”中，“恶病大风”就是指麻风病，而方中所用部分药物也正是秦汉之际治疗麻风病的常用药物，可以推测武威汉代医简最早记录了治疗麻风病的处方。

外科方

方十六

【医简释文】**治诸癃石癃出石血癃出血膏癃出膏泔癃出泔此五癃皆同乐治之茱姜瞿麦各六分兔糸实滑石各七分桂半分凡六物皆冶合以方寸匕酒饮日六七病立偷石即出**

【方名】治诸癃方

【组成】术、姜、瞿麦各六分，菟丝子、滑石各七分，桂半分。

【用法】以上六物药物，经加工炮制为散剂，每次服 1 方寸匕，用酒送服，每日服六七次。

【功效】补肾化气、排石通淋。

【主治】石淋、血淋、膏淋、泔淋等各种湿热淋证。

【方解】术能健脾运湿，姜能助脾气升腾，菟丝子补肾益精，桂能温补命门，助膀胱气化，四物使水湿得脾肾之阳所助而能运行。瞿麦、滑石清热除湿，利水通淋。本方用药也是寒热并举，补泻合用，使之补肾化气，清热利湿，以求排石通淋之功。古人云：“酒为百药之长”。酒性温热，具有温经通络、散寒止痛之功，用酒送服者，取其此义。

【临床运用】

张天治疗一位姓密的 60 岁男性患者，患者于 1975 年 10 月因左肾区剧烈绞痛，同时伴有血尿，赴某医院诊治，经 X 线射片发现，在左下肾盏有一个绿豆大（0.4cm×0.8cm）结石，经四月治疗后，左肾结石增至黄豆大（0.6cm×0.8cm）。后来我院泌尿内科门诊，经服用活血化淤清石方三个月，于 1976 年 6 月第三次 X 线射片。左肾结石又有增大（0.7cm×0.9cm）。当时认为中药治疗可能有难，建议手术切除，患者希望继续服用中药治疗。我们就使用了《武威汉代医简》中的“诸方”。”我们根据这个古方处方如下：炒白术六钱，生姜、干姜各钱半，瞿麦六钱，菟丝子五钱，滑石七钱，肉桂五分；因为患者脉细，苔薄中间剥，又加用了川断肉、小川连、黄柏、炙鳖甲等。同时用磁化水（未用此方前已用磁化水）。服用以上方药后患者出现舌质红降，我们考虑是干姜和肉桂的副作用。由于古代文字简练，《武威汉代医简》只记载了姜。而姜有许多种，有干姜、生姜、炮姜、良姜、毛姜等，其中毛姜是补肾药。我们就该用了毛姜，肉桂改用了桂枝，在加重了养阴药。于 1976 年 9 月 4 日 X 线射片检查，结石已下降到左侧中输尿管，结石也缩小（0.6cm×0.8cm）。9 月 18 日一时，突然腰痛从小便中解出黄豆大结石一粒（0.5cm×0.6cm×0.8cm），再做 X 线复查证实，结石确已排出。患者高兴而归。[11]

方十七

【医简释文】**治金创止恿令创中温方曾青一分长石二分凡二物皆冶合和温酒饮一刀日三创立不恿**

【方名】治金疮止痛令疮中温方

【组成】曾青一分，长石二分。

【用法】将上述二种药物均经过加工炮制为散剂，并调和均匀，每次服用一刀圭，日服三次，用温酒送下。

【功效】活血通络，收湿敛疮。

【主治】金属利器造成的创伤。

【方解】曾青，《神农本草经》主目痛，止泪出，风痹，利关节，通九窍，破癥坚积聚，久服轻身不老。能化金铜。《名医别录》亦载：曾青生蜀中山谷及越，采无时。能化金铜。长石，《神农本草经》主身热，四肢寒厥，利小便，通血脉，明目去翳眇。《本草纲目》称为“硬石膏”，并曰：唐宋诸方所用石膏，多是此石。现代功效，清气分实热，清肺热，清胃火，收湿敛疮。

方十八

【医简释文】**●治金创内漏血不出方药用大黄丹二分曾青二分消石二分䗪虫三分蝱头二分凡五物皆冶合和以方寸匕一酒饮不过再饮血立出不即从大便出**

【方名】治金创内漏血不出方

【组成】大黄二分，曾青二分，消石二分，䗪虫三分，蝱头二分。

【用法】以上五种药物经加工为散剂，调和均匀，每次服一方寸匕，用酒送服。若疮内积血仍不能流出，可再服上药一次。

【功效】清热散结，逐瘀止痛。

【主治】金器创伤瘀血，以及肠漏下血等症。

【方解】大黄《神农本草经》下瘀血，血闭、寒热，破癥积聚，留饮宿食，荡涤肠胃，推陈致新，通利水谷，调中化食，安和五脏。《名医别录》平胃，下气，除痰实，肠间结热，心腹胀满，女子寒血闭胀，小腹痛，诸老血留结。《日华子本草》通宣一切气，调血脉，利关节，泄壅滞，水气，四肢冷热不调，温瘴热痰，利大小便，并敷一切疮疖痈毒。现代功效：泻热毒，破积滞，行瘀血。曾青。《神农本草经》主目痛，止泪出，风痹，利关节，通九窍，破癥坚积聚，久服轻身不老，能化金铜。消石《神农本草经》主五脏积热，胃胀闭，涤去蓄结饮食，推陈致新，除邪气。《名医疗录》疗暴伤寒，腹中大热，止烦满消渴，利小便及瘘蚀疮。现代功效：破坚散积，利尿泻下，解毒消肿。䗪虫《神农本草经》主心腹寒热洗洗，血积癥瘕，破坚，下血闭。《药性论》治月水不通，破留血积聚。《本草纲目》行产后血积，折伤瘀血，治重舌、木舌，口疮，小儿腹痛，夜啼。现代功效：破血逐瘀，续筋接骨。虻虫《神农本草经》云：主逐瘀血，破下血积坚痞癥瘕寒热，通利血脉及九窍。现代药理作用：具有抗凝，纤溶作用。虻虫水提物能显著延长大鼠出血时间，减少血浆中纤维蛋白原含量，抑制血小板凝聚。对血液流变学的影响：虻虫水溶液可显著减少家兔血浆中纤维蛋白原含量，而且两者均能抑制血小板粘附性，降低全血粘度比和血浆粘度比，降低血球压积，减慢血沉速度。[12]五药同用，共奏清除肠间结热，活血逐瘀止痛之作用。

方十九

【医简释文】**治金创止恿方石膏一分姜二分甘草一分桂一分凡四物皆冶合和以方寸寸酢浆饮之日再夜一良甚勿传也**

【方名】治金创止痛方

【组成】石膏一分，生姜二分，甘草一分，桂枝一分。

【用法】四物均加工炮制为散剂，并调和均匀，每次服一方寸匕，用醋浆饮药，白天服两次，夜间服一次。

【功效】收湿敛疮，清热止痛。

【主治】金器伤所致的创伤疼痛。

【方解】石膏，《神农本草经》主中风寒热，心下逆气，惊喘，口干舌焦，不能息，腹中坚痛，除邪鬼，产乳，金疮。现代功效：清气分实热，清肺热，清胃火，收湿敛疮。郑虎占等主编《中药现代研究与应用》中亦记载：煅石膏收湿，生肌，敛疮，止血。外治溃疡不敛，湿疹瘙痒，水火烫伤，外伤出血。现代药理作用：外用能降低血管通透性而起消炎作用。用煅石膏粉处理创伤面，能很快结痂，减少渗出，防止感染，促进创面愈合。生姜、甘草、桂枝调和药性，以助石膏敛疮止痛。用醋浆饮药者，取其醋性味酸以敛疮之意。

方二十

【医简释文】**●治金创肠出方冶龙骨三指撮以鼓汁饮之日再三饮自为入大良勿传也**

【方名】治金创肠出方

【组成】煅龙骨粉

【用法】煅龙骨粉三指撮，用豆鼓汁送服。

【功效】收湿敛疮

【主治】金属利器伤及内脏，肠内出血等症。

【方解】龙骨有收敛固涩的功能。现代研究认为，本品主要含碳酸钙、磷酸钙、尚含铁、钾、钠、氯、硫酸根等。龙骨所含钙盐吸收后，有促进血液凝固、降低血管壁的通透性及抑制骨骼肌的兴奋等作用。用豆豉汁送服药物者，是因豆豉中含脂肪、蛋白质和酶等，有健胃助消化的作用，配伍用之，以防煅龙骨粉碍伤胃气。

方二十一

【医简释文】**治加及久创及马脊方取□骆苏一升付子廿枚蜀椒一升乾当归二两皆父且**

之以骆苏煎之三沸药取以傅之良甚治人卒雍方冶赤石脂以寒水和

【方名】治痂及灸疮及马膏方

【组成】骆酥一升，附子二十枚，蜀椒一升，干当归二两。

【用法】用骆酥煎煮以上三药，煎煮三次，取药敷在疮疡部位。

【功效】和血补血，排脓止痛，敛溃生肌

【主治】各种创伤所致疮痂，用灸法治疗引起的疮伤，长久骑马时，骑马者臀胯部受压磨损的疮伤等。

【方解】当归，《神农本草经》主咳逆上气，温疟寒热洗在皮肤中，妇人漏下，绝子，诸恶疮疡金疮，煮饮之。《名医别录》温中止痛，除客血内塞，中风痉，汗不出，湿痹，中恶客气、虚冷，补五藏，生肌肉。《日华子本草》治一切风，一切血，补一切劳损，破恶血，养新血及主癥癖。《本草纲目》治头痛，心腹诸痛，润肠胃、筋骨、皮肤，治痈疽排脓止痛，和血补血。现代功效：补血和血，调经止痛，润燥滑肠。附子。《神农本草经》主风寒咳，逆邪气，温中，金疮，破癥坚积聚，血瘕，寒湿踒躄，拘挛膝痛，不能行步。现代药理作用：附子中含有乌头碱，乌头碱有镇痛作用，东莨菪碱能增强其效力，在药麻复方中，其镇痛作用可与洋金花协同。蜀椒，现代药理作用研究，具有局部麻醉作用。花椒稀醇有局部麻醉作用，在家兔角膜之表面麻醉，效力较地卡因稍弱，在豚鼠之浸润麻醉中，效力强于普鲁卡因。骆酥，《本草备要》记载“皆牛羊乳所作，滋润滑泽，宜于血热苦燥之人。”凡灸一切气血坚韧筋骨药，俱不可少，但脾胃虚滑者禁用。

综上，当归和血补血，排脓止痛，敛溃生肌。附子、蜀椒镇痛。骆酥滋润滑泽，亦是外用药的赋形剂。诸药制成外用剂型，治疗各种外伤结痂、灸疮以及骑马所致臀胯磨伤。

方二十二

【医简释文】**治人卒雍方冶赤石脂以寒水和**

【方名】治人卒臃方

【组成】赤石脂

【用法】将赤石脂加工炮制为细末，用时以寒水调和涂抹于疮臃之上，根据病情，多次涂抹，直至痊愈。

【功效】清热排脓，敛疮生肌。

【主治】猝然暴发的急性疮痈。

【方解】赤石脂。《神农本草经》主黄疸、泄痢，肠辟脓血，阴蚀下血赤白，邪气痈肿，疽痔，恶疮，头疡疥瘙。《名医别录》主养心气，明目，益精，疗腹痛泄壁，下痢赤白，小便利及痈疽疮痔，女子崩中，漏下、产难，胞衣不出。《日华子本草》治泻痢，血崩带下，吐血衄血，并涩精淋沥，安心，镇五脏，除烦，疗惊悸，排脓，养脾气，壮筋骨，补虚损。《本草纲目》补心血，生肌肉，厚肠胃，除水湿，收脱肛。现代功效：涩肠止泻，固崩止遗，生肌敛疮。

现代药理研究具有吸附作用，能吸收消化道的有毒物质、细菌毒素及食物异常发酵产物，并保护消化道黏膜，能显著缩短家兔血浆再钙化时间，对胃肠道等有止血作用。

综合上述历代本草记载，赤石脂具有疗恶疮，头疡疥瘙、痈疽疮痔、排脓生肌的功效，现代药理作用研究该药又有吸附作用。用时以寒水调和，更有清热敛疮之作用。故赤石脂具有清热排脓，敛疮生肌之功效，可用于猝然暴发的急性疮痈。

方二十三

【医简释文】**涂雍上以愈为故良●治狗啮人创恿方烦狼毒冶以傅之创乾者和以膏傅之治汤火涷方烦□罗冶以傅之良甚**

【方名】治狗啮人创恿方

【组成】狼毒

【用法】将狼毒粉碎等加工后，敷在被狗咬的疮面上。若疮已干者，可将狼毒粉调和为膏状外敷疮面。

【功效】逐水祛痰，破积杀虫。

【主治】狗咬伤以及对狂犬病的治疗。

【方解】狼毒，《神农本草经》咳逆上气，破积聚饮食，寒热水气，恶疮鼠瘘疽蚀，鬼精蛊毒，杀飞鸟走兽。

五官科方

方二十四

【医简释文】**治目恿方以春三月上旬治药曾青四两戎盐三两皆冶合以乳汁和盛以铜器以傅目良**[16]

【方名】治目恿方

【组成】曾青四两，戎盐三两。

【用法】以上两种药物均经加工炮制，用乳汁调和，盛在铜器中储藏，用时取上药外敷眼目。

【功效】凉血明目

【主治】热毒上攻所致目赤目痛。

【方解】曾青。《神农本草经》味酸，小寒。主目痛，止泪，出风痹，利关节，通九窍，破癥坚积累。临床用于风热目病。如曾青散：治一切风热毒气上攻，目赤或烂，怕日羞明，隐涩眵泪，或痒或痛。曾青四两，蔓荆子二两，白姜炮、防风各一两，为末。每以少许♯鼻中，立有功效。《和剂局方》。戎盐，《神农本草经》主明目、目痛、益气、坚肌骨、去毒蛊。《发明》戎盐禀至阴之气，凝结而成，不经煎炼，生涯♯之阴。功专走血入肾，治目中瘀赤昏涩，《金匮要略》茯苓戎盐汤，治小便不通，取其补肾利膀胱也。又能固齿明目，治目痛，益气坚肌骨，一皆补肾之力。《神农本草经》主明目目痛，是热淫于内，治以咸寒。又言去毒蛊者，咸能软坚，蛊毒邪气，不能浮长矣。《本草备要》坚肾固齿，明目乌须。《本草纲目》功同食盐。二药共用其功效为凉血，明目以治目痛。

方二十五

【医简释文】**六日胫中当恿＝至足下伤脓出逐服之卅日知愈六十日须麋生音声虽嘶败能复精鼻柱鼻中当腐血出若脓出去死肉药用代庐如巴豆各一分并合和以絮裹药塞鼻诸息肉**

皆出

【方名】塞鼻方

【组成】茼茹，巴豆各一分。

【用法】二药加工混合，用棉花等物，在其周围粘附上药塞于鼻中。

【功效】清热败毒，排脓驱腐，止血敛疮，祛除息肉。

【主治】鼻中疮疡，流脓流血，鼻息肉等。

【方解】方中所用代庐如，即代地所产的"茼茹"。《名医别录》载其"去热痹，破癥瘕，除息肉……生代郡川谷"。巴豆外用有蚀腐肉，疗疮毒的作用。用于疮疡脓成而未溃者，常以本品与乳香、没药、木鳖子等制成膏，外敷患处，能促使疮疡溃破，排出脓液。

方二十六

【医简释文】**出不出更饮调中药＝用亭磨二分甘逐二分大黄一分冶合和以米汁饮一刀圭日三四饮徵出乃止即鼻不利**

【方名】调中药方

【组成】葶苈二分，甘遂二分，大黄一分。

【用法】以上三药经加工炮制制成散剂，调和均匀，用米汁饮药，每次服一刀圭，每日服三至四次，直至病情痊愈。

【功效】清热泻火，活血祛瘀，消肿散结，疗疮散痈。

【主治】经上述塞鼻方治疗疗效不明显者。

【方解】葶苈，《神农本草经》谓其味辛，寒，"主癥瘕积聚、结气、饮食、寒热，破坚逐邪，通利水道"。甘遂，《神农本草经》谓其味苦，寒，"主大腹疝瘕，腹满，面目浮肿，留饮宿食，破坚积聚，利水谷道"。现代功效：泻水逐饮，消肿散结。可用于疮痈肿毒，外用有消肿散结之功。大黄味苦，寒。主下瘀血，血闭寒热，破癥瘕积聚，留饮宿食，荡涤肠胃，推陈致新，通利水谷，调中化食，安和五藏。现代功效：泻下攻积，清热泻火，止血，解毒，活血祛瘀。外用能清热毒，消肿块，治热毒痈肿疔疖。

方二十七

【医简释文】**药用利庐一本亭磨二分付子一分早荚一分皆并父且合和以醇醞渍卒时去宰以汁灌其鼻中**

【方名】灌鼻方

【组成】藜庐一本，葶苈二分，附子一分，皂荚一分。

【用法】均经过加工炮制，混和均匀，以醇酒浸泡一昼夜后，去除药渣，将药汁灌入鼻中。

【功效】宣肺通窍。

【主治】各种原因所致鼻腔通气不利。

【方解】藜庐，《神农本草经》谓其味辛，寒，"主蛊毒咳逆，泄痢肠澼，头疡疥搔恶疮，杀诸虫毒，去死肌"。皂荚。味辛，温，微毒，《神农本草经》谓其"主风痹死肌，邪气，风头泪出，利九窍"。葶苈泻肺平喘，利水消肿。又肺开窍于鼻，肺气得宣，则鼻窍即通。少佐附子，在于温补阳气，使肺气得阳气之温煦方能宣上达下。四药相合，使肺的宣发肃降功能恢复，鼻腔通气自利。

妇科方

方二十八

【医简释文】

治妇人膏药方　楼三升　当归十分　白茝四分　付子卅枚　甘草七分　弓大鄭十分菒草二束　凡七物以肦膊高舍之

治妇人高药方　楼三升　甘草七分　付子卅枚　菒草二束弓大鄭十枚　白茝四分　当归十分　凡七物以肦膊高之之之凡六物合后曰

【方名】治妇人膏药方

【组成】漏芦三升，当归十分，白芷四分，附子卅枚，甘草七分，弓大鄭十分，藁本二束。上述两方的方名、药味、剂量基本相同，并两方均冠名为“治妇人膏药方”，必为治疗妇科疾病的方药。但对治疗妇科何种疾病，其症状描述、使用方法等内容尚缺。现从方中所载药物作以推断分析，以供参考。

【用法】将上药制成膏剂备用。

【功效】活血调经，消痈通乳。

【主治】经血不调，乳痈肿痛，乳汁不下。

【方解】原简牍记载两方之首位药均似为“楼”字，如按“栝楼”解释，与该方方义不甚符合。如按“漏芦”解释较为切合。漏芦清热解毒，消痈散节，通经下乳。《神农本草经》味甘咸寒。主皮肤热，恶创，疽痔，湿痹，下乳汁。现临床多用于痈肿疮毒，乳痈肿痛，为治疗乳痈之良药。妇人乳络壅滞，乳汁不下，乳房胀痛亦多用之，常与穿山甲、王不留行等药同用；当归，补血和血，调经止痛，润燥滑肠；白芷《神农本草经》主女人漏下赤白，血闭阴肿，寒热风头，侵目泪出”；附子温经通络；弓大鄭：药名待考。菒草，即藁本。《神农本草经》主妇人疝瘕，阴中寒肿痛，腹中急，除风头痛，长肌肤”。综上，从组方的药味分析，该方可治疗妇人经血不调，乳痈肿痛，乳汁不下等证。

其他方

方二十九

【医简释文】**治千金膏药方蜀椒四升弓穷一升白芷一升付子卅果凡四物皆冶父且置铜器中用淳溘三升渍之卒时取贲猪肪三斤先前之先取鸡子中黄者置梧中挠之三百取药成以五分匕一置鸡子中复挠之二百薄以涂其雍者上空者遗之中央大如钱药乾复涂之如前法三涂去其故药其毋农者行愈已有农者溃毋得力作禁食诸采□置□上良甚创悪座皆中之良勿传也逆气吞之喉痹吞之摩之心腹悪吞之嗌悪吞之血府悪吞之摩之咽乾摩之齿悪涂之昏衄涂之鼻中生恶伤涂之亦可吞之皆大如酸枣稍咽之肠中有益为度摩之皆三乾而止此方禁又中妇人乳余**

□吞之气龙裹药以彀塞之耳日壹易之金创涂之头恿风涂之以三指摩□□□□应吞之身生恶气涂之此膏药大良勿得传

【方名】治千金膏药方

【组成】蜀椒四升，川芎一升，白芷一升，附子卅果，

【用法】上药经加工炮制后，放置在铜器中，用浓醋三升浸泡一昼夜后。再加入骟猪油三斤煎煮。再取鸡蛋黄放在杯中，搅三百次，取出加工好的药盛放在器皿中备用。具体用法：

1. 用于治疗疮痈：取上药五分匕放入鸡蛋黄中，再搅二百次，将上述加工好的药膏薄薄涂在痈的上面，中央留出钱币大小的皮肤不涂药汁，目的是给痈外溃留一出路。药汁透过患部皮肤浸入病灶，发挥解毒消痈的作用。如果药汁干了，药力不能透入皮下，那么就得涂上新的药汁。如此涂三次，就必须清洁患处。因为药层厚了，也影响药汁的浸透。并指出涂药之后痈症的转归："其毋农者行愈，已有农者溃。"即痈未化脓者，经过外涂药汁的治疗，痈将消退向愈；痈已蕴脓者，涂药后将促使脓液早日溃出而愈。同时劝告患者："毋得力作，禁食诸采"，注意休息，避免过度劳作，禁食辛辣发物。

2. 其他用法：如有胃气上逆等症候可以口服；喉痹即可口服，又可在咽喉部位采用膏摩的治疗方法；心腹痛可口服；嗌噫痛可口服；血府痛即可口服，又可膏摩；咽部干燥可采用外部膏摩的方法；齿痛可采用牙齿周围涂抹药物的方法；鼻窍出血伴见头晕可在鼻腔内涂药；鼻腔中生恶疮即可以在鼻腔内涂药，又可以口服；妇人产后杂病可口服；耳聋病用绉纱（现可用纱布）包裹药膏塞于耳中；每天换药一次；头痛风先将药膏涂在一定的穴位上，然后用三指按摩；"□□□□应吞之"，病状不详，也可口服；身体表面出现"恶气"之类的病，还可外涂此药膏。不论是口服，还是外涂等，此膏药每次用酸枣仁大小，口服后感到胃肠中舒适为度，而采用膏摩的的方法时，一般涂膏药后摩三次，待药膏变干燥为止。

从现存资料来看，这种既可用作内服，又可供按摩外用的膏药方，武威汉代医简所载者当属最早。且简文的记录内容可知，使用者经临床验证，效果良好，不愿外传。

【功效】温经通络，活血排脓，芳香开窍。

【主治】疮痈、胃气上逆、喉痹、心腹痛、嗌噫痛、血府痛、咽部干燥、齿痛、鼻窍出血、鼻腔中生恶疮、妇人产后杂病、耳聋病、头痛风、身体表面出现"恶气"之类的病等。

【方解】蜀椒，《神农本草经》主邪气咳逆，温中，逐骨节皮肤死肌，寒湿痹痛，下气。《名医别录》除六腑寒冷，大风，汗不出，心腹留饮，宿食肠澼下痢，散风邪瘕结，水肿。《本草纲目》散寒除湿，解郁结，消宿食，通三焦，温脾胃，补右肾命门，杀蛔虫，止泄泻。教科书《中药学》（雷载权主编）所载功效为：温中止痛，杀虫，止痒。川芎，活血行气，祛风止痛。用于血瘀气滞的各种痛证，头痛、风湿痹痛亦常用之。白芷，解表散风，通窍，止痛，燥湿止带，消肿排脓，用于治疗痈疽初期，红肿热痛，每与银花、当归、穿山甲等药配用，如仙方活命饮；与瓜蒌、贝母、蒲公英等同用，又治乳痈肿痛（雷载权主编教科书《中药学》）。附子，《神农本草经》主风寒咳，逆邪气，温中，金疮，破癥坚积聚，血瘕，寒湿踒躄，拘挛膝痛，不能行步。《名医别录》脚疼冷弱，腰背风寒，心腹冷痛，霍乱转筋，下痢白赤，坚肌骨，强阴，又堕胎，为百药长。

【医简释文】

百病膏药方　蜀椒四升　白茝一升　弓穷一升　付子卅果　凡四物父且渍以淳醯三升渍□□□三斤先□□□□

枚 煎药□□□□□□□浚去宰

该方与简 57～58 所载“千金膏药方”中药味、剂量基本相同。

第三章　武威汉代医简的学术价值

第一节　武威汉代医简出土的文献学价值

我国医学历史悠久，传世的古代医学著作不少。早在战国时期就有中医学理论巨著《黄帝内经》，东汉时又有药物学经典《神农本草经》和临床医学著作《伤寒杂病论》等珍贵的医药文献。可惜由于成书的年代久远，岁月沧桑，这些古医籍原本早已佚失。流传至今的版本是经过历代辗转传抄，翻刻摹印的，其中遗阙、误植、删改、增补，以致哪些是原文，哪些是后人增补的内容，也真假难辨，先后难分了，这样就不可避免地给我们学习和研究这些医书带来一定的局限性。而从各地陆续出土的医药简牍就不存在这类问题，它能使我们看到古医籍的原貌。由于它未经后人的改动，因此能真实地反映当时医药发展的水平，更具有重要的研究价值，实为研究我国古代医药史的珍贵资料。可以推测，东汉以前临床医学的发展已经达到了一个较高的水平，如果今后能见到原本的《伤寒杂病论》的话，很大可能也是记载于简牍之上，内容及文字会更接近于武威汉代医简，也可将武威汉代医简和《伤寒杂病论》并称为“简牍医学”，或称为祖国医学的“简牍时代”。

我国战国秦汉时期流传至今的医药著作仅有屈指可数的几部，再加上前面提到人为造成的错误，使得研究这一时期的医学史显得格外的困难。武威汉代医简以及长沙马王堆汉墓帛书、湖北江陵张家山汉简的发现，填补了祖国医学史上早期的一些空白，无疑为研究秦汉及秦汉以前医药学提供了可靠的依据。因此，它的重要价值是不言而喻的。

在我国考古发掘工作中，曾多次出土了战国至魏、晋时期的竹简、木牍，如在西北考古发现的《流沙坠简》、《居延汉简》、《敦煌医简》，但只有少量的医药简。武威汉代医简的出土，其数量之多，内容之丰富，整理之系统，涉及范围之广，在出土这批医简的当时而言是空前的。武威汉代医简的发现，不仅是我国考古工作的一个重大收获，也是我国医药学界的一件大事。它为我国的历史学者，特别是医学科学工作者提供了不可多得的研究素材。

武威旱滩坡汉墓出土的这批医药简牍，是我国近年来文物考古工作中很重要的发现之一。它为进一步探讨汉代简册制度提供了珍贵的实物例证。通过这批简牍的长度、编连、缮写、容字、题记、收卷、文字等各方面，不仅可以较具体地考定汉代简册制度，以补文献所未及，也为考古学、古文字学、历史学等提供了研究的新资料。

在武威简牍中，有一枚木牍不仅写有各种药物的名称，而且列出药物所值得经济价值，还有两处提到是由某人取药的记录。这段记载看来象是一份药物出纳账目的清单，它的内容虽然简单，但却反映当时的医药已经作为一门独立的职业存在于社会上。战国的李悝曾经提到当时的农民生活中有医药费的开支，《汉书·食货志》载：“不幸疾病死伤之费，及上赋敛，又未与此，此农夫所以常闲。”说明在当时农民的生活开支上医药费占有一定的比例。木牍的记载，正可与之相印证。因此，武威简牍对于研究汉代的经济史也有一定的参考意义。

据中国中医研究院中国医史文献研究所前所长、中华医学会医史学会主任委员、著名医史学家李经纬研究员在为《武威汉代医简研究》撰序中回忆，该简牍出土后经甘肃省博物馆与武威县文化馆合作编成《武威汉代医简》一稿，初稿完成后，送交文物出版社，出版社又与中国中医研究院医史文献研究室（中国医史文献研究所前身）的专家学者逐条逐句进行了对有关问题的考释、研究、讨论，查阅文献，寻找依据，再讨论，再查考，如此多次考释研究定稿。1975 年由文物出版社出版了八开线装本与十六开缩印本发行。《武威汉代医简》正式出版后，颇得各界学者之关注。中医学界、医疗史界识其重要者，更多撰文阐其学习研究之心得，其内容包括编排次第考释、文字考释补正、药物使用炮制、临床治疗方术、膏摩针灸技术、护理调摄习俗等，无不给予或多或少之涉猎研究，使之比出版前之考释研究得到明显的提高。

武威旱滩坡汉墓出土的这批医药简牍，是 1949 年以来我国文物考古工作中很重要的发现之一。它为进一步探讨汉代简册制度提供了珍贵的实物例证。通过这批简牍的长度、编连、缮写、容字、题记、收卷、文字等各方面的考察，不仅可以较具体地考定汉代简册制度，以补文献所未及，也为考古学、古文字学、历史学等提供了新的研究资料。

最重要的是，这批汉简在研究我国古代医药学方面具有十分珍贵的科学价值。它不仅在数量上远远超过了 1949 年以前所发现的汉代医简数字，而且在内容上也极为丰富，它包括了医学上的针灸、内科、外科、妇科、五官科等多方面的内容，记载了各科的病名、症状、药物、剂量、制药方法、服药时辰和药量、针灸穴位、经络、针刺禁忌、药物禁忌、生活禁忌，以及药方主治范围等等，足见我国中医药学在当时已形成较为完备的科学体系。这为研究我国古代医学关于生理、解剖、方剂、病名、治疗、养生等问题，提供了具有极其重要价值的科学资料。这是我国医学史上的重大发现。所以说，武威汉代医简的出土，不仅是我国考古界的一个重要发现，也是我国医学史上的一件大事。它对于研究我国古代医学尤其是汉代医药学具有十分重要的意义。

甘肃中医学院医古文教授吴正中在为《武威汉代医简研究》撰序中认为，号称“羲皇故里”的甘肃，地处丝绸之路，历史悠久，文化昌明，就医学而言，莫高窟的“敦煌医学”，古凉州的“武威汉代医简”都引起了人们的极大关注。而武威是一个风水宝地，是一个人杰地灵的地方，在甘肃武威这块宝地上，除了“飞马踏燕”的铜奔马、西夏碑外，汉代医简也是一件价值非凡的瑰宝。同时，本简均为单面、单行墨书，书体以隶为主，兼用章草，洒脱流畅，用笔练达，字里行间闪耀着一种动态美，使人看后难以忘却。书家喜欢用“率意、质朴、粗犷、雄健”八个字概括甘肃汉简的书写风格，这八个字正在武威旱滩坡医药简上得到了淋漓尽致的表现，由此又确定了它在中国书法史上的光辉地位。

第二节　武威汉代医简中的文字异写

著名中医文献学研究专家马继兴认为：“研究中医古代文献，首先要辨认中医古代书中的文字。因为古代医疗的临床经验和理论总结都是通过语言来表达的。语言只有通过文字的记录，整理和加工总结成文献，才能更完整地长期地保存下来，并且不断地得到发展。”

我们辨认中医古书中文字的目的，就是要在继承发扬祖国医学遗产中更好地发掘吸取古代医学文献中有用的东西，以便充分合理地利用它。

在中医著作中，越是古老的文献，由于时代条件的限制，其他文字越是精练简要。在很多场合中，不仅一个字可以代表一个词，而且可以具有多种不同词义，如果不了解这一点，就不能正确理解古书的内容，因而作出错误的甚至是与原文相反的解释，同时我国文字几千年来各种字体、字形、字音的变迁，有的古字或是后代早已不用，或是出现了简繁字；有的古字则是用各种通假字来代替，还有的字受封建礼制的影响而更易它字或缺笔等等。凡此种种，也都必须首先要正确的辨认文字，才能达到全面如实的理解和利用古医术的内容。”[13]

下面就武威汉代医简中的文字异写与现代汉语中的书写方法作以对照：

武威汉代医简	现代汉语
分（3，数字为原简牍的编号，以下同）	份
歳、歳、葳、葳（3、21、22、23、24、25、79）	歳（岁）
婴桃（4、79）	樱桃
消咽其汁（4）	稍咽其汁
遂风（6）	逐风
鳫（8）	雁
𦗻（8）	聲（声）
麻（8）	糜
瘁（9）	癃、淋
乐（9）	药
偸（10、19、43、55、61、68、81、83乙、85乙、86乙）	愈
倍（12）	背
恿逿（12、15、16、18、44、50、68、82乙、84甲）	痛
创（14、15、87乙）	疮
座（15）	痤
创养（15）	疮疡
戎盐（16）	戎盐
傅（16、87乙）	敷
果（17、57、89甲）	颗
父、父且（17、58、80甲、89甲）	㕮咀
浚去宰（17、80乙、89乙）	滤去渣

武威汉代医简	现代汉语
羊矢（18、48、49）	羊屎
与宰捣之（18）	与渣捣之
懑（19）	满
留箴（19、20）	留针
刺（19、90甲、乙）	刺
侠椎（20）	夹椎
肺输（21）	肺俞
灸（21）	灸
气脉壹绝（25）	气脉已绝
扁（26）	遍
雍种（26、80乙）	臃肿
吾实（29、76、83甲）	梧实（梧桐子）
荤采（30、32、61）	荤菜
火皇（30）	火星
百冏（30）	百日已
鱼亲（33）	鱼辛
鬲上当欧（34）	隔上当呕
勿忘传（34）	勿妄传
卒时（47）	晬时
中令痛（48）	中冷痛
穿地（48）	穿地
十馀石（48）	十余担
阬（49）	坑
从火（49）	纵火
金创（50）	金疮

续表

武威汉代医简	现代汉语	武威汉代医简	现代汉语
大黄丹（50）	大黄丹（肉）	射（82甲）	谢
赍猪肪（58）	赍猪肪	肠辟欧血（82甲）	肠澼卧血
先前（58）	先煎	莫（83乙）	暮
栝（59、80乙）	杯	阴痿（84甲）	阴痿
挠之三百（59）	搅之三百	下溜旁急（84甲）	下溜膀急
成（59）	盛	如林状（85乙）	如淋状
雍（60、87乙）	痈	下弱旁光（85乙）	下溺膀胱
农（61、82乙、85甲）	脓	惪病（86甲）	恶病
创恿座（62）	疮痛痤	皆蕗（86乙）	皆落
惪伤（64）	恶伤	治加（87甲）	治痂
如人（65、88甲、乙）	人	久创（87甲）	灸疮
日壹易之（66）	日一易之	卒雍（87甲）	猝痈
逐服之（68）	遂服之	湯火涷（87乙）	烫火伤
音聲（68）	音聲（声）	高药（88乙）	膏药
槲败（68）	嘶败（嘶哑）	白茝（88甲、乙、89甲）	白芷
膚血出（69）	腐血出	直（91甲、乙）	值
徵（72）	癥	大兄（92甲）	太祝
养（73、84甲、85乙）	痒	大岁（92甲、乙）	太岁
逾（80乙）	愈		

以上可以看出，医简和同期传世古籍相比，通假字，俗字和讹字多。在用字上还有以下特点：

1. 用被谐字。即本字和借字有谐声关系，该用谐声字而用了被谐字。如：婴樱；方防；麻縻；乐药；养痒；果颗；宰渣；久灸；吾梧；采菜；从纵；前煎；农脓；射谢；如茹；旁光膀胱；林淋；弱溺；署薯；加痂；高膏。

上列诸字，同期传世古籍多用谐声字，归纳一下它们之间的关系，大致可以分为两种情况：一是二者有古今关系，即简帛中多用古字；一是二者之间只有声音上的联系，为纯粹的通假字，如射谢、麻縻等。有时，两个或两个以上谐声字使用一个被谐字，如：痈、臃都借雍为之；避、臂、壁借辟为之。还有，在同一书中，有时用本字，有时用借字，甚至书写风格完全一样，可以判断出自同一书手，也出现这种情况，如“膏”简88甲作膏，乙却作“高”；脓，简61“其毋农者行愈”，简68“脓出逐（遂）服之。”

2. 用谐声字。即本字当作被谐字，而用由它得声的谐声字。如：逾、亲、贷。愈字，在医简中多写作“瘉”“逾”，如简21“刺后三日病瘉，”简80乙“不过三四日逾。”也用本字，简33"病愈禁酒荤采鱼亲。”王国维《流沙坠简·方技类》所载医方“愈”也作“瘉”。如“复饮药大下立瘉矣。”《居延汉简甲编》中，还作“偷”。按：偷从俞得声，和愈读音相同，可通用。辛，借亲为之，如上引3简。贷赭，传世古籍多写作“代赭”。这种借用后起形声字的情况，在武威汉代医简中也不少，如崩朋；贩反；溉既；敏每；统充等。

3. 谐声字互用。即由同一声符得声的几个形声字互相借用，如：密蜜；消稍；恿痛；张胀；傅敷；莞脘；种肿；忘妄；沙砂等。5简“昼夜含三丸，稍咽其汁。”消，整理者未注。按：消当读为稍，逐渐，渐渐义。《史记·魏公于列传》：“其后秦稍蚕食魏。”79简作“稍咽其汁”也可证。12简“倍恿者卧药”。恿，整理者认为是“痛”的异体字。按：《说文·力部》：“勇，气也。古文勇从心。”《玉篇·心部》：“恿，气果也。《说文》云古文勇。”恿即勇的异体字，如《睡虎地秦竹简·为吏之道》：“壮能衰，恿能屈，刚能柔。”这里“恿”当读为“痛’的借字。

4. 音同音近通用。如：糜眉；瘳羌；与豫；烦燔；昏蔑；诸菹；席䗪等。91简“席虫三分”，席当读为䗪。50简作“䗪虫三分”。《说文·巾部》：“席，籍也。从巾，庶省声。”席䗪皆从庶得声，古音皆在铎部，故可通用。《武威汉简·燕礼》42“就庶坐”，今本作“就席坐”。68简“六十日须糜生。”须糜即须眉。糜、眉古间近，故可通。《武威汉简·服傅》“柱糜”，今本作“柱眉”。64简“昏衃涂之”，昏衃即蔑衃。古籍中，昏、蔑可能通用。如《书·牧誓》：“昏弃肆祀弗答。”王引之《经义述闻》：“昏，蔑也，读曰泯。昏弃即泯弃也。”按：昏弃也即蔑弃。《国语·周语中》：“不夺民时，不蔑民功。”韦昭注：“蔑，弃也。”昏与泯、蔑通故昏衃即蔑衃。61简“禁食诸采”。图版“诸”为草书之形，整理者不识，可释为“诸”，腌莱。《礼记·内则》：“醢酱、桃诸、梅诸、卵盐。”孔颖达疏：“王肃云：‘诸，菹也。谓桃菹、梅菹。’即今之藏桃、藏梅也。”《汉语大字典》释“诸”为干菜不确，当以王肃说为是，即诸是菹的借字，为腌制后的干菜。《释名·释饮食》；“桃诸，藏桃也。诸，储也，藏之以储，待给冬月用之也。”桃诸即桃菹，腌桃，将桃腌制晒干后供冬月食用，不是将桃李等果品直接晒干后供冬天食用。《玉篇·草部》：“菹，淹菜为菹也。”(释名)：“菹，阻也，生酿之，使阻于寒温之间不得烂也。”禁食菹莱”即不要吃腌制的菜。87乙简“烦□罗冶以傅之。”烦”下一字整理者不识，据图版，其右旁为“公”，左部模糊不清，疑即：“松”字，松罗，《神农本草经》言“主止虚汗、头风、女子阴寒、肿病。”“烦”整理者谓“烦即碎，意谓将药物捣碎。”误，烦为燔的借字，烤炙义。句中“冶”才是粉碎、捣碎义。烦、燔古音皆在元部，可以通用。傅读为敷。[14]

第三节 武威汉代医简为探讨《伤寒杂病论》方药渊源提供证据

从祖国医学发展史而言，一般认为，张仲景继承了《内经》等古典医籍的基本理论，结合自己长期积累的丰富实践经验，进一步运用辨证思维，东汉末年（约200～210）写成了《伤寒杂病论》，创造性地提出了理、法、方、药成套的辨证论治理论体系，成为我国第一部医学理论与临床诊断治疗紧密结合的典籍。然而，祖国医学渊源流长，但汉及汉以前医集存世甚少，对考证仲景方药渊源及其同时代方药状况，造成了极大的困难。武威汉代医简为东汉早期的医学著作，它的出土，对探讨《伤寒杂病论》方药渊源提供了一些有力的证据。

一、《武威汉代医简》与《伤寒杂病论》成书年代的历史背景

战国末期，秦国逐渐强盛，至公元前221年，相继翦灭六国，建立了中国历史上第一个封建专制主义中央集权的国家秦朝，进一步统一文字、货币、车轨、度量衡。但因其横征暴敛，焚书坑儒，对人民实行残酷的劳役，很快在农民起义冲击下土崩瓦解了。西汉王朝（前206～8），沿袭秦制，但崇尚黄老之学，实行所谓“无为之治”，使人民“休养生息”，出现了吏安其官，民乐其业，财富积累，人口大增的局面。自从西汉董仲舒提出“罢黜百家，独尊儒术”之后，儒家思想占据了统治地位，影响到东汉乃至整个封建社会。其后，新莽王朝（8～25）以“复古”为名挽救统治阶级的危机，结果招致改制失败，农民起义遍及全国。公元25年，刘秀称帝，定都洛阳，史称东汉（25～220）。

秦汉时期的经济，北方发展比较快。齐水渭水间的黄河流域，是当时全国经济的中心。由于农业、手工业的发展，商业贸易的发展，西汉长安和东汉洛阳，先后成为当时经济文化交流和政治中心。国内交通的进一步开凿，丝绸之路与东南海运的发展有力地促进了经济、文化的繁荣与内外交流。全国人口从秦代两千万到两汉达到五千多万。

汉代官方重视典籍的整理、注释，形成“经学”。在经学内部今文经与古文经两派之间的斗争激烈。经学的治学方法及思想观点对医药学的发展，产生了深刻影响。秦汉时期对医药文献的整理，以国家组织人力整理为主，同时也有个人零散的研究整理工作。

汉代处于秦统一全国的时代，在秦统一前，中国各地区人民在医疗上都积累了丰富的经验，形成了各自的医疗特色，但由于诸侯国之间的分争割据，风俗不同，语言文字差异等，医药文化的交流受到一定限制，秦汉的统一，为医药文化的交流和发展创造了良好的条件。名医仓公到过山东、河南、陕西等地，华佗行医到安徽、江苏、河南一带，“郎中令周文者，名仁，其先故任城人也。以医见，景帝为太子时，拜为舍人，积功稍迁。孝文帝时至太中大夫。景帝初即位，拜仁为郎中令。”（《史记·万石张叔列传》），“楼护字君卿，齐人，父世医也，护少随父医长安，出入贵戚家。护诵医经本草方术数十万言，长者咸爱重之。”（《汉书·游侠传》），这在一定程度上起到了中央和地方，都城与各地及地区之间的医药学术经验的交流。汉设“本草待诏”一职，从全国诏精干本草者待命，虽非为交流而设，但各地精本草者汇集京城，自是交流学问之良机。从宫廷中被裁减下来的医药人员分散到地方，不少医药人员终生行医于民间，如东汉韩康、台佟、蓟子训、卖药翁等，他们的医事活动也促进了医药交流。

汉族与各少数民族，通过多种渠道、形式，而使各地区各民族人民的医疗经验、方药得到交流，秦汉时期所建立上林苑，东起蓝田，西到周至、兴平、南依秦岭山脉，北临渭河，苑周约300里，虽非药园，但却是当时第一流的大植物园，苑中花卉竹木异草品种繁多。据记载，汉武帝扩建秦上林苑后，“群臣远方，各献名果异卉三千余种植其中。”（《后汉书·韦彪传》；《三辅黄图》卷4）其中颇多药用植物，如从西域而移植的有安石榴、首蓿、葡萄、玉门枣、胡桃等；出自瀚海北、能耐严寒的瀚海梨，“霜下可食”的霜桃；从南方移植来的多种植物，《三辅黄图》记载，在上林苑的扶荔宫中，从南方亚热带地区移植的奇花异木有：“菖蒲百本，山姜一本，甘蕉十二本，留求子十本，佳百本，蜜香、指甲花百本，龙眼、荔枝、槟榔、橄榄、千岁子、百橘皆百余本。上木，南北异宜；岁时多枯瘁。荔枝自交趾移植百株于庭，无一生者，连年犹移植不息。后数岁，偶一株稍茂，终

无花果……”另外，苑中还养有大象、犀牛及许多鸟兽。这些在客观上，都增长了医家对药用动植物的认识，促进了医药知识的交流。特别是随着南北方的各种文化经济的交流，对发展医药起到有力的促进作用。

一些人到少数民族地区任官或游历给少数民族地区带来医学知识，促进了医药经验的交流，东汉初，邓训到武威任太守，发现“羌胡俗耻病死，每病临困辄以刀自刺，训闻有困疾者，辄拘持缚束，不与兵刃，使医药疗之。愈者非一，大小莫不感悦。”（《汉书·严（助）宋吾丘主父徐严终生贾传》第34上），邓训帮助人们革除了陋俗，传播医药知识，拯救患者，得到他们的拥戴。又有“徐登者，闽中（今泉州）人也……善为巫术。又赵炳，字公阿，东阳（今婺州）人，能为越方，时遭兵乱，疾疫大起。两人遇于乌伤溪水之上（即今婺川义乌县东），遂结言约，共以其术疗病。”（《后汉书·邓训传》），产生了一定的作用，促进了医药的交流。统治阶级到全国各地搜求灵药妙方，征诏名医，在客观上，也有利于医药技术经验的交流。医家与民众的种种努力与医事活动是促进医药交流的基本力量。我国秦汉时期医药学的兴盛与各民族间的医药交流有着密切的关系。建立我国第一个中央集权的封建专制王朝以后，经济文化迅速发展，为医学的发展提供了良好的条件。《武威汉代医简》与《伤寒杂病论》就是在这个历史背景下成书的。前文已述，据考古学家论证，武威汉代医简成书年代大约在光武或稍后的明、章帝时期，即公元25～88年，不会迟于公元106年，大范围在公元一世纪左右。综观武威医药简牍全文，似乎是当时医家的一部读书和医疗实践的记录，记载了作者个人医疗心得和当时较有实用价值的方剂，从中也可以窥见汉代早期祖国医学的发展水平。而《伤寒杂病论》问世大约在东汉末期。

二、“伤寒”的概念与理论渊源

秦汉及以前的“伤寒”概念几乎是温热病的同义语。它在医学中所占的地位是逐渐上升的，所包含的实际内容逐渐扩大，其理论系统也逐步趋向成熟。东汉时期，伤寒的辨证施治体系达到了中医临床医学的高峰。

《伤寒杂病论》中的伤寒学说较之《内经》《难经》有了长足进展。由于伤寒热病的猖厥流行，这使当时的医家必须重视对该病的研究。淳于意、华佗等均有关于热病治疗的论述。甘肃武威出土的汉代医简也记载有伤寒的病名及症状。当时大都从外感风寒立论，治疗多行温法。如《史记·扁鹊仓公列传》中“诊籍”就明确提出“为之液汤，火齐，逐热。一饮汗尽，再饮热去，三饮病已。”可见此时中医临床确已使用汤药来治疗伤寒热病了，当时医家的探索与经验积累为张仲景的研究提供了良好的条件。

当然，张仲景的成就不止是对当时经验的简单总结，而是加以系统化与提高，他的工作使当时比较散乱、比较粗糙的伤寒理论及治疗经验，形成比较规范、比较完整，包括理、法、方、药相统一的辨证施治体系的伤寒学说。从伤寒的病因病机、发展转化规律、证候诊断、治法方药各方面进行了系统的论述。由于《伤寒杂病论》由晋代王叔和编次，宋代林亿等校订之后，形成《伤寒论》与《金匮要略》两本书。其伤寒部分集中在我们今天所见的《伤寒论》中。

《伤寒论》中伤寒也有广义、狭义之分。广义伤寒是对当时外感热生病的总称，包括有狭义伤寒、中风、中寒、风温、温病、奔豚、阴阳易、霍乱、痈脓等。在六经辨证的原则下。对每一病部提出了具体的理法方药。

《伤寒论》的学术渊源正如仲景本人所言："撰用素问、九卷、八十一难、阴阳大论、胎胪药录，并平脉辩证，为《伤寒杂病论》合十六卷。"现确有据可寻的有《内经》与《难经》。仲景是在深入钻研《内经》、《难经》的基础上，将其贯穿于认识与治疗伤寒全过程中，并且结合后世的经验与本人的实践，创造性地发展了伤寒学说。《伤寒论》张仲景自序所谓"勤求古训，博采众方"之义，说明仲景书中之方，有博采前人医方者较多。

《武威汉代医简》中记载有"伤寒"二字的简文有："治伤寒逐风方，付子三分，蜀椒三分，泽泻五分，乌喙三分，细辛五分，术五分，凡五物皆冶合，方寸匕，酒饮，日三饮"。"治鲁氏清行解解腹方：麻黄卅分，大黄十五分，厚扑、石膏、苦参各六分，乌喙、附子各二分，凡七物皆并冶合，和，以方寸匕一，饮之，良甚。伤寒逐风"。

另外，就《武威汉代医简》而言，从其中的某些条文来看，有的简文也可能是从同时代的其他医书抄来的，如同是白水侯所奏的治"七疾"（七伤）方，简文中就有两种不同的内容和治疗方剂。还有如"建威耿将军方，良，禁，千金不传也"的记载，这可能是来自不同医家的见解和实践经验。

三、《武威汉代医简》与《伤寒杂病论》对方药的记载

方剂的完善与成熟，医方的运用，由来已久。《汉书·艺文念》著录"经方"有经方十一家，二百七十四卷，《汤液经法》三十二卷。然皆亡佚，不得详知。今所见者，唯《素问》、《灵枢》中仅具数方，特有近年出土之汉简医方，如马王堆医书《五十二病方》及《武威汉代医简》，从诸多古医方看，概犹"经方"之属。

秦汉是中国药物与方剂及其学术体系奠基的时期。在大量临床实践经验积累的基础上，药物与方剂所涉及的领域大大开拓。以《神农本草经》和《伤寒杂病论》中的方药及其理论最有代表性。它们分别被后世誉为"本草学经典"和"医方之祖"，对秦汉以前的方药及其学术理论是一个阶段性总结，对以后的药物方剂的发展产生了深远的影响。

武威汉代医简记载了100余种药物，其中六十九种见于《神农本草经》，十一种见于《名医别录》（药名完全相同或基本相同），另外二十种不见于这两本本草书。这充分说明简牍在某些方面所反映的药物学内容，较《神农本草经》有所发展；而且这些药物的治疗性能在当时已经能被人们很好的掌握。其中的一部分如白蜜、鸡子中黄、酥……等均为其后的本草书中所收载。另外，还有一些药物的名称由于文字古奥、简文残脱等原因，尚难辨别，有待进一步考释和研究。

武威汉代医简主要是记载了治疗方剂，有内科方、外科方、妇科方、五官科方、针灸科方和其他方剂，共30余则方剂。除此之外，尚有一部分残简的方剂未计算在内。武威汉代医简的每一条文列方名、病名或症状、药物、分量、冶合方法、服药方法、用药禁忌及其反应等，是以介绍方剂为主的书籍。而且在方剂的剂型方面，有汤剂、丸剂、散剂、膏剂、醴剂、滴剂、栓剂等。在用药方法上也很详细，有内服法如米汁饮、酒饮、酢浆饮、豉汁饮、淳酒和饮、含咽汁等；有外用法如敷目、塞耳、灌鼻、塞鼻、涂之等等；方剂中所用的赋形剂有白蜜、猪油、乳汁、酪酥等；在服药的同时，还指出服药的禁忌，如忌鱼肉荤菜、酒、辛辣等等。

武威汉代医简虽然所收方剂不多，但详细地介绍了方剂的剂型、冶合的器具以及应用方法等，以后唐代的《千金要方》、《外台秘要》，宋代的《太平圣惠方》，明代的《普济

方》等，直至目前的方剂学著作中仍然沿用了武威汉代医简中的方法。这是一本很有研究价值的方剂学。

中医史书都认为，方剂学的成就是《伤寒杂病论》的主要贡献之一。据统计，《伤寒论》收载方剂113首（其中禹余粮丸有名无方，故实为112首），《金匮要略》收载方剂262首，除去二书重复者，实得269首。《伤寒论》中的方剂可分为十二类，如桂枝汤类19方，麻黄汤类6方，葛根汤类3方，柴胡汤类6方，栀子汤类7方，承气汤类12方，泻心汤类11方，白虎汤类3方，五苓散类4方，四逆汤类11方，理中汤类9方，杂类22方。《金匮要略》中方剂较《伤寒论》更为丰富，如其分痰饮为四种：痰饮、悬饮、溢饮、支饮，分析其病机，辨别其寒热，选用方剂达16种，涉及药物30种。

从对《伤寒杂病论》中方剂的分析来看，该书对方剂的配伍关系和加减变化，已相当严格，达到很高的水平，用于治疗伤寒病太阳经表实证的麻黄汤，药只四味，但配伍法度严谨，选药精审恰当，再者，注意依据不同情况而加减变化，如用于治疗中风表虚证的桂枝汤，由它加减变化而成的方剂达19种。方剂的加减变化也极有法度，体现了有常有变的遣方用药原则。

在方证结合方面，《伤寒杂病论》充分体现了因证立法、以法系方、据方用药的准则。如"以下有痰饮，胸胁支满，目眩，苓桂术甘汤主之。"痰饮为饮邪留于心下，阻碍虚阳所致，方中用茯苓健脾淡渗，桂枝温阳化气，白术运脾燥湿，甘草调和脾胃，共奏健脾渗湿、温化痰饮之效，而所依之法，则在于"病痰饮者当以温药和之"。理法方药，契合得当。

在剂型方面，《伤寒杂病论》在记述的剂型远远超过了前代各类医书的记载，有汤剂、丸剂、散剂、酒剂、洗剂、浴剂、熏剂、滴耳剂、灌鼻剂、软膏剂、肛门栓剂、阴道栓剂等。针对不同病情采用适当的剂型，有助于疗效的提高。

《伤寒杂病论》中的方剂大多切合临证，疗效可靠，如白虎汤治暑温、茵陈蒿汤治黄疸、白头翁汤治痢疾等等，一直为后世医家所袭用，并尊为"经方"。

林宝成在介绍武威汉代医简的撰文中认为，张仲景在《伤寒论序》中曾写道："（余）勤求古训，博采众方，撰用素问、九卷、八十一难，阴阳大论，胎胪药录，并评脉辨证，为伤寒杂病论"。可见这部名著是在继承东汉以前祖国医学成就基础上写成的。武威汉代医简牍正是反映东汉这一历史时期祖国医学水平的原始资料。从文字上来看，《伤寒论》、《金匮要略》与武威汉代医简牍，一脉相承。例如《金匮要略·肺痿篇》"咳而上气，喉中水鸡声"的条文，与简牍中的"治久咳上气，喉中如百虫鸣状"这段文字简直如出一辙。但从辩证论治的水平上分析，医药简牍尚处在初期阶段。尽管如此，医药简牍所载的内、外、妇、五官、针灸各科医方30余个，几乎全是复方，一个方剂少则1～2味，多则15～16味，说明复方已成为当时临床治疗上的普遍方法。从单味药到半夏秫米汤这类《内经》十三方的简单复方，再到武威汉代医简所记载复杂复方，无疑是临床医学上的一大飞跃，也为《伤寒论》这样不朽传世名著的产生奠定了基础。

刘耀等撰文指出，值得注意的是，《治百病方》（即武威汉代医简）基本上与《伤寒杂病论》相似，都属于临床医疗札记性质的医方书，每一条条文列方名（或症状）、药物名称、分量，冶合方法、服药方法、服药禁忌及其反应等，但无涉及脉象与脉法及医学理论，这也许能为我们研究东汉时期临证方书的特点提供一些线索。另外，从其中的某些条文来看，有的简文也可能是从同时代的其他医书抄来的，如同是白水侯所奏的治“七疾”（七伤）方，简文中就有两种不同的内容和治疗方剂，这可能是来自不同医家的见解和实践经验所致，而后出的《伤寒杂病论》虽然也有“五劳七伤”的内容，但关于“七伤”的具体症候则阙如，这也从一个侧面反映了东汉时期的医学临床著作，已经相当丰富，为东汉末年《伤寒杂病论》的问世，奠定了雄厚的方药及临床医疗基础。[15]

另外，张定华等撰文提出，综观武威医药简牍全文，似乎是当时医家的一部读书和医疗实践的记录，记载了作者个人医疗心得和当时较有实用价值的方剂，从中可以窥见汉代早期祖国医学的发展水平，这正是《伤寒杂病论》问世的临床基础[16]。

绪论中已述，20 世纪 70 年代出土的武威汉代医简，据考古学家初步推测武威医简墓是属于东汉早期的墓葬。大约在光武或稍后的明，章帝时期，距今约 1900 余年。是迄今所发现的我国最早、较为系统的医药著作的原始文物之一，它在一定程度上反映了汉代早期的医药水平和真实情况。由于《伤寒杂病论》等经典著作，其原本均已佚失，我们所见的是经过历代辗转传抄、修订和刊印的，具有一定的局限性。武威医药简牍为我们探讨和研究相距 150 年之后，即东汉末年，张仲景撰写《伤寒杂病论》参考素材、成书渊源提供了有力的证据。

第四节　《武威汉代医简》与《居延汉简》《敦煌汉简》《伤寒杂病论》等医书所载医学内容的相关联系

一、甘肃历年出土汉简概述

历年来全国各地出土的竹、木简牍，既是珍贵的历史文物，又是研究我国古代史十分重要的资料。甘肃汉简，在已经发现的简牍中占有重要的地位，这不仅因其数量多、内容丰富，而且还因它包括着大量的屯戍简而闻名于世。本世纪以来，先后在甘肃的敦煌、酒泉、嘉峪关、武威、甘谷、天水等地的汉代遗址和墓葬中获得了大量的汉简，现以出土时间为序，记述如次：

一九〇六年至一九〇八年，英籍匈牙利人斯坦因，在敦煌西北汉烽燧遗址掘获汉简七百零五枚，其中有纪年者一百六十六枚，最早的是西汉武帝天汉三年（前 98），最晚的是东汉顺帝永和二年（137）。

一九一三至一九一五年，斯坦因又在敦煌汉代烽燧遗址中采获汉简八十四枚。

一九三〇年，前西北科学考察团团员瑞典人贝格曼在额济纳河流域大湾、地湾、破城子等汉代烽燧遗址中掘得汉代简牍一万余枚，其中除少量竹简外，大部分是木质简牍，纪年简最早者是武帝太初三年（前 102），最晚者是东汉建武六年（30）。

一九五九年七月，甘肃省博物馆在武威城南十五公里处的磨咀子第六号汉墓，发现汉代《仪礼》木、竹简四六九枚。

一九五九年秋，甘肃省博物馆在武威磨咀子第十八号汉墓中，发现王杖木简十枚，这是研究汉代养老制度的一份实物例证。

一九七一年，甘肃省博物馆在甘谷汉墓中发现了一个完整的简册，计简廿三枚编缀而成。这是一份东汉桓帝延熹年间重申维护宗室权益的诏令抄本，简文列举了当时各地宗室的政治地位日趋衰弱，土地遭兼并、财产被侵夺、豪强地主横行不法的事例，生动地反映了东汉后期中央集权削弱与豪强地主势力加强的史实。

一九七二年冬，甘肃省博物馆与武威县文化馆合作，在武威城郊十公里处之旱滩坡东汉墓葬中，发现了一批医药简牍，包括简七十八枚，牍一十四枚，共计九十二枚。

一九七二年至一九七六年，由甘肃省博物馆、酒泉地区和当地驻军等单位联合组成居延考古队，对破城子、肩水金关和甲渠塞第四燧进行了调查和发掘，获得汉简二万余枚，其最早的纪年简为武帝天汉二年（前99），最迟的为建武八年（32），以宣帝时期的简较多。更为可贵的是其中包括完整的和比较完整的簿册七十多个，无疑这是一次重大的发现。

一九七九年，甘肃省博物馆在敦煌县文化馆的协助下，对小方盘城以西十一公里处之马圈湾汉代烽燧遗址进行了考察和发掘，出土汉简一千二百余枚。

一九八六年三月，甘肃省文物考古研究所在天水市北道区放马滩汉墓中，共发现西汉初期竹简四百八十余枚，属两部较完整的《日书》写本。

其次，在嘉峪关、敦煌县、额济纳旗等地还陆续搜集散简约在数百枚以上，因这些简分散存于当地县文化馆，其具体数量和内容，目前还不尽知。总上所列，甘肃汉简的总数约近三万五千枚。[17]

前述最早发现汉简的是英籍探险家斯坦因，他于1906年至1908年间，考察我国新疆之和阗、尼雅、楼兰古城遗址及甘肃敦煌汉代长城鄣燧遗址时，发现了大批汉文及粟特文、佉庐文、婆罗谜文文书，书写材料多木质简牍。法籍汉学家沙畹曾系统整理斯氏此次考察所获汉文文书，编著《思坦因在东土耳其斯坦所获汉文文献》。1910年，罗振玉得知沙畹正在考释汉文简牍，翌年即向沙氏索取有关资料。1912年沙氏提供了手校本，罗氏随即与当时也侨居日本的王国维，据此手校本进行了释文和考证，于1914年在日本京都出版了《流沙坠简》。

据王国维该书序言云：“敦煌所出者，皆两汉之物；出罗布淖尔北者，则自魏末以迄前凉；其出和阗旁三地者，都不过二十余简，又皆无年代可考。然其古者，犹当为后汉遗物，其近者，亦当在隋、唐之际也。”

按《流沙坠简·方技类·医方》共有完、缺简文十一枚；残纸一片，有字三行，右边行字亦残缺。据整理注记，其残纸出蒲昌海北；十一枚简文，除“涂牛领”方不记出处外，余皆出于敦煌。“涂牛领”方一简，虽无出处，但若从文字字体及书写风格看，与其他简亦颇相似，故很可能是同出一地，而原整理漏记。从简文字体看，亦皆为汉代隶书，此与王国维所谓“敦煌所出皆两汉之物”的考证亦相符。

从内容方面看，据罗振玉氏按云：“右医方十一简，内第三及第七以下共六简，确为兽医方，其他诸简，虽未能确指，然简式书法并同，疑是一书……又诸简载处方者姓名凡二，曰臣安国，曰漕孝（上“穴”下“皿”），每方之前，又载病之徵候，多如后世医者之诊案。”

从上述情况分析，当时出土之医方简文仅十一枚，且有多半已不完整。故有可能这仅是原藏中极小的一部分。从内容分析，它可能是一部完整的“兽医方”。从《周礼》记载之医事制度看，官家为保护御用大牲畜，已专设兽医以治兽病，迨至汉代，至少亦当有数百年的历史，在治疗方面，定已积累有众多的治疗经验与医方。然《汉志》著录，仅“数术类”有《相六畜》三十八卷，而无医方书。故《流沙坠简》之兽医方，对兽医方书源流的考证，具有重要文献价值。又为汉代已有兽医医方书，提供了实物证据。[18]

二、居延汉简简介

居延，对于考古学家、历史学家来说，早已成为一个非常迷人的地方。一九三零年，西北科学考察团瑞典考古家贝格曼在这里发掘出土汉简一万余枚。这在当时轰动世界，人们把殷墟、甲骨文、敦煌遗书和居延汉简并称为二十世纪东方文明的四大发现。从一九七二年开始，我省考古工作者又在这个久负盛名的地方进行第二次考古发掘。他们用献身精神，不顾戈壁荒漠酷暑，不顾无尽风暴和流沙袭击，连续作业长达四、五年之久，终于出土两汉木简两万余枚。这是一次更为惊人的发现。这是我国历来发现简牍最多的一次考古发掘，这是在被誉为“文物大户”的甘肃，继彩陶、石窟、长城之后，取得的又一次重大考古成就。这一成就引起了国内外有关方面和专家学者的极大兴趣，成为中国文化史和世界文化史上的一件大事。

居延两次考古收获，特别是第二次发掘，大批简牍不断出土，“居延汉简”这个耀眼的名字，已经越过地域的界线，飞播在世界各地。“居延”成了汉简的代名词。居延发掘出土的汉简，同全国出土汉简相比，不仅数量多，而且质量高。数量上，我省是简牍的故乡。全国解放前后发掘出土简牍（主要是汉简）约三十多次、四万多枚，而居延汉简就有三万多枚，占全国简牍数量的百分之八十。质量上，特别从历史考古角度讲，为汉史研究开辟了一个新的领域。同时，提供的资料有很强的原始性，也有绝对的可靠性。居延新简和旧简相比，从内容说，新简简册完好齐整，内容丰厚；旧简简册散乱残缺，内容单薄。[19]

三、《居延汉简甲乙编》中医药史料

中国科学院考古研究所在1959年出版的《居延汉简甲编》基础上，于1965年又编辑《乙编》，并将《甲编》图版重印于《乙编》图版之前，合称《居延汉简甲乙编》（以下简称《甲乙编》，1980年由中华书局出版）。

该书收载了考古发掘出来的汉代张掖郡居延（位于今内蒙古阿拉善盟额济纳旗所在地达赖库布以南24公里的纳林、伊肯河岸的戈壁上）、肩水两都尉的各种文书档案。它主要记录了这两个地区的政治、经济、军事等各方面的情况，为研究汉代社会历史和设置烽燧的管理制度提供了珍贵的资料。因为汉简也包括少部分有关医学的救死扶伤、卫生保健内容，由于木简年代久远，文字大都漫漶不清，加上部分文字形、音、义古僻，难认或难解。但它属汉代地区性医药内容，从史料讲是有其一定的学术价值的。尽管《甲乙编》中收载的汉简属医药方面的为数不多，但从涉及的范围看，尚可反映出汉代居延、肩水烽燧地区医药概况，因而特整理归纳，以供读者参考。

四、记载有关医事制度的简文

居延属张掖郡，由于这个地区战乱不休，加上气候异常，内地军卒不服水土等，所以伤病严重。如汉简中即有“地热多沙冬大寒”及“□缘吏多饥皆□的记述。从救治需要看，简文有“□渠侯长报官医张卿前许为问事至今未蒙教”。“□为故第卅六隧（燧）长司马章所伤病医宋昌治饮药饼庭隧（燧）长罢军主”。这两条简文说明居延甲渠侯官衙是设有官医负责医事管理和救疗工作的。凡是朝廷颁诏，如“永光四年闰月丙子朔乙酉大医令遂丞褒下少府中常寺承书从事下当用者如诏书闰月戊子少府余狱承从事和有关医药业务等问题，必然须由官医去处理。在一枚“守御器薄”简下记有“药盛橐四”几字，可见是属医疗器械和药品管理的内容。因为医务人员分散，管理上即须拟定章则，才可较好地指导下级工作。如“病年月日署所病偷（似是“愈”之通假字）不偷（愈）报名籍候官如律令”，乃是要求医生记录“各病事”。“遣尉史承禄便七月吏卒病九人饮药有廖名籍诣府会八月旦一事一封七月庚子尉史承禄封□”“戍卒病死衣物名籍”及“饮药廿齐（剂）不偷（愈）已如爰书敢言之”、“尽十二月吏病及视事书卷”、“甲渠障候谊敢言之府移举书□第十三隧（燧）长解宫病背一伤三右舥□□爰书言之乘时亭解何合移举各舥如牒书到牒别言·谨案第十三隧（燧）长解宫上置□□伤右舥作治”。这些简说明患病、治疗、病愈不愈或死亡都要登记入册，以便上报。“☐延就医药敢言之”、“☐诊治敢言之□隧（燧）卒□上口伤汗饮药十齐（剂）癸未医行☐”、“二月丁未疾心腹支满死右塞前承报口”。这几枚简是说患病求医须要请示，经治后送走医生也要汇报，如有死者，虽然路途较远，也要写成书面材料上报。由此可见当时居延的医事制度要求还是比较严格的。

五、记载有关疾病的简文

《甲乙编》中虽然记载疾病内容不多，但从病种看，包括着外感、内伤、妇人病等疾患，比较全面。在此归纳如下：

流行性疾患：“☐里间疾死☐”。凡在左邻右舍患有类似疾病，先后死去，就有可能是流行性病。“☐八十七人病☐”“六人病”“三人病随肩水”、“吏卒病九人”、“十六人居□疾死□、“潘甲疾温不幸死”、“□瑟卒赵外人等四人□暴死承相史☐。象这种多人同时发病，同时死亡或暴死，可以认定是有“疫情”的，虽然未言明死者症状，也不能不考虑相互传染的可能性。还有一枚简文“☐日移府者限传病并欲元年以来□，这里的传病是否指疾病传染？有待进一步考究。

伤寒：“王章以四月一日病苦伤寒”、“孟庆以四月五日病苦伤寒”、“江谆以四月六日病苦此服（腹）支满”等，有五位病员在一枚简上，他们在几天内相继患有类似病症，也应考虑有流行性。还有“☐伤寒☐”“治伤寒满三日转为□☐”、“一名单衣受寒”、“病寒炅”。古代医家所言之伤寒、受寒等，都认为是感受寒邪为病，或轻者曰伤风，重者曰伤寒。

伤汗：隧（燧）卒高同病伤汗”、“卒三人一人病卒符泽月廿三日病伤汗”、隧（燧）卒□上□伤汗”和“日病伤汗未视事”。上述四条俱言病“伤汗”，顾名思义，可想知其均为因汗出过多所致的病症。查汉以前的古医书未见有“伤汗”的病名。《素问·风论》有“多汗”，《伤寒论》中有“汗出不止”，都是指大汗淋漓不断，甚或虚阳外越，正气欲脱的征兆。此四简中之伤汗，似无欲脱之象，也未言死亡。

头痛：头痛是症名，外感与内伤都可引发头痛。汉简中即有“头廌（痛）寒炅不能饮□”、“病头廌（痛）寒炅饮药五齐（剂）、“病头痛（痛）寒炅不能”及“王同即口病头恿（痛）寒炅"、"即日病头痛""即日病头愿（痛）}"。以上头痛或伴有发冷发热，或起病突然，大都属外感而引起的头痛。"常便不如房阳命直薄不相当同其□难其卿毋奇袁内伤俱变□头痛惊传六致黄获详"，"病头廜（痛）四节不举"，此两简似属内伤杂病范畴。

四节不举：除上述"病头（痛）四节不举"之外，尚有"疾此腹四节不举"和"□□四节不举□两简。汉以前医籍中未见有"四节不举"病名。《灵枢·脏腑邪气病形》中有"脾脉微缓为风萎，四肢不用"，如果"四节"为四肢，"四节不举"似为"痿症"。

病心腹、支满、胠莆急："☐白昨日病心腹"、"□日病心腹"、"□病［心］腹积五日"、"病心腹"，"卅七人七月食积☐"、"疾心腹支满死"、"病苦此服（腹）支满"、"□腹中痛沉"。此类证候多为心腹或胸胁出现支撑胀满疼痛之意。另有"病两胠莆急"，考《说义》"胠亦下也"，《素问·玉机真藏论》王冰注："胠，谓腋下胁也。"莆，《说文》谓"山莓也"，盖为酸楚之状，其也可为"箭"之通假，当是刺痛之意。由此可见两胠莆急可能是两胁酸楚、刺痛，痛苦拘紧的症状。

肠澼、滞下、痒症："病肠辟（澼）"、"□炅赐（肠）辟（澼）"、"□□伺滞下病□"古人往往以症状命名疾病，上三简便是。肠澼是便液粘泻排出澼澼有声；滞下则是大便滞涩，排出困难。"□病汪□"，似属腹胀痛或小便淋涩。

妇女病："居延城仓佐王禹辊汗里年廿七·问禹曰之觻得（古觻得县，在今甘肃省张掖县西北）视女病"，"□□城见行军南□虏□□□立妻病困□钱□□病"，此二简之妇女病虽不一定是"妇科"病，但说明当时居延一带也住着官兵家属和居民。

外科：简中外科病多为金刀跌打之外伤。"戍卒东郡□里函何阳坐斗以剑击伤戍卒同

郡县戍卒靳龟右股一所地节三年八月辛卯械击"。"与戍卒函何阳争言斗以剑击伤右手指二所·地节三年八月已酉械击"。这两起械击虽然出自不同的两枚简上，实际记录的是二人在十几天中互相剑击致伤的事件。"□□□阴里史定七月乙巳斗为人所杀"、"亡奴冯宣剑亡"、"敞剑庭刺伤状……辞曰敞实剑庭自刺伤皆证所置"、"☐还自伤☐"、"隧（燧）长解宫病背一伤右舢"、☐"所剧伤左乳"、"敞辞曰初敢言候击敞数十下胁痛不耐言"。以上数简记录着官与兵或兵与兵之间的矛盾导致的明斗暗杀事件。另外有"其初役时折伤"、"谨移折伤兵名□"、"府书曰折伤兵□"等，说明劳役或战争等情况下骨折病人也不少。只见有一例似死于战场者，即"鸺战死隧（燧）长延□。"病在右胫始□"一条也似属外科病范围。

外科还有一枚简为痈肿，"病时痈种（肿）"。

五官科疾病："目疐左目润右目润"、武长伯盛寒佹伤善视□□"。目疐，似是病眼跳动，或左右两眼流泪的症状。仅有一例病者为"□回病聋软弱职不循治请以□"，但并未言明病因。

治疗、未治与死亡

见到的汉简中大多数病伤者经过治疗，只是有的治愈、少愈，也有的虽经治疗但未愈或结果不明。未治疗或不接受治疗者是少数。死亡多为因病而死，少数为外伤等。

治愈："吏卒病九人饮药有廖（瘳）"、"□渠隧（燧）卒病□丈人病愈□□"、"己丑病寒炅尽庚寅越二日已偷（愈）"。少愈："病两胠莆急少愈"、"☐□何病□□饼庭卅一卒□

服少偷（愈）"。未愈："病两胠葥急未愈"、"病头廮（痛）寒炅饮药五齐（剂）未愈"、"□饮药廿齐（剂）不偷（愈）"、"病□不验、"日三夜再行解不出汗"、结果不明；"病伤汗饮药五齐（剂）□"、"病伤汗饮药十齐（剂）癸未医行□"、"汤药置□中加沸汤上□汤不可饮"、"病伤头右手傅（膏药敷）"、"□久（灸）脞（疑为脞字误写，脞与髀同，指大腿）刺廿针"、"伤右□乍治"。其中有的可能痊愈，如"癸未医行"之类，也有的可能未见疗效，如"汤不可饮"。

未言治疗和死亡："▨八十七人病▨"、"六人病"、"□无医治故不起病▨"、"病聋软弱职不循治"、"▨□病未能行"、"头廮（痛）寒炅不能饮□"。以上几条只言患病，并未言明作治，仅有一条为"无医治"。死亡者在残简中记录甚多。"□治死□"、"疾心腹支满死"、"□里间疾死▨"、"▨炅赐（肠）辟（澼）死"、"疾温不幸死"、"十六人居口疾死□"、"暴病死"。这些都属于急证或暴病而死者。"□病不幸死"、"病不幸死"、"夫望之病不幸死"、"父望之不幸死"、"戍卒病不幸死"、"成父不幸死"、"病时痈种（肿）丙已死□"、"为人所杀"、"□廌战死"。从所见诸简看，可能因缺医少药有病未治，以病死者为多，少数为杀伤而死，仅一例患疮痈失治死亡。

六、方药琐记

①**方剂**：简中方药零乱不全，可称得上方剂的只有"伤寒四物"，其处方"乌喙十分　细辛六分　术十分　桂四分　以温汤饮一刀刲（圭）日三夜再行解不出汗。"还有三首残缺方，一是"治□水流水方生□二钱□汤□□"，另一是"□□蜀椒四分　桔梗二分　姜二分　桂□"。

②**药物**："乌喙、细辛、术、桂"、"蜀椒、桔梗、姜"、"甘草"、"戎盐"。

③**剂型、用法与用量**：简中记载剂型有"汤药"、"饮药"、"丸药"、"膏药"、"巴药"。用法有内服的汤、饮、丸，外用的有膏药与巴药。方剂中药物用量一般以分或钱计。另可见"以温汤饮一刀　（圭）日三夜再（二）"和"三指挟三□□"。

汉简中尚有其他一些有关医疗事宜，由于零乱且难认，故未详载。[20]

七、敦煌汉简简介

敦煌汉简，是指本世纪初以来在河西疏勒河流域汉塞烽隧遗址中陆续出土的竹、木简牍，因最先发现于敦煌而得名。

敦煌汉简自首次问世迄今历80余年，其间不断有新的发现，截至目前，共出土2480余枚。其中包括：

1. 本世纪初，英国考古学家斯坦因第二次中亚考察途中，于1907年，在敦煌西北的汉塞烽隧遗址中掘得708枚，亦有作704枚、705枚者。报告见斯氏《塞林提亚，中亚与中国西域考古记》。原简现藏伦敦不列颠博物馆。

2. 1913至1915年，斯坦因第三次中亚考察时，在敦煌汉塞烽隧遗址中又掘得84枚。这些简牍，与第一批出土的一样，就其出土地点考之，大部分属于敦煌郡玉门都尉和中部都尉，小部分属于宜禾都尉。同时，在安西、酒泉两县境内采得105枚，其出土地点大部分属于汉代酒泉郡西部都尉和北部都尉，小部分属于东部都尉。这些简牍，陈梦家曾称之为"酒泉汉简"，但一般习惯上仍称作"敦煌汉简"。其报告见斯氏《亚洲腹地，中亚、甘肃和伊朗东部考古记》，简影见于马伯禄《斯坦因第三次中亚考察所获汉文文书》及张凤《汉晋西陲木简汇编》。原简现亦藏伦敦不列颠博物馆。

3. 1920 年，周炳南在敦煌小方盘古城附近掘得 17 枚，周氏自云：1920 年春军次旅行时掘得于敦煌西北古玉门关城外之沙滩中，但未说明其具体地点及方位。原简现藏敦煌研究院。

4. 1944 年前西北科学考察团历史考古组赴河西地区进行考古调查时，夏鼐、阎文儒在敦煌西北之小方盘城遗址附近掘得 49 枚，简影和释文见夏鼐《考古论文集》，汉简出土情况见阎文儒《河西考古杂记》。原简现藏台北图书馆。

5. 1979 年 6 月，甘肃省文物工作队（现文物考古研究所）和敦煌市博物馆，在敦煌考察汉塞烽隧遗址时，予小方盘城以西 11 公里的马圈湾，又发现一座斯坦因当年考察经过时被遗漏的烽隧遗址，新编号码为 D21。同年 9 月 16 日，在岳邦湖同志主持下，开始对该遗址进行科学发掘，参加发掘者有吴勋骧、韩集寿、李永良、庞述谦、荣恩奇、韩耀成等，历时 20 余日，掘获一批汉代文物和简牍 1217 枚。这是建国后在敦煌地区进行的第一次汉代烽隧遗址的科学发掘，收获比过去任何一次都多，所得汉简不仅在数量上超过了前 4 次的总和，而且在层位、断代上有了更确切的依据，发掘报告见本书附录。原简现藏甘肃省文物考古研究所。

6. 1981 年，敦煌市博物馆在酥油土汉代烽隧遗址中采得简牍 76 枚。简报见《汉简研究文集》[21]。原简现藏敦煌市博物馆。

7. 1986 年至 1988 年间，敦煌市博物馆在全市文物普查过程中，又陆续采得汉简 137 枚。具体出土地点和数量如下：后坑墩，斯坦因编号 T11，（以下简称斯编），甘肃省文物考古研究所编号 D20（以下简称甘编），计 17 枚（D. H. C：1－17）；马圈湾墩，此遗址为斯坦因遗漏，未编号，甘编 D21，计 4 枚（D・M・C：1－4）；小方盘城，斯编 T14，甘编 D26，计 2 枚（D. XF・C：1－2）；臭墩子墩斯编 T230，甘编 D62，计 2 枚（D. C・C：1－2）；小方盘城南第一烽隧，斯编不详，敦煌市博物馆文物普查时编号为 D. N1（简称敦编），计 5 枚（D. N1C：1－5），小方盘城南第二烽隧，斯编不详，敦编 D. N2，计 12 枚（D・N2・C：1－12）；盐池湾墩，斯编 T120，甘编 D22，计 11 枚（D. Y・C：1－11）；小月牙湖东墩，斯编 T239，甘编 I) 54，计 19 枚（D. XY・C：1－19），安敦公路甜水井道班东南山边的汉代效谷县“悬泉”遗址，斯编不详，计 64 枚（D. Q. C：1－64），大坡墩，斯编 T3，甘编 D14，计 1 枚（D. D. C：1）。这批汉简是属于汉代敦煌郡玉门都尉，中部都尉和宜禾都尉的文书档案。原简现亦藏敦煌市博物馆。

8. 1977 年 8 月，嘉峪关市文物保管所在玉门花海农场附近的汉代烽隧遗址中，采得简牍 91 枚。这批汉简是属于汉代酒泉郡属北部都尉的文书档案。原简现藏嘉峪关市长城博物馆。

以上 8 次出土，以马圈湾遗址所获简数为最多。预计敦煌汉简今后还会陆续出土。敦煌汉简的发现，使后人对河西疏勒河流域的汉代边塞风貌以及汉王朝当年在西北边郡艰苦经营的情形，有了真切的了解，从而为研究汉代敦煌、酒泉二郡的屯戍活动乃至两汉时期的政治、经济、军事、中西交通和社会历史，提供了一批珍贵的新史料，具有重要的学术意义。[22]

记载有“伤寒”二字的简文：

《武威汉代医简》中有：

“治伤寒逐风方，付子三分，蜀椒三分，泽泻五分，乌喙三分，细辛五分，茱五分，凡五物皆冶合，方寸匕。酒饮，日三饮”。

“治鲁氏清行解解腹方：麻黄卅分，大黄十五分，厚扑、石膏、苦参各六分，乌喙、附子各二分，凡七物皆并冶合，和，以方寸匕一，饮之，良甚。伤寒逐风”。

《居延汉简》八九·二〇（五〇九）中有：

“伤寒四物”方，简曰“伤寒四物　乌喙十分　细辛六分　术十分　桂四分，以温汤饮一刀刲日三夜再行解不汗出”。

《敦煌汉简》（2012）中有：

“治久咳逆匈痹痿痹止泄心腹久积伤寒方人参茈宛昌蒲细辛姜桂蜀椒各一分乌喙十分皆合和以”。

《伤寒杂病论》中类似治“伤寒”的方剂如：

麻黄附子细辛汤方：

麻黄二两　细辛二两　附子一枚

桂枝汤：

桂枝三两　芍药三两　甘草二两　生姜三两

甘草附子细辛汤：

甘草二两　附子二枚　白术二两　桂枝四两

以上可以看出，《武威汉代医简》《居延汉简》《敦煌汉简》《伤寒杂病论》基本是同时代的医学著作，且《武威汉代医简》《居延汉简》《敦煌汉简》又基本是同一地域，说明伤寒在两汉时期是一主要的常见病、多发病，当时的医家对伤寒的实质及临床表现已有了普遍的、根本性的认识，那么对伤寒专著的产生就提出了时代要求，张仲景担起了这一历史重任，刻意“勤求古训，博采众方”，终于撰写成了临床医学专著《伤寒杂病论》。

第五节　武威汉代医简的中药学成就

秦汉时期中医学理论体系基本奠定，作为临证治疗学的三大支柱——药物、推拿、针灸当中的药物已占有了相当地位，因而在总结以往用药经验的基础上，进一步对本草作专门研究，就成了中医药发展的必然需要。武威汉代医简运用中医辨证用药经验及因人、因地、因时制宜原则，根据不同病情，以白蜜、猪脂、乳汁等作赋型剂，制成多种剂型的复方。其制法有“皆并冶合”、“皆㕮咀”、“煎之三沸”，还有“淳酒渍之”及鸡子黄入药挠之三百等。给药法可分酒饮、米汁饮、酢浆饮等内服法和敷目、塞鼻、塞耳、灌鼻、指摩、涂之等外用法两大类。还认识到不同的给药时间对药效产生某种影响，因而有“先铺饭”、“宿毋食”、“旦饮”、“暮吞”等区别，并有忌荤菜、酒辛、鱼、肉、房事与力作等服药禁忌。武威汉代医简所体现的用药理论已初见端倪。

一、中药内容

武威汉代医简记载了100余种药物，具体是：植物药计有茈（柴）胡、当归（干当归）、牡丹、漏庐（芦）、代芦如、茱（术）、泽舃（泻）、付（附）子、大黄丹（大黄）、狼毒、菒草（藁本）、半夏、白敛（蔹）、甘草、勺乐（芍药）、细辛、麻黄、厚朴、苦参、乌喙、天雄、黄连、黄芩、亭磨（葶苈）、甘逐（遂）、利庐（藜芦）、人参、方（防）风、牛膝、续断、桔梗、昌（菖）蒲、远志、杜仲、山朱臾（茱萸）、柏实（柏子仁）、肉从容（肉苁蓉）、署与（薯蓣）、弓穷、门冬、款东（冬）、橐吾、秦瘳（艽）、卑解（萆薢）、瞿麦、兔糸实（菟丝子）、白茝（芷）、早（皂）荚、巴豆、桂、姜、蜀椒、小椒、赤豆、蘖米（谷芽）、大麦、肥枣（大枣）、茈（紫）菀、楼（栝楼）、活楼根（栝楼根）、虵□（蛇床子）等。

动物药：计有龙骨、桑卑肖（桑螵蛸）、席（䗪）虫、斑蝥、鸡子中黄、白密（蜜）、乳汁、骆苏（酥）、白羊矢（屎）、贲猪肪（猪肪）、地胆、虿头、蚕矢等。

矿物药：计有雄黄、丹沙（砂）、长石、曾青、消石、兹石或玄石（磁石）、樊（矾）石、滑石、贷赭（代赭石）、石钟乳、石脂（赤石脂）、戎盐、石膏、禹余量（粮）、礜石等。

其他药：计有淳醯、温酒、酢浆、牡曲、豉汁、米汁、河菆、弓大鄭、寒水（?）、焦（?）等。

上述约一百余味药物。其中八十种见于《神农本草经》，十一种见于《名医别录》（药名完全相同或基本相同），另外二十种不见于这两本本草书。这充分说明简牍在某些方面所反映的药物学内容，较《神农本草经》更为原始而古朴，并且这些药物的治疗性能在当时已经能被人们很好的掌握。其中的一部分如白蜜、鸡子中黄、酥……等均为其后的本草书中所收载。另外，还有一些药物的名称由于文字古奥、简文残脱等原因，尚难辨别，有待进一步考释和研究。

二、炮制方法

炮制是中药制药的传统术语。古代亦称“炮炙”，武威汉代医简中称“冶合”。《说文解字》：“炮，毛炙肉也。”“炙，炮肉也，从肉在火上。”由此可知，药物“炮炙”这一名称，是源于古代的熟食加工。但炮炙只意味着用火的加工处理，不能概括除火制以外的多种加工方法，因此以后又有修治、修事等名称。

武威汉代医简中酒的炮制应用，不仅丰富了人们的生活，并以其有治病作用而应用于医药领域，也为药物辅料制法创造了条件，充实了中药炮制法的内容。据考证武威汉代医简的医学成就早于《伤寒论》之前，与马王堆汉墓出土的帛书《五十二病方》相比拟，已载有父且、冶合、烦、捣、浸渍等多种炮制法，并已能应用辅料制药，如渍法中的酒渍、醋制等。尤其对矿物药，已使用了用酒、醋煅淬的方法，如“……以醇醯渍卒时”可见当时的炮制方法，已初具规模。在《神农本草经》在序录中提出了“……若有毒宜制，可用相畏、相杀者”的理论，说明在武威汉代医简中有毒药物，可采用与之相拮抗的药物同制，以抑制其毒性，如“烦狼毒”等，提示了炮制具有使药物纯净、去毒、减低副反应等内涵。细言之：

父且：即“㕮咀”。在字面上有用口咬切之意，即将药咬成小块，引申为把采集的药物切碎成饮片。最初可能仅限于植物药，后来则扩大到所有药物。在许多意义上，与“冶”相近。如“治百病膏药方”中“凡四物父且，渍以淳醯三升。”

冶合：即加工炮制，有溶合熔炼之意，引申为将药物加工成粉状。药物经过加工炮制才能使用。因此，武威汉代医简中绝大多数的药物均须经过“冶合”。如“治伤寒逐风方”中有“凡五物皆冶合，方寸匕酒饮”。

烦：将药捣碎。如“治狗啮人创痛方”中有“烦狼毒”。

渍：将中药饮片用水、酒等浸泡，使其有效成分溶解析出。如“治伏梁裹脓在胃肠之外方”中的“凡七物皆父且，渍以淳酒五升，卒时”。

挠：搅拌。如“治千金膏药方”中的鸡子黄“挠”后与其他相配成膏。

炊：水煮。如简 80 乙“半夏毋父且，洎水斗六升，炊令六沸”。

煎：熬。如“治千金膏药方”中猪肪“先前（煎）之”。

其中最值得称道的是，所记载的半夏、狼毒这两种有毒药物的炮制方法颇为具体，且与今天使用的炮制方法极为相似，这说明我国医家最迟在公元初就已认识到炮制对于毒性药物的重要意义，而且炮制技术已经达到一定的水平。

铜的化学性质比较稳定，不像铁器那样容易与药物中某些成分起化学反应而影响药物的功效。这一点早在汉代人们就已知晓。武威汉代医简曾多次提到用铜器来盛放药物。如简 16 载药“盛以铜器”，1968 年在河北满城西汉刘胜墓出土的药物文物中，就有医工铜盆等铜制医疗器具，说明汉代用铜质器具制药、盛药是比较普遍的。从中药炮制发展史的角度来看，在《伤寒杂病论》原著早已散佚的情况下，武威汉代医简无疑是我们了解和研究秦汉时期中药炮制历史的一份重要资料。

（一）武威汉代医简中药物炮制的目的显而易见

1. 降低或消除药物的毒性和副反应

有的药物虽疗效很好，但因有毒性和副反应，能影响临床用药安全，因此除了通过配伍和控制用量外，更须采取炮制方法以降低其毒性和副反应。《白猿经》中对附子的炮制很有讲究。如附子生者有大毒，须经浸、漂、蒸、煮或加辅料蒸煮等炮制后方可服用。现代实验证明，附子中所含乌头碱毒性极强，经过长时间的浸泡蒸煮后，乌头碱被水解成毒性轻微的苯甲酰乌头胺和乌头胺，从而大大减轻了附子的毒性和副反应，其水解产物具有解热、镇痛、镇静等作用，对风湿痹痛、麻木不仁、心腹冷痛等具有显著疗效，如武威汉代医简中治伤寒逐风方中用附子就有其作用。再如武威汉代医简中半夏为止咳、祛痰、镇吐药，特别是治疗神经性呕吐、妊娠呕吐等疗效显著，但生用则“戟人咽喉”，仅能“令人吐”，传统方法用石灰、明矾、生姜炮制，可消除其刺激咽喉和引起呕吐的副反应，并能加强祛痰、止呕的功效。如：武威汉代医简中“半夏毋父且，洎水斗六升，炊令六沸……”。

2. 缓和或改变药性

中药药性包括寒、热、温、凉四气和酸、苦、甘、辛、咸五味。各种药物都有气和味，武威汉代医简中虽没有详细记载中药性味，但从黄连、苦参、大黄丹等在复方中的应用可以看出。现代临床上按“疗寒以热药、疗热以寒药”以及“酸收、苦燥、甘缓、辛散、咸软”的理论，根据病情，加上武威的地区特点，有针对性地选用相应的药物进行治疗。但有些药物药性过偏，作用强而易生流弊，如大苦大寒之药易败胃、伤津，大辛大热之药易致耗气、助火、伤阴等。因此，使用这类药物时尚须考虑患者体质，除适当配伍外，每通过炮制、配伍以缓和其偏性，从而防止副反应的发生。如生大黄为苦寒峻下药，有损伤胃气之弊。武威汉代医简中运用大黄丹，作用缓和，而不致伤及胃气。甘草生者甘凉，功能泻火解毒，清肺化痰；炮制后（蜜炙）则性变甘温，功专补脾益气，缓急止痛。

3. 便于调剂和制剂

质地坚硬的药材很难粉碎，不利于制剂和调剂，作为煎剂，在短时间内也不易使有效成分煎出，因此必须经过炮制后才能应用。如武威汉代医简中代赭石，磁石，石膏等通过煅制，可使坚硬的药材变为酥脆，易于粉碎，便于制剂，复方则内服易被吸收，煎剂则可增加其成分的溶出度，充分发挥其作用。

4. 有利于服用

武威汉代医简中有些动物类药材，如桑卑肖（桑螵蛸）、席（䗪）虫等，运用酒制、蜜制、水漂等炮制法处理，达到矫臭、矫味的效果，利于服用。

5. 提高疗效

通过炮制以提高药物疗效，是炮制的基本目的。中药材主要是以饮片入药的，药效成分能较好地从药材组织内溶解、释放出来且直接关系到药效成分的生物利用度问题。武威汉代医简中以各种形式炒、蒸、煮、煅等的热处理，使药材细胞组织发生物理变化，以及辅料的助溶、脱吸附，使难溶于水的成分转化等有关。因此，药材炮制后用于汤剂，可增强成分的溶出；用于丸散等成药，内服后可以加速药效成分在体内的释放有利于胃与小肠的吸收，增强成分的生物利用度，从而充分发挥药效。

（二）常用炮制辅料

1. 液体辅料

（1）酒　用酒作辅料的方法在武威汉代医简中很多，多处有不同的制剂用“酒作饮”的记载。酒有白酒、黄酒之分。黄酒为非蒸馏酒，是用米、麦、黍等和曲酿制而成，含乙醇10～20％，尚含糖类、酯类、酸类、氨基酸、矿物质等。颜色为橙黄至深褐色，清亮透明，具有黄酒特有的醇香。武威汉代医简中运用酒类饮药颇多。同时，在武威汉代医简中运用酒作为良好的溶剂，每每出现在复方中，酒能溶解药物的多种成分如生物碱及其盐类、苷类、鞣质、有机酸、挥发油，树脂、糖类及部分色素等，因此药物经过酒制后，能改变药物组织的物理性状，有利于成分的浸润、溶解、置换、扩散等溶出过程。

在医疗方面，武威汉代医简中酒剂很多，足以说明，酒在医疗上的应用是古代人类的一项重大发明。酒是常用的溶剂，且能“通血脉”，“行药势”，因而后世用酒加工炮制药物也是常有的事。饮酒治病较为普遍，其对外感风寒、劳伤筋骨等病的治疗作用是显而易见的。

中华民族是个尚酒的民族，但是古代人用酒之初，首先并不在于饮用，而是在于药用。这是有充分根据可考的。世界上有了人类就有了医疗活动。而酒一经发现，就与医疗紧密地联系在一起。记载远古时代神话最多的《山海经》，已写了人类的38种疾病，而酒在那时对医药的产生和提高疗效是起了巨大作用的。从古体的“醫”字结构上也可以看出来，“醫”字从“酉”，而酉与酒相通。我国的古体汉字“醫”，从医、从殳、从酉。这里的“医”表示外部创伤，“殳”表示以按摩、热敷、针刺等手段治疗内科疾病，“酉”字为盛酒之器，与“酒”义通，表示酒是内服药常备的成分。因此，酒也是医的基础，古“醫”字形似酒坛，体现了酒在中国医药发展初期的重要地位。殷墟出土的甲骨文中就有

“鬯（畅，即古代的一种酒）其酒”的记载。汉代班固《白虎通义·考点》解釉“鬯者，以百草之香，（郁）金合而酿之，成为鬯。”“鬯其酒”，实际上就是加入某些中草药酿制而成的芳香药酒。祖先对酒的医疗作用早有记述，长沙马王堆汉墓出土的《五十二病方》中已有酒渍致升的记载，“酒渍”是指用酒作溶媒，漫渍药材而制成的液体浸出药酒。这不但说明了医与酒的密切关系，同时也说明了古代中医治疗疾病中，酒是一味重要的药品。

我国最古老的医药学著作之一《黄帝内经》中，就有“汤液醪醴”的记载，“醪醴”就是治病的药酒，并指出它的作用是：“邪气时至，服之万全。”《神农本草经》也曾载有：“药性有宜丸者，宜散者，宜水煮者，宜酒渍者。”古代遗留下来的医药学典籍，大部设有“酒条”，专门论述酒在医药中的作用，都认为酒是治病不可缺少的一种药品。据记载；汉代的《伤寒论》所记诸方中，酒剂就有21例。在《本草纲目》中，李时珍详细叙述了近80种药酒的功效、主治及其制造方法，并说：“酒少饮则和血行气，壮神御寒。”我国古代还有一句话很能说明问题：“酒，百药之长”（《汉书·食货志下》）[23]。

（2）醋　醋，古代称醯。在武威汉代医简中运用很多。由低浓度的酒酸败而成，故又苦酒之称，现今中药炮制主要用米醋，以存放陈久者为好，故亦称陈醋。醋在中药炮制中用作辅料的历史与酒相同。武威汉代医简中也载有以醋渍制药物，如简57～58“治千金膏药方”的制药方法中就有“凡四物皆冶父且，置铜器中，用淳醯三升渍之卒时”的记载，简中“淳醯”即浓醋。据统计在武威汉代医简中用醋炮炙或服用者有4处。醋酸苦，性温，能散瘀止血，解毒，杀虫，矫味矫臭。

（3）蜂蜜　武威汉代医简中称为“白蜜”。蜂蜜味苦，性平，生则性凉，熟则性温。功能补中润燥，止痛、解毒、矫味矫臭。为稠厚无色至淡黄色或橘黄色至琥珀色的液体，新鲜时色清油状，半透明，粘度大，气芳香，味极甜。另外在服用方面，武威汉代医简中“和丸以白蜜”等记载。

（4）黑豆汁　武威汉代医简中称“豉汁”。黑豆汁为黑大豆加水煮去渣而得的黑色混浊液体。主要含蛋白质、脂肪、碳水化合物、维生素、色素。黑豆味甘、性平。能活血，利水，滋补肝肾，祛风、解毒。药物经黑豆制后能增强疗效。同时，能“杀乌头”、“解砒石、甘遂、天雄、附子、射罔、巴豆、芫青、斑蝥、百药之毒及蛊毒。”传统常用黑豆炮制川乌、草乌、附子以解其毒。

（5）米汁　亦称米泔水，为淘米时第二次滤出之灰白混浊液体，实为淀粉与水的混悬液，含少量淀粉及维生素。米汁味甘、性凉、能益气，和中，止烦渴、解毒。对油脂有吸附作用，常用来浸泡含油质较多的药物，以除去部分油质，降低药物辛燥之性，增强补脾和中的作用。

2. 固体辅料

羊脂　是羊脂经低温熬炼而成。主含软脂酸甘油酯与硬脂酸甘油酯等。羊脂味甘、性温。能补虚助阳，润燥、祛风、解毒。羊脂制药能增强补虚助阳作用。

3. 其他制法

（1）蒸制　将药物加热，置适当的容器内，隔水加热或用蒸气加热的方法。药物经加热蒸透或达到规定程度时，即取出，干燥。如需用液体辅料者，则应先将药物与辅料拌匀润透后入蒸。蒸制法可使药材改变其性能，扩大治疗范围，便于保存药效。有的便于切片。如武威汉代医简中“炊令六沸”的应用与使用。

(2) 煮制　此方法在武威汉代医简中每每可见。将药物加水或液体共煮的方法。一般以煮至液体完全吸尽，块根类药物切开内无白心；有毒药煮制，目的消除或降低毒性，如武威汉代医简中乌头、附子、天雄等均经"冶合"（包括煮制）后入药。

三、药用计量单位

武威汉代医简中记录了许多药用计量单位，有分、两、升、枚、颗、寸、尺、本、束、三指撮、方寸匕、一刀圭等。在武威汉代医简所用的全部药物中。用分作计量单位的有 62 味，用两计的有 16 味，用升、枚计的各 7 味，它如附子以颗计，桂以寸以尺计，利庐则以一本计，莫草以束计，龙骨则以三指撮计。这些计量单位的名称绝大多数可在《伤寒论》、《金匮要略》等书中得到印证。

唯据《本草集注·序录》开元写残本（见《吉石盦丛书初集》说："古秤惟有铢两而无分名，今则以十黍为一铢，六铢为一两，四分成一两，十六两为一斤。"前文已述，武威汉代医简中用分计的药物有 62 味之多，可见陶弘景所言并不尽然。所谓"读书而不尽信书"，此之谓也。

那么，分与圭、毫升之间有什么关系呢？1964 年第 7 期《文物》杂志刊载了中国历史博物馆所藏汉铜勺上的铭文拓片，云："一分容黍粟六十四枚"，而在《汉书·律历志》"量不失圭撮"句下有孟康的注文："六十四黍为圭"，可见汉代的一分就是一圭。现在我们测量其容量，约当今之 0.5ml。也就是说，武威汉代医简中的一分相当于现在的 0.5ml。

又医简中有"治鲁氏青行解解腹方"中有麻黄三十分，大黄十五分之说，似乎古两并非十进制。这些材料对古代度量衡史的研究，都有一定参考意义。

武威汉代医简中所载的药物计量，主要采用计数或估量、拟量的方法，只有少数方剂应用当时的度量衡计量单位。其中作为计数时，如枚、颗等；用以估量的，如"三指撮"、"把"、"束"等，还有"半栝"之类；用以拟量的，如"大如枣"；对于丸药的大小，则有"梧实"、"弹丸"之类。采用度量衡计量单位，则有尺、寸、斗、升、合。"方寸匕"、"刀圭"是散剂的估量单位。从武威汉代医简所用的计量单位来看，应用估量、拟量单位较多，而用度量衡制的计量单位很少，这一剂量使用，充分可以说明武威汉代医简成书时代要早于西汉时期或者汉代时期。因为在汉代以后，度量衡的计量单位逐渐增多，而以估量、拟量单位的日渐减少，尤其在药物复方中多见。

古代药秤量值是以黍为标准的，《本草经集注》载"以十黍为一铢，六铢为一分，四分为一两，十六两为一斤。"因此，测定黍子的平均重量，可以测出药秤的单位量值，根据《五十二病方》中出土植物标本的研究，汉代黍子形状大小与现代黍子基本一致。王伊明《古药秤权量考》用现代黍子作为确定药秤单位量值的依据，根据上述 240 粒黍为一两，测定北京郊区所产较饱满的黍 240 粒重 1.5～1.6g，不饱满的黍 240 粒重 0.89～0.9g，由此推测，药秤一两，相当于 1g 左右，最重不超过 1.6g 左右。武威汉代医简运用拟量单位，即以实物比拟的重量或容量，对丸剂的拟量提出了比较准确的要求。"如小豆者，今赤小豆也，粒有大小，以三大麻准之；如大豆者，二小豆准之；如梧子者，以二大豆准之；一方寸匕散，蜜和得梧子十丸为度；如弹子及鸡子黄者，以十梧子准之"。还有很多拟量单位："龙眼大、荔枝核大、桂圆核大、绿豆大、麦粒大、莱菔子大"等，也没有统一的说法。现代根据文献中的拟量标准与古人运用的换算情况：粟大 0.0025ml；黍大 0.015ml；小豆大 0.07ml（约 5 黍大）；大豆大 0.22ml（约 3 小豆大，15 黍大）；梧子大 0.25ml（约 1.1 大豆大，3.5 小豆大，16.6 黍大）；枣核大 0.65ml；枣大 6ml；鸡子黄大 10.6ml（约 42 梧子，48 大豆，151 小豆，707 黍）；鸡子大 40.56ml；以上拟量单位与古人用量有较大差异。但是这些数值都从实测得来，有一定参考价值，但是因古代的拟量单位本身就不是十分准确的，由于药物的比重不同，特别是植物药与矿物药间存在较大的差距，相同体积不可能有同一重量，因而不可能得到准确的剂量。古代常用作散剂或液体制剂的计量，也运用估量单位。散剂的估量单位有刀圭、匕、钱三类特制量具。“凡散药有云刀圭者，十分方寸匕之一，准如梧子大也。方寸匕得，作匕正方一寸，抄散取不落为度。钱五匕者，今五铢钱边五字者以抄之，亦令不落为度。一撮者，四刀圭也”。又称“凡云钱匕者，以大钱上全抄之；若云半钱，则是一钱抄取一边尔，并用五铢钱也。”散药的粒度和组成都会影响抄取不落的实际高度，其实体积不可能完全相同，在武威汉代医简中亦运用很多。至于刀圭、一字、半钱等，由于没有准确的界限，更难一致，只能是不十分准确的估量单位。撮，是三指撮的简称，原指散、末以三指并拢所以得的药量。陶弘景规定：“一撮者，四刀圭也，十撮为一勺，十勺为一合。”液体的估量，常用盏或其他家用茶具，食器，其容量随着形状、大小而有差别，为了相对稳定，《小品方·述旧方含药法》规定“服汤云一杯者，以三合酒杯子为准也。”《太平圣惠方·论合和》：“凡煮汤，云用水一大盏者，约一升（664ml）也；一中盏者，约五合（332ml）也；一小盏者，约三合（199ml）也。”许洪《指南总论》则称：“一小盅者，约三合也。”重量的估量，因药而异。陶弘景规定“云干姜一累者，以重一两为正。……甘草一尺者，重二两为正。凡方云某草一束者，以重三两为正。云一把者，重二两为正。”以数定量，在个体较大且较均匀的药物，使用时有其方便处。但是，古今药物品种有变化，也有野生、家种的不同，因此，相同的计数，难取得一致的重量值。此陶弘景规定：“凡方云巴豆如干枚者，粒有大小，当先去皮竟，称之，以一分准十六枚；附子，乌头如干枚者，去皮竟，以半两准一枚；枳实如干枚者，在核竟，以一分准二枚；橘皮，一分准三枚；枣有大小，以三枚准一两。”上述规定不尽与实际相符。对于毒性不大或作用不很强烈的药物，个体间的重量差异或许不会有太大影响，但也会有相当大的差别。

武威汉代医简中也提及中药剂量的选定，中药治病，一方面在辨证的前提下，选用相应的药物，使药证相符，才能取得满意效果。但与此同时，对于药物剂量的选定，也是不可忽略的一环。若病重药轻，药力不及，固然难以奏效，甚至会延误病情；若病轻药重，药力过猛，易于伤正，会致病体难复，故选定剂量，尤为重要。临证还当因病、因人、因时、因地、因药而异。由于武威汉代医简出土地地域的特殊性，乌头、附子用量都相对偏重，从中可以窥见因地用药的特殊性。

四、药名异写

武威汉代医简中所载药物约 100 种，其中部分药名记载与今不同，就常用药桂枝、生姜白术（苍术）而言，武威汉代医简中用“桂”，无桂枝、肉桂之别；用“姜”，无生姜、炮姜之异；用“术”无苍术、白术之分。

1. 武威汉代医简中用“桂”、“姜”、“术”药名，简文如下：

治久咳上气，喉中如百虫鸣状，卅岁以上方：茈（柴）胡、桔梗、蜀椒各二分，桂、乌[3]喙、姜各一分。凡六物冶合，和丸以白密（蜜），大如婴（樱）桃。昼夜含三丸，消[4]咽其汁。甚良[5]。

治伤寒遂风方：付（附）子三分，蜀椒三分，泽舄（泻）五分，乌喙三分，细辛五分。凡五物皆冶[6]合，方寸匕酒饮，日三饮[7]。

治雁声□□□言方：术、方（防）风、细辛、姜、桂、付（附）子、蜀椒、桔梗、凡八物，各二两，并冶合，和以方寸匕。先餔饭米[8]麻饮药耳。

治诸癃：石癃出石，血癃出血，膏癃出膏，泔癃出泔，此五癃皆同乐治之。术、姜[9]、瞿麦各六分，兔实、滑石各七分，桂半分，凡六物，皆冶合，以方寸匕。酒饮，日六七。病立愈，石即出[10]。

□□瘀方：乾当归二分，弓穷（芎）二分，牡丹二分，漏庐二分，桂二分，蜀椒一分，一分，凡[11]□□皆冶合，以淳酒和，饮一方寸匕，日三饮。

□两手不到头不得卧方：大黄、勺乐（芍药）、姜、桂、桔梗、蜀[31]

治心腹大积上下行如虫状大恿（痛）方：班（斑）蝨十枚，地胆一枚，桂一寸，凡三物皆并[44]冶合，……

治伏梁裹脓在胃肠之外方：大黄、黄芩、勺（芍）药各一两，消（硝）石二两，桂一尺[46]，……

治金创止恿（痛）方：石膏一分，姜二分，甘草一分，桂一分，凡四物皆冶合，和，以方寸寸，酢[52]浆饮之，日再夜一，良甚，勿传也[53]。

治久咳上气喉中如百虫鸣状卅岁以上方：茈（柴）胡、桔梗、蜀椒各二分，桂、乌喙、姜各一分。凡六物皆冶合，和丸白密，大如婴桃。昼夜含三丸，消咽之，甚良[79]。

治久咳逆上气汤方：茈（紫）菀七束，门冬一升，款东（冬）一升，橐吾一升，石膏半升，白□一束，桂一尺，密（蜜）半升，枣卅枚，半夏十枚，凡十物皆父且。[80甲]

治久泄肠辟卧血□□裹□□□□医不能治皆射去方：黄连四分，黄芩、石脂、龙骨、人参、姜、桂各一分……多血，加桂二分……[82甲][82乙]。

以上13条简文记载有“桂”、“姜”、“术”，其中桂12处，姜6处，术1处。

2.《黄帝内经》（共十三方）用桂心、干姜、术，经文如下：

《素问·病能论》说：“有病身热解堕，汗出如浴，恶风少气，此为何病？岐伯曰：病名酒风。帝曰：治之奈何？岐伯曰：以泽泻、术各十分，麋衔五分，合以三指撮为后饭。”

《灵枢·寿夭刚柔篇》说：“寒痹之为病也，留而不去，时病而皮不仁，……

用淳酒二十升，蜀椒一升，干姜一斤，桂心一斤。凡四种皆父咀，渍酒中，……

3.《神农本草经》用菌桂、牡桂，干姜，术，条文如下：

菌桂，味辛温。主治百病，养精神，和颜色，为诸药先娉通使。久服轻身不老，面生光华，媚好常如童子。生交阯山谷。

牡桂，味辛温。主治上气咳逆，结气，喉痹吐吸，利关节，补中益气。久服通神，轻身不老。生山谷。

干姜，味辛温。主治胸满咳逆上气，温中，止血，出汗，逐风湿痹，肠澼下利。生者尤良。久服去臭气，通神明。生川谷。

术，味苦温。主治湿痹，死肌、痉疸，止汗除热，消食，作煎饵。久服轻身，延年不饥。一名山蓟。生郑山山谷。

《神农本草经》虽有菌桂、牡桂之分，而今用桂类，均为桂之皮、有肉桂（官桂）、桂枝、桂心等名称。惟有干姜条，而无生姜条。《说文》云：“姜，御湿之菜也”无其他别名，可知古时各地均呼用姜也。文中载有“生者尤良”之说，后世又分为生姜　姜皮　干姜　黑姜（炮姜）等。

4.《五十二病方》用桂，干薑、橿、枯畺，林根、茱，帛文如下：

诸伤：□□膏、甘草各二，桂、畺（薑）、椒□□□□□□□□□□□□□□□□□□□□一□□毁一桮（杯）酒中，饮之，日（壹）饮，以□其□二

令金伤毋痛，取荠孰（熟）乾实，燔（熬）令焦黑，冶一；林（术）根去皮，……冶林（术），暴（曝）若有所燥，冶。令二九。

蛭食（蚀）人胻股【膝】，产其中者，并黍、叔（菽）、（术）三，炊之，烝（蒸）□□□□病八五

【牝】痔之竅中寸，……冶桂六寸。干薑（薑）二果（颗），十沸，……以熏二四九痔，药寒而休。

5.《伤寒杂病论》用桂枝、生姜、白术，举方如下：

(1)《伤寒论》

桂枝汤方：桂枝三两（去皮）　芍药三两　甘草二两（炙）　生姜三两（切）　大枣十二枚（擘）

茯苓桂枝白术甘草汤方：茯苓四两　桂枝三两（去皮）　白术　甘草（炙）各二两

真武汤方：茯苓　芍药　生姜（切）各三两　白术二两　附子一两（炮，去皮，破八片）

干姜附子汤方：干姜一两　附子一枚（生用，去皮，切八片）

甘草干姜汤方：甘草四两（炙）　干姜二两

(2)《金匮要略》

葛根汤方：葛根四两　麻黄三两（去节）　桂枝二两（去皮）　芍药二两　甘草二两（炙）　生姜三两　大枣十二枚

桂枝附子汤方：桂枝四两（去皮）　生姜三两（切）　附子三枚（炮去皮，破八片）　甘草二两（炙）　大枣十二枚（擘）

桂枝芍药知母汤方：桂枝四两　芍药三两　甘草二两　麻黄二两　生姜五两　白术五两　知母四两　防风四两　附子二枚（炮）

根据《中国医学史》记载，《黄帝内经》的成书，“大约是战国至秦汉时期”《神农本草经》“大约是秦汉以来许多医药学家不断加以搜集，直至东汉时期才最后加工整理成书的”；《伤寒杂病论》成书于东汉末年。《五十二病方》考古学者们研究认为“帛书的抄成不晚于秦汉之际，即应为公元前三世纪末的写本”。本文中所言“桂”，武威汉代医简中用“桂”；《黄帝内经》用“桂心”；《神农本草经》用菌桂、牡桂；《伤寒杂病论》则用“桂枝”。“姜”，武威汉代医简中用“姜”；《黄帝内经》用“干姜”；《神农本草经》用“干姜”；《五十二病方》用“干薑、橿、枯畺”；“《伤寒杂病论》则用“生姜、干姜”。“术”，武威汉代医简中用“茱、术”；《黄帝内经》用“术”；《神农本草经》用“术”；《五十二病方》用“林根、林、茱”；《伤寒杂病论》则用“白术”。

武威汉代医简记载药名与《五十二病方》《神农本草经》及现代的《中药大辞典》作以对照：

	武威汉代医简	《五十二病方》	《神农本草经》	《中药大辞典》
	此胡	此	茈胡	柴胡
	漏庐	扁簏	漏芦	漏芦
	代芦如	屈居（据）	茹	
	茮	林根、林茮	术	白术、苍术
	泽舄	泽泔	泽泻	泽泻
	付子	白付	附子	附子
	白敛	白莶、白蔹、白蘞	白敛	白蔹
	勺乐、勺药	勺药、芍乐、芍药	勺药	芍药
	乌喙	乌豙、秋乌喙	乌头	川乌头、草乌
	亭磨	亭磿	亭历	葶苈子
	甘逐		甘遂	甘遂
	利庐	黎卢、犁卢	藜芦	藜芦
	方风	防风	防风	防风
	昌蒲		菖蒲	菖蒲
	山朱臾朱臾	树臾	山茱萸	山萸肉
植	柏实		柏实	柏子仁
	肉从容		肉苁蓉，肉松蓉	肉苁蓉，
物	署与	署	署豫	山药、山薯
药	弓穷	麋芜本	芎藭	川芎
	门冬	仆虋	麦门冬	麦门冬、天门冬
	款东		款冬	款冬花
	橐吾	橐莫		八角乌
	秦瘳		秦菽	秦艽
	卑解		萆薢	萆薢
	兔糸实		菟丝	菟丝子
	白莤	白莤	白芷	白芷
	早荚	蕕荚	皂荚	皂荚
	桂	桂	菌桂、牡桂	桂枝、肉桂
	姜	干姜、姜、枯姜	干姜	生姜、炮姜
	蘖米	蘖米	米麴	谷芽
	厚朴	厚柎	厚朴	厚朴
	黄芩	黄黔	黄芩	黄芩
	茈菀		紫菀	紫菀
	虵口	蛇床实	蛇床子	蛇床子

续表

	武威汉代医简	《五十二病方》	《神农本草经》	《中药大辞典》
动物药	桑卑肖		桑蛸蛸	桑螵蛸
	班眊		盤蝥	斑蝥
	白密、密	蜜	石蜜	白蜜
	地膽	地胆虫	地胆	地胆头
	蝱头		木虻、蜚虻	蝱虫
	席虫		䗪虫	䗪虫
	骆苏			骆酥
矿物药	长石	恒石	长石	
	兹石　玄石　慈石		慈石	磁石
	礜石	礜	礜石	礜石
	消石	硝石	硝石	硝石
	贷赭		代赭	代赭石
	戎盐	戎盐、盐	戎盐	戎盐
	禹余量		禹余粮	禹余粮
	樊石		矾石	白矾

武威汉代医简中，泽舄、付子、勺乐、勺药、方风、弓穷、白茝、亭磨、秦瘳、卑解、茈菀、山朱臾、蘗米、桑卑肖等，其文字、药名的书写都很古朴。其中勺药、方风、亭、山朱臾、蘗米等，与《五十二病方》中的写法基本相同。

5. 中药商品特征

在武威简牍中，有一枚木牍不仅写有各种药物的名称，而且列出药物的经营价值，(简牍中还有两处"子威取"字样，可能是某人取药之意)。这段记载看来象是一份药物出纳帐目的清单，它的内容虽然简单，但却反映当时的医药已经作为一门独立的职业存在于社会上。战国的李悝曾经提到当时的农民生活中有医药费的开支，《汉书·食货志》载："不幸疾病死伤之费，及上赋敛，又未与此。此农夫所以常闲。"说明在当时农民的生活开支上医药费占有一定的比例。木牍的记载，正可与之相对印证。因此，武威简牍对于研究汉代的经济史也有一定的参考意义。

牍 91 甲、牍 91 乙记载"牛膝半斤，直五十；卑□半斤，直廿五；朱臾二升半，廿五；方风半斤，百；慈石一斤半，百卅；席虫半斤，廿五；小椒一升半，五十；山朱臾二升半，直五十；黄芩一斤，直七十；黄连半斤，直百；□□二斤，直廿七，子威取；河菆半斤，直七十五；续断一斤，百，子威取；□□□取药凡直九百廿七"。这段牍文一方面说明当时医生还兼营药业，另一方面谈到药价。由于古代文献中很少有药价的记载，所以这段资料对于研究汉代药价弥足珍贵。

第六节　武威汉代医简的方剂学成就

武威汉代医简的内容比较丰富和完整，主要是记载了治疗方剂，有内科方、外科方、妇科方、五官科方、针灸科方和其他方剂，共 30 余则方剂。除此之外，尚有一部分残简的方剂未计算在内。武威汉代医简的每一条文列方名、病名或症状、药物、分量、冶合方法、服药方法、用药禁忌及其反应等，是以介绍方剂为主的书籍。而且在方剂的剂型方面，有汤剂、丸剂、散剂、膏剂、醴剂、滴剂、栓剂等。在用药方法上也很详细，有内服法如米汁饮、酒饮、酢浆饮、豉汁饮、淳酒和饮、含咽汁等；有外用法如敷目、塞耳、灌鼻、塞鼻、涂之等等；方剂中所用的赋形剂有白蜜、猪油、乳汁、酪酥等；在服药的同时，还指出服药的禁忌，如忌鱼肉荤菜、酒、辛辣等等。

武威汉代医简虽然所收方剂不多，但详细地介绍了方剂的剂型、冶合的器具以及应用方法等，以后唐代的《千金要方》、《外台秘要》，宋代的《太平圣惠方》，明代的《普济方》等，直至目前的方剂学著作中仍然沿用了武威汉代医简中的方法。这是一本很有研究价值的方剂学。

一、方剂学内容

武威汉代医简共载内、外、妇、针灸等科方剂 30 多首，分别是：

(一) 内科方

治久咳上气喉中如百虫鸣状卅岁以上方（二则）

治伤寒逐风方

治鲁氏青行解解腹方

治心腹大积上下行如虫状大痛方

治伏梁裹脓在胃肠之外方

去中令（冷）病后不复发刃㐌方

治久咳逆上气汤方

治痹手足雍（臃）种（肿）方

治久泄肠辟不能治皆谢去方

东海白水侯所奏方

治恶病大风方

(二) 外科方

治诸癃（癃）(方)

治金创止痛令创中温方

治金创内漏血不（出）方

治金创止痛方

治金创内瘗（痉）创痒（养）不痛腹胀（张）方

治金（创）肠出方

治加（痂）及久创及马♯方

治人卒雍（痈）方

治狗啮人创痛方

治瘍（汤）火冻方

治□□□□□□□溃医不能治禁方

(三) 妇科方

治如（妇）人膏药方（二则）

（四）五官科方

治雁声□□□言方

治目恿（痛）方

（五）针灸科方

（治）寒气在胃脘腹懑肠□（方）

（六）其他

干金膏药方

百病膏药方（二则）

以上都是比较完整可以辨认的方剂。此外，还有一部分残简的方剂未计算在内。

二、方剂学中的剂型类型

药物用于临床防治疾病，必须制成剂型。中医药历史源远流长，因此中药剂型创用甚早。历代文献中有关中药药剂（制剂和调剂）的知识和理论均有很多记述，这是先辈长期与疾病作斗争的经验总结，并随着历代的物质生产和精神文明的发展而不断积累。中药剂型是祖国医药学宝库中的重要组成部分，我们应当很好地继承并加以发展。根据治疗用途的不同，武威汉代医简将药物加工制成汤、丸、膏、散、醴、滴、栓等多种剂型，与《五十二病方》相比，在制剂上已有了较为明显的进步。其中以白蜜冶合诸药制成的蜜丸，是中医最常见的药物剂型之一，至今仍在沿用。

1. 汤剂　在武威汉代医简中有多种汤剂，比起《五十二病方》来，有完整明确的方名、药物组成、剂量、炮制、制剂、用药等记载，现代处方与之亦很相似。

2. 丸剂　武威汉代医简中丸剂规格很多，分为大如羊屎、赤豆、樱桃、梧实、弹丸等多种。这与《五十二病方》中形容丸药大小如鼠矢、黑菽、羊矢、酸枣、手、指等相似。

3. 散剂　武威汉代医简同《五十二病方》一样，没有以散剂之名，但有散剂之实，如治金（创）肠出方即为散剂处方，“冶龙骨三指撮，和以豉汁饮之”。

4. 膏剂　膏剂分为内服和外用两类。武威汉代医简中外用膏剂有治人卒雍方等，内服兼外用的有千金膏药方。

5. 滴剂　滴剂是将药物滴入孔窍的液体制剂。武威汉代医简中有滴眼的治目恿方，滴鼻的治疗“鼻中当腐血出若脓出，去死肉”方等。

6. 栓剂　武威汉代医简中有塞耳、塞鼻的栓剂。

复方制剂中合理运用中药材品种：

武威汉代医简运用了早期的剂型选择，遵循了中药材品种的初步理论。复方中的用药也很考究，即有君臣佐使的痕迹，又有配伍的规律。同时充分考虑到了中药材品种的复杂性与混淆优劣之分，比如“附子、天雄、乌喙”的灵活运用。武威汉代医简中载药 100 余味，其中 80 味见于《神农本草经》，11 种见于《名医别录》，另外 20 余种不见于此两本书中，可见武威汉代医简选择用药重视药材的品质。根据现代药材品质论而言，药材优劣的物质基础是有效成分的含量，而有效成分的含量受药材品种、产地的地理和气候条件、采收加工、炮制、贮藏保管等多种因素的影响。通过武威汉代医简用药特点及服用的不同剂型，初步反映了古人重视药物质量与疗效的关系，也为中药制剂的研究奠定了一定的基础。

武威汉代医简中中药制剂的辅料应用：

制剂的制备除原料药（通常称为主药）外，还必须加入一些有助于制剂的成型、稳定、增溶、助溶、缓释、控释以及增效减毒等不同功能和作用的各种辅料，这些药物制剂辅料称为“药剂辅剂”，也称“药物制剂助剂”或“药剂助剂”。例如：汤剂是世界上最早使用的一种剂型，汤剂的辅料就是作为溶剂的水。武威汉代医简中收载的丸剂用白蜜为辅料，酒剂以酒（醋）为辅料。还有用乳汁、骆苏（酥）、贲猪肪（猪肪）、酢浆、牡曲、豉汁、米汁等作为辅料的。这些辅料的使用，推进了中药制剂的发展。同时辅料的使用是中药制剂存在的重要基础，没有药剂辅料就没有药物剂型和制剂。总之，药剂从诞生时便离不开辅料。辅料的作用还可以改变药物的给药途径和作用方式，增强主药的稳定性，延长药剂的有效期，增强或扩大主药的疗效与作用，并降低毒副反应。因此，武威汉代医简中运用辅料在服用和治病方面反映了我国早期中药制剂发展的雏形。

三、药物的服用方法

武威汉代医简不仅记录了汉代劳动人民对疾病的诊断、治疗和处方用药等方面的内容，还记载了一些优良的服药方法，许多方面具有一定的科学性。正确合理的服药方法，对于药物的充分利用、减少毒性、防止引起胃肠刺激、提高治疗效果等方面都有非常重要的意义。武威汉代医简中记载，内服法包括服药方式、送药饮料、服药时间、服药禁忌、服药后饮食调理等。

（一）服药方式

1. 含服　如简5载：“治久咳上气方”的服法是“昼夜含三丸，消（稍）咽其汁，甚良”。

2. 饮服　简牍中记载的服药方式多为饮服。在简7“伤寒逐风方”中就有“酒饮日三饮”，“瘀方”中有“以醇酒和饮一方寸匕，日三饮”的记录。

3. 吞服　主要用于服用丸药，如简18有“吞五丸，日三吞”，牍83有“旦吞七丸，餔吞九丸”的记载。

（二）送药饮料

1. 以酒饮　如简7“治伤寒逐风方”载“五物皆冶合方寸匕，酒饮，日三饮”，简18“治百病膏药方”有“温酒饮之，日三四”，且以酒饮药的记录居多。

2. 以豉汁饮药　简15曰：“治金创肠出方：冶龙骨三指撮，和以豉汁饮之”。简54也有同样的记录。

3. 以酢浆饮药　简52、53曰：“治金创止恿方：石膏一分，姜二分，甘草一分，桂一分，凡四物皆冶合，以方寸匕酢浆饮之，日再夜一，良甚，勿传也。”

4. 以糜饮药　简8记载治诸淋之法，其服药方法要求“先餔饭米麻饮药耳”。文中“米麻”即“米糜”，米粥也。

5. 以米汁饮药　简69、70记载了治疗鼻息肉的方药，简文云：“亭磨二分，甘逐二分，大黄一分，冶合和，以米汁饮一刀圭，三四饮”。

（三）服药时间

根据不同病种及药物的性质有要求饭后服者，有要求晨起空腹服者，也有昼夜皆服者。

1. 饭后服　如简 76 中曰："先餔食吞二丸，日再服药一"。简 81 中曰："先餔饭酒饮，日三"。

2. 晨起空腹服　如简 29 中曰："石钟乳三分，巴豆一分，二者二分，凡三物皆冶合，丸以密，大如吾实，宿毋食，旦吞三丸。"简 45 "治心腹大积上下如虫状大恿方：班蝥十枚，地胆一枚，桂一寸，凡三物皆并冶合各，使病者宿毋食，旦饮药"，即晚上不要进食，翌日晨饮药。空腹服药有助于药物的充分吸收，从而充分发挥药效。

3. 昼夜皆服　简 53 "治金创止恿方"的服药要求"酢浆饮之，日再夜一"，即白天服药两次，夜里服药一次。牍 79 "久咳上气方"的服法为"昼夜含三丸，稍咽之，甚良"。

（四）服药禁忌

如忌鱼肉荤菜、酒、辛、力作等。

服药后的饮食调理：医简 35 载："……当大下，水尽，饮大麦粥"。此简残缺，前文不易辨认，从残文分析是用大量峻利之后，津液严重受损，嘱饮大麦粥以滋津液，扶助胃气。连同前面所述的简 9 以糜饮药和简 69、70 以米汁饮药，均有以饮食调理，顾护胃气之意。后来，张仲景在用桂枝汤时，强调服药后饮热粥，原理相同。

综上所述，不难看出早在秦汉时期我国人民就重视选择适当的时间服药来提高疗效，减少药物的毒副作用，诚难可贵。

四、药物的外治法

外治法是运用药物和手术或配合一定的器械直接作用于病人体表某部或病变部位，以达到治疗目的的一种方法，是与内治法相对而言。我国很早以前就采用外治法，如《礼记》中说："头有疮则沐，身有疡则浴"。外治法治病机理与内治法是一样的，只不过是给药途径不同罢了。正如《理瀹骈文》所说的："外治之理即内治之理。外治之药即内治之药，所异者法耳。"

武威汉代医简虽然只有 92 枚，但对中医外治法已有很好的运用，经过整理，大约有傅（敷）、熏、涂、摩、塞耳、塞鼻、灌鼻等七种。

（一）傅法

"傅"即敷之意，又称敷贴、贴熁、围药，是常用的一种外治疗法。由于经络有内属脏腑，外络肢节，沟通表里，贯穿上下的作用，敷法不但能治局部病变，而且通过在特定部位或经穴敷药以治疗全身疾患。

武威汉代医简论及傅法有简 16、牍 87 甲、87 乙三处，它们记录了可以用敷法治疗眼科、外科等七种病症。

1. 眼科　主要用傅法来治疗目痛。简 16 载："治目恿方：以春三月上旬治药。曾青四两，戎盐三两，皆冶合，以乳汁和，盛以铜器，以傅目良。"这枚简记录了曾青、戎盐研细，乳汁调合，装入铜器内备用。若遇眼痛之症，即取药外敷，疗效较好。

2. 外科　如加、久创、马睿、人卒雍、狗啮人创恿、汤火伤。牍 87 甲曰："治加及久创及马睿方：取□骆苏一升，付子卅枚，蜀椒一升，乾当归二两，皆父且之。以骆苏煎之三沸。药取以傅之，良甚。治人卒雍方：赤石脂以寒水和"。牍 87 乙曰："涂雍上以愈为故，良。治狗啮人创恿方：烦狼毒以傅之。创乾者，和以膏傅之。治湯火涷方：烦□罗治，以傅之，良甚”。说明敷法在汉代已广泛用于治疗痂、炙创等多种疾病，且其效“甚良”。所用药物“骆苏”即“骆酥”（用骆驼乳制成之酥），敷在创面起“保护膜”的作用。又“煎之三沸药取以傅之”起到灭菌消毒的作用。

（二）熏法

熏法是用热气或用药物煎汤趁热在患部熏蒸、淋洗和浸浴的外治法。因有热力和药治的协同作用，能促进其腠理疏通，气血流畅，改善局部营养和全身机能，达到消肿、止痛、止痒、散寒、祛风的目的。武威汉代医简中记载的熏法用以治疗“中令病”（即“中冷病”，疑是腹部怕冷的病）。简 48、49 曰“去中令病后不复发刄迄方：穿地长与人等，深七尺，横五尺，用白羊矢乾之十馀石，置其阬中，从火其上，羊矢尽，索横木阬上，取其卧人卧其阬上，热气尽乃止其病者。慎勿得出见”。这虽是一种土法治病，但体现了汉代劳动人民利用热能治病，并能取得“后不复发”效果。现代所用的红外线、电热能等理疗法大多也是利用了热能来治病的。

（三）涂法

涂法是用药汁、菜汁、药膏、动植物油和药物等，在皮肤表面薄薄地涂上一层，以达到治疗目的的一种外治疗法。简 60、61、64、66、67 谈及涂法。所涂之药是千金膏药，膏药由蜀椒、芎藭、白芷、附子四药，并用猪油等加工而成，涂法还可与内服药同时应用，或与摩法同施。其治疗病种有内科、外科、口腔科、鼻科等多种病症。

1. 内科病症：简 66、67 载有用膏药涂治“头恿风”。头恿风，即头风，受风而引起的头痛。

2. 外科病症：如痈、金创、身生恶气等，在武威汉代医简中有用涂法治疗的记录。

3. 痈：医简 60、61 介绍了药物外涂痈疮的方法：“薄以涂其雍者上，空者遗之，中央大如钱。药乾，复涂之，如前法。三涂，去其故药。”意思是将外用药涂在痈的上面，中央留出钱币大小的皮肤不涂药汁，目的是给痈外溃留一出路。药汁透过患部皮肤浸入病灶，发挥解毒消痈的作用。如果药汁干了，药力不能透入皮下，那么就得涂上新的药汁。如此涂三次，就必须清洁患处。因为药层厚了，也影响药汁的浸透。并指出涂药之后痈症的转归：“其毋农者行愈，已有农者溃。”即痈未化脓者，经过外涂药汁的治疗，痈将消退向愈；痈已蕴脓者，涂药后将促使脓液早日溃出而愈。同时劝告患者：“毋得力作，禁食诸采”，注意休息，避免过度劳作，禁食辛辣发物。这种药汁外涂治疗痈疮的方法，简便有效，为历代医家所继承，一直沿用至今。

4. 金创：金创是指因金属器物所致的外伤性疾病。医简使用“膏药”外涂来治疗。简 66、67 载：“金创涂之……此膏药大良”，看来疗效不错。

5. 身上生恶气：指身患血肉腐败之类的病。简 66、67 载：“身生恶气涂之，此膏药大良”。

6. 口腔科病症：简 64 载：“齿恿涂之”，齿痛可用药外涂治疗。

7. 鼻科病症：鼻腔出血、鼻中血肉腐败之证亦可用涂法，如简 64 记载：“昏衄涂之，鼻中生恶伤涂之”。

从以上记载来看，我们祖先早在汉代就非常重视用膏药外涂治疗临床诸多病症，并积累了不少经验，为后世应用涂法作了示范。

（四）摩法

摩法是用手指或手掌在患者身体的适当部位给以抚摩而治疗疾病的方法。武威汉代医简中的摩法是将千金膏药外涂肌肤一定部位，再使用摩法，古代称作“膏摩”，是汉代以前就已施行的一种特殊治疗方法。武威汉代医简中的摩法可以用来治疗喉痹、血府恿（痛）、咽干等症，如医简 62～67：“喉痹吞之摩之……血府恿吞之摩之，咽乾摩之……肠中有益为度摩之……头恿风涂之，以三指摩”。

（五）塞耳法

塞耳法是用药膏、或药粉与细布或棉花一齐塞住耳窍的方法。武威汉代医简即有用塞耳法治疗气聋的记载。简 66 曰：“气龙（聋），裹药以榖塞之耳，日壹易之”。气聋病症，可将药（千金膏）裹在细纱类布中，由外耳道塞进耳内，每日换药一次。这是一种局部用药的方法。对于塞耳法，现在仍有用枯矾塞耳，主治耵耳；黑矾塞耳主治因受瘟疫而致的急性头痛；芥菜子塞耳主治两耳暴聋。

（六）塞鼻法和灌鼻法

塞鼻法和灌鼻法是通过鼻腔给药的两种方式。前者是用研细的药末放在细布上或纱布上卷成药条状塞进鼻腔内，或用薄纸卷成条蘸药塞鼻的一种治疗方法，而后者是用煎药去渣后灌入鼻中治疗局部病变的一种方法。如医简 69～71 载：“鼻中当腐血出，若脓出去死肉，药用代庐如、巴豆各一分，并合和，以絮裹药塞鼻，诸息肉皆出。”认为鼻腔内溃疡化脓，腐败脓血排出后，用绵絮裹代庐如、巴豆两味中药，塞入鼻腔，可以祛除腐烂的死肉。还载有“鼻不利，药用利庐一分，亭磨二分，付子一分，早荚一分，皆并父且合和，以醇醯渍，卒时去宰，以汁灌其鼻中”，这可以视为我国最早的滴鼻剂。

武威汉代医简用塞鼻法或灌鼻法治疗鼻痔。鼻痔现在多用手术、烫烙等外科方法治疗。可见，先哲在汉代用药物塞鼻或灌鼻就可治疗此类难治疾病，实乃难能可贵！

另外，简 17、牍 89 所载百病膏药方，牍 88 甲、88 乙治妇人膏药方，无疑都是用于外治的方药。

综上所述，武威汉代医简中记录外治疗法多种，治疗病种复杂，足见外治法早在汉代已广泛用于临床，并影响于后世，实为祖国医学宝库中的珍贵遗产之一。

五、膏摩剂的使用

在中药五大剂型中，膏药外敷法和治末吞服法的起源都相当早，比到汉代才完全成熟的煎煮取汁法要早得多。在出土的医简帛书中，人们对药物的服用，主要还是采用冶末吞服法和膏药外敷法，煎煮取汁法则广泛出现在张仲景的《伤寒杂病论》中。至于《黄帝内经》中出现的“汤液”，并不是严格意义上的汤药，而是一种食物药，即含药的糊糊汤。古人依据相生相克的理论，认识到人有疾病是因为气血不通，《灵枢》“半夏汤方”，其方以长流水秫米、苇薪和中药，取流动、粘滑、空心的特点，以治人的瘀滞不通。《史记·扁鹊仓公传》记载西汉名医淳于意的方子，也是这一类，称为“火齐粥”或“火齐米粥”。这种情况在《马王堆汉墓帛书·五十二病方》及武威汉代医简中也是如此。简牍帛书中的医方，属于内服药中药物类的皆治末吞服，食物类的则制成“汤液”服汁。

从现存的资料考察，早期膏药的构成是单用动物的脂肪或以动物脂肪为基料，掺以其他药物，用于外敷，有的也可内服。多以膏、马膏、豕（彘）膏、方（肪）膏名之。如

《灵枢·痈疽篇》：米疽“治之以砭石，欲细而长，疏砭之，涂以豕膏，六日已，勿裹之。”《灵枢·经筋篇》：对筋脉纵弛“治之以马膏（膏），其急者，以白酒和桂以涂其缓者。”需要指出的是，这里的豕膏、马膏、肪膏，可能多为单纯的动物脂肪，由于常用来涂敷。如《素问·五藏生成篇》：“白欲如豕膏者生。”《马王堆汉墓帛书·五十二病方》则主要以动物的脂肪为基料，调和其他的药物用于治病。如：

令伤毋般（瘢），取彘膏、□衍并冶，傅之。

金伤者，以方（肪）膏，乌喙□□，皆相□煎，施之。

冶黄黔（芩）、甘草相半，即以彘膏财足以煎之。煎之沸，即以布足（捉）之，予（抒）其汁，□傅□。

东汉著名医家张仲景《伤寒杂病论》中大量使用汤剂和丸剂，偶有用膏剂。如：“四肢才觉滞重，即导引吐纳针灸，膏摩勿令九窍闭塞。”《后汉书·方术传》记华佗做外科手术后“既而缝合，敷以神膏，四五日创愈，一月之间皆平复。”这里的“膏”和“神膏”，估计不是单纯的动物脂肪，而是含有药物的膏药。以膏药名者，见于武威汉代医简。这批医简中57～67、88甲乙、89甲乙都有用膏药治疗疾病的记载，方中不仅记载了治疗何种疾病，还有配伍、重量以及膏药的制作方法。这是迄今所见最早的以“膏药”命名的膏药方，是我国医学史上现存已知最完整的第一首膏摩方。同时，膏摩也是汉代以前就已推行的一种特殊的外治方法。魏晋以后，膏药得到了广泛的运用，在制作方法上也有很大的改进，并逐渐由动物脂肪膏向黑膏药演变。

附膏药方原文：

治千金膏药方（1）：蜀椒四升、弓穷一升、白芷一升、付子三十果。凡四物57皆冶（2），父且，置铜器中，用淳醯三升渍之，卒时取贲猪肪三斤先煎58之（3）。先取鸡子中黄者置梧中挠之三百，取药成以五分匕一（4），置鸡子中复59挠之二百，薄以涂其雍者，上空者遗之中央，大如钱。药乾复涂之，如60前法。三涂去其故药。其毋农者行（5），已有农者溃毋得力作，禁食［诸］采（6）。61逆气吞之，侯痹吞之摩之，心腹恿吞之（7），嗌恿吞之，血府恿之摩之，咽63［乾］摩之（8），齿恿涂之，昏衄涂之（9），鼻中生恶伤涂之（10）。亦可吞之，皆大如64酸枣，稍咽之，肠中有益为度。摩之者皆三乾而止。此方又中妇人乳余。65□吞之，气龙，裹药以縠塞之耳，日一易之。金创涂之，头恿风涂66之，以三指摩□□□□疝吞之，身生恶气涂之。此膏药大良，勿得传。67□□上良甚，创恿痉皆中之，良勿传也。（李具双．“膏药”考．中医文献杂志．2002，（2）：21）

孙其斌撰文认为，《素问·至真要大论》中就提到了“摩之”，指的就是按摩的治疗方法。武威汉代医简将“膏”与“摩”有机的结合起来，是灵活的运用了“异病同治”的辨证原则及思想。可见在汉代的西北边塞简牍的主人对疾病的了解和认识已达到了相当高的水平，对疾病的治疗手段亦运用的得心应手，祖国传统医学理论及治疗疾病的水平在这一时期都有了相当的规模。

简中“涂之”、“摩之”属我国传统医学的外治法范畴。“涂之”指将中草药经某种特殊工艺加工后涂擦在肌肤表面的治疗方法；“摩之”在这里主要指按摩手法。两种治疗方法合而为一即为现代推拿中的“膏摩”，“涂之，以三指摩”就是中医传统推拿中膏摩法的具体应用实例。膏摩法做为一种特殊的治疗手法，已在汉代广泛的应用于治疗各种疾病，它的作用与疗效显而易见要优于单纯的“涂之”“摩之”。早在《内经》时代就有有关按摩手法治疗的论述，到《武威汉代医简》这段过渡时期，中医外治法有了进一步的发展。“涂之摩之”的完美结合对现代的中医临床推拿仍有重要的指导意义及运用前景。(《武威汉代医简》中的推拿手法．兰州医学院学报，2002，28（2）：48)

千金膏药方及其膏摩法对后世产生较大影响。如唐代医学家孙思邈在他编撰的临床医学巨著《备急千金要方》卷九“伤寒膏”中载有“治伤寒头痛项强四肢烦痛青膏方”，药物组成仅比干金膏药方多了当归、吴茱萸、乌头、莽草四味，而制药方法则基本相同。

另外，医牍 89 甲、89 乙载有“百病膏药方：蜀椒四分、白茝一升、弓穷一升、付子卅果，凡四物父且，渍以淳醯三升，渍□□□三斤，先□□□□枚煎药□□□□□□□浚去宰”。其组方原则与药物与干金膏药方基本相同。这说明当时人们对膏摩疗法比较重视，同样也反映了膏摩疗法在汉代比较盛行。

从现存资料来看，这种既可用作内服，又可供按摩外用的膏药方，武威汉代医简所载的千金膏药方及其膏摩法独具特色。

第七节 武威汉代医简的内科学成就

一、“辨证论治”法则

中医研究院医史文献研究室撰文认为，张仲景曾经提出“观其脉证，知犯何逆，随证治之”，这一点被认为是体现了“辨证施治”的具体法则的。在武威汉代医药简牍中同样把这个法则具体运用到临床治疗上。如简牍中对外感和内伤进行了区别，并且运用不同的治法。再比如同是一种久咳上气病，简牍中也列出不同的治法。此外，简文中在治疗“久泻肠辟”症时，根据症状的不同而调整用药分量的方法，也是辨证施治的具体运用。

古川撰文提出，从方剂用药来看，对外感和内伤病加以区别，采取不同的治法。对治久咳气逆上冲同一病，有两个处方，用药各异，使用了“同病异治”的方法。这些都体现了辨证施治的法则。

蓝寿梅撰文具体作了阐述：

简 34□鬲上当欧在鬲下当下泄良禁勿忘传也

文中“鬲”字为“膈”的通假字；“欧”为“呕”的通假字，意为吐；“忘”为“妄”的通假字。虽然简牍断失，还是可以看出，病变在膈上当用吐法，病变在膈下当用下法，这一治疗原则正合乎《素问·阴阳应象大论》所述：“其高者，因而越之，其下者，引而竭之”的辨证论治思想。

简 79：治久咳上气喉中如百虫鸣状卅岁以上方茈胡枯梗蜀椒各二分桂乌喙姜各一分凡六物皆冶合和丸白密大如婴桃昼夜含三丸稍咽之甚良

简 80 甲，80 乙：治久咳逆上气汤方茈菀七束门冬一升款东一升橐吾一升石膏半升白□一束桂一尺密半升枣卅枚半夏十枚凡十物皆父且

半夏毋父且洎水斗六升饮令六沸浚去宰温饮一小桮日三饮即药宿当更沸之不过三四日逾

以上二方所述病名，主证基本相同，但所用药物却大相径庭，前方以热药为主如桂枝、蜀椒等，可知久咳上气喉中百虫鸣状是寒饮停肺所致；后方以寒为主如石膏、门冬等，可知久咳上气是肺内郁热所致。由此体现了医者抓住主证，辨其属寒、属热而“同病异治”的施治原则，即印证了《素问·至真要大论》所曰：“治寒以热，治热以寒”的辨证论治思想。

简 82 甲，82 乙：治久泄肠辟卧血□□裹□□□□医不能治皆射去方黄连四分黄芩石脂龙骨人参姜桂各一分凡七物皆并冶合丸以密大如弹丸先餔食以食大汤饮一丸不知□□□□肠中恿加甘草二分多血加桂二分多农加石脂二分□一□□□□□多□加黄芩一分禁鲜鱼猪肉方禁[9]

本简所述“久泄肠辟卧血”是《素问·通评虚实论》中的“肠澼下脓血”证，本方在辨证论治上达到了空前的水平，即久泄必虚，故以石脂、龙骨固涩止泻，人参、姜、桂温阳补虚，脓血是热毒内蕴所致，故以黄连、黄芩清热解毒，整个方剂寒热并用，攻补兼施，固本清源，谴方用药，丝丝入扣，是针对“肠辟”而设的一张良方。另外本方尚有“肠中痛加甘草二分，多血加桂二分，多脓加石脂二分”等记载，充分反映了根据病症变化而用药的辨证论治思想。

简 9、10：治诸癃石癃出石血癃出血膏出膏泔癃出泔此五癃皆同乐治之姜瞿麦各六分兔糸实滑石各七分桂半人分凡六物皆冶合以方寸匕酒饮日六七病立愈石即出，”

简中“癃”即“癃”字，是指小便淋漓难出的癃闭证。辨证本包括对病证代谢产物的辨析，本简将“癃闭”排出的小便性状分为石、血、膏。泔等五种情况，通冠以癃证。这种通过对排泄物进行区分的方法是辨证论治中比较独特的，至今在临床上对“癃闭’的辨证仍采用这一方法。

刘耀，等撰文亦认为，同是一种“久咳上气病”，简牍中也列出不同的治法，处方用药亦互异。一简以蜀椒、桂、乌喙、姜温散寒邪，柴胡消痰下气，桔梗祛痰止咳逆，可适用于肺寒咳逆：一简则是温药及清滋并用，用于治疗肺有痰湿，痰白质粘，肺阴已虚之病。这种同病异治的方法，也是辨证施治的具体运用，而“诸癃，石癃出石，血癃出血，膏癃出膏，泔癃出泔，此五癃皆同药治之”，则又体现辨证施治的另一原则——异病同治。此外，在治疗久泄肠辟一症时，根据症状的不同而调整用药分量的方法，也是辨证施治的具体运用。

张仲景在前人“辨证施治”运用方剂的基础上，升华为“观其脉证，知犯何逆，随证治之”这一垂世名言。可谓吸收了当时药物、方剂学成就，成为其所确立的辨证论治体系的重要组成部分。

二、活血化瘀治法

陈可冀在《血瘀证与活血化瘀》一书中认为，在这部《治百病方》医简（即武威汉代医简）中，第五个方为“瘀方”，所列药物为“乾当归二分、弓穷二分、牡丹二分、漏芦二分、蜀椒一分、蝱一分”，并载当“以淳酒和饮”。本方养血活血，理气解郁，又作散剂“以淳酒和饮”，此方很有科学性。以上资料说明，我国古代对血瘀证已有一定的认识，应用活血化瘀药物治疗也有一定的经验，历史久远，至少达两千年以上。

张延昌撰文认为，“活血化瘀”治法是近年来的重要研究课题，并取得了可喜成绩，究其渊源，一直认为起始于《黄帝内经》，而《黄帝内经》中只是有关于“恶血”、“留血”的记载，并有“血实者宜决之”、“结者散之”、“刺留血”等治法的提出。而武威汉代医简就载有“活血化瘀”的有关名词、治法，方药等。因此“活血化瘀”治法，应首推武威汉代医简。关于“瘀方”简文之首提到了“瘀方”之“瘀”，简文之末提到了“久瘀”之“瘀”，《说文》曰：“瘀，积血也”。颜师古注“瘀，积血之病也”。在“治心腹大积上下行如虫状大痛方”的方名中提到了“心腹大积”之“积”，简文中提出了“如有徵当出”之“徵”。其他简文中还提出了“徵当下从大便出”，“徵出乃止”。提出了“徵”的名词，古文中“徵”与“癥”通用。隋代巢元方《诸病源候论·癥瘕病诸侯》曰：“癥瘕者，皆由寒温不调，饮食不化，与脏气相搏结所生也。其病不动者，直名为癥。若病虽有结瘕而可推移者，名为瘕。瘕者假也，谓虚假可动也。”这里所谓的“徵”、“积”即是气滞血瘀的产物，亦是采用“活血化瘀”治法的证候。由此武威汉代医简对“活血化瘀”治法：①最早提出了“瘀”、“积”、“癥”等“活血化瘀”之词，②记载了药味、剂量、用法等明确的“瘀方”之药方。③提出了“徵当下从大便出”的“活血化瘀”的一种重要治则。④运用了酒在治疗瘀血中的行血活血、通经活络之功效。⑤在血瘀证中运用了虫类药的活血通络作用。因此，可以认为武威汉代医简最早提出了“活血化瘀”治法。

刘明武撰文亦提出武威汉代医简首提活血化瘀治法，文中认为“瘀方”的开头提到“瘀方”之“瘀”，末尾还提到“久瘀”之“瘀”，可见古人早已知晓“瘀”则为病，久病必瘀，以及“久瘀”难医之理。武威汉代医简根据瘀血证的形成、致病特点用“瘀”、“积”、“徵”来描述是准确的。为此提出的活血化瘀治法一直沿用至今，是十分科学的。对治“瘀”的具体方药、剂量、制法、用法，以及应用酒的行气作用，以助中药的活血功效，体现了对中医学中“气为血帅，血为气母”理论的具体运用。对于久瘀之患则以活血化瘀峻药虫类药物，搜剔络道，而增强通经活络，活血化瘀的作用，表明了治法用药上的灵活性。从而展示了武威汉代医简最早提出活血化瘀治法的历史功绩。

从以上论述不难看出，武威汉代医简在“瘀方”的简文中就提出“瘀方”、“久瘀”之名词，还记载了药味、剂量、用法等明确而冠名为“瘀方”之药方，其他简文也在提出了诸如“积”、“癥”、“徵当下从大便出”等“活血化瘀”之相关词语和治则、治法等。由此是否可以推断武威汉代医简最早提出了活血化瘀治法。

三、对痹证的论述

论及痹证的简、牍文“治伤寒遂风方付子三分蜀椒三分泽泻五分乌喙三分细辛五分术五分凡五物皆冶［6］合方寸匕酒饮日三饮［7］”

上二简从方名“治伤寒逐风方”即可看出是用于治疗风寒之邪侵入人体之疾病的。从药物配伍看，简中所指当为伤于风寒之邪后，引起骨节重著痹痛之症。方中运用祛风散寒、温经通络之附子、蜀椒、乌喙、细辛、术、酒之外，还用了泽泻一味，功在利湿消肿，可谓用药之妙。

“治百病膏药方蜀椒一升付子廿果皆父猪脂三斤煎之五沸浚去宰有病者取［17］大如羊矢温酒饮之日三四与宰捣之丸大如赤豆心寒气胁下恿吞五丸日三吞［18］”

简中方名为“治百病膏药方”，方中蜀椒附子又是辛温散寒治痹之品。既治百病，笔者认为必然包括痹证在内。

“□身不□□名曰□□□□扁雍种上下左右□［26］□者名曰泉水也先从□气逆膝以下寒气脉不通先［27］”

上二简系断简残文。简26是否为描述一种全身不灵活，遍身臃肿，上下左右不能转动的痹证之重症？简27中“膝以下寒气脉不通”，是否为描述膝以下受寒邪而出现的血脉不通的痹证，或膝关节以及踝关节疼痛的疾病？正所谓痹者，闭塞不通也。简文未记载治疗方药。

“治鲁氏清行解＝腹方麻黄卅分大黄十五分厚朴石膏苦参各六分乌喙付子各二分凡七物（42）皆并冶合和以方寸匕一饮之良甚皆愈伤寒逐风［43］”

简文方中即用麻黄、乌喙、附子等温通经络之品，又有大黄、石膏、苦参苦寒甘寒清热之药。且简文最后又有“伤寒逐风”字样。笔者认为这是一首治疗寒热痹的方剂，和《金匮要略》中治疗寒热痹的桂枝芍药知母汤之方义相似。

“去中令病后不复发刃宫方穿地长与人等深七尺横五尺用白羊矢乾之十馀石置其［48］阬中从火其上羊矢尽索横木阬上取其卧人卧其阬上热气尽乃止其病者慎勿得出见［49］”

简文所描述的是一种治疗痹证的民间方法，是利用热能薰蒸的外治疗法。这种治疗方法一直沿用至今。

“治痹手足雍种方　秦瘳五分付子一分　凡二物冶合和半方寸匕一先饭酒饮日三以愈为度［81］”

“百病膏药方　蜀椒四升　白芷一升　弓穷一升　付子卅果　凡四物父且渍以淳醯三升渍□□□□三斤先□□□□［89甲］枚煎药□□□□□□浚去宰［89乙］”

简文中方名与简17、18中方名相同，均为“百病膏药方”。药味比简17、18多芎、白芷二味。同理，名曰“百病膏药方”治疗范围一定包括痹证在内。

综上所述：

1. 武威汉代医简、简牍共92枚，其中论及痹证的13枚，占14.13%。武威汉代医简共记载方剂30余首，其中治疗痹证的6个，占五分之一。这说明论述痹证在武威汉代医简中占有重要地位，武威汉代医简中运用了多种治疗痹证的方法，足见痹证自古以来就是一种临床常见的难治顽症。

2. 除简46、49采用薰蒸外治疗法之外，其余与方中所用药物大多是温经散寒、祛风除湿之品，如附子、乌喙、蜀椒、麻黄、细辛、术（汉代无白术、苍术之分）、芎藭、秦艽等这些药物仍为当今治痹的常用之品。其中附子在5方中都用，蜀椒在2方中用，乌喙在2方中用。

3. 治疗方法有内治法，也有外治法。在治法中也并非一方一法，有散剂、丸剂，还有膏剂，用药上也并非一派温热之品。简6、7治伤寒逐风方中除用辛温散寒的附子、蜀椒、乌喙、细辛、术之外，还用了泽泻一味，功在利水消肿；简42、43治鲁氏青行解＝腹方中寒热并用，用于治疗寒热痹；简17、18和牍89甲、89乙同为百病膏药方，但前者只有蜀椒、附子，而后者又增加了白芷、芎藭，所对之症必定有别。这也体现了中医的辨证论治思想。

4. 古人云：“酒为百药之长”。酒性温热，具有温经通络、散寒止痛之功。上述可供内服的五方中，有四方使用酒类，说明古代治病用酒实为多见。

5. 对疗效的观察：简42、43提出“良甚皆愈”。简48、49方名为“去中令病后不再复发方。”意为用此方治疗后其病不再复发。牍 81 在服药方法中也提到“以愈为度”’说明早在汉代治疗痹证已有丰富的实践经验，且疗效肯定。

四、痛证的论述

武威汉代医简中共有简牍 92 枚，其中关于“痛”的简牍文就有 17 枚，文中涉及到对于诸痛证的用方、用药、调护及禁忌等，其内容颇为丰富。

（一）瘀血痛

简曰：“□□瘀方乾当归二分弓穷二分牡丹二分漏庐二分桂二分蜀椒一分一分凡［11］□□皆冶合以淳酒和饮一方寸匕日三饮倍恿者卧药中当出血久瘀［12］”。从简文所涉及药物和方名来看，具有活血化瘀、通络止痛之功。简文中“倍恿者卧药中”是指用“瘀方”治疗背痛的特殊治疗方法，现在民间还有令病人卧热沙中治疗关节炎的方法。可能是此法的发展与变通。

（二）外伤痛

简 13、简 52、53 中均名为“治金创止恿方”，但二方用药截然不同，可见当时医家对外伤痛的分型论治已有一定的认识。简 13 曰：“治金创止痛令创中温方曾青一分长石二分凡二物皆冶合和温酒饮一刀日三创立不恿。”其中曾青、长石通利血脉而止痛，被《神农本草经》列为上品，简 52、53 曰：“金创止恿方石膏一分姜二分甘草一分桂一分凡四物皆冶合和以方寸寸酢浆饮之日再夜一良甚勿传也。”上述简文中提及“温酒饮”与“酢浆饮”，是取酒、酢（即醋）的活血脉、行药力、化瘀血之功效，后世许多治金创类方也有以酒、酢作为引药的用法。

另外，“狗啮人创恿方”中曰：“狗啮人创恿方、狼毒冶以傅之创乾者和以膏傅之……”。简文中记录了用“狼毒冶以博之”治狗啮创痛的治疗方法。

（三）痹痛

简 81 曰：“治痹手足雍肿方秦瘳五分付子一分凡二物冶合和半方寸匕一先餔饭，酒饮日三以愈为度。”方中附子大辛大热以散风寒，秦艽散寒通络，二药共奏补火助阳、散寒止痛之功。后世疗风湿痹痛也多选此二药相伍。可见当时人们对痹证的治疗已具有一定的水平。对痹痛的服药调护方面也提出了“先餔饭酒饮之”，说明本方应在饭后用酒服下。

（四）心寒气胁下痛

简 17、18 曰：“治百病膏药方蜀椒一升付子廿果皆父猪肪三斤煎之五沸浚去宰有病者取大如羊矢温酒饮之日三四与宰捣之丸大如赤豆心寒气胁恿吞五丸日三吞”。本方为治百病方，但又着重提出了“心寒气胁下痛吞五丸”之句，可见本方对“心寒气胁下痛”效果尤良。

（五）癥瘕痛

简 44、45 曰：“治心腹大积上下行如虫状大恿方斑蝥十枚地胆一枚桂一寸凡三物皆并冶合和使病者宿毋食旦饮药一刀圭以肥美羑饩十日壹饮药如有癥当出”，斑蝥、地胆均为剧毒之品，二药共奏破血逐瘀止痛之功，桂有通行血脉助破结散瘀之力，本方之服法颇为讲究，文中书明，每隔“十日壹饮药”，饮药之前，使病者“宿毋食”、翌日晨饮药。正如

《本草经集注·序例》中所谓："病在心腹以下者，先服药而后食。"用量仅为"一刀圭"，说明其药性剧烈，不可轻易用之。可见当时医家对毒药的运用已有一定的经验，为后世用毒药破血下瘀血治疗癥瘕作痛提供了思路，奠定了基础。

（六）男科病痛

简 84 甲、85 乙曰："白水侯所奏治男子有七疾方，何谓七疾一曰阴寒，二曰阴痿，三曰苦衰，四曰精失，五曰精少，六曰橐下养湿，☐不卒，名曰七疾。令人阴□小，橐下养湿，□之，黄汁出□行小便时难溺□赤黄泔白，□便赤脓馀酒□苦恿膝胫寒手足热□且烦卧不安床涓目泣出□下常恿温＝下溜旁急［84 甲］。"简文对茎中痛、淋痛、腹中痛（多指少腹痛）等证，叙述如此之详细，充分体现了当时医家对男科病的病因病机研究已很深入，而白水侯方在后世医书中亦有记载。

（七）治目痛

简曰："治目恿方以春三月上旬治药曾青四两戎盐三两皆冶合以乳汁和盛以铜器以傅目良［16］"简文中未涉及关于目痛的病因病机。所载药物后世也很少选用，但本方在用药方法上有其特殊之处，"以乳汁和盛以铜器。"现代医家有把乳汁喻为"蟠桃酒"而治疗"电光眼"的记载，是否受启发于此，用铜器盛药以更好地保存药性。

（八）其他

82 乙为治久泄肠辟方，牍文中提到"肠中恿加甘草"是取甘草缓急止痛之功，后世仍沿用此义。

对于痛证的治疗，简 62～67 还记载了异病同治的治疗原则，简文曰："□置□上良甚创恿座皆中之良勿传也逆气吞之喉痹吞之摩之心腹恿吞之嗌恿吞之血府恿吞之摩之咽［63］乾摩之齿恿涂之……头恿风涂之以三指摩之［67］"。文中共涉及"疮痛"、"心腹痛"，"嗌痛""血腹痛"、"齿痛"、"头痛风"六种痛证，所用药物仅蜀椒、弓穷、白芷、付子四味，对于不同证型采用了相同的药物，后世的"异病同治"学说可否渊源于此。

五、对"七伤"的论述

中医研究院医史文献研究室撰文中提出，张仲景的《伤寒杂病论》中，虽然也有"五劳七伤"的内容，但关于"七伤"的具体症候则付之。有关"七伤"的具体记载，首见于武威简牍。所有这些，都可以在一定程度上看出，简牍中所描述的"七伤"症的症候，较《内经》有关虚劳的描述更明确而具体。是否可以推测武威汉代医简最早记载有关"七伤"的具体内容。

六、对肺肾关系的论述

武威汉代医简分简文和牍文两部分，治久咳方在简文和牍文中各出现一次，其内容大致相同，简文和牍文均列之为首，在 92 枚简牍中唯治久咳方症状、方名，药物、剂量、服法、疗效等记录比较完整。

简文曰："治久咳上气喉中如百虫鸣状卅岁以上方茈（柴）胡桔梗蜀椒各二分桂乌喙姜各一分凡六味冶合和丸以白密大如樱桃昼夜含三丸消咽其汁甚良"。

简文中"久咳'即说明咳嗽日久。《万病回春》卷四曰："大抵久嗽者，多属肾气亏损，火炎水涸。"临床常以老年久咳者多。"上气"，《简明中医辞典》之解释是，指气逆上壅的症候，多由外感六淫、痰气凝结、肺道壅塞所致。

“喉中如百虫鸣状”形容哮喘声，张仲景《金匮要略》有“咳而上气，喉中水鸡声”的记述，论述症状比一般咳嗽为重。说明久咳肺气不宣而导致了肾不纳气而出现的上述症状。

“三十岁以上”是指年龄上的分界，而三十岁也是人之一生从兴盛阶段向衰弱阶段过渡，推而知之，多指壮年，老年，肾气渐衰之人。《内经》云：“年四十而阴气自半也”。

在“五行”学说中，肺属金，肾属水，为母子关系，上述症状分析，系肺病及肾，母病及子之属。

从治疗上看，方中用柴胡、桔梗、蜀椒各二分，桂、乌喙、姜各一分，共6味药，重量总数为9分。而蜀椒、桂、乌喙、姜4味为入肾补肾药，占6味药的三分之二。在药量上蜀椒、桂、乌喙、姜共5分，占总量之九分之五，亦超过一半。方中所用蜀椒，其性辛热，归脾、胃、肾经，《本经》“主邪气咳逆，温中，逐骨节皮肤死肌，寒湿痹痛，下气”。桂，辛、甘、大热。归肝、心、肾、脾经。温中助阳，散寒止痛，有温脾阳、助肾阳、益火消阴的作用，适用于脾肾阳虚诸证。《蜀本草》“附子、乌头、天雄、乌喙、侧子，五物同出而异名”。《本草疏证》“乌头之用，大率亦与附子略同，其有异者，有无不可条疏而件比之也”。附子，辛，甘、大热有毒。归心、肾、脾经；有回阳救脱，温肾助阳，温中止痛的作用。故乌喙之作用亦类同。姜，辛，热。归肺、脾、胃经，温中回阳，温肺化痰，与附于相配更具有温肾助阳之功。以上四味均味辛性热，除姜外都归肾经。

从剂型、剂量及疗效来看，“大如婴桃，昼夜含三丸”，“咽其汁甚良”，说明用药量小，而疗效好。

综上所述，可见汉代医家已认识到咳嗽是肺之主证，日久可伤及于肾，伤及于肾则久咳不已，症状加重，喉中如百虫鸣状，久咳多发于壮年、老年，与壮老年肾气的逐渐虚衰有关；久咳的治疗，除治肺外，更要注意温补肾气，且配合补肾会取得更好的疗效；其症状描述及治疗符合“肺主气”、“肾主水”、“肾主纳气”、“温肾纳气”、“温水化饮”的理论。

七、对食疗内容的论述

饮食疗法是祖国医药学的一个重要组成部分，它在防病治病、滋补强身、抗老延年方面具有独到之处，数千年来它为中华民族的繁衍昌盛作出了巨大的贡献。

武威汉代医简中有很多关于食疗方面的内容，记载治疗疾病所用食物有：酒、蜜、肥枣、鸡子黄、猪肪、蜀椒、乳汁、骆苏、大麦粥、米汁、豆豉、戎盐等。其运用方法有：以食代药、以食渍药、以食煎药，以食加工药品、以食送药、以食调理等。

（一）以食入药

简16云：“治目恿方以春三月上旬治药曾青四两戎盐三两皆冶合以乳汁和盛以铜器以傅目良”，这是一则记载关于医治目疾的简文，文中即用了“戎盐”、“乳汁”，《本草纲目》时珍曰“戎盐功同食盐”。《神农本草经》载：戎盐，“主明目，目痛……”。

简17、18载：“治百病膏药方蜀椒一升付子廿果皆父猪肪三斤煎之五沸浚去宰有病者取大如羊矢温酒饮之日三四与宰捣之丸大如赤豆寒气胁下恿吞五丸日三吞”。所述“治百病膏药方中运用了“蜀椒”、“猪肪”，并用“温酒”、“蜀椒”即常用的饮食调味品。“猪肪”乃食用的猪脂肪。“温酒”是指酒加温而已。

简57～60载：“治千金膏药方蜀椒四一升弓穷一升白芷一升付子卅果凡四物皆冶父且

置铜器中用淳溘三升渍之卒时取贲猪肪三斤先前之先取鸡子中黄者梧中挠之三百取药成以五分匕一置鸡子中复挠之二百薄以涂其雍……”。该方中亦用了“蜀椒”、“贲猪肪”，并用了“鸡子黄”，“淳溘”。“鸡子黄”即鸡蛋黄。“淳溘”即“浓醋”，均为日常食用品。

简 77 载：“□四两消石二两人参方风细辛各一两肥枣五”此为断简残文，从所列药物来看似为一益气解表方，方中运用了常用食品肥枣（大而肉厚的枣），用肥枣者可助上药益气和胃，调和药性。

（二）以食渍药、煎药

渍者，浸渍也，煎药前一般先将药物放在溶液中浸渍一段时间后再煎煮，常用的溶液以水为多。

简 46～47 载：“治伏梁裹脓在肠胃之外方……凡七物皆父且渍以淳酒五升卒时煮之三”，结合前述简 57～60“治千金膏药方”亦有“用淳醯三升渍以卒时取贲猪肪三斤先煎之”的记录，简 71 还有“以醇酨渍卒时去宰以汁灌其鼻中”的记载，简 89“治百病膏药方”的药物加工方法仍有“凡四物父且渍以淳三升渍……”等渍药方法。

上述简文中的渍药溶剂不是用水而是用了“淳酒”、“淳醯”、“醇溘”，均为酒、醋之类的饮食品，简文还有记载用“骆酥”作为煎药溶剂的。简 87 曰：“治加及久创及马育方取□骆苏一升付子廿枚蜀椒一升乾当归二两皆父且之以骆苏煎之三沸药取以傅之良甚……”，文中“骆苏”即“骆酥”，用骆驼乳制成之酥。

（三）以食加工药品

简 1 和牍 79 均记载“治久咳方”的内容，其加工方法都为“六物冶合和丸以白密大如婴桃”。文中“白密”即“白蜜”。说明早在秦汉时期已开始用白蜜加工丸药，至今用蜜加工丸药仍是常用的方法，是否可认为这是最早记载用蜜加工丸药的方法。

（四）以食送服药物

以酒饮药：简 7“治伤寒逐风方”载“五物皆冶合方寸匕酒饮日三饮”。“治百病膏药方”有“温酒饮之日三四”……其记录以酒饮药者较多。

以豉汁饮药：简 15 中云：“治金创肠出方冶龙骨三指撮和以豉汁饮之……”。豆豉在我国南方一些地区仍作为代食品。

以酢浆饮药：简 52、53 中记载有“凡四物皆冶合以方寸匕酢浆饮之……”；“酢”《玉篇》云；“酸也”，即醋的本字。

以米汁饮和以糜饮药：简 69、70 记载了治疗鼻息肉的方药，简文中有……冶合和以米汁饮一刀圭三四饮微出乃止”。简 9 治诸淋服药之法为“先铺饭米麻饮药耳”，意即先吃饭后以粥送药。这里所述的“米汁”和“糜”自然属饮食之类。

（五）以食调理

简 35“□七当大下水尽饮大麦粥”，此简残缺，前文不易辨认，以残文分析是用大量峻利剂之后，津液严重受损，嘱饮大麦粥以滋津液，扶助胃气。连同前述简 9 以糜饮药和简 69、70 中的以米汁饮药，均有以饮食调理之意。

综上不难看出，饮食疗法起源甚早，早在秦汉时期的武威汉代医简中已有了文字的记载，故有“药食同源”之说。食借药之力，药助食之功，饮食疗法不但治疗疾病，且可防患于未然，乃至药后起到调理作用。

第八节　武威汉代医简的骨、外科学成就

一、治疗骨、外科疾病的方药

武威汉代医简纪载方剂30余首，其中骨外科方10首，约占1/3之多。表明当时医家对骨外科之重视及当时的治疗水平。骨伤科10首可分为六类，治金创方5首；治烫伤方1首；治金创溃疡方1首；治瘀方1首；治狗咬伤方1首；治痂及灸伤，骑马臀伤1首。

（一）治金创方

1. 治金创止痛令创中温方：曾青一分，长石二分，凡二物皆治合和，温酒饮一刀圭，日三，创立不痛。

2. 治金创内漏血不出方：药用大黄肉二分，曾青二分，消石二分，虫三分，头二分，凡五物皆治合和，以方寸匕一，酒饮，不过再饮，血立出，不即从大便出。

3. 治金创止痛方：石膏一分，姜二分，甘草一分，桂一分，凡四物皆治合和，以方寸匕，醋浆饮，日再夜一。

4. 治金创内痉创痒不痛腹胀方：黄芩。

5. 治金创肠出方：治龙骨三指撮，以豉汁饮之，日再三饮，肠自为入。

6. 治烫伤方治汤火冻方：烦□罗治以傅之良甚。

（二）治金创溃疡方

溃医不能治禁方：其不愈者，半夏，白敛，芍药，细辛，乌喙，赤石脂，代赭，赤豆，初生未卧者蚕矢，凡九物皆并治合其分各等合和。

（三）治瘀方

瘀方：干当归二分，芎穷二分，牡丹二分，漏芦二分，桂二分，蜀椒一分，贝母一分，皆治以醇酒和饮一方寸匕，日三饮。倍痛者，卧药中当出血久瘀。

（四）治狗啮伤方

治狗啮人创痛方：烦狼毒，治以傅之。创干者和以膏傅之。

（五）治痂，炙伤，骑马臀伤方

治痂及炙伤及马育方：骆酥一升，附于廿枚，蜀椒一升，干当归二两，皆父且之，以骆酥煎之三沸，药取以傅之，良甚。

二、药物选用及配伍

上述骨外科10首方剂中选药约33种。其中采用动物药有虫、龙骨、蚕屎、虻头共四种，其中虻头，据《神农本草经》有木虻、蜚虻二种，皆能利血脉逐瘀血。植物药有大黄肉、姜、甘草、桂、黄芩、半夏、芍药、白敛、细辛，乌喙、赤豆，干当归、芎穷、牡丹、漏芦、蜀椒、狼毒、附子共18种；矿物药有曾青、长石、消石、石膏、赤石脂、代赭共6种；地方药有骆酥1种；其他药有醇酒，醋浆，豉汁共3种。

10首骨伤科方剂中，仅单味药者二首，其余为2味至9味不等。可见由于医药学的

发展，已经认识到的药物的组合运用，即配伍组方，其作用、功效较单味药广泛。药物配伍方面虽然粗糙，但已初具君、臣、佐、使关系。如治瘀方中，以干当归，芎穷，牡丹为君以活血逐瘀，治折跌绝筋，行气止痛，治恶血内停。漏芦味甘咸寒，以清热解毒，逐瘀排脓，桂枝，蜀椒，辛温行气止痛，与漏芦相伍，相反相成，贝母散结软坚共为臣。醇酒活血通经，引药达病所以为佐使。

三、剂型选用

剂型是方剂学的重要内容，历代医家将剂型演化为汤剂、散剂、丸剂、膏剂、丹剂、酒剂、茶剂、露剂、锭剂、饼剂、线剂、浸洗剂、搐鼻剂、坐浴剂、导药剂、熏剂等。武威汉代医简虽无如此复杂剂型选用，但也固定了一些基本剂型，用以适应临床各种不同疾病，为方剂剂型发展奠定了基础。武威汉代医简中有汤剂、丸剂、膏剂、散剂、醴剂、滴剂、栓剂、酒剂、外敷剂。又将丸药大小分为大如赤豆，羊屎、樱桃、梧实、弹丸、钱等多种。10首骨外科方剂主要有三种剂型。

（一）汤剂

武威汉代医简中尚无“某汤”之名，但在方剂用法中，有将药物煎汤取汁之法。如“治痂及炙创及马方”，将诸药“皆父且之以骆酥煎之三沸”之述。可视为煎煮法，又如“治金创内痉创痒不痛腹胀方”只有单味药黄芩，未注明制法。其用法为煎煮内服。

（二）散剂

武威汉代医简中散剂运用最多，其将药物“冶”（粉碎）为粉末。以“方寸匕”或“三指撮”或“刀圭”为计量单位。加以酒、醋或水吞服。如“治瘀方”载有“皆冶以醇酒和饮一方寸匕”。又例“治金创止痛方”载“凡四物皆冶合和，以方寸匕醋浆饮”等等。

（三）敷剂

武威汉代医简中方剂剂型多次采用将药物“烦”（捣碎）后“傅”（通“敷”）于患处，即外敷法。如“治狗啮人创痛方”载“烦狼毒，冶以傅之”，“以膏傅之”等等。

四、方剂用法

（一）煎煮法

武威汉代医简所处年代的医家已意识到需用不同煎法才能更好地发挥方剂疗效。如以沸为度；“治痂及久创及马方”载“以骆酥煎之三沸”。

（二）服药时间

服药时间与药效的发挥有直接联系，特别是饮食对某些药物有影响。《武威汉代医简》将服药时间区别为午饭，宿毋食旦饮，暮吞，午吞等。如“治金创止痛方”载“日再夜一”等。

（三）服药次数

根据病情的轻重急缓不同，口服药次数的多少可影响疾病的治疗，急症重症宜多服，峻以速效，慢性轻症宜少服久服，缓以图功。《武威汉代医简》方有日服一次或数次不等。如“治瘀方”载“日三饮”。其服药不拘次数，视病情而定。如“治金创内漏血不出方”载“不过再饮”。

（四）服药禁忌

武威汉代医简所处时代的医家，已认识到某些食物及生活习惯对药物作用有影响，因而提出某些疾病，治疗服药时宜禁忌，以充分发挥方剂效能。如禁鱼肉、荤菜、酒辛、力作等。

（五）用药方法

武威汉代医简有内服法，如酒饮，米汁饮，醋浆饮，豉汁饮，含咽饮，淳酒和饮等。如“治瘀方”载“治以醇酒和饮”。“金创肠出方”载“以豉汁饮之”。有外用法，如敷目、塞耳、指摩、涂之、灌鼻、塞鼻、薄之等。如“治狗啮人创痛方”载“冶以傅之”“和以膏傅之”等。有炮制法：如淳酒渍之，鸡子中黄“挠之三百”“㕮咀”等。如“治痂及灸创及马胺方”载“皆父且之”。

武威汉代医简成书于汉代，迄今已近二千年，诚然在医学之起源阶段，治创疗伤的首要任务是挽救生命，由此积累了诸如治疗金创止血、止痛之方法和方药，便是长期临床实践的结晶，虽然其外治方面还只停留于包扎、敷药、按摩等，但书中载有丰富的骨外内治法，广泛的药物应用，一些方药一直为历代所沿用。我们今天探讨古籍的目的，就是要取其精华，弃其糟粕，从客观的历史角度继承和弘扬祖国医学遗产，促进骨伤科学的发展。

第九节　武威汉代医简的妇科学成就

在治疗妇科病方面，两枚简均记录了“治妇人膏药方”，且两简中记录的“治妇人膏药方”的药味基本相同。

简文如下：

治妇人膏药方：楼三升，当归十分，白茝四分，付子卅枚，甘草七分，弓大鄭十分，莫草二束，凡七物以肦膊高舍之（88甲）。

治妇人高药方：楼三升，甘草七分，付子卅枚，莫草二束，弓大鄭十枚，白茝四分，当归十分，凡七物以肦膊高之。之之，凡六物合后曰（88乙）（“之之……后曰”似是随意书写，与牍文无关系）。

第十节　武威汉代医简的男科学成就

灿烂的东方文化，尤其是中国医药学，蕴藏着十分丰富的男科学内容，千百年来祖国医学在男科学上形成了独特的理论和积累了丰富的经验，武威汉代医简就是其中瑰丽多彩的一章，至今仍有较高的学术价值。

一、病名

简文曰“……治男子有七疾方，何谓七疾，一曰阴寒，二曰阴痿，三曰苦衰，四曰精失，五曰精少，六曰橐下养湿（84）……”下文一一释之。

一曰阴寒；“阴寒”乃“阴冷”也。汉代张仲景《金匮要略》称“阴头寒”。隋代巢元方《诸病源候论》称“阴冷”。

二曰阴痿，“痿”作“痿”。“阴痿”即“阳痿”。《灵枢·邪气脏府病形》称“阴痿”，《灵枢·经筋》称“阴痿不用”，自明代张景岳《景岳全书》方称之为“阳痿”。

三曰苦衰，推测似现代中医男科学之“早泄”，有待进一步探讨。

四曰精失，《灵枢·本神》曰：“精时自下”，《金匮要略》称“失精”，故“精失”当为今之“遗精”。

五曰精少，推测为现代中医男科病名的不射精”。本病在中医学文献中尚无单独论述。

六曰橐下养湿，文中“橐”指“阴囊”。“养”用作“痒”。此病似即“肾囊风”，又称阴囊风。病名首见明代陈实功《外科正宗》，明以前多称阴湿疮等。现认为本病之论述最早见于隋代巢元方《诸病源候论》，其实不然。文中谓七疾，因字损过甚，仅存其六，第七疾已难辨识。

简文在列述病症之后，归结为“有病如此，终古毋子”。“毋”作“无”。此指男子不育之症。说明在汉代就已认识到男子诸疾可导致不育症。

二、症状

简文中载有“橐下养湿盈之黄汁出”，“行小便时难溺口赤黄泔白口便赤脓馀酒”“苦恿膝胫寒手足热且烦卧不安”“下常恿温下溜旁急”（84），文中“恿”为“痛”字异体；“下溜”，《灵枢·口问篇》曰：“胃中空则宗脉虚，虚则下溜”。“旁急”即“膀急”。“下溜旁急”，应是指小便频急之意。其所述症状，均为男科疾患时的常见表现。如：阴囊作痒，搔破则流黄水，这是肾囊风的主症。又如，小便困难，或赤或黄或白如泔浆，以及腰膝寒冷，手足烦热等等。毫无疑问，在汉代祖国医学就对男科疾病有了较细致的认识。

三、方药

“治之方活楼根十分，天雄五分，牛膝四分，续断四分，□□五分，昌蒲二分，凡六物皆并治合和，以方寸匕，一为后饭愈……（84）”。“活”用作“栝”，“活楼根”即“天花粉”。“冶合”，即将药物加工炮制。“方寸匕”，古代药剂量名，《本草经集注·序例》：“方寸匕者，作匕，正方一寸，杪散，取不落为度。”一方寸匕约为今之6～9g。方中所述药物，仅存五味，然亦可看出其间包含着补肾滋阴，化痰祛湿之治则，这些在男科学中现今都是广为应用的。同时可见汉代人们对中药在复方中的复杂性能已很好地掌握运用。

第十一节　武威汉代医简的五官科学成就

武威汉代医简是一部医方性质的书，很少涉及到医学理论，它的内容主要有临床医学、药物学和针灸学等方面。临床医学包括内、外、妇、五官等科。在出土的92枚汉代医简中，涉及到五官科疾病的有16枚医简（16、57～71）；其中记载有“治目恿（痛）方、“治雁音□窃言方”、“治鼻中息肉、鼻不利、鼻中生恶伤……”、“治喉痹、嗌痛”、“治齿痛、昏衄”、“治气龙（即聋字）”……等。其治法上以外治法为多，亦有内外兼治者。

简 16“治目痛方，以春三月上旬治药，曾青四两，戎盐三两，皆冶合，以乳汁和，盛以铜器，以傅目良。”这是用曾青、戎盐、乳汁混合溶液外敷治疗眼疾的方法，曾青是碳酸盐矿物的蓝铜矿物质，传统认为可疗目疾。

简 57～67“治千金膏药方：蜀椒四升，弓穷一升，白芷一升，付子卅果，凡四物（57）皆冶父且，置铜器中，用淳温三升渍之卒时。取贲猪肪三斤先前（58）之。先取鸡子中黄者置梧中，挠之三百，取药成。以五分匕一置鸡子中，复（59）挠之二百。薄以涂其痈者上，空者遗之，中央大如钱。药乾，复涂之，如（60）前法三涂，去其故药。其毋农者，行愈；已有农者，溃。毋得力作，禁食诸采（61）。□置□上，良甚。创恿痉皆中之，良。勿传也（62）。逆气，吞之；喉痹，吞之、摩之；心腹恿，吞之；嗌恿，吞之；血府恿，吞之、摩之；咽（63）乾，摩之；齿恿，涂之；昏衄，涂之；鼻中生恶伤，涂之，亦可吞之。皆大如（64）酸枣，稍咽之，肠中有益为度，摩之，皆三乾而止。此方禁。又中妇人乳余（65），□吞之。气龙，裹药以縠，塞之耳，日壹易之。金创涂之；头恿风涂（66）之，以三指摩。□□□□疝吞之；身生恶气涂之，此膏药大良，勿得传（67）。”

上述“治千金膏药方”是一个治疗多种疾病的方药，方中同时记载了运用该方药治疗五官科疾病的内容。简文中有“喉痹，吞之”，“嗌恿，涂之”。“咽干，摩之，齿恿涂之，昏衄涂之，鼻中生恶伤涂之，亦可吞之，皆大如酸枣，稍咽之，”这是用膏药涂于患处，治疗齿痛，昏衄的外治方法。昏衄为蔑衄，一种鼻窍出血，目黑的病症。“气龙（聋），裹药，以縠塞之耳，日壹易之”。这是指对耳聋患者，可用细纱织物蘸涂膏药，塞入外耳内，每日换药一次。

简 68～71“六日胫中当恿，恿至足下，伤脓出，逐服之，卅日知愈六十日，须麋生。音声虽斯败能复精。鼻柱（68）鼻中当腐血出。若脓出，去死肉，药用代庐如、巴豆各一分，并合和，以絮裹药塞鼻，诸息肉皆（69）出。不出，更饮调中药，药用亭磨二分，甘逐二分，大黄一分，冶合，和，以米汁饮一刀圭，日三四饮，徵出乃止。即鼻不利（70），药用利庐一本，亭磨二分，付子一分，早荚一分，皆并父且，合和，以醇醢渍卒时，去宰，以汁灌其鼻中（71）。”这是用于治疗鼻息肉的两种方法。前者用絮掺药塞入患处，使鼻腔内坏死组织，脓液，得以腐蚀枯落和引流，在用药上使用有“去死肌”作用的藜芦，其作用很明确。这种提脓祛腐的治法就目前而言，也是外治的常用方法，它说明当时的外治确已达到很高水平。

《名医别录》载：蔄茹有“去热痹，破癥瘕，除息肉”的作用。息肉，指鼻息肉或鼻痔。指出用絮掺药塞入患处，使鼻腔内不正常组织、脓液得以腐蚀、枯落和引流。用代庐如、巴豆，提脓祛腐，蠲除息肉。如塞鼻后死肉不出，可结合内服药。如云：死肉“不出，更饮调中药。药用亭磨二分，甘逐二分，大黄一分，冶合和，以米汁饮一刀圭，日三四饮，徵出乃止。”调中药，指调理人体内部阴阳气血的药物。观其方，药用葶苈、甘遂、大黄攻下之品，意在导病邪从下而出，逐邪泻实而调理人体阴阳。由此推知，该方适用于体实邪盛的患者。还载有“鼻不利，药用利庐一分，亭磨（苈）二分，付（附）子一分，早（皂）荚一分，皆并父且合和，以醇醢渍，卒时去宰，以汁灌其鼻中”。鼻息肉造成鼻通气不畅，可以用滴鼻剂治疗。滴鼻剂中的利庐，即“黎芦”，有“去死肌”之功，葶苈、皂荚有泻肺通窍之力，附子反佐，共奏除息肉、通肺窍之效。

祖国医学早在周代就有疾医、疡医、食医等区分。《汉书·艺文志》中可看到有关内科、外科、妇儿科、食疗等科目的内容。武威汉代医简则除内、外、妇科外，还包括了五官的内容，这就更进一步说明汉代的临床医学已经涉及到眼、鼻、耳、口腔等科目，且在五官病证的治疗上有一定的特点，这些特点为以后五官疾病的治疗提供了良好的经验，特别在五官的外治方法，内外兼治及一方多用上提供了宝贵的经验，有些经验现在在临床上仍在广泛使用。

第十二节 武威汉代医简的针灸学成就

针灸学是我国历代劳动人民及医学家在长期与疾病作斗争中创造和发展起来的一种医学。它的历史十分悠久。从文献记载、出土文物、社会发展规律等方面来考察，针灸疗法远在文字创造之前，即已萌芽，战国时期成书的《黄帝内经·灵枢》是我国现存最早的一部针灸学著作。1968 年曾在河北省满城出土西汉金银针。1993 年在四川省绵阳出土了汉代针灸木人。所有这些说明早期传世的关于针灸的资料十分稀少，所以尤其珍贵。由于这一原因，武威汉代医简中有关针灸的内容虽然不多，仅有九枚简牍涉及到，但同样显得珍贵。

医简 19～25 对针灸穴位、留针时间、针灸禁忌等作了记录，尤其详细论述了针灸禁忌。

简 19～21 载："瘛愈出箴（针），寒气在胃，莞（脘）腹懑（满）肠□□□□□留箴病者，呼四五十乃出箴，次刺膝下五寸分间，荣深三分，留箴如炊一升米顷，出箴，名曰三里。次刺项从上下十一椎侠椎两刺荣深四分，留箴百廿息，乃出箴，名曰肺输。刺后三日病愈平复。"

综合以上医简内容，有以下几个特点：

一、因病位治疗明确，针灸取穴配伍精当

简 19～21 记述了胃脘痛这一病种的病因、症状、治疗方法和疗效。其病因为感受寒气之邪，病位在胃脘，症状为腹满，即腹胀，治疗为先刺三里穴，次刺肺俞穴。其疗效为三日后病愈平复，即恢复正常。可见对胃脘痛的治疗过程记述的如此完整。其中"三里"，"肺输"二穴与《针灸甲乙经》记述的解剖位置有所出入。武威汉代医简记述的三里穴为"膝下五寸间"，而现在所取得足三里穴在膝下三寸，这种取穴位置的差异是可以理解的。在针灸学的发展中，由于古代医家个人的实践经验不同，或者由于古人与今人在形体上的差异等原因，均可造成取穴分寸上的出入，且足三里为足阳明胃经的穴位。"肺俞"部位与《针灸甲乙经》中的记述也有所不同。肺俞，《针灸甲乙经》谓："第三椎下两傍各一寸五分"，而武威汉代医简所述为"项从上下十一椎侠椎……名曰肺输"，按《甲乙经》应为"脾俞"穴为妥，疑为脾俞之"脾"误写为"肺"。二穴相互配用，治疗胃脘痛，说明汉代已经不是运用单穴治疗胃脘痛。此方配伍精练，治病效果明显，局部取穴同远部取穴相配合，这种取穴原则一直沿用至今，也说明侠脊穴已在当时民间广泛应用。

二、针刺有深浅，施术有先后

在简 20、21 中记述，"三里"穴针刺入"荣深三分"、"肺俞"穴针刺至"荣深四分"，

简文中两次提到刺荣”。《灵枢·寿夭刚柔第六》说：“有刺营者，有刺卫者，有刺寒痹之留经者……，刺营者出血，刺卫者出气，刺寒痹者内热”。所谓的“荣”、“卫”有深浅的不同，“荣”同“营”，属血分，“卫”即卫分，因此，“营”在深层，“卫”在浅层，且记述针刺的深度有“三分”、“四分”之别，更明确地指出了刺入的深度。

简文“次刺”是指针刺施术有先后之分，《灵枢·五色》指出：“病生于内者，先治其阴，后治其阳，反者益甚”，说明施术的先后不同，产生的治疗效果也不一样，《灵枢·周痹》也说：“痛从上下者，先刺其下以遏之，后刺其上以脱之，痛以下上者，先刺其上以遏之，后刺其下以脱之。”武威汉代医简对胃脘痛的治疗是先刺“三里”穴，后刺“脾俞”穴，这种刺法，我们应实践于临床，探求其中的道理。

三、明确留针时间，详述愈后疗效

留针是将针刺入一定腧穴行针施术后，使针留于穴位内。简 19～21 记述了针刺留针的时间，并明确记载了不同穴位留针时间也不一样，针刺“三里”穴，留针“如炊一升米出箴”，针刺“肺输”穴留针“百廿息乃出”，按现代换算“百廿息”相当于七，八分钟时间，可见“三里”穴比“肺输”穴留针时间要长得多。

“医简”对针灸后的疗效也有记述，如“濹愈出箴”。“后三日病愈平复”，说明针灸治疗胃脘痛奏效快捷，针刺三日后即可“病愈平复”，恢复健康。

四、针灸禁忌记述详细，机理尚需进而研究

简 21～25 中记述了年龄方面的禁忌，如一岁毋灸心，二岁毋灸腹，三岁毋灸背，四岁毋灸头，五岁毋灸足，六岁毋灸手，七岁毋灸胫，八岁毋灸肩……。若违之灸后会引起不良后果，如记载有十日而死，五日而死，廿日死等。究竟这些禁忌有无科学道理，违背禁忌能否引起副作用，还需进一步观察研究。至于简文中提到五岁同六十至七十者，六岁同七十至八十者，七岁同八十至九十者，八岁同九十至百岁……，是否因为小儿和老人都体质虚弱，其针灸禁忌，与成人不同，应引起足够重视，否则会引起不良后果。牍 90 甲，90 乙还记述了时间方面的禁忌，牍文曰：“五辰辛不可始久刺饮药必死甲寅乙卯不可久刺不出旬死五辰不可饮药病者日益加深（90 甲）无口禁朔晦日甲午皆不可始□□□□□□□□□月六日十六日十八日廿二日皆不可灸可久刺见血止巳□（90 乙）”这些时间上的禁忌，似乎缺乏科学根据，但也应在实践中观察，是否也有一定的道理。

综上，从武威汉代医简中的针灸内容可以看到针灸学早在秦汉时期已经形成了较为完整的理论体系，并影响于后世，武威汉代医简中关于针灸方面的记载实为祖国医学宝库中的珍贵资料。

第十三节　武威汉代医简的推拿学成就

按摩与推拿常相互替用，近年来从学科的分类，统称为推拿学。而其中的摩法是用手指或手掌在患者身体的适当部位给以抚摩而治疗疾病的方法。武威汉代医简中的摩法是将千金膏药外涂肌肤一定部位，再使用摩法，古代称作“膏摩”，是汉代以前就已施行的一

种特殊治疗方法。

武威汉代医简有关推拿的方法及内容讨论如下：

治千金膏药方蜀椒一升弓穷一升白芷一升付子廿果凡四物（57）。

皆治父且置铜器用淳溢三升渍之卒时取贲猪肪三升先煎（58）。

之先取鸡子中黄者置梧中挠之三百取药成以五分匕一置鸡子中复（59）。

挠之二百薄以涂其痈者上空者遗之中央大如钱药乾复涂之如（60）。

前法三涂去其故药其毋农者行愈已有农者溃毋得力作禁食诸采（61）。

□置□上良甚创恿痉皆中之良勿传也（62）。

逆气吞之喉痹吞之摩之心腹恿吞之嗌恿吞之血府恿吞之摩之咽（63）

乾摩之齿恿涂之昏衄齿涂之鼻中生恶伤涂之亦可吞之皆大如（64）。

酸枣稍咽之肠中有益为度摩之皆三乾而止此方禁又中妇人乳余（65）。

□吞之气龙裹药以縠塞之耳日壹易之金创涂之头恿风涂（66）□

之以三指摩□□□□疝吞之身生恶气涂之此膏药大良勿得传（67）。

以上简牍中有关推拿的内容有三处：①喉痹，吞之摩之；②血府恿，吞之摩之；③头恿风涂之，以三指摩。

喉痹在《素问·阴阳别论》中“一阴一阳结谓之喉痹”以咽部疼痛，声音不扬，甚至嘶哑失音为特征；头痛风，是头痛、头风两种病证，明代《医林绳墨·头痛》“浅而近者，名曰头痛；深而远者，名曰头风。头痛卒然而至，易于解散也；头风作止不常，愈后触感复发也”.《素问·脉要精微论》“血府证，夫痛者，血之瘀也”。以上数简都是探讨推拿中“膏摩法”的简牍。喉痹、头痛风、血府恿三种不同病证，采用了同一个治疗方剂并施于摩法。由于三种不同的病证均感受风寒或风热之邪导致气血瘀滞疼痛，简牍的主人抓住这一共同的病机，采用“摩”的治病原则治疗以达舒通筋脉，活血祛瘀之目的。《素问·至真要大论》中就提到了“摩之”，指的就是按摩的治疗方法，上述简中将“膏”与“摩”有机的结合起来是灵活的运用了“异病同治”的辨证原则及思想，作者认识到不同疾病在其病程的发展变化过程中由于出现了共同的病机，故采用共同的施治原则。可见在汉代的西北边塞简牍的主人对疾病的了解和认识已达到了相当高的水平，对疾病的治疗手段亦运用的得心应手，祖国传统医学理论及治疗疾病的水平在这一时期都有了相当的规模。

简中“涂之”、“摩之”属我国传统医学的外治法范畴。“涂之”指将中草药经某种特殊工艺加工后涂擦在肌肤表面的治疗方法；“摩之”在这里主要指按摩手法。两种治疗方法合而为一即为现代推拿中的“膏摩”，“涂之，以三指摩”就是中医传统推拿中膏摩法的具体应用实例。膏摩法做为一种特殊的治疗手法，已在汉代广泛的应用于治疗各种疾病，它的作用与疗效显而易见要优于单纯的“涂之”“摩之”。早在《黄帝内经》时代就有有关按摩手法治疗的论述，到武威汉代医简这段过渡时期，中医外治法有了进一步的发展。“涂之摩之”的完美结合对现代的中医临床推拿仍有重要的指导意义及运用前景。

唐代《千金要方·卷九·伤寒膏第三》中的“治伤寒头痛项强四肢烦痛青膏方”，仅比上方多了当归、吴茱萸、乌头、莽草四味，制药、用药方法与此方基本相同。“千金膏药方”在简牍中曾多次出现，说明墓主人对它是相当重视的，也说明膏摩在当时广泛流传。

第十四节　武威汉代医简的护理学成就

护理是临床医疗工作不可分割的重要组成部分，向来被医患所重视，故素有“三分治疗，七分调养”的说法，说明护理工作的重要性。

武威汉代医简中，除记录了汉代劳动人民对疾病的诊断、治疗和处方用药方面的内容之外，还记录了一些优良的服药方法和调护方法，可以说这是中国医学史上有文字记载最早的施行辨证施护典范，很多方面也具有一定的科学性，有些方法一直流传至今，也值得我们借鉴。

一、服药方法

（一）服药方式

1. 含服　如“治久咳上气方”的服法是“昼夜含三丸消（同稍）”“咽其汁甚良（5）”

2. 饮服　简牍中记载的服药方式多为饮服。在“治伤寒逐风方”中就有“酒饮日三饮（7）”，瘀方中有“以醇酒和饮一方寸匕日三饮”的记录。

3. 吞服　用于丸药的服法，如简 18 有“吞五丸日三吞”，牍 83 有“旦吞七丸铺吞九丸”的记录。

（二）送药饮料

1. 以酒饮　“治伤寒逐风方”载“五物皆冶合方寸匕酒饮日三饮（7）”“治百药膏药方”有“温酒饮之日三四（18），且记录以酒饮药者居多。

2. 以豉汁饮　简 15 中云：“治金创肠出方冶龙骨三指撮和以豉汁饮之”，简 54 也有同样记录。文中的“鼓”即“豉”之讹。

3. 以酢浆饮　简 52、53 日：“治金创止痛方石膏一分姜二分甘草一分桂一分凡四物皆冶合和以方寸寸酢浆饮之日再夜一良甚勿传也”。

4. 以糜送药　简 9 为描述治诸淋之法，其服药方法要求“先铺饭米麻饮药耳”，“麻”用作“糜”，意即谓先吃饭米后以粥送药。

5. 以米汁饮　简 69、70 记载了治疗鼻息肉的方药，简文中曰：“亭磨二分甘逐二分大黄一分冶合和以米汁饮一刀圭日三四饮徵出乃止”，方中之所以用米汁饮药者，观方中用药，葶苈、甘遂为峻下利水药。大黄苦寒通下，凉血活血，均为服后必伤胃气之品。结合前述，简 9 治诸淋服药之法为“先铺饭米麻饮药耳”，说明古人用药十分重视顾护胃气，后汉张仲景立桂枝汤服药后饮热粥其理类同。

（三）服药时间

根据不同病种及药物的性质有要求饭后服者，有要求晨起空腹服者，也有昼夜皆服者。

1. 饭后服　如简 76 中曰：“先铺食吞二丸，日再服药一”。简 81 中曰：“先铺饭酒饮日三”。

2. 晨起空腹服　简 29 中曰：“石钟乳三分巴豆一分二者二分凡三物皆冶合丸以密大如吾实宿毋食旦吞三丸”。简 45“治心腹大积上下如虫状大恿方斑蝥十枚地胆一枚桂一寸凡三物皆并冶合和使病者宿毋食旦饮药”，即晚上不要进食，翌日晨饮药。

观方中用药简 29 中有石钟乳，巴豆，简 45 中有斑蝥、地胆，多为毒性较大的药物，简文中要求服药量也很小。笔者认为古人采用空腹服药的方法，是否有充分发挥药效的作用。现代研究表明“心脏病患者于清晨 4 点钟对强心甙最敏感，此时用药可比其他时间用药效果提高 40 倍；糖尿病患者于早上 4 点钟注射胰岛素，其疗效可以倍增，由于肾上腺皮质激素活动周期的高峰是早上 6 点至 8 点，这时服皮质激素的效果好，副作用小；在同一动物体，同一剂量，于不同的时间注射士的宁做毒性实验表明，在一天中中毒差异很大，死亡率最高达 75%，最低值仅 6%，两者竟差 12 倍之多；作用于心血管系统、神经系统的药物及激素类，对人体的作用大小都具有昼夜节律。”

3. 昼夜皆服　简 53“治金创止痛方”的服药要求“酢浆饮之日再夜一”，即白天服药两次，夜里服药一次。牍 79 治久咳上气方的服法为“昼夜含三丸稍咽之甚良”。

综上所述不难看出早在秦汉时期我国劳动人民就重视选择适当的时间服药来提高疗效，减少药物的毒副作用。笔者认为这也是最早的“时间医学”。

药后饮食调理：简 35 曰：“七当大下水尽饮大麦粥”。此简残缺，前文不易辨认，从残文分析是用大下峻利之后，津液严重受损，嘱饮大麦粥以滋养津液，扶助胃气。

另外，用于煎药的溶剂也有独到之处，有用淳酒浸渍后煮的，有用猪肪煎的，也有用骆苏煎的。简 47 中曰：“渍以淳酒五升卒时煮之”。简 58 曰：“用淳醯三升渍之卒时取贲猪肪三斤先前”。简 87 中曰：“以骆苏煎之三沸"，简文中“骆苏”即“骆酥”，骆驼乳制成的酥。

二、调护

武威汉代医简中记录了很多关于饮食禁忌，感受风寒，禁房内，忌过劳等在服药期间和病后的调护措施。

（一）一般护理

1. 勿见风　风为百病之长，最易中人，六淫为病，多兼风邪，很多疾病是由风邪所致，避免受风对预防一些疾病的发生或防止复发的护理措施之一。武威汉代医简简 30 曰：“□鱼荤采□勿见风□常饭五□大麦饭禁房内勿见火皇日月六十日知百日已”。

2. 勿受寒　武威汉代医简简 49 用羊屎熏法去中冷病采用热疗方法后，当应避受风寒，故简文之最后强调“病者慎勿得出见”，意即病人注意不要外出见风受寒。

3. 勿见星火日月　前述武威汉代医简简 30 有“勿见火皇日月”的记载，文中“皇”即“星”的误写。

4. 勿近内　“近内”、“房内”均指房事。上文武威汉代医简简 30 就有“禁房内”一说。

（二）恢复期的护理

1. 注意休息，避免过劳　《武威汉代医简》是简 61 在记述用千金膏药方治疗外科疮痛痈脓疾病中要“毋得力作，禁食诸采”，即告诫病人注意休息，不宜作体力劳动并禁食诸菜。《五十二病方》在治疗“加（痂）”的一节中曰：“卷（倦）而休$_{三五0}$”即恢复期当活动或劳动后感觉劳倦了就要注意休息。

2. 消毒有措施　《武威汉代医简》简 87 中曰：“以骆苏煎之三沸”，简文中“骆苏”

即“骆酥”，用骆驼乳制成的酥。“煎之三沸”，就含有煮沸消毒之意。而 Lister 在 1867 年才倡议用石炭酸消毒灭菌，至 1877 年 Bergmann 才用蒸汽进行物理灭菌。

从以上论述可看出，我们的祖先早在先秦时代已经认识到护理的重要性，并广泛地运用于实践，实为难能可贵。

第四章 武威汉代医简的现代研究进展

第一节 近年来完成与武威汉代医简相关科研研究概况及专家对科研的评述

一、祛寒逐风合剂治疗尪痹（类风湿性关节炎）的临床研究

主要内容：本科研课题是以武威汉代医简中“伤寒逐风方”为基础方配制的“祛寒逐风合剂”，用于治疗尪痹（类风湿性关节炎）之辨证为风寒湿阻者，临床观察120例，与宝光牌风湿液治疗该病88例作对照，其疗效结果经统计学处理，治疗组优于对照组（$P<0.01$），且该药对中医辩证为风寒湿阻之各种痹证，包括风湿性关节炎、类风湿性关节炎、强直性脊柱炎、增生性关节炎、各种腰腿痛等都有很好的疗效，有望成为治疗风湿病的有效药物。

兰州医学院第一附属医院教授、主任医师王必舜的评述：

《祛寒逐风合剂治疗尪痹（类风湿性关节炎）的临床研究》，选择以常见而难治的尪痹进行研究，其选题恰当。选用的祛寒逐风合剂，系研究者对《武威汉代医简》近10年的潜心研究，在“治伤寒逐风方”的基础上，结合自己多年的临床经验化裁而配制的合剂。主要用于治疗尪痹之风寒湿阻型。这是对祖国医学的继承和发扬。

临床研究选用的诊断标准、疼痛分级、关节功能分级和疗效评定标准，符合国家规定；观察指标包括症状改变和理化指标改善，并设定对照组，其资料完善，设计合理。总有效率治疗组（120例）98.3%，对照组（88例）86.3%，经统计学处理，有非常显著性差异（$P<0.01$）。治疗后症状和理化指标有明显改善。说明祛寒逐风合剂是治疗尪痹行之有效的药物，为治疗尪痹另开一条新的途径，故具有科学性、实用性和创新性。其研究成果达到国内先进水平。

建议：组方中有乌头、附子，系中药大毒之品，今后进一步研究中，建议设立安全性指标检测项目。

中日友好医院教授、主任医师焦树德的评述：

本课题采用汉代武威医简中的“治伤寒逐风方”加味（制附子、制川乌、川椒、细辛、白术、泽泻、秦艽、威灵仙、川芎、制龟板、制鳖甲等）制成“祛寒逐风合剂”，进行了临床疗效观察的研究。经过对尪痹（类风湿性关节炎）风寒湿阻型120例的临床观察总结，并设88例服用“宝光牌风湿液”作为对照组。其结果总有效率为98.3%，对照组总有效率为86.3%，经统计学处理，治疗组疗效与对照组疗效有非常显著性差异，治疗组疗效优于对照组（$P<0.01$）。并且对血沉、类风湿因子、抗“0”均有明显的效果。具有科学性、先进性和实用性特点，并且能够突出中医特色。

本课题选题恰当，设计基本合理，数据可信，组方符合中医理论，是一项具有一定的先进性和疗效优异有较高水平的临床研究成果，同意进行科学成果鉴定。

建议：①治疗病例与对照病例应作可比性统计。②对照药应介绍主要组成和主治。

中国中医研究院广安门医院主任医师王承德的评述：

尪痹是世界难治病之一，目前仍无理想的治疗药物和方法。张延昌副教授勇于攻克风湿顽疾，挖掘祖国医学遗产，从汉代医简中研究整理出治疗尪痹的祛寒逐风合剂。该方组方合理具有温经散寒、祛风止痛之效。经严格的选择尪痹的风寒湿阻证病的，共观察 120 例，治愈 23 例，好转 95 例，无效 2 例，总有效率为 98.3%，以风湿液选为对照组，经科学观察，说明效果明显优于对照组。

依据上述资料，说明该课题在中医辩证理论的指导下，选题正确、设计科学、数据可靠、疗效满意，其科研水平达到国内先进水平。

建议进一步对改课题进行深入的科学研究，要按三类新药的要求，对其制剂工艺、药理药效、毒性试验等进行研究，使该科研成果产生更大的社会和经济效益，为广大尪痹患者更早的带来福音。

上海市中医医院教授沈丕安的评述：

1. 本课题祛寒逐风合剂为汉简中的古方。中医中药在 2000 多年历史发展中，方中的许多药物如乌头、附子、细辛、秦艽、威灵仙、川芎等药是公认的治疗痹症的有效药物，在经方和历代方剂中均列为治痹的主要药物。因此，疗效是可信的。本方中龟板、鳖甲滋补肝肾以扶正是与其他方剂有不同，是一大特点。

2. 本方剂治疗尪痹的风寒湿证型，药证符合，疗效也是好的，完全缓解（临床治愈）有 23 例，有效率比对照组要好（$P<0.01$），对症状、理化指标的改善也有明显疗效，与对照组但无明显差异。对照组宝光牌风湿液的主要药物也是乌头、附子，两个方剂只是配伍药、扶正药不一样，剂型不一样。

本合剂有很好的疗效，在发掘古方方面做出了贡献，但在用药方面、治疗类风湿性关节炎尚未有所突破。

3. 本课题的病种是中医病名尪痹，本课题 120 例的临床表现是符合尪痹的诊断标准的。但本课题又讲 120 例均是类风湿性关节炎（RA），那就应分析，临床要符合 ARA 诊断标准，这在以后进一步研究时应注意的问题。

哈尔滨医科大学第二附属医院教授金友的评述：

武威汉代医简在甘肃出土，是建国以来我国文物考古工作中很重要的发现之一。张延昌等人利用这一考古学历史学有关发现，本着继承和发扬祖国医学遗产精神，经过论证，利用祛寒逐风合剂对类风湿进行临床研究，这本身就有着重要的历史意义和现实意义。

本课题选题先进，适用，设计合理，采用现代方法和手段进行研究。临床上完成了治疗组 120 例病人，对照组 88 例病人的临床观察，其诊断标准明确，材料比较完整，疗效评定确切。治疗组总有效率 98.3%，治疗前后症状改善和理化指标改善，经过统计学处理，治疗组明显优于对照组，说明其方剂是有效的，而且有一定创新，其科研成果是肯定的。

二、清热逐风合剂治疗风湿病湿热痹阻证候的临床研究

清热逐风合剂的处方来源于武威汉代医简中“治鲁氏青行解解腹方”，其功能为清热利湿，逐风通络，主要用于治疗风湿病中医辨证为湿热痹阻者。

选择类风湿性关节炎、痛风、结节性红斑等风湿病，中医辨证为湿热痹阻证候的患者作为观察对象，设立治疗组和对照组。治疗组服用清热逐风合剂，由我院药剂科制剂室配制提供，500毫升瓶装备用（甘卫普制准字［2000］－549－04），主要成分有生石膏、苦参、大黄、制川乌等。对照组用正清风痛宁片，规格为20mg/片，由湖南正清制药集团股份有限公司生产（批准文号：ZZ－5365湘卫药准字1992第023069号）。

给药方法：治疗组用清热逐风合剂，每次服50ml，日服三次（饭后）；对照组，首服40mg，1日3次，1周后无不良反应加至60mg，1日3次。治疗1月为一疗程。病程长、病情重者可连服2～3个疗程，分别总结疗效。

临床研究结果如下：①两组总疗效相比：试验组125例，显效以上116例，显效率为92.8，总有效率为96.0％。对照组102例，显效率为49％；总有效率为80.4％；两组药物总疗效相比，$P<0.05$，有显著性差异。②各症状疗效比较：试验组在治疗关节疼痛、关节肿胀、关节压痛、关节功能障碍方面与对照组相比有显著性差异。③疾病疗效比较；治疗类风湿性关节炎总有效率为89.5％，与对照组相比有显著性差异；治疗痛风总有效率为97.92％，与对照组比较有显著性差异；治疗结节性红斑总有效率为100％，与对照组比较有显著性差异。④对主要化验指标的影响：试验组治疗后ESR、CRP、RF、血尿酸均有下降，治疗前后比较有显著性差异。⑤安全性检查：清热逐风合剂无明显不良反应，对心、肝、肾、血象等均未发现特殊不良影响。本项研究结果表明，清热逐风合剂具有清热利湿消肿、逐风通络止痛的功效，不仅对类风湿关节炎、痛风、结节性红斑湿热痹阻证候有很好的疗效，对其他风湿类疾病，而中医辨证属湿热痹阻证也有一定的治疗作用，是治疗风湿病且中医辨证为湿热痹阻证型的一种安全有效的药物。

2005年12月7日，由甘肃省科技厅主持，邀请有关专家组成鉴定委员会，对“清热逐风合剂治疗风湿病湿热痹阻证候的临床研究”项目进行了成果鉴定，认为：

风湿性疾病（包括类风湿性关节炎、强直性脊柱炎、结节性红斑等）是临床常见疾病，也是疑难病，现代医学治疗虽有一定的疗效，但毒副作用强，因此采用中医药治法的临床研究，具有一定的现实意义。本课题采用甘肃武威出土的汉代医简中治疗风湿病的方剂进行临床研究，在治疗关节疼痛、关节肿胀、关节压痛、关节功能障碍方面与对照组相比有显著性差异。其治疗类风湿性关节炎总有效率为88.5％，与对照组相比有显著性差异；治疗痛风总有效率为97.92％，与对照组比较有显著性差异。对主要化验指标的影响：试验组治疗后ESR、CRP、RF、UA均有下降，治疗前后比较有显著性差异。本研究结果表明：清热逐风合剂具有清热利湿消肿、逐风通络止痛的功效，对类风湿性关节炎、痛风、结节性红斑属湿热痹阻证候者有很好的疗效，是治疗风湿病中医辨证为湿热痹阻证候的一种安全有效的药物。

本课题选题独特，在挖掘和发扬地域中医药文化特色方面作出了贡献，设计合理，资料完整，统计分析数据可信，文献查新“未见相同文献报道”。具有创新性、实用性和推广价值，鉴定委员会一致认为其成果达到国内同类研究的领先水平，同意通过成果鉴定。

建议：进一步扩大观察病历，按国家新药审批标准继续开展研究。

三、武威汉代医简出土后30年来研究进展的回顾性研究

1972年11月甘肃武威出土了一批汉代医简计92枚。这批汉代医药简牍的出土与敦煌莫高窟发现的“敦煌医学”，具有同样重要的医学价值，对研究我国的医学发展史，尤其对研究西部地区秦汉时期的医学状况有着重要的意义。医简出土后引起了国内考古学家、历史学家、文字学家以及中医学文献研究和临床工作者的极大关注和重视，并从考古学、历史学、文字学、文献学、中医学等各个方面进行了多方面的研究，因此，非常有必要对这些文献、资料进行收集整理。

作者对武威汉代医简的研究是自1991年开始的。在本课题广泛收集武威汉代医简出土30年来的研究内容，并加入本人的研究成果，编纂《武威汉代医简研究资料汇编》（单订本），主编《武威汉代医简研究》、《武威汉代医简注解》专著2部（已出版发行）；发表研究武威汉代医简论文50篇，其中综述性文章2篇。论文在国际会议交流论文2篇，国家级会议交流13篇，省级会议交流3篇；除本课题按期完成结题并鉴定外，还完成了武威汉代医简中所载方药临床疗效验证的科研2项；在已出版的《武威汉代医简注解》一书中，尤其对武威汉代医简中所载简牍文和方药进行了较为系统的注释、注解。

这些研究得到了有关专家的好评和新闻媒介的报道，《甘肃日报》2003年6月14日“武威汉代医简研究谱新篇”的报道中所说：“武威汉代医简是祖国医学的宝贵遗产，是当时轰动一时的重大发现。30年来，考古学、历史学、文字学、文献学和中医学等各学科对此进行了深入研究，形成了一批颇有价值的研究成果。但这些成果需要进一步整理、总结，使之系统化。该项研究填补了这方面的空白。”客观上也起到了宣传甘肃的作用。《健康报》2003年6月16日“汉代医简方剂治疗风湿有显效”的报道认为，“武威汉代医简尽管已有近2000年的历史，但它所蕴藏的中医药资料在今天仍有较高的药学和治疗价值，这一点在多年的研究和临床应用中已经得到证明。”

（一）中国中医研究院中国医史文献研究所副所长、研究员朱建平的评述

甘肃武威汉代医简，是研究中国医学尤其是秦汉医学史的重要文献，自1972年出土以来30年间，考古学、医学界就医简编排次第考释、文字考释补正、药物使用炮制、临床方药治疗、膏摩针灸技术、护理调摄习俗等方面发表研究论文60余篇，另外有《武威汉代医简》《武威汉代医简研究》两本专著出版。这些表明有关武威汉代医简研究取得可喜的成果。同时，课题组所在单位在医简的临床应用研究，如“祛寒逐风合剂”和“清热逐风合剂”的研制，均取得良好的社会效益和经济效益，本课题对武威汉代医简出土后30年来研究进展做了较为系统地回顾性研究，十分必要，很有意义。可以相信，这份较为完整资料的完成，对于进一步深入研究中医药发展史及其古为今用方面将产生积极的作用。

（二）甘肃省博物馆原馆长、文博研究员初世宾的评述

武威医药简与马王堆医理方竹简帛书是上世纪在中国古代医学伟大成就方面的最重大发现，对后者的研究蔚然成学，成果颇著，而对武威医药简的研究，由于种种原因比较薄弱。延昌同志立此课题，对卅年研究之回顾总结及展望，并集全国上下已发表之有关论文资料于一编，对于该课题领域之研究，功其大焉，填补了空白，也可以说是第一阶段之结

束和预示深入研究之开始，对武威医药简的研究来说，使带有标志、里程性质的工作。

延昌同志自20世纪90年代初专攻武威医药简，对其所载病症症候、医理分析、疗法药方等，多有研究成果。立项以来，发表诸篇，于中药名种、医学成就、武威医药简于马王堆五十二病方之对比研究，尤其是总结长期运用武威医药简中古方于临床例证经验，共已发表三十多篇临床报告，更具有实践指导意义，正是中医药继承传统，改革求新并发展的正确道路，颇应赞扬提倡。

（三）中国中医研究院中国医史文献研究所研究员刘晖桢的评述

1972年甘肃武威旱滩坡发现的汉墓医药简牍（简称“医简”）不仅是我国考古学上的一个重要发现，也是我国医学史上的一件大事。它是迄今所能见到的比较丰富而完整的医药原始文物。这批实物资料反映了汉代的医药水平和真实情况，对于研究我国古代医学特别是汉代的医药情况具有非常重要的意义。战国秦汉时期流传至今的医药著作仅有屈指可数的几部，且屡经传抄修订，早已不是原本，使得研究这一时期的医学史增添了许多不确定因素。武威汉代医简及长沙马王堆汉墓帛书、湖北江陵张家山汉简的发现填补了祖国医学史上早期的一些空白，提供了可靠的依据，具有重要的文献学价值。

《武威汉代医简出土30年来研究进展的回顾性研究》作为医简发现地的甘肃省的科研项目，其立项具有明显的地域优势，在研究医简所反映出来的常见疾病、患者体质、治疗特色、乡土方药等方面具有得天独厚的有利条件。

（四）甘肃省考古研究所所长、研究员张德芳的评述

“武威汉代医简出土后30年来研究进展的回顾性研究”这一项目具有学术史的意义。对30年来“武威汉代医简”的研究情况进行全面总结和研究，在国内尚属首次。

1972年出土的“武威汉代医简”是时人长期医疗实践的总结性记录，是祖国医学的宝贵遗产，研究发掘“武威汉代医简”的丰富内容，对继承和弘扬祖国医学遗产，丰富中医学史以及临床实践都有重要意义。30年来学术界发表了60多篇重要论文，从不同角度和不同领域对“武威汉代医简”进行了研究。项目承担者张延昌先生一直是这一领域的主力。专攻“武威汉代医简”已历年久，在已发表的60多篇论文中，张延昌先生的论文就有20多篇。在此基础上承担完成的“武威汉代医简出土后30年来研究进展的回顾性研究”这一项目，从选题立项、课题设计、资料搜集、工作流程、分析排比一直到最终成果，都具有开创性和先进性，在国内具有领先水平。

本课题广泛收集了《医简》出土30年以来在各类书刊杂志上发表的研究文章61篇，包括课题负责人张延昌发表的论文26篇，其中有在《武威汉代医简出土后的研究现状》及其续篇基础上写成的综述性论文《30年来武威汉代医简研究进展》等，并编辑成《30年来研究武威汉代医简资料汇编》这一论文集。内容包括医简编排次序和文字的考释补正、药名方剂的综括释读、相关文献的比较研究、各科病症和治则治法的探讨，以及护理调摄食疗习俗等各方面研究成果。在临床上论及医简对中医内科、外科、妇科、男科、五官科、骨伤科、针灸科各科方术的记载，林林总总，涉猎广泛。其中如对膏摩剂的研究、对伤寒方药渊源的研究、对活血化瘀法的研究、对食疗外治法的研究，以及对“白水侯方”的考证，对“肪膊”“塞满”、“菟丝子”、“益母草”的考证等都具有很高的学术水平。由于对汉简的研究在历史学、文字学、考古学等方面还有许多悬而未决的问题，如撰写医简更确切的年代尚不明确，简文中很多文字还未能辨认或译读，一些疑难病证的方剂和一

些具有地方特色的治疗方法还有待于验证后应用于临床，一些观点如认为医简最早提出了“瘀”、“积”“癥”等病名和症状还可以商榷等等，因而，作为“祖国医籍链上重要的一环”，论文集的集结出版必将推动对医简的深入研究，将其置于中医学发展长河，上下求索，广搜博讨，进而为造福人类做出新的贡献。

值得提出的是张延昌副主任医师长期以来致力于对医简的深入研究，厚积厚发，写出了26篇有关论文，保质保量，超额完成了课题原定的论文发表任务。并将医简中所载治痹证方药为主组方，用于治疗类风湿性关节炎、痛风，立项并通过科研鉴定。说明本课题的研究具有扎实的文献学基础和临床基础，这种理论与实践结合的良好学风是本课题的亮点，证明了汉简方术的生命力。

（五）甘肃中医学院医古文教授吴正中的评述

武威汉代医简，是祖国医药学中一笔相当珍贵的遗产，从它产生的时代背景与地域背景来看，其医药价值较之湖南长沙马王堆汉墓出土的十四种帛简医书毫不逊色。医学界已将后者称为“马王堆医学文化”我们亦可将前者称为“武威汉代医简文化”，在甘肃来说，与“敦煌医学文化”，具有同等重要的意义，特别在全世界进一步掀起中医热的时代。本文化自1972年11月出土迄今三十年来，对其92枚汉代医简，从考古学、历史学、文字学、文献学、中医学多方面进行了研究，取得了可观的成绩，其中张延昌所下之功力甚为人所称道，且有专著《武威汉代医简研究》一书于1996年由原子能出版社出版。随着进一步深入发掘之需要，系统地编撰一本《三十年来研究武威汉代医简资料汇编》，写出具有权威性地综述性文章，为研究者提供比较完整翔实的资料，已成为当务之急，如此，可对研究秦汉医学、继承遗产、古为今用、造福人类，做出更加理想之贡献，使之与“敦煌医学文化”同步前进。览读甘肃省医药卫生科技成果评审资料《30年来研究武威汉代医简资料汇编》一书，受益匪浅，本课题成果之学术性、系统性、完整性，确具国内领先水平。“有志者，事竟成”，张君延昌与诸同仁无疑做了一件相当值得称赞的事。

第二节　现代医史专家对武威汉代医简研究的评述

一、中医医史专家李经纬对《武威汉代医简研究》的评述

武威汉代医简，因其为1972年11月出土于甘肃武威柏树公社下五畦大队旱滩坡汉墓的92枚医药简牍，故名。该简牍出土后经甘肃省博物馆与武威县文化馆合作编成《武威汉代医简》一稿，初稿完成后，经由甘肃省革命委员会政治部文化组介绍到文物出版社。经审查认为该书稿尚不成熟，特由出版社派遣知医之赵希敏（太医院医官赵云卿之孙女，北京名医赵树屏之女）编审，持稿于1973年9月初来中国中医研究院医史文献研究室（中国医史文献研究所前身），当时我任研究室主任，由于赵编审与我室赵璞珊教授从小熟识，加之我室当时的研究工作尚不很多，我们又深感简牍有着十分重要的历史意义与现实价值，当即表示愿意全力协助作进一步的考释与研究。我清楚记得，在9月2日至11月中旬的两个半月中，我们研究室由我主持，有赵璞珊、蔡景峰、谢仲墨、马继兴共同参加，与出版社赵希敏逐条逐句进行有关问题的考释研究，讨论、查阅文献、寻找依据，再

讨论，再查考，如此多次始觉满意。当考释研究即将完成之际，《文物》杂志编辑部特来向我们约稿，《中国建设》也向我们约稿，希望我们撰写论文向国际报道。《武威汉代医简》一书中的“武威汉代医药简牍在医学史上的重要意义”一文，正是我们对该简牍考释研究基础上集体合作讨论撰写的。为此参加讨论者有李经纬、赵璞珊、蔡景峰、谢仲墨、马继兴，先后进行了多次讨论，并由赵璞珊执笔写了第一稿，再由蔡景峰写了第二稿，该文发表于《文物》1973 年第 12 期上，国内外反响很大。该文后被作为《武威汉代医简》一书的组成部分，于 1975 年由文物出版社出版了八开线装本与十六开缩印本。虽然我们对武威汉代医药简牍之考释研究作了大量的工作，我们欣然赞赏文物出版社的意见，即署名仍尊重原书稿不变。这就是该书面世前一段鲜为读者所知的往事，特别是责任编辑赵希敏先生为该书出版所奉献之心血良多，我们每每回忆与她那段良好的合作，她那认真严谨的编辑作风，给我们留下了美好的印象。后来得知她不幸过世，无不为之可惜。

关于武威汉代医简之研究，我们在 1982 年同中国中医研究院并呈报卫生部，申请科研成果，经组织同行专家评选推荐与审议。同年获得中国中医研究院科研成果一等奖，卫生部科研成果二等奖。

《武威汉代医简》正式出版后，颇得各界学者之关注，中医学界、医疗史界识其重要者，更多撰文阐其学习研究之心得，我们《中华医史杂志》常常收到读者、作者之来稿，虽然限于篇幅能够发表者不多，但 20 多年来国内学术期刊公开发表之论文已约有数十篇之多。其内容包括编排次第考释、文字考释补正、药物使用炮制、临床治疗方术、膏摩针灸技术、护理调摄习俗等，无不给予或多或少之涉猎研究，使之比出版前之考释研究得到明显的提高，这些成绩的取得，令我十分高兴与欣慰。特别令我为之庆贺的是甘肃武威学子张延昌与我中国医史文献研究所医史专家朱建平合作，在前人考释研究的基础上，总结综合，分析研究，深入探索，把武威汉代医药简牍之研究，推向新的水平。我衷心祝贺他们取得成功。1996 年 10 月，他们将合作研究之结晶《武威汉代医简研究》一书之清样示我，并请我能为该新作写一评述，我欣然应允。但写些什么？经思之再三，我觉得有必要回顾一下，已往就我所知者，向读者作一些交待，或不无补益，或有一点新意。因为这段经历已是 23 年前的事，为了准确一些，我不但翻阅了有关资料、日记，还请共同参与者帮助回忆并翻阅了资料与日记，相信这段追忆是符合实际的。我衷心期望《武威汉代医简研究》能在新的基础上，唤起更多学子对其考释研究，不断取得更新更大的成果。

二、甘肃中医学院医古文教授吴正中对《武威汉代医简研究》的评述

号称“羲皇故里”的甘肃，地处丝绸之路，历史悠久，文化昌明，就医学而言，莫高窟的“敦煌医学”，古凉州的“武威汉代医简”，都引起了人们的极大关注。前者为“敦煌学”的一个重要分支，一时间研究这门大学问的，大有风起云涌之势，而刻意研精，著书立说、学有成就者终属凤毛麟角之士。比较而言，研究“武威汉代医简”的人就相对少一些。面对一种出土文物，要研究它，首先得有考古学的基本知识。说到考古，就不那么容易了，以“武威汉代医简”而言，它涉及文字学、音韵学、训诂学、中医学、中药学、天文学、地理学、考据学诸多学科，谈何容易。清末光绪二十五年（1899），河南安阳小屯村殷墟出土的约十数万片有刻辞的甲骨，迄今已经 96 年了，从光绪三十年（1904）孙诒让著《契文举例》，始作考释起，中国乃至全世界那么多学者考释研究了近一个世纪，才

确识了一千多个字，所余超过三分之二的字，至今还不能确定为某字，研究甲骨文的“甲骨学”还是那么方兴未艾。可见对于出土文物研究之重要、艰辛与热衷了。

1972年11月，武威出土的92枚汉代医简，迄今已23年了。它虽然是汉代的医学简牍，不像殷商甲骨刻辞那么古老，但作为一门学问——“武威汉代医简学”。自有它的广度、深度和难度。所以直至今日，除文物出版社1975年10日出版的由甘肃省博物馆与武威县文化馆编辑的《武威汉代医简》一书外，再未发现任何一本专题研究医简的专著。昕见者只是一些从不同角度发表于杂志上的论文，诸如对简牍资料编排的考释、文字考释与补正、中药名称考释，以及药物炮制、临床应用、膏摩针灸、护理调摄等，既缺乏必要的系统性与完整性，又缺乏膺服的指导性与权威性，这不能不说是一件大为遗憾的事。

如今的甘肃，毕竟偏僻一些，落后一些，中医学界的力量也过于单薄一些，分散一些，远远比不上湖南对长沙马王堆汉墓所出土的文物《五十二病方》的研究。同样是汉代医学，同样是出土文物，同样具有高度的学术价值，但对武威汉代医简的研究之重视程度，研究之规模，研究之成果，就逊色得多了。

武威人氏张延昌君，出于对故乡文化的热爱，出于对医学文化的弘扬，出于一种高度的责任感和强烈的事业心，潜心考古，肆力研究，成果卓著，发表有关医简论文多篇，今与在医史文献研究诸方面颇有造诣的中国中医研究院朱建平先生携起手来、汲取汉代医简出土以来有关研究成果。融入自己的心得，编著成《武威汉代医简研究》一书. 将由原子能出版社出版，无疑是医学界的一件大喜事，“武威汉代医简学”的一件大喜事。这本目前对武威汉代医简研究的集大成者所引起的轰动效应可指日而待也。

付梓之日，二君求写评述一篇，我，作为一位道道地地的陇右布衣，对西凉国文化虽毫无研究，但却顶礼膜拜。1973年春由古秦州天水调至甘肃省新医药学研究所时，已谢世的良师益友尚坦之先生还在帮助省博物馆与武威县文化馆考释校正后来由文物出版社出版的《武威汉代医简》一书，对其内容，时有所闻，最近又由《甘肃科学学报》杂志编辑部送来了求审的张君写武威汉代医简研究的文献综述——“武威汉代医简出土后的研究现状”一文，总算一步一步对这门学问多少有点感性认识了。另外，又熟读了武威大学问家李鼎超先生的《陇右方言》，简直是爱不释手；1976年夏秋，在武威大河作过三个月的中草药调查，1978年秋在武威开中草药采种制用学术会议时，作过几次大型学术报告；还有很多武威朋友。所以，对武威有特别深厚的感情，知道武威是一个风水宝地，是一个人杰地灵的地方，当编著者请我写一篇序言时便欣然答应了。在甘肃武威这块宝地上，除了“飞马踏燕”的铜奔马、西夏碑外。还有另一件瑰宝——价值非凡的汉代医简。有关部门应该组织力量，进行系统深入的研究，通过几年的努力，拿出对得起古人、今人、后人的成果。张、朱二君从事业出发，编著了这本书，真是一件可喜可贺利国利民的大好事，故愿为作评述。

第三节　武威汉代医简对中国书法的贡献

1972年在甘肃武威旱滩坡出土一批医药简牍（计92枚），1975年10月由文物出版社整理出版成资料性图书《武威汉代医简》，已历时30余年，因其为医药简牍，在中医学界、医史界，有识其重要者多撰文阐其学习研究之心得，包括编排次第考释、文字考释补正、药物使用炮制、临床治疗方术、膏摩针灸技术、护理调摄习俗等多方面做了很多研究，使之比出版前之考释研究得到明显的提高。它对研究我国汉代医学具有十分重要的价值。

《武威汉代医简》是汉代书法艺术珍品墨迹之一。书法是汉字的书写艺术，它不仅是中华民族的文化瑰宝，而且在世界文化艺术宝库中独放异采。汉字在漫长的演变发展的历史长河中，一方面起着思想交流、文化继承等重要的社会作用，另一方面它本身又形成了一种独特的造型艺术。我们的汉字，从图画、符号到创造、定型，由古文大篆到小篆，由篆而隶、楷、行、草各种形体逐渐形成。在书写应用汉字的过程中，逐渐产生了世界各民族文字中唯一可以独立门类的书法艺术。

书法艺术最重真迹，但秦汉以前的书法中的真迹，一般只有在简、帛中才能见到。而两汉书法分为两大表现形式，一为主流系统的汉石刻；一为次流系统的简帛盟书墨迹，最能代表汉代书法特色的，莫过于碑刻和简牍上的书法。观《武威汉代医简》简牍中文字字体为隶书兼章草，虽然记录内容绝大多数为医案类，但从其行文格式看，非书者为单纯记事而为，而是在记事同时追求着一种质朴的美感，这表现在：①每组简牍虽然字体不尽相同，但其中的文字书写均十分规范且错落有致，书者以神运笔，如简 3～5、简 6～12、简 13～18、简 19～25、简 29～32、简 33～36、简 44～47 等书写风格不同，或隽秀、或豪放，像是书法家在用心完成自己的每一幅作品；②简牍中记载有非医学内容：如 88 乙牍；③有类似书画中的书写手法，如简 53、54、74 中的行楷转化的过渡性书体——汉简。在《武威汉代医简》中有大量的墨迹出现，这可以和《居延汉简》、敦煌的《敦煌汉纸墨迹》相比较。体势近楷书、行书等各种书体。从竹木简所看到的书法艺术，是研究秦汉书法的第一手资料。

一、《武威汉代医简》和其他汉简一样对汉隶的研究有重要意义

广义的说，所有汉代的隶书都是汉隶，包括汉初的古隶、汉隶（狭义的汉隶）和八分书。狭义的汉隶是指西汉使用最广泛的隶书体，汉代隶书的潇洒是一种开放的典型。我们在《武威汉代医简》中看到了隶书的开放和反拘束。它与秦篆相比，将规行矩步、一毫不苟的恭谨变成了轻松活泼、流畅自如的抒泻。甲骨、金文、秦篆仍至秦隶，基本上都在间架上趋向于长，而《武威汉代医简》中字体变长为扁、向左右伸展的体势，体现出汉隶空旷疏朗的空间意识；下笔任意，方笔直书，乃至夸张笔划顿挫以求节奏明快，我们窥出了明显的追求人为审美趣向的而不是放任自流的艺术倾向。

一般人习惯上称的“隶书”，大概都是指汉代碑石上留存的（除篆书以外的）那些字迹。这个认识虽然不错，但有片面性，因为碑石上的隶书只能是那个时代通行的隶书的一部分，一个品种，是时代人因特定需要才采用的一种形式。由于碑石上的隶书，字迹增大，书材不同。书写方式不同，技法有差异，书成后敞露于外、长期风化，流传到后来，就呈现出大不同于当时普遍流行的简帛书迹的面目与神韵，成为书法艺术史上的一朵奇葩。明清以来，久宗帖学形成一种带有金石之气的碑石书迹，而且师法的就是汉碑。这时冈为无简帛书迹发现，人们很自然就以为汉碑上的隶书，就是哪个时代的整个的书法面目，在取其为法之际，确实摸索创造了一些优异于帖书的技法。积累了一些经验，而且也

确实成就了…批擅长书写此种隶书的书法家。但是，我们看到这只是摹仿碑石上的这一部分汉隶的经验，不是汉隶主体部分的书写经验。因为汉隶的主体是简牍、帛书，而不是石刻。比起简牍、帛书，刻石之隶的风格面目再多，也是无法与之伦比的，从严格意义上讲，只知在汉碑上研究汉隶的人，不是汉隶的继承者。以毛笔强学残缺、稚拙、古朴、浑穆等的石刻效果，在用笔上不能不有一种强毛笔之所难的做作。从《武威汉代医简》中的书写手法可以看出书写追求简易速成，草率急“也”字，均有夸张的“长松鼠尾”样的书写手法，这体现出书写者在书写之时的一种释放自我的心情。

二、《武威汉代医简》是研究汉隶书法艺术的重要史料之一

舳法是以汉字为基础、书写者根据同一字的繁简，笔画多少，通过研究其对称、均衡的规律，以及用笔（刀）、结字、章法的一些规律性，用毛笔书写的、具有四维特征的抽象符号艺术，它体现了万事万物的“对立统一”这个基本规律又反映了人作为主体的精神、气质、学识和修养。

汉代的书法有两大系统，一是碑刻文字，一是简牍墨迹，它们都是在纸发明以前或未大量使用以前的书籍文献。由于材料不同，书写的工具不同、内容不同，形制不同及书写者的身份不同，因而表现出各自不同的艺术风格。有学者认为汉简书写的文字“不拘形迹，草率急就者居多”。而《武威汉代医简》虽受简面狭长的限制，但章法布局仍能匠心独运，错落有致，随意挥洒，亦堪称艺术珍品。

夏商周是书法艺术的初期阶段，这一时期的书法主要体现在甲骨文、金文、石鼓文、帛书、竹（木）简诸方面。这一时期，文字从应用性走向艺术性，从幼稚阶段逐趋完美，从而奠定了中国书法艺术的特殊地位。

中国秦汉时期，汉字的变迁更为剧烈也最为复杂，大篆经过省改而创造了小篆，李斯所书《泰山》、《琅琊》、《峄山》等石刻，就是小篆的典型。另外隶书发展成熟，草书发展成章草，行书和楷书也在萌芽。书法家随之大量出现，此一时期的书法成就给后世的书法艺术产生了深远的影响。秦汉书法遗存今天的有帛书、简牍书、还有壁画、陶瓶及碑上的刻字。汉代的石碑艺术在这一期间取得了辉煌的成绩，西汉较少而东汉却“碑碣云起”。出现了象《张迁碑》为代表的方劲古朴类；以《曹全碑》为代表的飘逸劲秀类；还有如《礼器碑》和前、后《史晨碑》的端庄凝练类等著名的碑铭。隶书书体在此时的碑刻艺术中占有重要的地位。除了石刻外，近年出土的秦汉竹木简、帛书也十分丰富。《武威汉代医简》是其中之一，隶、章草均有，足与碑刻笔法体势相印证。其中有一些已显露行书、正楷的端倪。

汉简的文字，篆、隶、真、行、草（章草）各体具有。汉简在书写思想上没有受到那么多的束缚，因此，表现出丰富的创造力，最终成为由篆隶向变化流速而不拘束的特点，如：牍 83 甲。等，反应出汉隶真正用笔的神韵，为今人隶书书法艺术研究者提供了真实史料，使其书法艺术既得自古人，源于碑石，又充分利用了新近的发现，借鉴于简帛；既从两方面参照了前人写隶书的经验，又有前人所不曾具有的气息与面目，体现时代人的审美眼光和创变勇气。这才是对汉隶名副其实的创新。

综上所述，《武威汉代医简》中的文字内容，不只是真实的医学资料，更是难得的艺术珍品，为书法艺术的研究和创新，提供了难得的、真实的史学资料。

第四节 武威汉代医简所载药物的品种考证

堪称我国现存最早的药学专著《神农本草经》，经历了较长时期的补充和完善的过程，且并非一时一人之手而作。其成书的具体年代虽尚有争议，但不会晚于公元二世纪。《神农本草经》原书早佚，目前的各种版本，均系明清以来学者考订、整理、辑复而成。历代本草的发展是以《神农本草经》为主线展开的，这似乎是主流本草著作的一个标志，也是历代本草文献中一个独有的而区别于其他医学著作的显著特征。而成书于公元一世纪左右（参见“绪论第6节武威汉代医简的出土过程及年代推算”）的武威汉代医简，共收载中药100余种（植物药62种，动物药11种，矿物药16种，其他药16种），内有80种就见于《神农本草经》。由此可见，武威汉代医简不仅是截止目前我国出土发现最原始方剂学资料之一，也必然是记录武威汉代医简成书年代和更早时期流传在民间有关中药学内容的原始资料，并记录了有其独道的用药特点。更是现今可资研究秦汉时期本草学的主要文献，可归属为古代本草学的一部分，在研究古代本草和现代中药学时可以此为参考。因此，首先对武威汉代医简中所载药物进行品种考证，进而研究中药品种在历代本草中的延续与变迁，了解汉代及汉代以前所用药物和后世用药、现代用药在品种上的异同，澄清用药品种上的混乱，对进一步研究武威汉代医简及其所载方剂的开发应用等具有重要意义。现将武威汉代医简所载药物品种考证及临床应用研究作如下整理：

雄黄(86甲)

来源于简单硫化物类雄黄族矿物雄黄。始载于《神农本草经》，列为中品，《名医别录》雄黄生武都（在今甘肃省）山谷、敦煌山（在今甘肃省）之阳，采无时。《抱朴子》雄黄当得武都山所出者，纯而无杂，其赤如鸡冠，光明晔晔者，乃可用耳。《本草经集注》好者作鸡冠色，不臭而坚实，若黯黑而虚软者不好也。武都、氐羌是为仇池。宕昌（在甘肃）亦有，与酒池正同而小劣。《新修本草》宕昌、武都者为佳，块方数寸，明澈如鸡冠，或以为枕，及之辟恶。《本草图经》今阶州山中有之（在甘肃省）。形块如丹砂，明澈不夹石，其色如鸡冠者为真。……以上这些记载均为目前所用雄黄具有的特征及其主要产地，故古今所用雄黄的矿物来源完全相符。

雄黄为矿物类药物，吴普曰：“雄黄生山之阳，是丹之雄，所以名雄黄也”。本品异名有黄金石（《神农本草经》），石黄（《新修本草》），天阳石（《石药尔雅》），黄石（《本草品汇精要》）。鸡冠石（《石雅》）。

本品药用历史悠久，在长沙马王堆出土的帛书《五十二病方》中，就有三方用雄黄治疗疥癣的记载。在公元2世纪的《淮南万华术》中，就提出烧雄黄有杀虫的作用。《神农本草经》将其列为中品，曰：“主寒热，鼠瘘，恶疮，疽痔，死肌，杀百虫毒”。其后《名医别录》补充其能治疗“目痛、鼻中息内及绝筋破骨，百节中大风，积聚，癖气，中恶腹痛，杀诸蛇虺毒，解藜芦毒。”大明《日华子本草》增入“治疥癣，风邪，癫痫，岚瘴。”王好古《汤液本草》提出能“搜肝气，泻肝风，消涎积。”《本草纲目》言其能治“疟疾寒热，伏暑泻利，酒钦成癖，惊痫，头风眩晕，化腹中瘀血，杀劳虫疳虫”及消“痰涎”。《本草正》曰其“治痈疽腐肉”。故历代医学逐渐总结了本品具有解毒疗疮，杀虫疗癣，燥湿祛痰，截疟定惊等诸功效。

丹沙(砂)(86甲)

来源于硫化物类辰砂族矿物辰砂。始载于《神农本草经》，称丹砂，列为上品。《名医别录》作末名真朱，光色如云母，可折者良。生符陵山谷。陶弘景符陵是涪州（今四川合川、铜梁、武胜、大足等地），接巴郡（今四川境内）南，今无复采者。乃出武陵（今湖北长阳、五峰、鹤峰、来凤等县）、西川诸蛮夷中，皆通属巴地，故谓之巴砂。《本草图经》叙述了辰州、宜州、阶州三处所产的朱砂，并云：今出辰州（今湖南沅陵一带），宜州（今广西宜山一带）、阶州（今甘肃武都一带），而辰州者最胜，谓之辰砂。

朱砂颜色朱红，故名，亦写作“朱沙”。如梁陶弘景《本草经集注》中，就曾有“案此化为汞及名真朱者，即是今米沙也”的记载。而本品原称“丹砂”，在《神农本草经》、《证类本草》、《本草纲目》等多数古本草中，均载此名。其意有二：一则“丹”为朱红色之名，二则古人采觅朱砂之法，须掘地数十尺，有井中采“丹”之意。如《本草蒙筌》中言丹砂“在井围石壁内”；李时珍《本草纲目》亦称“丹乃石名，其字从井中一点，象丹在井中之形，……后人以丹为朱色之名，故呼朱砂。”古代以产于辰州者最胜，故又称辰砂《图经本草》，其形如片状者，称之为镜面砂，又称为劈砂或片砂；形如块状者，称为豆瓣砂，又名豆砂、个砂，而碎末者，称为朱宝砂，又名洋尖砂、泽光砂。

朱砂的药用，有着悠久的历史，远在《黄帝内经》就以之组方，用于避疫毒之气。如小金丹方：辰砂二两（水磨）、雄黄一两、叶子雌黄一两、紫金半两，研细末，炼白沙蜜为丸，如梧桐子大。每日冰水下一丸，和气咽之。服十粒，无疫干也（黄帝内经素门校释·刺法论篇，人民卫生出版社，1982：1326）。《神农本草经》对朱砂的功用作了较详细的记载，谓“主身体五脏百病，养精神，安魂魄，益气，明目……久服通神明不老。”将之列为上品，且为诸药之首。明确地说明了朱砂主要具有养精神、安魂魄的作用，用治心神昏乱、惊悸怔忡、寤寐不安等精神、神志方面异常的疾患。其后，陶弘景《名医别录》又增加了“主通血脉，止烦满，益精神，悦泽人面，除中恶、腹痛、毒气、疥瘘、诸疮”等内容，开拓了朱砂“解毒”的功效和应用范围。之后，唐、宋、金、元各个时期，均在《神农本草经》、《名医别录》的基础上，进一步明确和增加了朱砂的功用。《药性论》谓其“镇心、主抽风”。大明增其“润心肺”；孙思邈创制磁朱丸，主明目，常服益眼力，又立等雪丹，将朱砂重镇安神与清热解毒之功兼而用之；李东垣言“丹砂纯阴，纳浮游之火而安神明，凡心热者，非此不能除”等等。明李时珍《本草纲目》总结了明代以前各医家对朱砂的多种论述，并详述了朱砂的配伍应用方法，其曰“同远志，龙骨之类，则养心气；同当归、丹参之类，则养心血；同枸杞、地黄之类，则养肾；同厚朴、川椒之类，则养脾；同南星、川乌之类，可祛风。可以明目，可以安胎，可以解毒，随佐使而见功，无所往而不可。”实为集古人论朱砂之大成。

兹石或玄石(86甲、91甲)

来源于氧化物类尖晶石族矿物磁铁矿。磁石首载于《神农本草经》，列为中品。《名医别录》记载生太山川谷及慈山山阴有铁处。《雷公炮炙论》凡使勿误用玄中石并中麻石，此石之二真相似磁石，只是吸铁不得……欲验者，一斤磁石，四面只吸铁一斤者，此名延年沙；四面只吸得铁八两者，号曰续未石；四面只吸得五两已来者，号曰磁石。《本草经集注》今南方亦有好者，能悬吸针，虚连三四为佳。《本草图经》今磁州，徐州及南海傍山中皆有之。慈州者岁贡最佳，能吸铁虚连十数针或一二斤刀器，回转不落者尤真……其石中有孔，孔中黄赤色，其上有细毛……功用更胜。

始载于《神农本草经》列为中品。本品药用部分为矿石，磁石吸铁，如慈母之招子，故名。另有玄石《神农本草经》，慈石《本草经集注》，处石《名医别录》，吸铁石《乾坤生意秘韫》，熁石《本草求真》，铁石《中药志》等名称，但应用较少。

《神农本草经》言其“主周痹风湿，肢节中痛，不可持物，洗洗酸痟，除大热烦热及耳聋。”但当时在临床上应用还不甚广泛。《名医别录》进一步明确本品功用主治，言磁石“养肾藏，强骨气，益精除烦，通关节，消痈肿鼠瘘，颈核喉痛，小儿惊痫”。至此，已初步确立了磁石的主治范围。后世在此基础上又有所扩展和补充，《药性论》云磁石可“补男子肾虚风虚，身强，腰中不利。”《日华子本草》则曰：“治眼昏，筋骨羸弱，补五劳七伤，除烦躁，消肿毒。”至明代《本草纲目》又作补充，云“明目聪耳，止金疮血。”其后《玉楸药解》增入“治阳痿，脱肛……肿毒，敛汗止血”诸项应用；《本草从新》言其“治恐性怔忡”。《本草求原》以之“治瞳神散大及内障。”《本草便读》认为可“纳气平喘。”如此，人们对磁石的功用主治及应用范围的认识渐趋完善、具体，至今仍对临床应用磁石具有重要的指导意义。

樊石(矾石)(83甲)

来源于硫酸盐类明矾石族矿物明矾石经加工提炼而成的结晶。始载于《神农本草经》原名“矾石”，列为上品。《吴普本草》矾石生河西（今甘肃、青海两省黄河以西）山谷，及陇西武都、石门（今湖南省北部）。采无时。陶弘景今出益州北部西川（今四川境地），从河西来，色青白，生者名马齿矾。已炼成绝白，蜀人又以当消石，名白矾。《本草图经》矾石初生皆石地，采得碎之煎炼，乃成矾。李时珍白矾，方士谓之白君，出晋地（今山西省）者上，青州（今属山东省），呈中（今江苏省）者次之。洁白者为雪矾；光明者为明矾，亦名之云母矾；文如束针，状如粉扑者，为波斯白矾，并入药为良。根据以上历代文献记载，可以认为白矾即天然产之明矾石经加工提炼后的产物。

白矾色白，柔矾石提炼而成，故名。《山海经》曰矾矿石为涅石，谓“女床之山，其阴多涅石。”南北朝时期，雷敩在《雷公炮炙论》首次提出了经过加热提纯后的纯净品为白矾。本品异名有矾石、羽涅（《神农本草经》），羽泽（《吴普本草》），理石（《药性论》），白君、明矾、雪矾、云母矾、生矾（《本草纲目》）等。

《神农本草经》将该药列为上品，谓其“主寒热泻痢，白沃，阴蚀恶疮，目痛，坚骨齿。”在此基础上《名医别录》曰“除固热在骨髓，去鼻中息肉。”《药性论》曰：“治鼠漏，瘰疬，疗鼻衄，治齆鼻，生含咽津，治急喉痹。”至《日华子本草》增入“除风去劳，消痰止渴，暖水藏。治中风失音，疥癣。”寇宗奭在《本草衍义》中，又新提出枯矾的制作和主治，曰：“火枯为粉，贴嵌甲，牙缝中血出如衄者。”《本草蒙筌》补充“禁便泻，塞齿疼，洗脱肛涩肠，敷脓疮收水。”在五官科及外科应用方面，《医学入门》增入“治耳卒肿出脓，目赤，目翳，胬肉，口舌生疮”，又治“蛇蝎、恶犬，壁虚，驴涎，马汗毒伤。”《本草纲目》不仅在针对痰涎壅盛者提出本品能“吐下痰涎饮澼，燥湿解毒，追涎。”治“癫痫，疸疾，恶肉，生好肉。”至此，历代本草对白矾的认识基于趋于完善，逐渐总结了本品具有燥湿止痒，解毒杀虫，消痰，止泻，止血的作用。

禹余粮(量)(83甲)

来源于氢氧化物类矿物褐铁矿（以针铁矿族矿物针铁矿——水针铁矿为主组分）。“禹余粮”与“太一余粮”原作两条，并出《神农本草经》，均列为上品。《吴普本草》只见“太一禹余粮”条，曰：“太一禹余粮……生太山。上有甲，甲中有白，白中有黄，如鸡子黄色。九月采，或无时。”《名医别录》“禹余粮”条曰：“生东海（今山东，江苏）池泽及山岛中，或池泽中。”“太一余粮”条曰：“生太山山谷，九月采。”《本草经集注》在“太一余粮”条下注云：“今人惟总呼为太一禹余粮，自专是禹余粮尔，无复识太一者。然疗体亦相似。”在“禹余粮”条下注云：“今多出东阳。形如鹅鸭卵，外有壳重叠，中有黄细末如蒲黄，无砂者为佳。”《新修本草》于太一（禹）余粮、禹余粮外，又增一“石中黄子”，云：太一余粮及禹余粮一物而以精粗为名称。从上述本草记载可以看出，禹余粮与太一禹余粮外形如鸡、鸭、鹅卵，有甲壳重叠，中有黄色或紫色粉末，两者区别主要是精粗不同。而石中黄子也与此相似，但其中间含有黄水。三得实是一物。这些特征与褐铁矿的块状集合体相符，与今用药情况一致。

本品因“石中有细粉如面，故曰余粮。”（《本草纲目》），本品异名有太一余粮，石脑（《神农本草经》），禹哀、太一禹余粮（《吴普本草》），禹粮石（《中药志》）等。

本品入药历史悠久，《神农本草经》列为上品，谓“主咳逆，寒热烦满，下利赤白，血闭癥瘕，大热。炼饵服之，不饥轻身延年。”其后《雷公炮炙论》补充有“益脾，安脏气。”《名医别录》增入“疗小腹痛结烦疼，”“肢节不利，大饱绝力身重。”《药性论》提出“主治崩中”。《日华子本草》曰治“痔漏”。《本草纲目》又谓能“催生，固大肠”。《医林纂要》曰其可“泻肝，去瘀血，厚大肠”。《现代实用中药》则又增加“外用为撒而剂，治溃疡。配合他种强壮药，作补血剂”。

礜石(86甲)

来源于复硫化物类毒砂族矿物毒砂。《五十二病方》称“礜”，《神农本草经》列为下品。《吴普本草》或生魏兴（今陕西安康西北），或生少室（今河南登封），十二月采。《本草经集注》今蜀汉亦有，而好者出南康（今江西安南康一带），南野（今南康西南章水南岸）溪及彭城（今徐州）界中洛阳城南堑。《本草图经》载有潞州礜石、阶州礜石两幅形态素描图，潞州（今山西长治）者明显呈板粒状，阶州（今甘肃武都）者为不规则块状物。《名医别录》又有“特生礜石”，一名“苍礜石”，生西城（今陕西安康西北），陶弘景惟用出汉中者，其外形紫赤色，内白如霜，中央有臼，形状如齿者佳。寇宗奭《本草衍义》特生礜石与礜石，二条止是一物，但以特生，不特生为异耳，所谓特生者，不附着他石为特耳。礜石，今无市售。古代所述当为复硫化物类毒砂族矿物毒砂或毒砂与其他共存矿物的集合体，可包括：毒砂即 Fe（AsS），锡白色；臭葱石即 Fe（$H_2O)_2$［AsS］，绿到白色，可继而水解呈红褐色；菱砷铁矿即 Ca_3Fe_4［AsO_4］（$OH)_6$，黄到暗褐色等。《神农本草经》主寒热鼠瘘，蚀疮死肌，风痹，腹中坚。《吴普本草》李氏：主温热。《名医别录》癖邪气，除热，明目，下气，除膈中热，止消渴，益肝气，破积聚，痼冷腹痛，去鼻中息肉。特生礜石，主明目，利耳，腹内绝寒，破坚结及鼠瘘，杀白虫恶兽。《药性论》除胸膈间积气，去冷湿风痹瘙痒皆积年者。

长石（13、86甲）

来源于硫酸盐类硬石膏族矿物硬石膏。长石入药始载于《神农本草经》，列为中品。《名医别录》长石，理如马齿，方而润泽，玉色，生长子（今山西长子县）山谷及太山、临淄（今山东淄博市）。《本草纲目》长石，即俗呼硬石膏者，状似软石膏而块不扁，性坚硬洁白，有精理，起齿棱，击之则片片横碎，光莹如云母，白石英，亦有墙壁似方解石，但不作方块尔。昔人以此为石膏，又以为方解，今人以此为寒水石，皆误矣。但与方解乃一类二种，故亦名方石，气味功力相同，通用无妨。唐宗诸方所用石膏，多是此石，昔医亦以取效，则亦可与石膏通用，但不可解肌发汗耳。综上所述，长石为硫酸盐类矿物硬石膏，但古代每与石膏、方解石混用、误用。三者虽性质相近，功效却不尽相同，应予区别，不可混为一物。《神农本草经》主身热，四肢寒厥，利小便，通血脉，明目去翳眇，下三虫，杀蛊毒，久服不饥。《名医别录》主胃中结气，止消渴，下气，除胁肋肺间邪气。

曾青（13、16、50）

来源于碳酸盐类、孔雀石族蓝铜矿的具层壳结构的结核状集合体。本品始见于《神农本草经》，列为上品。《名医别录》生蜀中山谷及越（今四川西昌东南一带），采无时。《本草经集注》此说与空青同山，疗体亦相似。今铜官（即安徽铜陵）更无，曾青惟出始兴（今广东省曲江、始兴等县）。形累累如黄连相缀，色理小类空青。甚难得而贵。《新修本草》又补充了曾青的产地，指出：“蔚州（今河北西部近山西一带）者好，其次鄂州（今湖北铜绿山、武汉一带），余州并不任用。”《本草纲目》描述为：“其青层层而生。或云其生从实至空，从空至层，故曰曾青。”“但出铜处，年古即生，形如黄连相缀，又如蚯蚓屎，方棱，色深如波斯青黛。层层而生，打之如金声者为真。”综上所述，曾青与空青产地相同，惟曾青的形态连连相缀，大体如《本草图经》附图所示。颜色则有三说：黄色，或青黛色，或绿中带青。但都为今之蓝铜矿。《神农本草经》主目痛，止泪出，风痹。利关节，通九窍，破癥坚积聚。久服轻身不老。《名医别录》主养肝胆，除寒热。杀白虫，治头风，脑中寒，止烦渴，补不足，盛阴气。

消石(50、77、86甲)

来源于硝酸盐类硝石族矿物的钾硝石经加工精制成的结晶体或人工制品。消石，《五十二病方》中已有使用，《名医别录》消石生益州山谷及武都、陇西西羌，采无时。本品始载于《神农本草经》炼之如膏……生山谷。由于天然产出的消石有时与其他种消（包括芒硝、钠硝石）混杂，且与朴消都有“芒消”之称，因此，在古代曾与朴消混同，医方中亦有彼此相代。故《本草经集注》治病亦与朴消相似。《仙经》多用此消化诸石。今无真识别此者。顷来寻访，犹云与朴消同山，所以朴消名消石朴也。又云：“今宕昌（甘肃陇南及甘南地区）以北诸山有碱土处皆有之。”《蜀本草》今消石是炼朴消或地霜为之，状如钗脚，好者长五分以来。《开宝本草》注：“此即地霜也。所在山泽，冬月地上有霜，扫取以水淋汁后，乃煎炼而成。盖以能消化诸石，故名消石，非与朴消、芒硝同类而有消石名也。一名芒消者，以其初煎炼时有细芒而状若消，故有芒消之号，与后条芒硝（指《名医别录》芒消）全别。”指明了与芒消（硫酸钠）的区别。古本草中消石，即今消石（硝酸钾）无疑。由于古代消石来源不同，纯度各异，才有“强烧之，紫青烟起，仍成灰，不停沸如朴消”的，等等。另外，人畜便溺所在的地皮土，老土墙下层的陈墙土，干旱地区的碱土，均为民间用土法制消石的原料。药用消石则来自化工制品，多是以氧化钾或氯化钾及钠硝石为原料制得，仍含杂质如氯化钾等。《神农本草经》主五脏积热，胃胀闭，涤去蓄结饮食，推陈致新，除邪气。《名医别录》疗五藏十二经脉中百二十疾，暴伤寒，腹中大热，止烦满消渴，利小便，及瘘蚀疮。《雷公炮炙论》头痛者，以硝石作末内鼻中。《药性论》主项下瘰疬，泻得根出，破血，破积，散坚结，甚治腹胀。

滑石(10)

来源于硅酸盐滑石族矿物滑石。始载于《神农本草经》，列为上品。《雷公炮炙论》其白滑石如方解石……若滑石，色似冰，白青色，画石上有白腻文者，真也。《本草经集注》滑石色正白，《仙经》用之以为泥。又有冷石，小青黄，性并冷利，亦能熨油污衣物。《新修本草》……此石所在皆有，岭南始安（今广西桂林）出者，白如凝脂，极软滑，其出掖县（今山东莱州市）者，理粗质青白黑点，惟可为器，不堪入药。齐州南山神通寺南谷亦大有，色青白不佳，至于腻犹胜掖县者。《本草图经》引《南越志》云膋城县出膋石，膋石即滑石也……莱、濠州（莱州在今山东、濠州在今安徽）出者理粗质青，有白黑点，亦谓之斑石。二种皆可作器用，甚精好。据以上所载，“能熨油污衣物”，“惟可为器”等性质，以及“膋城县出膋石”，“即滑石也”之记载，可认为当时有一部分地区所用的滑石原矿物很可能是一种粘土，因此性粘可以作“器”，且粘土吸附力强，可熨油污，膋石即属于一种粘土。粘土滑石与硅酸盐类滑石的混用状况一直沿用至今，江南多用粘土质滑石，习称“软滑石”，江北多用硅酸盐类滑石，习称“硬滑石”、“活石”。《中华人民共和国药典》确定硅酸盐类矿物滑石为滑石的正品，粘土质滑石可作为地区习惯用药。

因其质滑腻而得此名。即李时珍《本草纲目》所谓“滑石性滑利窍，其质又滑腻，故以名之。”本品的异名有：液石、共石、脱石、番石（《名医别录》），夕冷（《药性论》），画石（《本草衍义》），留石（《石药尔雅》）。

本品入药历史悠久，《神农本草经》列为上品，谓其：主身热泄澼，女子乳难，癃闭，利小便，荡胃中积聚寒热。梁代陶弘景《名医别录》补充其有“通九窍六腑津液，去留结，止渴，令人利中”的作用。宋代《日华子本草》补充其有“治乳痈，利津液”之功。宋代寇宗奭《本草衍义》指出“淋家多用”的特点。金代张元素《医学启源》谓其“治前阴窍涩不利”。元代朱震亨《本草衍义补遗》又谓其“燥湿，分水道，实大肠，化食毒，行积滞，逐瘀血，解烦渴，补脾胃，降心火，偏主石淋为要药。”李时珍《本草纲目》补充“疗黄疸水肿脚气，吐血衄血，金疮出血，诸疮肿毒。”之功。黄宫绣《本草求真》补充了治“中暑积热，呕吐烦渴，”“水热泻痢”等病症。汪昂《本草备要》再补充了“治诸疮肿毒”之功。至清代本草，已对滑石功用的认识基本趋于完善。

贷赭(56)

即代赭石，为氧化物类矿物赤铁矿的矿石。本品始载于《神农本草经》，原作“代赭”，列为下品。《名医别录》代赭生齐国山谷，赤红青色，如鸡冠有泽，染爪甲不渝者良。《本草图经》今医家所用多择取大块，其上文头有如浮沤丁者为胜，谓之丁头代赭。李时珍：赭石，处处山中有之，以西北出者为良……研之作朱色，可点书，又可罨金益色赤。综上所述，古代所用代赭石的产地及色泽暗红，表面有类圆形突起，习称“钉头”等特征，均与现今所用代赭石相符。

代赭石始载于《神农本草经》，因其为赭色矿石，故名赭石。又以山西为主产地，属古代之代郡，故又名代赭石。其呈赭褐色，表面有乳头状突起而俗称钉头赭石。此外，还有须丸《神农本草经》，土朱《仁斋直指方》，血师《名医别录》，代赭《伤寒论》，紫朱《普济方》，红石头《河北药材》，赤赭石《中药志》等名称，但均不甚常用。

《神农本草经》言其“主鬼疰，贼风，蛊毒，杀精物恶鬼，腹中毒邪气；女子赤沃漏下。”张仲景方中已用之治伤寒吐下后心下痞硬噫气不除，取重镇降逆之用。《名医别录》对其功用，主治又有更为全面的记述，认为代赭石主治“带下白病，产难，胞衣不出，堕胎，养血气，除五脏血脉中热，血痹，血痢，大人小儿惊气入腹，及阴萎下起。”为后世对本品功效、主治的认识及运用打下了基础。至宋，关于代赭石主治范围的记述更具体、明了。《日华子本草》归纳为“止吐血、鼻衄，肠风痔漏，月经不止，小儿惊痫，疳疾，反胃，止泻痢脱精，尿血遗溺，金疮长肉，安胎健脾，又治夜多小便。”明代张景岳之《本草论》又作补充，言其“下气降痰，清火。”清代黄元御之《长沙药解》则言其“驱浊下冲，降摄肺胃之逆气……疗惊悸哮喘。”至此，对代赭石功用主治的认识渐趋全面和完善。现代对代赭石化学成分及药理作用又有更加深入的了解，为临床更有效地应用本品提供参考，也进一步扩大了代赭石的应用范围。

石钟乳(29)

为碳酸盐类矿物钟乳石的矿石。钟乳石原名石钟乳，始载于《神农本草经》，列为上品。《吴普本草》生太山山谷阴处，岸下聚溜汁所成，如乳汁，黄白色，空中相通，二月三月采，阴干。《名医别录》生少室（在河南登封县）及太山，采无时。《本草经集注》第一出始兴（在广东），而江陵及东境名山石洞，亦皆有。惟通中轻薄如鹅翎管，碎之如爪甲，中无雁齿，光明者为善。长挺乃有一二尺者，色黄，以苦酒洗刷则白。范成大《桂海虞衡志》所说更为详明，云："桂林荽宜、融山（在广西）中洞穴至多……仰视石脉涌起处，即有乳床如玉雪，石液融结所为也。乳床下垂，如倒数峰小山，峰端渐锐且长，如冰柱。柱端轻薄中空如鹅翎，乳水滴沥不已，且滴且凝，此乳之最精者。"这些特征与当前所用生于石炭岩洞顶向下垂，形如钟乳状冰柱的钟乳石完全相符。《神农本草经》主咳逆上气，明目益精，安五藏，通百节，利九窍，下乳汁。《名医别录》益气，补虚损，疗脚弱疼冷，下焦伤竭，强阴。《日华子本草》补五劳七伤。《本草求原》暖肺纳气，治肺寒气逆，喘咳痰清。

赤石脂（石脂）(56、82甲、82乙、85乙)

为硅酸盐类矿物多水高岭土的一种红色块状物。本品始载于《神农本草经》列为上品，"青石赤，石黄石白石黑石脂"条。《吴普本草》赤符"色绛，滑如脂"；《名医别录》将五色石脂各自单独出条，谓：赤石脂："生济南射阳及太山之阴，采无时。"《本草经集注》此五石脂……今俗用赤石，白石二脂尔，《仙经》亦用白石脂以涂丹釜，好者出吴郡（江苏苏州一带），犹与赤石脂同源。赤石脂多赤而色好，惟可断下，不入五石散用。《新修本草》详述赤石脂的产地指出"此石济南太山不闻出者。今虢州（河南）卢氏县，泽州（山西）陵川县及慈州（河北）吕乡县并有，色理鲜腻，宜州（今湖北宜昌、长阳一带）诸山亦有此。《品汇精要》用文理细腻者佳，质类滑石而酥软，色赤。综上所述，赤石脂色红，质滑腻酥软，并以有细腻文理或缀唇粘舌者为佳品。与现《中华人民共和国药典》所规定的赤石脂药材特征基本一致。

本品为矿石类药物，因其色赤，细如脂粉，故名。《本草纲目》曰："膏之凝者为脂。"本品异名有赤符（《吴普本草》），红高岭（《增订伪药条辨》），赤石土（《中药形性经验鉴别法》），吃油脂（《中药志》），红土（《药材学》）等。

《神农本草经》列为上品，谓"主黄疸，泄痢，肠澼脓血，阴浊下血赤白，邪气痈肿，疽痔恶疮，头疡疥瘙。"其较准确地记录了本品的主要主治范围，其后陶弘景在《名医别录》中加以补充，谓"主养心气，明目益精。""久肌补髓好颜色，益智不饥，轻身延年。"又主治"女子崩中漏下，产难，胎衣不出。"《药性论》认为其能"吐血衄血，并涩精淋沥，安心，镇五脏，除烦，疗惊悸，排脓。"又曰："养脾气，壮筋骨，补虚损。"李时珍在《本草纲目》中还认为有"补心血，生肌肉，厚肠胃，除水湿，收脱肛"的功效。《本草汇言》又补充有"渗停水，去湿气，敛疮口，固滑脱"之功效。

戎盐(16)

为卤化物类矿物石盐的结晶。即大青盐，戎盐《五十二病方》中已供药用。《神农本草经》列为下品。《名医别录》戎盐，一名胡盐，生胡盐山，乃西羌北地，酒泉，福禄城东南角。北海青，南海赤。十月采。《本草经集注》今戎盐虏中甚有，从凉州来，芮芮河南使及北部胡客从敦煌来亦得之，自是稀少尔。甚形作块片，或如鸡鸭卵，或如菱米，色紫白，味不甚咸，口尝气臭正如毈鸡子臭者者言真。《本草纲目》按《凉州异物志》云：姜赖之墟，今称龙城，刚卤千里，蒺藜之形。其下有盐，累棋而生。出于胡国，故名戎盐……盖白者乃光明盐，而青盐、赤盐则戎盐也……今宁夏近凉州地盐井所出青盐，即戎盐之青、赤二色者。医方但用青盐，而不用红盐，不知二盐皆名戎盐也。所谓南海、北海者，指西海之南北而言，非炎方云南海也。根据以上文献记载，可以认为大青盐即主产于青海、新疆、西藏等地的石盐，系由内陆湖和被沙坝与海隔绝的盐湖经蒸发干涸所形成。《神农本草经》主明目、目痛，益气，坚筋骨。《名医别录》主心腹痛，溺血，吐血，齿舌血出。《日华子本草》助水脏益精气，除五脏癥结，心腹积聚痛，疮疥癣等。《本草备要》坚肾固齿，明目乌须。《本草纲目》功同食盐。现代功效：凉血，明目。

石膏(42、52、80甲)

为硫酸盐类矿物石膏的矿石。始载于《神农本草经》，列为中品。《名医别录》细理白泽者良，黄者令人淋。生齐山山谷及齐卢山、鲁蒙山，采无时。《本草图经》石膏自然明莹如玉石，此有异也。《本草纲目》石膏有软、硬二种。软石膏，大块生于石中，作层如压扁末糕形，每层厚数寸，有红白二色，红者不可服，白者洁净，细文短密如束针，正如凝成白蜡状，松软易碎，烧之即白烂如粉。又曰："今人以石膏收豆腐，乃昔人所不知。"以上记载的形态，产状等与现今所用石膏的特征相符。

《神农本草经》首载石膏，因其本为矿石，水飞后细腻光洁如膏脂，又煅后细研，封固丹炉，效果可与膏脂媲美，故名。如朱震亨曰："(石膏)火煅细研醋调，封丹灶，其固密甚于脂膏。此益兼质与能而得名。"《名医别录》称之为"细石"，"细理石"，乃言本品文理细密者也，《名医别录》云："石膏……细理白泽者良。"《本草纲目》又称之为"寒水石，"是指本药"大寒如水"的特性。与今天所说的寒水石非为一物。

《神农本草经》将该药列为中品，谓其主治"中风寒热，心下逆气惊喘，口干舌焦，不能息，腹中坚痛，除邪鬼，产乳金疮。"在此基础上，《名医别录》又补充了"解肌发汗"的功效，以及"时气头痛身热，三焦大热，皮肤热，肠胃中结气，消渴烦逆，咽痛"等主治病证。《药性论》指出本品"和葱煎茶去头痛"。《日华子本草》指出本品治"头风旋"，并且"揩齿益齿"。《珍珠囊》认为石膏能用于"中暑，潮热"等症证，还可"止阳明头痛"。《用药心法》说明石膏为"胃经大寒药，润肺除热，缓脾益气"。《长沙药解》指出本品可"住鼻衄，调口疮"。《本草从新》又增加了"治牙痛，杀虫，利小便"的新功用。至此，本草对石膏的认识基本完善，现代研究对石膏又进行了更深入的发掘，不断发现了其新的应用价值。

白密(蜜)(4、29、79、80甲、82甲、83甲)

来源于蜜蜂科动物中华蜜蜂或意大利蜜蜂所酿的蜜糖。本品原名为石蜜，始载于《神农本草经》。《本草图经》石蜜即崖蜜也，其蜂黑色，似虻，作房于岩崖高峻处或石窟中，人不可制，但以长竿刺令蜜出，以物承之，多者至三四石。味色绿，入药胜于他蜜。又云："食蜜有两种，一种在山林木上作房，一种人家作窠槛收养之。其蜂甚小而微黄，蜜皆浓原而味美。"《本草衍义》山蜜多石中或古木中，有经二三年，或一得而取之，气味醇厚。人家窠槛中蓄养者，则一岁春秋二取之；取之既数，则蜜居房中日少，气味不足，所以乎逮陈白者日月足也。虽收之，才过夏亦酸坏。从上述记载看，古时药用蜂蜜有两种，一种是产于岩崖、山林中，另一种是家养蜂之蜜。经考证，《神农本草经》所载的石蜜为岩蜂（野蜜蜂）所酿。家养者为中华蜜蜂所酿。现代应用的蜂蜜多为中华蜜蜂和意大利蜜蜂所酿，石蜜则罕见。

蜂蜜始载于《神农本草经》名"石蜜，石饴"。其异名还有：食蜜（《伤寒论》），蜜（《金匮要略》），白蜜（《药性论》），白沙蜜（《本草衍义》），蜜糖（《本草蒙筌》），沙蜜、蜂糖（《本草纲目》）等。

《神农本草经》谓蜂蜜"主心腹邪气，诸惊痫痉，安五脏诸不足，益气补中，止痛解毒，除众病，和百药。及肌强志轻身。"《名医别录》谓其"养脾气，除心烦，食欲不下，止肠澼，肌中疼痛，口疮，明耳目。"《本草拾遗》增入"主牙齿疳䘌，唇口疮，目肤赤障，杀虫。"《药性论》增入"治卒心痛及赤白痢。"《本草衍义》外用治疗"汤火伤"，"涂之止痛。"李时珍《本草纲目》谓本品"和营卫，润脏腑，通三焦，调脾胃"，并进一步总结本品"入药之功有五：清热也，补中也，解毒也，润燥也，止痛也。"清代吴仪洛《本草从新》全面总结本品"生性凉，能清热；熟性温，能补中；甘而和，故能解毒；柔而滑，故能润燥；甘缓以去急，故治心腹肌内疮疡诸痛；甘缓可以和中，故能调营卫，通三焦，安五脏，和百药"，"止嗽治痢，明目悦颜"，"涂汤火伤"，"通大便秘"。至此，对蜂蜜的功作认识日趋完善。

鸡子中黄(59)

来源于雉科动物家鸡的蛋黄。滋阴润燥，养血息风。主治心烦不得眠，热病痉厥，虚劳吐血，呕逆，下痢，烫伤，热疮，肝炎，小儿消化不良。《药性论》和常山末为丸，竹叶煎汤下，治久疟不差。治漆疮，涂之。醋煮，治产后虚及痢，主小儿发热。煎服，主痢，除烦热。炼之，主呕逆。

骆苏（酥）(87甲)

来源于驼科动物双峰驼肉峰内的胶汁脂肪。骆驼药用始载于《神农本草经》。《本草图经》载野驼，今惟西北番界（今新疆、青海、甘肃等地）有之。家驼，则此中人家畜养生息者，入药不及野驼。《本草纲目》驼状如马，其头似羊，长项垂耳，脚有三节，背有两肉峰如鞍形，有苍、褐、黄、紫数色，其声曰曷，其食亦齝。其性耐寒恶热，故夏至退毛至尽，毛可为毼。其力能负重，可至千斤，日行二三百里。又能知泉源水脉风候。凡伏流人所不知，驼以足踏处即得之。流沙夏多热风……，风将至驼必聚鸣，埋口鼻于沙中……。其卧而腹不着地，屈足露明者名明驼，最能行远。以上所述，即驼科动物双峰驼。补虚润燥，祛风活血，消肿解毒。主治体虚劳乏，肌肤不仁，皮肤瘙痒，筋肉挛急，疮疡肿毒，痔漏。

蚕沙(56)

来源于蚕蛾科动物家蚕蛾幼虫的干燥粪便。《名医别录》主肠鸣，热中消渴，风痹，隐疹。《本草拾遗》去风缓诸节不随皮肤顽痹，腹内宿冷，冷血，瘀血，腰脚疼冷。《日华子本草》治风痹顽疾不仁，肠鸣。鉴于上，古今用药是一致的。

龙骨(14、82甲)

为古代哺乳动物如象类、犀牛类、三趾马等的骨胳的化石。本品始载于《神农本草经》，列为上品。《名医别录》生晋地川谷及太山岩水库土穴中死龙处。采无时。《本草经集注》今多生梁、益间，巴中亦有，骨欲得脊脑，作白地锦文，舐之着舌者良。《新修本草》今并然晋地，生硬者不好，五色俱者良。现代研究表明，药用龙骨系第三纪后期和第四纪哺乳动物象、犀牛、三趾马、羚羊等的骨骼化石。从动物骨骼到骨骼化石这一石化过程，也就是无机物逐渐取代有机物的过程，最后有机物几乎完全被取代。经鉴定，这些无机物主要由磷灰石，方解石及粘土矿物组成。粘土具有较强的吸附性，此与“舐之着舌者良”相符合。

始载于《神农本草经》列为上品，言龙骨能“主咳逆，泄痢脓血，女子漏下，癥瘕坚结，小儿热气惊痫，”初步记述了龙骨的主治病证。在张仲景著作中，已有多方配伍用龙骨。至《名医别录》则详论了龙骨之效用，曰“疗心腹烦满，四肢痿枯，汗出，夜卧自惊恚怒，伏气在心下不得喘息，肠痈内疽，阴浊，止汗，缩小便，尿血，养精神，定魂魄，安五脏。”又曰“白龙骨疗梦寐泄精，小便泄精。”其在《肘后备急方》、《梅师集验方》等方书中还用了久痢、遗尿淋沥的治疗。唐代《药性论》谓“逐邪气，安心神，止冷痢及下脓血，女子崩中带下，止梦泄精，梦交，治尿血，虚而多梦纷纭加而用之。”此间临床以收敛固脱为常用。宋代《日华子本草》谓“健脾，涩肠胃，止泻痢，渴疾，怀孕漏胎，肠风下血，崩中带下，鼻洪，吐血，止汗。”其临床应用虽广，但仍以滑脱诸证为主。明代《本草纲目》补充龙骨“益肾镇惊，止阴疟，收湿气，脱肛，主肌敛疮。”诸功效，进一步扩大其主治范围。清末民初，张锡纯对龙骨的应用颇有心得，他独辟蹊径，将其用于咳逆，中风诸证，《医学衷中参西录》言“其性尤善利痰，治肺中痰饮咳嗽，咳逆上气，”可谓是龙骨功用主治的再发展。至此可以认为人们对龙骨功用主治的认识已趋于完善。

桑卑肖(50、91)

即桑螵蛸，始载于《神农本草经》，为螳螂科昆虫大刀螂、小刀螂或巨斧螳螂的干燥卵鞘。本品始载于《神农本草经》列为上品。《神农本草经》载桑螵蛸生桑枝上。《名医别录》螳螂子也。《本草图经》今在处有之，螳螂逢木便产，一枚出子百数，多在小木荆棘间，桑上者兼得桑皮之津气，故为佳。《本草纲目》（螳螂）深秋乳子作房，粘着枝上，即螵蛸也。房上寸许，大如拇指，其内重重有隔房。每房有子如蛆卵，至芒种节后一齐出。仅据历代文献记载，桑螵蛸为何种螳螂所产之卵鞘，则难以确定。古时称螳螂卵为螵蛸，产于桑树上者则称为桑螵蛸。现代临床上应用的桑螵蛸并非完全采于桑树之上，其原动物也并非一种。

桑螵蛸因为螳螂之卵鞘，其轻如绡，古时多采自桑树，故名。如李时珍所曰："其子房名螵蛸者，其状轻飘如绡也"。本品异名有蜱蛸（《尔雅》），桑蛸（《吴普本草》），蜱蟭（《尔雅》郭璞注），鸟洟、冒焦、螵蛸（《广雅》），致神、螳螂子（《名医别录》），桑上螳螂窠（《伤寒总病论》），赖尿郎（《本草便读》），刀螂子、老鸹苾脐（《河北药材》），螳螂蛋、尿唧唧（《山东中药》），流尿狗（《中药志》），猴尔包（《四川中药志》），螳螂壳（《江苏药材志》）等。

本品入药历史悠久，《神农本草经》列为上品，谓"主伤中，疝瘕，阴萎，益精生子。女子血闭腰痛，通五淋，利小便水道。"《药性论》曰："主男子肾衰漏精，精自出，患虚冷者能止之。止小便利，火炮令热，空心食之。虚而小便利，加而用之"。故以上二者，基本上记录了本品的主要主治范畴。其后《本草衍义》补充"治小便白浊"，《玉楸药解》曰可"治带浊淋漓，耳痛，喉痹，瘕疝，骨鲠。"

席(䗪)虫(11、50)

即地鳖、土鳖。为鳖蠊科昆虫地鳖 Walk 或冀地鳖的雌虫干燥体。《神农本草经》称地鳖。《名医别录》生河东川泽及沙中，人家墙壁下土中湿处，十月暴干。《本草经集注》形扁扁如鳖，故名土鳖，而有甲不能飞，小有臭气，今人家亦有之。《新修本草》此物好生鼠壤土中及尾壁下，状似鼠妇，而大者寸余，形小似鳖无甲，但有鳞也。据上述形态及生活习性，与今药材所用虫基本相符。

䗪虫名出《神农本草经》，又名地鳖。异名还有：土鳖（《名医别录》），簸箕虫（《本草衍义》）等。陶弘景曰"形扁扁如鳖，故名土鳖。"

䗪虫入药，历史悠久，《神农本草经》首载其功用主治谓"主心腹寒热洗洗，血积癥瘕，破坚，下血闭。"其后，唐代《药性论》对《神农本草经》之"下血闭"明确言其治"月水不通。"《本草衍义》补充其治"乳脉不行。"至明代李时珍《本草纲目》补充了治跌打损伤等方面的重要作用，谓"折伤瘀血"具体释为"跌打重伤、接骨。"至此，本品之破血逐瘀及治跌打损伤，续筋接骨之功效主治已确立。至清代《本草再新》又言本品能"消水肿，败毒。"其后，《分类草药性》又言䗪虫可主治"风湿筋骨痛，消肿，吹喉症。"是对本品其他次要功效主治的补充。总之，本品唐代以前已明确其破血逐瘀，治癥积经闭之功效主治；明代以后补充了活血疗伤，续筋接骨的功效。

班蝥(斑猫)(44)

即斑蝥，为芫青科昆虫南方大斑蝥或黄黑小斑蝥的干燥虫体。始载于《神农本草经》，列为下品。陶弘景：豆花叶取之，甲上黄黑斑色，如巴豆大者是也。《蜀本草》

载："《图经》云：七月、八月大豆叶上甲虫，长五六分，黄斑，乌腹者，今所在有之。"据以上所述，斑蝥古今来源一致。《神农本草经》主寒热，鼠瘘，恶疮疽，蚀死肌，破石癃。《名医别录》主疥癣，血积，堕胎。《日华子本草》疗淋疾，敷恶疮瘘烂。《本草纲目》治疝瘕，解疗毒，沙虱毒，轻粉毒。现代功效：攻毒蚀疮（多作外用）破癥散结，用量0.03～0.06g。

地膽(胆)(44)

即地胆，为芫青科昆虫地胆的干燥全虫。本品入药始载于《神农本草经》，原名蚖青。《本草经集注》（地胆）真者出梁吸，状如大马蚁，有翼。《本草纲目》今处处有之，在地中或墙石内，盖芫青、亭长之类，冬月入蛰者，状如斑蝥……地胆，黑头赤尾。经考证，芫青科动物不以成虫地下越冬，时珍所云："冬月八蛰者，"恐系有误。现今药用地胆，确系芫青科动物。《神农本草经》主寒热，鼠瘘，恶疮死肌，破癥瘕，堕胎。《名医别录》蚀疮中恶肉，鼻中息肉，散结气石淋，去子，服一刀圭即下。《本草纲目》治疝积疼痛，余功同斑蝥。现代功效：攻毒，逐瘀。外用治恶疮，鼻息肉；内服治瘰疬。

茈胡(3、79、86甲)

《神农本草经》中载有地熏、茈胡，《本草品汇精要》中称其为紫草。现代称其为柴胡，为伞形科植物柴胡、狭叶柴胡的根。根据武威汉代医简所处的地理位置和时代，临床上主要运用北柴胡为主，又称为：竹叶柴胡、铁苗柴胡、蚂蚱腿、山根菜、黑柴胡、山柴胡。主产甘肃、辽宁、河北、河南。柴胡始载于《神农本草经》，列为上品。《本草图经》载："今关、陕、江湖间，近道皆有之，以银州者为胜。"二月生苗，甚香，茎青紫，叶似竹叶稍紫……七月开黄花……根赤色，似前胡而强。其中丹州柴胡、襄州柴胡、淄州柴胡图，以及《本草纲目》的竹叶柴胡图，《救荒本草》、《植物名实图考》的柴胡图，均为柴胡属图。对照以上本草所载产地、分布及植物形态，主要种类应为柴胡和狭叶柴胡。又《本草图经》指出："亦有似麦门冬而短者，"并附江宁府柴胡图。《本草纲目》其苗有如韭叶者，附有韭叶柴胡图，按今江苏、安徽有些地区习惯用狭叶柴胡或柴胡的带根嫩苗入药称芽胡或春柴胡。初春，柴胡基生叶自根处丛生，呈线状披针形，质柔软，极似韭叶和麦门冬叶。因此，古代的江宁府柴胡、韭叶柴胡即指目前江苏、安徽有些地区习惯应用的芽胡。根据以上记载，古今用药基本一致。

在古代本草中，本品多以茈胡为正名。《新修本草》"茈是古柴胡，"《本草纲目》"茈字有柴，紫二音……茈胡之茈音柴，茈胡生山中，嫩则可茹，老则采而为柴，故苗有芝蒿、山菜、茹草之名，而根名柴胡也。"

秦汉时代，柴胡已被广泛地用于临床。马王堆汉墓帛书《五十二病方》中，即有单味柴胡煎服治头痛的记载。《神农本草经》将本品列于上品，谓其功效主治为"主心腹，去肠胃中结气，饮食积聚，寒热邪气，推陈致新，久服轻身，明目，益精"。比较准确地载录了本品部分功用。在此基础上，《名医别录》又总结了张仲景等医家用药经验，称其“除伤寒心下烦热，诸痰热结实，胸中邪逆，五脏间游气，大肠停积水胀及湿痹拘挛，亦可作浴汤。”梁代，《本草经集注》称“此柴胡疗伤寒第一用。”唐代，《药性论》提出本品可“宣畅血气”，“下气消食”，并主治“热劳骨节烦疼，热气肩背疼痛”、“劳乏羸瘦”、“时疾内外热不解。”《日华子本草》记述本品可“除烦止惊”、“消痰止嗽”、主“天行温疾，热狂乏绝”及“胸胁气满”、“健忘”等症证。宋代，对柴胡的应用基本停留在前代的认识水平线上，其中，尤多用治外感病，如《图经本草》曰：“故后人治寒热，此为最要之药。”然值得一提的是《本草衍义》对《药性论》等书载主“劳乏羸瘦”提出异议。此说渐为后世所接收。时至金元，对柴胡的应用，不仅承前人之说，而且在某些方面有独到见解和创新。首先，张元素《医学启源》称“此少阳、厥阴引经药也”，并明确言其“引胃气上升”，又因其长于“解散肌热”，故曰：“寒热往来，非柴胡梢不能除”。其次，其徒李东垣师古而不泥，以本品用于清阳不升或清阳下陷诸证，如补中益气汤内用柴胡，称其“引清气行少阳之气上升”，并谓全方“补其中而升其阳。”明代，《滇南本草》总结前人对柴胡的应用，将其功效归纳为“伤寒发汗解表要药，退六经邪热往来”，“除肝家邪热”、“行肝经逆结之气”、“调月经”等。《本草纲目》载录了临床对柴胡的诸多应用，如“治阳气下陷”、“头痛眩晕”、“目昏，赤痛障翳”、“耳聋鸣”、“诸疟”、“小儿痘疹余热”等。至此，本草对柴胡功用的认识基本趋于完善。

当归(11、87甲、88甲、88乙)

为伞形科植物当归的根。当归，首载于《神农本草经》。《名医别录》生陇西川谷，二月、八月采根阴干。《本草经集注》今陇西叨阳黑水当归，多肉少枝，气香，名马尾当归，稍难得。西川北部当归，多根枝而细。历阳所出，色白而气味薄，不相似，呼为草当归，阙少时乃用之。《新修本草》当归苗有二种，于内一种似大叶芎藭，一种似细叶芎藭，惟茎叶卑下于芎藭也。今出当州、宕州、翼州、松州，宕州最胜，细叶者名蚕头当归，大叶者名马尾当归，今用多是马尾当归，蚕头者不如，此不复用，陶称历阳者是蚕头当归也。《本草图经》当归生陇西川名，今川蜀、陕西诸郡及江宁府、滁州皆有之，以蜀中者为胜。并附有“文州当归”及“滁州当归”图两幅。《本草纲目》今陕、蜀、秦州、汶州诸处，人多栽莳为货。以秦归头圆、尾多色紫、气香肥润者名马尾归，最胜他处，头大尾粗，色白坚枯者为鑱头归，止宜入发散药尔。根据以上历代本草记载均以陇西（今甘肃）产者质量最好，与现在当归主产地相符，《本草图经》所附：“文州当归”图，与现用当归原植物特征一致。

本品具有悠久的历史，其记载始见于《尔雅》，称为“薜，山蕲”，《广雅》谓“山蕲一名当归也。”《山海经》称本品为蘼芜。本品的异名还有：乾归、干白（《神农本草经》），文无（《古令法》）。当归因其产地不同，有西当归、秦当归、汶当归、马尾归、滁当归、川当归、云当归等名称，产于甘肃省常为西当归、西归、秦当归、秦归等，产于甘肃岷县者称为岷当归，产于甘肃文县（旧时汶州）者称为汶当归，产于甘肃宕昌一带者称为马尾归，产于四川者，称为川当归，产于云南者称为云当归；因其入药的部位不同，又有全当归、当归头、当归身、当归尾之称；当归因其炮制的方法不同，又有炒当归、油当归、酒当归、当归炭之称。前人有“油当归偏于养血润滑，酒当归偏于活血，当归炭偏于止血”之说。历代多以甘肃岷县、宕昌所产之当归作为道地药材。在商品名中有把当归称作甘白者。

《神农本草经》中对当归的主要功用就有了较准确的记载“主咳逆上气，温疟寒垫洗洗在皮肤中，妇人漏下，绝子，诸恶疮疡金疮，煮饮之。”《名医别录》加以补充，言其“温中止痛，除客血内塞，中风痉汗不出，湿痹中恶，客气虚冷，补五脏，生肌肉。”其后唐代《药性论》谓其“……破宿血，主妇崩中，下肠胃冷，补诸不足，止痢腹痛。……主女子漓血腰痛，疗齿疼痛不可忍，患人虚冷加而用之。”《日华子本草》谓其“治一切风，一切血，补一切劳，破恶血，养新血及主癥瘕。”《本草纲目》言其“治头痛，心腹诸痛，润肠胃，筋骨，皮肤，治痈疽，排脓止痛，和血补血。”

牡丹[11]

为毛茛科植物牡丹的干燥根皮。始载于《神农本草经》，列为中品，《名医别录》牡丹生巴郡（今四川省境内），山谷及汉中（今陕西省境内）。《本草经集注》今东间亦有，色赤者为好。《新修本草》生汉中。剑南（今四川成都及其附近地区）所出者，苗似单挑，夏生白花，秋实圆绿，冬实赤色，凌冬不凋，根似芍药，肉白皮丹。《本草图经》今丹、延、青、越、滁和州山中皆有之。花有黄紫红白数色。此当是山牡丹，其茎梗枯燥，黑白色。二月于梗上生苗叶，三月开花，其花叶与人家所种者相似，但花止五六叶耳。五月结子黑色，如鸡头子大。根黄白色，可五七寸长，如笔管大……近世人多贵重，圃人欲其花之诡异，皆秋冬移接，培以壤土，至春盛开，其状百变。《本草纲目》草部第十四牡丹以色丹者为上，虽结子而根上生苗，故谓之牡丹。唐人谓之木芍药，以其花似芍药，而缩干似木也。综上所述，再观《本草纲目》所附之图，古今所用之牡丹皮，其原植物品种基本一致。

牡丹皮，如《本草纲目》曰：“牡丹皮以色丹为上，虽结子而根上生苗，故谓之牡丹”。本品异名有牡丹（《神农本草经》），牡丹根皮《本草纲目》，丹皮（《本草正》），丹根（《贵州民间方药集》）等。

本品始载于《神农本草经》，列为中品。谓其：“主寒热，中风瘈瘲，痉，惊痫邪气，除癥坚瘀血留舍肠胃，安五脏，疗痈疮。”较为准确地记录了本品的主要主治范围。其后《名医别录》又曰：“除时气头痛，客热五劳，劳气头腰痛，风噤，癫疾。”《药性论》：“治冷气，散诸痛，治女子经脉不通，血沥腰疼。”《日华子本草》：“除邪气，悦色，通关腠血脉，排脓，通月经，消补损瘀血，续筋骨，除风痹，落胎下胞，产后一切冷热血气。”《珍珠囊》又补充曰：“治肠胃积血、衄血、吐血、无汗骨蒸”。《滇南本草》又谓其：“破血，行（血），消癥瘕之痰，除血分之热。”《医学入门》：“泻伏火，养真血气，破结蓄。”《本草纲目》总结其功效为：“和血，生血，凉血。治血中伏火，除烦热。”

漏庐（芦）[11]

为菊科植物祁州漏芦的干燥根。始载于《神农本草经》，列为上品。《本草经集注》未记述其形状。其后历代本草，虽有记载，但品类不一，众说纷纭。如《新修本草》谓漏芦“俗名荚蒿，茎叶似白蒿，花黄，生荚长如细麻……蒿之类也。”《本草拾遗》树生，如茱萸树。《日华子本草》形并气味似干牛蒡，头上有白花子。《本草图经》则载有单州、沂州、秦州、海州漏芦四种，各有附图。可知以上诸本草所述品种繁复，大多与现代所用的菊科植物祁州漏芦、禹州漏芦（蓝刺头）不同。惟《本草图经》单州漏芦附图，其形状与今之禹州漏芦（蓝刺头）比较相似。根据所述形态及所附图形，与今之祁州漏芦相符。《神农本草经》主皮肤热，恶疮疽痔，湿痹，下乳汁。《名医别录》止遗溺，热气疮痒如麻豆，可作浴汤。《日华子本草》治小儿壮热，通小肠，治泄精，尿血，风赤眼，乳痈，发背，瘰疬，肠风，排脓，补血，治扑损，续筋骨，敷金疮，止血长肉，通经脉。现代功效，清热解毒，消痈下乳。

术（茱）(6、8、9)

为菊科植物白术的干燥根茎。始载于《神农本草经》，列为上品，原无苍术，白术之分，后来才逐渐分开。《本草经集注》术乃有两种，白术叶大有毛而作桠，根甜而少膏，可作丸散用。《本草图经》今白术生抗、越、舒、宣州高山岗上……凡古方云术者，乃白术也。《本草崇厚》赤白二种，《神农本草经》未分，而汉时仲祖汤方，始有赤术，白术之分。《本草纲目》白术，桴蓟也，吴越有之。人多取其根栽莳，一年即稠。嫩苗子可茹，叶稍大而有毛。根如指大，状如鼓槌，亦有大如拳者。此上所述，均与今用白术相符。明万历（抗州府志）载：“白术以产潜（今浙江省临安境内）者佳，称于术。”可见浙江产于术，自明朝才开始有记载，并认为术与白术为同一种植物。

白术入药历史悠久，《尔雅》就有“术，山蓟”的记载，其异名还有：术（《神农本草经》），山娄、山连（《名医别录》），山芥、天蓟（《吴普本草》），吃力伽（《日华子本草》），冬白术（《得配本草》）等。

《神农本草经》将该药列为上品，谓其“主风寒湿痹，死肌，痉，疸，止汗除热，消食。作煎饵，久服轻身，延年，不饥。”在此基础上，《名医别录》又总结了“主大风在身面，风眩头痛，目泪出，消痰水，逐皮间风水结肿，除心下急满及霍乱吐下不止，利腰脐间血，益津液，暖胃，消谷，嗜食。”唐代《药性论》提出本品可“破消宿食，开胃，去痰涎，除寒热，止下泄，”“驻颜去黚”；“止呕逆”，并主治“水肿胀满”，“腹内冷痛”、“吐泻不往及胃气虚”、“冷痢”。《日华子本草》还谓本品“补腰膝”，“治水气、利小便……除烦，长肌，”用于“五劳七伤，冷气腹胀……筋骨弱软，痃癖气块，妇人冷、癥瘕”等。继后，张元素谓白术“除湿益燥，和中补气，其用有九。温中，一也，去脾胃中湿，二也；除胃中热，三也；强脾胃，进饮食，四也；和胃生津液，五也；止肌热，六也；四肢困倦，嗜卧，目不能开，不思饮食，七也；止渴，八也；安胎，九也。”（引自《本草纲目》）；王好古谓白术“无汗则发，有汗则止”（引自《本草纲目》）。《本草汇言》进一步谓白术“其性最温……为脾脏第一要药也。”至此，本草对白术功用的认识基本趋于完善。

白术和苍术，古时不分，《神农本草经》将“术”列为上品，而不分白术、苍术。至魏晋南北朝时期，梁代陶弘景按其形态、药材性状及使用方法，将术分归白、赤两种［据徐国钧考证，此两种确与今日白术、苍术相吻合（药学学报，1956，(3)：314)]，但功用未分。至宋代寇宗奭《本草衍义》才明确将白术、苍术分开。金人张元素对白术、苍术的功能主治加以论述，才使二术分用，并沿袭至今。

泽泻(6)

为泽泻科植物泽泻的干燥块茎。泽泻始载于《神农本草经》，列为上品，《名医别录》生汝南池泽，五月、六月、八月采根，阴干。《本草图经》今山东、河、陕、江、淮亦有之，以汉中者为佳，春生苗，多在浅水种，叶似牛舌草，独茎而长，秋时开白花作丛，似谷精草……今人秋末采，暴干。并附有3幅泽泻图。以上所述及附图均于今泽泻科泽泻相符。

因泽泻能利水为泻，如沼泽水之泻去，而得此名，即李时珍《本草纲目》所谓“去水曰泻，如泽水之泻也。”本品的异名有：水泻、鹄泻（《神农本草经》），及泻（《名医别录》），天鹅蛋、天秃（《药材资料汇编》）。

本品入药历史悠久，在《神农本草经》将该药列为上品，谓其“主风寒湿痹，乳难，消水，养五脏，益气力，肥健。”梁代陶弘景《名医别录》补充谓“补虚损，五劳，除五脏痞满，起阴气，止泄精、消渴淋沥，逐膀胱三焦停水。”康代《药性论》谓其“主肾虚精自出，治五淋，利膀胱热，宜通水道。”二者较为准确地表达了本品的功用。宋代《日华子本草》又谓其“主头痛，耳虚鸣，筋骨挛缩，小肠止尿血。”宋代寇宗奭《本草衍义》指出其功效的特点，谓“其功优长于行水。”金代张元素《医学启源》进一步解释其功效，谓“除湿之圣药也，沉而降，阴也。其用有四：入肾经一也，去旧水，养新水二也，利小便三也，消肿疮（明代徐彦纯《本草发挥》作水肿）四也。李时珍《本草纲目》引元代李杲又谓“去脬中留垢，心下水痞。”再补充其渗湿热，行痰饮，止呕吐泻痢，疝痛脚气的主要作用。

付(附)子(6、8、17、42、57、71、81、86甲、88甲、88乙、89甲)

为毛茛科植物乌头、北乌头的子根。始载于《神农本草经》，列为下品。《本草经集注》乌头与附子同根。《本草纲目》初种为乌头，象乌之头也。附乌头而生者为附子，如子附母也。乌头如芋魁，附子如芋子，盖一物也。根据以上本草所载附子与乌头的原植物应为同一种，即主根称为乌头，侧根称为附子。关于附子的产地，《名医别录》附子生犍为山谷及广汉，冬月采为附子，春采为乌头。据考证，犍为和广汉即今四川省犍为县和广汉市，目前仍为附子产地之一，其原植物为毛茛科植物乌头（栽培品）。《本草图经》龙州乌头图和《本草纲目》所附乌头，附子图均为本种。

附子为乌头的子根侧根，传统以其附乌头而生故称，即《彰明附子记》所谓“初种之小者为乌头，附乌头而旁生者为附子。”

附子入药，较早载于《神农本草经》，该书将其列为下品，谓其“主风寒咳逆邪气，温中，金创，破癥坚积聚，血瘕，寒湿踒躄，拘挛膝痛，不能行步。”《名医别录》增入“主治脚疼冷弱，腰脊风寒，心腹冷痛，霍乱转筋，下痢赤白。坚肌骨，强阴，又坠胎，为百药之长。”《本草拾遗》又增加在耳鼻喉科方面的经验，载其“醋浸削如小指，纳耳中，去聋。去皮炮令坼，以蜜涂上炙之，令蜜入内。含之，勿咽其汁，主喉痹。”李时珍在《本草纲目》中对附子的功用作了系统的总结，谓其能“治三阴伤寒，阴毒寒疝，中寒中风，痰厥气厥，柔痓癫痫，小儿慢惊，风湿麻痹，肿满脚气，头风，肾厥头痛，暴泻脱阳，久痢脾泄，寒疟瘴气，久病呕哕，反胃噎膈，痈疽不敛，久漏冷疮。合葱须，塞耳治聋。”至清初，汪昂《本草备要》将其功效概况为“补肾命火，逐风寒湿。”《本草从新》则概括其主治为“治痘疮灰白，开发沉寒痼冷之证。”至清代，本草学对附子的功用之认识已较全面。现代对该药的认识更为深入，而且在用于急救方面的研究颇多，其剂型也有所发展。

乌头

乌头，始载于《神农本草经》。陶弘景谓春：“春时茎初生有脑头，形如乌鸟之头，故谓之乌头。”又名乌喙，奚毒（《神农本草经》），耿子、帝秋（《吴普本草》），竹节乌头，金鸦（《本草纲目》），川乌头、草乌头（侯宁极《药谱》），川乌（《金匮要略》），草乌（《圣济总录》）等等。川乌头与草乌头，在明代以前多统称为乌头。至《本草纲目》始明确区分，曰：“乌头有两种，出彰明者即附子之母，今人谓之川乌头是也；其产江左山南等处者，乃《本经》所列乌头，今人谓之草乌头者是也。”此说与目前商品川乌头、草乌头的来源基本符合。但川乌头之栽培，始见于《图经本草》，故宋以前所之川乌头，似亦属野生之乌头。

《本经》将乌头列为下品，谓其“主中风，恶风，洗洗出汗，除寒湿痹，咳逆上气，破积聚寒热，”初步确立了其祛风除湿的主要效用。后世在此基础上有所发展。突出强调了其温经止痛作用，补充了温化痰湿、消肿溃坚、祛腐等作用。如《名医别录》云：“消胸上痰冷，食不下，心腹冷痰，脐间痛，肩胛痛不可俛仰，目中痛不可久视。又堕胎。”《药性论》谓其：“令锋锐，通经络，利关节，寻蹊达经而直抵病所。”杨清叟则曰：凡风寒湿痹，骨内冷痛，及损伤入骨，年久发痛，或一切阴疽肿毒，并宜草乌头、南星等分，少加内桂为末，姜汁热酒调涂，未破者能内消，久溃者能去黑烂。《药类法象》谓其：“治风痹血痹，半身不遂，行经药也。”《本草纲目》亦谓其“开顽痰，治顽疮，”“治头风喉痹，痈肿疔毒。”《贵州民间方药集》谓其“治麻痹证。又为伤科要药”。以后逐渐完善其功用。

大黄（大黄丹）[31、42、50、70]

为蓼科植物掌叶大黄、唐古特大黄或药用大黄。的干燥根及根茎。始载于《神农本草经》，列为下品。《吴普本草》主蜀郡北部（今四川北部）或陇西（今甘肃西部）。《名医别录》生河西山谷及陇西。可见自古大黄就以甘肃、四川北部为主要产地。《本草图经》大黄，正月内生青叶似蓖麻，大者如扇。根如芋，大者如碗，长一二尺，旁生细根如牛蒡，小者亦如芋。四月开黄花，亦有青红似荞麦花者。茎青紫色，形如竹。所述青叶似蓖麻，根如芋、开黄花的特征，与药用大黄和唐古特大黄一致。《本草图经》所附大黄附图，基生叶具长柄，叶宽卵圆形，具浅或深裂，根茎粗大，具残存托叶鞘，与大黄属掌叶组植物特征吻合。综合上述大黄的产地、形态、附图，可以认为古今所用大黄是一致的。

本品的异名有黄良，火参，肤如（《吴普本草》），将军（《药录》），锦文大黄（《千金要方》），川军（《中药材手册》）等。

大黄入药的历史悠久。《神农本草经》列为下品，谓“下瘀血，血闭，寒热，破癥瘕积聚，留饮宿食，荡涤肠胃，推陈致新，通利水谷，调中化食，安和五脏。”准确地阐述了本品的主要主治范围。其后陶弘景《名医别录》谓其能“平胃，下气，除痰实，肠间结热，心腹胀满，女子寒血闭胀，小腹痛，诸老血留结。”使本品的主治症候更具体。唐《药性论》加以补充，谓其：“主寒热，消食，炼五脏，通女子经候，利水肿，破痰实，冷热积聚，宿食，利大小肠，贴热毒肿，主小儿寒热时疾，烦热，蚀脓，破留血。”增加了贴热毒肿，主小儿寒热时痰，蚀脓。《日华子本草》增入疗“利关节”、“并敷一切疮疖痈毒。”李时珍《本草纲目》谓其“治黄疸”。明清以来本草，进一步总结了本品泻下攻积，清热泻火，止血，解毒，活血祛瘀诸功效。

狼毒(白狼毒)(87乙)

原名续毒，为大戟科植物狼毒大戟、月腺大戟的根。《本草经集注》今第一出高丽。色黄，初断时汁出凝黑如漆，故云漆头。次出近道，名草蔄茹，色白，皆烧铁烁头令黑，以当漆头，非真也。《本草图经》茹生代郡川谷，今河阳、淄、齐州亦有之，二月生苗，叶似大戟，而花黄色，根如萝卜，皮赤黄，肉白……《本草纲目》在狼毒条下云：“狼毒出秦、晋地。今人往往以草茹为之，误矣。”又在草茹如下云：“草茹出健康，白色。今亦处处有之，生山原中。春初生苗，高二、三尺，根长大如萝卜、蔓青状，或有歧出者，皮黄赤，肉白色，破之有黄浆汁。茎叶如大戟，而叶长微阔，不甚尖，折之有白汁。抱茎有短叶相对，团而出尖。叶中出茎，茎中分二、三小枝。二、三月开细紫花，结实如豆大，一颗三粒相合，生青熟黑，中有白仁如续随子之状。今人往往皆呼其根为狼毒，误矣。”由此可知，在明代确有以大戟科白狼毒作狼毒入药者，但李时珍认为这是误用。目前月腺大戟和狼毒大戟均称白狼毒，又称黄皮狼毒，为现时药用狼毒的主流品种。

狼毒因其毒性猛烈如狼，故观其名而知其毒也。本品的异名有续毒（《神农本草经》），川狼毒（《集效方》），绵大戟、山萝卜（《滇南本草》）等。瑞香科狼毒亦称红狼毒，大戟科狼毒大戟、月腺大戟亦称白狼毒。

本品入药历史悠久，《神农本草经》列为下品，谓：“主咳逆上气，破积聚，饮食，寒热，水气，恶疮，鼠瘘疽蚀，蛊毒。”其较准确地记录了本品的主治范围，其后《名医别录》补充了“疗胁下积癖”，《药性论》增入“治痰饮癥瘕”，《滇南本草》较详细地补充“治胃中年深日久饮食结住，积久稠痰，状粘如胶。攻虫积，利水道，下气，消水肿，吐痰涎。”《本草通玄》增加了“驱心痛”的功效。《高原中草药治疗手册》在历代本草的基础上增加了“治痰饮停留，骨膜发炎，结核顽疮，酒渣鼻”的作用。故历代本草逐渐总结了本品具有杀虫疗疮，泻水逐饮，破积，祛痰之功效。

菒木(藁木)(88甲、88乙)

来源于伞形科植物藁木和辽藁本的干燥根茎及根。始载于《神农本草经》，列为中品。在历代本草中已注意与芎藭相区别。《本草图经》叶似白芷，香又似芎藭，但芎藭似小芹而大，藁木叶细耳。根上苗下似禾藁，故以名之。《证类本草》所附三幅图中，并州藁以宁化军藁本属伞形科植物。《本草纲目》载："江南深山中皆有之。根似芎藭而轻虚，味麻，不堪作饮也。"附图近于现代所用之藁本。《神农本草经》主妇人疝瘕，阴中寒，肿痛，腹中急，除风头痛，长肌肤，悦颜色。《名医别录》辟雾露，润泽，疗风邪，金疮，可作沐药，面脂。《药性论》能治一百六十种恶风，鬼疰流入腰痛冷，能化小便，通血，去头风黑干皮包。《日华子本草》治痫疾，并皮肤疵皮干，酒皻、粉刺。

半夏(55、80甲、80乙)

为天南星科植物半夏的干燥块茎。始载于《神农本草经》，列为下品。《名医别录》生槐里川名。五八月采根暴干。《新修本草》生平泽中者，名羊眼半夏，圆白为胜。《蜀本草》苗一茎，茎端三叶，有二根相重，上小下大，五月采则虚小，八月采实大。《本草图经》半夏，以齐州者为佳。二月生苗，一茎，茎端出三叶，浅绿色，颇似竹叶而光。其后，历代本草多有记载，所述形态及附图的特征，均与今天天南星科半夏之原植物一致。

半夏之名始见于《礼记·月令》："五月半夏生，盖当夏之半。"故名半夏。本品的异名有：地文、水玉（《神农本草经》），守田、示姑（《名医别录》），羊眼半夏（《新修本草》），和姑（《本草纲目》），蝎子草（《植物名实图考》），地珠半夏（《昆明植物调查报告》），麻芋果（《贵州民方药集》），三步跳（《湖南野生植物》），地茨菇（《广西中兽医药植》），老黄嘴（《江苏植物志》），地巴豆（《河北药材》），狗芋头（《中药志》）。

半夏首见于《五十二病主》等376号方，处方用名为冶半夏（即半夏粉）［山东中医学院学报，1979，(1)：39］与牛脂、醋合煎服用。《灵枢·邪客》篇曰："饮以半夏汤一剂……其卧立至。"《神农本草经》谓"主伤寒寒热，心下坚，下气，咽喉肿痛，头眩胸胀，肠鸣，下气止汗。"《名医别录》曰："主消心腹胸膈痰热满结，咳嗽上气，心下急痛坚痞，时气呕逆；消痈肿，堕胎，疗痿黄，悦泽面目。生令人吐，熟令人下。"《药性论》谓："消痰涎，开胃健脾，止呕吐，去胸中痰满，下肺气止咳。新生者摩涂痈肿不消，能除瘤瘿。气虚而有痰"。《医学启源》谓："治寒痰及形寒饮冷伤肺而咳，大和胃气，除胃寒，进饮食，治太阳痰厥头痛，非此不除。"《主治秘要》云："燥胃燥、化痰……消肿散结，能除胸中痰涎。"明清以来本草，逐渐总结了本品可供内服和外用两方面，内服习用制品以燥湿化痰，降气止呕，消痞散结。生半夏消肿止痛以外用。现代研究较多，使用范围广，不仅可以用于痰证及多种呕吐症，还可以治失眠、冠心病的心房纤颤、冠心病以及病毒性心肌炎、尿毒症、子宫颈癌、食道贲门癌等。现代在研究炮制方面也有较大发展。

白敛（蔹）(55)

即白蔹。为葡萄科植物白蔹的干燥块根。始载于《神农本草经》，原作白敛，列为下品。《名医别录》白蔹，生衡山山谷。《本草经集注》近道处处有之，作藤生，根如白芷。《新修本草》根似天门冬，一株下有十许根，皮赤黑，肉白，如芍药，殊不似白芷。《蜀本草》蔓生，枝端有五叶，今所在有之。《本草图经》今江淮州郡及荆、襄、怀、孟、商、齐诸州（即今江苏、安徽、湖北、河南、山东、陕西一带）皆有之。二月生苗，多在林中作蔓，赤茎，叶小如桑，五月开花，七月结实。根如鸡鸭卵，三五枚同窝，皮赤黑，肉白，二月八月采根。《植物名实图考》以“鹅抱蛋”出名，云：“鹅抱蛋白延昌（今陕西安塞县）山中。蔓生，细茎有节，本紫稍绿，叶如菊叶，深齿如岐，叶下有附茎，叶宽三四分。根如麦冬而大，赭长有横黑纹，五六枚一窝。”根据各家本草对白蔹的形态记述，并参考《本草图经》所附：“滁州白蔹”图及《植物名实图考》所附“鹅抱蛋”图考证，特征均与今所用之白蔹原植物一致。《神农本草经》主痈肿疽疮，散结气，止痛。除热，目中赤，小儿惊，温疟，女子阴中肿痛。《名医别录》下赤白，杀火毒。《日华子本草》目惊邪，发背，瘰疬，肠风，痔漏，刀箭疮，扑损，温热疟疾，血痢，烫火疮，生肌止痛。《本草纲目》解狼毒毒。现代功效：清热解毒，消痈肿。

甘草(52、82乙、88甲、88乙)

为豆科植物甘草、光果甘草、胀果甘草的根及根茎。始载于《神农本草经》。《名医别录》甘草生河西川谷积沙山胶上郡。二月、八月除日采根，暴干，十日成。《本草经集注》河西上郡不复通市，今出蜀汉中，悉从汶山诸夷中来。赤皮断理，看之坚实者，是抱罕草，最佳。抱罕，乃西羌地名，即甘肃兰州、陇江、甘谷一带。《本草图经》今陕西河东州郡皆有之。春生青苗，高一二尺，叶如槐叶，七月开紫花似柰，冬结实作角，子如荜豆。根长者三四尺，粗细不定，皮赤上有横梁，梁下皆细根也。二月、八月除日采根，暴干，十日成，去芦头乃赤皮，今云阴干用。今甘草有数种，以坚实断理者为佳，其轻虚纵理及细韧者不堪，惟货汤家用之。从以上记述的产地、形态、采收、药材性状以及附图特征均与现今所用甘草一致。

甘草始载于《神农本草经》。其异名还有：蜜甘、美草、蜜草（《名医别录》），国老（《本草经集注》），灵通（《记事珠》），粉草（《群芳谱》），甜草（《中国药用植物志》），棒草（《黑龙江中药》），希和一额布斯（内蒙古）等。

甘草《神农本草经》列为上品，谓其“主五脏六腑寒热邪气，坚筋骨，长肌肉，倍力，金疮，解毒，久肌轻身延年。”《名医别录》增入“温中下气，烦满短气，伤脏咳嗽，止渴，通经脉，利血气，解百药毒。”《药性论》谓本品“主腹中冷痛，治惊痫，除腹胀满，补益五脏，制诸药毒，养肾气内伤，令人阴萎。主妇人血沥，腰痛，虚而多热，加而用之。”《日华子本草》则谓本品具有“安魂定魄”、“通九窍”，利百脉，益精养气，可用于“惊悸、烦闷、健忘。”李东垣概括本品“生用泻火热，熟用散表寒，去咽痛，除邪热，缓正气，养阴血，补脾胃，润肺”（引自《本草纲目》）。王好古谓其“吐肺痿之脓血，消五发之疮疽”（引自《本草纲目》）。李时珍《本草纲目》明确提出本品“解小儿胎毒惊痫，除火止痛。”清代吴仪洛《本草从新》总结本品“生用气平，补脾胃不足，而泻心火。炙用气温，补三焦之气，而散表寒。入和剂则补益，入汗剂则解肌，入凉剂则泻邪热，入峻剂则缓正气，入润剂则养阴血，能协和诸药，使之不争。生肌止痛，通行十二经，解百药毒。故有国老之称。疗诸痈肿疮疡。”明清以后，甘草的功用认识始趋完善。

勺乐（芍药）[31,55]

即芍药，为毛茛科植物芍药的干燥根。芍药始载于《神农本草经》，列为中品。陶弘景始分赤、白二种，云：“今出白山、蒋山、茅山最好，白而长大。余处亦有而多赤，赤者小利。”《开宝本草》此有两种，赤者利小便下气，白者止痛散血，其花亦有红白二色。《本草图经》芍药二种，一者金芍药，二者木芍药。救病用金芍药，色白多脂肉，木芍药色紫瘦多脉。又载：今处处有之，淮南者胜，春生红芽作丛，茎上三枝五叶，似牡丹而狭长，高一二尺。夏开花，有红白紫数种，子似牡丹子而小。秋时采根。《本草别说》载：“《神农本草经》芍药生丘陵川谷，今世所用者多是人家种植。欲其花叶肥大，必加粪壤。每岁八九月取其根分削，因利以为药。”由此可知，宋代已采用栽培的芍药入药，且已分色白多脂肉者和色紫瘦多脉者二种，这和当前以家种经加工而成白芍和以野生细瘦多筋未加工者为赤芍有相似之处。由此可知，古代用药与现今所用相同。

赤芍，如《中华药海》所言：“本品形似芍药，花红色，大而美丽，根亦红色，故名。”本品释名有：木芍药（崔豹《古今注》），红芍药（《圣济总录》），赤芍（《药品化义》），臭牡丹根（《青海药材》）等。

赤芍收载于秦汉时期，《神农本草经》言其：“主邪气腹痛，除血痹，破坚积，寒热疝瘕，止痛，利小便，益气。”《名医别录》又补充曰：“通顺血脉，缓中，散恶血，逐贼血，去水气，利膀胱大小肠，消痈肿，时行寒热，中恶腹痛，腰痛。”较为准确地记录了本品的主要主治范围。《药性论》：“治肺邪气，腹中疞痛，血气积聚，通宜脏腑拥气，治邪痛败血，主时疾骨热，强五脏，补肾气，治心腹坚胀，妇人血闭不通；消瘀血，能蚀脓。”《日华子本草》又补充其功效，言其：“治风补劳，主女人一切病并产前后诸疾，通月水，退热除烦，益气，天行热疾，瘟瘴惊狂，妇人血运，及肠风泻血，痔瘘，发背，疮疥，头痛，明目，目赤，胬肉。”《开宝本草》又言其：“别本注之，利小便，下气。”《滇南本草》：“泻脾火，降气，行血，破瘀，散血块，止腹痛，退血热，攻痈疮，治疥癞。”至此，本草对赤芍功用的认识基于趋于完善。

白芍

白芍，始载于《神农本草经》列为中品，当时无赤、白芍之分，统称芍药。白芍则首见于《本草经集论》，其花莼白，大而美丽，根亦白色，故名。此外还有将离《本草纲目》等诸多名称，但较少用。

汉代，人们对芍药的主治功用已有初步认识。《神农本草经》谓芍药“主邪气腹痛，除血痹，破坚积，寒热疝瘕，止痛，利小便，益气。”《伤寒论》及《金匮要略》配伍用芍药方多达53首，应用较为广泛。南北朝至唐，《名医别录》云芍药“主通顺血脉，缓中，散恶血，逐贼血，去水气，利膀胱，大小肠，消痈肿，时行寒热，中恶，腹痛，腰痛。”《药性论》则认为芍药“治肺邪气，腹中痛，血气积聚，通宣脏腑壅气，治邪痛败血，主时疾骨热，强五脏，补肾气。治心腹坚胀，妇人血闭不通，消瘀血，能蚀脓。”《日华子本草》进一步补充，言芍药“治天行热疾，瘟瘴惊狂，妇人血行及肠风泻血，痔瘘发背，疮疥，头痛……目赤，胬肉。”至此，对芍药的主要功效、主治有了较为准确的认识。《本草纲目》载芍药“止下痢腹痛后重；“并指出”白芍药益脾，能与土中泻木。”此时，白芍应用已较广泛，内、外、妇、儿各科均可配用。《滇南本草》言其“泻脾热，以腹痛，止水泻，收肝气逆疼，调养心肝脾经血，舒经降气，止肝气疼痛。”近代《医学衷中参西录》对其功用、主治再作概括，谓其“养滋阴血，退热除烦，能收敛上焦浮越之热下行自小便泻出，如阴虚有热小便不利者之要药。为其味酸，故能入肝以生肝血；为其味苦，故能入胆而溢胆汁；为其味酸而兼苦，且又性凉，又善泻肝胆之热，以除痢疾后重，疗目疾肿疼。”综上，自古至今对本品论述甚多，应用广泛，概而言之，总以补血敛阴，柔肝止痛，平抑肝阳为要。

细辛(6、8、55、77)

为马兜铃科植物辽细辛（北细辛）、汉城细辛或华细辛的干燥根及根茎。始载于《神农本草经》，列于上品。以后，历代本草对其形性、产地等均有进一步的记述。如《吴普本草》细辛如葵叶，赤黑，一根一叶相连。《名医别录》生华阴山谷，二月、八月采根，阴干。陶弘景指出：“今用东阳、临海者，形段乃好，而辛烈不及华阴、高丽者。用之去头节。”《本草图经》细辛生华山山谷，今处处有之，然他处所出者，不及华州者真……今人多以杜蘅当之。《本草纲目》叶似小葵，柔茎细根，直而色紫，味极辛者，细辛也。上述本草所云以华山、华阴、华州细辛为真为佳者，均指陕西华阴及其附近地区的细辛，按其形性与产地分析，当为马兜铃科细辛。

细辛的根密生，细小，直径约1mm，气香而强烈，味辛，有麻舌烧灼感，而得此名。即苏颂《图经本草》所谓：“根细而味极辛，故名”。本品的异名有：小辛（《神农本草经》），细草（《吴普本草》），少辛（《本草纲目》），独叶草、金盆草（《中药材手册》）等。古代之细辛，只以其根入药，如《吴普本草》、《名医别录》都记载“二、八月采根”。《雷公炮炙论》还有拣去叶的修治要求。

细辛入药的历史悠久，在出土的《居延汉简方》、《武威汉简治百病方》中，已有较广泛的使用。《神农本草经》列于上品，谓“主咳逆，头痛脑动，百节拘挛，风湿痹痛，死肌，久服明目，利九窍”。较准确地记录了本品的主要主治范围。其后，《名医别录》加以补充，言其还能“温中下气，破痰，利水道，开胸中，除喉痹，鼻，风痫巅痰……汗不出，血不行”；又谓“患口臭者，含之多效。”唐代《药性论》增入疗“恶风”、“去皮肤湿痒”、“除齿痛”。宋代《本草衍义》认为“治头面风痛，不可缺此。”《本草纲目》言其“治口舌生疮”；并引张元素“治少阴头痛如神”，“散水气以去内寒”，“喉痹，䘌齿”；“风寒咳嗽上气”，“虚寒呕哕”均宜用之，李中梓《本草通玄》还谓主“痰厥气壅”。明清以来本草，逐渐总结了本品散寒、解表、止痛、通窍、温肺化饮诸功效。

麻黄(42)

为麻黄科植物草麻黄、木贼麻黄或中麻黄的干燥草质茎。始载于《神农本草经》列为中品，历代本草均收载。《名医别录》麻黄生晋地及河东。立秋采茎阴干，令青。陶弘景云：“今出青州、彭城、荥阳、中牟者为胜，色青而多沫。”苏敬云：“郑州鹿台及关中沙苑河旁沙州上太多。其青徐者今不复用，同州沙苑最多也。”段成式《酉阳杂俎》云：“麻黄茎端开花，花小而黄，簇生。子如覆盆子，可食。至冬枯死如草，乃青如青。”苏颂云：“今近京多有之，以荥阳、中牟者为胜。苗春生，至夏五月则长及一尺已来。梢上有黄花，结实如百合瓣而小，又似皂荚子，味甜，微有麻黄气，外皮红裹人，子黑。根紫赤色。俗说有雌雄二种，雌者于三月，四月内开花，六月内结子，雄者无花不结子，至立秋后收采其茎阴干，令青。”以上记述的产地与现在麻黄产地，基本一致。

麻黄的命名缘由，历代未得其解。李时珍疑其与味麻而色黄有关。因味麻之说并不确切，有望文生义之嫌。《医学入门》则认为：“丛生，如麻，色黄也。”是否其茎中纤维类似火麻、苎麻等麻类而得名，迄今虽难肯定，但更为可信。其异名还有：龙沙（《神农本草经》），卑相（《名医别录》），狗骨（《广雅》）等，但历来罕用。处方中之麻黄，系指选净生用之品，其炮制品名称有：炙麻黄、麻黄绒及炙麻黄绒等。

在本草专著中，本品首见于《神农本草经》谓其“主中风，伤寒头痛，温疟，发表出汗，去邪热气，止咳逆上气，除寒热，破癥坚积聚。”上述功用主治，朴实可靠，较为准确。《名医别录》谓其：“主五脏邪气缓急，风胁痛……止好唾，通腠理，解肌，泄邪恶气消赤黑斑毒。”陶弘景《本草经集注》注重其主要功效，认为：“麻黄疗伤寒，为解肌第一药。”并对其产地、加工及质量提出了要求，谓其“生晋地及河东，立秋采茎，阴干令青”。用目前的标准来看，仍十分准确。唐代《药性论》增入治“毒风”顽痹，皮肉不仁，为本品散寒通滞的先声。《本草拾遗》以其体质和性能功效方面的特征，总结了“轻可去实，麻黄，葛根之属也”的著名理论。明代《滇南本草》谓其“治鼻窍闭塞不通，香臭不闻。”《本草纲目》补充其“散目赤肿痛、水肿、风肿、产后血滞”等主治内容。然本品用于水肿，可止溯至仲景越婢汤、甘草麻黄汤诸方。现代对本品功用的认识，与历史基本相似，其主要仍以“发表出汗”、“止咳逆上气”、“利小便”及“散寒通滞”四个方面。但在治疗小儿遗尿、风水（肾炎水肿）、隐疹瘙痒、鼻科诸证及寒凝疼痛等应用中，又有较大发展。

厚朴(42、83甲)

为本兰科植物原朴或凹叶厚朴的干燥树皮或根皮。始载于《神农本草经》。《名医别录》厚朴生交阯（今越南）、冤句（今山东菏泽）。但至今文献及药源调查均未见山东有厚朴的分布和生产。陶弘景云：“出建平、宜都（今四川东部、湖北西部），极厚，内紫色为好。”与现在四川、湖北生产的厚朴紫色而油润是一致的。是厚朴的正品。《本草图经》所载：叶如槲叶，红花青实的特征似为武当玉兰。《本草衍义》又载一种："今西京伊阳阳（今河南）及商州（今四川宜宾）亦有，但薄而色淡，不如梓州者厚而紫色有油。"据上述可知，古代厚朴的原植物除厚朴外，尚有同科其他植物的树皮也作厚朴药用。明代李时珍在《本草纲目》中记载："朴树肤白肉紫，叶如槲叶……五、六月开细花，结实如冬青子，生青熟赤，有核，七、八月采之，味甘美。"附图一幅。根据形态描述和附图，可确认不是木兰科植物之厚朴。由上所述，古今用药品种混乱，但今以植物厚朴和凹叶厚朴为主流。

本品因其本质朴而皮厚，故名厚朴。即李时珍所谓"其木质朴而皮厚，味辛烈而色紫赤，故有厚朴、烈、赤诸名。"本品的异名有：厚皮（《吴普本草》），重皮（《广雅》），赤朴（《别录》），烈朴（《日华子本草》）。

《神农本草经》列为中品，谓"主中风伤寒，头痛，寒热，惊悸，气血痹，死肌，去三虫。"其后《名医别录》加以补充，言其"主温中，益气，消痰，下气，治霍乱及腹痛，胀满，胃中冷逆，胸中呕逆不止，泄痢，淋露，除惊，去留热，止烦满，厚肠胃。"较准确地记录了本品的主要功用。《药性论》则谓"主疗积年冷气，腹内雷鸣，虚吼，宿食不消，除痰饮，去积水，破宿血，消化水谷，止痛。大温胃气，呕吐酸水。主心腹满，病人虚而尿白。"《日华子本草》增入"健脾"。《本草衍义》载"至今此药盛行，既能温脾胃气，又能走冷气，为世所须也。"《本草纲目》引王好古语"主肺气胀满，膨而喘咳。"并引张元素语"厚朴之用有三，平胃，一也；去腹胀，二也；孕妇忌之，三也，虽除腹胀，若虚弱人，宜斟酌用之，误服脱人元气。惟寒胀大热药中兼用，乃结者散之之神药也。"明清以来本草，逐渐总结了本品行气消积，燥湿化痰，下气除满诸功效。

苦参[42]

为豆科植物苦参的干燥根。始载于《神农本草经》，列为上品。《本草经集注》今出近道，处处有。叶极似槐树，故有槐名。花黄，子作荚，根味至苦恶。《本草图经》其根黄色，长五七寸许，两指粗细。三五茎并生，苗高三二尺以来。叶碎青色，极似槐叶，故有水槐名。春生冬凋，其花黄白，七月结实如小豆子。《本草纲目》七八月结角如萝卜子，角内有子二三粒，如小豆而竖。以上所述与今用苦参的形态相符合。《本草图经》附苦参图4幅，除西京苦参，邵州苦参之外，其余二图亦与现代所用苦参形态相近。

苦参，如李时珍曰："苦以味名，参以功名，槐以叶形名也。"本品的异名有：苦蘵、水槐（《神农本草经》），地槐、菟槐、骄槐（《名医别录》），野槐、苦骨（《本草纲目》），川参（《贵州民间方药集》），凤凰爪（《广西中兽医药植》），牛参（《湖南药物志》）。

苦参入药历史悠久，《神农本草经》列为中品，谓："主心腹结气，癥瘕积聚，黄疸，溺有余沥，逐水，除痈肿，补中，明目止泪。"《名医别录》补充曰："养肝胆气，安五脏，定志益精，利九窍，除伏热肠澼，止渴，醒酒，小便黄赤，疗恶疮下部䘌，平胃气，令人嗜食。"陶弘景曰："恶病人酒渍饮之，患疥者服亦除，盖能杀虫。"《药性论》："治热毒风，皮肤烦燥生疮，赤癞眉脱，主除大热嗜睡，治腹中冷痛，中恶腹痛，除体闷，治心腹积聚。”《新修本草》：“治胫酸，疗恶虫。”《日华子本草》：“杀疳虫。炒带烟出为末，饭饮下，治肠风下血并热痢。”《滇南本草》：“凉血，解热毒，疥癞，脓窠疮毒。疗皮肤瘙痒，血风癣疮，顽皮白屑，肠风下血，便血。消风，消肿毒，痰毒。”《本草从新》：“燥湿，胜热，治梦遗滑精。”明清以来本草，逐渐本品功效总结为清热、燥湿、杀虫、利尿。

天雄（84乙、85乙）

来源于毛茛科植物乌头形长的块根。始载于《神农本草经》。《本草经集注》天雄似附子，细而长便是，长者乃至三四寸许。《本草别说》天雄，始种乌头而不生诸附子、侧子之类，经年独生长大者是也。《本草纲目》天雄有二种，一种是蜀人种附子而生出长者，或种附子而尽变成长者……一种是他处草乌头之类，自生成者。据上述本草记载可知，天雄是川乌头和草乌头之形长者。《神农本草经》主中风，恶风，洗洗出汗，除寒湿痹，咳逆上气，破积聚寒热。《名医别录》主风湿，丈夫肾湿阴囊痒，寒热历节掣引腰痛，不能步行，痈肿脓结。《本草纲目》治头风喉痹，痈肿疔毒。现在功效：搜风胜湿，散寒止痛，开痰，消肿。

黄连（82甲、91）

始载于《神农本草经》，列为上品。《名医别录》黄连生巫阳（今四川巫山）川谷及语蜀郡（今四川省雅安境内）太山，二月、八月采。可见黄连自古以来即以四川为主产地。《新修本草》蜀道者粗大节平，味极浓苦，疗渴为最；江东者节如连珠、疗痢大善。今澧州（今湖南澧县）者更胜。《本草纲目》今虽吴、蜀皆有，惟以雅州、眉州者为良。药物之兴废不同如此。大抵有二种：一种根粗无毛有珠，如鹰鸡爪形而坚实，色深黄；一种无珠多毛而中虚，黄色稍淡。各有所宜。据产地、药物形性来看，《本草纲目》所载前一种即今之“味连”，原植物为黄连；后一种即今之“雅连”，原植物为三角叶黄连。综上所述，古今用药是一致的。

《本草纲目》曰：“其根连珠而色黄，故名。”因黄连味苦色黄，根连珠，质坚实，断面黄、无残茎及须根，而得此名。

黄连入药的历史悠久，始载于《神农本草经》，列为上品，谓：“主热气目痛，眦伤泣出，明目，肠澼腹痛下痢，妇人阴中肿痛。”较准确地记录了本品的主要主治范围。其后《本草经集注》曰：“解巴豆毒。”《名医别录》又加以补充，言其能：“主五脏冷热，久下泄澼脓血，止消渴，大惊，除水利骨，调胃厚肠，益胆，疗口疮。”《药性论》又曰：“杀小儿疳虫，点赤眼昏痛，镇肝去热毒。”《本草拾遗》又说：“主羸瘦气急。”《日华子本草》增补：“治五劳七伤，益气，止心腹痛。惊悸烦躁，润心肺，长肉，止血；并疮疥，盗汗，天行热疾；猪肚蒸为丸，治小儿疳气。”《珍珠囊》：“泻心火，心下痞。酒炒、酒浸，上颈已上。”王好古认为：“主心病逆而盛，心积伏梁。”李时珍称其又能：“解服药过剂烦闷及轻粉毒。”《本草备要》：“止吐利吞酸，解口渴，治火眼，安心，止梦遗，定狂躁，除痞满。”

黄芩（15、82甲、82乙、83甲、91）

为唇形科植物黄芩的干燥根。始载于《神农本草经》。《名医别录》生秭归（今湖北秭归）川谷及冤句（今山东菏泽）。三月三日采根，阴干。陶弘景秭归属建平郡。今第一出彭城（今江苏铜山），郁州（今江苏灌云）亦有之。《新修本草》今出宜州（今湖北宜昌）、鹿州（今陕西富县）、泾州（今甘肃泾川县）者佳，兖州者大实亦好，名㹠尾芩也。《本草图经》今川蜀、河东、陕西近郡皆有之。苗长尺余，茎干粗如箸，叶从地四面作丛生，类紫草，高一尺许，亦有独茎者，叶细长，青色，两面相对，六月开紫花，根黄如知母粗细，长四五寸。二月、八月采根，暴干用之。《本草图经》又引《吴普本草》二月生，赤黄叶，两两四四相值，茎空中，或方圆，高三四尺，四月花紫红赤。五月实黑，根黄。二月、九月采。《本草纲目》宿芩乃旧根，多中空，即今所谓片芩。子芩乃新根，多内实，即今所谓条芩。或云西芩多中空而色黔，北芩多内实而深黄。上述产于山东、山西、陕西的黄芩原植物为今用的正品黄芩。综上所述。古今用药相一致。

本品的异名有腐肠（《神农本草经》），黄文、内虚（《吴普本草》），空肠（《名医别录》），子芩，鼠尾芩（《陶红景》），条芩（《本草纲目》）等。芩《说文》作莶，谓其色黄也。或曰芩者黔也，黔乃黄黑之色。宿芩乃旧根，多中空，外黄内黑，即今所谓片芩，故又有腐肠之比。子芩乃新根，多内实，即今所谓条芩。或云西芩，多中空，而色黔，北芩多内实而深黄。

黄芩入药的历史悠久，在出土的《五十二病方》中，已有较广泛的作用。《神农本草经》列于中品，谓“苦平，主诸热黄疸，肠澼，泄利，逐水，下血闭，恶疮，疽蚀，火疡。”较准确地记录了本品的主治范围。其后《名医别录》加以补充，言其还能“疗痰热，胃中热，小腹绞痛，消谷，利小肠，女子血闭，淋露下血，小儿腹痛”。陶弘景增入“治奔豚，脐下热痛。”《药性论》：“能治热毒，骨蒸，寒热往来，肠胃不利，破壅气，治五淋，令人宣畅，去关节烦闷，解热渴，治热腹中疙痛，心腹坚胀。”《日华子与本草》：“下气，主天行热疾，疔疮，排脓。治乳痈，发痛。”《珍珠囊》：“除阳有余，凉心去热，通寒格。”李杲曰：“治发热口苦。”《滇南本草》“上行泻肺火，下行泻膀胱火，男子五淋，女子暴崩，调经清热，胎有火热不安，清胎热，除六经实火实热。”《本草纲目》“治风热湿热头疼，奔豚热痛，火咳，肺痿喉腥，诸失血。”《本草正》：“枯者清上焦之火，消痰利气，定喘嗽，止失血，退往来寒热，风热湿热，头痛，解瘟疫，清咽，疗肺痿肺痈，乳痈发背，尤祛肌表之热，故治斑疹、鼠瘘，疮疡，赤眼；实者凉下焦之热，能除赤痢，热蓄膀胱，五淋涩痛，大肠闭结，便血、漏血。”《本草汇言》：“清肌退热，柴胡最佳，然无黄芩不能凉肌达表。上焦之火，山栀可降，然舍黄芩不能上清头目。……所以方脉科以之清肌退热，疮疡科以之解毒生肌，光明科以之散热明目，妇女科以安胎理经，此益诸科半表半里首剂也。”《药品化义》：“益枯芩体轻生浮，专泻肺胃上焦之火，主治胸中逆气，膈上热痰，咳嗽喘急，目赤齿痛，吐衄失血，发斑发黄，痘疹疮毒，以其大能凉膈，其条芩体重主降，专泻大肠下焦之火，主治大便秘结，小便淋浊，小腹急胀，肠红痢疾，血热崩中，胎漏下血，挟热腹痛，谵语狂言，以其能清大肠也。”总之，历代诸家，罗列其所疗病证者多，概括其功效者少。明清以来的本草，逐渐总结了本品清热燥湿，泻火解毒，凉血止血，除热安胎诸功效。

亭磨（葶苈）(70、71)

即葶苈子，为十字花科植物独行菜或播娘蒿的干燥成熟种子。始载于《神农本草经》，列为下品。陶弘景出彭城者最胜，今近道亦有。《本草图经》葶苈生藁城平泽及田野，今京东、陕西、河北州郡皆有之，曹州者尤胜。初春生苗叶，高六七寸，有似荠，根白，枝茎俱青，三月开花微黄，结角，子扁小如黍粒微长，黄色立夏后采实，暴干。结合所附"曹州葶苈"图及所述产地考之，葶苈正品当为十字花科植物葶苈及播娘蒿的种子。古今用药一致。

葶苈子，李时珍曰："名文不可强解。"异名有：大适、大室《神农本草经》，䓪蒿、丁历《名医别录》等。本品收载于《神农本草经》，将该药列为下品，谓其"主癥瘕积聚结气，饮食寒热，破坚逐邪，通利水道，"指出了本品药性峻猛。到魏晋时《名医别录》谓其能"下膀胱水气，伏留热气，反间邪水上出，面目浮肿，身暴中风热痱痒，利小腹。"其后到隋唐《药性论》谓其"利小便，抽肺气上喘息急，止嗽。"明确该药止嗽止喘的功效，为后人在应用于临床咳喘提供了依据。北宋时《开宝本草》谓其"疗肺壅上气咳嗽，定喘促，除胸中痰改。"转前论述更为明确，到明代《本草纲目》谓其"通月经。"以上都为现代研究奠定了基础。现代对其功效研究更深入，应用亦更加广泛。

甘遂(70)

为大戟科植物甘遂的干燥根。始载于《神农本草经》，列为下品。《名医别录》生中山川谷，二月采根，阴干。《本草经集注》中山在代郡（即今山西省东北部）……赤皮者胜，白皮者都下亦有，名草甘遂，殊恶，盖谓赝伪草耳。《新修本草》所谓甘遂者，乃蚤休也，疗体全别。真甘遂，苗似泽漆。《本草图经》今陕西，江东亦有之，或云京西（包括今河南，安徽、陕西、湖北四省部分地区）出者最佳……苗似泽漆，茎短小而叶有汁，根皮赤，肉白，作连珠。以上记载说明，古代甘遂即有伪品存在，但真甘遂从所描述的植物形态、产地、药材性状等特征考证应为本种。即甘遂。

始载于《神农本草经》，又名主田。《吴普本草》载其别名较多，称重泽、苦泽、甘泽、陵藁、鬼丑等。《神农本草经》将其列入下品，谓其"主大腹疝瘕，腹满，面目浮肿，留饮宿食，破癥坚积聚，利水谷道。"《本草衍义》又其："专于行水，攻决为用。"《本草经疏》云"甘遂，其味苦，其气寒而有毒，善逐水。"

利庐（藜芦）(71)

为百合科植物黎芦的干燥根。始载于《神农本草经》，列为下品。《蜀本草》载："《本草图经》叶似郁金、秦艽、蘘荷等，根若龙胆，茎下多毛，夏生冬凋。今所在山谷皆有，八月采根，阴干。《本草图经》今陕西山南东西州郡皆有之。辽州、均州、解州者尤佳。三月生苗，叶青，似初出棕心，又似车前。茎似葱白，青紫色，高五六寸，上有黑皮裹茎，似棕皮。有花肉红色。根似马肠根，长四五寸许，黄白色，二、三月采根，阴干。据以上描述并参照其附图，应为百合科植物藜芦，古今用药一致。

藜芦名出《神农本草经》，李时珍《本草纲目》曰："黑色如藜，其芦有黑皮裹之，故名。"异名：葱苒（《神农本草经》），葱葵、山葱、丰芦、蕙葵、公苒（《吴普本草》），葱炎（《名医别录》），憨葱（《儒门事亲》），葱白、藜芦、鹿葱（《图经本草》），旱葱（《山东中药》），人头发、毒药草（《四川中药志》），七厘丹（《南方主要有毒植物》），山棕榈（《农药植物手册》）等。

本品入药历史悠久，首载于《神农本草经》列为下品，谓"主蛊毒，咳逆，泄痢，肠澼，头疡，疥瘙，恶疮，杀诸虫毒，去死肌。"对本品攻邪毒杀虫在外科及内科病方面的论述已比较全面。其后魏晋时期的《名医别录》补充了本品"疗哕逆，喉痹不通，鼻中息肉，马刀，烂疮。"特别是"喉痹不通"，是对本品涌吐风痰的重要补充。宋《图经本草》则更明确地指出本品"大吐上膈风痰，暗风痫病，小儿齁鼾"是对本品催吐之功的重要补充。明代《本草经疏》对本品的毒性有所较深刻的认识谓"有大毒，肌一匕则令人胸中烦闷，吐逆不止。"总之，本品自汉代至宋代对其功效涌吐风痰，杀虫毒之功已有较清楚的认识，明清以来对本品毒性则渐有认识，近代对本品之成分、药理、毒理及临床应用等方面又有所发展。

人参(77、82甲、86甲)

为五加科植物人参的干燥根。始载于《神农本草经》，列为上品。《名医别录》如人形者有神。生上党及辽东。二月四月八月上旬采根，竹刀刮，曝干，无令见风。《本草经集注》上党郡在冀州西南，今魏国所献即是，形长而黄，状如防风，多润实而甘……人参生一茎直上，四五叶相对生，花紫色。《本草图经》春生苗，多于深山中背阴近椴漆下湿润处，初生小叶者三四寸许，一桠五叶；四五年后生两桠五叶，末有花茎；至十年后生三桠；年深者生四桠，各五叶，中心生一茎，俗名百尺杆；三月四月有花，细小如粟，蕊如丝，紫白色，秋后结子，或七八枚，如大豆，生青熟红，自落……泰山出者，叶秆青，根白，殊别。《本草纲目》于十月下种，如种菜法。秋冬采者坚实，春夏采者虚软，非产地有虚实也。辽参连皮者黄润色如防风，去皮者坚白如粉。《本草纲目拾遗》人参子如腰子式，生青熟红，如小黄豆大。以上所载的人参产地、形态，生长环境和生药形状等，均与现今人参相符。

人参，古本作"人薓"。《本草纲目》云"薓字从濅……濅即浸字。"浸，渐近之意。人参，根如人形，5～7 年逐渐长成，因此得名。本品的异名有：人衔、鬼盖《神农本草经》，人微、土精、血参《名医别录》，地精《广雅》、百尺杵《图经本草》、金井玉阑、孩儿参《本草纲目》，棒槌《辽宁主要药材》等。

人参入药历史悠久，在公元前 36～22 年西汉元帝时代黄门令史游所撰的《急就章》记事里已有记载。在 1972 年出土的武威汉简《治百病方》中已作为常用中药使用。《神农本草经》列为上品，谓"主补五脏，安精神，定魂魄，止惊悸，除邪气，明目，开心，益智，久肌轻身延年"。《名医别录》加以补充，谓其"疗肠胃中冷，心腹鼓痛，胸胁逆满，霍乱吐逆，调中，止消渴，通血脉，破坚积，令人不忘。"唐《药性论》言其"主五脏气不足，五劳七伤虚损痿弱，冷气逆上，伤寒下食，患人虚而多梦纷纭。”《海药本草》增入“主腹腰，消食……止烦躁，变酸水。”《日华子本草》谓其“调中治气，消食开胃。”明陈嘉谟《本草蒙筌》谓“人参补虚，虚寒可补，虚热可补，气虚宜用，血虚亦宜用。”增入“定喘嗽，通畅血脉，泻阴火。滋补元阳。”《本草纲目》言其“治男女一切虚证，发热自汗，眩晕头痛，反胃吐食，阂症，滑泻久痢，小便频频淋沥，劳倦内伤，中风中暑，痿痹，吐血嗽血下血，血淋血崩，胎前产后诸病；”并引张元素“治肺胃阳气不足，肺气虚促，短气少气，补中缓中，泻心肺脾胃中火邪，止渴生津液”的综述。缪希雍《本草经疏》谓人参治“真阳衰少，肾气亏绝，阳道不举，完谷不化，下利清水，中风失音，产后气喘，小儿慢惊，吐泻不止，痘后气虚，溃疡长肉”等证。清汪昂《本草备要》言其“大补肺中之气，泻火益土，生金明目。”吴仪洛《本草从新》言其治“虚咳喘，心腹寒痛，伤寒，瘟疫”，“痘科险证，外科阴毒。”明清以来本草学著作，逐渐总结出本品具有大补元气，补脾益肺，安神益智，生津止渴，益气生血，益肾助阳，强身延年，扶正以祛邪的功效。

防风(8、77、85乙、91甲)

为伞形科植物防风的干燥根。首载于《神农本草经》。《吴普本草》生邯郸，上蔡。正月生，叶细圆，青黑黄白，五月花黄，六月实黑。《名医别录》生沙苑川泽及邯郸、琅琊、上蔡。二月、十月采根暴干。《本草经集注》今第一出彭城、兰陵，即近琅琊者，郁州互市亦得之。次出襄阳、文阳县界，亦可用，即近上蔡者，惟实而脂润，头节坚如蚯蚓者为好。《新修本草》今出齐州，龙山最善，淄州、兖州、青州者亦佳，叶似牡蒿，附子等。又云：“沙苑在同州南，亦出防风，轻虎不如东道者。”《本草图经》今京东，淮、浙州郡皆有之。根土黄色，与蜀葵根相类；茎叶俱青绿色，茎深而叶淡，似青蒿而短小，初时嫩紫，作菜茹极爽口。五月细白花，中心攒取作大房，似莳萝花，实似胡荽而大。并有附图4幅。从上述诸家本草记载的特征、产地及附图形态来看，古代所用防风原植物并非一种。其中《本草图经》所述各器官形态及所附“解州防风”图根稍弯曲，但无侧根，根头顶部有毛状基生叶柄残基，伞形花序顶生和侧生等特征，均与现今所用防风原植物相符合。

该药自先秦时期开始，一直以“防风”为正名。《神农本草经》列为上品，并言其一名铜芸；《吴普本草》收录的别名较多，有茴芸、茴草、百枝、蕳根、百韭、百种等。《名医别录》再增入屏风、百蜚之名；目前在商品药材中尚有风肉、山芹菜等称谓。《本草纲目》在该药释名项下曰：“防者，御也。其功疗风最要，故名。屏风者，防风隐语也。曰芸、曰茴、曰蕳者，其花如茴香，其气如芸蒿，蕳兰也。”其言简意赅，甚为允当。

《神农本草经》谓其“主大风，头眩痛，恶风，风邪目盲无所见，风行周身，骨节疼痛，烦满”，较全面地记录了本品在祛风止痛方面的主要适应证。《名医别录》除谓其尚治“胁痛”外，还增入主“四肢挛急，字乳金疮内痉”，成为本品止痉功效的发端。《本草经集注》将其列入“诸风通用”诸药之首，并称其“杀附子毒”。《日华子本草》谓其治“风眼赤”、“止泪及瘫缓”，“体重”，“羸损盗汗”等，虽未道明其所以然，但为后世用以祛风通络、胜湿升清，甚有启迪。金元时期，开始从上述主治中提炼功效，如《用药法象》谓其“去肺实，散头目中滞气，除上焦风邪。”继后，《本草经疏》谓其：“祛风燥湿”为“发散之药”；《本草正》谓其“升举阳气，止肠风下血，崩漏”；《长沙药解》谓其“止疼痛”；《本草求原》谓其“解乌头、芫花、野菌诸热药毒。”至此，对本品的功用认识渐趋完善。

牛膝(84乙、85乙、91甲)

首载于《神农本草经》，列为上品。论其形态，《本草纲目》述之详备，谓其：“方茎暴节，叶皆对生，颇似苋菜而长且尖，秋月开花作穗，结子状如小鼠负虫，有涩毛，皆贴茎倒生。”论其产地，《名医别录》生河内川谷及临朐。陶弘景今出近道，蔡州者最长大柔润。按河内系今河南的黄河以北大部分地区，即古怀庆府治，包括沁阳，武陟、孟县、辉县、博爱县一带。临朐在今山东境内，蔡州为河南新蔡。苏颂《本草图经》说得更为全面。“今江、淮、闽、粤、关中亦有之，然不及怀州者为真。”寇宗奭《本草衍义》还说：“今西京作畦种，有长三尺者最佳。”西京为今河南洛阳，去沁阳、武陟不远，这说明在800年前河南早就栽种牛膝。再结合《本草图经》之“怀州牛膝”图观之，其主根粗而直长，与现时久享盛名之“四大怀药”中的怀牛膝完全吻合。《神农本草经》主寒湿痿痹，四肢拘挛，膝病不可屈伸，逐血气，伤热火烂，堕胎。久服轻身耐老。《名医别录》疗伤中少气，男子阴消，老人失溺，补中续绝，填骨髓，除脑中痛及腰脊痛，妇人月水不通，血结，益精，利阴气，止白发。《药性论》治阴痿，补肾填精，逐恶血流结，助十二经脉，病人虚羸加而用之。《日华子本草》治腰膝软怯冷弱，破癥结，排脓止痛，产后心腹痛并血运，落死胎，壮阳。

续断(84乙、85乙、91乙)

续断之名首见于《神农本草经》，其后《名医别录》，《本草经集注》，《新修本草》，《蜀本草》，《日华子本草》，《本草图经》等诸家本草均有记载，但从所述形态考证，不但来源有变化且比较复杂。《滇南本草》所载续断与上述本草描述不同，《滇南本草图语》：“鼓锤草，独苗对叶，苗上开花似槌。”《植物名实图考》载：“今所用皆川中产。”又云：“今滇中生一种续断，极似芥菜，亦多刺，与大蓟微类。梢端夏出一苞，黑刺如球，大如千日红花苞，开花白，宛如葱花，茎劲，终冬不折。”再观其附图，均与现时《中华人民共和国药典》所载续断的原植物川续断相一致。

本品的异名有：龙豆、属折（《神农本草经》），接骨、南草（《名医别录》），接骨草（《卫生易简方》），川续（《临证指南》），诸藤断、继续藤（《和汉药考》）。

早在《神农本草经》就较全面地记载了本品的功用，谓其“主伤寒，补不足，金疮，痈疡，折跌，续筋骨，妇人乳难，久肌益气力。”尤其补不足，续筋骨之效仍沿用至今。《名医别录》补充本品“主崩中漏血”，并能“止痛”，“生肌肉”。《日华子本草》指出该品能“助阳”，“缩小便”，“止泄精”，治“胎漏”。其后，《滇南本草》将该品功用总结为“补肝，强筋骨，走经络，止经中酸痛，安胎，治妇人白带，生新血，破瘀血，落死胎，止咳嗽咯血，治赤白便浊。”

桔梗(3、8、31、79、85乙)

为桔梗科植物桔梗的干燥根。又名包袱花、四叶茶、沙油茶、山铃铛花。始载于《神农本草经》，列为下品。《名医别录》生嵩高山谷及冤句。二、八月采根，暴干。《本草经集注》桔梗、近道处处有，叶名隐忍，二、三月生，可煮食之。俗方用此，乃名荠苨。今别有荠苨，能解药毒，所谓乱人参者便是，非此桔梗，而叶甚相似，但荠苨叶下光明滑泽无毛为异，叶生又不如人参相对者尔。《新修本草》人参苗似五加阔短，茎圆，有三四桠，桠头有五叶，陶引荠苨乱人参，谬矣。且荠苨，桔梗，又有叶差互者，亦有叶三四对者，皆一茎直上，叶既相乱，惟以根有心无心为别尔。《本草图经》今在处有之，根如小指大，黄白色，春生苗，茎高尺余，叶似杏叶而长椭，四叶相而生，嫩时亦可煮食之。夏开花紫碧色，颇似牵牛子花，秋后结子，八月采根……其根有心，无心者乃荠苨也。《本草纲目》则进一步将桔梗与荠苨分为二条，认为两者性味功效皆不同。《植物名实图考》桔梗处处有之，三四叶攒生一处，花未开时如僧帽，开时有尖瓣，不钝，似牵牛花。按诸家本草记述，可见在《本草经集注》以前桔梗与荠苨不分，之后《新修本草》、《本草图经》、《本草纲目》及《植物名实图考》等均指出了两者植物形态上的区别，并有附图，所载桔梗与今所用桔梗品种相符。

在古代本草中，李时珍在《本草纲目》中曰：“此草之根结实而梗直，故名桔梗。”此外，本品有符蔰、白药、利如、梗草、卢如（《吴普本草》），房图、荠苨（《名医别录》）、苦梗（《丹溪心法》）、苦桔梗（《本草纲目》）、大药（《江苏植物药志》）诸多名称为异名，但历来少用。

《神农本草经》将该药列于下品，谓主治“胸肋痛如刀刺，腹满肠鸣幽幽，惊恐悸气。”《名医别录》谓：“利五脏肠胃，补血气，除寒热风痹，温中消谷，疗咽喉痛，下蛊毒。”《药性论》指出了“去积气，消积聚痰涎，去肺热气促嗽逆，除腹中冷痛，主中恶及小儿惊痫。”《日华子本草》谓：“……补虚消痰，破癥瘕，养血排脓，补内漏及喉痹。”《本草衍义》：“治肺痈。”《珍珠囊》谓：“疗咽喉痛，利肺气，治鼻塞。”李杲谓：“利胸膈，治咽候气壅及痛，破滞气及积块，除肺部见热，清利头目，利窍。”《本草纲目》：“主口舌生疮，赤目肿痛。”《中药形性经验鉴别法》：“催乳。”这些都为总结桔梗在功效主治方面提供了重要的依据。

昌(菖)蒲(84乙)

首载于《神农本草经》，列于上品。有人认为《神农本草经》所载的生池泽的菖蒲，单从生态推理谓是水菖浦，这个论点似不够全面。如《名医别录》菖蒲生上洛池泽及蜀郡，一寸九节者良。陶弘景云：“上洛郡属梁州，严道县在蜀郡，今乃处处有。生石碛上，穊节为好。在下湿地，大根者名昌阳，不堪服食。”仅就上述所述。即可看出南北朝以前所用菖蒲明显地包括大根的水菖蒲和细根的石菖蒲两个类型。可见《神农本草经》所列菖蒲，亦指两种而言。至于石菖蒲之名，则首见于《本草图经》，苏颂在论述中谓：“亦有一寸十二节，采之初虚软，曝干方坚实，折之中心色微赤，嚼之辛香少滓，人多植于干燥砂石土中，腊月移之尤易活。”并谓：“黔蜀人亦常将随行，以治卒患心痛，生蛮谷者尤佳，人家移种者亦堪用，此即医方所用之石菖蒲也。”这一段文字从生态、药材性状及效用等几个方面生动地阐明了它是古代医方所用的石菖蒲。综上所述，古今用药以石菖蒲为主流。根据《武威汉代医简》的出处与所处的地理位置，进一步证实了菖蒲即就是石菖蒲，而非水菖蒲也。

石菖蒲因生于山石间，李时珍曰：“菖蒲，乃蒲类之昌盛者，故曰菖蒲。”在《周礼》中谓本品为“昌本”，《神农本草经》谓其为“草蒲，昌阳。”本品异名还有：昌羊（《淮南子》），尧时薤，尧韭（《吴普本草》），本蜡、阳春雪、望见消（《仙传外科集验方》），九节菖蒲（《滇南本草》），水剑草（《本草纲目》），苦菖蒲（《生草药性备要》），粉菖（《中药材手册》），剑草（《贵州民间方药集》），剑叶菖蒲（《四川中药志》），山菖蒲，溪菖（《药材学》），石蜈蚣（《常用中草药手册》），野韭菜，水蜈蚣，香草（《广西中草药》）等。

石菖蒲入药历史悠久，《神农本草经》列为上品，谓“主风寒湿痹，咳逆上气，开心孔，补五脏，通九窍，明耳目，出音声。”其朴实地记录了本品的主要功用。其后《名医别录》补充主“痈疮”、“温肠胃，止小便利，”又治“小儿温疟，身积热不解，”能“益心智。”《药性论》增入“杀诸虫，治恶疮疥瘙。”《日华子本草》认为“除风下令，除烦闷，止心腹痛，霍乱转筋。”王好古则曰其可“治心积伏梁。”《滇南本草》添入“治九种胃气，止疼痛。”之后，《本草纲目》在以上基础上谓之“治中恶卒死，客杵癫痫，下血崩中，安胎漏，散痈肿”，“捣汁服，解巴豆，大戟毒。”《本草备要》还认为本品可“疗噤口毒痢。”《本草从新》曰能“止鼻血，散牙痛。”

远志(85乙)

始载于《神农本草经》，列为上品。《名医别录》：远志，生太山及冤句川谷。《本草经集注》小草状似麻黄而青。《开宝本草》远志，茎、叶似大青而小。《嘉裕本草》引《尔雅》郭璞注云：“(远志）似麻黄赤华，叶锐而黄，其上谓之小草”《本草图经》今河、陕、京西州郡亦有之。根黄色，形如蒿根，苗名小草。似麻黄而青，又如荜豆。叶亦有似大青而小者。三月开花，白色，根长及一尺。四月采根、叶……泗州出者花红，根叶俱大于他处；商州者根又黑色。俗传夷门远志最佳。《本草纲目》云：“远叶有大叶、小叶二种。陶弘景所说小叶也，马志所说者大叶也，大叶者花红。”据产地，形态描述可知，古代之药用远志与今药用远志是相一致的。

因此草服之能益智强志，故有远志之称（《本草纲目》），古今均以此为正名。《神农本草经》又称之谓棘菀、葽绕，《尔雅》称谓蒬菀，《千金翼方》写作棘菀，《本草经疏》写作葽绕，《本草纲目》曰“《世说》载乾隆讥谢安云：‘处则为远志，出则为小草’，《记事珠》谓之醒心杖，”故又有“醒心杖”之称。以上别名均很少用。《珠囊囊补遗药性赋》称“远志一名小草”，近世之作亦有将“小草”为别名者，实乃大谬。《神农本草经》中已明言“叶名小草”；《图经小草》、《本草纲目》等亦言“苗名小草”。《广雅》又云“棘菀，远志也，其上谓之小草”。

《神农本草经》列远志为上品，谓其“止咳逆伤中，补不足，除邪气，利九窍，益智慧，耳目聪明，不忘，强志、倍力。”明确指出，止咳逆、强志不忘为本品的主要作用。《名医别录》又指出，其能“定心气，止惊悸，益精，治心下膈气，皮肤中热，面目黄。”《肘后备急方》以之治人心孔昏塞，多忘，善误。唐《药性论》亦言其“治心健忘，安魂魄，令人不迷，坚壮阳通，主梦邪。”进一步指出本品能治疗心、肾不足，具有较好的安神定惊作用。《日华子本草》又言“主膈气惊魇，长肌肉，助筋骨，妇人血噤失音，小儿容忤。”《滇南本草》又谓“养心血，镇惊，宁心，散痰涎。疗五痫角弓反胀，惊搐，口吐痰涎，手足战摇，不省人事，缩小便，治赤白浊，膏淋，滑精不禁。”《本草纲目》又增其“治一切痈疽。”《本草再新》言“行气散瘀，并善豁痰。”这在以往“止咳逆”认识的基础上，进一步的明确了远志具有“祛痰湿”的作用，从而完善了前人对远志功用的全面认识。

杜仲(85乙)

来源于杜仲科植物杜仲的树皮，始载于《神农本草经》，列为上品。《名医别录》杜仲生上虞山谷及上党、汉中。二月、五月、六月采皮。《本草经集注》上虞在豫州，虞虢之虞，非会稽上虞县也。今用出建平，宜都者。状如厚朴，折之多白丝为佳。《蜀本草》：“《图经》云：生深山大谷，树高数丈，叶似辛夷，折其皮多白绵者好。”《本草图经》今出商州、成州、峡州近处大山中亦有之……亦类木石，其皮类厚朴，折之内有白丝相连。二月、五月、六月、九月采皮用。江南人谓之木棉。初生叶嫩时采食……谓之棉芽。以上所述特征表明，古代之杜仲原植物与今所用的杜仲一致。

杜仲之名的由来，李时珍释为“昔有杜仲服此得道，因以名之。”其异名有：思仙（《神农本草经》），木绵、思仲（《名医别录》），木绵（《图经本草》），石思仙（《本草衍文补遗》），丝连皮、丝楝树皮（《中药志》），扯丝皮（《湖南药物志》），丝棉皮（《中草药手册》苏医）。此外，尚有鬼仙木、乱银丝等名（《中药药名典》）。凡名中含有丝字者，均与本品药材特征相关。

杜仲始载于《神农本草经》，列为上品，言其“主腰脊痛，补中，益精气，坚筋骨，强志，除阴下湿痒，小便余沥。”较确切地记叙了该品的功效与主治。尤其“坚筋骨”，“主腰脊痛”之效用，至今仍为临床所重视，且其后很多本草著作亦引用此说。《本草正》则在此基础上对其功效有所补充，谓该品“止小水梦遗，暖子宫，安胎气。”《本草备要》增入其治“胎漏”，“胎坠”的适应证。《玉楸药解》较为明确地指出本品具有“益肝肾”作用。后世逐步将该品的功效归纳，概括为补肝肾，强筋骨，固冲安胎。

山朱臾(茱萸)(91甲、(85乙)

来源于山茱萸科植物山茱萸的果实。始载于《神农本草经》，列为中品。《吴普本草》或生冤句琅琊，或东海承县，叶如梅，有刺毛，二月花如杏，四月实如酸枣赤，五月采实。《名医别录》生汉中山谷及琅琊冤句，东海承县，九月十月采实，阴干。《本草经集注》出近道诸山中，大树，子初熟未干赤色，如胡颓子，亦可啖。既干，皮甚薄。《本草图经》今海州亦有之，槁丈余，叶似榆，花白。《本草纲目》收载于木部灌木类。《本草图经》、《本草纲目》及《植物名实图考》均有山茱萸图。从上述本草图文记述看，古代所指山茱萸即为本种。

山茱萸在《神农本草经》中又称为蜀枣，因其产于蜀地，为椭圆形核果，深红色似枣，故名。如李时珍曰“本经一名蜀酸枣，今人呼为肉枣，皆象形也。”本品异名有：魃实、鼠矢、鸡足（《吴普本草》），山萸肉（《小儿药证直决》），实枣儿（《救荒本草》），肉枣（《本草纲目》），枣皮（《罗氏会约医镜》），枣肉（《医学衷中参西录》），药枣（《四川中药志》）等。

始载于《神农本草经》，列为中品，谓“主心下邪气寒热，温中，逐寒湿痹，去三虫。”其后《雷公炮炙论》曰“壮元气，秘精”。《名医别录》补充“肠胃风邪，寒热汕瘕，头风，风气去来，鼻塞，目黄，耳聋，面疱，温中，下气，出汗，强阴，益精，安五脏，通九窍，止小便，明目，强力。”《药性论》增入：“治脑骨病，止月水不定，补肾气，兴阳道，添精髓，疗耳鸣，除面上疮，主治发汗，止老人尿不节。”《日华子本草》还言其能“破癥结，治酒皶”，《珍珠囊》又曰可“温肝”，《本草求原》再补充“止久泻，心虚发热汗出”。故通过历代本草之记载及总结，逐渐概括本品具有补肝肾，涩精气，固虚脱等诸功效。

柏实（柏子仁）(85乙)

来源于柏科植物侧柏的种仁。始载于《神农本草经》，名柏实，列为中品。《本草图经》柏实生泰山山谷，今处处有之，而乾州者最佳。三月开花，九月结子，候成熟收采，蒸暴干，舂礌，取熟仁子用。所述即为本品。

本品在多数古本草著作中，皆以柏实为正名。另外亦有称柏子《本草经集注》，柏子人、侧柏子《证类本草》引《日华了本草》云：“柏子人治风，润皮肤，此是侧柏子入药，微妙用。”李时珍《本草纲目》中又称之为柏子仁；今则以柏子仁为正名。因此皆因其乃侧柏树的成熟种仁入药之故尔。本品异名还有柏树子、香柏子、柏麦仁等《中国药材商品学》。

《神农本草经》将本品列为上品，载其有“主惊悸，安五脏，益气，除湿痹”之效；《名医别录》又进一步指出柏实“主治恍惚，虚损，吸吸厉节，腰中重痛，益血，止汗。”均如实地记载了柏子仁安心神、滋养补虚的主要作用，为后世用柏子仁主治阴血不足、心肾两虚之心悸、怔忡、失眠、健忘、遗精等证奠定了基础。至明，李时珍《本草纲目》，就较详细地指出本品有“养心气，润肾燥，安魂定魄，益智宁神”的功效。唐《药性论》还提出本品“治头风，腰肾中冷，膀胱冷脓宿水，小儿惊痫。”（引自《本草纲目》）。宋代寇宗奭《本草衍义》中，以本品同大麻子仁、松子仁合用，治疗老人虚秘。可谓在宋代以前，柏子仁滋养补虚作用方面的一大发明，增加了补虚润肠的功用，从而使柏子仁的功用趋于完善。现代对该药功效的认识，基本上仍是养心安神和润肠通便两种功能，但较前人的认识更为深入，应用更为广泛，并进地了有效成分及现代药理方面的研究。

肉从容(肉苁蓉)(85乙)

来源于列当科植物肉苁蓉的肉质茎。始载于《神农本草经》，列为上品。其后历代本草均有记载。《名医别录》肉苁蓉生河西（今河西走廊与湟水流域）山谷及代郡、雁门，五月五日采，阴干。《本草经集注》代郡、雁门属并州（相当于今山西省大部，内蒙古，河北的一部分及陕西北部），河南（今甘肃西南部黄河以南地区）间至多。今第一出陇西（今甘肃临洮县南），形扁广，柔润多花而味甘；次出北国者，形短而少花。《蜀本草》："图经曰：出肃州（今甘肃疏勒河以东，高台以西）禄福县沙中，三月、四月掘根，切取中央好者三四寸，绳穿阴干，八月始好，皮如松子鳞甲。"《本草图经》今陕西州郡多有之，然不及西羌界（今陕西、甘肃）一带中来者，肉厚而力紧……苗下有一细扁根，长尺余，三月采根。从以上记载的产地、形态、收收质量，以及《本草图经》附图与今所用肉苁蓉原植物基本一致。

李时珍谓"此物补而不峻，故有苁蓉之号。"该品的异名有：肉松蓉（《吴普本草》），地精（《石药尔雅》），金笋（《现代实用中药学》），大芸（《青海药材》），列当、紫花地丁（《和汉药考》）等。

《神农本草经》首载其"主五劳七伤，补中，除茎中寒热痛，养五脏，强阴，益精气，妇人癥瘕。"明确指出该品"养五脏"和"益精气"，迄今仍验之有效。《名医别录》增"除膀胱邪气，腰痛，止痢"之效。《药性论》补充强调其能"益髓，悦颜色，延年，治女人血崩，壮阳，大补益，主赤白下。"《日华子本草》言其治"女绝阴不产"，又谓其治"男子泄精"等。《本草经疏》明确指出本品"治老人便燥闭结。"现代对该品增强学习记忆，对抗应激负荷以及化学成分等方面，均有一定研究。

署与(薯蓣)(85乙)

来源于薯蓣科植物山药的块茎。薯蓣首载于《神农本草经》。又名山药。因唐代宗名预，故避讳改为薯药，后又因宋英宗讳署，遂改为山药。宋代《本草图经》记载颇详，云："今处处有之……春生苗，蔓延篱援，茎紫、叶青，有三尖角，似牵牛更厚而光泽，夏开细白花，大类枣花，秋生实于叶间，状如铃，二月、八月采根。《本草图经》所述特征，与本品形态一致。

山药始载于《山海经》，名"藷藇"，《神农本草经》名曰"薯蓣"，"山芋"。其后，异名较多，有署蓣、玉延（《吴普本草》），山藷（《名医别录》），山药（《本草衍义》），薯药（《清异录》），淮山药（《饮生新参》），蛇芋（《浙江中药手册》），野山豆（《江苏植物志》），白苕（《四川中药志》）等。

《神农本草经》列为上品，谓其"主伤中，补虚羸，除寒热邪气，补中，益气力，长肌肉。久服耳目聪明，轻身，不饥，延年。"《名医别录》增入"主头面游风，风头眼眩，下气，止腰痛，补虚劳羸瘦，充五脏，除烦热，强阴。"《药性论》进一步认为本品"补五劳七伤，去冷风，止腰痛，镇心神，安魂魄，开达心孔，多记事，补心气不足。"《日华子本草》谓其"助五脏，强筋骨，长志，安神，主泄精，健忘。"《本草纲目》概况本品具有

“益肾气，健脾胃，止泄痢，化痰涎，润皮毛”的功效。《本草志》提出本品能“滋精固肾”。《本草木真》认为本品能“补脾阴”。至此，本草对山药的功效认识已基本完善。

山药之名从古到今变迁甚多，又有诸多别名。山药的产地分布较广，古本草对山药的形态描述各异，需加以订正。唐代宗名豫，固避讳改为薯药，后因宋莫宗讳曙，即改为山药。宋后期本草出现山药之名，至明代以山药作为正名。山药的品种较多，产地分布亦广。宋《图经本草》就载有滁州薯蓣，眉州薯蓣，明州薯蓣。永康军薯蓣四种。经杭悦宇考证，本草中记载的山药，分为药用山药和食用山药，药用山药多指圆种薯蓣及薯蓣相近野山药，而食用山药多称为薯，种类较为复杂，均为薯蓣属内可食种；自明朝以后，药用山药分布在北，并渐以山西和河南交界处为中心，而南方诸省渐以食用山药为主。杭悦宇之说，有一定道理。药用山药以薯蓣科植物薯蓣的根茎为是，以河南所产为优；同属植物参薯的根茎和同属植物野山药的根茎等，亦可入药，但质量较差。临床选用，应以北方所产山药为好。

弓穷（芎藭）(11、57、89甲)

《神农本草经》称为芎藭，为伞形科植物川芎的干燥根茎。始载于《神农本草经》，原名芎藭，列入上品。《本草图经》指出：“今关陕、蜀川、江东山中多有之，而以蜀川者为胜。其苗四、五月间生，叶似芹，胡荽，蛇床辈，作丛而茎细。”并附有永康军芎藭图，永康军在今四川省灌县境内。《本草纲目》蜀地少寒，人多栽莳，深秋茎叶亦不萎也。清明后，宿根生苗，分其枝横埋之，则节节生根，八月根下始结芎藭。据上所述，现四川省栽培的川芎与本草所述的品种是一致的。

《神农本草经》原名芎藭，有云“人头穹窿穷高，天之象也，此药上行，专治头脑诸疾，故有芎藭之名。”川芎，原指出蜀地者（《汤液本草》），今则非指产地，而为本品之通称。异名有：京芎（《图经本草》），西芎（《本草纲目》）。抚芎（《丹溪心法》），台芎（《本草蒙筌》）。

川芎入药，历史悠久，《神农本草经》列为中品，谓“主中风入脑头痛，寒痹，筋挛缓急，金创，妇人血闭无子。”较正确地记录了本品的主要主治范围。其后，《名医别录》加以补充，言其“除脑中冷动，面上游风去来，目泪出，多涕唾，忽忽如醉，诸寒冷气，心腹坚痛，中恶，卒急肿痛，胁风痛，温中内寒。”又云“齿根出血者，含之多瘥。”唐代《药性论》增入“治腰脚软弱，半身不遂，主胞衣不出。”后《日华子本草》概括本品之功效主治谓“治一切风，一切气，一切劳损，一切血，补五劳，壮筋骨，调众脉，破癥结宿血，养新血，长肉，鼻洪，吐血及尿血，痔瘘，脑痈，发背，瘰疬，瘿赘，疮疥及排脓，消瘀血。”金元时张元素《医学启源》谓“补血，治血虚头痛。”明代李时珍谓本品之功效“燥湿，止泻痢，行气开郁。”并引王好古言“搜肝气，补肝血，调肝燥，补风虚。”明代倪朱谟《本草汇言》概括本品之功效主治谓“上行头目，下调经水，中开郁结，血中气药。”“凡散寒温，去风气，明目疾，解头风，除胁痛，养胎前，益产后，又癥瘕结聚，血闭不行，痈痒疮疡，痈阻寒热，脚弱痿痹，肿痛却步，并能治之。”虽入血分，又能去一切风，调一切气。清代汪昂《本草备要》谓“搜风散瘀，止痛调经。”自明清以来本草，逐渐总结了本品活血行气，祛风止痛诸功效。

麦门冬(80甲)

来源于百合科植物麦冬，始载于《神农本草经》，列为上品。《吴普本草》生山谷肥地，叶始韭，肥泽，丛生，采无时，实青黄。《本草拾遗》出江宁小涧，出新安大白。其大者苗如鹿葱，小者如韭叶，大小有三四种，功用相似，其子圆碧。《本草图经》今所在有之，叶青似莎草，长及尺余，四季不凋，根黄白色，有须根，作连珠形，似麦颗，故名麦门冬。四月开淡红花如红蓼花，实碧而圆如珠。江南出者，叶大者苗如鹿葱，小者如韭。大小有三四种。功能相似，或云吴地者尤胜。并附“随州麦门冬”。“睦州麦门冬”图。根据以上所述，可见古代药用麦门冬不止一种，可能包括麦冬属和山麦冬属的多种植物。《本草纲目》古人惟用野生者，后世所用多是种莳而成……浙中朱者甚良，其叶似韭而多纵纹且坚韧为异。李时珍所说产浙江，人工栽培的麦冬，与今所用麦冬相符。

始载于《神农本草经》，原名麦门冬。《本草纲目》云“麦须曰门，此草根似麦而有须，其叶如韭，凌冬不凋，故谓之麦门冬，及有诸韭，忍冬诸名，俗作门冬，便于字也。”本品的异名有(《神农本草经》)，羊韭、马韭(《吴普本草》)，大麦冬、寸冬、寸麦冬(《常用中药处方名辨义》)。

麦冬，早有《尔雅》中就有记载，《神农本草经》列于上品，谓“主心腹结气，伤中伤饱，胃络脉绝，羸瘦短气。”《名医别录》谓其主“虚营客热，口干燥渴，止呕吐，愈痿蹶，强阴益精，消谷调中，保神，定肺气，安五脏，气人肥健，”实际上，已明确了麦冬作为养阴补益药的多种功效。唐《药性论》增入“止烦渴，主大小面目肢节浮肿，下水。治肺痿吐脓，主泄精。”《日华子本草》言其能“治五劳七伤，安魂定魄，时疾狂热，头痛，止嗽。”宋代《本草衍义》谓其“治心肺虚热。”金元医家张元素在其所著《用药心法》及《医学启源》中又谓其“补心气不足及治血妄行”，“治经枯乳汁不下”。至此，麦冬的养阴益胃，润肺补心，除烦安神，止呕，止渴，止嗽，止血，下乳等诸多功效。

款东(冬)(80甲)

来源于菊科植物款冬的头状花序。款冬之名见于《楚辞》。入药始载于《神农本草经》，列为中品。《名医别录》生常山山谷及上党水旁。《本草经集注》款冬花，第一出河北，其形如宿莼，未舒者佳，其腹里有丝。次出高丽，百济，其花乃似大菊花。次亦出蜀北部宕昌，而并不如。其冬月在冰下生，十二月，正月旦取之。《本草图经》款冬花，今关中亦有之。根紫色，茎青紫，叶似似萆薢，十二月开黄花，青紫萼，去土一二寸，初出如菊花，萼通直而肥实，无子，则陶隐居所谓出高丽，百济者，近此类也。《本草衍义》款冬花，春时，人或采以代蔬，入药须微见花者良。如已芬芳，则都无力也。今人又多使如筋斗者，恐未有花尔。《救荒本草》茎青，微带紫色，色似葵，叶甚大而丛生开黄花，根紫色。从以上记载的特征看，古代所用款冬花其原植物与现时所用款冬花一致。

款冬花，《神农本草经》列为中品，李时珍曰："款冬生于草冰之中，则颗冻之，名以此而得。"《神农本草经》谓"主咳逆上气，善喘，喉痹，诸惊痫，寒热邪气。"较准确地记载了主要治疗范围，其后在魏晋时期《名医别录》"主消渴，喘息呼吸。"在唐代《药性论》"主疗肺气心促，急热乏劳，咳连连不绝，涕唾稠粘。治肺痿肺痛吐脓。"在原有症状基础上又扩大了治疗范围，在梁代《日华子本草》"润心肺，益五脏，除烦，补劳劣，消痰止嗽，肺痿吐血，心虚惊悸，洗肝明目及中风。"在《医学启源》中"温肺止嗽。"其后清代《本草述》"治痰饮，喑证亦用之。"《本径逢原》"润肺清痰，止嗽定喘。"《长沙药解》"降逆破壅，宁嗽止喘，疏利咽喉，洗涤心肺而兼长润燥。"近代用本品治疗慢性支气管炎，哮喘，慢性骨髓炎等。以上所知，从《日华子本草》"润心肺"至清代《本原逢源》之"润肺消痰，止嗽定喘"，总结了款冬花具有润肺止咳化痰之功。

款冬花，因其至冬而生花故名，简称"冬花"。商品款冬花，其植物来源有二，在全国范围应用最广的一种确为真正的款冬，而在西北地区的陕西、甘肃一带，又产一种蜂斗花，在商品中时，而也作款冬入药。按药用款冬花之有异物同名情况存在，自古即有之，唐苏敬曰"今出雍州南山溪，水及华州山谷涧间，叶似葵而大丛生，花在根下"。宋代苏颂《图经本草》曰"今庆中有亦有之，根紫色，茎青紫，叶似萆薢，十二月开黄花，青紫萼，去土一二寸初出如菊花，萼通直而肥实无子，则陶隐居所谓出高丽、百济者，近此类也。又有红花者叶如荷而斗直，大者容一升，小者容数合，俗呼为蜂斗叶，又名水斗叶，则唐注所谓大如葵而丛生者是也。"

由于上述记载中花的颜色和叶形及其大小来者，也都充分说明了自唐宋以来款冬与蜂斗花即同时供用。可能因其均于冬季不顾冰雪之寒而生芽之故。但古人亦知有所分别，故作为药用款冬花来说，仍应以 Tussilageo farara L. 为正品。而蜂斗花则可视为地区习惯用药，蜂斗花亦有与款冬类似之疗效，只有在款冬缺货时并在医生许可下方可考虑代用。

秦瘳(艽)[81]

来源于龙胆科植物秦艽、粗茎秦艽、麻花艽的根。始载于《神农本草经》，列为中品。《名医别录》载："生飞鸟山谷。二月、八月采根暴干。"《本草经集注》飞鸟或是地名。今出甘松（在今四川境内）龙洞（在陕西宁羌县西北），蚕陵（今四川松藩）。长大，黄白色为佳。根皆作罗文相交，中多衔土，用之熟破除去。《新修本草》今出泾州（今甘肃泾州县）鄜州（今陕西富县），歧州（今陕西凤翔县）者良。《本草图经》今河陕州郡多有之。其根土黄色而相交纠，长一尺以来，粗细不等，枝干高五六寸，叶婆娑，连茎梗俱青色，如莴苣叶。六月中开花紫色，似葛花，当月结子。上述本草所述产地、形态及《本草图经》所附秦州秦艽和石州秦艽图，与今龙胆科植物秦艽一致。

秦艽，始载于《本经》。李时珍谓："秦艽出秦中，以根作罗纹交纠者佳，故名秦艽。"又名秦胶（《本草经集注》），秦纠（《唐本草》），秦爪（《四声本草》）。因秦艽入药："但以左纹者为良。"（《本草纲目》），故又有左秦艽《张聿青医察》，左宁根（《青海药材》），左扭（《河北药材》）等别称。

秦艽，《神农本草经》将其列于中品，谓其："主寒热邪气，寒湿风痹，肢节痛，下水，利小便，"较准确地记载与本品的主要功用。尔后《名医别录》补充了"疗风，无问久新；通身挛急”的功用的特点。《药性论》对其利小便之功进一步发挥，谓其“利大小便，瘥五种黄病”。而《日华子本草》首先指出本品“主骨蒸，治疳及时气，”《卫生宝鉴》继此而创秦艽鳖甲散，用治骨蒸壮热，然《本草纲目》更明确指出本品能“治胃热，虚劳发热，”“手足不遂，黄疸，烦渴之病须之，取其去阳明之湿热也。阳明有湿则身体酸痛烦热，有热则日晡潮热风蒸。”至此，本草对秦艽功用认识已趋完善。

卑解(萆薢)[81]

来源于薯蓣科植物粉背薯蓣的根茎。始载于《神农本草经》，列为中品。《名医别录》生真定山谷。《博物志》菝葜与萆薢相似。《本草经集注》今处处有，亦似菝葜而小异，根大，不甚有角，节色小浅。由上述记载可见，最初所言的萆薢很可能为菝葜属植物。《新修本草》此药有二种：茎有刺者，根白实；无刺者，根虚软，内软者为胜，叶似薯蓣，蔓生。由此看来，在唐代已出现了两类萆薢并用的情形。一类茎有刺者应为菝葜属植物；另一类茎无刺，叶似薯蓣薢，蔓生，应为薯蓣属植物。自此以后，各家本草或是只收其中一类萆，或是同时收载上述两类萆薢。其中《本草图经》附有兴元府（今陕西省南郑县）萆薢等四幅萆薢图。目前商品萆薢主要为粉背薯蓣的根茎（粉萆薢），少数地区亦用叉蕊薯蓣根茎作萆薢。总之历代本草所记载的萆薢主要来源于薯蓣属植物。《神农本草经》主腰背痛，强骨节，风寒湿周痹，恶疮不瘳，热气。《名医别录》（主）伤中恚怒，阳痿失溺，关节老血，老人五缓。《药性论》治冷风痹，腰脚不遂，手足惊掣，主男子腰痛，欠冷，是肾间有膀胱宿水。

瞿麦[10]

为石竹科植物瞿麦的带花全草。始载于《神农本草经》，列为中品。《本草经集注》今出近道，一茎生细叶，花红紫赤可爱……子颇似麦，故名瞿麦，此类乃有两种，一种微大，花边有叉桠……复一种叶广，相似而有毛，花晚而甚赤。《本草纲目》石竹叶的地肤叶而尖小，又如初生小竹叶而细窄，其茎纤细有节，高尺余，梢间开花。田野生者，花大如钱、红紫色。人家栽者，花稍小而妩媚，有红白、粉红、紫赤，斑斓数色……结实如燕麦，内有小黑子。按上述形态描述，古代瞿麦就有两种，陶弘景所说的花边有叉桠的一种，系指花瓣先端细裂呈丝状的瞿麦，所说的另一种及《本草图经》所附“绛州瞿麦”图和李时珍的描述均与石竹相符。《神农本草经》主关格，诸癃结，小便不通，出刺，决痈肿，明目去翳，破胎坠子，下闭血。《名医别录》养肾气，逐膀胱邪逆，止霍乱，长毛发。《药性论》主五子淋。《日华子本草》叶：治痔漏并泻血，小儿蛔虫，眼目肿痛，捣敷治浸淫疮并妇人阴疮。子：催生，治月经不通，破血块，排脓。现代功效：清热利水，破血通径。

白茝(芷)[57、88甲、88乙、89甲]

来源于伞形科植物白芷或杭白芷的干燥根。本品入药始见于《神农本草经》，列为中品。《名医别录》白芷生河东川谷下泽，二月八月采根暴干。陶弘景曰："今出近道，处处有，近下湿地，东间甚多。"《本草图经》白芷今所在有之，吴地尤多。根长尺余，白色，粗细不等。枝杆去地五寸已上。春生叶，相对婆娑，紫色，阔三指许。花白微黄，入伏后结子，立秋后苗枯。并附"泽州白芷"图。"吴地"即今浙江及江苏南部，"泽州"在今山西晋城东北。上述本草所载产地，形态特征及附图，与今所用的抗白芷，祁白芷原植物相近。

在古代本草中，本品多以白茝（音 chai）为正名。《本草纲目》引王安石《字说》谓："茝香可以养鼻，又可养体，故茝字从'臣'，音怡，养也。"此训解仅为一家之言，从者甚少。本品又名：芷（《楚辞》），白芷（《神农本草经》）。芷，原指香草之根，如《荀子·劝学篇》所言"兰槐之根是为芷"。徐锴《说文解字系传》则将"芷"字释为植物"初生之根干"。可见白芷因其根白且芳香而得名。此外，本品还有芳香（《神农本草经》）、泽芬（《吴普本草》）诸多名称，但历来少用。

《神农本草经》将该药列于中品，谓其主治"女子漏下赤白，血闭，阴肿，寒热，风头（头风）侵目泪出，长肌肤，润泽，可作面脂"，朴实地记录了本品的重要主治病证。在此基础上，《名医别录》又总结了"疗风邪久泻（原书为久渴，缪希雍认为当是"久泻"之误书，因其符合该药的应用实际，后人多宗此说，故本书直书"久泻"。），呕吐，两肋满，风痛，头眩，目痒"等功用。唐代《药性论》提出本品可"蚀脓"，并主治"女人血崩"、"妇人漏血"。《日华子本草》还谓本品能"破宿血"、"排脓……生肌"，用于"乳痈、发背、瘰疬、肠风、痔瘘……疮痍、疥癣"。继后，张元素云其主"阳明头痛，中风寒热及肺经风热，头面皮肤风痹燥痒。"（引自《本草纲目》）；李东垣谓其"疗风通用，其气芳香，能通九窍，表汗不可缺也。"张、李二氏使本品功用的表述更为清楚和准确。明代《滇南本草》进一步言其"祛皮肤游走之风，止胃冷腹痛寒痛，周身寒湿疼痛。"《本草纲目》不仅于止痛方面增入"齿痛，眉棱骨痛"，于血证方面增入了"鼻衄"、"小便出血"，并提出了"治鼻渊"这一重要用途；同时，还收载了本品在解毒方面的一些应用。

早(皂)荚[71]

即皂荚，为豆科植物皂荚的果实。始载于《神农本草经》。《名医别录》生雍州川谷及鲁邹县，如猪牙者良。九月十月采荚，阴干。《新修本草》此物有三种，猪牙皂荚最下，其形曲戾薄恶，全无滋润，洗垢亦不去。其尺二寸者，粗大长虚而无润。若长六七寸，圆厚节促直者，皮薄多肉味浓，大好。《本草纲目》皂树高大。叶如槐叶，瘦长而尖。枝间多刺。夏开黄花。结实有三种，一种小如猪牙；一种长而肥厚，多脂而粘；一种长而瘦薄，枯燥不粘。以多脂者为佳。以上记载与今之豆科植物皂荚的特征一致。所述猪牙皂荚，是皂荚树因衰老或受伤后所结的发育不正常的果实。《神农本草经》将其列于下品，主风痹死肌，邪气，风头泪出，利九窍。《本草纲目》通肺及大肠气，治咽喉痹塞，痰气喘咳，风疠疥癣。《本草图经》味辛散，其性燥烈，吹喉鼻则通上窍，导二阴则通下窍，入肠胃则理风湿痰，喘肿满，杀虫，涂肌肤则消风去痒，散肿消毒。《本草逢原》大小二皂，所治稍有不同，用治风痰，牙皂最胜，若治湿痰，大皂力优。现代功效：祛痰，通窍。

巴豆(29、69)

为大戟科植物巴豆的干燥成熟种子。始载于《神农本草经》，列为下品。《名医别录》载："生巴郡川谷。八月采实，阴干，用之去心皮。"《新修本草》也有记载：树高丈余，叶似樱桃叶，头微尖，十二月叶渐凋，至四月落尽，五月叶渐生，七月花，八月结实，九月成，十月采其子，三枚共蒂，各有壳裹。出眉州、嘉州者良。《本草图经》巴豆，出巴郡川谷。今嘉、眉、戎收者皆有之。木高一二丈，叶如樱桃而厚大，初生青，后渐黄赤，至十二月叶渐凋，二月复渐生，至四月旧叶落尽，新叶齐生，即花发成穗，微黄色。五、六月结实作房，生青，至八月熟而黄白，类白豆蔻，渐渐自落，即收之。一房有瓣，一瓣有实一粒，一房共实三粒也。戎州出者壳上有纵纹，隐起如线，一道至两三道。彼士人呼为金钱巴豆，最为上等，它处亦稀有。《本草纲目》巴豆房似大风子壳而脆薄，子及仁皆似海松子；所云似白豆蔻者，殊不类；此物出巴蜀，而形如菽豆，故以名之。《本草图经》和《本草纲目》均附有巴豆植物图。从以上文字描述和图形考证，历代本草所载巴豆与今所用品种一致。

巴豆始载于《本经》，又名巴菽。《本草纲目》释名曰："此物出巴蜀，而形如菽豆，故以名之。"又名刚子（《雷公炮炙论》），老阳子（《本草纲目》），又眼龙（《岭南采药录》），猛子仁（《中国药植志》）。

《本经》将本品列为下品，谓其："主伤寒，温疟寒热，破癥瘕结聚，坚积，留饮痰澼，大腹水肿，荡练五脏六腑，开通闭塞，利水谷道，去恶肉。"可见《本经》对本品的功用描述已很全面。至《名医别录》又加入"疗女子月闭，烂胎，金疮脓血不利，丈夫阴癞，杀斑蝥毒。"《汤液本草》谓之。"可以通肠，可以止泄。"《本草纲目》总结为"治泻痢，惊痫，心腹痛，疝气，风㖞，耳聋，喉痹，牙痛，通利关窍。"

姜(生姜)(4、8、9、31、52、79、82甲)

为姜科植物姜的干燥根茎。生姜始载于《名医别录》。《本草图经》生姜生犍为（今四川犍为）山谷及荆州、扬州（今江苏扬州）。今处处有之，以汉、温、池州（今四川、浙江、安徽境内）者为良。苗高二三尺，叶似箭竹叶而长，两两相对，苗青，根黄，无花实。据以上记载，可见古今姜之原植物品种一致。

生姜一名，虽首载于《名医别录》，但实出自《神农本草经》，其中品干姜条下云："主胸满咳逆上气，温中，止血，出汗，逐风湿痹。肠澼不利，生者尤良，久服去臭气，通神明。"可见当时二者未加区别入药。《名医别录》根据张仲景等名医的用药经验。将生姜分条立名，谓其"主伤寒头痛鼻塞，咳逆上气。"《本草经集注》增补其"归五脏，祛风邪寒热……止呕吐，去痰下气，降风湿寒热。"《药性论》亦认为："主痰水气满，下气，生与干并治嗽，疗时疾，止呕吐不下食。"这一时期本草，主要记述其发散风寒，和中止呕，化痰止咳方面的主要概况。此后的本草，则主要增补其解毒与急救昏厥方面的应用：《本草拾遗》谓："（生姜）汁，解药毒"。

《医学启源》谓："制厚朴、半夏毒"。《日用本草》谓："解菌蕈诸物毒"；《丹溪心法附余》谓："凡中风、中暑、中气、中毒、中恶、干霍乱、一切卒暴之病，用姜汁与童便服，立可解散"，《本草纲目》谓："解食野禽中毒"，《本草从新》谓姜汁"救暴卒"。在概括功效方面，张元素言其"益脾胃，散风寒"，李时珍言其："生用发散，熟用和中"；吴仪洛言其"行阳分而祛寒发表，宣肺气而解郁调中，畅胃口而开痰下食"，均较扼要而中肯。

本品在《神农本草经》中已有记载，即以干姜为正名，《本草纲目》载其异名有：白姜、均姜、干生姜，但医籍中少用这些异名。

《神农本草经》将该药列为中品，谓其"主胸满咳逆上气，温中，止血，出汗，逐风湿痹，肠澼下利。"《名医别录》总结汉代至魏晋时名医经验增入"主治寒冷腹痛，中恶，霍乱，胀满，风邪诸毒，皮肤间结气，止唾血。"唐代《药性论》对其主治亦有所发展，载"治腰肾中疼冷，冷气"、"夜多小便，"对《神农本草经》之"逐风湿痹"发展为"去风，通四肢关节，开五脏六腑，去风毒冷痹，"并增入"破血"而治"血闭"。《日华子本草》载其能"消痰下气，治转筋吐泻，腹脏冷，反胃干呕，瘀血，扑损，止鼻洪，解冷热毒，开胃，消宿食。"可见至唐宋时期，对干姜功用的认识已经全面。至金代《医学启源》引《主治秘要》总结其主要功用为"通心气，助阳，去脏腑沉寒，发诸经之寒气，治感寒腹痛。"王好古补充"主心下寒痞，目睛久赤。"现代根据本草学之记载及临床经验总结本品的功用主要在于温中、温肺、回阳等方面。

蜀椒(3、6、11、17、31、57、79、86甲、89甲)

原名秦椒、蜀椒。《日用本草》称花椒，为芸香科植物花椒的果皮。生产于河北、山西、陕西、甘肃、河南等地。本品以檓、大椒之名始载于《尔雅》。《神农本草经》收载"秦椒"为中品，"蜀椒"为下品。《名医别录》秦椒生太山川谷及秦岭上或琅琊，八月、九月采实。又在"蜀椒"条下云：生武都川谷及巴郡。八月采实，阴干。按"太山"，即山东泰山；"秦岭"即指今陕西秦岭；"巴郡"即古之渝州，相当于今重庆地区。《本草经集注》秦椒，今从西来，形似椒而大，色黄黑，味亦颇有椒气，或呼为大椒。其"蜀椒"条下云：出蜀都北部，人家种之。皮肉厚，腹里白，气味浓。《新修本草》秦椒树、叶及茎、子都似蜀椒，但味短实细，蓝田南、秦岭间大有也。《本草纲目》秦椒，花椒也。始产于秦，今处处可种，最易蕃衍。其叶对生，尖而有刺。四月生细花。五月结实，生青熟红，大于蜀椒，其目亦不及蜀椒目光黑也。其"蜀椒"条下称：蜀椒肉厚皮皱，其子光黑，如人之瞳人，故谓之椒目。综上所述诸家本草所述秦椒和蜀椒的产地，形态特征，其原植物均系花椒。本种分布广泛，大多为栽培种，因产地不同而形态、品质各有一定差异。为现今花椒主流品种之一。

在《神农本草经》中，本品分为蜀椒、秦椒两种，《范子计然》载"蜀椒，出武都"，"秦椒，出陇西天水。"《本草衍义》解释秦椒为"此秦地所实者，故言秦椒，"《尔雅》称之为大椒。蜀椒又名巴椒，以其出古时武都及巴郡故称，《太平圣惠方》称之为川椒。《本草纲目》将二者合为一条，总称蜀椒，并言"秦椒，花椒也。始产于秦，今处处可种，最易蕃衍。……生青熟红，大于蜀椒，其目亦不及蜀椒目光黑也”。本品异名还有：南椒（《雷公炮炙论》），汗椒（《名医别录》），陆拨（唐代《药性论》），汉椒（《日华子本草》），点椒（《本草纲目》）。

《神农本草经》将秦椒列为中品，谓其“主风邪气，温中，除寒痹，坚齿发，明目”。又将蜀椒列为下品，载其“主邪气咳逆，温中，逐骨节皮肤死肌，寒湿痹痛，下气”。陶弘景总结《神农本草经》以后约300年中医药学家的用药经验，在《名医别录》中扩大其主治范围，在秦椒条下增入“主治喉痹，吐逆，疝瘕，去老血，产后余疾腹痛，出汗，利五脏。”在蜀椒条下增入“主除五脏六腑寒冷，伤寒，温疟，大风，汗不出，心腹留饮，宿食，肠澼下利，洩精，女子字乳余疾。散风邪，瘕结，水肿，黄疸，鬼疰，蛊毒，杀虫鱼毒，久服开腠理，通血脉”，“调关节，耐寒暑，可作膏药。”唐代《药性论》又增加治“女人月闭不通”，“产后恶血痢”，“疗腹中冷痛”，治“头风下泪，腰脚不遂，虚损留结，破血，下诸石水”，“除齿痛”。《日华子本草》在功效上有所发展，提出本品能“壮阳”，“暖腰膝、缩小便”。《本草纲目》对历代本草记述进行总结而概括为“散寒除湿，解郁结，消宿食，能三焦，温脾胃，补右肾命门，杀蛔虫，止泄泻”。至此，对本品的认识已臻完善。

赤豆（赤小豆）[32、56]

为豆科植物赤小豆的干燥成熟种子。始载于《神农本草经》，列为中品。《本草纲目》列入谷部菽豆类，俗名“红豆”。时珍曰：“此豆以紧小而赤黯色者入药，其稍大而鲜红、淡红色者，并不治病。俱于夏至后下种，苗科高尺许，枝叶似豇豆，叶微圆峭而小。至秋开花，似豇豆花而小淡，银褐色，有腐气。结荚长二三寸，比绿豆荚稍大，皮色微白带红，三青二黄时即收之。”时珍指出有“紧小而赤黯色者”和“稍大而鲜红、淡红色者”两种，但这两种植物的外形和习性都很相似。按上述所述，并参阅《本草图经》和《植物名实图考》赤小豆附图，赤小豆应为豆科属植物，“紧小而赤黯色者”系指赤小豆而言。

本品异名有：赤豆（《日华子本草》），红豆（《本草纲目》），红小豆（《本草原始》），小红绿豆、虱拇豆（《陆川本草》），朱赤豆（《中药材手册》），金红小豆，朱小豆（《药材学》）。

本品入药历史悠久，《神农本草经》将本品列为上品，谓其“主下水，排痈肿脓血。”陶弘景《名医别录》又谓其“主治寒热，热中，消渴，止泄，利小便，吐逆，卒澼，下胀满。”唐代《药性论》补充其“消热毒，捣末同鸡子白，涂一切热毒痈肿。煮汁，洗小儿黄烂疮”的作用。唐代孟诜《食疗本草》又补充其“和鲤鱼煮食之，甚治脚令及大腹水肿”的治证。宋代《日华子本草》又谓其有“解小麦热毒。煮汁，解酒病”的作用。《太平圣惠方》的补充了“治急黄，身如金色，用赤小豆散”的疗法。李时珍《本草纲目》又谓其有“辟瘟疫，治产难，下胞衣通乳汁”之功；及指出“和鲤鱼、蠡鱼、鲫鱼、黄雌鸡煮食，并能利水消肿”的疗法。

肥枣（大枣）(77、80甲)

为鼠李科植物枣的成熟果实。大枣始载于《神农本草经》，列为上品。《名医别录》生河东（今山西西南部）平泽。陶弘景曰："今青州（今山东省境）出者形大而核细，多膏甚甜。"《本草图经》大枣，干枣也，生枣并生河东。今近北州郡皆有，而青、晋、绛州者特佳。李时珍曰："枣木赤心有刺，四月生小叶，尖觥光泽，五月开小花，白色微青。南北皆有，惟青、晋所出者肥大甘美，入药为良"。可见古代认为山东、山西为大枣的主要产地，而且山东产者质量较好。根据《本草纲目》的形态描述并参考《本草图经》附图的特征，均说明大枣的原植物是古今一致的，即大枣。

大枣首载于《诗经》曰"枣"。《神农本草经》列为上品，名"大枣"。其异名有：干枣、灵枣、良枣（《名医别录》），红枣（《医学入门》）等。

《神农本草经》谓其"主心腹邪气，安中养神，助十二经，平胃气，通九窍，补少气，少津液，身中不足，大惊，四肢重，和百药，久服肉轻身长年"。《名医别录》增入"补中益气，强力，除烦闷，疗心下悬，肠澼。"《日华子本草》补充"润心肺，止嗽，补五脏，治虚劳损"的功用。徐之才言本品"杀乌头附子天雄毒"；李东垣则云"大枣气味俱原，温以补不足，甘以缓阴血。和阴阳，调营卫，生津液"（引自《本草纲目》）。《药品化义》则明确提出本品能"养血补肝"。《长沙药解》进一步提出大枣"其味浓而质厚，则长于补血，短以补气。"至此，大枣"补中益气、养血安神、缓和药性"的功效认识趋于完善。

栝楼（根）(84甲、88甲、88乙)

来源于葫芦科植物栝楼或双边栝楼的果实及根。栝楼始载于《神农本草经》。《本草图经》栝楼生洪农山谷及山阴地，今所在有之……三四月内生苗，引藤蔓，叶如甜瓜叶，作叉，有细毛。七月开花，似葫芦花，浅黄色。实在花下，大如拳，生青，至九月熟，赤黄色。《本草纲目》其根直下生，年久者长数尺，秋后掘者，结实有粉……其实圆长，青时如瓜，黄时如熟柿……内有扁子，大如丝瓜子，壳色褐，仁多绿，多脂，作青气。以上所述形态特征与栝楼相符。

在古本草中，本品多以栝蒌而名之，许慎云："木上曰果，地下曰蓏。此物蔓生附木，故得兼名。"本品的异名较多：果裸（《诗经》），王菩（《吕氏青秋》），地楼（《神农本草经》），泽巨、泽冶（《吴普本草》），王白（《广雅》），天瓜（《尔雅》），泽姑、黄瓜（《名医别录》），柿瓜（《医林纂要》），野苦瓜（《贵州民间方药集》），杜瓜（《浙江中草药手册》），药瓜（《四川中草药手册》）。

《神农本草经》将该药列于中品。《名医别录》谓其"主胸痹"，至今仍为临床所常用。《图经本草》谓："主消渴"。成无已："通胸中郁热。"《本草品汇精要》："消结痰，散痈毒"。《本草纲目》曰："润肺燥，降火。治咳嗽，涤痰结，利咽喉，消痈肿疮毒。"《江苏植药志》："治水肿。"《山西中药志》："瓜瓤洗手，治冻裂"。

总上所述，在南北朝时，就认识本品能主胸痹，到了明代，就逐步总结了它具有清热化痰，润燥散结的功效。

虵（蛇床子）(84甲、88甲、88乙)

来源于伞形科植物蛇床，始载于《神农本草经》，列为上品。《本草图经》三月生苗，高三二尺，叶青碎，作丛，似蒿枝，每枝上有花头百余，结同一窠，似马芹类。四五月开白花，又似散水（《本草纲目》作伞状）。子黄褐色，如黍米，至轻虚，五月采实，阴干。《本草纲目》其花如碎米攒簇，其子两片合成，似莳萝子而细，亦有细棱。据以上文字描述并参考《本草图经》"南京蛇床子"图，可以认定，古今所用蛇床子原植物是一致的。

本品的异名有：蛇类（《神农本草经》），蛇珠（《吴普本草》），蛇粟（《广雅》），蛇床仁（《药性论》），气果、双肾子（《分类草药性》），野茴香（《草药手册》）。

关于蛇床子的应用，《五十二病方》有记载。而《神农本草经》首载其"主妇人阴中肿痛，男子阴萎，湿痒，除痹气，利关节，癫痫，恶疮"的功用。该品治妇女阴中肿痛，男子阳萎，湿痒等应用，至今仍被采纳。其后的本草著作亦多沿此说，其论述与《神农本草经》相似。近代将其功效概括为温肾助阳，燥湿化虫。

淳醯(12、58)

苦酒《伤寒论》，醯《名医别录》，淳酢《本草经集注》，米醋《食疗本草》。《新修本草》醋有数种，此言米醋。苦蜜醋、麦醋、曲醋、桃醋、葡萄、大枣、蘡薁等诸杂果醋及糖糟等醋，令意者亦极酸烈，止可啖之，不可入药也。《本草拾遗》然药中用之，当取二三年米酢良。《本草衍义》亦载："米醋最酽，入药多用。从以上记载可知，古代制醋原料有多种，但以米醋药用最佳。散瘀消积，止血，安蛔，解毒。主治产后血晕、癥瘕积聚，吐血，衄血，便血，虫积腹痛，鱼肉菜毒，痈肿疮毒。《名医别录》消痈肿，散水气，杀邪毒。《千金·食治》治血运。

兔糸实（菟丝子）(10)

为旋花科植物菟丝子的成熟种子。始载于《神农本草经》，列为上品。《名医别录》生朝鲜川泽田野，蔓延草木之上，色黄而细为赤网，色浅而大为菟累。九月采实暴干。陶隐居云："田野墟落中甚多，皆浮生蓝、纻麻、蒿上。"《日华子本草》苗茎似黄麻线，无根株，多附田中，草被缠死，或生一丛如席阔，开花结子不分明，如碎黍米粒。《本草图经》夏生苗如丝综，蔓延草木之上，或云无根，假气而生，六、七月结实，极细如蚕子，土黄色，九月收采暴干。《本草纲目》多生荒园古道，其子入地，初生有根，其长延草物，其根自断。无叶有花，白色微红，香亦袭人，结实如秕豆而细，色黄，生于梗上尤佳，惟怀孟林中多有之，入药更良。据上述记载可知，古人已认识到菟丝子为寄生植物，并分出色黄而细者，色浅而大者两种，所述形态特征与现在所用菟丝子原植物一致。"色黄而细者"与菟丝子相似；"色浅而大者"与金灯藤相似。《汇品精要》载："用坚实细者为好。"说明古代就认为小粒菟丝子入药为佳。

本品的异名有：菟丝实（《吴普本草》），吐丝子（《本草求原》），天娘藤米米（《中药形性经验鉴别法》），黄藤子、龙须子（《东北药植志》），萝丝子（《江苏植物药志》），缠龙子（《中药材手册》）等。因本品用开水浸泡，加热煮至种皮破裂时露出白色卷旋状的胚，形如吐丝，故异名亦多与“丝”相关。

菟丝子的应用历史较早，始载于《神农本草经》，列为上品，言其“主续绝伤，补不足，益气力，肥健人。汁去面䵟。久服明目，轻身延年。”所载补益、明目、抗衰老等作用，迄今仍被临床采用。《名医别录》谓其“养肌强阴，坚筋骨，主茎中寒，精自出，溺有余沥，口苦燥渴，寒血为积。”补充该品强筋骨，补肾固涩之效，并指出可用于小便余沥、遗精等滑脱之症。至今临床仍验之有效。《药性论》增其“添精益髓”，“去腰疼膝冷”，“主消渴”等效用。随历史发展，人们认识到本品在许多安胎处方中应用，故概括其有安胎作用，如近代《山东中药》指出菟丝子“治妇人常习流产”。尔后逐步将本品功效概括为补肾益阴，固精缩尿，止带止泻，养肝明目，固冲安胎等方面。

桂（8、10、11、31、44、52、79、80甲、82甲、82乙）

来源于樟科植物肉桂和大叶清化桂的干皮，枝皮。《神农本草经》中载有“牡桂”与“箘桂”，至《名医别录》又出“桂”一条。陶弘景曰：“按《神农本草经》唯有箘，牡二桂，而桂用体大同小异，今俗用便有三种，以半卷多脂者，单名桂，入药最多。”《新修本草》桂有二种，桂皮稍有不同，若箘桂老皮坚板无肉，全不堪用；其小枝薄卷及二三重者，或名箘桂，或名筒桂；其牡桂嫩枝皮名为肉桂，亦为桂枝。《本草拾遗》箘桂，牡桂，桂心，以上三色，并同是一物。《本草别说》亦持这一观点。《本草纲目》桂即牡桂之厚而辛烈者，牡桂即桂之薄而味淡者。故将桂与牡桂合为一条，又称桂“即肉桂也，厚而辛烈，去粗皮用，其去内外皮者即为桂心。”综上所述，桂，牡桂，箘桂为同一物，均为现在所用之肉桂，因皮之老嫩，薄厚，味之浓淡而引出不同名称。

本品异名有：牡桂（《神农本草经》），紫桂（唐代《药性论》），桂皮（《本草述》），玉桂（《本草求原》）。肉桂始载于《神农本草经》，列为上品，分为牡桂、菌桂。《神农本草经》载牡桂“主上气咳逆，结气喉痹，吐吸，利关节，补中益气。”谓菌桂“主百病，养精神，和颜色，为诸药先聘通使，久服轻身不老，面生光华。”这已记述了肉桂有扶正、祛邪两方面作用。《本草经集注》牡桂条增入主“心痛，胁风，胁痛，温筋通脉，止烦止汗，”而另立“桂”条，谓其还能“主温中，利肝肺气，心腹寒热，冷疾，霍乱，转筋，头痛，腰痛，”“止唾，咳嗽，鼻齆，能堕胎，坚骨节，通血脉，理疏不足，宣导百药。”唐代《药性论》增加“治九种心痛，杀三虫。主破血，通利月闭，治软脚，痹不仁，胞衣不下，”“止腹内冷气，痛不可忍，主下痢。”至宋代《日华子本草》又增入“治一切风气，补五劳七伤，通九窍”，“益精，明目，暖腰膝，破痃癖癥瘕，”治风痹骨节挛缩，续筋骨，生肌肉。《用药心法》称之能“散寒邪，治奔豚，”则强调其温肾散寒之功。明代《本草纲目》又增入能治“寒痹，风瘖，阴盛失血”、“惊痫”、“阳虚失血，内托痈疽痘疮”，并引王好古谓其能“补命门不足，益火消阴。”可见历代对本品研究颇多，而至明代，本草学对本品的认识已臻完善。现代总结本品的功效主治温补肾阳、温中散寒止痛，温经通脉等

桂枝

桂枝之名，在医学著作中首见于东汉时期的《伤寒杂病论》，在本草学中则首见于《新修本草》，书中称："牡桂嫩枝皮，名为肉桂，亦名桂枝。"然宋代以前所用"桂枝"，"唯以嫩枝破卷成圆者用之"（《本草经集注》），与目前之幼枝（多为一年生者）入药有别。以"柔嫩枝条"入药，最早收载于宋代陈承之《重广神农本草并图经》，将其称为"柳桂"。直到清代中前期，才逐渐改称柳桂为桂枝。

古代的树皮桂枝，其功用与肉桂无异，亦有主"咳逆上气"、"主心痛"、"利肝肺气"等。现代桂枝的功效主治，亦最早见于《重广补注神农本草并图经》桂下的"别说"部分，谓其"尤宜入治上焦药用"。《医学启源》引《主治秘诀》谓其："去伤风头痛，开腠理，解表，去皮风湿"。明代《本草汇言》言其有："散风寒，逐表邪……去肢节间风痛"之功用；《药品化义》增补"专行上部肩臂，能领药至痛处，以除肢节间痰凝血滞"的作用特点。清代，《本草备要》将其功效概括为"温经通脉，发汗解肌"；《本草再新》予以补充，谓其"温中行血，健脾燥湿，消肿利湿，治手足发冷作麻，筋抽疼痛"。目前，在温经散寒、温通血脉、温助阳气、化气行水等方面，应用更加广泛，对其药性特点的认识，更加深入，且古方中之桂枝多改用本品。

蘖米（谷芽）(83甲)

来源于禾本科植物稻的颖果经发芽而成。《名医别录》始载蘖米，列为中品。《本草经集注》此是以米为蘖尔，非别米名也。《新修本草》蘖者，生不以理之名也，皆当以可生之物为之。陶称以米为蘖，其米岂更能生乎？止当取蘖中之米尔。按《食经》称用稻蘖。稻即谷之名，明非米作。《本草纲目》有粟、黍、谷、麦、豆诸蘖，皆水浸胀，候生芽曝干去须，取其中米，炒研面用。其功皆主消导。由以上记载可知，古代以稻、粟、黍等数种植物的果实生芽，但应以稻芽为主。又，《本草衍义》载："蘖米，此则粟蘖也，今谷神散中用之。现我国北方地区习用粟的颖果发芽后作谷芽用，《中华人民共和国药典》即定为谷芽之正品。

本品最早记载为蘖米（《名医别录》），言其"味苦、无毒"，具"寒中，下气，除热"之功效。《日华子本草》以其"除烦，消宿食，开胃"。与《本草纲目》中"消导米面诸果食积"及现代的健脾消食之功用相一致。本品异名尚有粟蘖（《本草衍义》）。北方多用。本品为禾木科一年植物粟的成熟果实经发芽处理而得。主产华北地区。

本品异名有：蘖米（《名医别录》），谷蘖（《谵寮方》），谷芽（《本草纲目》）等。

本品最早见于《名医别录》，言其"主寒中下气，除热"。《本草纲目》将功效归纳为"健脾开胃，下气，和中，消食化积。"《本草经疏》云"蘖米即稻蘖也，具生化之性，故为消食健脾，开胃和中之要药，脾胃和则中自温，气自下，热自除也。"《中药材手册》谓其"治脾虚，心胃痛，胀满，热毒下痢，烦渴，消瘦。"而当前，本品主要用作健胃、消食药。

按语：过去中医应用之谷芽，常常稻芽、粟芽都用，二者功效相近，只是稻芽南方多用之，粟芽（谷芽）北方多用之。

应用：本品入脾、胃之经，消食力较缓，助消化而不伤正气。

大麦(30、35)

来源于禾本科植物大麦的颖果。始载于《名医别录》，列入中品，但历代本草对大麦、青稞，小麦常相混杂，清代《植物名实图考》中图文较清楚：大麦北地为粥极滑，初熟时用碾半破，和糖食之，日碾粘子；为面，为饧，为酢，为酒，用之广。大、小麦用殊而苗相类，大麦叶肥，小麦叶瘦；大麦芒上束，小麦芒旁散。所附之图即为本种。《名医别录》主消渴，除热，益气，调中。《新修本草》大麦面平胃，止渴，消食，疗胀。《本草拾遗》调中止泄，令人肥健。

茈（紫）菀(80甲)

来源于菊科植物紫菀的根和根茎。始载于《神农本草经》，列为中品。《本草经集注》紫菀，近道处处有，生布地，花亦紫，本有白毛，根甚柔细。所述与现代商品紫菀一致。但历代本草收载的紫菀不止一种，《本草图经》紫菀，三月内，布地生苗叶，其叶三四相连，五月六月内开黄紫白花，结黑子，本有白毛，根甚柔细，二月三月内取根，阴干用。所附成州紫菀，斛州紫菀，泗州紫菀图的植物形态皆不相同。可知古代所用紫菀，花已有黄、紫、白三种。按成州即今甘肃省成县，所产紫菀开紫白色花，有基生叶，与今所用紫菀相近。解州在今山西省运城境内，所产紫菀开黄色花，花序作总状排列，与橐吾属(Ligularia）植物相近。现今西北地区所用“紫菀”多为橐吾属植物。

紫菀，如李时珍曰：“其根色紫而柔菀，故名。”本品的异名有：青菀《吴普本草》、紫倩《名医别录》、返魂草根、夜牵牛《斗门方》、紫菀茸《本草述》等。

《神农本草经》列为中品，谓其：“主治咳逆上气，胸中寒热结气，去蛊毒，痿蹶，安五脏。”朴实地记录了应用本品的主要病症；其后《名医别录》又总结了“疗咳吐脓血，止喘悸，五劳体虚，补不足，小心惊痫。”后梁《日华子本草》又指出了“调中及肺痿吐血，消痰止咳。”宁原《食鉴本草》又谓：“主肺经虚热，开喉痹，取恶涎。”《本草以新》曰：“专治血痰，为血劳圣药。又能通利小肠。”叶桂《本草再新》记载了“润肺下气，寒痰及虚喘者宜之。”从而总结了本品主要功效是润肺化痰止咳，治疗肺家咳喘为主。

橐吾

橐吾，因其花序为头状花序，多数排列成长总状，外缘舌状鲜黄色，中央管状花黄色，其状如橐（古代鼓风吹火器），故名。本品的异名有：山紫菀（《中药大辞典》），葫芦七（《陕西中草药》），南瓜七、八角乌（《四川常用中草药》）。

原混入紫菀中，《神农本草经》“款冬花，一名橐吾，一名颗冻，一名虎须，一名菟奚。”《本草纲目》草部款冬花下“释名”中，即将“款冬”与“橐吾”同列为一物。《中国医药大辞典》：“橐吾，款冬之别名。”认为“橐吾”与“款冬”是两种不同药物也有之，如《急就篇》:“款冬、贝母、姜、狼牙、半夏、皂荚、艾、橐吾。”从而说明“款冬”与“橐吾”是为两种不同药物。《中药大辞典》又指出“橐吾”又叫“山紫菀”。少数地区作紫菀入药。以治劳伤咳喘、跌打损伤为主。

张氏从《神农本草经》、《名医别录》、《本草纳目》等的功效能得出如下结论:①从主治功用上“八角乌”与“鬼臼”这二名为同一物。②“八角乌”与“鬼臼”不是“款冬”的异名,因为该物与“款冬”的主治功用不相符。(由于二者只选其一,既然不是“款冬”的异名,则当然是“橐吾”的异名了)。③鬼臼(八角乌)的主治功用与《五十二病房》以上治“狂犬伤人”正相符,也与《武威医简》以之“治久咳上令”相合。故“八角乌”与“鬼臼”当为“橐吾”的异名,也就是说,“橐吾”当即《神农本草经》的“鬼臼”,即小檗性植物八角莲的根茎[成都中医学院学报,1995,18(1):19]。

紫苏

本品原名“苏”(《名医别录》),又称紫苏(《食疗本草》),桂荏(《尔雅》)。其名称的由来,《本草纲目》认为:“蘇从稣,音酥,舒畅也。苏性舒畅,行气和血,故谓之苏。曰紫苏者,以别白苏也。苏乃荏(即白苏)类,而味更辛如桂,故《尔雅》谓之桂荏”。

《名医别录》最先载其功用,谓能“下气,除寒中”(“寒中”出《灵枢·五邪篇》,即寒邪入侵中焦之脾胃寒证)。唐代《食疗本草》称:“治冷气”。宋代《日华子本草》谓其:“补中益气,治心腹胀满,止霍乱转筋,开胃下食,并(治)一切冷气,止脚气,通大小肠。”可见这一时期主要以本品温中行气,所谓“补中益气”,含有寒去气行,中焦健运自复之意。孟诜还增入“除寒热”一语,成为后世发表功效的先导,自此,本品逐渐为解表散寒广泛使用。明代《滇南本草》谓其:“发汗,解伤风头痛,消痰,定吼喘。”《本草纲目》谓其:“行气宽中,消痰利肺,和血,温中,止痛,定喘,安胎”;“解肌发表,散风寒”。此外,甄权《药性论》根据张仲景“煮汁饮之,治食蟹中毒。”及后世经验,提出该药又“杀一切鱼肉毒”;李时珍进而称其“解鱼蟹毒”,并治“蛇犬伤”。至此,对本品功效的认识已较为全面,目前亦与之相似。

(张延昌)

主要参考文献

[1] 黎大祥. 武威历史文化丛书·武威文物研究文集. 兰州：甘肃文化出版社，2002：5—6

[2] 甘肃省博物馆等. 武威旱滩坡汉墓发掘简报. 文物，1973，(12)：12

[3] 张延昌，席书贤，李和平，等. 祛寒逐风合剂治疗尪痹的临床研究. 中医正骨，2000，12 (11)：15

[4] 沈则民.《武威汉代医简》中瘀方的临床应用. 浙江中医杂志，2002，(8)：353)

[5] 柴中元，等.《武威汉代医简、瘀方》的临床应用. 中医药学报，1981，(4)：38

[6] 张延昌. 清热逐风合剂治疗痛风 33 例报告，中医药研究，2002，18 (12)：41

[7] 陕西省咸阳市中山街 157 号. 滋润堂医药科技有限公司

[8] 中医研究院. 中医大词典·内科分册. 人民卫生出版社，1987：124

[9] 中华医史杂志，1997，(1)

[10] 陈吉棠，古代对麻风病传染性认识年代的探讨. 浙江中医学院学报，1995，19 (5)：5

[11] 张天. 介绍我国第一部方剂学——武威汉代医药简. 科学普及，1977，(9)：34

[12] 郑虎占，等. 中药现代研究与应用. 第五卷. 北京：学苑出版社，1998：16

[13] 马继兴. 中医文献学. 上海：上海科学技术出版社，1996：498

[14] 李具双. 武威汉代医简的用字特点. 中医文献杂志，2001，19 (2)：7

[15] 刘耀，等.《伤寒杂病论》方药渊源探析. 山东中医药大学学报，1997，21 (6)：447

[16] 张定华，等. 从《武威汉简》看仲景学说. 甘肃中医，1996，9 (2)：6

[17] 甘肃省文物考古研究所编. 居延新简释粹. 兰州大学出版社，1988：7—8

[18] 甘肃省文物考古研究所编. 居延新简释粹. 兰州大学出版社，1988：5

[19] 甘肃省文物考古研究所编. 居延新简释粹. 兰州大学出版社，1988：序言

[20] 赵宇明，等.《居延汉简甲乙编》中医药史料. 中华医史杂志，1994，24 (3)：163

[21] 甘肃省文物工作队、甘肃省博物馆. 汉简研究文集. 甘肃人民出版社，1984

[22] 吴礽骧. 敦煌汉简释文. 甘肃人民出版社，1991：前言

[23] 赵永红. 武威历史文化丛书·武威酒话. 甘肃文化出版社，2002：196—203

[24] 甘肃省博物馆、武威县文化馆合编. 武威汉代医简. 文物出版社，1975

[25] 张延昌，朱建平. 武威汉代医简研究. 北京：原子能出版社，1996

[26] 张延昌，等. 武威汉代医简注解. 北京：中医古籍出版社，2006

第三篇

灵台皇甫谧针灸学

皇甫谧史考

皇甫谧乡籍考证

皇甫谧医学著作

皇甫谧学术成就探讨

第一章　皇甫谧史考

第一节　《晋书·皇甫谧传》集释

《晋书》为唐代房玄龄等二十一人编撰。房玄龄（578～648），临淄（今属山东淄博）人。唐初名相，居相位十五年，举贤兴教，佐理朝政，后封梁国公。《晋书》凡130卷，记载两晋封建王朝的兴衰史。

皇甫谧，字士安，幼名静，安定朝那人，汉太尉嵩之曾孙也。出后叔父，徙居新安。年二十，不好学，游荡无度，或以为痴。尝得瓜果，辄进所后叔母任氏。任氏曰："《孝经》云：'三牲之养，犹为不孝。'汝今年余二十，目不存教，心不入道，无以慰我。"因叹曰："昔孟母三徙以成仁，曾父烹豕以成教，岂我居不卜邻，教有所阙？何尔鲁钝之甚也！修身笃学，自汝得之，于我何有？"因对之流涕。谧乃感激，就乡人席坦受书，勤力不怠。居贫，躬自稼穑，带经而农，遂博综典籍百家之言。沉静寡欲，始有高尚之志，以著述为务，自号玄晏先生。著《礼乐》、《圣真》之论。后得风痹疾，犹手不辍卷。

或劝谧修名广交。谧以为非圣人孰能兼存出处，居田里之中亦可以乐尧舜之道，何必崇接世利，事官鞅掌，然后为名乎？作《玄守论》以答之，曰："或谓谧曰：'富贵，人之所欲，贫贱，人之所恶，何故委形待于穷而不变乎？且道之所贵者，理世也；人之所美者，及时也。先生年迈齿变，饥寒不赡，转死沟壑，其谁知乎？'谧曰：'人之所至惜者，命也；道之所必全者，形也；性形所不可犯者，疾病也。若扰全道以损性命，安得去贫贱存所欲哉？吾闻食人之禄者怀人之忧，形强犹不堪，况吾之弱疾乎！且贫者，士之常，贱者，道之实，处常得实，没齿不忧，孰与富贵扰神耗精者乎？又生为人所不知，死为人所不惜，至矣！喑聋之徒，天下之有道者也。夫一人死而天下号者，以为损也；一人生而四海笑者，以为益也。然则，号笑非益死损生也。是以至道不损，至德不益。何哉？体足也。如回天下之念，以追损生之祸，运四海之心，以广非益之病，岂道德之至乎！夫唯无损，则至坚矣；夫唯无益，则至厚矣。坚，故终不损；厚，故终不薄。苟能体坚厚之实，居不薄之真，立乎损益之外，游乎形骸之表，则我道全矣。'"遂不仕。耽玩典籍，忘寝与食，时人谓之"书淫"。或有箴其过笃，将损耗精神。谧曰："朝闻道，夕死可矣，况命之修短分定悬天乎！"

叔父有子既冠，谧年四十丧所生后母，遂还本宗。

城阳太守梁柳，谧从姑子也，当之官，人劝谧饯之。谧曰："柳为布衣时过吾，吾送迎不出门，食不过盐菜，贫者不以酒肉为礼。今作郡而送之，是贵城阳太守而贱梁柳，岂中古人之道？是非吾心所安也。"

其后武帝频下诏敦逼不已。谧上疏自称草莽臣，曰："臣以尫弊，迷于道趣，因疾抽簪，散发林皐，人纲不闲，鸟兽为群。陛下披榛采兰，并收蒿艾。是以皋陶振褐，不仁者远。臣惟顽蒙，备食晋粟，犹识唐人击壤之乐，宜赴京城，称寿阙外。而小人无良，致灾速祸，久婴笃疾，躯半不仁，右脚偏小，十有九载。又服寒食药，违错节度，辛苦荼毒，于今七年。隆冬裸袒食冰，当暑烦闷，加以欬逆，或若温疟，或类伤寒，浮气流肿，四肢酸重。于今困劣，救命呼噏，父兄见出，妻息长诀。仰迫天威，扶舆就道，所苦加焉，不任进路，委身待罪，伏枕叹息。臣闻韶卫不并奏，雅郑不兼御，故郄子入周，祸延王叔，虞丘称贤，樊姬掩口。君子小人，礼不同器，况臣穅麦黄，糅之雕胡！庸夫锦衣，不称其服也。窃闻同命之士，咸以毕到，唯臣疾疢，抱衅床蓐，虽贪明时，惧毙命路隅。设臣不疾，已遭尧舜之世，执志箕山，犹当容之。臣闻上有明圣之主，下有输实之臣，上有在宽之政，下有委情之人。唯陛下留神垂恕，更旌环俊，索隐于傅岩，收钓于渭滨，无令泥滓久浊清流。”谧辞切言至，遂见听许。

岁余，又举贤良方正，并不起。自表就帝借书，帝送一车书与之。谧虽羸疾，而披阅不怠。初服寒食散，而性与之忤，每委顿不伦，尝悲恚，叩刃欲自杀，叔母谏之而止。

咸宁初，又诏曰：“男子皇甫谧沉静履素，守学好古，与流俗异趣，其以谧为太子中庶子。”谧固辞笃疾。帝初虽不夺其志，寻复发诏征为议郎，又召补著作郎。司隶校尉刘毅请为功曹，并不应。著论为葬送之制，名曰：《笃终》，曰：玄宴先生以为存亡天地之定制，人理之必至也。故礼六十而制寿，至于九十，各有等差，防终以素，岂流俗之乡忌者哉！吾年虽未制寿，然婴疢弥纪，仍遭丧难，神气损劣，困顿数类。常惧夭陨不期，虑终无素，是以略陈至怀。

夫人之所贪者，生也；所恶者，死也。虽贪，不得越期；虽恶，不可逃遁。人之死也，精歇形散，魂无不之，故气属于天；寄命终尽，穷体反真，故尸藏于地。是以神不存体，则与气升降；尸不久寄，与地合形。形神不隔，天地之性也；尸与土并，反真之理也。今生不能保七尺之躯，死何故隔一棺之土？然则衣衾所以秽尸，棺椁所以隔真，故桓司马石椁不如速朽；季孙玙璠比之暴骸；文公厚葬，《春秋》以为华元不臣；扬王孙亲土，《汉书》以为贤于秦始皇。如令魂必有知，则人鬼异制，黄泉之亲，死多于生，必将备其器物，用待亡者。今若以存况终，非即灵之意也，如其无知，则空夺生用，损之无益，而启奸心，是招露形之祸，增亡者之毒也。

夫葬者，藏也。藏也者，欲人之不得见也。而大为棺椁，备赠存物，无异于埋金路隅而书表于上也。虽甚愚之人，必将笑之。丰财厚葬以启奸心，或剖破棺椁，或牵曳形骸，或剥臂捋金环，或扪肠求珠玉。焚如之形，不痛于是？自古及今，未有不死之人，又无不发之墓也。故张释之曰：“使其中有欲，虽固南山犹有隙；使其中无欲，虽无石椁，又何戚焉！”斯言达矣，吾之师也。夫赠终加厚，非厚死也、生者自为也。遂生意于无益，弃死者之所属，知者所不行也。《易》称，古之葬者，衣之以薪，葬之中野，不封不树。是以死得归真，亡不损生。

故吾欲朝死夕葬，夕死朝葬，不设棺椁，不加缠敛，不修沐浴，不造新服，殡含之物，一皆绝之。吾本欲露形入坑，以身亲土，或恐人情染俗来久，顿革理难，今故觕为之制。奢不石椁，俭不露形。气绝之后，便即时服，幅巾故衣，以蘧除裹尸，麻约二头，置尸床上。择不毛之地，穿坑深十尺，长一丈五尺，广六尺，坑讫，举床就坑，去床下尸。平生之物，皆无自随，唯赍《孝经》一卷，示不忘孝道。蘧除之外，便以亲土。土与地平，还其故草，使生其上，无种树木。削除，使生迹无处，自求不知。不见可欲，则奸不生心，终始无怵惕，千载不虑患。形骸与后土同体，魂爽与元气合灵，真笃爱之至也。若亡有前后，不得移祔。祔葬自周公来，非古制也。舜葬苍梧，二妃不从，以为一定，何必周礼。无问师工，无信卜筮，无拘俗言，无张神坐，无十五日朝夕上食。礼不墓祭，但月朔于家设席以祭，百日而止。临必昏明，不得以夜。制服常居，不得墓次，夫古不崇墓，智也。今之封树，愚也，若不从此，是戮尸地下，死而重伤。魂而有灵，则冤悲没世，长为恨鬼。王孙之子，可以为诫。死誓难违，幸无改焉！

而竟不仕。太康三年卒，时年六十八。子童灵、方回等遵其遗命。

谧所著诗赋诔颂论难甚多，又撰《帝王世纪》、《年历》、《高士》、《逸士》、《列女》等传、《玄晏春秋》，并重于世。门人挚虞、张轨、牛综、席纯，皆为晋名臣。

【译文】

皇甫谧，字士安，小时候名叫静，是安定朝那（今甘肃省平凉市灵台县）人，汉代太尉皇甫嵩的曾孙。皇甫谧过继给他叔父为子，随叔父迁居新安。他到二十岁还不好好学习，终日无节制地游荡，有人以为他是呆傻人。皇甫谧曾经得到一些瓜果，总是进呈给他的叔母任氏。任氏说："《孝经》说'虽然每天用牛、羊、猪三牲来奉养父母，仍然是不孝之人。'你今年近二十，眼睛没有阅读过书本，心中不懂道理，没有什么可以安慰我的。"因此叹息说："从前，孟轲的母亲迁居了三次，使孟子成为仁德的大儒；曾参的父亲杀猪使信守诺言的教育常存，难道是我没有选择好邻居，教育方法有所缺欠么？不然，你怎么会如此鲁莽愚蠢呢！修身立德，专心学习，是你自己有所得，我能得到什么呢！"叔母面对皇甫谧涕泪纵横。皇甫谧深受感动，并激发了他的志气，于是到同乡人席坦处拜师学习，勤读不倦。他家很贫穷，他在亲身参加农业劳动的时候仍然带着经典学习，终于博通典籍百家之言。皇甫谧性格恬静，没有奢望，并从此树立了高尚的志向，把著书立说作为自己的事业，自己取号玄晏先生，写有《礼乐》、《圣真》等论著。后来他得了风湿痹症，虽痛苦不已，但仍然手不释卷。

有人劝皇甫谧为赢得名声而要广泛结交天下名士，皇甫谧认为"不是圣人，哪能做官交友博取好名？住在乡村照样可以享有尧舜之道的美名。自己并非圣人，又何必去与达官贵人结交，为公事忙碌从而得到好名声呢？"于是，皇甫谧写了《玄守论》来回答劝他广泛结交的人。他在《玄守论》里写道：有的人对皇甫谧讲："富贵是人人想得到的，贫贱是人人都厌恶的，为什么不顾惜自己，守着困穷而不作改变呢？况且从道义上讲，最可贵的，是治理国家，而对一般的人来讲，及时行乐便是美事，先生已经年老，牙齿都快没了，连温饱都没有解决，今后死在山沟河谷之中，又有谁知道呢？"

皇甫谧回答道："人最看重的，是生命；道最渴求的，是形体的完美。生命和形体都不应该被疾病所侵害，如果扰乱了形体以至于损及性命，又怎么谈得上脱离贫贱而存富贵呢？我听说吃人家俸禄的人，就得分担人家的忧患，形体强壮的人尚不堪忍受，何况我体弱多病呢？对于文士来说，贫穷是司空见惯的，讲究道义的人的确也常受到轻视，然而，处于贫穷之中而得到道的真谛，一辈子没有忧患，与那种为了追求富贵扰神耗精相比孰好孰坏，自然不言而喻啊！另外，生时不为人知道，死时不被人惋惜，这样的人才是最得道的真谛的呀！聋哑的人，是天下最得道的人。一个人死了，天下的人都为他号啕大哭，因为他的死，对天下有很大的损失；有的人健在，全国的人都为之而欢欣鼓舞，因为他的健在，对全国人都有好处。然而，天下人的哭或笑，并不能使该死的人不死，该生的不生。

所以有至道至德的人，不会因外界影响损益到他的死生。为什么呢？因为他的体魄很健壮。如果为了换回天下人的悲痛而去追求损害生命的名利，顺应全国人的心意去追求无益于身的富贵，这哪是道德的至高境界呢！只有不追求名利，才会无损于性命，身体就会更坚强；只有不求无益于身体的富贵，道行才会更深厚。身体坚强就不会损及生命，道行深厚就不会变浅薄。如果能保持坚实的身体、深厚的道行，将名利、富贵置之度外，看作只是形体表面的东西，那么我的道行是最完善的。”

于是，皇甫谧没有去做官。他潜心钻研典籍，甚至废寝忘食，故当时人说他是“书淫”。有人告诫他过于专心，将会耗损精神。皇甫谧说：“早晨学到了道理，黄昏死去也是值得的，何况生命的长短是上天安排的呢！”

叔父后来有了儿子，二十岁时，皇甫谧也四十岁了，叔父儿子的生母去世。于是皇甫谧回到了本宗籍地。

城阳太守梁柳是皇甫谧父亲堂姊妹的儿子。当梁柳要去城阳赴任时，有人劝皇甫谧用酒肉为他饯行。皇甫谧说：“梁柳未做官时探望过我，我都不出门迎送，吃饭也不过盐菜之类，贫穷的人不以酒肉来招待。现在他当了郡太守而以酒宴来饯行，是看重城阳太守的官职而看轻了梁柳本人，难道这符合古人的为人之道吗？那样做，我的心里会不安的。”

后来晋武帝屡次下诏督促逼迫皇甫谧出仕，皇甫谧上书自称草野之臣说：“我瘦弱多病，迷恋道之旨趣，因为有病而归隐林泽山川之间，不熟习人伦礼法，常与鸟兽为伴。陛下到处求贤，连我这样的不是贤人的人也被收取了。贤德之人脱去布衣当了官，不贤的人就远远地离开了朝廷。我只是个顽钝愚蠢的人，我吃晋王朝的粮食，享受着天下太平，击壤而歌的安乐生活，应该到京城去，在宫阙之外，祝皇帝万寿无疆。而我因不良的品德，才招致灾祸，久为疾病所困，半个身子麻木不仁，右脚肌肉萎缩而变小，已有十九年了。又因服寒食散，违背了服食的规则，反造成毒害，至今已有七年。盛冬时得袒露身体服食冰雪，暑天更觉烦闷，并伴有咳嗽气喘，就像患了温疟症，或又类似伤寒症，气急浮肿，四肢酸重。现在情况更为严重，生命危在呼吸之间，父兄见了离去，妻儿常待诀别。如果迫于皇帝的权威扶车上路，则病痛更会加剧，所以只好不走仕进之路，将身待罪，俯伏枕上叹息，我听说《韶》、《卫》两种音乐不能同时演奏，《雅》、《郑》两种曲子也不能同时进奏，周时王叔（晋厉公）受离间计而杀谷子，自身反被牵连作为谷子同党而被捕；虞丘推荐了贤才，樊姬就不再说长道短了。所以，有地位的人和被统治者，在敬神典礼中用不同器皿，何况我这大麦糠皮的本质，怎能和菰米和（huò）在一起呢！这就如同一个平庸的人，穿着显贵的锦缎绸衣是不相称的。我听说与我一同被征召的人都已到达京师，只有臣我因有疾病，待罪床席，虽也贪图能有光明的前途，但惧怕在路途丧命。即使我没有疾病，且已遇到这样的尧舜之世，如巢父、许由高隐于箕山，亦尚可容忍。我听说上有圣明的皇帝，下就有敢于说出实情的大臣；上有宽容的政策，下就有能委婉表达心愿的人。只有陛下能留心才智之士和宽待我这样久病的人，希望能重新旌表奇才异能之士，从傅岩索请隐居的贤人，从渭水之滨请来像姜子牙那样垂钓的隐士，不要让他们被埋没。”皇甫谧的恳切言词，终于获得了准许。

过了一年多，他又被举荐贤良方正也不去。自己上书给皇帝，要求借书。皇帝送给他一车书。他虽然体弱多病，仍勤读不已。开始服寒食散，因气性不服，相互抵触，常常困顿疲惫不堪，曾悲愤而想伏刃自杀，经他叔母劝阻而止。

咸宁初年，皇帝又下诏说：“皇甫谧性格沉静，平凡自安，坚持学习，喜好古文献典籍，与世俗之人有完全不同的志趣，可以任命他为太子中庶之职。”皇甫谧以病重坚决谢绝。开始，皇帝并不强迫他改变志向，不久以后又下诏征辟皇甫谧为议郎，后又补任命为著作郎，司隶校尉刘毅请任命皇甫谧为功曹，皇甫谧都不应允。他写了有关葬送制度的论著，命名为《笃终》。说：玄晏先生认为生死是大自然的规律，人理的必然趋势。按礼规定，六十岁时就安排后事，直到九十岁，寿具各有不同的等级差别，在平日就准备好以防终日的到来，何必要像世俗那样多忌讳呢！我年龄虽未到六十，然而为疾所困已十多年，屡次遇到丧亡的危险，精神形体都遭到损伤，濒危已多次了。我常常恐惧不知何时就夭寿而终，忧虑身后之事平时没有准备，所以大略地陈述我对葬送的真诚看法。

人所贪恋的，是生存；所厌恶的，是死亡。但虽然贪生，也不可能越过寿命期限；虽怕死，也不可能逃脱。人死了，精神活动停止，形体腐败消散，但魂魄如大气一样，无处不到，所以气属于天，寄托于形体的生命终会达到极限，但最终的尸体，返于本来的真寂，所以，尸体藏于地。魂魄如果不再存在于人体，则与大气同升降；尸体不能长久地保存，与大地合为一体。形体与魂魄不会隔绝，这是天地的本性；尸体与土地合为一体，是归真的至理。今生今世不能保存七尺躯体，死后为什么还要用个棺材与土隔开？这样衣被就是用来弄脏尸体，棺材用来隔绝真寂。所以桓司马自己为自己建造内外棺材，三年都没有建成，孔夫子对此很反感，认为还不如速朽为好。季孙氏死后将美玉与遗体同葬，有人说这跟暴尸于外没什么分别。华元等人厚葬宋文公，所以《春秋》经认为他的行为不是臣子所为；杨王孙死前立下遗嘱，要求裸葬，所以《汉书》认为他的这种做法远比秦始皇贤明。如果认为灵魂一定有知觉，那么人与鬼虽然有不同的制度，但在阴曹地府的三亲六戚远比活着的人多，他们必将准备物品，用来接待死亡的人。今天，如果用活人的想法来比拟死人的思想，那就不是灵魂本来的意思了，如果灵魂本来就无知觉，那么厚葬就是白白夺去活人的东西，消耗在毫无益处的死人身上，而且使用心不良的人萌生盗墓之心，从而会招致暴露尸骸之祸，增加对死者的伤害。

葬的意思就是藏。藏就是不让人看见。如果兴师动众建造内棺外椁，并且将生前的物品用来陪葬，这就好像是在路边埋了金子，又在上面写了说明书一样，即使是愚蠢透顶的人，看到这种情景，也会当成笑话的。用大量的金银财宝厚葬死者，使奸诈之人萌生盗墓之心，或者打烂棺材，将尸体横拖直挪，或顺着死者的双手取下金镯。或按摸肠子寻找死人肚子里的珠玉，这种情形，不是比烧杀之形更残忍惨痛么？古往今来没有哪一个人不死，既然没有不死的人，也就没有不被挖开的墓，所以汉朝贤臣张释之曾说过：假使其中有利可图，即使把棺椁修得像南山一样坚固，还是有缝隙可钻的，假如里面无利可图、即使没有石棺柩，又有什么可担忧的呢？这话实在是至理名言啊，张释之真是我效法的人。为死者加以厚葬，其实并不是对死者表示孝心，而是给活人看的，厚葬对生者和死者都没有任何益处。所以，抛弃死者的遗嘱，聪明人是不会这么干的，《易经》上说：“古代的葬法，用草盖死者，埋葬在荒野之中，也不堆土为坟，也不种树以标明地址。”所以死者能回归大自然，同时也不会使生者劳命伤财。

所以我希望早晨死，傍晚就埋；傍晚死，早晨就埋，不要用布帛裹身，也不修整遗容，不沐浴，不缝制新衣服，口中珠玉也一概不用。我本来想裸体入坑，身体直接与土接触，恐怕亲人受世俗影响已久，要马上革除这种习俗很难，所以我今天粗略定下规矩。奢侈不过石椁，简便只要不裸体。气绝以后，即穿当时穿的衣服，以及过去用的幅巾，用粗席裹上尸体，用麻绳捆住尸首两头，将尸体停放床上。选择不能长粮食的地，挖深十尺，长一丈五尺，宽六尺的坑。挖坑完毕，将床抬到坑边，抽去床，将尸下到坑中。生平所用之物，都不随葬，只须带着《孝经》一卷，以表示不忘孝道，粗席之外，便直接接触土地。坑中土填到与周围地平，然后种上以前原有的草，使草继续生长在上面，不种树木，不铲除上面的杂草，不留下痕迹，以免让人可知葬处，连自己想找都找不到。不见可图之利，则奸人不会生偷盗之心，自始至终都不用恐惧，一千年也不需忧虑。尸体与大地融合，魂灵与元气合一，真是厚爱到极点。如果我死了后，前后还有人死去，不能把我们合葬在一起。合葬的礼节是从周公以后才开始的，并不是自古就有的制度。虞舜死后，葬于苍梧之时，他的两个妃子并没有与他葬在一块儿。这件事就这么定了，不必遵循《周礼》的规定。我死之后，办丧事时不必请教巫师，不要相信卜筮之人，不要受世俗之言约束，也不设置神主牌位，不要在十五日早上和晚上供祭祀，祭祀也不需要到坟墓前，只须每月初一在家里供一下就行了，供一百天就不再供了。上供也只须在日出前漏三刻日入后漏三刻，不能在半夜。日常只须在家里穿穿丧服就行了，不需要到坟屋里去居住。古人并不崇尚筑坟墓，这是很明智的做法，今天积土为坟，并且在上面种上树，以标明地方，这都是非常愚蠢的。如果不按照我说的去做，而一定要厚葬的话，就等于是戮尸于地下，使死者再一次受到伤害，如果我有在天之灵，一定会怨恨悲伤的，我会永远是个伤痛之鬼，王孙子弟，可以以此为诫。作为死者的遗嘱，希望不要更改。

皇甫谧终究没有做官。晋太康三年（282）去世，时年六十八岁。他的儿子皇甫童灵、皇甫方回等遵照他的遗嘱办理了丧事。

皇甫谧一生写有诗、赋、诔、颂、论、难六种体裁的作品，而且著述甚丰。他写的《帝王世纪》、《年历》、《高士》、《逸士》、《列女》等传和《玄晏春秋》等书，都很受时人的推崇。他培养了弟子如挚虞、张轨、牛综、席纯，这些弟子都成了晋代的名臣。

【原文】

皇甫谧，字士安，幼名静，安定朝那人①，汉太尉嵩之曾孙也②。出后叔父③，徙居新安④。年二十，不好学，游荡无度，或以为痴。尝得瓜果，辄进所后叔母任氏。任氏曰："《孝经》云：'三牲之养⑤，犹为不孝。'汝今年余二十，目不存教，心不入道，无以慰我。"因叹曰："昔孟母三徙以成仁⑥，曾父烹豕以成教⑦，岂我居不卜邻⑧，教有所阙⑨？何尔鲁钝之甚也！修身笃学，自汝得之，于我何有？"因对之流涕。谧乃感激⑩，就乡人席坦受书，勤力不怠。居贫，躬自稼穑，带经而农，遂博综典籍百家之言。沉静寡欲，始有高尚之志⑪，以著述为务，自号玄晏先生。著《礼乐》、《圣真》之论⑫。后得风痹疾，犹手不辍卷。

【注释】

①安定朝（zhū 朱）那：安定郡朝那县。朝那：古县名，在今甘肃平凉市灵台县。

②汉太尉嵩：即皇甫嵩。东汉灵帝时为北地太守，以破黄巾功，领冀州牧，拜太尉。

③出后叔父：过继给叔父。出后，出继，即过继给他人为后代。

④徙：迁移。新安：古地名，在今河南渑池县。一说在浙江淳安西。

⑤"三牲之养"二句：即使天天能用三牲奉养，还是不孝之子。见《孝经·纪孝行章》第十："居

上而骄则亡，为下而乱则刑，在丑而争则兵，三者不除，虽日用三牲之养，犹为不孝也。”三牲，指奉养父母的牛、羊、猪等。

⑥孟母三徙：相传孟轲幼年时，所居环境不好，孟母为教育孟轲，三次迁居。事见《烈女传·母仪》和赵岐《孟子题辞》。后喻母教之德。

⑦曾父烹豕（shǐ史）：曾参妻携子到市场，其子啼哭，母亲说回家后为子杀猪。回家后，曾参将杀猪，其妻说与儿戏言，曾参认为不能失信于子，终杀猪以取信。事见《韩非子·外储说左上》。

⑧卜：选择。

⑨阙：空缺。

⑩感激：感动激发。

⑪高尚之志：高洁自守，不愿卑躬曲节求仕的志向。《易·蛊》：“不事王侯，高尚其事。”

⑫礼乐、圣真：皇甫谧早年著作，已佚。清吴士鉴《补晋书经籍志》有载。

或劝谧修名广交①。谧以为非圣人孰能兼存出处②，居田里之中亦可以乐尧舜之道，何必崇接世利③，事官鞅掌④，然后为名乎？作《玄守论》以答之，曰：“或谓谧曰：‘富贵，人之所欲，贫贱，人之所恶，何故委形待于穷而不变乎⑤？且道之所贵者，理世也；人之所美者，及时也。先生年迈齿变，饥寒不赡⑥，转死沟壑，其谁知乎？’谧曰：‘人之所至惜者，命也；道之所必全者，形也；性形所不可犯者，疾病也。若扰全道以损性命⑦，安得去贫贱存所欲哉？吾闻食人之禄者怀人之忧，形强犹不堪，况吾之弱疾乎！且贫者，士之常，贱者，道之实，处常得实，没齿不忧⑧，孰与富贵扰神耗精者乎⑨？又生为人所不知，死为人所不惜，至矣！喑聋之徒⑩，天下之有道者也⑪。夫一人死而天下号者，以为损也；一人生而四海笑者，以为益也。然则，号笑非益死损生也。是以至道不损，至德不益。何哉？体足也⑫。如回天下之念⑬，以追损生之祸，运四海之心，以广非益之病，岂道德之至乎！夫唯无损，则至坚矣；夫唯无益，则至厚矣。坚，故终不损；厚，故终不薄。苟能体坚厚之实⑭，居不薄之真⑮，立乎损益之外，游乎形骸之表⑯，则我道全矣。’”遂不仕。耽玩典籍⑰，忘寝与食，时人谓之“书淫”。或有箴其过笃⑱，将损耗精神。谧曰：“朝闻道，夕死可矣⑲，况命之修短分定悬天乎⑳！”

叔父有子既冠㉑，谧年四十丧所生后母，遂还本宗。

【注释】

①修名：加强修养以求名誉。

②出处：出：出仕为官；处：隐退为民。

③崇：崇尚。接：交接。

④鞅掌：本谓“失容”。此谓公事烦忙，无暇顾及自己的仪表、容貌。语出《诗经·小雅·北山》。

⑤委形：置身。

⑥赡（shàn善）：富足。

⑦扰全道：扰乱保全身体之道。

⑧没齿：终身。

⑨孰与：与……相比，哪一种更好？秏，同“耗”，消耗。

⑩喑聋之徒：哑口不言和耳聋不闻之人。语见《墨子·尚贤下》。喑，哑。

⑪有道者：保有自然法则的人。有，保有。道，道家所主张的自然天道观。

⑫体：此指道德。足：完备。

⑬回：回转；扭转。下句“运”义同。

⑭体：容纳。

⑮居：积蓄。

⑯表：外。

⑰耽玩：酷嗜研习。

⑱箴（zhēn针）：规劝；劝告。

⑲“朝闻”二句：早晨得知真理，就是晚间死去也满足了。语出《论语·里仁》。

⑳分定：判别和确定。

㉑既冠：已经进入成年。古代男子二十岁举行冠礼，标志已成人。

【原文】

城阳太守梁柳[①]，谧从姑子也[②]，当之官，人劝谧饯之[③]。谧曰：“柳为布衣时过吾[④]，吾送迎不出门，食不过盐菜，贫者不以酒肉为礼。今作郡而送之，是贵城阳太守而贱梁柳，岂中古人之道[⑤]？是非吾心所安也。”

其后武帝频下诏敦逼不已。谧上疏自称草莽臣，曰：“臣以尩弊[⑥]，迷于道趣[⑦]，因疾抽簪[⑧]，散发林皋，人纲不闲[⑨]，鸟兽为群。陛下披榛采兰[⑩]，并收蒿艾[⑪]。是以皋陶振褐[⑫]，不仁者远。臣惟顽蒙[⑬]，备食晋粟，犹识唐人击壤之乐[⑭]，宜赴京城，称寿阙外。而小人无良，致灾速祸[⑮]，久婴笃疾[⑯]，躯半不仁，右脚偏小，十有九载。又服寒食药，违错节度，辛苦荼毒[⑰]，于今七年。隆冬裸袒食冰，当暑烦闷，加以欬逆，或若温疟，或类伤寒，浮气流肿，四肢酸重。于今困劣，救命呼噏[⑱]，父兄见出[⑲]，妻息长诀。仰迫天威[⑳]，扶舆就道，所苦加焉，不任进路，委身待罪，伏枕叹息。臣闻韶卫不并奏，雅郑不兼御[㉑]，故郄子入周，祸延王叔[㉒]，虞丘称贤，樊姬掩口[㉓]。君子小人，礼不同器[㉔]，况臣穅麦黄[㉕]，糅之彫胡[㉖]！庸夫锦衣，不称其服也。窃闻同命之士[㉗]，咸以毕到，唯臣疾疢，抱衅床蓐[㉘]，虽贪明时[㉙]，惧毙命路隅。设臣不疾，已遭尧舜之世，执志箕山[㉚]，犹当容之。臣闻上有明圣之主，下有输实之臣[㉛]，上有在宽之政[㉜]，下有委情之人[㉝]。唯陛下留神垂恕[㉞]，更旌瓌俊[㉟]，索隐于傅岩[㊱]，收钓于渭滨[㊲]，无令泥滓久浊清流[㊳]。”谧辞切言至，遂见听许。

【注释】

①城阳：郡名。故址在今山东莒县。

②从姑：父亲的堂姊妹。

③饯之：为他饯行。

④过：拜访。

⑤中（zhòng众）：符合。

⑥尩（wāng汪）弊：指风痹。尩，“尪”的异体字，羸弱。弊，疑“痹”字同音而误。

⑦道趣：指学术旨趣。

⑧抽簪：谓弃官引退。古时作官的人须束发整冠，用簪连冠于发，故称引退为“抽簪”。

⑨闲：通“娴”。熟悉。

⑩披榛采兰：拨开榛丛，采摘兰花。喻选拔人才。

⑪蒿艾：即“艾蒿”，一种各地普遍野生的菊科植物。自喻不才。

⑫皋陶（gāo yáo高摇）：传说舜之臣，掌刑狱之事。振褐：抖掉粗麻短衣上的尘土。喻将皋陶从卑贱者中选拔出来到朝廷上任官。事见《论语·颜渊》。褐，一种兽毛或粗麻制成的短衣，古时贫贱人所服。

⑬惟：虽然。

⑭“犹识”句：还记得帝尧之世老人作击壤游戏时所唱的歌曲。击壤，古代一种投掷游戏名。邯郸淳《艺经》有载。此典作者引自皇甫谧《帝王世纪》一文：“（帝尧之世）天下太和，百姓无事，有八九十老人击壤于世。”并唱《击壤歌》：“日出而作，日入而息，凿井而饮，耕田而食，帝何力与我哉?”后用“击壤”为歌颂太平盛世之典。

⑮速：招致。

⑯婴：遭受。

⑰辛苦荼毒：被寒食散的火邪热毒残害。辛苦，本为辛苦之味入口，犹困厄之事在身，此指服用寒食散，造成火邪热毒在身。荼毒，毒害、残害。

⑱呼噏：亦作“呼翕”。一息之间，形容顷刻之间。

⑲见出：离弃我。见，表示他人行为及于己。出，离弃。

⑳仰迫天威：敬仰地迫于皇帝的威严。

㉑“韶卫”十字：高雅的韶乐和低俗的卫乐不能在一起演奏，雅乐和郑声不能同时吹奏。韶乐，虞舜时乐名，喻高雅之乐。卫乐，喻低俗之乐。卫献公好淫乐，曾鞭笞强迫歌者为其演唱淫乐，事见《史记·卫康叔世家》。雅郑，雅乐和郑声，意同“韶卫”。

㉒“郄子”二句：所以郄子入周报功，灾祸牵累王叔。鲁成公十六年（前575）晋师在鄢陵大败楚军。晋厉公委派郄至入周报功。郄至归功于己，并重赂周大夫王叔简公。王叔即唆使在朝公卿上言简王擢升郄至为上卿。郄至返晋，即于次年被晋厉公处死。王叔因此而受到牵累。事见《国语·周语中》。

㉓“虞丘”二句：春秋虞丘子任楚相十余年，从未举贤良斥不肖，楚庄王却称其为贤相，遂遭致夫人樊姬嘲笑。事见汉代刘向《烈女传·楚庄樊姬》。

㉔“君子”二句：君子和小人，按照礼制不能同处。同器，比喻同处，放在一起。

㉕穬麦黄（kuàng矿）：指粗劣的食粮。此用作自谦之辞，比喻才智低下。穬，“穬”的异体字。麦黄，麦麸。

㉖糅：混杂。彫胡：菰（gū孤）米。古代六谷之一。彫，“雕”的异体字。

㉗同命之士：同时拜官之人。

㉘抱衅：负罪。衅，罪过。

㉙明时：政治清明的时代。古时多用以称颂本朝。

㉚箕（jī鸡）山：传说古代许由避世，隐于箕山。后以箕山为退隐不仕的典故。

㉛输实：竭尽忠诚。

㉜在：存问；慰问。

㉝委情：倾注全心。

㉞唯：希望。

㉟旌（jīng精）：识别。瓌（guī归）俊：指才俊之士。瓌，“瑰”的异体字。

㊱“索隐”句：在傅岩寻求傅说那样的隐士。索隐，寻求隐士。傅岩，古地名。传说傅说（yuè悦）为奴隶时版筑于傅岩之野，殷高宗求贤举傅说为相。

㊲“收钓”句：在渭河之滨访求垂钓的姜子牙。姜子牙，俗称姜太公，传说曾垂钓于渭滨，周文王访贤得之，后佐武王灭殷。

㊳“无令”句：不要让泥滓长期地把清水搅混。泥滓，喻自己。清流，喻贤才。浊，搅混。

岁余，又举贤良方正，并不起。自表就帝借书，帝送一车书与之。谧虽羸疾，而披阅不怠。初服寒食散，而性与之忤①，每委顿不伦，尝悲恚，叩刃欲自杀，叔母谏之而止。

咸宁初，又诏曰：“男子皇甫谧沉静履素，守学好古，与流俗异趣，其以谧为太子中庶子。”谧固辞笃疾。帝初虽不夺其志，寻复发诏征为议郎，又召补著作郎。司隶校尉刘毅请为功曹，并不应。著论为葬送之制，名曰：《笃终》，曰：玄宴先生以为存亡天地之定制，人理之必至也。故礼六十而制寿，至于九十，各有等差，防终以素，岂流俗之乡忌者哉！吾年虽未制寿，然婴疢弥纪，仍遭丧难，神气损劣，困顿数类。常惧夭陨不期，虑终无素，是以略陈至怀。

夫人之所贪者，生也；所恶者，死也。虽贪，不得越期；虽恶，不可逃遁。人之死也，精歇形散，魂无不之，故气属于天；寄命终尽，穷体反真，故尸藏于地。是以神不存体，则与气升降；尸不久寄，与地合形。形神不隔，天地之性也；尸与土并，反真之理也。今生不能保七尺之躯，死何故隔一棺之土？然则衣衾所以秽尸[2]，棺椁所以隔真[3]，故桓司马石椁不如速朽；季孙玙璠比之暴骸[4]；文公厚葬，《春秋》以为华元不臣；扬王孙亲土，《汉书》以为贤于秦始皇。如令魂必有知，则人鬼异制，黄泉之亲，死多于生，必将备其器物，用待亡者。今若以存况终，非即灵之意也，如其无知，则空夺生用，损之无益，而启奸心，是招露形之祸，增亡者之毒也。

【注释】

①忤：抵触。

②衾：被子。

③椁：棺材外的套棺。

④暴：暴露。

夫葬者，藏也。藏也者，欲人之不得见也。而大为棺椁，备赠存物，无异于埋金路隅而书表于上也。虽甚愚之人，必将笑之。丰财厚葬以启奸心，或剖破棺椁，或牵曳形骸，或剥臂捋金环[1]，或扪肠求珠玉[2]。焚如之形，不痛于是？自古及今，未有不死之人，又无不发之墓也[3]。故张释之曰[4]：“使其中有欲，虽固南山犹有隙；使其中无欲，虽无石椁，又何戚焉[5]！”斯言达矣，吾之师也。夫赠终加厚，非厚死也，生者自为也。遂生意于无益，弃死者之所属，知者所不行也。《易》称，古之葬者，衣之以薪，葬之中野[6]，不封不树。是以死得归真，亡不损生。

故吾欲朝死夕葬，夕死朝葬，不设棺椁，不加缠敛，不修沐浴，不造新服，殡含之物[7]，一皆绝之。吾本欲露形入坑，以身亲土，或恐人情染俗来久，顿革理难，今故牏为之制。奢不石椁，俭不露形。气绝之后，便即时服，幅巾故衣，以蘧除裹尸[8]，麻约二头，置尸床上。择不毛之地，穿坑深十尺，长一丈五尺，广六尺，坑讫[9]，举床就坑，去床下尸。平生之物，皆无自随，唯赍《孝经》一卷，示不忘孝道。蘧除之外，便以亲土。土与地平，还其故草，使生其上，无种树木。削除，使生迹无处，自求不知。不见可欲，则奸不生心，终始无怵惕[10]，千载不虑患。形骸与后土同体，魂爽与元气合灵，真笃爱之至也。若亡有前后，不得移祔[11]。祔葬自周公来，非古制也。舜葬苍梧，二妃不从，以为一定，何必周礼。无问师工，无信卜筮，无拘俗言，无张神坐，无十五日朝夕上食。礼不墓祭，但月朔于家设席以祭，百日而止。临必昏明，不得以夜。制服常居，不得墓次，夫古不崇墓，智也。今之封树，愚也，若不从此，是戮尸地下，死而重伤。魂而有灵，则冤悲没世，长为恨鬼。王孙之子，可以为诫。死誓难违，幸无改焉！

而竟不仕。太康[12]三年卒，时年六十八。子童灵、方回等遵其遗命。

谧所著诗赋诔颂论难甚多⑬，又撰《帝王世纪》、《年历》、《高士》、《逸士》、《列女》等传、《玄晏春秋》，并重于世。门人挚虞、张轨、牛综、席纯，皆为晋名臣。

【注释】

①捋：手握住条状物向一端滑动。

②扪：摸。

③发：挖开。

④张释之：汉朝南阳堵阳人，因奏劾太子（景帝）与梁王共车入朝，不下司马门，受到文帝的重用，后为廷尉，景帝时，因旧嫌出为淮南相，不久病卒。

⑤戚：忧愁。

⑥中野：野中，荒野之中。

⑦含：将宝玉或其他随葬品放在死者的口中。

⑧遽除：古代用竹或苇编织的粗席。

⑨讫：完毕。

⑩怵：恐惧。

⑪祔：合葬。

⑫太康：晋武帝司马炎年号，公元280～289年。

⑬诔颂论难：指各种文体的文章。诔，哀祭文。颂，称颂功德文。

第二节　皇甫谧生平事迹

皇甫谧（215～282），字士安，幼名静，自号玄晏先生，西晋安定朝那人。生于东汉建安二十年。《晋书·皇甫谧传》："泰康三年卒，时年六十八岁"。

汉献帝建安二十年，乙未，公元215年，出生，一岁。至魏文帝黄初二年，辛丑，公元221年，七岁。为皇甫谧的少年时期。

魏文帝黄初三年，壬寅，公元222年，八岁。至魏明帝青龙二年，甲寅，公元234年，二十七岁，为皇甫谧的青少年时代。

皇甫谧在汉末战乱、疾疫中度过了他的青少年时代，目睹了当时社会的腐败黑暗。他在《帝王世纪》中愤怒地写到"汉末之乱，郭汜、李傕之属，残害又甚，是以兴平、建安之际，海内凶荒，天下奔流，白骨盈野，故陕津之难，以箕撮指，安邑之东，后裳不完，遂有寇戎，雄雌未定，割据庶民，三十余年…人众之损，万有一存。"皇甫谧因处兵戈扰攘、民不安宁的乱世，整天东游西荡，"跟村童编荆为盾，执杖为矛，分阵相刺，有若习兵"（《说郛·玄晏春秋》）。

《晋书·皇甫谧传》曰："年二十，不好学，游荡无度，或以为痴。"皇甫谧自幼过继给叔父。因其游荡无度，叔父叔母甚以为忧。有一次，谧以瓜果敬叔母，叔母涕曰："汝今年余二十，目不存教，心不入道，无以慰我…修身笃学，自汝得之，于我何有？因对之流涕，谧乃感激，就乡下人席坦受书，勤力不怠"（《晋书·皇甫谧》）。

齐王曹芳正始元年，庚申，公元240年，二十六岁。

《玉海书目》云："晋，正始初，安定皇甫谧以汉纪残缺，博案经传，旁观百家，著《帝王世纪》并《年历》，合十二篇，起太昊帝，讫汉献帝。"

齐王曹芳正始九年，戊辰，公元248年，三十四岁。

司马懿在京城发动政变前，皇甫谧曾做噩梦。《汉晋春秋》云："安定皇甫谧以九年冬（正始九年）梦至洛阳，自庙出，见车骑甚众，以物呈庙云：'诛大将军曹爽。'"寤而以告其邑人，邑人曰："君欲作曹之梦乎！朝无公孙疆如何？且爽兄弟典重兵，又权尚书事，谁敢谋之？"谧曰："爽无叔振铎之请，苟是天机则离矣，何恃于疆，昔汉之阎显，依母后之尊，权国威命，可为至重矣，阉人十九人一旦户之，且爽兄弟乎？"称之为"曹人之梦"。

齐王曹芳正始十年，已巳，公元249年，三十五岁。

掌权的司马懿在京城发动政变，制造了"高平陵事件"，趁皇帝曹芳和大将军曹爽离洛阳祭扫魏明帝高平陵之空，把曹爽兄弟和名士何晏、丁谧、李胜、毕轨、桓范等诛灭三族。其时皇甫谧在河南患疟疾。

高贵乡公曹髦正元元年，甲戌，公元254年，四十岁。

掌权的司马氏诛杀了名士夏侯宏、李丰、许允等。皇甫谧丧后母还本宗。《晋书·皇甫谧传》曰："叔父有子既冠，谧年四十丧生后母，遂还本宗。"

正元元年以前，皇甫谧没有生活在生地甘肃，而是随其叔父在新安度过。他的启蒙老师是叔母任氏，就学魏晋间儒者席坦，谧以著述为志，性情"沉静寡欲"，他"带经而农，遂博综典籍百家之言，…始有高尚之志"。

高贵乡公曹髦甘露三年，戊寅，公元258年，四十四岁。

《黄帝三部针灸甲乙经》开始编写。皇甫谧自序云："甘露中，吾病风加苦聋百日，而方治要皆浅近。乃撰集三部，使事类相从，删其浮辞，除其重复，论其精要，至为十二卷。"而作《甲乙经》。

元帝曹奂景元元年，庚辰，公元260年，四十六岁。

司马昭借心腹贾充的手杀了高贵乡公曹髦，司马昭为收揽人心，下诏征辟皇甫谧等三十七人，而谧不仕，作了《释劝》，以说明自已不愿意为官的理由。又说，自已"服寒食药，违错节度，辛苦荼毒。""初服寒食散，而性与之忤，每委顿不伦，尝悲恚，叩刃欲自杀，叔母谏之而止。"著《寒石散论》。

晋武帝司马炎泰始元年，乙酉，公元265年，五十一岁。

《晋书·皇甫谧传》云："泰始登禅，同命之士莫不毕至，皆拜骑都尉，或赐爵关内侯，进奉朝请，礼如侍臣。唯与疾困，不及国宠。"

晋泰始三年，丁亥，公元267年，五十三岁。

《晋书·皇甫谧传》云："武帝频下诏敦逼。"皇甫谧以病上书："小人无良，致灾速祸，久婴笃疾，躯半不仁，右脚偏小，十有九载"，"服寒食药…于今七年"。

晋泰始四年，戊子，公元268年，五十四岁。

《晋书·皇甫谧传》云："岁馀，又举贤良方正，并不起。自表就帝借书，帝送一车与之。"

咸宁元年，乙未，公元275年，六十一岁。

《晋书·皇甫谧传》云："咸宁初，又诏曰'男子皇甫谧沉静履素，守学好古，与流俗异趣，其以谧为太子中庶子'。谧固辞笃疾。帝初虽不夺其志，寻复发诏征为议郎，又召补著作郎。司隶校尉刘毅请为功曹，并不应。"著《笃终》。

晋泰康三年，壬寅，公元 282 年，六十八岁。

《晋书·皇甫谧传》云："泰康三年卒，时年六十八岁。子童灵、方回等尊其遗命。"

第三节　皇甫谧世系考

关于皇甫姓氏的出现年代，《新唐书·宰相世系表》记皇甫氏："出自子姓。宋戴公白生公子充石，字皇父，……汉兴自鲁迁茂陵，改父为甫。"至此皇甫姓氏生焉。子姓，古国名，公元前十一世纪建都于河南商丘。鲁，即今山东省。茂陵，是汉武帝的陵墓，建造于西汉建元二年（前 139），茂陵在槐里县茂乡（今陕西兴平东南）。《元和姓纂五》："后汉安定皇甫携生稷，始居安定，为著姓"。《长庆集·皇甫镛墓志》"皇父氏……，改父为甫，及汉迁安定朝那，其后为安定朝那人。"由此可知，皇甫姓氏出现于西汉中期（前 139 年以后），其祖籍生地在陕西兴平茂陵，后汉时迁居于安定朝那。在朝那皇甫氏开始显赫并形成士族。因此皇甫谧生于望族，为将门之后。

《晋书·皇甫谧传》："皇甫谧，……汉太尉嵩之曾孙也。"

《后汉书·皇甫规传》："（皇甫规）祖父棱，渡辽将军，父旗，扶风都尉"。

《新修固原直隶州志·人物志》："皇甫规，字威明，安定朝那人，祖棱，渡辽将军，父旗，扶风都尉。"

《后汉书·皇甫嵩传》："渡辽将军之兄子也。父节，雁门太守。"

《世说新语·文学篇》注引王隐《晋书》："谧字士安，安定朝那人，汉太尉嵩曾孙也，祖叔献，灞陵令，父叔侯，举孝廉"。

从所引史料来看，朝那皇甫世系的名人主要有：安定都尉皇甫俊，俊之子皇甫棱，为渡辽将军；棱之子皇甫旗，为扶风都尉；旗之子皇甫规，征为尚书；雁门太守皇甫节，节之子皇甫嵩，为汉太尉；嵩之子皇甫叔献和皇甫竖寿，皇甫叔献为灞陵侯；叔献之子，皇甫叔侯，仅举孝廉；叔候之子皇甫谧；谧生二子，长子皇甫童灵，生平不详。次子皇甫方回，曾为陶侃所器重，后被杀于四川。《晋书·皇甫谧传》记皇甫方回："少遵父操，兼有文才，永嘉初，博士征，不起。避乱荆州，闭户闲居，未尝入城府。蚕而后衣，耕而后食，先人后己，尊贤爱物，南土人士威崇敬之……，廙大行诛戳以立威，以方回为侃所敬，责其不来诣己，乃收而斩之。荆土华夷，莫不流涕。"

朝那皇甫世系简表：

皇甫氏…{ 皇甫俊—棱—旗—规
　　　　 □□□—节（棱兄）—嵩{ 叔献—叔侯—谧—（童灵、方回）
　　　　　　　　　　　　　　　 竖寿

朝那皇甫氏族中，皇甫规和皇甫嵩是重要的人物，此二人使皇甫氏族名声显扬。皇甫规（103～173）。《古今图书集成》记皇甫规："永和六年（141）西羌大寇三辅（指长安、冯翊、扶风），安定郡将知规有兵略，乃命为功曹，使卒甲士八百与羌交战，斩首数级，贼遂退却。""其后羌众大合，烧陇西。""延熹四年（161）秋，羌大寇关中（古函谷关以西为关中），三公举规为中朗将，持节监关西兵先零等羌，破之，斩首八百级，相劝降者十余万。""（皇甫规）征拜渡辽将军……永康元年（167），征为尚书，迁弘农太守，封寿成亭候。让拜不受，转为护羌校尉。熹平三年（174）以疾征还，未至车于谷城，年七十一。所著凡二十七篇”。皇甫规能征善战，足智多谋，他在抗羌抚羌，安定凉州，护卫安定郡东迁的战事中，功绩卓著，称为西州豪杰，他的功就使皇甫氏族变得兴旺。

皇甫嵩，字义真，卒于东汉兴平二年（195），生年不详。皇甫规是皇甫嵩的侄子。灵帝中平元年（184），黄巾大起义，汉以嵩为左中朗将，与朱隽共讨张角，于颖川、仓亭（今河北威县一带）、广宗（今山东阳谷）、曲阳（今河北上曲阳县）等地，斩黄巾领袖张樑、张宝等人，斩黄巾将士十余万首级，俘虏十余万人，是汉王朝的大功臣，功拜车骑将军冀州牧，汉太尉，封槐里、美阳两县八千户。皇甫嵩功绩显赫，官居上品，使皇甫氏成为士族大姓。至西晋，皇甫氏族达到全盛时期。至隋时，有史书记载的皇甫氏名人已达到四十多人。

第四节 古代医籍论皇甫谧

在古代医籍中最早明确指出《针灸甲乙经》为晋皇甫谧所撰的医家是隋唐时人杨上善、杨玄操。例如《太素》任脉、冲脉篇杨上善注文两处称引“皇甫谧录《素问经》”文字（见现行本《甲乙经》卷二第二）；杨玄操序《八十一难经》云：“皇甫玄晏总三部为甲乙之科”，又引《医心方》卷二云：“皇甫士安，晋朝高秀，洞明医术，撰次《甲乙》。”这句嘉奖之语在历代很多医籍中被引用，如唐王焘在《外台秘要·明堂序》中说：“夫明堂者，黄帝之正经……又皇甫士安，晋朝高秀，洞明医术，撰次《甲乙》，并取三部为定，如此则《明堂》、《甲乙》是医人之秘宝，后人学者，宜遵而用之，不可苟从异说，致乖正理。”而在现存目录学著作中，最早注名《甲乙经》为“皇甫谧撰”者，系成书于五代后晋时期的《旧唐书·经籍志》。在《隋书·经籍志》记有“黄帝甲乙经十卷”，但未注明该书的编者。这里古人为我们留下了一个问题，它像一个谜，至今仍值得我们思考。

从上述引文可见，隋唐时期，已经以皇甫谧为《甲乙经》一书的编者，然而成书于初唐时期的《隋书·经籍志》却未注明本书为皇甫谧撰，同一时期成书的《晋书·皇甫谧传》中列举了皇甫谧的很多著作名称，唯独没有这本在当时已经有极大影响的《针灸甲乙经》。而杨上善、杨玄操又是根据什么将皇甫谧作为《针灸甲乙经》一书的编者呢？是不是仅据原书序文推断？那么原书序文是否确为原书编者所撰呢？这一系列的疑问有待我们进一步探索。

尽管存在以上疑虑，但唐以后似乎也并无人怀疑皇甫谧是《针灸甲乙经》的编著者。宋臣国子博士高保衡、尚书屯田郎中孙琦、光禄卿直秘阁林亿等在《新校正黄帝针灸甲乙经序》中称：“晋代皇甫谧博综典籍百家之言，沉静寡欲，有高尚之志。得风痹因而学医，习览经方，遂臻至妙。取黄帝《素问》、《针经》、《名堂》三部之书，撰为《针灸经》十二卷，历古儒者之不能及也。”高度评价了皇甫谧在针灸学上的贡献，以及其伟大的人格。

第五节　皇甫谧的故事

皇甫谧，字士安，幼名静，晚年自号玄晏先生，安定朝那（今甘肃灵台县）人，是我国晋代著名的史学家、文学家、针灸学家。生于汉献帝建安二十年（215），卒于晋武帝太康三年（282），享年68岁。为发展我国的针灸学做出了卓越的贡献，同时在文学和史学上也有着极其光辉的成绩。他的一生为后世留下了很多美谈。

一、家庭和时代对他的影响

皇甫谧是东汉太尉皇甫嵩的曾孙。但其祖和父仅为小吏。他从小过继叔父，随之迁居新安（今河南渑池县。一说在浙江淳安）。40岁时因丧后母才又回到故乡朝那。他一辈子没有做过官，年青时还自己耕种过田地。一直过着清贫的生活。因此，他对劳动人民有真实的了解和同情。

皇甫谧在他二十岁时还不喜欢读书，整天无节制地游荡，人们还以为他是个傻子。据《晋书》记载，“年二十，不好学，游荡无度，或以为痴。”

汉建兴十二年（234），皇甫谧二十岁，他诚恳地把得到的瓜果奉送给养育自己成人的叔母任氏。皇甫谧的温顺举动不仅未使叔母快慰，反而使她十分难过，使她疚心地感到自己对皇甫谧没有尽到应尽的教育责任。他对皇甫谧说：“孝经上说：用牛、羊、猪三牲供养，还算不孝。你今年二十有余，忘却礼义之教，不想正道，怎能使我心安呢?”继之，又感叹地说：“过去孟子的母亲三次搬家而成就了儿子的事业，曾子杀猪教育了儿子，难道是我没有选择好邻居，或者教育上有什么缺失吗？你为什么这样的迟钝不懂事呢？端正品行，深研学问，你自己得益，于我有什么好处呢?”叔母因此伤心地哭了，皇甫谧深受感动。从此他就在家乡拜席坦为师，刻苦学习。因迫于家贫，只好“带经而农”即一面务农，一面学习。可见他的成长与叔母的教导有密切关系；而他的学习条件却是很艰苦的。

皇甫谧生于汉末，长于曹魏，死于西晋。他的一生，经历了社会、政治局面的三次大变化。每次都是新的封建统治代替旧的封建统治。

东汉末年，战争不断，兵戈扰攘，天下离乱，造成人民生活的极端贫困。加之疾疫流行，民弃农业，流亡逃窜者横尸遍野。皇甫谧目睹了当时社会的腐朽黑暗，饱尝了频繁战争所带来的痛苦。他后来在《帝王世纪》一书中曾愤怒地写道：“汉末之乱，郭汜、李傕之属，残害又甚，是以兴平、建安之际，海内凶荒，天下奔流，白骨盈野，故陕津之难，以箕撮指，安邑之东，后裳不完，遂有寇戍，雄雌未定，割据庶民，三十余年……人众之损，万有一存。”由此可见，他对统治者为争权夺利而挑起的长期战争罪行是深恶痛绝的；对人民群众所遭受的痛苦是深表同情的。这对他奋志于学，隐居不仕，以及把主要精力投放在著书立说及研究针灸医学事业的高贵品质的形成有很重要的意义。

西晋统治集团的腐化残暴和荒淫奢侈，在我国的历史上是颇为有名的。晋武帝本人就是奢侈的提倡者。王恺和石崇斗奢侈，晋武帝助王恺，仍不能取胜。一个皇帝助臣下斗奢侈，可以想见奢风的盛行。就连当政的大官傅咸都说：“奢侈之费，甚于天灾。”当时的一般士大夫，必然会受到这种淫邪风气的影响，因而史书有“晋武帝提倡荒淫，士族响应”

的记载。他们群起而争的是钱财和官爵，贪图的是享受与挥霍。谁要真心做事，谁就会遭受排斥和轻蔑。而那些愤世嫉俗，敢于批评朝政的士大夫，则会遭到统治者的残酷镇压，如稽康就因攻击礼法之士和儒家的六经，以及在给山涛的信里表示反对司马氏集团而被司马昭所杀。所以这些人就尽量采取不同的方式来逃避政治：有的不愿作官，隐居不出，如向秀“灌园锻铁，隐居不仕”；有的游山玩水，寻找世外桃源；有的举杯痛饮，以酒消愁，如阮籍的侄子阮咸曾经用大盆盛酒，有群猪来饮酒，他便和猪共饮。还有一些官僚名士，则醉心于谈玄论道，当时清谈之风盛行。皇甫谧生长在这样的时代，处于这种恶劣气氛的包围之中，但他既没有与统治者同流合污，也没有消极沉沦，而是超凡脱俗，奋志于学，在医、文、史诸方面都有精深的造诣，甚至在身患重病之际还努力著述，他的许多重要著作就是在患病之后撰写的。这的确是难能可贵的。因此，他一生所表现出来的高尚情操和奋发有为的精神，正如他在事业上的成就一样，也永远闪耀着灿烂的光辉。

二、浪子回头，自学成才

皇甫谧自从受叔母感动，拜乡人席坦为师之后，彻底由一个“游荡无度”的浪子变为一个“沈静寡欲，有高尚之志”的学子，他一直“勤力不怠”，甚至达到了“耽玩典籍，忘寝与食”的程度，以至当时的人称之为“书淫”。在他 42 岁得半身不遂的风痹症后，“犹手不辍卷”，“披阅不怠”。有人劝他不要过分看书，以免损耗精神，他却说：“朝闻道，夕死可矣，况命之修短分定悬天乎!”为了学习和事业，他真是把生死都置之度外了。

学什么？以及为什么而学，这是皇甫谧在前进的道路上必须解决的问题。

东汉末年，战争频繁，天下大乱，民不聊生，佛教和道教也于此时逐渐盛行起来。到了魏晋，丹鼎符篆，服药求仙，肉体飞升等一系列骗人的鬼话广为流传。而且由于何晏、王弼、阮籍等所谓名士的提倡，形成了一套严密的唯心主义玄学体系，以至“后进之士，莫不景仿效。选举登朝，皆以为称首。矜高浮诞，遂成风俗焉。”但皇甫谧“与流俗异趣”，“博综典籍百家之言”，在医学特别是针灸学方面尤为专注，这说明他的学习目的非常明确，即不是为了沽名钓鱼，升官发财，而是对世人有所裨益。

皇甫谧的生活经历是比较简单的。他一生的大部分时间是在甘肃故乡度过的，但也去过河南、陕西和成都。当时社会上的读书人在其青年时往往有一段或长或短的漫游时期，以便到人文荟萃的都市，用语言或诗文作自我宣传，结交权贵，求其援引，在他们的幕府里求得一官半职，为自己的前途找出路。而皇甫谧漫游的主要目的，则是为了访贤求道，得到学问。他离开故里而欣赏到了异乡的山水与新奇事物，看到了人间的悲欢离合，遇到了一些快乐与不幸。他把所见所闻及体会都真实地记录了下来，并感到是一种精神上的安慰与寄托。这种漫游使他丰富了生活，开阔了眼界，增长了知识，积累了经验。

通过多方面的刻苦学习，皇甫谧文、史、医并茂，名噪一时，并成为千古学者。其所著诗赋诔颂论难甚多，又撰有《帝王世纪》、《年历》、《高士传》、《逸士传》、《烈女传》、《玄晏春秋》以及《针灸甲乙经》等。

三、轻权重道，隐居不仕

前面曾经谈到，在皇甫谧所处的时代，升官、贪财、享受是当时社会的普遍风气，是一般士人争相追求的目标。以皇甫谧的人品，他的才学，他在社会上的名望，他在事业上的成就，以及他的一些官僚社会关系，如他的某些门人是西晋名臣，他姑母的儿子梁柳是太守，他要当官是非常容易的。事实上，当时曾有很多人建议他出来作官，一些政治显要推举他作官，甚至皇帝本人也一再下令要他作官，他都一一谢绝了。

当有人劝他扩大交往，博取名望时，他说："非圣人孰能兼存出处，居田里之中亦可乐尧舜之道，何必崇接世利，事官鞅掌，然后为名乎？"人们看到他贫病交迫，就婉言劝他改变一下处境，对他说："富贵人之所欲，贫贱人之所恶，何故委形待于穷而不变乎？且道之所贵者，理世也；人之所美者，及时也。先生年迈齿变，饥寒不赡，转死沟壑，其谁知乎？"他却回答说："吾闻食人之禄者怀人之忧，形强犹不堪，况吾之弱疾乎！且贫者士之常，贱者道之实，处常得实，没齿不忧，孰与富贵扰神耗精者乎……"。魏郡羡慕他的学识和品德，推举他做孝廉，他谢绝了。魏元帝景元元年（260），皇甫谧46岁，相国晋王召选皇甫谧等37人，"同命之士莫不毕至，皆拜骑都尉，或赐爵关内侯，进奉朝请，礼如侍臣。"唯皇甫谧托病不出。

晋武帝泰始三年（267），皇甫谧53岁，"武帝频下诏敦逼不已。"可是他又以病上疏："小人无良，致灾速祸，久婴笃疾，躯半不仁，右脚偏小，十有九载……"予以推却。因言辞恳切，晋武帝准其所奏。一年后即泰始四年，他54岁，又被"举贤良方正"，也没有去。却给皇帝上表借书，皇上为了表示自己"礼贤下士"的美德，"送一车书与之"。晋武帝咸宁初年（275），皇甫谧61岁，皇帝又下诏说："男子皇甫谧沈静履素，守学好古，与流俗异趣，其以谧为太子中庶子。"他也以病重为由，坚决拒绝了。皇帝起初答应了他的请求，但后来又"诏征为议郎"，"召补著作郎"。以及"司隶校尉刘毅请为功曹"。他都没有答应。

皇甫谧既不同于司马氏集团中人"见利必夺，以杀助夺"，也不同于当时的一般士人在侈谈清高的后面招权纳货，而是坚决拒绝出来做官，这原因究竟何在？

从他所写的《帝王世纪》、《玄守论》、《释劝论》、《笃终论》等著作所表达的处世观点和他的终生为人来看，他之所以稳居不仕，一方面是由于他对战争的深恶痛绝，对极端黑暗的政治的反感，不愿与统治者同流合污；另一方面是因为他有安贫乐道的高尚情操。所谓安贫，就是甘愿过清贫的生活；所谓乐道，就是扎扎实实地做学问，特别是力求在人生修养与医学之道上有所成就，以造福世人。他"躬自稼穑，带经而农"，从小与劳动群众在一起，对他们所遭受的痛苦，包括病痛，是深有了解的，况且他自己身患重疾，因此对人民的痛苦的体会就会更深。皇甫谧在乐道上的可贵之处在于他的志向极其坚定，他始终为了一个崇高的目标而奋斗着，贫穷时如此，身患重病时如此，有了名望后如此，在利诱和高压下也是如此，真个是"富贵不能淫，贫贱不能移，威武不能屈"。他同时代的所谓"竹林七贤"，如山涛、阮籍、向秀等人，在重压和利诱下都先后投靠了司马氏，当了大官。这的确是鲜明的对比。

此外，皇甫谧的隐居不仕还有一个很重要的原因，就是对司马氏集团的残酷杀夺怀有极其畏惧的心理，采取了不问政治、明哲保身的态度。我们知道，以司马氏为首的西晋士族门阀集团是靠杀夺起家的，它的统治是极其贪婪残暴的，连统治阶级内部的王公贵族都常有一种朝不保夕的恐惧心情，何况是多病的皇甫谧。"天下多故，名士少有全者"。对皇甫谧来说，前车之鉴，是不会不吸取的。《汉晋春秋》曾有皇甫谧在正始九年冬梦到"诛大将军曹爽"的生动记载，而司马懿杀大将军则是发生在正始十年。魏明安老师在《晋代学者皇甫谧》一文中对此作了合乎逻辑的分析。把《曹人之梦》作为解释皇甫谧畏惧朝政，隐居不仕的佐证，看来是合乎情理的。

隐居不仕固然只是一种消极的反抗，但也反映了皇甫谧对富贵、利禄和官场的轻蔑。

皇甫谧姑母的儿子梁柳被朝廷任命为城阳太守，将要赴任，人们劝皇甫谧为之饯行，他回答说："梁柳未当官到我家来，我迎送他时门都不出，吃饭只不过是一点咸菜，穷人不认为吃酒肉就是朋友。今天他当太守了，我就为他饯行，那是看重城阳太守而轻视梁柳，不符合古人之道，我心中也不安"。多么高尚的品质，赤诚的心！

四、编撰《针灸甲乙经》

皇甫谧40岁时，后母去世，叔父的儿子也已成年，他就又回到了自己的家乡甘肃灵台。这时，皇甫谧在文、史学上已很有成就，正处于有所作为的中年时期，但不幸在他42岁（魏甘露元年即公元256年）时，患了风痹症，半身不遂，兼苦耳聋。这对他的精神和躯体都是一次极为沉重的打击。疾病的痛苦，使他深感医学事业的重要。他说："夫受先人之体，有八尺之躯，而不知医事，此所谓游魂耳。"他对黄帝、岐伯、扁鹊、医和、仓公、华佗、仲景这些历代名医，深为敬佩，"徒恨生不逢乎若人"。他决心把自己有生之年的全部精力贡献给医学事业。习览经方，手不释卷。他还动员儿子皇甫方回和门人一起从事医疗经验的总结，并在自己身上体验针感。同时不遗余力，抱病整理医学古籍和撰书，终于写成了《针灸甲乙经》这部光辉的针灸巨著。

《针灸甲乙经》全书共12卷，分128篇，刊行于晋太康三年（282）。它的撰成，除了皇甫谧本人的智慧和努力之外，还有着很重要的历史原因。即在秦汉时期，我国的生产和科学（包括医学）已经有了相当基础；在魏晋时期，虽然相对稳定的时间很短，但我国的生产和科学又有了新的发展和进步，在数学、医学和农学等部门还有一些突出的成就。在原有的基础上把我国的医学向前推进了一步的医学家王叔和、葛洪等也是生于这一时期。可以说，《针灸甲乙经》是历史前进的产物，从它的内容中，我们可以清楚地看到继承和创新的有机结合。

《黄帝内经》是皇甫谧撰写《针灸甲乙经》的主要参考资料，成书约在战国秦汉时期。本书在朴素的唯物主义观点指导下，较系统地阐述了中医学基本思想理论、辨证论治规律以及各种病症等多方面内容，特别是其中的《针经》部分，更详细地记载了经络和针灸方面的成就。说明在晋代以前我国的医学已有相当的基础。

河北满城发掘的西汉刘胜墓是汉武帝元鼎四年（前113）埋葬的古墓，其中有一批精细的医药用具，特别是"金制、银制医针九根"完好如新，足以说明早在西汉我国制医针的工艺就已达很高水平。

皇甫谧正是总结了魏晋以前的针灸成就，吸收了《素问》、《针经》、《明堂孔穴针灸治要》的精华，并结合自己的实践经验才写成《针灸甲乙经》的。由于上述三部参考著作"文多重复，错互非一"，他做了十分繁重的"使事类相从，删其浮辞，除其重复，论其精要"的选材整理工作。尤为可贵的是，他师古不泥，对前人的理论取舍有度，在制方用穴上还有许多创新，使我国的针灸学在《内经》的基础上又向前推进了一步。

《针灸甲乙经》的刊行，标志着我国针灸学的又一次重大发展，使针灸学第一次专门化、系统化起来，奠定了针灸专科化的基础。这是我国医学分科的先驱，也是标准化、规范化的先驱。《甲乙经》从刊行到现在已有一千七百余年，它不仅推动了我国针灸学的发展，而且对我国的针灸学也有着甚为巨大的影响。

五、错服寒食散几于自尽

魏景元二年（261），皇甫谧47岁，由于疾病的折磨和时代的影响，他也卷入了帝王将相们腐朽的“服石”之风，以求挽救“躯半不仁”的身体。

服石的起源很早，《史记·仓公列传》就有“齐王侍医遂病，自炼五石服之”的记载，而且引扁鹊“阴石以治阴病，阳石以治阳病”说法为理论根据。可见在战国或至少在西汉时就有了服石的方法，不过当时服石只是作为一种治疗的方法而已。魏晋时期，崇尚道教，迷信盛行，炼丹服石已为统治阶级的上层人物追求长生不死、返老还童的手段，因而形成了风气。

所谓“服石”，就是长期服用一种石性药方，此方包括五种药物，即钟乳石、硫磺、白石英、紫石英和赤石脂，所以叫“五石散”。又因服后身体烦热，必须“寒衣、寒饮、寒食、寒卧，极寒益善，”所以又叫“寒食散”。五石烧炼后大热有毒。服后药力发作时，狂躁烦热，坐卧不宁，叫“石发”或“散发”。以致发展到神志癫狂，宽衣大帽，到处乱跑，叫“形散”。最后发展到“隆冬裸袒食冰”，或用冰水浇身。其中毒者，有的舌缩入喉，有的痈疮陷背，有的肌肉溃烂。

皇甫谧服石后，他如得一场大病，“初服寒石散，而性与之忤，每委顿不伦，尝悲恚。”痛苦难忍，竟因此而“叩刃欲自杀”，终因劝阻乃止。后来，他从自己服石中毒的经验中，现身说法，抨击了服石之弊。

六、奖掖后进

魏晋士大夫图虚名、讲标榜的风气盛极一时，后进之士得不到名流的吹捧、提拔，往往无人重视，甚至遭受排挤。左思是西晋时期较有成就的文学家。他“博采材料，核实事物”，积十年之久才写成《三都赋》。此赋辞藻壮丽，气魄雄伟，所记事物大体真实，是西晋赋中的杰作。但由于左思出身贫寒，政治上受门阀大族的压抑，因此《三都赋》问世之处，时人多予以讥讽。左思虚心地拜请皇甫谧代为斧正，皇甫谧阅读后，十分赞赏，并为作序。这之后，从前讥讽左思的人，不但不再讥讽，反而对他很佩服，大家争相抄录《三都赋》，以至当时连纸价都贵了起来，留下了“洛阳纸贵”的佳话。

七、矫俗薄葬

皇甫谧一生饱经忧患，抱病撰著，用尽了心血。晋太康三年，皇甫谧的身体愈来愈衰弱了，几乎是百病俱发。他已预感到自己寿命不长，于是写成了《笃终论》一文，主张矫俗薄葬。他在临终前，还嘱咐后人，他死后要穿平常随身的衣服，用芦席裹尸，择不毛之地，挖一深十尺，长一丈五尺，宽六尺的土坑，“去床下尸，平生之物皆无自随，”坟地周围不种树木，“使生迹无处，自求不知”。“朝死夕葬，夕死朝葬，不设棺椁，不加缠敛，不修沐浴，不造新衣，殡晗之物，一皆绝之。”并说“吾本欲露形于坑，以身亲土……生不为人所知，”死也要做到“亡不损生”。矫俗薄葬，再一次体现了皇甫谧安贫乐道的崇高品质。

这个把事业看得十分重要而把荣华看得十分平淡的一代学者，终于在穷困潦倒中病逝于朝那，享年68岁。其子皇甫童灵、皇甫方回，“遵其遗命”，将父俭礼薄葬于灵台县张鳌坡塬边。千余年来，当地人们世代相传，称其墓为“皇甫古冢”。

皇甫谧的一生，是清贫的一生，是勤奋治学的一生，是为祖国作出重大贡献的一生。为了纪念皇甫谧和他的儿子皇甫方回，后人为之立二贤祠，并将其生平列在府县志的懿行传内。

皇甫谧有很多学生，最出名的是挚虞，还有张轨、牛综、席纯等，皆为晋名臣。

第二章　皇甫谧乡籍考证

第一节　皇甫谧乡籍求真

《晋书·皇甫谧传》中记载："皇甫谧，字士安，幼名静，安定朝那人。"这说明皇甫谧的故里在安定朝那无疑。但对于朝那的地理位置，一直众说纷纭，出现了灵台说、平凉说、固原说、镇原说、静宁说、华亭说等。根据皇甫谧史料研究，现存皇甫谧陵墓及灵台遗迹和史志资料，以及当地丰富的有关皇甫谧的民间传说，又综合医史学家意见，可以肯定皇甫谧的故里就在今甘肃灵台。

安定郡史学界看法比较一致，即在今泾川县一带。那么只要确定了皇甫谧生存时期朝那县的位置，这个问题就迎刃而解了。《汉书·地理志》安定郡条下记载，安定郡于汉武帝元鼎三年置，即公元前114年，属县二十一，朝那县有湫渊祠。《后汉书·郡国志》记载安定朝那县，"有湫渊方四十里，停不流，冬夏不增减，不生草木。"因此，可以断定朝那县当以朝那湫而得名。现今，朝那湫经李广兴氏考证，在庄浪县境内，紧靠固原地区泾源县。《汉书》系东汉初年班固所撰，约成书于汉和帝永光四年（91），据朝那县初置时约200年，可以说是当代人记当代事，是可信的。约比《汉书》晚9年由许慎撰著的《说文解字》"泾"字条下注："注水出安定泾阳幵头山，东南入渭。"这里的幵头山即崆峒山主峰。也可以说，现在崆峒山所在的平凉当时已是泾阳县（今泾源）所辖的区域，因此，安定朝那县初置时应在今平凉地区华亭（包括庄浪）及固原地区泾源县一带。

问题是皇甫谧出生于东汉末年，五岁时，即黄初元年（220）10月曹丕废汉帝自立，东汉亡。朝那县还在不在原来的位置？晋记室参军郭璞在《山海经注》西山经西次二经高山条："又西五十里，曰高山。其上多银，其下多青碧、雄黄，其木多梭，其草多竹，泾水出焉，而东流注于渭"下注："今泾水出安定朝那县西幵头山至京兆高陵县入渭也。"这里的"今"，应指郭璞所处的当代，即晋咸宁二年至太宁二年（276～324）之间；"西"指明了方位，就是朝那县当在幵头山的东面。这就说明晋代朝那县已在崆峒山，也说明当时的朝那县应辖原朝那县的部分区域和平凉的部分区域。由于长期战乱，人民流离失所，人口锐减，据《汉书》、《后汉书》载，西汉时期安定郡辖二十一县，人口十四万多，东汉时只有八县二万九千人，所以东朝那的版图扩大是可能的。再说，郭璞是我国晋代著名的训诂学家、文学家，博学多才，精通训诂及天文、阴阳卜筮等术，词赋为中兴之冠，他的记载是可信的。郭璞生于晋咸宁二年（276），6岁时皇甫谧卒，几乎是同时代的人，也充分说明皇甫谧所处的晋代朝那县已在平凉以东。

需要说明的是《后汉书·郡国志》朝那县下的记载，可能是根据《汉书》来的。再说，《后汉书》是由南朝宋范晔所撰，约成书于公元420年至445年之间，比郭璞的《山海经注》晚120多年，因此，他的可信度大不如《山海经注》。

那么，是什么原因造成朝那县的位置由平凉以西迁移至平凉以东？这一点平凉县志已有记载。西汉时，平凉东、西、南部列属泾阳、乌氏、朝那三县，为安定郡所辖，东汉时为羌族所迫，西、南部之乌氏、朝那两县随安定迁往美阳县（今岐山县），这与史书的记载是吻合的。据《资治通鉴》载：东汉时安定东迁有两次：一次是汉永初五年（111），汉安帝因“羌既转盛，而缘边二千石令长多内郡人，并无守战意，皆争上徙郡县，以避寇难”而下诏“陇西徙襄武，安定徙美阳，北地徙池阳，上郡治衙。百姓恋土，不乐去旧，遂乃刈其稼禾，发彻室屋，夷营壁，破积聚（汉纪43卷）”，逼民内迁。到汉顺帝永建四年（129），由尚书虞诩上言，顺帝复诏安定、上郡、北地还旧土。另一次是汉顺帝永和六年（141）“以羌寇充斥，凉部震恐，复徙安定居扶风，北地居冯翊”（汉纪44卷）。可以认定，朝那县在第一次迁移中随安定从美阳西迁时落在今灵台县境内的朝那镇，时间应在公元129年以后的两三年之内。第二次东迁时没有属县迁移的记载。因为当时安定迁回之后的边塞并不安定大小战事几乎每年都有。约在建安十六年（211），曹魏所属的马超等10部反，后被打败，奔安定、凉州。建安十八年，马超率羌胡击陇上诸郡，诸郡皆应之，超尽兼陇右之众。在此之前的建安十一年（206），北方的乌桓乘乱掠汉民10万户，辽西蹋顿尤强，建安十二年，曹操出卢龙赛，击乌桓，破乌桓于白狼山，斩蹋顿，降其众二十余万。汉顺帝汉安二年（143），护羌校尉赵冲“击烧当羌于阿阳”（今静宁）等。可以看出，朝那县迁回平凉以西是不太可能的。这一点北周地理志早有考证，指出“此朝那后魏所侨置者。”清一统志引灵台县志云：“魏朝那在灵台县西北九十里，居民贸易于此，为东朝那市。”从地图上看，华亭泾源一带正好在灵台县朝那镇的西面，因此人称西朝那。

除此之外，灵台县境内遗存的大量皇甫谧生活的遗迹，可从另一个方面进一步证明皇甫谧生卒地在灵台。

历史遗迹是历史的见证。1987年在全国范围内的文物大普查中，灵台县博物馆的普查人员在现灵台县朝那镇发现了一个规模宏大的汉朝那城遗址，发现了大量汉砖汉瓦残片和城基建筑遗址。据初步考证，汉朝那县始建于何时无法确定，但毁时约在东汉末年。东汉亡于公元220年，就是说皇甫谧出生时，即公元215年东汉建安二十年前后，汉朝那县城即在今朝那镇，与史书的记载是完全吻合的。

据上所述，通过史料与史迹的相互佐证，可以完全肯定皇甫谧祖籍就在灵台县。

第二节 皇甫谧籍贯问题源流考

史实清楚地告诉人们皇甫谧祖籍安定朝那，在今甘肃省平凉市灵台县。那么为什么近年来围绕着皇甫谧的籍贯形成了一系列的议论，甚至闹得沸沸扬扬，似乎成了一个历史疑案问题？

20世纪70年代以来，我国晋代著名针灸学家皇甫谧，系“安定朝那（今甘肃灵台）人”，似乎已成定论。但随着社会经济的发展，特别是改革开放以来，人们认祖归宗的心理活动逐渐兴盛起来，修家谱、祭家祠的社会风气开始又逐渐流行起来，同时俱来的社会历史文化名人效应的价值剧增，于是围绕着社会历史名人文化资源的利益抢夺战也就开始了。

实际上自 20 世纪 60 年代，位于灵台县张鳌坡的“皇甫谧陵墓”被列为“甘肃省重点文物古迹保护单位”以来，皇甫谧这位一生隐居不仕，企图绝名后世的集文史哲医于一身的伟大学者，他的籍贯已经基本明确，具体确定在灵台县。

确定皇甫谧祖籍安定朝那，在灵台县亦绝非空穴来风。1955 年赵玉青在《祖国晋代伟大的针灸学家皇甫谧》一文中指出：“皇甫谧是安定朝那人，即今甘肃灵台县。”1957 年，陈邦贤在《中国医学史》中也提出：“皇甫谧，……西晋安定朝那人（今甘肃省灵台县朝那镇）。”1964 年，甘肃省人民政府公布灵台县张鳌坡塬边“皇甫古冢”为省级文物保护单位。20 世纪 70 年代末至 80 年代初，《中国医学史略》、《中医大辞典·医史文献分册》、《中国古代医学》、《中国医学发展简史》、《针灸甲乙经校释》等著作中都确认皇甫谧祖籍在今甘肃省灵台县。1982 年，灵台县人民政府对皇甫谧古墓进行了修葺。1983 年 9 月，甘肃省卫生厅、中华全国中医学会甘肃分会针灸委员会在兰州召开“纪念皇甫谧逝世 1701 周年暨学术交流会”，来自全国二十四个省、市、自治区的中医针灸学专家和文史学者一致认为：根据当时已经发现的史料，确定皇甫谧祖籍在今甘肃省灵台县。

但是进入 21 世纪以来，有人对此产生了质疑。有“崆峒籍说”在《兰州晚报·西部版》发表了题为《揭秘皇甫谧故里》的文章，随后便在平凉作“学术报告”，宣讲这一研究成果。《兰州晚报》报道称：该研究是历史上一项绝无仅有的成果，达到了国内领先水平，并得到了科研成果组织鉴定部门的认可。一时间内，早有定论的皇甫谧籍贯问题又被重新提了出来。“崆峒籍说”的依据是《辞海》（缩印本 1770 页）皇甫谧条：“皇甫谧……安定朝那（今甘肃省平凉西北）人。”《全国医古文函授教材》引用此说。

针对“崆峒籍说”，平凉市皇甫谧研究院研究人员及时进行了抨击。他们指出，这个看似学术争论的一家之言，其负面效应非同小可。同时也组织了各方面的研究人员，进行了一系列的研究，在研究院刊物《皇甫谧研究》第三期“皇甫谧籍地异议与考证”专栏刊登了十多篇文章，从各个方面不同角度再一次证明了皇甫谧祖籍灵台县的历史事实。

随之而来的是“固原籍说”，认为皇甫谧籍贯是宁夏回族自治区固原市彭阳县。这一观点的依据也是《辞海》（缩印本）。在《辞海》（缩印本 1983 页）“朝那”条是这样说的：“古县名，西汉置。治所在今宁夏固原东南，北魏末废。……”北京中医学院贾以仁 1981 年著文认为，皇甫谧祖籍在今宁夏回族自治区固原县。甘肃中医学院医古文教授宁越先生也考证了有关史地资料，认为皇甫谧祖籍在今宁夏固原县东南。这一观点也得到了宁夏区当地政府的大力支持，投入了大量经费给予资助，并形成议案，报送到了国家有关部门。对此，甘肃省人民政府、平凉市人民政府、灵台县人民政府以及甘肃省文化和中医学术界都给予了高度关注，有理有节地以历史事实和各方面的大量资料进行了理性的解说。同时，于 2006 年 9 月在甘肃省灵台县举办了“2006’中国·灵台（国际）皇甫谧文化节暨纪念皇甫谧诞辰 1791 周年中医针灸学术交流大会”，这次活动由世界针灸学会联合会、中国针灸学会等多家单位联合主办。通过这次大会，皇甫谧籍贯问题的争论基本平息了。

关于皇甫谧籍贯异地之说，除了“崆峒籍说”、“固原籍说”之外，还曾经出现过“华亭籍说”、“泾川籍说”等等，但这些观点很快就销声匿迹了。

自从 2006 年 9 月，由世界针灸学会联合会、中国针灸学会等多家单位联合主办的“2006’中国·灵台（国际）皇甫谧文化节暨纪念皇甫谧诞辰 1791 周年中医针灸学术交流大会”，在甘肃省灵台县召开之后，关于皇甫谧籍贯的各种异地之说彻底销迹了。

第三节 古朝那考析

要确定皇甫谧的祖籍，实际就是确定皇甫谧生存期间古朝那在今天的地理位置。

一、西汉时期的朝那

朝（zhu）那，又称古朝那或西朝那，秦置。西汉时为安定郡所辖，治所在今宁夏固原市彭阳县的古城。史志记载古朝那地理特征有湫渊，民间也有关于湫渊的传说，即现在当地老百姓口头上仍说的“东海子、“千海子”。尤其是1978年在彭阳古城出土的西汉文物“朝那鼎”。鼎上铭文记有：“第二十九，五年，朝那，容二斗二升，重十二斤四两……”。经考证此鼎系汉武帝元鼎五年（前112）为汉武帝特铸的器物，铸造地就是当时的朝那镇。“朝那鼎”的出土，确认了西汉时期古朝那的治所。

二、安定郡的东迁

羌人起义是东汉中期中原西北地区羌族人民的起义。东汉初羌族内迁到今陕西、甘肃一带，与汉族人民杂居，遭到东汉官吏和地方豪强的压榨和奴役。羌人多次起义反抗。羌人起义前后经历了约六十年（参考文献：《中国古代史》夏曾佑，《中国史学史》金毓黻，《中国通史简编》范文澜）。东汉中期，由于发生的羌族起义迫使安定等三个郡治东迁。据《资治通鉴·卷四十九》和《后汉书·西羌传》记载，安帝永初五年（111），安定郡被迫东迁。安定都先迁临泾（治今泾川北），再迁扶风郡的美阳（今陕西武功境内）。十八年后，于顺帝永建四年（129）又迁回临泾。唐地理总志中的《元和郡县志》记泾州：“（安定郡）至顺帝移今理。”安定郡在迁回临泾后的第二年，即公元130年，羌众又起，安定都又二次再迁扶风，之后还迁临泾。因此，历史上安定郡的东迁经历了二迁扶风（美阳），三迁临泾的复杂迁移过程。

东迁时期的皇甫氏族已是望族。以朝那皇甫规、皇甫嵩为代表的皇甫氏先哲，已经开始胜任安定郡或国家要职。此时的朝那已经成为安定郡治的群望。从逻辑上推断，基于上述朝那的特殊地位，安定郡应与朝那一起迁移。但令人费解的是，从公元111年安定郡开始东迁，到西魏大统元年（535）约400多年的历史中，大多数权威性史志文献都未提及朝那东迁一事，直到公元535年西魏以后，史书文献才出现朝那由宁夏固原的古城迁进今甘肃灵台的记述。《钦四摩全书·太平寰宇记》泾州良原县条下记：“后魏大统元年自原州百泉县朝那城，徙朝那县于此。其地今割入临泾县界。”《辞海》朝那条下：“古县名。……西魏大统元年（535）置，治所在今甘肃灵台西北。”由于史志文献缺少东汉时期朝那迁移的记述，这就给后人考证朝那的变迁以及皇甫谧的生卒地带来许多困惑和争议。

三、“朝那”一辞的音韵学考证

朝那一址，早在秦时就已设置（见《中国历史地图集》）。当时为羌族先零部落所居住。东汉初，羌族的烧当部落也入住此地。羌族先零部落所用的语言是羌语。羌语属汉藏语系藏缅语族，发音特点是复辅音较丰富。“朝那”二字的本来读音，读作（zhu luo 朱落），这在今临泾、灵台一带的百姓中还可听到这种发音。它属于较典型的羌族语言，具有丰富的羌族语音，符合羌语发音的规律。其文义无从可考。因此“朝那”一辞源于羌语，“朝那”系羌人命名的地名（参考文献《中国古代史》夏曾佑；《音韵训诂研究》吴庆蜂：《音韵学通论》胡安顺）。由于“朝那”与羌人有着直接联系，甚至在某种意义上“朝那”代表了羌人。当时由于羌汉矛盾的日益激化，汉人更加歧视和排斥羌文化，以致朝那东迁后，汉民族不愿意继续使用与羌人有关的“朝那”一辞作地名，于是“朝那”一辞便在迁移后被忌讳使用。这样，迁移后的“朝那”只好暂时挂靠在郡治临泾。因为安定郡管辖并含括了“朝那”，所以此时便出现了“只言安定，不言朝那”和“言安定即是言朝那”的特殊记述体例。羌汉之间创伤裂痕的恢复，整整用了400多年，直到公元535年，“朝那”一辞才被回复使用。这就是史志文献把东迁后的朝那“漏记”的原因。“朝那”一辞在东汉中期至西魏（129～535）期间被禁用，可从以下事例得到证明：

第一，只言安定，不言朝那。如《晋书·帝记》记：“征处士安定皇甫谧……”因忌用“朝那”二字，所以文中不言朝那，而以安定代之。又《玉海书目》记：“晋，正始初，安定皇甫谧以汉纪残缺，博案经传，旁观百家，著《帝王世纪》并《年历》……”。同上条，文中省略了“朝那”二字，而以安定代之。这种记述方式可以说明两个问题，一是迁移后的“朝那”为安定郡所辖；二是“朝那”二字有忌用之嫌。又如《魏书·裴叔业传》附《皇甫光传》云：“安定皇甫光，美须髯……”此条亦是只言安定，不言“朝那”。又如前文提到的现在泾川保存的两块北魏石碑碑阴记述的四位皇甫氏人物的籍贯，亦是采用了“安定人”的记述体例。

第二，用邻近的地名替代迁移后的“朝那”。如北周至隋时期的皇甫璠，其子皇甫诞，其孙皇甫无逸，此三人是一家三代直系亲属关系，他们三人一直生活在京兆兰田。他们的籍贯应该一致。但是他们的籍贯在不同时期的文献中，却有不同的记述形式。《北史》皇甫璠传记为安定三水人；《隋书》皇甫诞传记为安定乌氏人；《新唐书》皇甫无逸记为安定朝那人。查《灵台县志》：今灵台县境为魏、晋时的鹑觚、阴密、三水县地。由此可知，当时的三水属灵台。灵台即西魏时期的朝那治所。此言三水者，即是言朝那也。为避“朝那”之嫌，而以三水代之。查乌氏一址，北魏未置，在今甘肃泾川东，西魏废。泾川东为魏晋时安定郡所辖。文中，言乌氏即是言安定。皇甫诞为安定人，安定含括朝那，此说符合当时的记述方式。到唐朝以后，“朝那”二字才被解禁，故《新唐书》对皇甫无逸的籍贯直接记述为“安定朝那人”。从上可知，安定郡东迁时，古朝那亦同时发生了迁移。但由于羌汉矛盾的激化，汉民族不愿意继续使用与羌人有关的“朝那”一辞做地名，以致史志文献对东迁后的朝那，采用了“只言安定，不言朝那”的特殊记述体例。

第四节　皇甫谧墓考究

现存灵台县张鳌坡的“皇甫谧陵墓”，仍然是考证皇甫谧生卒地的重要线索。该墓于20世纪50年代末，经有关方面考察论证，就作为重点保护对象。1960年3月被列为“甘肃省重点文物古迹保护单位。”编号：366号。当年3月19日，泾川县人民委员会（当时泾川、灵台、崇信三县和为泾川县）《关于转发甘肃省第二批重点文物古迹保护单位名单的通知》说："灵台公社张鳌坡保护皇甫谧封土冢墓一座，保护范围 20×20"。

1972 年，省地联合考察勘探，探出墓道，推断为汉至南北朝时期墓葬，1974 年甘肃省文化厅协同当地县文化主管部门对此墓进行了勘探。结果在西侧发现墓道，并确定为晋代古墓。为保护古墓的完整性，故暂未做彻底清理。1982 年，省文化部门资助，灵台县政府决定由文化馆措办，对墓冢砖混加固，并立了"皇甫谧之墓"碑。1986 年甘肃省文化、卫生部门拨专款，灵台县分管领导经手，确定有关部门具体办理，于 1987 年 5 月修建起"皇甫谧陵园"，面积 3300 多平方米（五亩）。

历代《灵台县志》关于皇甫谧墓多有记载。灵台有志始自明代。明万历三十七年(1608) 县令张凤池首创《灵台县志》，可惜这部县志因战乱而佚失，至今未闻见到者。清顺治十五年（1658），灵台知县黄居中重修《灵台县志》，本志补遗随篇山川节中记述："晋皇甫谧墓，在县东北十里张敖家原上。"民国二十二年（1933），灵台县长张东野又"用心撰修"了第三部《灵台县志》，其中有关皇甫谧的记载多达近十处。在陵墓节记述："皇甫谧墓，周围大约数丈，冢高丈余，时人犹曰皇甫古冢。"第四部《灵台县志》撰修于 1988 年，该志在古遗址节中记述了"皇甫谧读书台"，在古墓葬节中记述了"皇甫谧墓"，在照片集内有"皇甫谧古墓"彩照。

除《灵台县志》外，在其他文史资料中也有关于皇甫谧墓的记述。2005 年甘肃平凉学者张连举先生撰文指出，在成书于北宋神宗元丰三年（1080）的《元奉九域志》中，在其灵台条下有"皇甫氏士安冢"的记述。这比已知清雍正四年（1726）成书的《古今图书集成》，记述灵台有"晋皇甫士安墓"的年代提前了约 700～1000 多年。说明早在唐宋时期，灵台的皇甫谧就已经得到世人的确认。

第五节　皇甫谧遗迹辑略

一、泾川的皇甫谧遗存

能够证明古朝那在东汉时期迁移的最好证人就是皇甫规和皇甫嵩。此二人在前文已有叙述。皇甫规和皇甫嵩分别是皇甫谧的五世祖和四世祖，他们的生活年代恰好正是朝那东迁时期。他们作为朝那皇甫望族的代表人物，不仅兴旺了皇甫氏族，而且还亲自参与了朝那东迁的全过程，最终，他们把自己的家眷和族人安居在郡治临泾。迄今还遗存在泾川的皇甫规妻墓、皇甫规妻庙，以及皇甫嵩读书台，就是很好的证明。

泾川的皇甫规妻墓在今泾川县完颜村九顶梅花山之巅，有保存完好的皇甫规妻墓冢，有墓碑。泾川的皇甫规妻庙在县北，相邻的永丰庄、杨家店、完颜村，三村共有三座皇甫圣母庙（又称皇甫规妻庙）。清《古今图书集成》平凉府部，载："贞烈祠，在治城北二十里，祀东汉皇甫规妻。"贞烈祠即指皇甫规妻庙。民国《泾川县志》等史志，亦有类似记载。当地百姓还把农历七月十九定为传统的皇甫圣母庙会，流传至今。

在今泾川西北二十里的皇甫头还有皇甫嵩读书台。《古今图书集成》载："皇甫头，在州西北二十里，即皇甫嵩所居处，有皇甫嵩读书台。"《四库全书·大清统志》载："皇甫头，在州西北二十里，有皇甫嵩读书台。"民国《泾川县志》记："皇甫头，在治西北二十里，即皇甫和（泾州治中）所居处，有皇甫嵩读书台。久废。见《通志》。”

现泾川城原址为古“泾州城皇甫店”。皇甫店是目前确知的皇甫氏在泾州的主要聚居区。民国《泾川县志》：“安定故城，……即今县治也。”祝世林《平凉古代史考述》说：“现在的泾州城在未迁泾州前，旧名皇甫店。”

以上泾川的皇甫氏遗存说明：早在皇甫规和皇甫嵩生活年代（195年以前），皇甫规家眷和皇甫氏族就已经迁至郡治临泾（今泾川北）。皇甫头、皇甫店就是其主要居住地。皇甫和属西魏时期（约550）的人物，史料中有关皇甫和在皇甫头居住的记述，说明皇甫氏族在西魏时（550）仍然在泾川居住。由此提示，在皇甫谧生卒年代前后，皇甫氏族就已经安居在今泾川、灵台一带。现在泾川保留的皇甫氏遗存，尽管目前还不能对其产生的年代及其真实性进行确认，但至少可以说明，皇甫氏族在泾川有着很大的影响，以皇甫规、皇甫规妻、皇甫嵩为代表的皇甫先民，深受泾川、灵台一带民众的爱戴，而这种爱慕之心源渊已久。反之，如果说古朝那在东汉时期没有迁移，那么在西魏以前，尤其是三国、北魏时期，就不可能在今泾川、灵台出现诸多的皇甫氏遗存。

二、泾川的北魏石碑

现在泾川保存的两块北魏石碑，即嵩显寺碑和南石窟寺碑，二碑的碑印记载了北魏宣武帝永平二年与三年（509、510）泾州的有关人员。惜已残缺不全。其中可辨认者有：“别驾从事皇甫轨，字文则，安定人。”“平凉太守朝那男皇甫口，字文选，安定人。”“司马敷西男安定皇甫慎”。“祭酒从事安定皇甫恂。”以上所记四位皇甫氏人物都是安定人。此实物证明，在公元510年北魏以前，皇甫氏系就在泾州居住。这同时也印证了前文皇甫和在泾川居住的事实。

三、皇甫谧与灵台遗存

在皇甫规和皇甫嵩的年代，皇甫氏族就已经安居在今泾川、灵台一带。前文对此已有阐述。皇甫嵩是皇甫谧的曾祖父。皇甫嵩的卒年是公元195年，这距离皇甫谧的生年（215）仅隔20年。说明在皇甫谧出生时，皇甫谧的家族就已经迁移到灵台。因此，皇甫谧的出生地是在灵台。皇甫谧从小过继叔父，随之移居新安（今河南渑池县），至40岁因丧后母又回到他的出生地。现今在灵台保存的皇甫谧遗存，证明了皇甫谧的生卒地是在甘肃灵台。

今灵台县东北五里有皇甫谧曾经学习过的地方“皇甫谧读书台”；有以“朝那”命名的“朝那镇”。在张鳌坡一带有皇甫谧曾经居住过的地方“皇甫书窑”，种过草药的“皇甫花园”；耕耘稼穑的“皇家坪”，以及相传是其出生地的“皇甫湾”。

以上灵台的皇甫谧遗存，均有省、州、县志记载，并有其相关丰富的民间传说。说明历史上灵台与东朝那，灵台与皇甫谧曾发生过直接联系。结果皇甫规、皇甫嵩等皇甫氏在泾川的遗存，说明东迁后的安定郡就迁移在今泾川县北，而灵台就是迁移后的东朝那治所。中国著名历史地理学家谭其骧先生主编的《中国历史地图集》，在隋·雍州部明确将迁移后的朝那位置标记在今泾川东南约40公里处（即东经107°I6′；北纬35°06′），这与今灵台县的位置（东经107°38′；北纬35°05′）基本相符，说明迁移后的朝那就在今甘肃灵台。

关于古临泾、泾州与今泾川、灵台的地理位置关系：《辞海》泾州条下："泾州即临泾。东汉、魏、晋为安定郡治所。北魏为泾州治所"。三国、魏、晋时的临泾、泾州为一地（东经107°20′；北纬35°30′）；古临泾与今泾州（东经107°20′；北纬35°20′），两地相距仅约6公里。泾川又与灵台相邻（两地相距约40公里），自古或为一州、或为一郡、或为一县。即古临泾与今泾州相连，泾川与灵台相邻。泾川距离平凉约75公里，平凉距离彭阳约42公里。可见，历史上关于皇甫谧故里的争论始终就在这方圆100多公里的范围内持续着。

第三章　皇甫谧医学著作

第一节　《针灸甲乙经》版本源流

现存《甲乙经》刊本最早者，为明代万历二十九年（1601）刊《古今医统正脉全书》中所收之《甲乙经》，现通行本均以该本为祖本。此外日本尚藏有“正统本”、“明蓝格抄本”二种抄本。

一、“正统本”非宋改以前古本

日本内阁文库藏有明正统二年（1437）重刊本卷一、二、三的抄本。《经籍访古志补遗》记有此抄本残卷，并以为“较之吴氏刊本，文字大佳”，原正统刊本下落不明，《日本访书志》记有此本残本，认为该本“远胜医统本”。今国内学者对此抄本残卷极为重视，甚至作为校改《甲乙经》的唯一版本依据，皆因受杨守敬《经籍访古志》影响，以为此书“原在未校正之前”。当今著名针灸学文献研究专家黄龙祥先生认为，其实此书并非未经宋臣校正之古本，乃后人伪作，几无可取之处。此本实际上源出“医统本”祖本。

二、明蓝格抄本所承别本

“明蓝格抄本”原为大藏书家陆心源收藏，现藏日本静嘉堂文库。因其行格线为蓝色，而名“蓝格抄本”。全书共八册，十二卷，书末有戴霖及朱筠的跋文，并有熙宁二年的刊记和林亿、王安石等人的衔名。此抄本与现行“医统本”非同出一祖本，书中错误不少，然其胜于“医统本”之处亦复不少。朱筠在跋文中说：“此本讹字虽多，然其不讹处，视今本大胜，真古抄本也。”

黄龙祥氏认为，“明蓝格抄本”是现存《甲乙经》唯一异本，对于《甲乙经》的校勘有十分重要的参考价值。无此本则对校便无实际意义，从而大大影响校勘质量。

三、医统本大失宋本之旧

“医统本”是现存最早的刊本，也是所有通行本的祖本，但它也存在明末刻本所共有的弊端，错脱衍讹之处很多，后人妄改之处亦不少。黄龙祥认为，在体例方面，“医统本”几乎尽失宋本之旧，指出若不精校则不可读也。总体而言，错讹妄改者有脱文、错简、体例混乱、后人臆改、注文误作经文等几个方面。《甲乙经》在宋代“简编脱落者已多”，然而更多的脱文却发生在宋以后。

关于《针灸甲乙经》的所有版本及源流详见下表。

第二节 《针灸甲乙经》注家考

《针灸甲乙经》对我国针灸学的发展影响很大，刊行之后立即得到了医学界的高度评价和重视，一向被认为是学医必读之书，尤其在唐朝时广泛流行。如孙思邈《千金方·大医习业》云："凡欲为大医，必须谙《素问》、《甲乙》、《黄帝针经》、《明堂流注》、……等诸部经方。"本书对国外医学也有着深远的影响，特别是在日本和朝鲜影响较大。但在传承习诵过程中，"简编脱落，文字错乱，义理颠倒，世失其传"。于是自宋代开始就有人对《针灸甲乙经》进行重新校正。如宋国子博士高保衡、尚书屯田郎中孙奇、光禄卿直秘阁林亿等在《新校正黄帝针灸甲乙经序》中言："国家诏儒臣校正医书，今取《素问》、《九墟灵枢》、《太素经》、《千金方》及《翼》、《外台秘要》诸家善书校对，玉成缮写，将备亲览。"

自古以来，辑注古典医籍文献者可分为两家，一为辑经家，一为注疏家。注疏家长于医理，疏于考证；辑经家长于考证，疏于医理。象《新校正黄帝针灸甲乙经》这类著作多为辑经家之作。《针灸甲乙经》在唐朝被高度重视，但那时尚无人对该书进行任何辑校与注疏，尽管《千金》、《外台》诸书都大量引录了该书的内容。实际上自宋代开始我国辑注中医典籍之风才逐步形成，尤其宋徽宗赵佶还亲自主持编定了方书《圣济总录》。在这一学术气氛的影响下，政府才开始组织一大批儒臣担任辑校官校对《针灸甲乙经》。校书官对皇甫谧及其《针灸甲乙经》给予高度评价，云："晋皇甫谧博综典籍百家之言，沉静寡欲，有高尚之志。得风痹因而学医，习览经方，遂臻至妙。取《黄帝素问》、《针经》、《明堂》三部之书，撰为《针灸经》十二卷，历古儒者之不能及也。"可惜此书在宋代时已经"简编脱落者已多，是使文字错乱，义理颠倒，世失其传，学之者鲜矣。"于是才对《针灸甲乙经》进行了首次校对，开校注《针灸甲乙经》之先河。宋臣校注《针灸甲乙经》的序例是这样的："诸问，黄帝及雷公皆曰问。其对也，黄帝曰答，岐伯之徒曰对。上章问及对已有名字者，则下章但言问言对，亦不更说名字也。若人异则重复更名字，此则其例也。诸言主之者，可灸可刺，其言刺之者，不可灸，言灸之者，不可刺。"但是宋校本到明清之际已经失传，现所能见到者为明代以后的刻本。

自宋臣校注过《针灸甲乙经》之后，在元明清传播刊行的过程中又有不同的传本，但不论哪种传本，只是刊刻传行，未见有校注者。中华人民共和国成立以后也进行了新印，截至目前共有约十种本子，如：1955 年商务印书馆据明刻古今医统正脉全书本排版的铅印本、1956 年人民卫生出版社影印古今医统正脉全书本、1962 年人民卫生出版社出版的《针灸甲乙经校勘》（以下简称校勘本）、1979 年人民卫生出版社出版山东中医学院校释的《针灸甲乙经校释》（以下简称山东中医学院校释本）、1990 年中国医药科技出版社出版黄龙祥校注的《黄帝针灸甲乙经（新校本）》（以下简称黄龙祥新校本）、1995 年四川科学技术出版社出版古文山、廖崇明等翻译的《黄帝甲乙经》白话全译本（以下简称古文山等白话全译本）、2005 年人民军医出版社出版王军点校的中医经典诵读丛书之《针灸甲乙经（新校版）》（以下简称王军新校版本）、2006 年人民卫生出版社出版黄龙祥整理的中医临床必读丛书系列本《针灸甲乙经》（以下简称中医临床必读丛书黄龙祥整理本）、2007 年学苑出版社出版刘聪校注的中医十大经典丛书之《针灸甲乙经》（以下简称中医十大经典丛书刘聪校注本）等。其中1955年和1956年两种本仅是刊印而已，并未作任何校注。校勘本尚未得以窥其概貌。

山东中医学院校释本由山东中医学院负责校释，河北新医大学、南京中医学院、黑龙江祖国医药研究所、福州市人民医院负责审定。该本以人民卫生出版社影印明刻医统正脉本为蓝本，以正统本、嘉靖本、京师医局本、存存轩本、日本八尾勘兵卫刻本等为对校本，根据当时遵循的“七本中医古书校释执行计划”拟定体例，按提要、原文、校勘、注释、语译、按语等六项进行编写。“提要”将每篇的通篇大意、段落梗概言简意赅地列于篇首，加以说明；“原文”以蓝本为主；“校勘”按对校、本校、它校、理校四种方法进行，对原书中脱漏、倒置、衍文、讹字等加以纠正；“注释”包括训诂与注解两个方面。训诂是对某些生僻难懂的字词进行注音和解释，注解是对某些专用术语或部分内容进行解释；“语译”以意译为主，将原文之古汉语译成浅显通俗的语体文；“按语”本着有则按之，无则不按的原则，对应加阐发，或需归纳概括，或需批判，或需存疑待考等内容均一一作了说明。

黄龙祥新校本以人民卫生出版社影印明刊医统正脉本为底本，以日本静嘉堂文库藏明代蓝格抄本为主校本，以日本内阁文库藏抄正统二年刊本为参校本。与以前各校注本不同的是黄龙祥氏于各篇之首均注明了该篇原文见于现行本《素问》、《灵枢》那一篇，极便检索对照阅览。同时还选用了《外台秘要》、《医心方》、《千金要方》、《医学纲目》等书的相关内容，对明堂遗文进行了校勘。在正文之前，黄氏还将自己经年研究《针灸甲乙经》形成的一些认识列为“编者与成书年代”、“书名与卷数”、“刊本与抄本”、“构成与内容”、“体例”、“引录《甲乙经》诸书的考察”等六个部分，进行了阐述，充分展示了其在《针灸甲乙经》研究方面取得的丰硕成果，为研读、学习《甲乙经》提供了很多非常重要的线索，厥功甚伟！

古文山等白话全译本对所采用的版本未作说明，全书内容可分为两部分，第一部分为《针灸甲乙经》原文，只是全部转录了原文，而未作任何校注、解说和提要；第二部分为全书的白话文翻译，也只是翻译的白话文，未做诸如校勘、注释等其他的任何说明。这是迄今继山东中医学院校释本之后专门翻译《针灸甲乙经》的文白对照本，为针灸经典的普及教育及其学术思想推广应用做出了一定的贡献。

王军新校版本以明刻医统正脉本的影印本为底本，以明蓝格抄本为主校本，以山东中医学院校释本、黄龙祥新校本以及《素问》、《灵枢》、《太素》、《外台秘要》、《医心方》、《备急千金要方》等为参校本，对全书进行校勘。此本一律采用国家颁行的标准简体字和标点符号，但对没有简繁、正异关系的字仍保留了原字，对简体字不能准确表达文义时，则用繁体字加以提示。此次校勘以阅读原文为主要目标，对诵读中医经典有重要贡献。

中医临床必读丛书黄龙祥整理本以明万历吴勉学校刊《医学六经》本为底本，此本是现存最早的《甲乙经》刊本，于万历二十九年（1601）收入吴勉学校刊《医统正脉》丛书中。以明代蓝格抄本为对校本，以《四库全书》本为参校本，并以《甲乙经》引录的文献来源及直接引录《甲乙经》原文的宋以前医书、未经宋人校改的《太素》、《千金要方》、《太平圣惠方》等作他校。黄龙祥在此次整理时还加了“导读”一节，阐述了《甲乙经》的作者与版本、主要学术特点及对临床的指导意义，以及如何学习应用《针灸甲乙经》。

为临床医师研读这部经典巨著极具重大指导意义，亦可见黄氏于《甲乙经》研究之重大贡献和精深造诣。

中医十大经典丛书刘聪校注本以中国中医科学院藏明刻医统正脉本为底本，以明蓝格抄本为主校本，以正统本为参校本，并参考了山东中医学院校释本、黄龙祥新校本等。该本的校注原则是突出实用性，帮助理解，简明易读，并最大限度的保留原貌。为便于阅读，在每节正文前加有按语，对本节文字的出处、内容进行提要钩玄。

第三节　古代医籍引录《针灸甲乙经》

《针灸甲乙经》是我国最早最多地收集和整理古代针灸资料的重要文献，在我国针灸学发展史上起到了承前启后的重要作用。由晋到宋，许多针灸专书，诸如王惟一的《铜人腧穴针灸图经》，所载穴位和适应症基本上没有超出《甲乙经》的范围，其他如《千金方》、《外台秘要》等书中有关针灸部分，也和本书基本一致，而《外台秘要》则完全取材于本书。《针灸资生经》等针灸专著，也无一不是参考遵循本书编辑而成。在明清两代的针灸著作中，如《针灸聚英》、《针灸大成》、《针灸集成》、《医宗金鉴·针灸心法要诀》等，也都是在本书的基础上发展起来的。《四库全书总目提要》曾说："考《隋志》有《明堂孔穴》五卷，《明堂孔穴图》三卷，又《明堂孔穴图》三卷。《唐志》有《黄帝内经明堂》十三卷……今并亡佚，惟赖是书存其精要，且节解章分，具有条理，亦寻省较易，至今与《内经》并行，不可偏废，盖有由矣。"可见《针灸甲乙经》在保存历代针灸重要文献资料方面尤有重大贡献。

但是，随着时间的推移和传抄变革，《针灸甲乙经》版本质量很差，以致当今学者黄龙祥氏认为利用历代各家医籍对《甲乙经》进行他校极为重要。经考查，古代医籍引录《针灸甲乙经》内容颇多，尤其隋唐时期《针灸甲乙经》一书影响很大，许多宋以前医书大量引录该书的内容。因此，对古代医籍引录《针灸甲乙经》内容的情况进行认真系统研究，对研读本书有极其重要的意义，并资以了解历代医家对本书的重视程度。

一、唐以前医书

唐以前引录《针灸甲乙经》一书的医籍有：《集验方》、《小品方》、《太素》杨注、《千金要方》、《新修本草》、《外台秘要方》、《素问》王冰注、杨玄操《八十一难》注、《脉经》等书。其中《外台》与《千金》二书引录文字最多，也最有价值，而《脉经》一书所引用《甲乙经》之文字均为后人所增。

孙思邈编撰《千金要方》时非常重视《针灸甲乙经》，这也可以反映出《甲乙经》在隋唐时代影响极大。孙思邈在《千金要方·大医习业第一》中开卷即说："凡欲为大医，必须谙《素问》、《甲乙》、《黄帝针经》、《明堂流注》、十二经脉、三部九候……"显然，它已被列为习医之准绳了。《千金》引录《甲乙经》之文均不注明出处，一般可根据以下三种方法加以识别：①根据其所录《甲乙经》篇名。《千金要方》共引录《甲乙经》四个篇名，即《千金》卷六上、十一、十三、十九引有《甲乙经》"足太阳阳明手少阳脉动发目病"、"经络受病入于肠胃五藏积聚发伏梁息贲肥气否气奔豚"、"寒气客于五脏六腑发卒心痛胸痹心疝”、“阴衰发热厥阳衰发寒厥”等四条。②根据《甲乙经》特有的腧穴主病条文形势。如果见有“××（病症），××（穴名）主之”这种形式的条文，一般就可以认为引自《针灸甲乙经》，如果其文字及腧穴排列顺序与《甲乙经》相同，则无疑系录自《甲乙经》。③如果《千金》中某些文字既见于《素问》或《灵枢》，又见于《甲乙经》，那么就根据《甲乙经》特有的体例加以识别，并用《甲乙经》条文顺序去验证。根据以上三种方法加以辨识，就可发现《千金》一书引录了大量的《甲乙经》内容，对研究《甲乙经》一书提供了十分重要的可靠资料。但需要特别注意的是现行本《千金》中所引《甲乙经》之文并非悉为孙思邈所录，其中一部分为宋臣补录。

《外台》引录《甲乙经》之文主要集中在第三十九卷“十二身流注五脏六腑明堂”，这一部分腧穴部位、灸法等内容录自《甲乙经》卷三，腧穴主治病症录自卷十二。因王涛所据乃唐代传本，对于校勘《甲乙经》有关《明堂》之文，具有十分重要的价值。除第三十九卷外，《外台》第五、七、十九、二十、二十三、二十八卷也引录了《甲乙经》文字，这些引文的特点是注明了卷数，为考察唐代《甲乙经》传本卷数，提供了可靠的资料。需要说明的是以前以《外台》校对《甲乙经》用的是明代程衍道本，该本错漏颇多，后人妄改之处亦不胜枚举，不足为据。

从成书年代上分析，《脉经》引录《甲乙经》的可能性不大，又《脉经》绝大多数文字及篇名均为《千金》所引，而现行本《脉经》所引《甲乙经》之文均不见于《千金》。可证《脉经》所引文字系后人所加，而且很可能为宋臣所引。

二、宋代以后医书

引录《甲乙经》的宋代医书有《太平圣惠方》、《铜人腧穴针灸图经》、《圣济总录》、《素问》新校正、《幼幼新书》、《资生经》等。其中《圣济总录》引录《甲乙经》之文最多，参考价值也最大。《圣济总录卷第三·叙例·针灸》云：“凡针灸腧穴，并依《铜人经》及《黄帝三部针灸经》参定。”此处《黄帝三部针灸经》即指《甲乙经》。该书共引录244条《甲乙经》文字，其中52条系转引自《千金要方》。这些引文中已见有不少宋臣注文，知其所据《甲乙经》系宋校本，为考察宋刊本《甲乙经》体例提供了宝贵资料，对校勘《甲乙经》原文及注文具有重要参考价值。

除上述宋以前医书外，还有明初的《医学纲目》一书，该书引录了《甲乙经》卷七至卷十二腧穴主治病症条文的绝大部分，引文多与《外台》、《圣济总录》所引《甲乙经》之文相合，在很多地方可校补现行本错漏之处，可能其所据《甲乙经》乃元明善本，值得重视。

第四节　现代医家论《针灸甲乙经》

由晋至唐，我国临证医学发展的特点是日益趋向专科化。早在《汉书·艺文志》的记载中已有各科专书。但魏晋以来，更出现了不少专科著作，说明临证各科医学均有了显著发展。针灸学就是在这一时期从中医学术体系的大框架中分化出来的。其标志就是《针灸甲乙经》的问世。

《针灸甲乙经》刊行后历代医家予以高度重视，每奉为圭臬。清代以后中医学发展处于低谷，对《针灸甲乙经》的引用与注解渐少。中华人民共和国成立以后，文化与科学技术得到了中央政府高度的重视，尤其是中医药学，在经过了民国时期几乎被取缔的命运后得到了重生。这一时期，对《针灸甲乙经》的研究与著述也层出不穷。

山东中医学院担纲主编的《针灸甲乙经校释》指出，这是我国现存最早的一部针灸学专书，也是最早最多地收集和整理古代针灸资料的重要文献。对我国针灸学的发展影响很大，起到了承前启后的巨大作用。由晋到宋的针灸书，如王惟一的《铜人俞穴针灸图经》，其穴位和适应证基本上没有超出本书的范围，他如《千金》、《外台》等书中有关针灸部分，也和本书基本一致，《外台》则完全取材于本书。而《资生经》等针灸专著也无一不是参考遵循本书编辑而成。在明清两代的针灸著作中，如《针灸聚英》、《针灸大成》、《针灸集成》、《针灸心法要诀》等，也都是在本书的基础上发展起来的。就是现在，在厘定某个穴位和进行临床治疗时，也往往参考和取材于本书。

特别值得提出的是本书的俞穴和俞穴主治部分，不仅厘定了俞穴的部位，而且对穴位的排列采用了分部依线的方法，并从临床实践上系统地总结了晋以前的针灸疗法的治疗经验，可谓集俞穴主治之大成。同时，由于这部分内容来自《明堂孔穴针灸治要》，而该书早已亡佚，因此，本书就成为保存《明堂》资料的一部重要著作了。

本书刊行之后，很快得到了医学界的高度重视，一向被认为是学医必读之书。对国外医学也有着深远的影响，特别是对日本和朝鲜影响较大。此外，法国等国的针灸学也是导源于我国，其中《甲乙经》是其主要的学习和参考资料。说明本书对我国医学有卓越的贡献，且在国际方面也有深远的影响。

在李经纬、张志斌主编的《中医学思想史》一书中也给予《针灸甲乙经》以特殊关注。如："皇甫谧撰述针灸学著作《黄帝针灸甲乙经》的思想方法，是以传统的天人相应思想为指导的，虽然多系直接源于《内经》，但更重要的是他把这一思想方法用之以指导针灸学之思想方法，并给予了系统化，并运用以论述腧穴、经络、疾病理论、针灸治疗理论与思想方法等等。"

本书还指出："皇甫谧整理研究针灸学由于思想方法符合医学科学发展之规律，加之又注入了新的丰富内容与科学思维方法，不墨守陈规，敢于在前人基础上创新，使《黄帝针灸甲乙经》之成书，反映了时代的先进水平，并影响后代千百年而不衰，甚至在国外也以之为学生之教材，今天仍有相继英译、法译以作国际针灸学界研习中国针灸学之范本。""《黄帝针灸甲乙经》一书的分类叙述，也表现了该书还具备了医学专科著作之总论、各论科学体裁的框架结构。"如果我们将其框架结构与内容"加以综合分析，不难发现其严谨的规范功夫。""此框架结构与内容之鉴别分述是富有创新的，影响也是比较深远的。"

严世芸主编的《中医学术史》中指出："《针灸甲乙经》是皇甫谧综合《素问》、《灵枢》、《明堂孔穴针灸治要》整理编写而成的。""《素问》、《灵枢》中的重要内容都被本书概括了进去。且他用'事类相从'的方法编写，使读者更能提纲挈领地学习经旨。因此，它不仅是学习针灸的主要著作，也是历来研究《内经》的一本重要参考书。《明堂孔穴针灸治要》是古代针灸学方面的一部专著，以早已亡佚，藉《甲乙经》以存其梗概。"

关于《针灸甲乙经》对《明堂孔穴针灸治要》的保存价值和历史意义，有很多医家都进行了高度评价，而最为精辟的当属上海中医药大学李鼎教授。"《甲乙》以《明堂》为贵，《明堂》赖《甲乙》以传。”李氏认为，《针灸甲乙经》在文献学方面，首先辑选了《内经》的部分原文，可视作《内经》的最早分类辑本，可供校订《内经》参考；其次，保留最早孔穴专书——《明堂孔穴》的原文，为研究和辑复古明堂提供了文献依据。这是《甲乙经》一书的最大价值，也是皇甫谧对针灸的最大贡献。在针灸学方面《针灸甲乙经》使针灸理论系统化，而且理论充实，内容实用，为针灸学的经典文献。

中国中医研究院针灸研究所王德深先生曾经从穴位方面和临床治疗方面评价《甲乙经》的成就。认为《内经》中论述穴位的内容主要分散在《素问》中的《气穴论》、《气府论》、《骨空论》、《水热穴论》和《灵枢》中的《九针十二原》、《本输》、《根结》、《经脉》、《热病》、《厥病》等篇内。很分散，又不系统，况且其中只言穴名而无部位和只言部位而不言穴名者为数甚多。《针灸甲乙经》则大大补充了这一方面的缺陷。《甲乙经》中的穴位部分集中在第三卷，穴位的主治病症内容则分散在第七至第十二卷中。《甲乙经》在穴位方面的成就可以归纳为以下几个方面：

①科学的归类排列。《甲乙经》收录了349个穴名，采取按部位排列取穴的体例，这种按部位分经脉的排列法，对于学习穴位和临床取穴都是十分方便的，为后世按部位分经脉排列的体例奠定了基础。②明确穴位归经和部位。《甲乙经》卷三中收录的穴位都注明有所属经脉（××脉气所发）和部位，从而为取穴定穴提供了依据，比《内经》有很大的发展。③统一穴名，区分正名与别名。皇甫谧作了一次穴名的统一工作，他确定的穴名的证明与别名（一名××）沿用到现在。由于确定了正名与别名，从而使针灸穴名进一步标准化和规范化了，大大有利于针灸学术交流，对于针灸的普及和发展起到了很大作用。④总结了某些穴位的交会关系。

关于临床治疗方面的成就，虽然《甲乙经》主要集自《素问》、《灵枢》和《明堂孔穴针灸治要》，但比《内经》系统的多，充实得多。

王氏还指出，《针灸甲乙经》对世界针灸发展的影响也是很大的。日本针灸书中的穴名与部位基本上是依据《甲乙经》的。1975年日本经穴委员会出版的《经穴部位调查之基础资料》中，还是把《甲乙经》列为首要参考书。朝鲜的针灸学的穴位部分，也多与《甲乙经》一样。法国的针灸学也是由中国传去。目前，针灸医学正在成为世界许多国家医学的组成部分，而《针灸甲乙经》则起到重要作用。

天津中医学院李志道先生曾从腧穴方面评价《甲乙经》对祖国医学的贡献。一、《甲乙经》是腧穴学的创始，厘定腧穴位置的准绳。《甲乙经》已经形成了完整的腧穴学，它的穴名、经属、定位、主治等已经自成体系，相互联系，不可分割。二、《甲乙经》是对《内经》证治的重要补充。《甲乙经》卷七至卷十二，用了全书一半的卷数。从治疗学角度看，具有“以证带穴，内容丰富，结构完整”的特点。所谓以证带穴，是指以病证为纲，在病证之下附以相应的治疗腧穴和处方。所谓内容全面，是指包括了内、妇、儿、外、五官各科。所谓结构完整，是指每一病证都有病因、病机、诊断、治疗等项构成针灸治疗学必不可少的要素。三、《甲乙经》是对经络循行的重要补充。首先，为确定十二经脉循行提供了确凿依据。《灵枢·经脉》篇在描述十二经脉循行时，比较笼统。《甲乙经》的腧穴则弥补了这方面的不足。其次，进一步发展了各经脉之间的联系。《灵枢·经脉》等篇在描述经脉循行时，通过属络、交接、交会、经别、络脉等多种途径，已经使经脉之间产生了许多联系，而在《甲乙经》交会穴思想的启迪下，《十四经发挥》等后世著作对各经脉之间的联系，又有许多补充。其三，奠定了奇经八脉的循行基础。奇经八脉在《内经》、《难经》中的记载很笼统，很零散，没有形成完整的循行体系。李时珍在继承《十四经发挥》中论述任督二脉的基础上，又对其他六脉做了认真考证，而成《奇经八脉考》。自此以后奇经八脉才有了比较具体的循行路线。李时珍可谓研究奇经八脉的鼻祖。然而将《奇经八脉考》与《甲乙经》进行对照，则可发现李氏的考证就是以《甲乙经》交会穴为依据的。因此可以说《甲乙经》直接地对经络循行起了补充作用，也可以说没有《甲乙经》就没有《十四经发挥》和《奇经八脉考》。可见，《甲乙经》继承并发展了《内经》，又对后世医学产生了巨大影响。所以它是一部划时代的、承前启后的不朽巨著。

陕西中医学院针灸系殷克敬、王忠华曾撰《皇甫谧在经穴诊断上的发展与对后世的影响》一文，对《针灸甲乙经》关于经穴诊断的内容进行了论述。

现代研究针灸文献的权威学者中国中医科学院针灸研究所黄龙祥氏概括了《针灸甲乙经》的重要学术地位：《针灸甲乙经》是我国现存最早的一部针灸专著。同时，也是中医经典《黄帝内经》一书的现存最早传本，对中医针灸学术的发展产生了极其深远的影响。唐代名医称其为“圣人之秘宝”，向为历代医家所重，至今仍是学习中医理论的必读经典。原世界针灸学会联合会主席王雪苔先生对《针灸甲乙经》的重要作用也有高度的概括性论述：“对针灸学起到了承前启后的作用，历来为医家所重视。自六朝以来，凡传授针灸，研习针灸，校注针灸书籍，莫不以《针灸甲乙经》为规范。”

第五节 《寒食散论》及其历史价值

服石和炼丹，在两晋、南北朝时代，风行一时。这和当时社会背景、道教勃兴等有密切的关系。早在战国时代，至迟在西汉之初，服石就被作为一种治疗手段。但魏晋南北朝的服石成风，则是一种偏向。当时所服的“五石散”是将石钟乳、硫磺、白石英、紫石英、赤石脂五种矿物药研成粉末，做散剂服用，因服后身体烦热，必须“寒衣、寒饮、寒食、寒卧，极寒益善”，故又名“寒食散”。服石的流弊是很严重的，据皇甫谧记载，或“舌缩入喉”，或“痈疮陷背”，或“脊肉烂溃”，以致殒命。

景元二年（261）前后，皇甫谧因身染疾患，兼受服石之风的影响，他也服用五石散。但服后得了一场大病，痛苦难忍之际，甚至想自杀。直到晚年才醒悟过来而反对服石。由于服石成风，因此而引起的疾病就大量出现。皇甫谧根据当时的情景，结合自己的体会写成了《寒食散论》一书。可惜原著早已佚失，部分内容在《诸病源候论》中保存了下来。鉴于《寒食散论》单行者不多，且文字篇幅不长，兹摘录部分内容，以供阅览。

皇甫云：然寒食药者，世莫知焉，或言华佗，或曰仲景。考之于实：佗之精微，方类单省，而仲景经有侯氏黑散、紫石英方，皆数种相出入，节度略同；然则寒食草、石二方，出自仲景，非佗也。且佗之为治，或刳断肠胃，涤洗五脏，不纯任方也。仲景虽精，不及于佗。至于审方物之候，论草石之宜，以妙绝众医。及寒食之疗者，御之甚难，将之甚苦。近世尚书何晏，耽声好色，始服此药，心加开朗，体力转强，京师翕然，传以相授。历岁之困，皆不终朝而愈。众人喜于近利，未睹后患。晏死之后，服者弥繁，于时不辍，余亦豫焉。或暴发不常，夭害天命，是以族弟长互，舌缩入喉；东海王良夫，痈疮陷背；陇西辛长绪，脊肉烂溃；蜀郡赵公烈，中表六丧。悉寒食散之所为也。远者数十岁，近者五六岁。余虽视息，犹溺人之笑耳。而世人之患病者，由不能以斯为戒，失节之人，多来问余，乃喟然叹曰：今之医官，精方不及华佗，审治莫如仲景，而竞服至难之药，以招甚苦之患，其夭死者焉可胜计哉？咸宁四年，平阳太守刘泰，亦沉斯病，使使问余救解之宜。先时有姜子者，以药困绝，余实生之，是以闻焉。然身自荷毒，虽才士不能书，辨者不能说也。苟思所不逮，暴至不旋踵，敢以教人乎？辞不获已，乃退而惟之，求诸《本草》，考以《素问》，寻故事之所更，参气物之相使，并列四方之本，注释其下，集而与之。匪曰我能也，盖三折臂者为医，非生而知之，试验亦其次也。

服寒食散，二两为剂，分作三贴。清旦温醇酒服一贴，移日一丈，复服一贴，移日二丈，复服一贴，如此三贴尽。须臾，以寒水洗手足，药气两行者，当小痹，便因脱衣，以冷水极浴，药势益行，周体凉了，心意开朗，所患即瘥。虽羸困著床，皆不终日而愈。人有强弱，有耐药。若人羸弱者，可先小食，乃服；若人强者，不须食也。有至三剂，药不行者，病人有宿癖者，不可便服也，当先服消石大丸下去，乃可服也。

服药之后，宜烦劳。若羸著床不能行者，扶起行之。常当寒衣、寒饮、寒食、寒卧，极寒益善。

若药未散者，不可浴，浴之则矜寒，使药噤不发，令人战掉，当更温酒饮食，起跳踊，舂磨出力，令温乃愈，解则止，勿过多也。又当数令食，无昼夜也。一日可六七食，若失食，饥亦令人寒，但食则温矣。

若老小不耐药者，可减二两，强者过二两。

少小气盛及产妇卧不起，头不去巾帽，厚衣对火者，服散之后，便去衣巾，将冷如法，勿疑也。虚人亦治，又与此药相宜。实人勿服也。药虽良，令人气力兼倍，然甚难将息，适大要在能善消息节度，专心候察，不可失意，当绝人事。唯病著床，虚所不能言，厌病者，精意能尽药意者，乃可服耳。小病不能自劳者，比废失节度，慎勿服也。

若伤寒者，大下后乃服之，便极饮冷水。若产妇中风寒，身体强痛，不得动摇者，便温服一剂，因以寒水浴即瘥。以浴后，身有痹处者，便以寒水洗，使周遍，初得小冷，当数食饮酒于意。后愦愦不了快者，当复冷水浴，以病甚者，水略不去体也。若药偏在一处，偏痛、偏冷、偏热、偏痹及眩烦腹满者，便以水逐洗，于水下即了了矣。如此昼夜洗，药力尽乃止。

凡服此药，不令人吐下也，病皆愈。若膈上大满欲吐者，便餔食即安矣。服药之后，大便当变于常，故小青黑色，是药染耳，勿怪之也。若亦温温欲吐，当遂吐之，不令极也。明旦当更服。

若浴晚者，药势必不行，则不堪冷浴，不可强也，当如法更服之。凡洗太早，则药禁寒；太晚，则吐乱，不可失过也。寒则出力洗，吐则速冷食。若以饥为寒者，食自温。常当将冷，不可热炙之也。若温衣、温食、温卧，则吐逆颠覆矣，但冷饮食、冷浴则瘥矣。

凡服药者，服食皆冷，唯酒冷热自从。或一月而解，或二十余日解，当饮酒，令体中醺醺不绝。当饮醇酒，勿饮薄白酒也，体内重，令人变乱。若不发者，要当先下，乃服之也。

皇甫谧在服了寒食散之后，备受其苦，深知如何将养。于是，“退而惟之，求诸《本草》，考以《素问》，寻故事之所更，参气物之相使，”撰著《寒食散论》，考服石之源，阐将息之法，举夭害之实，列解救之方。其仁人之心，于此昭昭然。从《诸病源候论》看，随着服石之风的盛行与遗害的日著，论述服寒食散的方法以及服石后出现的一些反应的解救措施的人也越来越多。譬如，“皇甫唯欲将冷，廪丘公欲得将暖”，“江左有道弘道人，深识法体，凡所救疗，妙验若神，制《解散对治方》”。然诸家之中，所论最多以及最切实用者，当属皇甫先生。“览皇甫士安撰《解散说》及将服消息节度，……当从皇甫节度。”

《寒食散论》的内容及其学术价值可概括为以下几个方面：一、考订出服石之法，当衍自仲景，而非华佗；二、指出服石之法“御之至难，将之甚苦”；三、指出在当时服石之风盛行，“服者弥繁，于时不辍”；四、指明了服石所造成的危害，“或暴发不常，夭害年命”；五、批判了当时的医患双方之过，“世人之患病者，由不能以此为戒”，而医官“精方不及华佗，审治莫如仲景”。六、说明了作者写《寒食散论》的直接缘由：咸宁四年，平阳太守刘泰服石后请求解救之法，始有斯作；七、指出服石及其解救之法，仍当以《本草》、《素问》之理为据，再结合具体临床实际情况而定，即“求助《本草》，考以《素问》，寻故事之所更，参气物之相使。”八、详细列举了服石之后，应该根据不同情况进行调理的各种措施。

《寒食散论》是较早论述因为服药导致疾病及其解救的著作，可以说是我国系统论述药源性疾病的早期资料。服石之法当今虽无，但滥用抗生素者，浪服补益壮阳制品者于今尤甚，由此观之，则《寒食散论》之警世洪钟仍当长鸣。

第四章　皇甫谧学术成就探讨

第一节　皇甫谧学说的形成和影响

首都医科大学张宝文教授在《〈针灸甲乙经〉的成因及对后世的影响》一文中，对《针灸甲乙经》的形成与皇甫谧所处的时代背景及个人因素做了分析。而实际上皇甫谧不但在医学领域，而且在其他学术领域的成就与此也密切相关。今引张氏所论以概其大要。

在中国历史上，魏晋时期的皇甫谧是一个很独特的人物。幼年至青年时代的皇甫谧既没有象华佗“游学徐土，兼通数经”，也没有象扁鹊那样，少时自谋生路，“为人舍长”。他到年二十时，仍“不好学，游荡无度”。但在叔母任氏“修身笃学，自汝得之，于我何有”一番话的激发下，幡然醒悟，勤学不怠，带经而农。这前后判若二人，乃至学有所成。成为中国历史上绝无仅有的集文学、史学、哲学、医学诸学科成就于一身的一代学者，千古伟人，形成了独特的“皇甫谧学说”。这样一个体系庞杂、内容宏富的“皇甫谧学说”的形成，必定有它独特的历史背景和个人因素。

一、皇甫谧学说的形成

（一）特定的社会历史背景

皇甫谧生活的魏晋时代，在政治上是个极度动乱的年代。统治阶级内部为了王权爵位，杀伐攘夺，暗无宁日。譬如，在皇甫谧 6 岁时，汉献帝被迫让位，汉魏易代；35 岁时（正始十年）魏权臣司马懿制造了“高平陵事件”，趁皇帝曹芳和大将军曹爽离洛阳城去祭扫魏明帝高平陵的空儿，发动政变，把曹爽兄弟和名士何晏、丁谧、李胜、毕轨、桓范等诛灭三族；正元元年谧 40 岁，掌权的司马师又诛杀了名士夏侯玄、李丰、许允等；谧 46 岁时，司马昭又杀了高贵乡公曹髦；两年后著名思想家、文学家嵇康又横遭诬杀；皇甫谧 51 岁时，又经历了一次改朝换代，司马炎逼迫常道乡公曹奂禅位，史称晋武帝；晋王朝统一后没有维持多久，又爆发了“八王之乱”，西晋王朝在混战中覆灭了，接踵而来的是“五胡十六国”的长期大分裂。足见这一时期充满了分裂与动荡。

正如张宝文教授所言，中国历史上的学者，个人生命的危险与精神的苦闷，无过于这个时代。但在中国思想史上，魏晋却是一个极具特殊意义和价值的时代。

彼时，正统儒学衰落，老庄学说流行，佛教兴起，道教发展。在中国文化思想的发展演变过程中，有一个显著的特点，那就是“虚实相救”。贺昌群在《魏晋清谈思想初论》中指出：“文化思想之盛衰，盖有随时救弊之义焉。周末百家争鸣，至汉而整齐之，以名物训诂之实救其虚；实之弊流于繁琐，魏晋六朝玄学以虚救之；虚之弊空疏，隋唐义疏乃以实救之；宋明理学复以虚救隋唐之实；清代朴学又以实救宋明之虚。”在整个中国思想文化虚实相救的过程中，魏晋时期的学术思想只是其中的一个环节。这一时期的学者一改往日的传统，摆脱僵化的经典，发展自己的研究，寻找自己的归宿。

在这样一种特定的社会历史文化背景下，皇甫谧一方面亲身经历了社会的动荡，看透了朝政腐败导致的世风日益颓废、虚诞和浮华，入仕作官已不能维系它的信仰。所以当别人劝他宜“修名广交”时，皇甫谧以为“非圣人孰能兼存出处，居田里之中，亦可以乐尧舜之道，何必崇接世利，事官鞅掌，然后为名乎?”并作了《玄守论》予以答复：“或谓谧曰：‘富贵，人之所欲，贫贱，人之所恶，何故委形待于穷而不变乎？且道之所贵者，理世也；人之所美者，及时也。先生年迈齿变，饥寒不赡，转死沟壑，其谁知乎?’谧曰：‘人之所至惜者，命也；道之所必全者，形也；性形所不可犯者，疾病也。若扰全道以损性命，安得去贫贱存所欲哉？吾闻食人之禄者怀人之忧，形强犹不堪，况吾之弱疾乎！且贫者，士之常，贱者，道之实，处常得实，没齿不忧，孰与富贵扰神耗精者乎？又生为人所不知，死为人所不惜，至矣！喑聋之徒，天下之有道者也。夫一人死而天下号者，以为损也；一人生而四海笑者，以为益也。然则，号笑非益死损生也。是以至道不损，至德不益。何哉？体足也。如回天下之念，以追损生之祸，运四海之心，以广非益之病，岂道德之至乎！夫唯无损，则至坚矣；夫唯无益，则至厚矣。坚，故终不损；厚，故终不薄。苟能体坚厚之实，居不薄之真，立乎损益之外，游乎形骸之表，则我道全矣。’”故最终还是没有入仕做官。虽如此，但另一方面，皇甫谧并没有放弃求学，反而“耽玩典籍”，以至于“忘寝与食”，时人称为“书淫”。根据《晋书》的记载，皇甫谧集文、史、哲、医于一身，堪为一代伟大的学者，一生以著述为务。除“所著诗赋诔颂论难甚多”外，“又撰《帝王世纪》、《年历》以及《高士》、《逸士》、《列女》等传和《玄晏春秋》，并重于世”。投入自己全部的精力，致力于学术研究，是皇甫谧在动荡年代寻找到的精神寄托。广博的学识和特殊的个人经历，是皇甫谧学说形成的一个先决条件。

（二）类书编纂的示范作用

中国历史文献学发展到魏晋时期进入到成熟阶段，以文献内容性质为分类原则编纂而成的类书开始出现。《玉海·艺文·承诏撰述篇》记载：“类事之书，始于《皇览》。建云台者非一枝，成珍裘者非一腋，言集之者众也。”《皇览》是魏文帝曹丕诏令王象、刘劭等人编纂的我国第一部类书。何谓《皇览》?《史记·五帝本纪》司马贞《索隐》解释为“宜皇王之省览，故曰《皇览》”。关于他的内容，《三国典略》言其“包括群言，区分义别”。《皇览》的编纂，开创了我国“事类相从”的类书编纂体例，朝廷内外，竞相编制，盛极一时。皇甫谧作为一代经学大师，熟谙经典。魏晋时代，虽然打破了儒家经典的禁锢，对皇甫谧而言，先儒孔子整理六经时“芟夷繁乱，剪裁浮辞，举其宏纲，撮其机要”的编纂原则，对他乃至后代的文献整理都产生了深远的影响。类书的出现，事类相从的编纂体例，给皇甫谧的著述工作以很大启发。

如皇甫谧在《甲乙经》自序中云：“《素问》论病精微，《九卷》原本经脉，其义深奥，不易览也。又有《明堂孔穴针灸治要》，皆黄帝岐伯遗事也，三部同归，文多重复。”于是皇甫谧“撰集三部，使事类相从，删其浮辞，除其重复，论其精要”。他为了使针灸学的内容更加系统和切合实用，借鉴类书博稽众籍，摭取精萃，裁以类例的编纂原则，对上述三书在内容上删繁举要，形式上按类编排，形成了内容整齐，条理清晰的《针灸甲乙经》。

可见事类相从的编纂方法为皇甫谧在魏晋时代完成一系列文史哲医巨著有着不可忽视的示范作用。

（三）独特的个人因素

生活在魏晋时代，著名的学者多是厌世的，而且多崇尚养生之道。皇甫谧多次宛然拒绝帝王的征召，固然是魏晋时期著名学者的一种心态，也与他“沉静寡欲”的个性有关。在饱览文史哲学各家学术思想，专于治经的同时，皇甫谧也花费大量精力，专门研究医学养生之道。他曾特意作《释劝论》，明确表示了自己不愿意为官的志向和对医学与养生之道的向往。“若黄帝创制于九经，岐伯剖腹以蠲肠，扁鹊造虢而尸起，文挚徇命于齐王，医和显术于秦晋，仓公发秘于汉皇，华佗存精于独识，仲景垂妙于定方。徒恨生不逢乎若人，故乞命诉乎明王。求绝编于天录，亮我躬之辛苦，冀微诚之降霜，故俟罪而穷处。”皇甫谧遗憾自己生不逢时，没有遇到像扁鹊、华佗那样高明的医家，但自黄帝始一代代流传下来的中医学术体系，驱使皇甫谧感到莫大的快慰。

毫无疑问，皇甫谧是先儒后医的。皇甫谧成为一代著名的医学家是在他中年以后，那时他早已在经学界声名显赫。厌世并不厌生的魏晋学者从药石、山水、音乐、宗教等当中寻找更多的慰籍。由于道学的发展，使养生之术，服石之风盛行一时。皇甫谧也在不知不觉间卷入了服石之风。中年之后的皇甫谧，罹患风痹，且病耳聋，更兼服石招祸，苦不堪言。夙好医学，久慕养生之道的皇甫谧在这种特殊的情形下，进一步钻研内难明堂，不但完成了功垂千秋的针灸医学专著《黄帝针灸甲乙经》，而且钻研本草，发煌神农，写出了惊世骇俗的《寒食散论》，抨击服石之弊，匡扶黄老传统。在早已成就的文史经学之上，又增添了医学光华。

二、皇甫谧学说的贡献及对后世的影响

皇甫谧的学术贡献是多方面的，其在文学、史学、哲学方面对后世的影响也是深远的。由“洛阳纸贵”足可见其文学手笔影响之大。但影响最大的当属医学贡献。

皇甫谧的医学成就主要体现在《针灸甲乙经》，现代对皇甫谧的研究形成了近乎一种热潮，是从《针灸甲乙经》研究发散开的。《针灸甲乙经》的贡献和对后世的影响可以归纳为以下几个方面：

（一）保存文献资料

《针灸甲乙经》最主要的贡献无疑是它的原始资料性。该书最早最完整地收集和整理了自黄帝始至魏晋以前针灸方面的大量资料。通过现存的经宋代林亿等人整理过的《针灸甲乙经》校定本，我们可以看到该书涉及基础理论、腧穴、病证论述及主治腧穴。其论病的内容源于《黄帝内经》，而主治腧穴则源于《明堂孔穴针灸治要》。

但随着时间的推移，《明堂孔穴针灸治要》原著唐代以后已经亡佚，《针灸甲乙经》保存了《明堂》基本内容，使得有价值的资料在该书中得以比较完整的保存，并且节解章分，具有条理，寻省较易，显示出其不可替代的文献价值。

（二）校勘整理古籍

范希曾《书目答问补正》：“古类书不特所引佚文足资考证，即见存诸书，亦可订正文字异同。”这一点在后代整理研究校勘《内经》的过程中已显现出来。宋林亿在新校正本中多次利用《甲乙经》来对校王冰次注本《素问》。隋唐杨上善在唐初将《素问》、《灵枢》

经文重新分类加注，厘为三十卷，名曰《黄帝内经太素》。该书是类编整理《黄帝内经》的著作，几乎包括了唐代所存的《内经》的全部内容。但遗憾的是《太素》一书流传不广，以后真本难见。晚清学者萧延平在校正《太素》时，苦无善本，多处征引《针灸甲乙经》进行校勘整理。

类编整理的方法对后代医经整理产生了不小的影响。明张介宾将《素问》、《灵枢》合二为一，分为十二类，亦是类编整理《内经》的代表作；另一明代医家李中梓作《内经知要》，亦是类编摘要研究《内经》的著作，条理清楚，简明扼要。

（三）确立授学依据

《甲乙经》十分注重理论和实际应用的结合，由此确立了医学教育中针灸传授的主要依据。《针灸甲乙经》形成之前，《素问》、《灵枢》关于针灸理论论述较多，而《明堂》则是侧重于应用。皇甫谧在编纂《甲乙经》时，对十四经腧穴做了全面系统的归纳整理，把348个穴位的别名、部位、取法、何经所会、何经脉气所发、禁刺、禁灸以及误刺误灸所带来的不良后果、针入深度、留针时间、艾灸壮数等，都做了具体的记述。晋以前很少记载穴位别名，《甲乙经》记载70多个，且都十分形象生动地概括了穴位的位置和特点。交会穴，首先见于《甲乙经》的有80多个，后世增减极少。在针刺深度上，《灵枢·经水》篇仅有某经针入几分的原则叙述，而《甲乙经》则是一一作了具体的说明。在留针的时间上，《灵枢》的论述是原则性的，而《甲乙经》却补充了近200个常用穴的留针呼数，少则留1呼，多则20呼。《甲乙经》从卷七至卷十二，以将近一半的篇幅记述了大约200种病证500多个处方。

正是由于《甲乙经》在针灸理论与针灸实践上的巨大贡献，晋以后的许多文献都把《甲乙经》奉为经典，唐、宋官方的医学教育，明确规定针灸学为医学校学习的必修课，并以《针灸甲乙经》为授课以及指导临床实践的主要依据。

综上所述，《针灸甲乙经》采摭旨要，以类相从，便于寻检，便于征引，便于应用，从而奠定了针灸学的理论基础，开拓了针灸学这门学科，的确堪称为一部理论与临床并用的针灸学专著。

虽然《针灸甲乙经》是皇甫谧医学成就显赫的主体，但《寒食散论》所反映的皇甫谧在药物与临床医学领域的成就决不可轻视。《寒食散论》的内容主要有八个方面：①考订出了服石之法出自仲景，而非华佗；②指出服石之法不好掌握，且难于护理；③指出了当时服石之风非常盛行；④指明了服石所造成的巨大危害；⑤批判了当时医患双方之过，“世人之患病者，由不能以此为戒”，而医官“精方不及华佗，审治莫如仲景”。⑥说明了作者写《寒食散论》的直接缘由是为解救平阳太守刘泰服石热发而作；⑦指出服石及其解救之法，仍当以《本草》、《素问》之理为据，再结合具体临床实际情况而定；八、详细列举了服石之后，应该根据不同情况进行调理的各种措施。

《寒食散论》是较早论述因为服药导致疾病及其解救的著作，可以说是我国系统论述药源性疾病的早期资料。服石之法虽早已绝行，但滥用抗生素者，浪服补益壮阳制品者于今尤甚。由此观之，则《寒食散论》之警钟仍当长鸣。

第二节　《针灸甲乙经》的学术价值

皇甫谧在医学上的成就主要是针灸学科的确立与规范化。因自己身染疾患，多方治疗效罔，一生以著述为务的皇甫谧便自己动手，翻检医学著作。古代学者治学多不分科，逢经便览，而且一般先从人性命之学做起。皇甫谧40多岁时已治经20余年，于中医学典籍肯定有所涉猎。再因为自己患疾而习医，必定有一定的目的性。因此，他选择了长于治疗风痹之疾的针灸学，并从此入手开始著述医学著作。

皇甫谧编纂《针灸甲乙经》也是有当时的时代背景关系的，中国医学发展到晋唐时期，临证医学日益趋于专科化成为一个显著的特点。早在《汉书·艺文志》的记载中已有各科专书，魏晋以来，更出现了不少专科著作。正是在这种情势下，皇甫谧吸取了《素问》、《针经》、《明堂孔穴针灸治要》三书中有关针灸的重要内容，总结了秦汉三国以来针灸成就，并结合自己的临证经验，写成了《黄帝三部针灸甲乙经》（简称《针灸甲乙经》或《甲乙经》），成书于256～282年。这就是现存最早的针灸学专书。全书分十二卷，128篇。书中叙述了人体的生理现象、病理变化，共70篇。重点介绍腧穴总数、厘定部位，详细介绍了针灸操作方法，并把各种针灸治疗适应证按照临床需要排列出来。由于它在编纂过程中“删其浮辞，除其重复，论其精要”，所以很切实用，易于掌握。因此本书影响久远。后世其他一些著名的针灸著作，基本上都是在《甲乙经》的基础上发挥而成的。此书也是较早传至国外的中医学著作。

魏晋以前，虽已有了《内经》这样的包括针灸在内的医学基础理论著作，也有了《明堂孔穴针灸治要》、《涪翁针经》一类针灸专著，但有关针灸学的论述并不系统，且详于理论探讨而略于临床应用，还存在缺失、错误、重复和编排混乱等问题。皇甫谧在《针灸甲乙经》中以《素问》、《灵枢》、《明堂孔穴针灸治要》三书为蓝本，广泛吸收秦汉时期针灸学实践经验，按照“以类相从”的原则，对魏晋以前的针灸成就进行了全面总结，将有关脏腑、经络、体质、诊断、治疗等方面的知识，根据针灸学需要，专门化、系统化起来，使散见于各书的相关理论得以珠联璧合，成为条理性很强的专科知识。具体来说，皇甫谧在针灸学术思想方面的贡献主要有：

保存了针灸古文献资料；弘扬了《内经》针灸学术思想；集西晋以前腧穴学之大成；确立了针灸操作规范，如：规定身体各部位针刺深度，保证针刺安全，规定了200多穴的留针时间，规定了艾灸的壮数，指出了误刺误灸的不良后果，最早应用化脓灸；汇集丰富的临床治疗经验，包括：归纳了不同疾病的选穴经验，记载了500多个处方，论述了二百多种病症的治疗，如内科病症：外感热病、伤寒、脏腑病、黄疸、溏泄、癫痫、水肿等；外科病症：痈疽、厉风、浸淫、脱疽、痂疥等；妇科病症：妊娠病、带下病、月经病、不孕症等；儿科病症：惊痫、泄泻、脐风等；五官科病症。皇甫谧特别重视妇科和儿科，《甲乙经》是现存最早列出《妇人杂病》专项的医书。同时《甲乙经》使针灸学传播到国外，在对外医学交流中发挥了巨大作用。

一、针灸基础理论

（一）精神情志理论在针灸学中的运用

中医学强调整体观念，认为人与自然、社会密切相关，人体各脏腑组织器官密切相关，同时人的精神情志、意识思维与形体也是密不可分的一个有机整体。皇甫谧在按照“事类相从”的原则整编《针灸甲乙经》时，首列《精神五脏论》篇，可见其对精神情志的重视程度。

《精神五藏论第一》篇中不仅主要阐述了临床针刺治病要注重患者的精神情志活动和魂魄意识之存亡，而且用大量篇幅讲述了人的精神意识思维活动和情志生理活动，是中医学的基本理论，不但对针灸临床具有重要的指导意义，也充实了中医学理论体系，同时对中医药临床也具有一定的指导意义。除此之外，皇甫谧还强调“凡刺之法，必先本于神”和“用针者，观察病人之态，以知精神魂魄之存亡得失之意，五者已伤，针不可以治也”，告诫针灸医师临床治疗时一定要密切注意观察病人的神态变化。

“黄帝问曰：凡刺之法，必先本于神。血、脉、营、气、精、神，此五脏之所藏也。何谓德、气、生、精、神、魂、魄、心、意、志、思、智、虑？请问其故。岐伯对曰：天之在我者德也，地之在我者气也，德流气薄而生也。故生之来谓之精，两精相搏谓之神，随神往来谓之魂，并精出入谓之魄，所以任物谓之心，心有所忆谓之意，意有所存谓之志，因志存变谓之思，因思远慕谓之虑，因虑处物谓之智。故智者之养生也，必顺四时而适寒暑，和喜怒而安居处，节阴阳而调刚柔。如是则邪僻不生，长生久视。

“是故怵惕思虑者，则神伤，神伤则恐惧流淫而不止。因悲哀动中者，则竭绝而失生；喜乐者，神惮散而不藏；愁忧者，气闭塞而不行；盛怒者，迷惑而不治；恐惧者，荡惮而不收。

“《素问》曰：怒则气逆，甚则呕血及食而气逆，故气上。喜则气和志达，营卫通利，故气缓。悲则心系急，肺布叶举，两焦不通，营卫不散，热气在中，故气消。恐则神却，却则上焦闭，闭则气还，还则下焦胀，故气不行。寒则腠理闭，营卫不行，故气收。热则腠理开，营卫通，汗大泄。惊则心无所倚，神无所归，虑无所定，故气乱。劳则喘且汗出，内外皆越，故气耗。思则心有所伤，神有所止，气流而不行，故气结。

“肝藏血，血舍魂，在气为语，在液为泪。肝气虚则恐，实则怒。《素问》曰：人卧血归于肝，肝受血而能视，足受血而能步，掌受血而能握，指受血而能摄。心藏脉，脉舍神，在气为吞，在液为汗。心气虚则悲忧，实则笑不休。脾藏营，营舍意，在气为噫，在液为涎。脾气虚则四肢不用，五脏不安；实则腹胀，泾溲不利。肺藏气，气舍魄，在气为咳，在液为涕。肺气虚则鼻息不利，少气；实则喘喝，胸凭仰息。肾藏精，精舍志，在气为欠，在液为唾。肾气虚则厥，实则胀，五脏不安。必审查五脏之病形，以知其气之虚实而谨调之。

“肝气悲哀动中则伤魂，魂伤则狂妄，其精不守，令人阴缩而筋挛，两胁肋骨不举。毛悴色夭，死于秋。《素问》曰：肝在声为呼，在变动为握，在志为怒，怒伤肝。《九卷》及《素问》又曰：精气并于肝则忧。解曰：肝虚则恐，实则怒，怒而不已亦生忧矣。肝之与肾，脾之与肺，互相成也。脾者土也，四脏皆受成焉。故恐发于肝而成于肾，爱（忧）发于脾而成于肝，肝合胆，胆者中精之腑也。肾藏精，故恐同其怒，怒同其恐，一过其节则二脏俱伤。经言若错，其归一也。

“心怵惕思虑则伤神，神伤则恐惧自失，破䐃脱肉。毛悴色夭，死于冬。《素问》曰：心在声为笑，在变动为忧，在志为喜，喜伤心。《九卷》及《素问》又曰：精气并于心则喜。或言心与肺脾二经有错，何谓也？解曰：心虚则悲，悲则忧；心实则笑，笑则喜。心之与肺，脾之与心，亦互相成也。故喜发于心而成于肺，思发于脾而成于心，一过其节则二藏俱伤。

“脾愁忧不解则伤意，意伤则闷乱，四肢不举。毛悴色夭，死于春。《素问》曰：脾在声为歌，在变动为哕，在志为思，思伤脾。《九卷》及《素问》又曰：精气并于脾则饥。

“肺，喜乐无极则伤魄，魄伤则狂，狂者意不存，其人皮革焦。毛悴色夭，死于夏。《素问》曰：肺在声为哭，在变动为咳，在志为忧，忧伤肺。《九卷》及《素问》又曰：精气并于肺则悲。

“肾，盛怒未止则伤志，志伤则喜忘其前言，腰脊不可俯仰。毛悴色夭，死于季夏。《素问》曰：肾在声为呻，在变动为栗，在志为怒，怒伤肾。《九卷》及《素问》又曰：精气并于肾则恐。故恐惧而不改（一作解）则伤精，精伤则骨酸痿厥，精时自下。是故五脏主藏精者也，不可伤，伤则失守阴虚，阴虚则无气，无气则死矣。

“是故用针者，观察病人之态，以知精神魂魄之存亡得失之意，五者已伤，针不可以治也。(《卷之一·精神五藏论第一》)”

本段主要讲述针灸治神思想，强调针灸治病要重视患者的精神情志活动和魂魄意识之存亡，即“凡刺之法，必先本于神”，“用针者，观察病人之态，以知精神魂魄之存亡得失之意，五者已伤，针不可以治也.”。更为重要的是本段文字还详细论述了人的精神情志与意识思维的形成过程和特定概念，论述了其生理活动、病理变化及其对五脏六腑气血运行的影响，同时也论述了精神情志与意识思维活动对日常养生保健的重要意义，即“智者之养生也，必顺四时而适寒暑，和喜怒而安居处，节阴阳而调刚柔。如是则邪僻不生，长生久视。”经文虽主要阐明的道理是临床针刺治病要注重患者的精神情志活动和魂魄意识之存亡，但用大量篇幅讲述了人的精神意识思维活动和情志生理活动，不但对针灸临床具有重要的指导意义，也充实了中医学理论体系，同时对中医药临床也具有一定的指导意义。

尤其需要注意的是，皇甫谧在整理这篇文论时，对原《内经》中文字次序所作的调整，从中可反映出皇甫谧的学术思想。本段文论主要来源于《灵枢·本神第八》，又收载了《灵枢·九针论第七十八》和《素问·阴阳应象大论篇第五》、《素问·五脏生成篇第十》、《素问·举痛论篇第三十九》等篇中有关精神情志与意识思维的相关内容。皇甫氏整理本篇文论时，不但在《灵枢·本神》篇的基础上又补充了内容，而且对《灵枢·本神》篇的次序也进行调整，可以说是首次关于精神情志、意识思维与五脏相关性的最全面、最系统地阐述，也是最能反映皇甫谧整理编写《针灸甲乙经》所遵循的“事类相从”原则的。

（二）五输穴与原穴的临床运用及其包含的治未病思想

五输穴是十二经脉分布在肘膝关节以下的井、荥、输、经、合五个输穴的总称。原穴是五脏六腑元气经过和留止的部位，位于腕踝关节附近，五脏阴经以输为原，六腑阳经的原穴紧跟在输穴之后。在临床上五输穴与原穴有着非常重要的作用，而且在子午流注针法中五输穴与原穴同时运用。故而皇甫谧将其归类在一起进行论述，在论述完“五脏变输”

“五脏六腑阴阳表里”“五脏六腑官”“五脏大小六腑应候”等五脏基本知识后，紧接着使“十二原”紧随于其后，使原穴成为脏腑理论的一个重要组成部分。这与临床运用密切相关。也充分体现了皇甫谧按“事类相从”整编《针灸甲乙经》的原则。

五输穴的理论依据是人体五脏分别有相应的色、时、日、音、味五种变应，即“五变”，而每一种变应又与井、荥、输、经、合五输相应，即“五五二十五输”，同时又对应着冬、春、夏、长夏、秋一年之中的五个时令，即冬刺井、春刺荥、夏刺输、长夏刺经、秋刺合。这是运用五行学说的认识论和方法论来描述人体五脏及其相应的五输穴，同时指出了五输主病的深刻含义。

“黄帝问曰：五脏五输，原闻其数。岐伯对曰：人有五脏，脏有五变，变有五输，故五五二十五输，以应五时。肝为牡脏，其色青，其时春，其日甲乙，其音角，其味酸。心为牡脏，其色赤，其时夏，其日丙丁，其音徵，其味苦。脾为牡（当为牝）脏，其色黄，其时长夏，其日戊己，其音宫，其味甘。肺为牝脏，其色白，其时秋，其日庚辛，其音商，其味辛。肾为牝脏，其色黑，其时冬，其日壬癸，其音羽，其为咸。是为五变。

“脏主冬，冬刺井；色主春，春刺荥；时主夏，夏刺腧；音主长夏，长夏刺经；味主秋，秋刺合。是谓五变，以主五输。问曰：诸原安合，以致五输？对曰：原独不应五时，以经合之，以应其数，故六六三十六腧。问曰：何谓脏主冬，时主夏，音主长夏，味主秋，色主春？对曰：病在脏者取之井，病变于色者取之荥，病时间时甚者取之腧，病变于音者取之经，经满而血者，病在胃及以饮食不节得病者取之合，故命曰味主合，是谓五变也。

“人逆春气，则少阳不生，肝气内变；逆夏气，则太阳不长，心气内洞；逆秋气，则太阴不收，肺气焦满；逆冬气，则少阴不藏，肾气独沉。夫四时阴阳者，万物之根本也，所以圣人春夏养阳，秋冬养阴，以从其根，逆其根则伐其本矣。故阴阳者，万物之终始也。顺之则生，逆之则死，反顺为逆，是谓内格。是故圣人不治已病治未病。（《卷之一·五脏变输第二》）”

皇甫谧以四时阴阳为纽带，将《素问》和《灵枢》中的两段文字归为一类，阐述五输穴理论及其临床运用。首先，运用阴阳学说的思想对五脏的阴阳属性进行了分类，即“肝为牡藏”、“心为牡藏”、“脾为牝藏”、“肺为牝藏”、“肾为牝藏”。牡者阳也，牝者阴也。张景岳云：“五脏配合五行，而惟肝心为牡脏，脾肺肾皆为牝脏，盖木火为阳，土金水皆为阴也。”进而明确指出了五输穴主治病症的特征与规律。其临床意义可概括为三个方面：其一，依四时选择五输穴进行针刺，即“冬刺井，春刺荥，夏刺腧，长夏刺经，秋刺合。”其二，五输主病，即“病在藏者取之井；病变于色者取之荥；病时间时甚者取之输；病变于音者取之经；经满而血者，病在胃及以饮食不节得病者取之合。”其三，顺应四时养生，“不治已病治未病”。

关于依四时选择针刺五输穴，《甲乙经》与《内经》完全一致，即“冬刺井，春刺荥，夏刺腧，长夏刺经，秋刺合。”而《难经·七十四难》则为“春刺井、夏刺荥、长夏刺输、秋刺经、冬刺合”。对此，清代叶霖《难经正义》注云：“盖以五脏之气，应五时之变，而取五输，各有所主，刺隔一穴者，皆从子以透发母气也。一言刺之正，一言刺之变，所以不同也。”

原穴是五脏六腑元气经过和留止的部位。十二原穴在临床上的运用有两个方面：一是用于诊断，二是用于治疗。其与五输穴有着异曲同工之妙。经文云：

“五脏有六腑，六腑有十二原，十二原者出于四关，四关主治五脏，五脏有疾，当取之十二原。十二原者，五脏之所以禀三百六十五节之气味者也。五脏有疾，出于十二原，而原各有所出，明知其原，睹其应，知五脏之害矣。阳中之少阴，肺也，其原出于太渊二。阳中之太阳，心也，其源出于大陵二。阴中之少阳，肝也，其原出于太冲二。阴中之太阴，肾也，其原出于太溪二。阴中之至阴，脾也，其原出于太白二。膏之原出于鸠尾一。肓之原出于脖胦一。凡十二原主治五脏六腑之有病者也。胀取三阳，飧泄取三阴。(《卷之一·十二原第六》)”

所谓用于诊断者，即“十二原者，五脏之所以禀三百六十五节之气味者也。五脏有疾，出于十二原，而原各有所出，明知其原，睹其应，知五脏之害矣。”用于治疗者，即“五脏有六腑，六腑有十二原，十二原者出于四关，四关主治五脏，五脏有疾，当取之十二原。”十二原穴均分布在四肢肘膝关节以下，故曰“十二原者出于四关”。《灵枢注证发微》注曰：“四关者，即手肘足膝之所，乃关节之所系也。故凡井荥输经合之穴，皆手不过肘而足不过膝也。”

值得注意的是本段经文所讲的“十二原”与今天我们所说的五脏六腑之原穴有所不同。本段经文所讲的“十二原”指的是：肺，其原出于太渊二；心，其原出于大陵二；肝，其原出于太冲二；肾，其原出于太溪二；脾，其原出于太白二；膏之原出于鸠尾一；肓之原出于脖胦一。按照这种计算方法，今天我们所说的十二原穴实质上是二十四个穴位，且其中尚未包括鸠尾与脖胦。可见这一时期六腑原穴之说或者尚未提出，或者六腑原穴不若五脏之原穴被人重视，从而也说明在中医学藏象辨证方法体系中五脏居于核心地位。而后文接着叙述的五脏之中，肺为阳中之少阴，心为阳中之太阳，肝为阴中之少阳，肾为阴中之太阴，脾为阴中之至阴的论断，似乎也可证明这一现象，而对六腑只字未提。

（三）十二经脉血气多少与刺灸量度

十二经脉分为三阴三阳，太阴、少阴、厥阴、太阳、少阳、阳明血气多少各不相同，或多气少血，或多血少气，或多气多血，或血气皆少等等，这样在针灸治疗中刺激量度上也有所区别。《针灸甲乙经》系统总结了十二经脉血气多少与刺灸量度的关系。

黄帝问曰：经脉十二者，外合于十二经水，而内属于五脏六腑。夫十二经水者，受水而行之；五脏者，合神气魂魄而藏之；六腑者，受谷而行之，受气而扬之；经脉者，受血而营之。合而以治奈何？刺之深浅，灸之壮数，可得闻乎？岐伯对曰：脏之坚脆，腑之大小，谷之多少，脉之长短，血之清浊，气之多少，十二经中多血少气，与其少血多气，与其皆多血气，与其皆少血气，皆有定数。其治以针灸，各调其经气，固其常有合也。此人之参天地而应阴阳，不可不审察之也。

足阳明外合于海水，内属于胃。足太阳外合于清水，内属于膀胱，而通水道焉。足少阳外合于渭水，内属于胆。足太阴外合于湖水，内属于脾。足厥阴外合于沔水，内属于肝。足少阴外合于汝水，内属于肾。手阳明外合于江水，内属于大肠。手太阳外合于淮水，内属于小肠，而水道出焉。手少阳外合于漯水，内属于三焦。手太阴外合于河水，内属于肺。手心主外合于漳水，内属于心包。手少阴外合于济水，内属于心。凡此五脏六腑十二经水者，皆外有源泉而内有所禀，此皆内外相贯，如环无端，人经亦然。故天为阳，地为阴，腰以上为天，腰以下为地。故海以北者为阴，湖以北者为阴中之阴，漳以南为阳，河以北至漳者为阳中之阴，漯以南至江者为阳中之阳，此一州之阴阳也。此人所以与天地相参也。

问曰：夫经水之应经脉也，其远近之浅深，水血之多少各不同，合而刺之奈何？对曰：足阳明，五脏六腑之海也，其脉大而血多，气盛热壮，刺此者不深弗散，不留不泻。足阳明多血多气，刺深六分，留十呼。足太阳多血多气，刺深五分，留七呼。足少阳少血多气，刺深四分，留五呼。足太阴多血少气，刺深三分，留四呼。足少阴少血多气，刺深二分，留三呼。足厥阴多血少气，刺深一分，留二呼。

手之阴阳，其受气之道近，其气之来也疾，其刺深皆无过二分，留皆无过一呼。其少长小大肥瘦，以心料之，命曰法天之常。灸之亦然，灸而过此者得恶火，则骨枯脉涩；刺而过此者，则脱气。

问曰：夫经脉之大小，血之多少，肤之厚薄，肉之坚脆，及䐃之大小，可以为度量乎？对曰：其可为度量者，取其中度者也，不甚脱肉而血气不衰者也。若失度人之痟（音消，渴病）瘦而形肉脱者，乌可以度量刺乎！审切循扪按，视其寒温盛衰而调之，是谓因适而为之真也。（《卷之一・十二经水第七》）

本段经文主要讲述十二经脉内属于五脏六腑，外合于十二经水，血气多少各不相同，针刺深浅、留针和艾灸壮数也有所区别。充分反映了中医天人相应、外内合一的整体生命观。具体厘定了每条经脉针刺、艾灸的量度，对针灸临床具有重要的指导意义。

关于留针，本段经文所述与现今临床相差甚远。今天针灸临床一般都奉行留针 20 至 30 分钟的俗成约定，其间行针一次。而本文所述留针以呼吸次数来计，明显从时间上来说较短一些。

（四）四海理论

中医学认为人有四海，即脑为髓海，膻中为气海，冲脉为十二经之海，胃为水谷之海。《针灸甲乙经》系统总结论述了四海理论，对针灸临床具有重要的指导价值。

人有四海。十二经水者，皆注于海。有髓海，有血海，有气海，有水谷之海。胃者，为水谷之海，其腧上在气街，下至三里。冲脉者，为十二经之海，其腧上在大杼，下出巨虚上下廉。膻中者，为气之海，其腧上在柱骨之上下，前在人迎。脑者，为髓之海，其腧上在其盖，下在风府。凡此四海者，得顺者生，得逆者败，知调者利，不知调者害。

问曰：四海之逆顺奈何？对曰：气海有余，则气满胸中悗，急息面赤；不足则气少不足以言。血海有余，则常想其身大，怫然不知其所病；不足则常想其身小，狭然不知其所病。水谷之海有余，则腹胀满；不足则饥，不受谷食。髓海有余，则轻劲多力，自过其度；不足则脑转耳鸣，胫胻酸，眩冒目无所见，懈怠安卧。

问曰：调之奈何？对曰：审守其腧，而调其虚实，无犯其害，顺者得复，逆者必败。（《卷之一・四海第八》）

本段经文讲述四海理论，即阐述了四海的含义，也指出了其腧穴之所在及病变特征和治疗原则。关于“四海”之病及其治疗的论述，在临床具有重要的指导意义。如胸中满闷，气息急促，面目红赤，是气海有余之实证，当在柱骨上下、人迎等穴进行针刺治疗，泻其邪气；若气息短促，上下不续，言语无力，是气海不足之虚证，当谨守上述二穴进行针刺，扶益其气。其他血海、水谷之海、髓海之病症也当如此调治。

文中“柱骨之上下”，《灵枢注证发微》云当是“督脉经天柱骨之上下，挟项后发际，大筋外廉陷中。”似乎为膀胱经之天柱穴。郭霭春《黄帝内经灵枢校注语译》认为“柱骨”即颈椎，“上”指瘖门穴，“下”指大椎穴。

（五）营卫之气运行与针刺候时

中医学认为营气出于中焦，行于脉中，具有营养脏腑组织器官的作用；卫气出自下焦，与营气相谐而行于脉外，具有护卫机体免受外邪侵袭的作用。中医学天人合一的观点认为营卫之气运行与时辰有着相应的关系。《针灸甲乙经》系统总结了营气、卫气运行的规律，指出了针刺治病与营卫之气运行的密切联系。

黄帝问曰：五十营奈何？岐伯对曰：周天二十八宿，宿三十六分，人气行一周千八分。人经络上下左右前后二十八脉，周身十六丈二尺，以应二十八宿，漏水下百刻，以分昼夜。故人一呼脉再动，气行三寸，一吸脉亦再动，气行三寸，呼吸定息，气行六寸。十息脉行六尺，日行二分。二百七十息，气行十六丈二尺，气行交通于中，一周于身，下水二刻，日行二十分有奇。五百四十息，气行再周于身，下水四刻，日行四十分有奇。二千七百息，气行十周于身，下水二十刻，日行五宿二十分有奇。一万三千五百息，气行五十营于身，水下百刻，日行二十八宿，漏水皆尽，脉已终矣。（王冰曰：此略而言之也。细言之，则常以一千周加一分又十分分之六，乃奇分尽也）。所谓交通者，并行一数也。故五十营备得尽天地之寿矣，气凡行八百一十丈也。

问曰：卫气之行，出入之会何如？对曰：岁有十二月，日有十二辰，子午为经，卯酉为纬。天一面七宿，周天四七二十八宿，房昴为纬，张虚为经。是故房至毕为阳，昴至心为阴，阳主昼，阴主夜。故卫气之行，一日一夜五十周于身，昼日行于阳二十五周，夜行于阴亦二十五周，周于五脏。是故平旦阴气尽，阳气出于目，目张则气行于头，循于项，下足太阳，循背下至小指端。其散者，分于目别（一云别于目锐眦），下手太阳，下至手小指外侧。其散者，别于目锐眦，下足少阳，注小指次指之间。以上循手少阳之分侧，下至小指之间。别者以上至耳前，合于颔脉，注足阳明，下行至跗上，入足五指之间。其散者，从耳下手阳明，入大指之间，入掌中。直至于足也，入足心，出内踝下行阴分，复合于目，故为一周。

是故日行一舍，人气行于身一周与十分身之八；日行二舍，人气行于身三周与十分身之六；日行三舍，人气行于身五周与五分身之四；日行四舍，人气行于身七周与十分身之二；日行五舍，人气行于身九周；日行六舍，人气行于身十周与十分身之八；日行七舍，人气行于身十二周在身与十分身之六；日行十四舍，人气二十五周于身有奇分与十分身之四，阳尽于阴，阴受气矣。其始入于阴，常从足少阴注于肾，肾注于心，心注于肺，肺注于肝，肝注于脾，脾复注于肾为一周。是故夜行一舍，人气行于阴脏一周与十分脏之八，亦如阳之行二十五周而复会于目。阴阳一日一夜，合有奇分十分身之二与十分脏之二。是故人之所以卧起之时有早晏者，以奇分不尽故也。

问曰：卫气之在身也，上下往来无已，其候气而刺之奈何？对曰：分有多少，日有长短，春秋冬夏，各有分理，然后常以平旦为纪，夜尽为始。是故一日一夜漏水百刻，二十五刻者，半日之度也，常如是无已，日入而止，随日之长短，各以为纪。谨候气之所在而刺之，是谓逢时。病在于阳分，必先候其气之加在阳分而刺之；病在于阴分，必先候其气之加在于阴分而刺之，谨候其时，病可与期，失时反候，百病不除。

水下一刻，人气在太阳；水下二刻，人气在少阳；水下三刻，人气在阳明；水下四刻，人气在阴分；水下五刻，人气在太阳；水下六刻，人气在少阳；水下七刻，人气在阳明；水下八刻，人气在阴分。水下九刻，人气在太阳；水下十刻，人气在少阳；水下十一刻，人气在阳明；水下十二刻，人气在阴分。水下十三刻，人气在太阳；水下十四刻，人气在少阳；水下十五刻，人气在阳明；水下十六刻，人气在阴分。水下十七刻，人气在太阳；水下十八刻，人气在少阳；水下十九刻，人气在阳明；水下二十刻，人气在阴分。水下二十一刻，人气在太阳；水下二十二刻，人气在少阳；水下二十三刻，人气在阳明；水下二十四刻，人气在阴分。水下二十五刻，人气在太阳，此少半日之度也。从房至毕一十四宿，水下五十刻，半日之度也。从昴至心亦十四宿，水下五十刻，终日之度也。日行一舍者，水下三刻与七分刻之四。大要常以日加之于宿上也，则知人气在太阳，是故日行一宿，人气在三阳与阴分，常如是无已，与天地同纪，纷纷盼盼，终而复始，一日一夜水行百刻而尽矣。故曰：刺实者刺其来，刺虚者刺其去。此言气之存亡之时，以候虚实而刺之也。（《卷之一·气息周身五十营四时日分漏刻第九》）

本篇经文讲述营气和卫气的运行情况及其时间规律，提出了针刺候气的理论。即“卫气之在身也，上下往来无已，其候气而刺之奈何?”“谨候气之所在而刺之，是谓逢时。病在于阳分，必先候其气之加在阳分而刺之；病在于阴分，必先候其气之加在于阴分而刺之，谨候其时，病可与期，失时反候，百病不除。”“刺实者刺其来，刺虚者刺其去。此言气之存亡之时，以候虚实而刺之也。”经文关于针刺候气的理论对后世“时间针灸学”的形成具有十分重要的影响。如癫痫病的针灸治疗，一般以申脉、照海为经验特效穴，白天发作取申脉，夜间发作取照海进行针刺治疗。又如金元之际形成的子午流注针法，是针灸学中最具有特色的时间针灸学的典型代表。

（六）阴阳清浊之气与针刺浅深

中医学认为针刺治病在于调气，而气有阴阳清浊之别，针刺也相应地有所不同。《针灸甲乙经》系统总结了《内经》以来关于阴阳清浊之气与针刺浅深之间的关系。

黄帝问曰：愿闻人气之清浊者何也？岐伯对曰：受谷者浊，受气者清，清者注阴，浊者注阳，浊而清者上出于咽，清而浊者下行于胃。清者上行，浊者下行，清浊相干，名曰乱气。问曰：夫阴清而阳浊，浊中有清，清中有浊，别之奈何？对曰：气之大别，清者上注于肺，浊者下流于胃。胃之清气上出于口，肺之浊气下注于经，内积于海。问曰：诸阳皆浊，何阳独甚？对曰：手太阳独受阳之浊，手太阴独受阴之清。其清者上走孔窍，其浊者下行诸经。故诸阴皆清，足太阴独受其浊。问曰：治之奈何？对曰：清者其气滑，浊者其气涩，此气之常也。故刺阴者，深而留之；刺阳者，浅而疾取之；清浊相干者，以数调之也。（《卷之一·阴阳清浊精气津液血脉第十二》）

本段经文就是论述阴阳清浊之气与针刺深浅关系的。即“清者注阴，浊者注阳，”“清者其气滑，浊者其气涩，”“刺阴者，深而留之；刺阳者，浅而疾取之；清浊相干者，以数调之也。”

（七）关于刺血疗法

刺血疗法是中医治疗疾病的一种重要方法，早期与药物、微针、灸焫、导引按跷并列为中医最基本的五种治疗方法，称为砭石疗法。它有相对完备的理论体系，如刺血的部位、方法、适应病症以及通过对刺出血的形状的分析，进一步明确诊断。《针灸甲乙经》对此进行了系统地论述。

黄帝问曰：愿闻其奇邪而不在经者何也？岐伯对曰：血络是也。问曰：刺血络而仆者，何也？血出而射者，何也？血出黑而浊者，何也？血出清而半为汁者，何也？发针而肿者，何也？血出若多若少而面色苍苍然者，何也？发针而面色不变而烦闷者，何也？血出多而不动摇者，何也？愿闻其故。对曰：脉气盛而血虚者，刺之则脱气，脱气则仆。血气俱盛而阴气多者，其血滑，刺之则射。阳气积蓄久留不泻者，其血黑以浊，故不能射。新饮而液渗于络，而未和于血，故血出而汁别焉。其不新饮者，身中有水，久则为肿。阴气积于阳，其气因于络，故刺之血未出而气先行，故肿。阴阳之气，其新相得而未和合，因而泻之，则阴阳俱脱，表里相离，故脱色面苍苍然也。刺之血出多，色不变而烦闷者，刺络而虚经，虚经之属于阴者，阴气脱，故烦闷。阴阳相得而合为痹者，此为内溢于经，而外注于络，如是阴阳皆有余，虽多出血弗能虚也。

问曰：相之奈何？对曰：血脉盛坚横以赤，上下无常处，小者如针，大者如箸，刺而泻之万全。故无失数，失数而返，各如其度。问曰：针入肉著，何也？对曰：热气因于针则热，热则肉著于针，故坚焉。（《卷之一·奇邪血络第十四》）

《针灸甲乙经卷之一·奇邪血络第十四》全文出自《灵枢·血络论第三十九》，只是将原经文题名进行了改动。原文只名“血络”，而皇甫氏改名“奇邪血络”，更加突出了刺血疗法的适应症。具体分析说明了临床上针刺放血疗法可能出现的八种情况，并强调指出了针灸临床辨识血络盛衰的方法。从经脉气血盛衰的角度对各种现象形成的原因进行了分析，虽然篇幅短小，但涉及到了以下几个方面的学术思想，对针灸临床运用刺血疗法具有一定的指导意义。

①“邪气在络”的理论。即“黄帝问曰：愿闻其奇邪而不在经者何也？岐伯对曰：血络是也。”说明外邪侵犯人体，可随经脉气血运行而伏匿于络脉。需要说明的是奇邪不在经而在络，并不意味着疾病就一定轻浅。②刺络疗法。即通过点刺或挑刺络脉，放血泻邪一种针刺方法。③运用经脉气血盛衰理论指导针灸临床。运用经脉气血盛衰的理论逐一分析阐释了刺血疗法中可能出现的八种现象。④强调了望诊在针刺治疗中的作用。即“血脉盛，坚横以赤，上下无常处，小者如针，大者如箸，刺而泻之万全。”第五、说明了滞针现象形成的原因。即“热气因于针则热，热则肉著于针，故坚焉。”

（八）体质个性差异与针刺

中医学特别重视人与人之间个体体质的差异，因此有“同病异治”一说，这也是中医学辨证论治的一大特色，针灸治疗疾病尤其重视这一点。《针灸甲乙经》对此进行了详细地论述和系统地总结。

黄帝问曰：人有阴阳，何谓阴人？何谓阳人？少师对曰：天地之间，不离于五，人亦应之，非徒一阴一阳而已。盖有太阴之人，少阴之人，太阳之人，少阳之人，阴阳和平之人。凡此五人者，其态不同，其筋骨血气亦不同也。太阴之人，贪而不仁，下齐湛湛，好内而恶出，心抑而不发，不务于时，动而后人，此太阴之人也。少阴之人，少贪而贼心，见人有亡，常若有得，好伤好害，见人有荣，乃反愠怒，心嫉而无恩，此少阴之人也。太阳之人，居处于于，好言大事，无能而虚说，志发于四野，举措不顾是非，为事如常自用，事虽败而无改，此太阳之人也。少阳之人，諟谛好自贵，有小小官，则高自宣，好为外交，而不内附，此少阳之人也。阴阳和平之人，居处安静，无为惧惧，无为欣欣，婉然从物，或与不争，与时变化，尊而谦让，卑而不谄，是谓至治。

古之善用针灸者，视人五态乃治之，盛者泻之，虚者补之。

太阴之人，多阴而无阳，其阴血浊，其卫气涩，阴阳不和，缓筋而厚皮，不之疾泻，不能移之。少阴之人，多阴而少阳，小胃而大肠，六腑不调，其阳明脉小而太阳脉大，必审而调之。其血易脱，其气易败。太阳之人，多阳而无阴，必谨调之，无脱其阴而泻其阳，阳重脱者易狂，阴阳皆脱者，暴死不知人。少阳之人，多阳而少阴，经小而络大，血在中而气在外，实阴而虚阳，独泻其络脉则强，气脱而疾，中气重不足，病不起矣。阴阳和平之人，其阴阳之气和，血脉调。宜谨审其阴阳，视其邪正，安其容仪，审其有余，察其不足，盛者泻之，虚则补之，不盛不虚，以经取之。此所以调阴阳，别五态之人也。

太阴之人，其状黮黮然黑色，念然下意，临临然长大，腘然未偻。少阴之人，其状清然窃然，固以阴贼，立而躁险，行而似伏。太阳之人，其状轩轩储储，反身折腘。少阳之人，其状立则好仰，行则好摇其两臂，两臂肘皆出于背。阴阳和平之人，其状逶逶然，随随然，颙颙然，衮衮然，豆豆然，众人皆曰君子（一本多偷偷然，睒睒然）。（《卷之一·阴阳二十五人形性血气不同第十六》）

本篇论述了阴阳五种类型人的不同情况，是中国古代“相人”学问的基本理论。文中应用阴阳学说将人分为五种类型，即“太阴之人，少阴之人，太阳之人，少阳之人，阴阳和平之人，”分别叙述了每一类型人的性格与情操、阴阳之多少、血气之特征以及形貌特征。并据阴阳血气之特征，提出了针灸时应该注意的问题。其临床意义在于提出了根据不同类型人的阴阳血气特征进行针灸治疗。即“古之善用针灸者，视人五态乃治之，盛者泻之，虚者补之。”“别五态之人，调阴阳而治”。具体讲有：太阴之人，“不之疾泻，不能移之”；少阴之人，“必审而调之”；太阳之人，“必谨调之，无脱其阴而泻其阳”；少阳之人，“实阴而虚阳，独泻其络脉则强，气脱而疾，中气重不足，病不起矣”；阴阳和平之人，“宜谨审其阴阳，视其邪正，安其容仪，审其有余，察其不足，盛者泻之，虚则补之，不盛不虚，以经取之。”

本段经文出自《灵枢·通天第七十二》篇，马莳注云：“内言人有五等，皆禀气于天。”说明阴阳五型人是禀受先天之气而成，具有相对固定不变的特性。近年来中医学术界提出“体质学说”理论，也以此为依据。窃以为言“体质”者，重在形态器质之强弱，而包含不了性格情操方面的内容，且以之概括形貌、阴阳、血气等特征也不尽恰当。究其实质而言，本段实质上就是讲“相人”的学问。通过表现于外的形貌、性情特征，判断其阴阳、血气之多少盛衰，确定临床治疗法则。

黄帝问曰：余闻阴阳之人于少师，少师曰：天地之间，不离于五。故五五二十五人之形，血气之所生，别而以候，从外知内何如？岐伯对曰：先立五形，金木水火土，别其五色，异其五声，而二十五人具也。

木形之人，比于上角，苍色，小头长面，大肩平背直身，小手足，好有材，好劳心，少力多忧，劳于事，奈春夏，不奈秋冬，秋冬感而生病，主足厥阴，佗佗然。大角（一曰左角）之人，比于左足少阳，少阳之上遗遗然。右角（一曰少角）之人，比于右足少阳，少阳之下随随然。钛角（一曰右角）之人，比于右足少阳，少阳之下鸠鸠然。判角之人，比于左足少阳，少阳之下括括然。

火形之人，比于上徵，赤色，广䏣，兑面小头，好肩背髀腹，小手足，行安地，疾心，行摇，肩背肉满，有气轻财，少信，多虑，见事明了，好顾，急心，不寿暴死。奈春夏，不奈秋冬，秋冬感而生病，主手少阴，窍窍然（一曰核核然）。太徵之人，比于左手太阳，太阳之上肌肌然。少徵之人，比于右手太阳，太阳之下慆慆然。右徵之人，比于右手太阳，太阳之上鲛鲛然（一曰熊熊然）。判徵之人，比于左手太阳，太阳之下支支然，熙熙然。

土形之人，比于上宫，黄色，大头圆面，美肩背，大腹，好股胫，小手足，多肉，上下相称，行安地，举足浮，安心，好利人，不喜权势，善附人，奈秋冬，不奈春夏，春夏感而生病，主足太阴，敦敦然。太宫之人，比于左足阳明，阳明之上婉婉然。加宫之人，比于左足阳明，阳明之下烗烗（音咳）然（一曰坎坎然）。少宫之人，比于右足阳明，阳明之上枢枢然。左宫之人，比于右足阳明，阳明之下兀兀然（一曰众之人，一曰阳明之上）。

金形之人，比于上商，白色，小头方面，小肩背，小腹，小手足，如骨发踵外，骨轻身（一曰发动轻身），清廉，急心，静悍，善为吏。奈秋冬，不奈春夏，春夏感生病，主手太阴，廉廉然。太商之人，比于左手阳明，阳明之上廉廉然。右商之人，比于左手阳明，阳明之下脱脱然。左商之人，比于右手阳明，阳明之上监监然。少商之人，比于右手阳明，阳明之下严严然。

水形之人，比于上羽，黑色，大头，面不平（一云曲面），广颐，小肩大腹，小手足（小一作大），发行摇身，下尻长背，延延然，不敬畏，善欺绐人，戮死。奈秋冬，不奈春夏，春夏感而生病，主足少阴，汚汚然。大羽之人，比于右足太阳，太阳之上颊颊然。少羽之人，比于左足太阳，太阳之下纡纡然。众之为人，比于右足太阳，太阳之下洁洁然。桎之为人，比于左足太阳，太阳之上安安然。

问曰：得其形，不得其色，何如？对曰：形胜色，色胜形者，至其胜时年加，感则病行，失则忧矣。形色相得，富贵大乐。问曰：其形色相胜之时年加可知乎？对曰：凡人之大忌，常加九岁：七岁、十六岁、二十五岁、三十四岁、四十三岁、五十二岁、六十一岁，皆人之忌，不可不自安也，感则病行，失则忧矣。

问曰：脉之上下，血气之候，以知形气奈何？对曰：足阳明之上，血气盛则须美长；血多气少则须短；气多血少则须少；血气俱少则无须，两吻多画（须字一本俱作髯字）。足阳明之下，血气盛则下毛美长至胸；血多气少则下毛美短至脐，行则善高举足，足大指少肉，足善寒；血少气多则肉善瘃；血气皆少则无毛，有则稀而枯瘁，善痿厥足痹。

足少阳之上，血气盛则通须美长；血多气少则通须美短；血少气多则少须；血气皆少则无须，感于寒湿则善痹，骨痛，爪枯。足少阳之下，血气盛则胫毛美长，外踝肥；血多气少则胫毛美短，外踝皮坚而厚；血少气多则胻毛少，外踝皮薄而软，血气皆少则无毛，外踝瘦而无肉。

足太阳之上，血气盛则美眉，眉有毫毛，血多气少则恶眉，面多小理；血少气盛则面多肉，血气和则美色。足太阳之下，血气盛则跟肉满，踵坚；气少血多则瘦，跟空；血气皆少则善转筋，踵下痛。

手阳明之上，气血盛则上髭美；血少气多则髭恶；血气皆少则无髭。手阳明之下，血气盛则腋下毛美，手鱼肉以温；气血皆少则手瘦以寒。手少阳之上，血气盛则眉美以长，耳色美；血气皆少则耳焦恶色。手少阳之下，血气盛则手拳多肉以温；血气皆少则瘦以寒；气少血多则瘦以多脉。手太阳之上，血气盛则多髯，面多肉以平；血气皆少则面瘦黑色。手太阳之下，血气盛则掌肉充满；血气皆少则掌瘦以寒。

黄赤者多热气，青白者少热气，黑色者多血少气。美眉者太阳多血，通髯极须者少阳多血，美须者阳明多血，此其时然也。夫人之常数，太阳常多血少气，少阳常多气少血，阳明常多血多气，厥阴常多气少血，少阴常多血少气，太阴常多血少气，此天之常数也。

问曰：二十五人者，刺之有约乎？对曰：美眉者，足太阳之脉血气多；恶眉者，血气少；其肥而泽者，血气有余；肥而不泽者，气有余血不足；瘦而无泽者，血气俱不足。审察其形气有余不足而调之，可以知顺逆矣。问曰：刺其阴阳奈何？对曰：按其寸口人迎，以调阴阳，切循其经络之凝泣，结而不通者，此于身背为痛痹，甚则不行，故凝泣。凝泣者，致气以温之，血和乃止。其结络者，脉结血不行，决之乃行。故曰：气有余于上者，导而下之；气不足于上者，推而往之；其稽留不至者，因而迎之。必明于经隧，乃能持之。寒与热争者，导而行之；其宛陈血不结者，即而取之。必先明知二十五人，别血气之所在，左右上下，则刺约毕矣。(《卷之一·阴阳二十五人形性血气不同第十六》)

本篇根据阴阳五行理论，归纳叙述了二十五种人的不同形貌特征及其经脉上下、血气之候等，从而“别而以候，从外知内。”临证针刺治疗时审察其形气有余不足与血气之所在左右上下，进行调理。根据不同类型人与生俱来的不同的经脉阴阳血气特征，分别施以不同的针刺方法，在针灸临床具有具体的指导意义。如提出：“气有余于上者，导而下之；气不足于上者，推而往之；其稽留不至者，因而迎之。”“寒与热争者，导而行之；其宛陈血不结者，即而取之。”

本篇出自《灵枢·阴阳二十五人第六十四》篇，题目及文中均提及“二十五”这一数字，但从全篇经文来看，二十五人所指的对象不若前一节阴阳五种类型的人明确。阴阳五种类型即太阴、少阴、太阳、少阳、阴阳和平之人；而二十五人之下提到了木形之人、火形之人、土形之人、金形之人、水形之人等，每形之下有分四种，则实有二十种人；其后根据“脉之上下、血气之候”，又提出足阳明之上、足阳明之下、足少阳之上、足少阳之下、足太阳之上、足太阳之下、手阳明之上、手阳明之下、手少阳之上、手少阳之下、手太阳之上、手太阳之下等十二大类三十三种血气多少的具体情况。那么，二十五这一数字到底指什么尚待进一步研究。

问曰：或神动而气先针行，或气与针相逢，或针已出，气独行，或数刺之乃知，或发针而气逆，或数刺病益甚，凡此六者，各不同形，愿闻其方？对曰：重阳之盛人，其神易动，其气易往也，矫矫蒿蒿，言语善疾，举足喜高，心肺之脏气有余，阳气滑盛而扬，故神动而气先行。此人颇有阴者也，多阳者多喜，多阴者多怒，数怒者易解，故曰颇有阴，其阴阳离合难，故其神不能先行。阴阳和调者，血气淖泽滑利，故针入而气出，疾而相逢也。其阴多而阳少，阴气沉而阳气浮者内藏，故针已出，气乃随其后，故独行也。其多阴而少阳者，其气沉而气往难，故数刺之乃知。其气逆与其数刺病益甚者，非阴阳之气也，浮沉之势也，此皆粗之所败，工之所失，其形气无过也。(《卷之一·阴阳二十五人形性血气不同第十六》)

本篇讲述了针刺治疗操作时所出现的六种不同的反应，即：神动而气先针行、气与针相逢、针已出气独行、数刺之乃知、发针而气逆、数刺病益甚。其中前四者为正常的得气现象，与患者的个性、体质有关，即“百姓之血气，各不同形。”后二者为针刺出现的不良反应，是医者之过失。即“粗之所败，工之所失，其形气无过也。”患者形质性情各不相同，脏腑阴阳气血活动的具体情形也有所不同，因此在接受针刺治疗时所出现的反应也各不相同。本篇所论述的这一问题，对我们在针灸临床工作中坚持运用中医整体观念和辨证论治原则，重视观察患者心身状态进行个性化治疗具有极大启示，对确定针灸治疗的刺激强度、时间，决定疗程和判断疾病的预后有具体的指导意义，强调对待不同患者必须结合具体性情、体质特征制定针灸方案。关于“发针而气逆、数刺病益甚”两种情况的分析，对今天针灸临床施术也具有重要的警示作用。

本篇出自《灵枢·行针第六十七》篇，所论述的四种“得气”现象为今天研究针刺效应提供了非常重要的理论依据。另外，长期以来人们一直以“没有副作用”来叙说针灸，通过本篇对“发针而气逆、数刺病益甚”两种情况的分析，告诉我们针灸临床若辨证不精确，施术不恰当，同样也会出现严重的不良后果。

皇甫氏将其与《灵枢·通天第七十二》篇、《灵枢·阴阳二十五人第六十四》篇、《灵枢·行针第六十七》篇同列在一篇，以体质特征为线索依据，进行整合编写，再一次体现了《针灸甲乙经》“事类相从”的整编原则。

（九）脉证诊断与针刺

脉诊是中医学诊断技术中的一大特色，不论遣方用药，还是针刺艾灸，都非常重视切脉辨证，四诊合参。《针灸甲乙经》强调了针刺治疗中尤为重要的几种脉证病候，并进行了系统阐述。

雷公问曰：《外揣》言浑束为一，未知其所谓，敢问约之奈何？黄帝答曰：寸口主内，人迎主外，两者相应，俱往俱来，若引绳，大小齐等。春夏人迎微大，秋冬寸口微大，如是者，名曰平人。人迎大一倍于寸口，病在少阳；再倍，病在太阳；三倍，病在阳明。盛则为热，虚则为寒，紧则为痛痹，代则乍甚乍间。盛则泻之，虚则补之，紧则取之分肉，代则取之血络，且饮以药，陷下者则从而灸之，不盛不虚者以经取之，名曰经刺。人迎四倍，名曰外格。外格者，且大且数，则死不治。必审按其本末，察其寒热，以验其脏腑之病。

寸口大一倍于人迎，病在厥阴；再倍，病在少阴；三倍，病在太阴。盛则胀满，寒中，食不消化；虚则热中，出糜，少气，溺色变；紧则为痛痹；代则乍寒乍热，下热上寒。盛则泻之，虚则补之，紧则先刺之而后灸之，代则取血络而后调之，陷下者则从灸之。陷下者，其脉血结于中，中有着血，血寒，故宜灸。不盛不虚，以经取之。寸口四倍者，名曰内关。内关者，且大且数，则死不治。必审按其本末，察其寒热，以验其脏腑之病。通其荥俞，乃可传于大数。大曰盛则从泻，小曰虚则从补，紧则从灸刺之，且引药，陷下则从灸之，不盛不虚，以经取之。所谓经治者，饮药，亦用灸刺。脉急则引，脉带（一本作脉大以弱）则欲安静，无劳用力。（《卷之四·经脉第一上》）

本段提出了通过诊寸口脉与人迎脉，判断病之所在及虚实证候，确定针刺治疗方法的学术思想。此外本段还提到了“外格”、“内关”之说。通过比较寸口脉与人迎脉的大小，来判断病在阳经还是阴经；通过诊查大一倍、再倍还是三倍来判断疾病在少阳、太阳还是阳明，抑或在厥阴、少阴还是太阴；根据脉象盛、虚、紧、代以及陷下等特征来确定病性并制定针刺治疗方法。应该说这种方法在针灸临床非常具有使用价值。而且指出若人迎大与寸口四倍或寸口大于人迎四倍，均是死证，这种判断预后的方法至今也仍然具有使用价值。

值得注意的是本段经文除了指出通过诊查寸口、人迎脉确定针灸治疗方法外，还提到了“外格”、“内关”之说和针药并用的治法。经文出自《灵枢·禁服第四十八》篇，在讲述诊寸口、人迎脉之前还有一段“斋宿三日”、“割臂歃血”的论述，强调了本段内容的重要性。可是在现今临床，这一方法并未得到人们足够的重视，甚是可惜！

问曰：愿闻虚实之要。对曰：气实形实，气虚形虚，此其常也，反此者病；谷盛气盛，谷虚气虚，此其常也，反此者病；脉实血实，脉虚血虚，此其常也，反此者病。气盛身寒，气虚身热曰反；谷入多而气少曰反；谷不入而气多曰反；脉盛血少曰反；脉少血多曰反。气盛身寒，得之伤寒；气虚身热，得之伤暑。谷入多而气少者，得之有所脱血，湿居其下也；谷入少而气多者，邪在胃及与肺也。脉少血多者，饮中热也。脉大血少者，脉有风气，水浆不入，此之谓也。夫实者，气入也，虚者，气出也。气实者，热也；气虚者，寒也。入实者，左手开针孔也；入虚者，左手闭针孔也。（《卷之四·经脉第一下》）

本段论述了虚证与实证的各种情况，最后指出了针刺治疗虚证和实证的具体技术，即“入实者，左手开针孔也；入虚者，左手闭针孔也。”明确提出了针刺补泻手法中的开合补泻法，并对其适应症进行了概括论述，具有很强的临床实用性。

本段关于虚实的论述比较全面，而且具有一定的代表性。不但是针灸临床选用开合补泻手法的依据，也是其他补泻手法的重要参考依据，同时对遣方用药也同样具有重要的现实指导意义。

黄帝问曰：脉之缓急小大滑涩之病形何如？岐伯对曰：心脉急甚为瘛疭；微急为心痛引背，食不下。缓甚为狂笑；微缓为伏梁，在心下，上下行，时唾血。大甚为喉吤；微大为心痹引背，善泪出。小甚为善哕；微小为消瘅。滑甚为消渴；微滑为心疝引脐，少腹鸣。涩甚为喑；微涩为血溢，维厥，耳鸣，癫疾。

肺脉急甚为癫疾；微急为肺寒热，怠惰，咳唾血，引腰背胸，若鼻息肉不通。缓甚为多汗；微缓为痿，瘘风，头已下汗出不可止。大甚为胫肿；微大为肺痹引胸背，起恶日光。小甚为泄；微小为消瘅。滑甚为息贲上气；微滑为上下出血。涩甚为呕血；微涩为鼠瘘，在颈支腋之间，下不胜其上，甚能善酸。

肝脉急甚为恶言；微急为肥气，在胁下若覆杯。缓甚为善呕；微缓为水、瘕、痹。大甚为内痈，善呕衄；微大为肝痹阴缩，咳引少腹。小甚为多饮；微小为消瘅。滑甚为㿉疝；微滑为遗溺。涩甚为溢饮；微涩为瘛疭挛筋。

脾脉急甚为瘛疭；微急为鬲中，食饮入而还出，后沃沫。缓甚为痿厥；微缓为风痿，四肢不用，心慧然若无病。大甚为击仆；微大为疝气，裹大脓血在肠胃之外。小甚为寒热；微小为消瘅。滑甚为㿉癃；微滑为虫毒蛕蝎腹热。涩甚为肠㿉；微涩为内溃，多下脓血。

肾脉急甚为骨痿癫疾；微急为奔豚沉厥，足不收，不得前后。缓甚为折脊；微缓为洞下，洞下者，食不化，下嗌还出。大甚为阴痿；微大为石水，起脐下至小腹垂垂然，上至胃脘，死不治。小甚为洞泄；微小为消瘅。滑甚为癃㿉；微滑为骨痿，坐不能起，起则目无所见，视黑丸。涩甚为大痈；微涩为不月沉痔。

问曰：病之六变者，刺之奈何？对曰：诸急者多寒，缓者多热，大者多气少血，小者血气皆少，滑者阳气盛而微有热，涩者多血少气而微有寒。是故刺急者，深内而久留之；刺缓者，浅内而疾发针，以去其热。刺大者，微泻其气，无出其血。刺滑者，疾发针而浅内之，以泻其阳气，去其热。刺涩者，必中其脉，随其逆顺而久留之，必先按而循之，已发针，疾按其痏，无令出血，以和其脉。诸小者，阴阳形气俱不足，勿取以针，而调之以甘药。（《卷之四·病形脉诊第二下》）

本段经文主要讲述五脏病有缓、急、小、大、滑、涩等六种脉象症候变化，并指出了针刺治疗大法。反映出了临床当灵活辨证，随证施术，当针即针，当药则药的思想。即“刺大者，微泻其气，无出其血。刺滑者，疾发针而浅内之，以泻其阳气，去其热。刺涩者，必中其脉，随其逆顺而久留之，必先按而循之，已发针，疾按其痏，无令出血，以和其脉。诸小者，阴阳形气俱不足，勿取以针，而调之以甘药。”对五脏病六脉之变的具体描述和针刺治疗总法则的详细陈述非常细致，非常具体，是指导针灸临床的直接依据，既有辨证依据，又有治疗依据，在今天的针灸临床当中具有极其重要的现实指导意义。

同时还指出五脏之缓、急、小、大、滑、涩等六脉病变，每种脉象又分甚、微两种情况，分别主候不同的病症。这对当今中医临床“重症略脉”，辨证不细的弊端具有一定的帮助纠正作用。当今中医临床许多中医师虽表面上都在切脉问病，但切脉大都比较粗糙，如仲景所言之“省病问疾，务在口给，”“按寸不及尺，握手不及足，”“动数发息，不满五十”等现象真是屡见不鲜。诚然二十八种脉象的确不易掌握，但本文所述之六种基本脉象不但在心易了，而且指下亦易明，既便于掌握，也结合实际运用。因此，希望我们后学者对此能有足够的重视。

此外，本文在论述“病之六变者，刺之奈何”时，明确指出“诸小者，阴阳形气俱不足，勿取以针，而调之以甘药。”充分体现了《素问·异法方宜论》“杂合以治，各得其所宜”的治疗学思想，对当今针灸临床大多只限于用针，而疏于方药也具有很好的引导作用。

问曰：五脏六腑之气，荥俞所入为合，令何道从入，入安从道？对曰：此阳脉之别入于内，属于腑者也。问曰：荥俞与合，各有名乎？对曰：荥俞治外经，合治内腑。问曰：治内腑奈何？对曰：取之于合。问曰：合各有名乎？对曰：胃合入于三里，大肠合入于巨虚上廉，小肠合入于巨虚下廉，三焦合入于委阳，膀胱合入于委中央，胆合入于阳陵泉。问曰：取之奈何？对曰：取之三里者，低跗取之。巨虚者，举足取之。委阳者，屈伸而取之。委中者，屈膝而取之。阳陵泉者，正立竖膝予之齐下，至委阳之阳取之。诸外经者，揄伸而取之。

问曰：愿闻六腑之病。对曰：面热者，足阳明病。鱼络血者，手阳明病。两跗之上脉坚若陷者，足阳明病，此胃脉也。（《卷之四·病形脉诊第二下》）

本段提出了“合治内腑”的理论思想，并指出了六下合穴的取穴方法和六腑病的临床表现。合治内腑理论是中医针灸学中重要的理论思想之一，即六腑有病取其相应的下合穴为主进行治疗，或者说六下合穴主治其相应的六腑病症。如足三里主治胃病，上巨虚主治大肠病变，下巨虚主治小肠病变，委阳主治三焦病变，委中主治膀胱病变，阳陵泉主治胆的病变。

合治内腑理论所讲的下合穴与五输穴中所说的“所入为合”虽不完全一致，但也有一定的关系。首先足三阳经之腑的下合穴即是其“所入为合”之穴，而手三阳经之腑的下合穴皇甫氏在《甲乙经》中有所阐述：“大肠合于曲池，小肠合于小海，三焦合于天井。今此不同者，古之别法也。又详巨虚上下廉，乃足阳明与大小肠相合之穴也，与胃合三里，膀胱和委中，胆合阳陵泉，以脉之所入为合不同。三焦合委阳，委阳者乃三焦下辅腧也，亦未见有为合之说。”

黄帝问曰：何谓三部？岐伯对曰：上部、中部、下部。其部各有三候，三候者，有天、有地、有人。上部天，两额之动脉；上部地，两颊之动脉；上部人，耳前之动脉。中部天，手太阴；中部地，手阳明；中部人，手少阴。下部天，足厥阴；下部地，足少阴；下部人，足太阴。下部之天以候肝；地以候肾；人以候脾胃之气。中部之天以候肺，地以候胸中之气；人以候心。上部之天以候头角之气；地以候口齿之气；人以候耳目之气。此三部者，三而成天，三而成地，三而成人，三而三之，合为九，九分为九野，九野为九脏。故神脏五，形脏四，合为九脏。五脏已败，其色必夭，夭必死矣。

问曰：以候奈何？对曰：必先度其形之肥瘦，以调其气之虚实。实则泻之，虚则补之，必先去其血脉而后调之，无问其病，以平为期。

问曰：决死生奈何？对曰：形盛脉细，少气不足以息者死。形瘦脉大，胸中多气者死，形气相得者生，参伍不调者病。三部九候皆相失者死。上下左右之脉相应如参舂者病甚；上下左右相失不可数者死。中部之候虽独调，与众脏相失者死。中部之候相减者死。目内陷者死。

问曰：何以知病之所在？对曰：察九候独小者病，独大者病，独疾者病，独迟者病，独热者病，独寒者病，独陷下者病。以左手足上去踝五寸而按之，以右手当踝而弹之，其应过五寸以上蠕蠕然者不病；其应疾，中手浑浑然者病；中手徐徐然者病；其应上不能至五寸，弹之不应者死。脱肉身不去者死。中部乍疏乍数者死。代脉而钩者，病在络脉。九候之相应也，上下若一，不得相失。一候后则病，二候后则病甚，三候后则病危，所谓后者，应不俱也。察其腑脏，以知死生之期。必先知经脉，而后知病脉，真脏脉见者，邪胜，死也。足太阳之气绝者，其足不可以屈伸，死必戴眼。

问曰：冬阴夏阳奈何？对曰：九候之脉皆沉细悬绝者为阴，主冬，故以夜半死；盛躁喘数者为阳，主夏，故以日中死；寒热病者，以平旦死；热中及热病者，以日中死；病风者，以日夕死；病水者，以夜半死；其脉乍数乍疏，乍迟乍疾者，以日乘四季死；形肉已脱，九候虽调者，犹死。七诊虽见，九候皆顺者，不死。所言不死者，风气之病，及经月之病，似七诊之病而非也，故言不死。若有七诊之病，其脉候亦败者死矣，必发哕噫。必审问其所始病，与今之所方病，而后切循其脉，视其经络浮沉，以上下逆从循之，其脉疾者，不病，其脉迟者病，不往不来者死，皮肤著者死。

问曰：其可治者奈何？对曰：经病者治其经，络病者治其络，身有痛者治其经络。其病者在奇邪，奇邪之脉则缪刺之。留瘦不移，节而刺之。上实下虚，切而顺之，索其结络脉，刺出其血，以通其气。瞳子高者，太阳不足，戴眼者，太阳已绝，此死生之要，不可不察也。(《卷之四·三部九候第三》)

本段经文阐述了三部九候脉法及其相应的病症预后，并指出了其可治者的针刺治疗方法。即“经病者治其经，络病者治其络，身有痛者治其经络。其病者在奇邪，奇邪之脉则缪刺之。留瘦不移，节而刺之。上实下虚，切而顺之，索其结络脉，刺出其血，以通其气。”

本文所指出的“缪刺”、“节而刺之”、“切而顺之，索其结络脉，刺出其血”等多种针刺技术对顽固性疑难杂症的治疗具有一定的疗效，也是中医针灸治疗学的一大特色，在当今针灸临床仍然具有广泛的适用价值。而且这些病症大多属于绝症危候，临床诊治时须谨慎从事，并且要与现代医学技术相结合，扬长避短，优势互补。“缪刺”、“节而刺之”、“切而顺之，索其结络脉，刺出其血”等多种针刺技术与普通毫针刺法相比较有一定的难度，必须经过专门技术培训后方可临证实施，切不可冒然行使，草菅人命。

二、腧穴成就

（一）腧穴名称的确定和数目的扩充

《针灸甲乙经》集《素问》、《灵枢》、《明堂》针灸学术之大成，确立了针灸学科体系。由于《明堂经》的佚失，使《针灸甲乙经》的学术价值倍增，也正或许是因为《甲乙经》的问世，才使得《明堂经》的存在失去了现实意义而逐渐淡出中医针灸学术史。与《黄帝内经》相比较，《针灸甲乙经》最为突出的贡献，一是进一步明确了腧穴的名称。《内经》确实已描述了人体的很多穴位，但大多数是以其所在部位来描述的，而没有明确的名称，而且系统性不强。《甲乙经》在《明堂经》的基础上，确定了大多数穴位的正式名称。而且延续了《明堂经》论述腧穴的体系，即按部位分经脉排列论述穴位。经考证，杨上善注解的《黄帝明堂经》已经改变了原《明堂经》按部分经列述腧穴的模式，对所有腧穴均按经脉排列。十二经脉穴各一卷，奇经八脉穴复为一卷。《甲乙经》延续《明堂经》腧穴的排列方式，更突出地体现了腧穴主治病症时“以痛为腧”，就近取穴的原始规律性；二是扩充了人体腧穴的数目。《内经》指出了人体腧穴的数目，多次提到“三百六十五会”，即人体有三百六十五个穴位，但真正的穴位名称仅一百六十有余。经统计，《黄帝内经》仅有163个穴名（包括25个别名），《针灸甲乙经》共记载了349穴，新增186穴。现将《内经》和《甲乙经》所载腧穴全部举出，从对照学习中可见《针灸甲乙经》在确定腧穴名称和扩充腧穴数目方面的贡献。

1.《黄帝内经》所载腧穴

《素问·阴阳离合论》：至阴，命门，厉兑，（足）窍阴，隐白，涌泉，大敦。

《素问·热论》：风府。

《素问·刺热篇》：三椎下间主胸中热，四椎下间主鬲中热，五椎下间主肝热，六椎下间主脾热，七椎下间主肾热。（此处“某椎下间”是否可作为腧穴名有争议，有人为是最初的穴名，而有人认为是部位名，是腧穴尚未成熟阶段的一种朴素描述）

《素问·疟论》：风府。（此处“风府”是穴名还是部位名，亦有争议。原文为：邪气客于风府，循膂而下，……每至于风府，则腠理开，腠理开则邪气入，邪气入则病作）

《素问·刺疟篇》：郄中，廉泉，绝骨。

《素问·刺腰痛篇》：郄中。

《素问·风论》：风府。

《素问·奇病论》：阳陵泉。

《素问·刺禁论》：脑户，郄中，气街（冲），缺盆，客主人。（以上部位名后用为穴名）

《素问·针解篇》：（足）三里，跗上（即跗阳穴），巨虚下廉。

《素问·气穴论》：天突，十椎（中枢），上纪（中脘），下纪（关元），目瞳子浮白（瞳子髎），两髀厌分中（环跳），犊鼻，耳中多所闻（听宫），眉本（攒竹），完骨，项中央（风府），枕骨（头窍阴），上关，大迎，下关，天柱，巨虚上廉，巨虚下廉，曲牙（颊车），天府，天牖，扶突，天窗，肩解（肩井），委阳，肩贞，瘖门，脐（中）。

《素问·气府论》：足太阳脉气所发者七十八穴：两眉头各一，入发至顶三寸半，傍五，相去三寸，其浮气在皮中者凡五行，行五，五五二十五，项中大筋两傍各一，风府两傍各一，侠脊以下至尻尾二十一节十五间各一，五藏之俞各五，六腑之俞各六，委中以下至足小指傍各六俞；足少阳脉气所发者六十二穴：两角上各二，直目上发际内各五，耳前角上各一，耳前角下各一，锐发下各一，客主人各一，耳后陷中各一，下关各一，耳下牙车之后各一，缺盆各一，腋下三寸，胁下至胠，八间各一，髀枢中傍各一，膝以下至足小指次指各六俞；足阳明脉气所发者六十八穴：额颅发际傍各三，面鼽骨空各一，大迎之骨空各一，人迎各一，缺盆外骨空各一，膺中骨间各一，侠鸠尾之外，当乳下三寸，侠胃脘各五，侠齐广三寸各三，下齐二寸，侠之各三，气街动脉各一，伏菟上各一，三里以下至足中指各八俞，分之所在穴空；手太阳脉气所发者三十六穴：目内眦各一，目外各一，鼽骨下各一，耳郭各一，耳中各一，巨骨穴各一，曲掖上骨穴（臑俞）各一，柱骨上陷者各异，上天窗四寸各一，肩解各一，肩解下三寸各一，肘以下至小手指本各六腧；手阳明脉气所发者二十二穴：鼻孔外廉，项上各二，大迎骨空各一，柱骨之会各一，髃骨之会各一，肘以下至手大指次指本各六腧；手少阳脉气所发者三十二穴：鼽骨下各一，眉后各一，角上各一，下完骨后各一，项中足太阳之前各一，侠扶突各一，肩贞各一，肩贞下三寸分间各一，肘以下至手小指次指本各六俞。督脉气所发者二十八穴：项中央二，发际后中八，面中三，大椎以下至尻尾及旁十五穴；任脉之气所发者二十八穴：喉中央二，膺中骨陷中各一，……下阴别一，目下各异，下唇一，龈交一；冲脉气所发者二十二穴：侠鸠尾外各半寸至脐寸一，侠脐下傍各五分至横骨寸一。

《素问·骨空论》：风府，譩譆，眉头（攒竹），八髎，寒府（膝阳关）。

《素问·水热穴论》：大杼，膺俞，缺盆，背俞，气街，三里，巨虚上廉，巨虚下廉，云门，髃骨，委中，髓空。

《灵枢·水热穴论》：十二原穴：太渊，大陵，太冲，太白，太溪，鸠尾，脖胦（鸠尾、脖胦为单穴，余为双穴）。

《灵枢·本输》：五输穴：肺少商，鱼际，太渊，经渠，尺泽；心中冲，劳宫，大陵，间使，曲泽；肝大敦，行间，太冲，中封，曲泉；脾隐白，大都，太白，商丘，阴之陵泉；肾涌泉，然谷，太溪，复溜，阴谷；膀胱至阴，通谷，束骨，京骨，昆仑，委中；胆窍阴，侠溪，临泣，丘墟，阳辅，阳之陵泉；胃厉兑，内庭，陷谷，冲阳，解溪，下陵（足三里）；三焦关冲，液门，中渚，阳池，支沟天井；小肠少泽，前谷，后溪，腕骨，阳谷，小海；大肠商阳，二间，三间，合谷，阳溪，曲池。又：天突，人迎，扶突，天窗，天容，天牖，天柱，风府，天府，天池。又：上关，下关，犊鼻，两关（内关、外关）。

《灵枢·邪气脏腑病形》：下合穴：胃合于三里，大肠合入于巨虚上廉，小肠合入于巨虚下廉，三焦合入于委阳，膀胱合入于委中央，胆合入于阳陵泉。

《灵枢·根结》：太阳根于至阴，阳明根于厉兑，少阳根于窍阴，太阴根于隐白，少阴根于涌泉，厥阴根于大敦。足太阳根于至阴，溜于京骨，注于昆仑，入于天柱、飞扬也；足少阳根于窍阴，溜于丘墟，注于阳辅，入于天容、光明；足阳明根于厉兑，溜于冲阳，注于下陵（解溪），入于人迎、丰隆；手太阳根于少泽，溜于阳谷，注于少海，入于天窗、支正；手少阳根于关冲，溜于阳池，注于支沟，入于天牖、外关；手阳明根于商阳，溜于合谷，注于阳溪，入于扶突、偏历。

《灵枢·经脉》：络穴：手太阴之别，名曰列缺；手少阴之别，名曰通里；手心主之别，名曰内关；手太阳之别，名曰支正；手阳明之别，名曰偏历；手少阳之别，名曰外关；足太阳之别，名曰飞阳；足少阳之别，名曰光明；足阳明之别，名曰丰隆；足太阴之别，名曰公孙；足少阴之别，名曰大钟；足厥阴之别，名曰蠡沟；任脉之别，名曰尾翳；督脉之别，名曰长强；脾之大络，名曰大包。

2.《针灸甲乙经》收录腧穴

头直鼻中发际旁行至头维凡七穴：神庭，曲差，本神，头维（神庭为单穴，余为双穴）。

头直鼻中入发际一寸循督脉却行至风府凡八穴：上星，囟会，前顶，百会，后顶，强间，脑户，风府（以上均为单穴）。

头直夹督脉各一寸五分却行至玉枕凡十穴：五处，承光，通天，络却，玉枕（以上均为双穴）。

头直目上入发际五分却行至脑空凡十穴：临泣，目窗，正营，承灵，脑空（以上均为双穴）。

头缘耳上却行至完骨凡十二穴：天冲，率谷，曲鬓，浮白，窍阴，完骨（以上均为双穴）。

头自发际中央旁行凡五穴：瘖门，天柱，风池（瘖门为单穴，余为双穴）。

背自第一椎循督脉下行至脊骶凡十一穴：大椎，陶道，身柱，神道，至阳，筋缩，脊中，悬枢，命门，腰腧，长强（以上均为单穴）。

背自第一椎两旁侠脊各一寸五分下至节凡四十二穴：大杼，风门，肺俞，心俞，膈俞，肝俞，胆俞，脾俞，胃俞，三焦俞，肾俞，大肠俞，小肠俞，膀胱俞，中膂俞，白环俞，上髎，次髎，中髎，下髎，会阳（以上均为双穴）。

背自第二椎两旁侠脊各三寸下行至二十一椎下两旁侠脊凡二十六穴：附分，魄户，神堂，譩譆，膈关，魂门，阳纲，意舍，胃仓，肓门，志室，胞肓，秩边（以上均为双穴）。

面凡三十九穴：悬颅，颔厌，悬厘，阳白，攒竹，丝竹空，睛明，瞳子髎，承泣，四白，颧髎，素髎，迎香，巨髎，禾髎，水沟，兑端，龈交，地仓，承浆，颊车，大迎（其中素髎、水沟、兑端、龈交、承浆等五穴为单穴，余均为双穴）。

耳前后凡二十穴：上关，下关，耳门，和髎，听会，听宫，角孙，瘈脉，颅息，翳风（以上均为双穴）。

颈凡十七穴：廉泉，人迎，天窗，天牖，天容，水突，气舍，扶突，天鼎（廉泉为单穴，余均为双穴）。

肩凡二十八穴：肩井，肩贞，巨骨，天髎，肩髃，肩髎，臑腧，秉风，天宗，肩外腧，肩中腧，曲垣，缺盆，臑会（以上均为双穴）。

胸自天突循任脉下行至中庭凡七穴：天突，璇玑，华盖，紫宫，玉堂，膻中，中庭（以上均为单穴）。

胸自输府侠任脉两旁各二寸下至步廊凡十二穴：输府，彧中，神藏，灵墟，神封，步廊（以上均为双穴）。

胸自气户侠输府两旁各二寸下行至乳根凡十二穴：气户，库房，屋翳，膺窗，乳中，乳根（以上均为双穴）。

胸自云门侠气户两旁各二寸下行至食窦凡十二穴：云门，中府，周荣，胸乡，天溪，食窦（以上均为双穴）。

腋胁下凡八穴：渊腋，大包，辄筋，天池（以上均为双穴）。

腹自鸠尾循任脉下行至会阴凡十五穴：鸠尾，巨阙，上脘，中脘，建里，下脘，水分，脐中，阴交，气海，石门，关元，中极，曲骨，会阴（以上均为单穴）。

腹自幽门侠巨阙两旁各半寸循冲脉下行至横骨凡二十二穴：幽门，通谷，阴都，石关，商曲，肓俞，中注，四满，气穴，大赫，横骨（以上均为双穴）。

腹自不容侠幽门两旁各一寸五分至气冲凡二十四穴：不容，承满，梁门，关门，太乙，滑肉门，天枢，外陵，大巨，水道，归来，气冲（以上均为双穴）。

腹自期门上直两乳侠不容两旁各一寸五分下行至冲门凡十四穴：期门，日月，腹哀，大横，腹结，府舍，冲门（以上均为双穴）。

腹自章门下行至居髎凡十二穴：章门，带脉，五枢，京门，维道，居髎（以上均为双穴）。

手太阴及臂凡一十八穴：少商，鱼际，太渊，经渠，列缺，孔最，尺泽，侠白，天府（以上均为双穴）。

手厥阴心主及臂凡一十六穴：中冲，劳宫，大陵，内关，间使，郄门，曲泽，天泉（以上均为双穴）。

手少阴及臂凡一十六穴：少冲，少府，神门，阴郄，通里，灵道，少海，极泉（以上均为双穴）。

手阳明及臂凡二十八穴：商阳，二间，三间，合谷，阳溪，偏历，温溜，下廉，上廉，手三里，曲池，肘髎，五里，臂臑（以上均为双穴）。

手少阳及臂凡二十四穴：关冲，腋门，中渚，阳池，外关，支沟，会宗，三阳络，四渎，天井，清冷渊，消泺（以上均为双穴）。

手太阳及臂凡一十六穴：少泽，前谷，后溪，腕骨，阳谷，养老，支正，小海（以上均为双穴）。

足太阴及股凡二十二穴：隐白，大都，太白，公孙，商丘，漏谷，三阴交，地机，阴陵泉，血海，箕门（以上均为双穴）。

足厥阴及股凡二十二穴：大敦，行间，太冲，中封，蠡沟，中郄（中都），膝关，曲泉，阴包，（足）五里，阴廉（以上均为双穴）。

足少阴及股并阴跷阴维凡二十穴：涌泉，然谷，太溪，大钟，照海，水泉，复溜，交信，筑宾，阴谷（以上均为双穴）。

足阳明及股凡三十穴：厉兑，内庭，陷谷，冲阳，解溪，丰隆，巨虚下廉，条口，巨虚上廉，（足）三里，犊鼻，梁丘，阴市，伏兔，髀关（以上均为双穴）。

足少阳及股并阳维四穴凡二十八穴：窍阴，侠溪，地五会，临泣，丘墟，悬钟，光明，外丘，阳辅，阳交，阳陵泉，（膝）阳关，中渎，环跳（以上均为双穴）。

足太阳及股并阳跷六穴凡三十四穴：至阴，通谷，束骨，京骨，申脉，金门，仆参，昆仑，付（跗）阳，飞扬，承山，承筋，合阳，委中，委阳，浮郄，殷门，扶承（即承扶）（以上均为双穴）。

总而言之，《针灸甲乙经》完整地保存了《明堂孔穴针灸治要》对腧穴发展的巨大贡献，并在《黄帝内经》的基础上进一步予以更加全面地发展。首先，增加了腧穴总数，而且腧穴部位的记载也多较《内经》中相应腧穴的记载具体、明确。其次，腧穴主治病症数目较《黄帝内经》增加了许多。《内经》中腧穴主治的病症数很少，《甲乙经》中记载的腧穴主治病症已多达270个，其中内科病症185，外科病症20，妇儿科病症23，五官科病症42，大大扩大了针灸治疗的适应症范围，同时也为疾病史的研究提供了丰富可靠的资料。其三，在针灸腧穴理论方面也有较大的发展，《灵枢·五输》只记有十一经的五输穴，缺少心经的五输穴。此外，《内经》也未提及具体的募穴、郄穴、交会穴等内容，《甲乙经》则填补了上述腧穴理论上的空白。不仅如此，在络穴方面，也与《内经》有所不同。《内经》中只提到了十五络穴，《甲乙经》除此之外还记述了所谓“别络穴”，如足太阳络穴除飞扬外，还记有“委阳”之别络，任脉络穴除记有鸠尾穴外，还有“会阴”之别络等等。

（二）腧穴操作方法与禁忌

《针灸甲乙经》中记录了每个腧穴的针刺和艾灸操作，并谈到了一些腧穴的刺灸禁忌。针刺和艾灸操作主要包括针刺深度、留针时间和艾灸壮数。

针刺深度是指在针刺时毫针所能进入人体的安全范围。一般以既有针感而又不伤及重要脏器为原则。在具体应用时，还要根据病人的病情、年龄、体质、经脉循行以及不同的时令而灵活掌握。如在《灵枢·逆顺肥瘦》指出：“婴儿、瘦人，浅而疾之；壮士肥人，深而留之。”

历代关于针刺深浅的论述，最早见于《内经》中。但在《内经》中特别是《灵枢·经水》篇中仅有某经针入几分的原则性叙述，而关于每一个穴位的具体论述仅限于个别腧穴。《针灸甲乙经》在继承了《内经》叙述的基础上，进一步发扬了针刺深浅理论。他不仅论述了不同部位的不同针刺深度，从大的原则上规范和保证了针刺安全，如一般头面部诸穴刺3分，肢末、背部、胸胁等处刺3～4分，肩部5～7分，腹部8～10分等；而且对每一个穴位的针刺深度一一作了具体的说明。如颊车刺入3分，百会刺入3分等等。这样不但规范了腧穴的针刺深度，保障了患者的针刺安全，而且对促进腧穴理论的迅速发展、推广针刺的临床应用起到了积极的作用和提供了理论依据。

留针时间是指毫针刺入人体腧穴后，依据疾病的寒热虚实、阴阳表里、补泻手法等的实际需要，在体内适当地留置一定的时间，从而达到补虚泻实、调和阴阳、疏通经络、活血化瘀等作用。

关于留针时间的最早记载，首先见于《内经》。但《内经·灵枢》中，对于留针时间的论述是一般原则性的，很少具体论述。而《针灸甲乙经》不但保留了《内经》中关于留针的原则性论述，而且在此基础上，补充了近200个常用穴的留针呼数。即以“呼数”为留针时间长短的计量单位。一般每次留6～7呼，少则留1呼，如少商；多则留10呼，如下髎；最多留20呼，如环跳、内庭、公孙等。以上记载显然比《内经》具体得多、广泛的多。这对于规范针灸留针时间，确保疗效，推动针灸的不断向前发展起到了推波助澜的作用。后世各家之说多源于此书，足见其影响之深远。

《内经》中关于灸法早有具体论述。而《甲乙经》在《内经》的基础上对灸法有了进一步的发展。具体表现在两个方面：一是唐宋时代风靡一时的起泡化脓灸，在《甲乙经》中已有了全面反映，如第三卷之末提到“欲令灸发者，炙（原为“灸”，义衍，今据《外台》卷三十九改正）履（鞴）熨之，三日即发”。尽管《甲乙经》中对此论述很少，但其发灸疮一法，对后世各家强调用灸必发灸疮的主张影响较大，如宋代王执中即主张“凡著艾得疮发，所患即差，不得疮发，其疾不愈”便是如此。二是关于艾灸壮数，《甲乙经》对每穴都有具体明确地记载。一般为每穴每次3～4壮，其中头部、颈、肩、背等多处为3壮；胸、腋、腹部多为5壮；最少者如井穴，灸1壮；最多者为大椎，灸9壮；个别如环跳穴，则灸至50壮，这与现代临床运用基本一致。尤其是对一些特殊部位的腧穴的施灸壮数都有明确的记述，如“龈交……刺入三分，灸三壮。”以上记载对于规范灸法临床，确保灸法疗效，促进灸法的发展有着十分重要的作用和意义。

《针灸甲乙经》中对每个腧穴的针刺深度、留针时间、艾灸壮数的具体描述集中记录在第三卷中，现罗列出来以供参考。

神庭，禁不可刺，灸三壮；曲差，刺入三分，灸五壮；本神，刺入三分，灸五壮；头维，刺入五分，禁不可灸。（《卷之三·头直鼻中发际旁行至头维凡七穴第一》）

上星，刺入三分，留六呼，灸五壮；囟会，刺入四分，灸五壮；前顶，刺入四分，灸五壮；百会，刺入三分，灸五壮；后顶，刺入四分，灸五壮；强间，刺入三分，灸五壮；脑户，刺入二分，留二呼，不可灸；风府，禁不可灸，刺入四分，留三呼。（《卷之三·头直鼻中入发际一寸循督脉却行至风府凡八穴第二》）

五处，刺入三分，灸三壮；承光，刺入三分，禁不可灸；通天，刺入三分，留七呼，禁不可灸；络却，刺入三分，留五呼，灸三壮；玉枕，刺入二分，留三呼，灸三壮。（《卷之三·头直侠督脉各一寸五分却行至玉枕凡十穴第三》）

临泣，刺入三分，留七呼，灸三壮；目窗，刺入三分，灸五壮；正营，刺入三分，灸五壮；承灵，刺入三分，灸五壮；脑空，刺入四分，灸五壮。（《卷之三·头直目上入发际五分却行至脑空凡十穴第四》）

天冲，刺入三分，灸九壮；率谷，刺入四分，灸三壮；曲鬓，刺入三分，灸三壮；浮白，刺入三分，灸三壮；窍阴，刺入四分，灸五壮（气穴注云：刺入三分，灸三壮）；完骨，刺入二分，留七呼，灸三壮（气穴注云：刺入三分，灸三壮）。（《卷之三·头缘耳上却行至完骨凡十二穴第五》）

瘖门，刺入四分，不可灸；天柱，刺入二分，留六呼，灸三壮；风池，刺入三分，灸三壮（气府论注云：刺入四分）。（《卷之三·头自发际中央旁行凡五穴第六》）

大椎，刺入五分，灸九壮；陶道，刺入五分，留五呼，灸五壮；身柱，刺入五分，留五呼，灸五壮；神道，刺入五分，留五呼，灸三壮（气府论注云：灸五壮）；至阳，刺入五分，灸三壮；筋缩，刺入五分，灸三壮（气府论注云：灸五壮）；脊中，刺入五分，不可灸；悬枢，刺入三分，灸三壮；命门，刺入五分，灸三壮；腰腧，刺入二寸，留七呼，灸三壮（气府论注云：刺入三分）；长强，刺入二寸，留七呼，灸三壮。（《卷之三·背自第一椎循督脉下行至脊骶凡十一穴第七》）

大杼，刺入三分，留七呼，灸七壮；风门，刺入五分，留五呼，灸五壮；肺俞，刺入三分，留七呼，灸三壮；心俞，针入三分，留七呼，灸三壮；膈俞，针入三分，留七呼，灸三壮；肝俞，针入三分，留六呼，灸三壮；胆俞，刺入五分，灸三壮（气府论注云：留七呼）；脾俞，刺入三分，留七呼，灸三壮；胃俞，刺入三分，留七呼，灸三壮；三焦俞，刺入五分，灸三壮；肾俞，刺入三分，留七呼，灸三壮；大肠俞，刺入三分，留六呼，灸三壮；小肠俞，刺入三分，留六呼，灸三壮；膀胱俞，刺入三分，留六呼，灸三壮；中膂俞，刺入三分，留十呼，灸三壮；白环俞，刺入五分，灸三壮；上髎，刺入二寸，留七呼，灸三壮；次髎，刺入三寸，留七呼，灸三壮；中髎，刺入二寸，留十呼，灸三壮；下髎，刺入二寸，留十呼，灸三壮；会阳，刺入八分，灸五壮。（《卷之三·背自第一椎两旁侠脊各一寸五分下至节凡四十二穴第八》）

附分，刺入八分，灸五壮；魄户，刺入五分，灸五壮；神堂，刺入三分，灸五壮；譩譆，刺入六分，灸五壮；膈关，刺入五分，灸五壮；魂门，刺入五分，灸三壮；阳纲，刺入五分，灸三壮；意舍，刺入五分，灸三壮；胃仓，刺入五分，灸三壮；肓门，刺入五分，灸三十壮；志室，刺入五分，灸三壮；胞肓，刺入五分，灸三壮；秩边，刺入五分，灸三壮。（《卷之三·背自第二椎两旁侠脊各三寸下行至二十一椎下两旁侠脊凡二十六穴第九》）

悬颅，刺入三分，留三呼，灸三壮；颔厌，刺入七分，留七呼，灸三壮；悬厘，刺入三分，留七呼，灸三壮；阳白，刺入三分，灸三壮；攒竹，刺入三分，留六呼，灸三壮；丝竹空，刺入三分，留三呼，不可灸；睛明，刺入一分，留六呼，灸三壮；瞳子髎，刺入三分，灸三壮；承泣，刺入三分，不可灸；四白，刺入三分，灸七壮（气府论注云：刺入四分，不可灸）；颧髎，刺入三分；素髎，刺入三分；迎香，刺入三分；巨髎，刺入三分；禾髎，刺入三分；水沟，刺入三分，留六呼，灸三壮；兑端，在刺入二分，留三呼，灸三壮；龈交，刺入三分，灸三壮；地仓，刺入三分；承浆，刺入二分，留六呼，灸三壮；颊车，刺入三分，灸三壮；大迎，刺入三分，留七呼，灸三壮。（《卷之三·面凡三十九穴第十》）

上关，刺入三分，留七呼，灸三壮；下关，刺入三分，留七呼，灸三壮；耳门，刺入三分，留三呼，灸三壮；和髎，刺入三分，灸三壮；听会，刺入四分，灸三壮；听宫，刺入一分，灸三壮；角孙，刺入三分，灸三壮；瘈脉，刺出血如豆；颅息，刺入一分，灸三壮；翳风，刺入四分，灸三壮。（《卷之三·耳前后凡二十穴第十一》）

廉泉，刺入二分，留三呼，灸三壮（气府论注云：刺入三分）；人迎，禁不可灸，刺入四分；天窗，刺入六分，灸三壮；天牖，刺入一寸，留七呼，灸三壮；天容，刺入一寸，灸三壮；水突，刺入一寸，灸三壮；气舍，刺入三分，灸三壮；扶突，刺入四分，灸三壮；天鼎，刺入四分，灸三壮。（《卷之三·颈凡十七穴第十二》）

肩井，刺入五分，灸五壮（气府论注云：灸三壮）；肩贞，刺入八分，灸三壮；巨骨，刺入一寸五分，灸五壮（气府论注云：灸三壮）；天髎，刺入八分，灸三壮；肩髃，刺入六分，留六呼，灸三壮；肩髎，刺入七分，灸三壮；臑腧，刺入八分，灸三壮；秉风，刺入五分，灸五壮（气府论注云：灸三壮）；天宗，刺入五分，留六呼，灸三壮；肩外腧，刺入六分，灸三壮；肩中腧，刺入三分，留七呼，灸三壮；曲垣，刺入九分，灸十壮；缺盆，刺入二分，留七呼，灸三壮；臑会，刺入五分，灸五壮。（《卷之三·肩凡二十八穴第十三》）

天突，刺入一寸，留七呼，灸三壮；璇玑，刺入三分，灸五壮；华盖，刺入三分，灸五壮；紫宫，刺入三分，灸五壮；玉堂，刺入三分，灸五壮；膻中，刺入三分，灸五壮；

中庭，刺入三分，灸三壮。(《卷之三·胸自天突循任脉下行至中庭凡七穴第十四》)

输府，刺入四分，灸五壮；彧中，刺入四分，灸五壮；神藏，刺入四分，灸五壮；灵墟，刺入四分，灸五壮；神封，刺入四分，灸五壮；步廊，刺入四分，灸五壮。(《卷之三·胸自输府侠任脉两旁各二寸下至步廊凡十二穴第十五》)

气户，刺入四分，灸五壮；库房，刺入四分，灸五壮；屋翳，刺入四分，灸五壮；膺窗，刺入四分，灸五壮；乳根，刺入四分，灸五壮。(《卷之三·胸自气户侠输府两旁各二寸下行至乳根凡十二穴第十六》)

云门，刺入七分，灸五壮；中府，刺入三分，留五呼，灸五壮；周荣，刺入四分，灸五壮；胸乡，刺入四分，灸五壮；天溪，刺入四分，灸五壮；食窦，刺入四分，灸五壮。(《卷之三·胸自云门侠气户两旁各二寸下行至食窦凡十二穴第十七》)

渊腋，刺入三分，不可灸，灸之不幸生肿蚀；大包，刺入三分，灸三壮；辄筋，刺入六分，灸三壮；天池，刺入七分，灸三壮（气府论注云：刺入三分）。(《卷之三·腋胁下凡八穴第十八》)

巨阙，刺入六分，留七呼，灸五壮（气府论注云：刺入一寸六分）；上脘，刺入八分，灸五壮；中脘，刺入一寸二分，灸七壮；建里，刺入五分，留十呼，灸五壮（气府论注云：刺入六分，留七呼）；下脘，刺入一寸，灸五壮；水分，刺入一寸，灸五壮；阴交，刺入八分，灸五壮；气海，刺入一寸二分，灸五壮；石门，刺入五分，留十呼，灸三壮（气府论注云：刺入六分，留七呼，灸五壮）；关元，刺入二寸，留七呼，灸三壮（气府论注云：刺人一寸二分）；中极，刺入二寸，留七呼，灸三壮（气府论注云：刺入一寸二分）；曲骨，刺入一寸五分，留七呼，灸三壮；会阴，刺入二寸，留七呼，灸三壮。(《卷之三·腹自鸠尾循任脉下行至会阴凡十五穴第十九》)

幽门，刺入五分，灸五壮（气府论注云：刺入一寸）；通谷，刺入五分，灸五壮（气府论注云：刺入一寸）；阴都，刺入一寸，灸五壮；石关，刺入一寸，灸五壮；商曲，刺入一寸，灸五壮；肓俞，刺入一寸，灸五壮；中注，刺入一寸，灸五壮；四满，刺入一寸，灸五壮；气穴，刺入一寸，灸五壮；大赫，刺入一寸，灸五壮；横骨，刺入一寸，灸五壮。(《卷之三·腹自幽门侠巨阙两旁各半寸循冲脉下行至横骨凡二十二穴第二十》)

不容，刺入五分，灸五壮（气府论注云：刺入八分）；承满，刺入八分，灸五壮；梁门，刺入八分，灸五壮；关门，刺入八分，灸五壮；太乙，刺入八分，灸五壮；滑肉门，刺入八分，灸五壮；天枢，刺入五分，留三呼，灸三壮；外陵，刺入八分，灸五壮；大巨，刺入八分，灸五壮；水道，刺入二寸五分，灸五壮；归来，刺入八分，灸五壮；气冲，刺入三分，留七呼，灸五壮。(《卷之三·腹自不容侠幽门两旁各一寸五分至气冲凡二十四穴第二十一》)

期门，刺入四分，灸五壮；日月，刺入七分，灸五壮；腹哀，刺入七分，灸五壮；大横，刺入七分，灸五壮；腹结，刺入七分，灸五壮；府舍，刺入七分，灸五壮；冲门，刺入七分，灸五壮。(《卷之三·腹自期门上直两乳侠不容两旁各一寸五分下行至冲门凡十四穴第二十二》)

章门，刺入八分，留六呼，灸三壮；带脉，刺入六分，灸五壮；五枢，刺入一寸，灸五壮；京门，刺入三分，留七呼，灸三壮；维道，刺入八分，灸三壮；居髎，刺入八分，灸三壮。(《卷之三·腹自章门下行至居髎凡十二穴第二十三》)

肺出少商，少商者，刺入一分，留一呼，灸一壮；鱼际者，刺入二分，留三呼，灸三壮；太渊者，刺入二分，留二呼，灸三壮；经渠者，刺入三分，留三呼，不可灸；列缺，刺入三分，留三呼，灸五壮；孔最，刺入三分，灸五壮；尺泽者，刺入三分，留三呼，灸三壮；侠白，刺入四分，留三呼，灸五壮；天府，禁不可灸，使人气逆，刺入四分，留三呼。(《卷之三·手太阴及臂凡一十八穴第二十四》)

心主出中冲，中冲者，刺入一分，留三呼，灸三壮；劳宫宫者，刺入三分，留六呼，灸三壮；大陵者，刺入六分，留七呼，灸三壮；内关，刺入二分，灸三壮；间使者，刺入六分，留七呼，灸三壮；郄门，刺入三分，灸三壮；曲泽者，刺入三分，留七呼，灸三壮；天泉，刺入六分，灸三壮。(《卷之三·手厥阴心主及臂凡一十六穴第二十五》)

心出少冲。少冲者，刺入一分，留一呼，灸一壮；少府者，刺入三分，灸三壮；神门者，刺入三分，灸三壮；阴郄，刺入三分，灸三壮；通里，刺入三分，灸三壮；灵道者，刺入三分，灸三壮；少海者，刺入五分，灸三壮；极泉，刺入三分，灸五壮。(《卷之三·手少阴及臂凡一十六穴第二十六》)

大肠上合手阳明，出于商阳。商阳者，刺入一分，留一呼，灸三壮；二间者，刺入三分，留六呼，灸三壮；三间者，刺入三分，留三呼，灸三壮；合谷，刺入三分，留六呼，灸三壮；阳溪者，刺入三分，留七呼，灸三壮；偏历，刺入三分，留七呼，灸三壮；温溜，刺入三分灸三壮；下廉，刺入五分，留五呼，灸三壮；上廉，刺入五分，灸三壮；手三里，刺入三分，灸三壮；曲池者，刺入五分，留七呼，灸三壮；肘髎，刺入四分，灸三壮；五里，禁不可刺，灸十壮；臂臑，刺入三分，灸三壮。(《卷之三·手阳明及臂凡二十八穴第二十七》)

三焦上合手少阳，出于关冲。关冲者，刺入一分，留三呼，灸三壮；腋门者，刺入二分，灸三壮；中渚者，刺入二分，留三呼，灸三壮；阳池，刺入二分，留六呼，灸三壮；外关，刺入三分，留七呼，灸三壮；支沟者，刺入二分，留七呼，灸三壮；会宗，刺入三分，灸三壮；三阳络，不可刺，灸九壮；四渎，刺入六分，留七呼，灸三壮；天井者，刺入一寸，留七呼，灸三壮；清冷渊，刺入三分，灸三壮；消泺，刺入六分，灸三壮。(《卷之三·手少阳及臂凡二十四穴第二十八》)

小肠上合手太阳，出于少泽。少泽者，刺入一分，留二呼，灸一壮；前谷者，刺入一分，留三呼，灸三壮；后溪者，刺入二分，留二呼，灸一壮；腕骨，刺入二分，留三呼，灸三壮；阳谷者，刺入二分，留二呼，灸三壮；养老，刺入三分，灸三壮；支正，刺入三分，留七呼，灸三壮；小海者，刺入二分，留七呼，灸五壮。(《卷之三·手太阳及臂凡一十六穴第二十九》)

脾出隐白。隐白者，刺入一分，留三呼，灸三壮；大都者，刺入三分，留七呼，灸三壮；太白者，刺入三分，留七呼，灸三壮；公孙，刺入四分，留二十呼，灸三壮；商丘者，刺入三分，留七呼，灸三壮（气穴论注云：刺入四分）；漏谷，刺入三分，留七呼，灸三壮；三阴交，刺入三分，留七呼，灸三壮；地机，刺入三分，灸五壮；阴陵泉者，刺入五分，留七呼，灸三壮；血海，刺入五分，灸五壮；箕门，刺入三分，留六呼，灸三壮。(《卷之三·足太阴及股凡二十二穴第三十》)

肝出大敦，大敦者，刺入三分，留十呼，灸三壮；行间者，刺入六分，留十呼，灸三壮；太冲者，刺入三分，留十呼，灸三壮；中封者，刺入四分，留七呼，灸三壮；蠡沟，刺入二分，留三呼，灸三壮；中郄（中都），刺入三分，灸五壮；膝关，刺入四分，灸五壮；曲泉者，刺入六分，留十呼，灸三壮；阴包，刺入六分，灸三壮；五里，刺入六分，灸五壮；阴廉，刺入八分，灸三壮。（《卷之三・足厥阴及股凡二十二穴第三十一》）

肾出涌泉。涌泉者，刺入三分，留三呼，灸三壮；然谷者，刺入三分，留三呼，灸三壮；太溪者，刺入三分，留七呼，灸三壮；大钟，刺入二分，留七呼，灸三壮；照海，刺入四分，留六呼，灸三壮；水泉，刺入四分，灸五壮；复溜者，刺入三分，留三呼，灸五壮；交信，刺入四分，留五呼，灸三壮；筑宾，刺入三分，灸五壮；阴谷者，刺入四分，灸三壮。（《卷之三・足少阴及股并阴跷阴维凡二十穴第三十二》）

胃出厉兑。厉兑者，刺入一分，留一呼，灸一壮；内庭者，刺入三分，留二十呼，灸三壮；陷谷者，刺入五分，留七呼，灸三壮；冲阳，刺入三分，留十呼，灸三壮；解溪者，刺入五分，留五呼，灸三壮（气穴论注云：二寸五分。刺疟论注云：三寸五分）；丰隆，刺入三分，灸三壮；巨虚下廉，刺入三分，灸三壮；条口，刺入八分，灸三壮；巨虚上廉，刺入八分，灸三壮；三里，刺入一寸，留七呼，灸三壮；犊鼻，刺入六分，灸三壮；梁丘，刺入三分，灸三壮；阴市，刺入三分，留七呼，灸三壮；伏兔，禁不可灸（该穴在卷三的记载中云“刺入五分”，在卷五中又云“禁刺禁灸”）；髀关，刺入六分，灸三壮。（《卷之三・足阳明及股凡三十穴第三十三》）

胆出于窍阴。窍阴者，刺入一分，留三呼，灸三壮；侠溪者，刺入三分，留三呼，灸三壮；地五会，刺入三分，不可灸，使人瘦，留五呼，灸三壮；临泣者，刺入二分，留五呼，灸三壮；丘墟，刺入五分，留七呼，灸三壮；悬钟，刺入六分，留七呼，灸五壮；光明，刺入六分，留七呼，灸五壮（骨空论注云：刺入七分）；外丘，刺入三分，灸三壮；阳辅者，刺入五分，留七呼，灸三壮；阳交，刺入六分，留七呼，灸三壮；阳陵泉者，刺入六分，留十呼，灸三壮；阳关，刺入五分，灸三壮；中渎，刺入五分，留七呼，灸三壮；环跳，刺入一寸，留二十呼，灸五十壮。（《卷之三・足少阳及股并阳维四穴凡二十八穴第三十四》）

膀胱出于至阴。至阴者，刺入一分，留五呼，灸三壮；通谷者，刺入二分，留五呼，灸三壮；束骨者，刺入三分，留三呼，灸三壮；京骨，刺入三分，留七呼，灸三壮；申脉，刺入三分，留六呼，灸三壮；金门，刺入三分，灸三壮；仆参，刺入三分，留六呼，灸三壮；昆仑，刺入五分，留十呼，灸三壮；付（跗）阳，刺入六分，留七呼，灸三壮；飞扬，刺入三分，灸三壮；承山，刺入七分，灸三壮；承筋，禁不可刺，灸三壮；合阳，刺入六分，灸五壮；委中者，刺入五分，留七呼，灸三壮；委阳，刺入七分，留五呼，灸三壮；浮郄，刺入五分，灸三壮；殷门，刺入五分，留七呼，灸三壮；扶承（即承扶），刺入二寸，留七呼，灸三壮。（《卷之三・足太阳及股并阳跷六穴凡三十四穴第三十五》）

三、针灸方法

（一）集中罗列各种刺法

针刺方法在《黄帝内经》中散见于《灵枢・官针第七》、《灵枢・刺节针邪第七十五》、《灵枢・九针论第七十八》等不同的篇目，《针灸甲乙经》将其相关内容全部整理出来罗列在一起，非常便于学习。概括起来讲主要有“九针九刺”、“九变九刺”、“十二经节刺”、“浅深三刺”、“五脏五刺”、“五邪五刺”，以及“缪刺”、“巨刺”等。

黄帝问曰：九针安生?

岐伯对曰：九针者，天地之数也。天地之数，始于一，终于九。故一以法天，二以法地，三以法人，四以法四时，五以法五音，六以法六津，七以法七星，八以法八风，九以法九野。

曰：以针应九数奈何?

曰：一者天，天者阳也。五脏之应天者，肺也。肺者，五脏六腑之盖也。皮者，肺之合也，人之阳也。故为之治镵针。

镵针者，取法于布（一作巾）针，去末半寸，卒兑之，长一寸六分，大其头而兑其末，令无得深入，而阳气出，主热在头身，故曰病在皮肤无常处者，取之镵针于病所。肤白勿取。

二者地，地者土也。人之所以应土者，肉也。故为之治员针。

员针者，取法于絮针，筒其身而员其末，其锋如卵，长一寸六分，以泻分肉之气，令人不伤肌肉，则邪气得竭。故曰，病在分肉间，取以员针。

三者人也。人之所以成生者，血脉也。故为之治鍉针者，取法于黍粟，大其身而员其末，如黍粟之兑，长三寸五分，令可以按脉勿陷以致其气，使邪气独出。故曰，病在脉，少气，当补之以鍉针，针于井荥分腧。

四者时也。人于四时八正之风，客于经络之中，为痼病者也。故为之治锋针。

锋针者，取法于絮针，筒其身而锋其末，其刃三隅，长一寸六分，令可以泻热出血，发泄痼病。故曰，病在五脏固居者，取以锋针，泻于井荥分腧，取以四时也。

五者音也。音者，冬夏之分，分于子午。阴与阳别，寒与热争，两气相薄，合为痈肿者，故为之治铍针。

铍针者，取法于剑，令末如剑锋，广二分半，长四寸，可以取大脓出血。故曰，病为大脓血，取以铍针。

六者律也。律者，调阴阳四时合十二经脉。虚邪客于经络而为暴痹者也，故为之治圆利针。

圆利针者，取法于牦针，且员且兑，身中微大，长一寸六分，以取痈肿暴痹，一日，尖如牦，微大其末，反小其身，令可深内也，故曰痹气暴发者，取以圆利针。

七者星也。星者，人之七窍。邪之所客于经，舍于络，而为痛痹者也，故为之治毫针。

毫针者，取法于毫毛，长一寸六分，令尖如蚊虻喙，静以徐往，微以久留，正气因之，真邪俱往，出针而养。主以治痛痹在络也。故曰，病痹气痛而不去者，取之毫针。

八者，风也。风者，人之股肱八节也。八正之虚风伤人，内舍于骨解腰脊节腠之间为深痹者也，故为之治长针。

长针者，取法于綦针，长七寸，其身薄而锋其末，令可以取深邪远痹。故曰，病在中者，取以长针。

九者野也，野者，人之骨解。虚风伤人，内舍于骨解皮肤之间也，淫邪流溢于身，如风水之状，不能过于机关大节者也，故为之治大针。

大针者，取法于锋针（一作鍉针），其锋微员，长四寸，以泻机关内外大气之不能过关节者也。故曰，病水肿不能过关节者，取以大针。（《卷之五·九针九变十二节五刺五邪

第二》)

这段主要讲述“九针九刺”。论述了九针的来源、形状、适应部位和操作方法。为九针的运用提供了理论依据，并为其发展奠定了基础。依据九针的形状、适应部位和操作方法，运用于临床治疗各种病症。

依据古代所记载的九针理论，现在在临床上常用的有毫针、锋针、长针、大针和鑱针。20世纪90年代山西师怀堂所创造的新九针也来源于此九针，九针的治疗范围和适应症得到了大大的加强，值得在临床上推广运用。

凡刺之要，官针最妙。九针之宜，各有所为。长短大小，各有所施。不得其用，病不能移。疾浅针深，内伤良肉，皮肤为痈；疾深针浅，病气不泻，反为大脓，病小针大，气泻太疾，后必为害；病大针小，气不泻泄，亦为后败。夫针之宜，大者大泻，小者不移。已言其过，请言其所施。

凡刺有九，以应九变：一曰腧刺，腧刺者，刺诸经荥腧脏腧也。二曰道刺。道刺者，病在上，取之下，刺腑腧也。三曰经刺。经刺者，刺大经之结络经分也。四曰络刺。络刺者，刺小络之血脉也。五曰分刺。分刺者，刺分肉之间也。六曰大泻刺（一作太刺）。大泻刺者，刺大脓以铍针也。七曰毛刺。毛刺者，刺浮痹于皮肤也。八曰巨刺。巨刺者，左取右，右取左也。九曰焠刺。焠刺者，燔针取痹气也。(《卷之五·九针九变十二节五刺五邪第二》)

本段主要论述“九变九刺”。所谓九变，当指九针之变，即此“九刺”亦当与九针之数相应。具体来说，输刺是取荥穴、输穴和背俞穴；远道刺是上病下取；经刺是刺大经；络刺是刺血络；分刺是刺肌肉；大写刺是外症泻脓、泻水；毛刺是皮肤浅刺；巨刺是刺经脉，左右交叉取穴；焠刺是烧针后刺，随痛处取穴。这一论述为“九刺”法提供了理论依据，并为其临床运用奠定了基础。

依据古代所记载的以九针应九变的“九刺”理论，现在临床上运用非常广泛。如远道刺是“病在上，取之下，刺府腧也”，这是上病下取，循经远道取穴的一种刺法。从广义上讲，凡头面、躯干、脏腑的病症，刺四肢肘膝关节以下的穴位都可以称为远道刺，如头痛取太冲、至阴，齿痛取合谷、内庭等。因此，在临床上对九刺的治疗范围和适应症应进一步依据这一思想加以发展，以求取得更好的临床疗效。

凡刺有十二节，以应十二经：一曰偶刺。偶刺者，以手直心若背，直痛所，一刺前，一刺后，以治心痹，刺此者，旁针之也。二曰报刺。报刺者，刺痛无常处，上下行者，直内无拔针，以左手随病所按之，乃出针复刺之也。三曰恢刺。恢刺者，直刺旁之，举之前后，恢筋急以治筋痹也。四曰齐刺。齐刺者，直入一，旁入二，以治寒气小深者。或曰参刺。参刺者，治痹气小深者也。五曰扬刺。扬刺者，正内一，旁内四而浮之，以治寒热之博大者也。六曰直针刺。直针刺者，引皮乃刺之，以治寒气之浅者也。七曰腧刺。腧刺者，直入直出，稀发针而深之，以治气盛而热者也。八曰短刺。短刺者，刺骨痹，稍摇而深之，致针骨所，以上下摩骨。九曰浮刺。浮刺者，旁人而浮之，此治肌急而寒者也。十曰阴刺。阴刺者，左右率刺之，此治寒厥中寒者，取踝后少阴也。十一曰旁刺。旁刺者，直刺旁刺各一，此治留痹久居者也。十二曰赞刺。赞刺者，直入直出，数发针而浅之出血，此治痈肿者也。(《卷之五·九针九变十二节五刺五邪第二》)

本段主要论述十二经节刺的方法和适应症。具体来说，偶刺是前后配刺，即一刺前胸腹，一刺后背，直对病所，以治心痹；报刺是刺而再刺，即刺后不急拔针，以左手按病痛处，再刺，以治痛无常处者；恢刺是多向刺，以活动关节，以治筋痹；齐刺是三针同用，正入一针，傍入二针，以治寒痹小深者；扬刺是五针同用，正入一针，傍入四针，刺在浅表，以治寒痹广大者；直针刺是沿皮刺，提捏起皮肤乃刺入，以治寒痹之浅者；腧刺是提插深刺，直入直出，慢退针而深入，以治气盛而热者；短刺是近骨刺，稍摇而深入，以治骨痹；浮刺是肌肉斜刺，旁入其针而浮之，以治肌肤急而寒；阴刺是左右同时并刺，以治寒厥；傍针刺是两针同用，正入一针，傍入一针，以治留痹久居者；赞刺是多针浅刺出血，直入直出，多针而浅，出血，以治痈肿。

古代所记十二刺，在现在临床仍有非常广泛地应用。如齐刺和扬刺，在临床上常常用来治疗寒痹，疗效非常显著。

脉之所居深不见者刺之，微内针而久留之，致其脉空。脉气之浅者勿刺，按绝其脉刺之，无令精出，独出其邪气耳。所谓三刺之则谷气出者，先浅刺绝皮以出阳邪；再刺则阴邪出者，少益深，绝皮致肌肉，未入分肉之间；后刺深之，已入分肉之间，则谷气出矣。故刺法曰：始刺浅之，以逐阳邪之气，后刺深之，以致阴邪之气；最后刺极深之，以下谷气，此之谓也（此文乃解后针道终始第三刺至谷气之文也）。

故用针者，不知年之所加，气之盛衰，虚实之所起，不可以为工矣。（《卷之五·九针九变十二节五刺五邪第二》）

本段主要论述不同深浅程度上的“三刺”之法及其重要性。具体来说，三刺是依据毫针刺入皮肤后分浅中深等三种不同的深度所进行的一种分层刺法。即先浅刺以使分布在皮肤上的阳邪出，再深刺以使分布在肌肉里的阴邪出，再深入刺以使分布在分肉之间的谷气内存，谷气者正气也。

依据三刺理论，后世演变为烧山火、透天凉等综合补泻手法。除此之外，“刺荣无伤卫，刺卫无伤荣”等理论也来源于三刺理论。

凡刺有五，以应五脏：一曰半刺。半刺者，浅内而疾发针，无针伤肉，如拔发（一作毛）状，以取皮气，此肺之应也。二曰豹文刺。豹文刺者，左右前后针之，中脉为故，以取经络之血者。此心之应也。三曰关刺。关刺者，直刺左右尽筋上，以取筋痹，慎无出血。此肝之应也。四曰合谷刺，或曰渊刺，又曰岂刺。合谷刺者，左右鸡足，针于分肉之间，以取肌痹。此脾之应也。五曰腧刺。腧刺者，直人直出，深内之至内，以取骨痹。此肾之应也。（《卷之五·九针九变十二节五刺五邪第二》）

本段主要论述“五脏五刺”的方法和适应症。具体来说，半刺是浅刺疾出，以取皮气，内应肺（主皮毛）；豹文刺是多针刺，使出血中脉，内应心（主血脉）；关刺是刺尽筋上，内应肝（主筋）；合谷刺是刺分肉间，一针多向斜刺，内应脾（主肌肉）；输刺是直入直出，深刺至骨，内应肾（主骨）。

问曰：刺有五邪，何谓五邪？

对曰：病有持痈者，有大者，有小者，有热者，有寒者，是为五邪。凡刺痈邪（用铍针）无迎陇，易俗移性。不得脓，越道更行，去其乡，不安处所乃散亡。诸阴阳遇痈所者，取之其腧泻也。凡刺大邪，用锋针，曰以少，泄夺其有余乃益虚，摽其道，针其邪，肌肉亲，视之无有反其真，刺诸阳分肉之间。凡刺小邪，用员针，曰以大，补益其不足乃无害，视其所在迎之界，远近尽至不得外，侵而行之乃自费，刺分肉间。凡刺热邪，用镵针，越而沧，出游不归，乃无病。为开道乎辟门户，使邪得出，病乃已。凡刺寒邪，用毫针，曰以温，徐往疾去，致其神，门户已闭，气不分，虚实得调，真气存。（《卷之五·九针九变十二节五刺五邪第二》）

本段主要论述“五邪五刺”。具体来说，痈邪用铍针，大邪用锋针，小邪用员针，热邪用鑱针，寒邪用毫针。

黄帝问曰：何谓缪刺？岐伯对曰：夫邪之客于形也，必先舍于皮毛，留而不去，入舍于孙脉，留而不去，入舍于络脉，留而不去，入舍于经脉，内连五脏，散于肠胃，阴阳俱感，五脏乃伤，此乃邪之从皮毛而入，极于五脏之次也。如此则治其经焉。今邪客于皮毛，入舍于孙脉，留而不去，闭塞不通，不得入经，溢于大络而生奇病焉。夫邪客大络者，左注右，右注左，上下左右，与经相干，而布于四末。其气无常处，不及于经腧，名曰缪刺。

问曰：以左取右，以右取左，其与巨刺，何以别之？对曰：邪客于经也，左盛则右病，右盛则左病，病易且移者，左痛未已，而右脉先病，如此者必巨刺之，必中其经，非络脉也。故络病者，其痛与经脉缪处，故曰缪刺（巨刺者刺其经，缪刺者刺其络）。（《卷之五·缪刺第三》）

本段主要论述缪刺的概念以及缪刺与巨刺的区别。缪刺就是邪在于络，未传入经脉，九候之脉尚未出现病态，这时就适宜于用缪刺法，取穴以四肢末端井穴为主，视其络脉，出其血。缪刺与巨刺的区别主要是：巨刺者，刺经脉，取其气，左痛刺右，右痛刺左；缪刺者，刺络脉，取其血，左痛刺右，右痛刺左。

问曰：缪刺取之何如？对曰：邪客于足少阴之络，令人卒心痛，暴胀，胸胁支满。无积者，刺然骨之前出血，如食顷而已，左取右，右取左。病新发者，五日已。

邪客于手少阳之络，令人喉痹舌卷，口干心烦，臂外廉痛，手不及头。刺手中指（当作小指）次指爪甲上去端如韭叶，各一痏。壮者立已，老者有顷已，左取右，右取左。此新病，数日已。

邪客于足厥阴之络，令人卒疝暴痛。刺足大指爪甲上与肉交者各一痏。男子立已，女子有顷已。左取右，右取左。

邪客于足太阳之络，令人头项痛，肩痛。刺足小指爪甲上与肉交者各一痏，立已。不已，刺外踝上三痏，左取右，右取左，如食顷已。

邪客于手阳明之络，令人气满胸中，喘急而支胠，胸中热。刺手大指次指爪甲上去端如韭叶各一痏，左取右，右取左，如食顷已。

邪客于臂掌之间，不得屈，刺其踝后，先以指按之，痛乃刺之，以月死生为数，月生一日一痏，二日二痏，十五日十五痏，十六日十四痏。

邪客于足阳跷之脉，令人目痛从内眦始。刺外踝之下半寸所，各二痏。左取右，右取左，如行十里顷而已。

人有所堕坠，恶血留于内，腹中胀满，不得前后，先饮利药。此上伤厥阴之脉，下伤少阴之络。刺足内踝之下，然骨之前血脉出血，刺跗上动脉。不已，刺三毛上各一痏，见血立已。左取右，右取左。善惊善悲不乐，刺如右方。

邪客于手阳明之络，令人耳聋，时不闻。刺手大指次指爪甲上去端如韭叶各一痏，立闻。不已，刺中指爪甲上与肉交者，立闻。其不时闻者，不可刺也。耳中生风者，亦刺之如此数。右取左，左取右。

凡痹行往来无常处者，在分肉间，痛而刺之，以月生死为数。用针者，随气盛衰以为痏数，针过其日数则脱气，不及其日数则气不泻，左刺右，右刺左。病如故，复刺之如法，以月生死为数，月生一日一痏，二日二痏，渐多之，十五日十五痏，十六日十四痏，渐少之。

邪客于足阳明之络（《素问》作经，王冰云：以其脉左右交于面部，故举经脉之病，以明缪刺之类），令人鼽衄，上齿寒。刺足中指（《素问》注云：大指次指）爪甲上与肉交者各一痏。左取右，右取左。

邪客于足少阳之络，令人胁痛不得息，咳而汗出，刺足小指次指爪甲上与肉交者，各一痏，不得息立已，汗出立止，咳者温衣饮食，一日已。左刺右，右刺左，病立已。不已，复刺如法。

邪客于足少阴之络，令人咽痛，不可内食，无故善怒，气上走贲上，刺足下中央之络各三痏，凡六刺，立已。左刺右，右刺左。

邪客于足太阴之络，令人腰痛，引少腹控胁，不可以仰息。刺其腰尻之解，两胂之上是腰腧，以月死生为痏数，发针立已。左刺右，右刺左。

邪客于足太阳之络，令人拘挛背急，引胁而痛，内引心而痛。刺之从项始，数脊椎，侠脊疾按之，应手而痛，刺之傍三痏，立已。

邪客于足少阳之络，令人留于枢中痛，髀不可举，刺枢中以毫针，寒则留针，以月生死为痏数，立已。（《卷之五·缪刺第三》）

本段主要讲述邪客于十二经之络的病理表现及其缪刺法的具体运用。如邪客于足厥阴之络，其病理表现为卒疝暴痛，缪刺时刺足大指爪甲上与肉交者，各一痏。男子立已，女子有顷已。左取右，右取左。

诸经刺之，所过者不病，则缪刺之。耳聋刺手阳明，不已，刺其过脉出耳前者。齿龋刺手阳明立已，不已，刺其脉入齿中者，立已。

邪客于五脏之间，其病也，脉引而痛，时来时止。视其病脉，缪刺之于手足爪甲上，视其脉，出其血，间日一刺，一刺不已，五刺已。

缪传引上齿，齿唇寒痛，视其手背脉血者去之，刺足阳明中指爪甲上一痏，手大指次指爪甲上各一痏，立已。左取右，右取左。

嗌中肿，不能内唾，不能出唾者，缪刺然骨之前出血，立已。左取右，右取左（自嗌肿至此二十九字，《素问》王冰注原在邪客足少阴络之下，今移在此）。

邪客于手足少阴、太阴（一作阳）、足阳明之络，此五络者，皆会于耳中，上络左角，五络俱竭，令人身脉皆动，而形无知也，其状若尸，或曰尸厥。刺足大指内侧爪甲上去端如韭叶，后刺足心，后刺足中指爪甲上各一痏，后刺手大指内侧爪甲去端如韭叶，后刺手少阴兑骨之端各一痏，立已（《素问》又云后刺手心主者，非也）。不已以竹筒吹其两耳中，剔其左角之发方寸，燔治（黄龙祥注云：原作“燔治”，《马王堆帛书》、《武威汉代医简》均作“燔冶”，据改，“冶”，义同“碎”。又“燔冶”，《金匮》卷下第二十三、《肘后方》卷一第二军作“烧末”，义同），饮以美酒一杯，不能饮者，灌之立已。

凡刺之数，先视其经脉，切而循之，审其虚实而调之，不调者，经刺之。有痛而经不病者，缪刺之。因视其皮部有血络者，尽取之，此缪刺之数也。（《卷之五·缪刺第三》）

本段主要记述邪客于人体部位的病理表现及其缪刺的具体运用。如邪客于嗌，其病理表现为嗌中肿，不能内唾，不能出唾。刺然骨之前出血，立已。左取右，右取左。邪客于具体部位后的病理表现及其所采用的缪刺方法与原则在临床上应用非常广泛，为历代医家所重视。

（二）针道

针道应当指的是针刺技术的基本理论、补泻技巧以及相关内容。这是皇甫谧系统整理《素问》、《灵枢》及《明堂孔穴针灸治要》中不同篇目的相关内容，条分缕析，分门别类而成，使针刺技术规范化初现端倪。

《甲乙经》中，关于针道的具体记载、论述和应用见下：

夫针之要，易陈而难入。粗守形，上守神。神乎神，客在门。未睹其病，恶如其原。刺之微，在速迟。粗守关，上守机。机之动，不离其空。空中之机，清静以微。其来不可逢，其往为可追。知机道者，不可挂以发。不知机者，叩之不发。知其往来，要与之期。粗之暗乎，妙哉工独有之也。往者为逆，来者为顺。明知逆顺，正行无问。迎而夺之，恶得无虚。追而济之，恶得无实。迎之随之，以意和之。针道毕矣。(《卷之五·针道第四》)

本段经文主要记载和论述了临床用针的基本原则。第一，强调守神。医者首先要精神专一，密切观察病人的精神气血盛衰状态，来决定针刺的补泻，不能局限于局部证候的观察和针刺手法的使用。第二，重视守机。针刺治疗要掌握气至的时机，根据邪正盛衰情况，施予及时恰当的补泻手法。不仅体现了中医学整体观念、治病求本、辨证施治的根本原则，同时强调准确把握患者精神状态和患病机体生理病理整体活动规律的重要意义。

临床用针的基本原则贯穿于疾病的整个诊治过程，对于针刺治疗疾病具有很重要的指导意义。在临证时应依据具体情况，尽可能的使守神与守机达到完美的统一，以求取得更好的临床疗效。

凡用针者，虚则实之，满则泻之，菀陈则除之，邪胜则虚之。《大要》曰：徐而疾则实，疾而徐则虚。言实于虚，若有若无。察后与先，若存若亡。为虚为实，若得若失。虚实之要，九针最妙，补泻之时，以针为之。(《卷之五·针道第四》)

本段经文主要论述针刺补泻的基本规律。即虚证用补法，实证用泻法，有瘀血者用刺血法。针刺补法的操作要领是：慢进针，快出针，按闭针孔；泻法的操作要领是：快进针，慢出针，摇大针孔。对于指导针灸临床施行正确的补泻手法而达到补虚泻实的目的具有很重要的指导意义。在临证之时谨遵此意，并依据具体情况，灵活施术，以求取得更好的临床疗效。

泻曰迎之。迎之意，必持而内之，放而出之，排扬出针，疾气得泄。按而引针，是谓内温，血不得散，气不得出。泻必用方（《太素》作员），切而转之，其气乃行。疾入徐出，邪气乃出。伸而迎之，摇大其穴，气出乃疾。泻者，以气方盛，以月方满，以日方温，以身方定，以息方吸而内针，乃复候其方吸而转针，乃复候其方呼而徐引针。

补曰随之。随之意，若忘之，若行若按，如蚊虻止。如留如环，去如绝弦。令左属右，其气故止。外门已闭，中气乃实。必无留血，急取诛之。补必用员（《太素》作方），外引其皮，令当其门，左引其枢，右推其肤，微旋而徐推之，必端以正，安以静，坚心无解，欲微以留，气下而疾出之。推其皮，盖其外门，真气乃存。用针之要，勿忘养神。补者，行也。行者，移也。刺必中其荣，复以吸排针也。必知形之肥瘦。营卫血气之衰盛。

血气者，人之神，不可不谨养。(《卷之五·针道第四》)

本段主要讲针刺补泻的基本方法。概括地讲，就是泻法要用逆其经气的方法，疾入徐出，摇大针孔不按压；补法要用顺其经气的方法，徐入疾出，立即按压针孔。

持针之道，坚者为宝，正指直刺，无针左右。神在秋毫，属意病者，审视血脉，刺之无殆。方刺之时，心在悬阳，及与两衡（一作冲）。神属勿去，知病存亡。取血脉者，在腧横居，视之独满，切之独坚。(《卷之五·针道第四》)

本段经文主要论述针刺的正确方法。即必须持针有力，正指直刺，不要左右偏斜。同时强调医者在施行针刺时，精神要高度集中，密切观察病人的血脉虚实，两目、两肩及面部的神色变化。针刺的正确方法往往是针刺获效的关键因素之一，在临证时必须严格掌握，并能根据具体情况灵活应用。

夫气之在脉也，邪气在上，浊气在中，清气在下。故针陷脉则邪气出，针中脉则浊气出，针太深则邪反沉，病益甚。故曰：皮肉筋脉，各有所处，病各有所舍，针各有所宜，各不同形，各以任其所宜。无实实虚虚，损不足，益有余；是为重病，病益甚。取五脉者死，取三脉者恇，夺阴者厥，夺阳者狂。针害毕也。(《卷之五·针道第四》)

本段经文主要记载和论述了针刺与邪气的关系。即针刺治病要根据邪气的性质、部位来决定取穴和刺法——邪浅浮者宜浅刺，邪深沉者宜深刺，谨防发生夺阴、夺阳的针害。针刺与邪气的关系往往是影响针刺获效的关键因素之一，故而在临证时应依据邪气的深浅与性质，灵活掌握运用深浅不同的针刺方法来取得最为理想的临床疗效。

大热在上者，推而下之；从下上者，引而去之；视前痛者，常先取之。大寒在外，留而补之。入于中者，从合泻之。针所不为，灸之所宜。上气不足，推而扬之，下气不足，积而从之。阴阳皆虚，火自当之。厥而寒甚，骨廉陷下，寒过于膝，下陵三里。阴络所过，得之留止，寒入于中，推而行之。经陷下者，即火当之，结络坚紧，火之所治。不知其苦，两跷之下。男阳女阴，良工所禁。针论毕矣。(《卷之五·针道第四》)

本段讲临床运用针灸技术治疗疾病，要根据具体情况灵活选择所用方法，并娴熟掌握每一种方法的操作技巧。“推而下之”、“引而去之”、“留而补之”、“从合泻之”、“推而扬之”、“积而从之”等都是不同的针法技巧；“针所不为，灸之所宜”、“阴阳皆虚，火自当之”则是指针对不同的情况对针刺、艾灸等不同方法的取舍选择。

凡刺之真，必先治神，五脏已定，九候已明，后乃存针。众脉所（《素》作不）见，众凶所（《素》作弗）闻。外内相得，无以行先。可玩往来，乃施于人。虚实之要，五虚勿近，五实勿远。至其当发，间不容瞚。手动若务，针耀而匀。静意视义，观适之变，是谓冥冥，莫知其形。见其乌乌，见其稷稷；从见其飞，不知其谁。伏如横弩，起若发机。刺虚者须其实，刺实者须其虚。经气已至，慎守勿失。深浅在志，远近若一。如临深渊，手如握虎，神无营于众物。(《卷之五·针道第四》)

本段经文论述治神的具体方法。即要求医生在针刺治疗中，精神集中，全神贯注，专心致志的体会针下感觉和观察病人反应。也就是说医生在进针时必须做到“必一其神，令志在针”，行针时做到“目无外视，手如握虎，心无内慕，如待贵人”。

凡刺之而气不至，无问其数；刺之而气至，乃去之，勿复针。针各有所宜，各不同形，各任其所为。刺之要，气至而效，效之信，若风吹云，昭然于天，凡刺之道毕矣。节之交，凡三百六十五会。知其要者，一言而终；不知其要者，流散无穷。所言节者，神气之所以游行出入也，非皮肉筋骨也。

睹其色，察其目，知其散复，一其形，听其动静，知其邪正。右主推之，左持而御之，气至而去之。

凡将用针，必先视脉气之剧易，乃可以治。五脏之气已绝于内，而用针者反实其外，是谓重竭。重竭必死，其死也静；治之者，辄反其气，取腋与膺。五脏之气已绝于外，而用针者，反实其内，是谓逆厥。逆厥则必死，其死也躁；治之者反取四末。刺之害，中而不去则精泄；不中而去则致气。精泄则病甚而恇，致气则生为痈疡。（《卷之五·针道第四》）

本段讲针刺治病关键在于得气与调气。指出了针刺得气的重要意义，即“刺之要，气至而效”；并告知促使得气的基本方法，如“右主推之，左持而御之，气至而去之”；还论述了调气不当所造成的后果，如“五脏之气已绝于内，而用针者反实其外，是谓重竭”，“五脏之气已绝于外，而用针者，反实其内，是谓逆厥”，“刺之害，中而不去则精泄；不中而去则致气。精泄则病甚而恇，致气则生为痈疡”。

（三）针灸禁忌

针灸禁忌指的是在正常的针刺艾灸操作时严令禁止的行为。针灸禁忌主要有以下几种情况：

一是部位宜忌。即在进行针灸操作时有些部位不宜进行。如针刺除了以刺血络、刺筋肉为目的的特殊刺法外，都要避开筋骨和血管；凡是重要脏器部位均不宜深刺，正如《素问·诊要经终论》所说“凡刺胸腹者，必避五脏”；在颜面五官、阴部和有大血管的部位不宜施用直接灸；在头面胸部施灸不宜大炷多壮；在腰背腹部施灸大炷多壮无妨；四肢末端皮薄而多筋骨处不可多灸；肩和两股皮厚而肉多，艾炷可以较大，灸壮可以较多；孕妇的腹部和腰骶部不宜施行针灸等。

二是体质禁忌。人的体质有肥瘦、强弱、老幼的不同，体质的类型也各有异，在进行针灸操作时必须予以分别对待。在《灵枢·逆顺肥瘦》篇中说：“年质壮大，血气充盈，肤革坚固，因加以邪，刺此者，深而留之；广肩腋，项肉薄，厚皮而黑色，……刺此者，深而留之，多益其数也；瘦人者，皮薄，色少，……刺此者，浅而疾之；刺壮士真骨，坚肉缓节……刺此者，深而留之，多益其数；婴儿者，其肉脆血少气弱，刺此者，以毫针浅刺而疾发针，日可再也”。孕妇尤其是有习惯流产史者慎用针刺；凡是初病体质强壮者艾炷宜大，壮数宜多，久病体质虚弱的艾炷宜小，壮数宜少；妇儿宜小宜少，壮男可大可多等。

三是病情禁忌。针灸治病既有适应证，又有非适应证。在适应证中还需注意病人情况和疾病性质的不同，宜针宜灸，应补应泻，均须细辨。如五夺、五逆、五劳等情况避免针灸；病情有表里、寒热、虚实之不同，病邪留滞于浅表的宜浅刺，深部的宜深刺；凡属沉寒痼冷，阳气欲脱者非大炷多壮施灸不可收效；相反，在对风寒感冒、阴疽痹痛，若大炷多壮施灸过度，则邪火内郁又会产生不良后果等。

四是时间禁忌。针刺时间，包括留针的久暂和施术的时刻或时令。在留针的久暂上，对表热证，宜疾出针，对里证和虚寒证，一般均需留针；在施术的时刻或时令上，一般春夏季节与瘦人宜浅刺；秋冬季节与肥人宜深刺等。

上述内容在《针灸甲乙经》中都有所反映。皇甫谧对《灵枢》中《本输第二》、《邪气脏腑病形第四》、《终始第九》、《四时气第十九》、《阴阳系日月第四十一篇》、《逆顺第五十五》、《玉版第六十》、《五禁第六十一》等篇和《素问》中《诊要经终论第十六》、《八正神明论第二十六》、《刺要论第五十》、《刺齐论第五十一》、《刺禁论第五十二》、《水热穴论第六十一》、《四时刺逆从论第六十四》等篇的相关内容进行系统整理，重新归类。如对于误刺误灸某些穴位所造成的后果论述中，其中由误刺引起不良后果的穴位有13个，误灸引起不良后果的穴位29个。如针刺神庭诱发癫疾；灸脑户、风府、哑门引起失音；灸地五会使人瘦、不出三年死；灸天府使人逆气；灸经渠可伤神明；灸气冲致不得息；灸丝竹空引起目小及盲等。在误刺误灸引起的不良后果中，有的也许是针后出血过多造成，如针颅息出血多杀人；有的是刺中重要血管，如刺人迎过深杀人，与刺中颈动脉窦引起血压突然下降而致昏厥有关；有的为针刺胸背、肩、腋等处过深造成气胸、呼吸困难，如缺盆、云门；有的是由于消毒不严或用化脓灸而引起感染，如针刺脐中导致“恶疡”，灸乳中“生蚀疮”等。

现将《针灸甲乙经》对于禁针禁灸及误刺误灸的具体描述、记载与应用分述如下，以供参考。

1. 四季取穴与针刺方法禁忌

黄帝问曰：四时之气，各不同形，百病之起，皆有所生，灸刺之道，何者为宝？

岐伯对曰：四时之气，各有所在，灸刺之道，气穴为宝。

故春刺络脉诸荥，大经分肉之间，甚者深取之，间者浅取之。《素问》曰：春刺散腧，及与分理，血出而止。又曰：春者木始治，肝气始生，肝气急，其风疾，经脉常深，其气少不能深入，故取络脉分肉之间。《九卷》云：春刺荥者正同，于义为是。又曰：春取络脉治皮肤。又曰：春取经血脉分肉之间，二者义亦略同。又曰：春气在经脉。

夏取诸腧孙络，肌肉皮肤之上。又曰：夏刺腧，二者正同，于义为是。长夏刺经。又曰：夏取盛经络，取分间，绝皮肤。又曰：夏取分腠，治肌肉。义亦略同。《素问》曰：夏刺络腧，见血而止。又曰：夏者火始治，心气始长，脉瘦气弱，阳气流（一作留）溢，血温于腠，内至于经，故取盛经分腠绝肤而病去者，邪居浅也。所谓盛经者，阳脉也。义亦略同。又曰：夏气在孙络，长夏气在肌肉。

秋刺诸合，余如春法。秋取经腧，邪气在腑，取之于合。《素问》曰：秋刺皮肤循理，上下同法。又曰：秋者，金始治，肺将收杀，金将胜火，阳气在合。阴气初胜，湿气及体，阴气诸未盛，未能深入，故取腧以泻阴邪，取合以虚阳邪，阳气始衰，故取于合，是谓始秋之治变也。又曰：秋气在肤，闭腠者是也。《九卷》又曰：秋取气口，治筋脉。于义不同。

冬取井诸腧之分，欲深而留之。又曰：冬取井荥。《素问》曰：冬取腧窍，及于分理。甚者直下，间者散下。腧窍与诸腧之分，义亦略同。又曰：冬者，水始治，肾方闭，阳气衰少，阴气坚盛，巨阳伏沉，阳脉乃去。故取井以下阴逆，取荥以通阳气（一云以实阳气）。故曰：冬取井荥，春不鼽衄。是谓末冬之治变也。又曰：冬气在骨髓。又曰：冬刺井，病在脏取之井，二者正同，于义为是。又曰：冬取经腧，治骨髓五脏。五脏则同，经腧有疑。

春刺夏分，脉乱气微，人淫骨髓。病不得愈，令人不嗜食，又且少气。春刺秋分，筋挛逆气，环为咳嗽。病不愈，令人时惊，又且哭。春刺冬分，邪气着脏，令人腹胀。病不愈，又且欲言语。

夏刺春分，病不愈，令人解堕。夏刺秋分，病不愈，令人心中闷无言，惕惕如人将捕之。夏刺冬分，病不愈，令人少气，时欲怒。

秋刺春分，病不愈，令人惕然，欲有所为，起而忘之。秋刺夏分，病不愈，令人益嗜卧，又且善梦（谓立秋之后）。秋刺冬分病不愈，令人凄凄时寒。

冬刺春分，病不愈，令人欲卧不能眠，眠而有见谓（十二月中旬以前）。冬刺夏分，病不愈，令不气上，发为诸痹。冬刺秋分，病不愈，令人善渴。(《卷之五·针灸禁忌第一上》)

本段主要讲述了春夏秋冬四时的不同取穴和针刺方法禁忌。如春天应取络脉诸荥，大经分肉之间，甚者深取之，间者浅取之。而春天的针刺禁忌症有：春刺夏分，脉乱气微，人淫骨髓。病不得愈，令人不嗜食，又且少气。春刺秋分，筋挛逆气，环为咳嗽。病不愈，令人时惊，又且哭。春刺冬分，邪气着脏，令人腹胀。病不愈，又且欲言语。以上春天的针刺后果均是应该禁忌的。

2. 月数禁忌

正月、二月、三月，人气在左，无刺左足之阳。四月、五月、六月，人气在右，无刺右足之阳。七月、八月、九月，人气在右，无刺右足之阴。十月、十一月、十二月，人气在左，无刺左足之阴。月生无泻；月满无补；月郭空无治。天寒无刺，天温无疑。(《卷之五·针灸禁忌第一上》)

本段主要讲述一年十二月中随人体经气循环部位的不同针刺禁忌也应有别。月数禁忌是中国古代特有的认识论与方法论，与数术有密切关系。今天在临床实际运用过程中不一定按此规定和方法进行，仅供参考，故值得在临床上进行探讨与改进。另外，“天温无凝”是指人的气血易行，适宜针刺，所以后人多于夏季伏天施行针刺，以治疗宿疾；以上“候时而刺”的思想，后世发展为“子午流注”针法。

3. 脉象禁忌

刺法曰：无刺熇熇之热，无刺漉漉之汗，无刺浑浑之脉，无刺病与脉相逆者。上工刺其未生者也，其次刺其未成者也，其次刺其已衰者也；下工刺其方袭者，与其形之盛者，与其病之与脉相逆者也。故曰：方其盛也，勿敢毁伤；刺其已衰，事必大昌。故曰：上工治未病，不治已病。

凡禁者，脉乱气散，逆其荣卫，经气不次。因而刺之，则阳病人于阴，阴病出为阳，则邪复生。粗工不察，是谓伐形，身体淫泺，反消骨髓，津液不化，脱其五味，是谓失气也。(《卷之五·针灸禁忌第一上》)

本段主要讲述针刺治病必须随脉象的不同而禁忌应有所别。如无刺浑浑之脉，无刺病与脉相逆者。脉象禁忌在临床上非常的重要，大凡诊治疾病必先诊脉，依据脉象的情况而确定相应的治疗原则与方法，方能收到事半功倍的治疗效果，这也是上工之举，值得大力推广运用。

4. 暂时现象禁忌

新内无刺，已刺勿内。大怒无刺，已刺勿怒。大劳无刺，已刺勿劳。大醉无刺，已刺勿醉。大饱无刺，已刺勿饱。大饥无刺，已刺勿饥。已渴无刺，已刺勿渴。乘车来者，卧而休之，如食顷乃刺之。步行来者，坐而休之，如行十里顷乃刺之。大惊大恐，必定其气乃刺之。(《卷之五·针灸禁忌第一上》)

本段主要讲述了对临床上暂时性的劳累、饥饱、情绪的激动、气血不定等情况，必须避免针刺。暂时现象禁忌在临床上非常的重要，主要原因是病人的气血不定，强行针刺会加重气血的逆乱，从而产生危重证象。故而在临床上针刺时必须对暂时现象进行禁忌，或者让病人休息一会儿等气血调和后再进行针刺，方能收到良好的治疗效果。

5. 部位的禁忌

曰：刺中心，一日死，其动为噫。刺中肺，三日死，其动为咳。刺中肝，五日死，其动为欠（《素问》作“语”）。刺中脾，十五日死（《素问》作十日，一作五日），其动为吞。刺中肾，三日死，其动为嚏（《素问》作六日，一作七日）。刺中胆，一日半死，其动为呕。刺中膈，为伤中，其病虽愈，不过一岁必死。刺跗上，中大脉，血出不止死。刺阴股中大脉，血出不止死。刺面中流脉，不幸为盲。刺客主人，内陷中脉，为漏为聋。刺头中脑户，入脑立死。刺膝膑出液为跛。刺舌下中脉太过，出血不止为喑。刺臂太阴脉出血多，立死。刺足下布络中脉，血不出为肿。刺足少阴脉，重虚出血，为舌难以言。刺郄中大脉，令人仆脱色，刺膺中陷中肺，为喘逆仰息。刺气街中脉，血不出为肿鼠（鼠僕）。刺肘中内陷，气归之，为不屈伸。刺脊间中髓，为伛。刺阴股下三寸内陷，令人遗溺。刺乳上中乳房，为肿根蚀。刺腋下胁间内陷，令人咳。刺缺盆中内陷，气泄，令人喘咳逆。刺少腹中膀胱，溺出，令人少腹满。刺手鱼腹内陷，为肿。刺踹肠内陷，为肿。刺匡上陷骨中脉，为漏为盲。刺关节中液出，不得屈伸。（《卷之五·针灸禁忌第一上》）

本段经文主要讲述了部位的禁忌。在部位禁忌上，一是脏腑的禁忌，如刺中心，一日死，其动为噫；二是器官的禁忌，如刺中膈，为伤中，其病虽愈，不过一岁必死；三是具体部位的禁忌，如刺头中脑户，入脑立死。刺膝膑出液为跛等。

6. 危重症侯的禁忌

凡刺之理，补泻无过其度，病与脉逆者无刺。形肉已夺，是一夺也，大夺血之后，是二夺也。大夺汗之后，是三夺也。大泄之后，是四夺也。新产及大下血，是五夺也。此皆不可泻也。（《卷之五·针灸禁忌第一上》）

本段经文主要讲述危重症候的禁忌。“五夺”危重症候都是正气大损，不可再行泻法。

7. 针刺深浅的禁忌

黄帝问曰：愿闻刺要。岐伯对曰：病有浮沉，刺有浅深，各至其理，无过其道，过之则内伤，不及则生外壅，壅则邪从之；浅深不及，反为大贼，内伤五脏，后生大病。故曰，病有在毫毛腠理者，有在皮肤者，有在肌肉者，有在脉者，有在筋者，有在骨者，有在髓者。是故刺毫毛腠理无伤皮，皮伤则内动肺，肺动则秋病温疟，热厥，淅然寒栗。刺皮无伤肉，肉伤则内动脾，脾动则七十二日四季之月，病腹胀烦满，不嗜食。刺肉无伤脉，脉伤则内动心，心动则夏病心痛。刺脉无伤筋，筋伤则内动肝，肝动则春病热而筋弛。刺筋无伤骨，骨伤则内动肾，肾动则冬病胀腰痛。刺骨无伤髓，髓伤则消泺胻酸，体解亦然不去矣。（《卷之五·针灸禁忌第一下》）

本段经文主要讲述了针刺深浅的禁忌。从大的原则上讲，病有浮沉，刺有浅深，各至其理，无过其道。按照疾病的传变规律，即毫毛腠理——皮肤——肌肉——脉——筋——骨——髓，严格掌握针刺深浅，方能收到既不损伤人体又能治疗疾病的效果。

8. 针刺禁忌的重要性

凡刺之道，必中气穴，无中肉节。中气穴则针游于巷；中肉节则皮肤痛。补泻反则病益笃。中筋则筋缓，邪气不出，与真相薄，乱而不去，反还内著。用针不审，以顺为逆也。曰：针能杀生人，不能起死人乎？曰：能杀生人，不能起死者也。人之所受气者谷，谷之所注者胃也。胃者，水谷气血之海也，海之所行云雨者，天下也。胃之所出气血者，经隧也。经隧者，五脏六腑之大络也，逆而夺之而已矣。迎之五里，中道而止，五至而已，五往（一作注）而脏之气尽矣，故五五二十五而竭其腧矣。此所谓夺其天气。故曰闻门而刺之者，死于家，入门而刺之者，死于堂。帝曰：请传之后世，以为刺禁。（《卷之五·针灸禁忌第一下》）

本段经文主要讲述针刺禁忌的重要性。即针刺不当，不仅不能救人，而且能杀人，因此必须严格遵守针刺禁忌。针刺禁忌理论能很好地指导针灸临床，既能防止意外情况的发生，又能在最大限度内保障病人的安全而达到治疗疾病的目的，可谓一举多得。

9. 禁针禁灸穴位

神庭禁不可刺。上关禁不可刺深（深则令人耳无所闻）。颅息刺不可多出血。左角刺不可久留。人迎刺过深杀人。云门刺不可深（深则令人逆息不能食）。脐中禁不可刺。伏兔禁不可刺（本穴云刺人五分）。三阳络禁不可刺。复留刺无多见血。承筋禁不可刺。然谷刺无多见血，乳中禁不可刺，鸠尾禁不可刺。以上刺禁。

头维禁不可灸。承光禁不可灸。脑户禁不可灸。风府禁不可灸。喑门禁不可灸（灸之令人喑）。下关耳中有干槌抵，禁不可灸。耳门耳中有脓，禁不可灸。人迎禁不可灸。丝竹空禁不可灸（灸之不幸令人目）小或盲。承泣禁不可灸。脊中禁不可灸（灸之使人偻）。白环腧禁不可灸。乳中禁不可灸。石门女子禁不可灸。气街禁不可灸（灸之不幸不得息）。渊腋禁不可灸（灸之不幸生肿蚀）。经渠禁不可灸（伤人神）。鸠尾禁不可灸。阴市禁不可灸。阳关禁不可灸。天府禁不可灸（使人逆息）。伏兔禁不可灸。地五会禁不可灸（使人瘦）。瘈脉禁不可灸。以上禁灸。（《卷之五·针灸禁忌第一下》）

这里列举了禁针禁灸的具体穴位。如脐中禁不可刺。风府禁不可灸。禁针禁灸的具体穴位对于规范针刺和艾灸，防止针灸意外情况的发生具有很重要的指导作用。禁针禁灸的有些穴位一是穴位下面有脏腑，如云门刺不可深（深则令人逆息不能食）；二是穴位下面有大血管，如人迎刺过深杀人，人迎禁不可灸。三是操作不严格而感染所致，如乳中禁不可刺，渊腋禁不可灸（灸之不幸生肿蚀）。当然有些穴位的禁针禁灸从现在解剖学的角度看，没有理论依据，如承筋禁不可刺，阳关禁不可灸等。值得在临床上进一步探讨与商榷。

神庭，禁不可刺，令人癫疾，目失精。头维，禁不可灸。（《卷之三·头直鼻中发际旁行至头维凡七穴第一》）

脑户，不可灸，令人瘖。（《素问》刺禁论云：刺头中脑户入脑立死。又骨空论云：不可妄灸。《铜人经》云：禁不可灸，灸之令人痖）。风府，禁不可灸，灸之令人瘖。（《卷之三·头直鼻中入发际一寸循督脉却行至风府凡八穴第二》）

承光，禁不可灸。（《卷之三·头直侠督脉各一寸五分却行至玉枕凡十穴第三》）

瘖门，不可灸，灸之令人瘖。（《卷之三·头自发际中央旁行凡五穴第六》）

脊中，禁不可灸，灸则令人痿。（《卷之三·背自第一椎循督脉下行至脊骶凡十一穴第七》）

心腧，禁灸。（《卷之三·背自第一椎两旁侠脊各一寸五分下至节凡四十二穴第八》）

颔厌，（气府注云：刺深令人耳无闻）。悬厘，（气府论注云：刺深令人耳无闻）。丝竹空，不宜灸，灸之不幸，令人目小及盲。四白，（气府论注云：不可灸）。（《卷之三·面凡三十九穴第十》）

上关，刺太深，令人耳无闻。下关，耳中有乾痒抵，不可灸（庞抵一作适之，不可灸）。颅息，刺入一分，出血多则杀人。（《卷之三·耳前后凡二十穴第十一》）

人迎，禁不可灸，刺入四分，过深不幸杀人。（《卷之三·颈凡十七穴第十二》）

缺盆，刺太深，令人逆息。（《卷之三·肩凡二十八穴第十三》）

乳中，禁不可刺灸，灸刺之，不幸生蚀疮，疮中有脓血清汁者可治，疮中有息肉若蚀疮者死。（《卷之三·胸自气户侠输府两旁各二寸下行至乳根凡十二穴第十六》）

云门，刺太深令人逆息。（《卷之三·胸自云门侠气户两旁各二寸下行至食窦凡十二穴第十七》）

渊腋，不可灸，灸之不幸，生肿蚀马刀伤，内溃者死，寒热生马疡可治。（《卷之三·腋胁下凡八穴第十八》）

鸠尾，不可灸刺。脐中，禁不可刺，刺之令人恶疡溃矢出者，死不治。石门，女子禁不可刺，灸中央，不幸使人绝子。（《卷之三·腹自鸠尾循任脉下行至会阴凡十五穴第十九》）

气冲，灸之不幸使人不得息。（《卷之三·腹自不容侠幽门两旁各一寸五分至气冲凡二十四穴第二十一》）

经渠者，不可灸，灸之伤入神明。天府，禁不可灸，灸之令人逆气。（《卷之三·手太阴及臂凡一十八穴第二十四》）

五里，禁不可刺。（《卷之三·手阳明及臂凡二十八穴第二十七》）

阳池，（《铜人经》云：不可灸）。三阳络，不可刺。（《卷之三·手少阳及臂凡二十四穴第二十八》）

然骨者，刺之多见血，使人立饥欲食。（《卷之三·足少阴及股并阴跷阴维凡二十穴第三十二》）

阴市，禁不可灸。伏兔，禁不可灸。（《卷之三·足阳明及股凡三十穴第三十三》）

地五会，不可灸，灸之令人瘦，不出三年死。阳关，禁不可灸。（《卷之三·足少阳及股并阳维四穴凡二十八穴第三十四》）

承筋，禁不可刺。（《卷之三·足太阳及股并阳跷六穴凡三十四穴第三十五》）

以上为《甲乙经》卷之三在腧穴篇论述每个穴位的针刺操作时所提及的禁忌及其后果，今列于此处，便于对照研究学习。

四、针灸治疗总论

（一）晓逆顺明本末方可为针灸

皇甫谧在《甲乙经·卷之六逆顺病本末方宜形志大论》第二篇中主要讲述了针灸治病应先晓逆顺、明本末而后方可施治的原则，强调临床治病必须熟谙逆顺与标本，并具体论述了以顺而治和治标、治本的辨证法则。

黄帝问曰：治民治身，可得闻乎？岐伯对曰：治民与自治，治彼与治此，治小与治大，治国与治家，未有逆而能治者，夫惟顺而已矣。故入国问其俗，临病人问其所便。问曰：便病奈何？对曰：中热消瘅则便寒，寒中之属则便热。胃中热则消谷，令人悬心善饥，脐以上皮热；肠中热则出黄如糜色，脐已下皮寒。胃中寒则䐜胀；肠中寒则肠鸣飧泄。胃中寒，肠中热，则胀且泄；胃中热，肠中寒，则疾饥，少腹痛胀。

问曰：胃欲寒饮，肠欲热饮，两者相逆，治之奈何？对曰：春夏先治其标，后治其本；秋冬先治其本，后治其标。

问曰：便其相逆者奈何？对曰：便此者，食饮衣服，欲适寒温，寒无凄怆，暑无出汗。食饮者，热无灼灼，寒无沧沧，寒温中适，故气将持，乃不致邪僻。

先病而后逆者，治其本；先逆而后病者，治其本。先寒而后生病者，治其本；先病而后生寒者，治其本。先热而后生病者，治其本；先病而后生热者，治其本。先热而后生中满者，治其标。先病而后泄者，治其本；先泄而后生他病者，治其本，必先调之，乃治其他病。先病而后中满者，治其标；先中满而后烦心者，治其本。人有客气同气（同一作固），小大不利治其标；小大便利治其本。病发而有余，本而标之，先治其本，后治其标；病发而不足，标而本之，先治其标，后治其本。谨察间甚而调之，间者并行，甚者独行。小大不利而后生他病者，治其本。（《卷之六·逆顺病本末方宜形志大论第二》）

本段主要讲述了临床治病必须熟谙逆顺与标本，并具体论述了以顺而治和治标、治本的辨证法则。逆乱顺治、治标治本的思想在中医针灸临床具有非常现实的指导意义。本段首先讲了医生思想方法的重要性，指出应懂得顺的道理。这里所说得顺并非单纯指“阴阳脉气之逆顺”，还包括在治疗时，要“临病人问所便”，取得医患的合作，才能做出正确的诊断与合理的治疗。

其次讲标本论治。标本治法是中医学的重要法则之一，掌握标本，对于在治疗中分清主次先后，解决主要矛盾，有着十分重要的意义。在一般情况下以治本为主，但疾病是复杂的，在某些情况下标病甚急，直接影响主病的治疗甚至危及生命时，又须采取急则治标，缓则治本的原则，先治其标病，后治其本病。如本节所言“先热而后生中满者，治其标”、“小大不利治其标”等，就是急则治标的例子。

（二）因地、因人制宜

东方滨海傍水，其民食鱼嗜咸。鱼者使人热中，咸者胜血，其民皆黑色疏理，其病多壅肿，其治宜砭石。西方水土刚强，其民华食而脂肥，故邪不能伤其形体，其病生于内，其治宜毒药。北方风寒冰冽，其民乐野处而乳食，脏寒生病，其治宜灸。南方其地下，水土弱，雾露之所聚也，其民嗜酸而食腜，故致理而赤色，其病挛痹，其治宜微针。中央其地平以湿，天地所生物者众，其民食杂而不劳，敝其病多痿厥寒热，其治宜导引按跷。故圣人杂合以治，各得其宜。（《卷之六·逆顺病本末方宜形志大论第二》）

本段主要讲述因地、因人制宜的中医辨证治疗原则。不同地域有不同的物产和不同的生存、生活条件，人们的生活习惯都为了适应生存环境而有所不同，因此人的体质也就有所差别，所以患病后的大体特征呈现一定的地域环境特征，治疗方案也就随之有别。

从表面看，本段似乎论述古代中国五种治疗疾病的主要方法的起源，实质或许不是这样，只是以五方为法，辩证地阐述每种治疗方法的适应证，即砭石适宜于嗜食鱼盐而致臃肿之证；毒药宜治形体强壮，外邪不易入侵，而多食肥甘厚味以致痰浊有形之邪内壅之证；灸法宜治内脏寒实之证；毫针宜治筋脉挛痹之证；导引按跷宜治痿厥寒热之病。不论病生于何方之人，有是证则用是法，不可拘泥。

形乐志苦，病生于脉，治之以灸刺；形苦志乐，病生于筋，治之以熨引；形乐志乐，病生于肉，治之以针石；形苦志苦，病生于困竭（一作咽喝）⑨，治之以甘药；形数惊恐，经络不通，病生于不仁，治之以按摩醪醴，是谓五形志。故曰：刺阳明出血气，刺太阳出血恶气，刺少阳出气恶血，刺太阴出气恶血。刺少阴出气恶血，刺厥阴出血恶气。（《卷之六・逆顺病本末方宜形志大论第二》）

本段主要讲不同形体与精神情志会变生不同的病证，治疗方法亦随之不同。针灸临床治疗疾病，除了着眼于病种之外，还要详细了解患者之“形志苦乐”。通过询问工作种类、性格习惯、情趣爱好等全面把握患者之病变在于何处，有何特征，从而采取不同的治法。古人云：凡欲为大医者，必当上知天文，下知地理，中晓人事。人事言者，当今人多一味指人的社会关系。指人的社会地位、生活条件等对人体的影响，其实不然。此处之人事实指人的先天禀赋、个性体质、情趣爱好、精神涵养等对人体健康与发病及病情的影响。故形志苦乐不同，病证必当有别，治法随之而变，能谙于此者方可为苍生之大医。

（三）针灸治病当首辨虚实

黄帝问曰：刺法言“有余泻之，不足补之”，何谓也？岐伯对曰：神有有余，有不足；气有有余，有不足；血有有余，有不足；形有有余，有不足；志有有余，有不足。心藏神，肺藏气，肝藏血，脾藏肉，肾藏志，志意通达，内连骨髓，而成形。五脏之道，皆出于经渠，以行血气，血气不和，百病乃变化而生，故守经渠焉。

神有余则笑不休，不足则忧（《素问》作悲，王冰曰：作忧者误），血气未并，五脏安定，邪客于形，凄厥（《素问》作洒淅）起于毫毛，未入于经络，故命曰神之微。神有余则泻其小络之血，出血勿之深斥，无中其太经，神气乃平。神不足者，视其虚络，切而致之，刺而和之，无出其血，无泄其气，以通其经，神气乃平。问曰：刺微奈何？对曰：按摩勿释，著针勿斥，移气于足（《素问》作不足），神气乃得复。

气有余则喘咳上气，不足则息利少气，血气未并，五脏安定，皮肤微病，命曰白气微泄。有余则泻其经渠，无伤其经，无出其血，无泄其气；不足则补其经渠，无出其气。问曰：刺微奈何？时曰：按摩勿释，出针视之，曰：故将深之。适人必革，精气自伏，邪气乱散，无所伏息，气泄腠理，真气乃相得。

血有余则怒，不足则悲（《素问》作恐）。血气未并，五脏安定，孙络外溢，则络有留血。有余则泻其盛经，出其血；不足则视其虚经，内针其脉中，久留之，血至（《素问》作而视）脉大，疾出其针，无令血泄。问曰：刺留血奈何？对曰：视其血络，刺出其血，无令恶血得入于经，以成其病。

形有余则腹胀，泾溲不利；不足则四肢不用。血气未并，五脏安定，肌肉蠕（一作溢）动，名曰微风。有余则泻其阳经，不足则补其阳络。问曰：刺微奈何？对曰：取分肉间，无中其经，无伤其络，卫气得复，邪气乃索。

志有余则腹胀飧泄，不足则厥。血气未并，五脏安定，骨节有伤。有余则泻然筋血者，出其血；不足则补其复溜。问曰：刺未并奈何？对曰：即取之，无中其经，以去其邪，乃能立虚。（《卷之六・五脏六腑虚实大论第三》）

本段经文主要讲述神、气、血、形、志等与五脏的相应关系及其有余、不足的临床表现和相应的针灸治疗方法。经文中论述的对五种虚证和五种实证的针灸治疗方法，具有非常实际的临床意义。这些治疗方法和针刺技术很具体，具有很强的针对性，对今天的针灸临床有着非常实际的指导价值。文中还指出这些虚证和实证是由于自身的有余和不足形成的，非外邪所致。另外又提及了几种“微”证，则系在血气未病，五脏安定的情况下，外邪客于浅表的络脉，而尚未深入经脉脏腑所导致的，称作“神之微”、“白气微泄”、“微风”，并指出了相应的治疗方法，即：治“神之微”当按摩勿释，著针勿斥，移气于足；治“白气微泄”则按摩勿释，出针视之，并说故将深之，适人必革；治“微风”应取分肉间，无中其经，无伤其络。这些具体的方法都很有临床实用价值。

针灸治病特别强调治神，这段经文虽未明言治神，但处处体现着治神的思想与方法，很值得深思与玩味。如治疗“白气微泄”所用的方法，首先长时间地按摩一段时间，然后拿出针来给病人看，并说“我要深刺”，但在刺的时候却又刺之甚浅。这种通过精神诱导患者的方法是一种具体而又特殊的治神方法，不但在临床很有使用价值，而且对继承、发展针灸学术有很大的启示意义。

（四）清浊相干，气机逆乱，治以导气之法

黄帝问曰：经脉十二者，别为五行，分为四时，何失而乱？何得而治？岐伯对曰：五行有序，四时有分，相顺而治，相逆而乱。问曰：何谓相顺而治？对曰：经脉十二以应十二月，十二月者，分为四时，四时者，春夏秋冬，其气各异。营卫相随，阴阳以和，清浊不相干，如是则顺而治矣。问曰：何谓相逆而乱？对曰：清气在阴，浊气在阳，营气顺脉，卫气逆行，清浊相干，乱于胸中，是谓大悗。故气乱于心，则烦心密默，俯首静伏；乱于肺，则俯仰喘喝，按手以呼；乱于肠胃，则为霍乱；乱于臂胫，则为四厥；乱于头，则为厥逆，头痛眩仆。

气在心者，取之手少阴心主之俞；气在于肺者，取之手太阴荥，足少阴俞；气在于肠胃者，取之手足太阴、阳明，不下者取之三里；气在于头者，取之天柱、大杼，不知，取足太阳之荥俞；气在臂足者，先去血脉，后取其阳明、少阳之荥俞。

徐入徐出，是谓之导气，补泻无形，是谓之同精。是非有余不足也，乱气之相逆也。（《卷之六·阴阳清浊顺治逆乱大论第四》）

本段主要讲述气机逆乱所导致的各种临床表现及其病因病机，并指出了针刺治疗方法。论述了人体脏腑经络与外界环境相顺应的原则和五乱的形成原因，并具体说明阴阳、营卫、清浊混淆形成五乱的病证表现；论述了针刺治疗五乱病证的具体选穴方法和针刺手法。在针灸临床具有非常实际的意义，尤其在末尾提出了导气手法，是有别于针对虚证和实证的补法和泻法之外的另一种针刺手法。

（五）内外形诊老壮肥瘦的辨证与治疗

黄帝问曰：人之生也，有刚有柔，有弱有强，有短有长，有阴有阳，愿闻其方。岐伯对曰：阴中有阳，阳中有阴，审知阴阳，刺之有方。得病所始，刺之有理，谨度病端，与时相应，内合于五脏六腑，外合于筋骨皮肤，是故内有阴阳，外有阴阳。有内者，五脏为阴，六腑为阳；有外者，筋骨为阴，皮肤为阳。故曰：病在阴之阴者，刺阴之荥俞；病在阳之阳者，刺阳之合；病在阳之阴者，刺阴之经；病在阴之阳者，刺阳之络。病在阳者名曰风，病在阴者名曰痹，阴阳俱病名曰风痹。病有形而不痛者，阳之类；无形而痛者，阴之类。无形而痛者，其阳完（《九墟》完作缓。下同）而阴伤，急治其阳，无攻其阴（《九墟》作急治其阴，无攻其阳）；有形而不痛者，其阴完而阳伤，急治其阴，无攻其阳（《九墟》作急治其阳，无攻其阴）；阴阳俱动，乍有乍无，加以烦心，名曰阴胜其阳，此谓不

表不里，其形不久也。(《卷之六·内外形诊老壮肥瘦病旦慧夜甚大论第六》)

本段主要阐述如何分辨病证的阴阳属性，为正确针刺治疗提供依据。一是以阴阳区分病位。在内之脏腑为阴，在外之皮肤筋骨为阳，但“内有阴阳，外亦有阴阳”，临证还应细加辨别。病在阴则取治于阴，如病在阴之阴者刺阴经荥穴、输穴；病在阳则取治于阳，如病在阴之阳者刺阳脉之合穴等。二是以阴阳分类病因及所致病证。风邪为病多在上在外而属阳，湿邪为病多在下在内而属阴。三是以阴阳区分症状表现。如表现为有形而不痛的，病在外而属阳，当治其阳；无形而痛的，病在内而属阴，当治其阴；病形时有时无的，则为不表不里，针刺难以获效。这些论述至今在临床有着十分重要的意义。

（六）阴阳学说对针灸治疗的具体指导

故天之邪气，感则害五脏；水谷之寒热，感则害六腑；地之湿气，感则害皮肉筋脉。故善用针者，从阴引阳，从阳引阴，以右治左，以左治右，以我知彼，以表知里，以观过与不及之理，见微得过，用之不殆。善诊者，察色按脉，先别阴阳。审清浊而知部分；视喘息，听声音而知病所苦；观权衡，视规矩而知病所生；按尺寸，观浮沉滑涩而知病所在。以治则无过，以诊则无失矣。故曰：病之始起，可刺而已；其盛也，可待衰而已。故因其轻而扬之，因其重而减之，因其衰而彰之。形不足者，温之以气；精不足者，补之以味；其高者，因而越之；其下者，引而竭之；中满者，泻之于内；其有形者，渍形以为汗；其在皮者，汗而发之；其剽悍者，按而收之；其实者，散而泻之。审其阴阳，以别柔刚，阳病治阴，阴病治阳，定其血气，各守其乡，血实宜决之，气虚宜掣之引之。(《卷之六·阴阳大论第七》)

本段经文以阴阳学说的理论指出了外邪伤人的过程、针刺治疗的方法及原则。临床意义可概括为以下几个方面：一、外邪伤人一般由浅入深，临床上必须抓住时机早期治疗。二、本节所讲的“从阴引阳，从阳引阴，以右治左，以左治右”的针法属于缪刺法的范围，是刺法中重要的一种，后世医家一直沿用。三、提出了治疗学的一些原则和方法，指出在论治之前应审清病因的阴阳属性。这对后世医学尤其是治疗学的发展给予很大的启发。

本段论述治疗方法，指出应辨明病变部位的在上、在中、在下、在表、在里、在气、在血等，还要辨清病情的轻重、虚实、缓急等不同情况正确施治。还提出了一些具体的治疗方法，如解表、涌吐、消导、疏泄、补益等，疗法的种类除针刺之外尚有药物、熏渍、导引等。

（七）五行及脏象学说对针灸治疗的具体指导

肝病者，两胁下痛引少腹，令人善怒。虚则目无所见，耳无所闻，善恐，如人将捕之，取其经厥阴与少阳血者。气逆则头痛，耳聋不聪，颊肿，取血者。又曰：徇蒙招尤，目瞑耳聋，下实上虚，过在足少阳、厥阴，甚则入肝。

心病者，胸中痛，胁支满，两胠下痛，膺背肩胛间痛，两臂内痛。虚则胸腹大，胁下与腰脊相引而痛，取其经少阴、太阳血者（《素问》云舌下血者）。其变病，刺郄中血者。又曰：胸中痛，支满，腰脊相引而痛，过在手少阴、太阳（《素问》云：心烦头痛。病在膈中，过在手巨阳、少阴）。

脾病者，身重善饥，肌肉萎，足不收行，善瘛疭，脚下痛，虚则腹胀，肠鸣飧泄，食不化，取其经太阴、阳明、少阴血者。又曰：腹满䐜胀，支满胠胁，下厥上冒，过在足太阴、阳明。

肺病者，喘咳逆气，肩背痛，汗出，尻阴股膝挛，髀足皆痛。虚则少气不能报息，耳聋，喉咙干，取其经手太阴足太阳外，厥阴内少阴血者。又曰：咳嗽上气，病（《素问》作厥）在胸中，过在手阳明、太阴。

肾病者，腹大胫肿痛，咳喘身重，寝汗出，憎风。虚则胸中痛，大肠小肠痛。清厥，意不乐，取其经少阴、太阳血者。又曰：头痛癫疾，下虚上实，过在足少阴、太阳，甚则入肾。（《卷之六·五味所宜五脏生病大论第九》）

讲五脏病虚症和实证的症状及针刺治法。经文指出了肝、心、脾、肺、肾等五脏病虚症和实证的临床表现，以五行五脏相应的理论来论述病证，并提出了相应的针刺治法，是五行及藏象学说指导针灸临床的具体体现。

本段经文所讲的针刺治疗方法均为刺血疗法。在今天刺血疗法临床很少应用的情况下仍然有人不断研究其使用价值并有专门著作问世，其实内经中关于刺血疗法的内容占据了大量的篇幅，在很多疾病的治疗中是一种主要的方法，通过最新研究，对于高血脂、高血压等一类病症，刺血疗法是一种很好的选择。

五、临床各科病证的治疗

《针灸甲乙经》从第七至十二卷用将近一半的篇幅记载论述了约200多种病证的针灸治疗，其内容多是现存晋以前其他古籍中所未记载的。而晋以后的许多文献，都把本书奉为经典之一，加以引用；有的医家用其理论指导临床，如葛洪治霍乱灸中脘，先吐者灸巨阙；治身面俱肿灸足内踝下白肉际，无不源于《甲乙经》。

（一）感冒

感冒是外邪侵袭人体所致的临床常见的外感性疾病。以鼻塞、流涕、喷嚏、头痛、恶寒、发热、咳嗽、全身不适为特征。感冒的发生，主要由于体虚抗病能力减弱，人体卫外功能不强，外邪乘虚侵入机体而发生，主要病因为风邪和时行病毒，常兼挟风寒、风热而致病，病位在肺卫，病机为邪从皮毛、口鼻而入，犯及肺卫，卫表不和，肺失宣肃。虽然本病为临床常见病，病情轻浅，但多可影响到其他疾病的发展和变化，由于感邪不同，体质强弱不一，临床表现常呈多样化。在辨证时有风寒、风热、暑湿之区别，有普通感冒和时行感冒之不同。

《甲乙经》不仅论述了外感病证的病因、证候、治法，而且还论述了禁忌和预后。

头脑中寒，鼻衄、目泣出、神庭主之。

风眩头痛，鼻不利，时嚏，清涕自出，风门主之。（《卷之七·六经受病发伤寒热病第一中》）

本段论述风寒束表，肺气失宣，鼻窍不利而出现头痛眩晕、鼻塞流清涕、两眼流泪、喷嚏等症。临证还可见恶寒重发热轻、头疼痛，苔薄白，脉浮等症。治以祛风散寒，宣肺解表，取足太阳经及督脉经穴为主。如：神庭、风门、风池、合谷、列缺。针用泻法，督脉统主一身之阳，风寒束表，卫阳被遏，故取督脉神庭穴解表通阳，太阳主表，为一身之藩篱，阳维脉主一身之表，外感风寒先犯太阳，故取足太阳之风门、足少阳与阳维脉交会穴风池疏风散寒。寒邪外束，毛窍闭塞，肺气失宣，故取手太阴肺经络穴列缺配合手阳明大肠经原穴合谷，宣肺解表。

《甲乙经》提出对恶寒、头痛、颈项痛以至不能俯仰，夹脊有寒气者，取手足太阳之合，督脉别络大抒主治。风寒侵入脑中而或脑风，出现头痛，畏风寒，鼻流清涕或出血，鼻塞，喘息不通利的，应取足少阳阳维的交会穴承灵主治。头项恶风，汗不出，洒洒恶寒、呕吐、目系拘急，痛掣鼻根，项痛，应取足太阳穴的玉枕穴主治。总之《甲乙经》治疗风寒感冒善取足太阳经穴为主。临床应用广泛，如风寒束表，脊背酸楚甚者，可在背部膀胱经分部处用走罐法，即是其学术思想的灵活应用。

头痛身热，鼻塞，喘息不利，烦满汗不出，曲差主之。

头痛身热，引两颔急，脑空主之。

伤寒热盛，烦呕，大椎主之。(《卷之七·六经受病发伤寒热病第一中》)

本文论述风热外袭，肺失宣发，鼻窍不通，肺失肃降，风热为阳邪，热蒸肌表，上扰头目而出现感冒。临症可见：发热头痛、鼻塞流浊涕，咳嗽喘息，舌苔薄黄，脉浮数等症。治以疏风散热，宣肺解表。取足太阳膀胱经、手阳明大肠经及督脉经穴为主。如大椎、曲池、曲差、脑户、尺泽。针用泻法，大椎可用三棱针点刺出血，如发热较盛者并加拔火罐。大椎为督脉与诸阳经之会穴，点刺放血以泻邪热，配曲池解表散热，取手太阴肺经尺泽解表清肺，太阳主表，风邪为阳泻易犯阳位，故取曲差与脑户疏散风热。

《甲乙经》还提出醉酒以后受风发热，两头角疼痛而眩晕，不能饮食呕吐者，应取足少阳、太阳的会穴率谷主治。

（二）痉病

痉病是以项背强急，口噤不开，手足抽搐，甚至角弓反张为主要特征的临床常见病。

痉病邪在筋脉，是以筋脉失养，督脉失司为主要病因病机的急性病，《甲乙经》在继承了《内经》及《金匮要略》理论的基础上，不仅以表实无汗或表虚有汗分为刚痉、柔痉，并提出了误治致痉的理论，即表证过汗、风病误下、疮家误汗以及产后血虚，汗出中风等，致使外邪侵袭，津液受伤，筋脉失养而引发本病。

热而痉者，腰反折，瘛疭，齿噤齘。

痉，反折，心痛，气短，小便黄闭，长强主之。

热痉，脾腧及肾腧主之。

热痉互引，汗不出反折，尻臀内痛，似瘅疟状，膀胱腧主之。

痉，烦满，龂交主之。

痉，口噤，互引，口干，小便赤黄，或时不禁，承浆主之。

热病汗不出，善呕苦；痉，身反折，口噤，善鼓颔，腰痛不可以顾，顾而有似拔者，善悲，上下取之出血，见血立已。(《卷之七·太阳中风感于寒湿发痉第四》)

本文论述了热甚而引发的痉病，其症状主要表现为角弓反张，筋脉抽搐，牙关紧闭而又咬牙切齿。火热炽盛，邪热郁于体内，由气分内传营血，血热炽盛，引动肝风。症见发热、心烦、急躁、胸闷、口噤、项背强直，甚则角弓反张、手足挛急、腹胀便秘、甚至神昏谵语、斑疹隐现，舌红降、苔黄燥、脉弦数。治宜请热凉血、镇痉宁神。《甲乙经》取足太阳及督脉经穴为主。如长强、脾俞、肾俞、膀胱俞、龈交、承浆，以及大椎、委中上下并取，刺之出血，以泻其热，病即可愈。

张仲景曰：太阳病，其证备，身体强几几然，脉反沉迟者，此为痉。夫痉脉来，按之筑筑而弦直上下行。刚痉为病，胸满口噤，卧不着席，脚挛急，其人必齘齿。太阳病，发热，脉沉细为痉。痉家，其脉伏坚，直上下。太阳病，发热无汗恶寒，此为刚痉。太阳病，发热汗出，不恶寒，此为柔痉。太阳中湿病痉，其脉沉与筋平。太阳病，无汗，小便少，气上冲胸，口噤不能语，欲作刚痉。然刚痉，太阳中风感于寒湿者也，其脉往来进退，以沉迟细异于伤寒热病。其治不宜发汗，针灸为嘉，治之以药者，可服葛根汤。

风痉身反折，先取足太阳及腘中及血络出血。痉，中有寒，取三里。

痉，取之阴跻及三毛上，及血络出血。

痉，取囟会、百会，及天柱、鬲腧、上关，光明主之。

痉，目不眴，刺脑户。

痉，互引善惊，天冲主之。

痉，脊强互引，恶风，时振栗，喉痹，大气满，喘，胸中郁郁，身热，眩，目䀮䀮，项强，寒热，僵仆，不能久立，烦满里急，身不安席，大杼主之。

痉，反折互引，腹胀腋挛，背中怏怏，引胁痛，内引心，中膂内腧主之；从项而数脊椎，夹脊膂而痛按之应手者，刺之三痏立已。

痉，反目憎风，刺丝竹空主之。

痉，身反折，口噤，喉痹不能言，三里主之。

痉，脊强反折，瘈疭，癫疾，头重，五处主之。

痉，惊，互引，脚如结，腨如裂，束骨主之。

痉，脊强，头眩痛，脚如结，腨如裂，昆仑主之。(《卷之七·太阳中风感于寒湿发痉第四》)

本段论述刚痉的发生是因风寒湿邪，壅滞经脉，脉络失其濡养，拘挛病作。太阳病的症状具备，如果身体强直，项背拘急不舒，脉搏反现沉迟的，这是痉症。痉病的脉象来时，按之坚实而弦，寸关尺三部俱紧急强直。刚痉的症状，胸满，牙关紧闭，因角弓反张而卧不着席，脚痉挛拘急，病人必咬牙切齿。太阳病发热，无汗而恶寒的，这是刚痉。太阳中湿而发生的痉病，其脉象沉，与筋相平。但刚痉的成因，是太阳中风而又感受寒湿，所以脉象的往来进退，都是沉迟而细，不同于伤寒热病，这时病的治疗，不宜发汗，以针灸疗法为最好，如果用汤药治疗，可服葛根汤。此段也提及太阳病，发热汗出不恶寒的，这是柔痉。

外感风邪痉症，见筋脉强急，角弓反张，发热，汗出，头痛，舌苔白，脉浮等，《甲乙经》治疗先取足太阳经的委中穴部位，于腘窝中寻找浮浅的血络，刺之出血，以清泻太阳经之热邪，再取督脉、足太阳经穴为主治疗，如百会、脑户、囟会、天柱、丝竹空等穴治疗。

风邪夹寒痉症，治疗宜祛风散寒、解肌止痉，方用葛根汤主之。针刺取足太阳、督脉经穴为主，如大杼、脑户、足三里等穴。大杼、脑户以祛风散寒，足三里针用温补法，并可加灸，以温中散寒。

风邪夹寒湿痉症，则因湿性粘滞而困脾，中焦呆滞，气机不发，脏气壅闭，脉道失养而发痉病。证见头痛，项背强直、无汗或有汗、肢体酸重，胸脘痞闷、苔腻、脉滑，治宜祛风除湿、通经活络。取足太阳经穴为主，如束骨、昆仑、五处、大迎、足三里以祛风通络，健脾除湿。

此外，临床也常见津血亏虚而致发痉者。常因素体虚弱，多由误治或它病所致。误治者，即汗、吐、下太过，阴精耗散；它病所致者即产后失血或汗证、血证、体虚等，伤精损液，导致津伤液脱，亡血失精，筋脉失养而成。症见项背强急，四肢抽搐，头晕目眩，自汗气短，神疲乏力，咽干口燥，舌淡少津，脉沉细。治以益气养血，滋阴止痉。可取手足阳明经和足太阴脾经及相应背俞穴为主。足三里、合谷、血海、三阴交、肝俞、脾俞，针用补法以健脾益气，滋阴养血，润筋止痉。如条件允许，还应尽早送医院抢救。

（三）厥证

厥证是由于气机逆乱，气血运行失常所致的以突然发生的一时性昏倒，不知人事，或伴有四肢逆冷为主要临床表现的一种急性病证。轻者短时间内即可苏醒，重者一厥不醒，预后不良。厥的含义较多，有指发病形式，“忽为眩仆脱绝”，“忽然昏运，不省人事”；有指病理机制，“厥者，尽也”，“厥者，逆也”，言其气血败乱，或气机上逆；有指临床表现，四肢厥冷、手足不温。《甲乙经》主要论述了寒厥、热厥的发病原因及病理机制，以自然界寒暑情况比类说明人体在寒温不同气温中的生理变化，进而论述针灸治病，采用不同的方法，说明针灸治疗厥症要以调气为主要目的，必先熨火以调和其经，而后针刺，气逆者应“推而上之”，或“引而下之”，以导引其气。具有很大的实用价值。

黄帝问曰：厥之寒热者，何也？歧伯对曰：阳气衰于下则为寒厥。问曰：寒厥必起于五指而上于膝者，何也？对曰：阴气起于五指之里，集于膝下而聚于膝上，故阴气盛则从五指至膝上寒，其寒也，不从外，皆从内。

问曰：寒厥何失而然也？对曰：厥阴者，众筋之所聚，太阴、阳明之所合。春夏则阳气多而阴气少，秋冬则阴气盛而阳气衰。此人质壮，以秋冬夺于所用，下气上争不能复，精气溢下，邪气从而上之，所中阳气衰，不能渗营其经络，阳气日损，阴气独在，故手足为之寒。

问曰：厥，或令人腹满，或令人暴不知人，何谓也？对曰：阴气盛于上则下虚，下虚则腹满，腹满则下气重上而邪气逆，逆则阳气乱，阳气乱则不知人亦。

阴阳者，寒暑也，寒则地冻水冰，人气在中，皮肤致，腠理闭，汗不泄，血气强，皮坚涩。当是之时，善行水者，不能往冰，善穿地者，不能凿冻。夫善用针者，亦不能取四逆，血脉凝结，坚揣不往来，亦不可即柔。故行水者，必待天温冰释；穿地者，必待冻解，而后地可穷，人脉尤是，治厥者，必先熨火以调和其经，掌与腋，肘与脚，项与脊，以调其气。大道已通，血脉乃行，后视其病，脉淖泽者，刺而平之；坚紧者，破而决之，气下乃止，此所谓解结。

刺寒厥者，留针反为热。刺寒厥者，二阳一阴。所谓二阳者，二刺阳。

寒厥取阳明、少阴，于足留之。

厥，胸满面肿者，唇漯漯然，暴言难，甚则不能言，取足阳明。厥，气走喉而不能言，手足清，大便不利，取足少阴。

足厥，喘逆，足下清至膝，涌泉主之。（《卷之七·阴衰发热厥阳衰发寒厥第三》）

寒厥是阳气衰于下，手足为之寒，治疗应先温熨，以温通其气，然后再针刺，取阳明、少阴经穴，并且久留针。本文阐述了秋冬季节，阴气盛而阳气衰，因纵欲过度，肾精耗伤，而精虚于下，精虚则肾气不能潜藏，上浮而于上气相争，致阳气不能自复。同时由于精气溢泄于下而阳虚于下，阴寒之气乘虚上逆，阴寒之气在中，必损害阳气，使中焦脾胃之阳虚，形成阳气日损，阴气独盛而形成厥证。临症可见：突然昏仆，不省人事，面色苍白，四肢逆冷，舌淡苔滑，脉沉等症。治以温阳救逆，醒神开窍。《甲乙经》明确提出治疗取阳明及少阴经穴为主，并指出补阳经二次而泻阴经一次，使阳气旺盛而阴邪衰退。临床可取足三里、涌泉等穴，针灸兼用，先用灸法。灸足阳明胃经合穴足三里，足少阴肾经井穴涌泉，使阳气盛而阴邪退。可交通阴阳，调气醒神，温通经气，回阳救逆，灸不拘壮数，针宜久留，使寒气散去，转寒为热，致患者苏醒为度。但对情况危急而有条件者应及时送医院抢救。

厥之寒热者，何也？阴气衰于下，则为热厥。问曰：热厥必起于足下者，何也？对曰：阳气起于足五指之表，集于足下而聚于足心，故阳胜则足下热。

问曰：热厥何如？对曰：酒入于胃则络脉满而经脉虚。脾主为胃行其津液者也，阴气虚则阳气入，阳气入则胃不和，胃不和则精气竭，精气竭则不营其四肢。此人必数醉若饱以入房，气聚于脾中不得散，酒气与谷气相薄，热遍于身，内热而溺赤。夫酒气盛则慓悍，肾气日衰，阳气独盛，故手足为之热。

阴阳者，寒暑也，热则滋雨而在上，根茎少汁，人气在外，皮肤缓，腠理开，血气减，汗大泄，皮淖泽。

刺热厥者，留针反为寒。刺热厥者，二阴一阳。

热厥取太阴、少阳。(《卷之七·阴衰发热厥阳衰发寒厥第三》)

热厥为阴气衰于下，阳气偏盛故足下热，治疗取太阴、少阳经穴。本文阐述了饮酒以后，络脉血满，而经脉空虚。饮酒过多，则脾为湿热所伤而脾阴虚，阴气虚而阳独亢，胃气因而不和，胃不和则水谷之精气衰竭，不能营养四肢。并经常于醉酒及饱食后行房，致使脾肾俱伤而阴气虚，阳邪聚于脾中不得散，酒气与谷气相迫，热盛于中。酒气盛而猛烈，饮酒过多，并醉以入房，肾气必受损害，致肾气日衰，阳气独盛而形成厥证。临症可见突然昏仆，不省人事，或全身发热，尿少色赤，手足挛急发热，大汗淋漓，口干舌燥，舌红少苔，脉细数等。治以滋阴清热，醒神开窍。《甲乙经》明确提出治疗取太阴及少阳经穴为主，并指出补阴经二次泻阳经一次，使阴气旺盛而阳气衰退。如隐白、三阴交、阳陵泉、外关等穴。可久留其针，而使热气散去，转热为寒，以滋阴潜阳，调整气机而治厥逆。

（四）狂证

狂病是因五志过极，或先天遗传，致痰火壅盛，迷塞心窍，神机错乱所引起的以精神亢奋，狂躁不安，哭詈毁物，动而多怒，甚至持刀杀人为特征的临床常见多发的精神病，多见于青少年。正如《甲乙经》所云：病甚则弃衣而走，登高而歌，或至不食数日，逾垣上屋，非其素所能。

黄帝问曰：足阳明之脉病，恶人与火，闻木音则惕然而惊，欲独闭户牖而处，愿闻其故？岐伯对曰：阳明者，胃脉也；胃者，土也，闻木音而惊者，土恶木也。阳明主肌肉，其血气盛，邪客之则热，热甚则恶火。阳明厥则喘闷，闷则恶人。阳明相薄，阳尽阴盛，故欲独闭户牖而处。问曰：或喘而生者，或喘而死者，何也？对曰：厥逆连脏则死，连经则生。问曰：病甚则弃衣而走，登高而歌，或至不食数日，逾垣上屋，非其素所能，病反能者，何也？对曰：阳明争而外并与阳，邪盛则四肢实，实则能登高而歌。热盛于身，故弃衣而欲走。阳盛故妄言，骂詈不避亲疏。

大热遍身，故狂言而妄见妄闻，视足阳明及大络取之，虚者补之，血如实者泻之。因令偃卧，居其头前，以两手四肢按其颈动脉久持之，卷而切推之，下至缺盆中，复上如前，热去乃已，此所谓推而散之者也。

身热狂走，谵语见鬼，瘈疭，身柱主之。狂，妄言，怒恐恶火，善骂詈，巨阙主之。热病汗不出，鼽衄，眩，时仆，面浮肿，足胫寒，不得卧，振寒，恶人与木音，喉痹，龋齿，恶风，鼻不利，多卧善惊，厉兑主之。四厥，手足闷者，使人久持之，厥热胫痛，腹胀皮痛，善伸数欠，恶人与木音，振寒，嗌中引外痛，热病汗不出，下齿痛，恶寒，目急，喘满，寒栗，龂口噤僻，不嗜食，内庭主之。狂歌妄言，怒恐，恶人与火，骂詈，三里主之。(《卷之七·足阳明脉病发热狂走第二》)

邪热客于阳明经脉，阴阳相争而热盛所引起的发热、狂走等症的病理、预后。本文阐明了病因为邪热客于阳明经脉，阴阳之气相争，外并于阳分，阳明主肌肉，则阳气盛而四肢实，阳明热盛，扰乱神明而致狂证。临症可见狂乱无知，骂詈号叫，登高而歌，弃衣而走，妄见妄闻，逾垣上屋，毁物伤人，不食不眠，烦躁不安，舌红绛、苔黄、脉滑数等症。《甲乙经》对此病的治疗提出了推拿方法，即推而散之的治疗方法。从足阳明经脉及其大络来治疗，虚的用补法，大络充实的用泻法。同时指出使病人取仰卧位，医生站在病人的头前，用两手的拇指和食指按压其颈旁动脉处，久按不放，可自上而下的推按，直至缺盆中央为止，一次按毕，继续重复上法再按，直到热退为止。

《甲乙经》提出推拿与针刺配合治疗。并根据临床症状的不同选取不同的穴位，如对身体发热，狂奔乱跑，胡言乱语，如见鬼神，筋脉抽搐的，取督脉的身柱穴治疗。对发狂，胡言乱语，容易发怒，厌恶火热，经常骂人的，取手少阴心经的募穴巨阙和足阳明胃经的合穴足三里治疗。对热病不出汗，鼻流清涕或出血，头目眩晕而时常跌倒，头面浮肿，足胫部寒冷，不能安卧，战栗恶寒，厌恶见人和听到木器的声音，喉中痹塞，龋齿疼痛，恶风，鼻息不利，经常惊骇，取足阳明经的井穴厉兑治疗。对四肢厥逆，手足酸胀，喜欢用手揉摩久按，四肢发凉，足胫疼痛，腹部胀满，皮肤疼痛，好伸懒腰而频打哈欠，厌恶见人和听木声，战栗恶寒，咽中牵引疼痛。热病无汗出，下齿疼痛，恶寒，目紧急，呼吸喘促，胸部胀满，恶寒战栗，牙关紧闭，口角歪斜，不欲饮食，均可以取足阳明经的荥穴内庭治疗。

（五）疟疾

疟疾是由感受疟邪所致的传染病，以寒战壮热、汗后热退、休作有时为特征。多发于夏秋季节。据发作时间分为每日疟、间日疟、三日疟等。疟疾是一种严重危害人民健康的传染病，我国大部分地区都有流行，以南方各省发病为多。根据发作时的不同临床表现，又有不同的名称，《甲乙经》在继承了《素问》疟论、刺疟篇的基础上，将先寒后热的称“寒疟”，先热后寒的称“温疟”，但热不寒的称“瘅症”，并阐述了寒疟、温疟、瘅疟在病因、病机上的区别以及疟疾的治疗。

黄帝问曰：夫疟疾皆生于风，其以日作，以时发者，何也？岐伯对曰：疟之始发，先起于毫毛，欠伸乃作，寒栗鼓颔，腰脊俱痛，寒去则内外俱热，头痛如破，渴欲冷饮。问曰：何气使然？对曰：阴阳上下交争，虚实更作，阴阳相移也。阳并于阴则阴实而阳明虚，阳明虚则寒栗鼓颔也，太阳虚则腰背头项痛，三阳俱虚则阴气胜，引阴气胜则骨寒而痛，寒生于内，故中外皆寒。阳盛则外热，阴虚则内热，内外皆热喘渴，故欲冷饮。此皆得之夏伤于暑，热气盛，藏于皮肤之内，肠胃之外，此营气之所舍也，令人汗出空疏，腠理开，因得秋气，汗出遇风，得浴水气，舍于皮肤之内，与卫气并居。卫气者，昼行于阳，夜行于阴，此气得阳而外出，得阴而内薄，内外相薄，是以日作。

问曰：经言有余者泻之，不足者补之，今热为有余，寒为不足。夫疟之寒，汤火不能温，及其热，冰水不能寒，此皆有余不足之类。当此之时，良工不能止，必待其自衰乃刺之，何也？对曰：经言无刺熇熇之热，无刺浑浑之脉，无刺漉漉之汗，为其病逆，未可治也。

刺疟者，必先问其病之所发者，先刺之。先头痛及重者，先刺头上两额两眉间出血，先项背痛者，先刺之。先腰脊痛者，先刺郄中出血。先手臂痛者，先刺手少阴、阳明食指间。先足胫痠痛者，先刺足阳明十指间。

凡治疗疟疾，必发如食顷乃可以治，过之则失时。(《卷之七·阴阳相移发三疟第五》)

讨论了阴阳上下交争、相互转移所致疟证的病因病机，以及疟证总的治疗原则：有余的用泻法，不足的用补法。并指出针刺疟疾时必须在尚未发作之前，因为正当发作的时候，邪气方胜，正气较虚，必须避其锐气，也就是所谓“无迎逢逢之气，无击堂堂之阵”的意思，对临床具有很大的帮助。另外《甲乙经》在论述了疟疾的病因、病机及其治疗外，还提出凡刺疟病，必先问明开始发病时的症状和部位，先刺之。若先发现头痛及头部沉重的，当先刺两额和两眉间的上星、百会、印堂、攒竹等穴，使之出血；先出现项背部痛的可先针刺项部的风池、风府及背部的大抒、神道等穴；先出现腰脊部疼痛的，可先刺委中出血；先出现手臂部疼痛的，可先针刺手少阴、手阳明经的井穴少冲和商阳，或针刺其他有病之经的井穴；先出现足胫部酸疼的可先刺足阳明经的井穴厉兑，或其他有病之经的井穴。并提出治疗疟疾时，一般应在病将发作前吃一顿饭时予以治疗，过了这个时间就失去治疗时机。

疟先寒而后热者，何也？夏伤于大暑，汗大出，腠理开发，因遇夏气凄沧之小寒迫之，藏于腠理及皮肤之中，秋伤于风则病成矣。夫寒者阴气也，风者阳气也，先伤于寒而后伤于风，故先寒而后热，病以时作，名曰寒疟也。

疟脉小实急，灸胫少阴，刺指井。

足太阳疟，令人腰痛头重，寒从背起，先寒后热，渴，渴止汗乃出，难已，间日作，刺腘中出血。

足阳明疟，令人先寒，洒淅洒淅，寒甚久乃热，热去汗出，喜见日月光火气乃快然，刺阳明跗上。

疟，神庭及百会主之。疟，上星主之，先取譩嘻，后取天牖、风池。疟，取完骨及风池、大杼、心俞、上髎、譩嘻、阴都、太渊、三间、合谷、阳池、少泽、前谷、后溪、腕骨、阳谷、侠溪、至阴、通谷、京骨、皆主之。

疟，振寒，热甚狂言，天枢主之。

疟，背脊膂振寒，项痛引肘腋，腰痛引少腹中，四肢不举，小海主之。

疟，振寒，腋下肿，丘墟主之。

疟，头重，寒从背起，先寒后热，渴不止，汗乃出，委中主之。

疟，寒甚，阳溪主之。(《卷之七·阴阳相移发三疟第五》)

寒邪内迫，藏于腠理皮肤之中，又为风邪所伤，而致先寒后热之寒疟的病因病机、临床表现以及治疗。本文阐述了夏季为暑热所伤，汗出过多，腠理开发或素体阳虚，遇到非时的寒凉之气，内迫藏于腠理皮肤之中，及至秋季，又为风邪所伤而形成疟疾，寒邪属于阴气，风邪属于阳气，先伤于寒邪，后伤于风邪，故先寒而后热，临症可见：寒多热少，先寒后热，口不渴，背膂振寒、项背牵痛到肘和腋部，腰痛牵引到少腹部，四肢不能举动等症。治以和解表里，祛邪截疟，取督脉、手足少阳经、手足阳明经穴为主。如神庭、百会、风池、阳溪、后溪、丘墟等穴。《甲乙经》治疗寒疟则针灸并用，如疟脉小实急的是阴邪盛实，当灸胫部足少阴的复溜穴以散寒。

先热而后寒者，何也？对曰：此先伤于风，后伤于寒，故先热而后寒，亦以时作，名曰温疟也。温疟者，得之于冬，中于风寒，寒气藏于骨髓之中，至春则阳气大发，邪气不能出，因遇大暑，脑髓铄，肌肉消，腠理发泄，因有所用力，邪气与汗皆出。此病邪气先藏在肾，其气先从内出之于外。如是者，阴虚而阳盛，阳盛则病矣，衰则气复反入，复入则阳虚，阳虚则寒矣，故先热而后寒，名曰温疟。

温疟汗不出，为五十九刺。(《卷之七·阴阳相移发三疟第五》)

先伤于风邪，后伤于寒邪，出现先热而后寒，叫做温疟。本文阐述了先伤于风邪，后伤于寒邪而致的疟疾。温疟由于冬天感受了风寒之邪，寒气藏于骨髓之中，到了春天，阳气大发之时，邪气潜藏较深，不能随阳气外出，到了夏天，遇到大暑之热，腠理发泄，或劳力过甚，邪气随汗出同时外出，此病的邪气原是藏之于肾，邪气先从内部而出之于外。这样，病人里阴已虚而阳气亢盛，阳盛则发热；热极气衰，则病气入阴分，入于阴分则阴气盛而阳虚，阳虚则外寒，故出现先热而后寒。临症可见寒少热多，先热后寒，汗出不畅，头痛，骨节酸疼，口渴引饮，尿赤便秘，舌红，苔黄，脉弦数。治以清热解表，和解截疟。取督脉、手阳明大肠经和手少阳三焦经穴为主，如：大椎、曲池、外关、陶道、后溪、委中。针刺用泻法。大椎、陶道、委中可用三棱针点刺出血。大椎、陶道为治疗效穴，可清泻诸阳经邪热，曲池、外关、后溪分属手三阳经，相伍为用，以疏理阳经发气分之热，委中以清热辟浊截疟。《甲乙经》记载如临症见热多而汗不出者，用五十九刺，可选取少商、关冲点刺，出血面赤而肿者，应取手阳明之郄穴温溜主治，面赤而两目视物不清的应取手少阳经的腧穴中渚主治，口干者取商阳主治。

其但热而不寒者，阴气先绝，阳气独发，则少气烦冤，手足热而欲呕者，名曰瘅疟。

问曰：瘅疟何如？对曰：肺素有热，气盛于身，厥气逆上，中气实而不外泄，因有所用力，腠理开，风寒舍于皮肤之内分肉之间而发，发则阳气盛，阳气盛而不衰则病矣。其气不反之阴，故但热而不寒，气内藏于心而外舍于分肉之间，令人消烁脱肉，故名曰瘅疟。

疟脉满大急，刺背俞，用中针，傍五胠俞各一，适肥瘦出血。(《卷之七·阴阳相移发三疟第五》)

阳邪至盛而但热不寒之瘅疟的病因病机以及治疗。本文阐述了肺中素有郁热，致全身之气盛，气盛不降则逆而上冲，由于气实于内，热气不得向外宣泄，又因用力过甚而腠理开放时风寒邪气乘虚而入，藏于皮肤之中而发病。发则阳气亢盛若无阴，阳气盛而不衰则病成。由于邪气不能返入阴分，所以发作时但热不寒，这种病是阳气过盛，心为阳脏，所以其气内藏于心，外舍于分肉之间，使人热甚而少气烦闷，手足发热而欲呕吐。临症可见：壮热不寒，头疼，肢体烦疼，面红目赤，胸闷呕吐，烦渴冷饮，大便秘结，小便热赤，甚至神昏谵语，舌质红降，苔黄腻，脉数或弦数或洪数。治以清热解毒，保津透邪，取督脉、手少阳三焦经和手厥阴心包经为主，如：大椎、陶道、关冲、间使、委中。遵“热则急之”“损其有余”的原则，针用泻法，委中、关冲用三棱针点刺出血，以清热辟浊，大椎、陶道鸡足刺并拔火罐以泻诸阳经之邪热，间使为手厥阴经经穴，与关冲表里相配，以防热陷心包。《甲乙经》记载疟而脉满大急疾的，是阳邪盛实，应刺背部五脏俞穴两旁的魄户、神门、魂门、意舍、志室，用中等针各刺一次，以泻阳邪之实。刺时需根据患者身体的胖瘦，确定针刺的深浅和出血的多少。发热厉害而狂言乱语的，是邪在太阳累及阳明，应取足阳明经的天枢穴主治。如热厥，心中烦乱，时常干哕，胸满而汗出，刺手太阴经的井穴少商，刺之出血，则病可立止。如疟疾在傍晚发作的，取足少阳经足临泣主治。如疟疾口不渴，间日发作的，取足太阳经的络穴飞扬主治。

（六）外感发热

外感发热是指感受六淫之邪或温热疫毒之气，导致体温升高，伴有恶寒、面赤、烦渴，脉数为主要症状的一种病证。外感发热范围广泛，症候特征是以发热为主，由于各经脉、脏腑感邪性质和病情轻重程度、病位以及传变不同，其发热特点也不同。临床表现多种多样，如发热恶寒，但发热不恶寒，寒热往来，潮热等。轻者热势不高，时间短暂，汗出而解；重者壮热持续不退，甚则神昏谵语，或抽搐惊厥，后果严重。

《甲乙经》论述热病分为六经热病与五脏热病。

黄帝问曰：夫热病者，皆伤寒之类也，或愈或死，其死皆以六七日之间，其愈皆以十日以上者，何也？

岐伯对曰：太阳者，诸阳之属也。其脉连于风府，故为诸阳主气。人之伤于寒也，则为病热，热虽甚不死。其两感于寒而病者，必不免于死矣。

伤寒一日，太阳受之。故颈项与腰脊皆痛。二日阳明受之。阳明主肉，其脉夹鼻，络于目，故身热目痛而鼻干，不得卧。三日少阳受之。少阳主骨，其脉循胁，络于耳，故胸胁痛而耳聋。三阳皆受病而未入于腑者，故可汗而已。四日太阴受之。太阴脉布胃中，络于嗌，故腹满而嗌干。五日少阴受之。少阴脉贯肾，络肺，系舌本，故口燥舌干而渴。六日厥阴受之。厥阴脉循阴器而络于肝，故烦满而囊缩。三阴三阳五脏六腑皆受病，营卫不行，五脏不通，则死矣。

其不感于寒者，七日太阳病衰，头痛少愈。八日阳明病衰，身热少愈。九日少阳病衰，耳聋微闻。十日太阴病衰，腹减如故，则思饮食。十一日少阴病衰，渴止，舌干乃已。十二日厥阴病衰，囊纵少腹微下。大气皆去，其病日已矣。治之各通其脏腑，病日衰已矣。其未满三日者，可汗而已，其满三日者，可泄而矣。

其两感于寒者，一日太阳与少阴俱病，则头痛口干烦满。二日阳明与太阴俱病，则腹满身热，不欲食，谵语。三日少阳与厥阴俱病，则耳聋囊缩而厥。水浆不入，不知人者，故六日而死矣。(《卷之七·六经受病发伤寒热病第一上》)

本篇主要讲述外感热病的六经辨证论治原则、方法及其预后。一般外感发热的疾病，大都属于伤寒一类，其患病者有的痊愈，有的死亡，而死亡的时间都在六七日之间，痊愈的时间都在十天以上，《甲乙经》在论述时又对伤寒热病的传变进行了概述，按太阳、阳明、少阳、少阴、太阴、厥阴的顺序传变。太阳为六经之长，统领阳分，因此诸阳均隶属于太阳。太阳的经脉连于项后风府穴，与督脉和阳维脉相交会，循行于头顶和背部，主持诸阳之气分，所以主人体一身之表。

外受风寒，太阳经首先受病，系外邪束表，正气向外抗邪而发生的热病。足太阳经脉，从头下项，侠脊抵腰中，故临床除见发热恶寒之外，可见头痛和项背腰脊疼痛，鼻塞流涕，脉浮等症。太阳经感受寒邪未解，传入阳明经脉而发的热病，阳明经脉挟于鼻，络于目，下行入腹，故临床可见发热较甚，眼痛，鼻干，腹满，不能安卧。太阳表邪内传，亦有少阳本经受邪，邪在少阳，胆火上炎，经脉壅滞，枢机不利，而出现的半表半里证，临床可见胸满胁痛，口苦咽干，寒热往来，耳聋，舌淡苔薄，脉弦数等症。素有脾虚，而又外感风寒或误治伤中，外邪内陷而发的热病，因脾虚不运，湿阻气滞，脾主四肢，风寒之邪又与脾阳相搏而出现的里虚而外兼表症之热病，临床可见腹满，咽干，泄泻，口不渴。素有肾阴虚，感受外邪即出现太阴、少阴两经症候，或由表传里而发的热病，因平素阴气虚少，阳气旺盛，感受风寒，风为阳邪，则两阳相并，阳气更加旺盛，相对的阴气也就更加虚少，临症可见四肢烦热，口燥咽干，口渴消瘦，心烦失寐，舌红苔少，脉细数等症。病邪深入厥阴，肝木乘土，阴阳错乱，失去了正常的调节功能，邪正交争，阴极阳复，寒热错杂的病症，临症可见心中烦满，不思饮食，呕吐，腹满囊缩，舌淡等症。

治疗时可根据病在何脏经脉，分别予以治疗，病势就会日渐衰退而痊愈。原则上受病未满三日的，邪气在表，可以发汗而愈；若已满三日的，邪已入里，可以泻下而愈。如果表里两经同时感受寒邪，第一日为太阳与少阴两经同时受病，其症状即有太阳的头痛，又有少阴的口干和烦闷；二日为阳明与太阴同时受病，既有阳明的身热、谵语妄言，又有太阴的腹满不欲饮食；三日为少阳与厥阴同时受病，既有少阳的耳聋，又有厥阴的阴囊收缩、四肢发冷。病势继续发展可以水浆不入、神志昏迷而死亡。

曰：热病已愈，时有所遗者，何也？

曰：诸遗者，热甚而强食，故有所遗。若此者，皆病已衰，而热有所藏，因其谷气相薄，两热相合，故有所遗。治遗者，视其虚实，调其逆顺，可使立已。

病热少愈，食肉则复，多食则遗，此其禁也。（《卷之七·六经受病发伤寒热病第一上》）

论述出现余热未尽的原因、治疗及禁忌。提出有些热病已基本痊愈，但时有余热未尽的情况出现，大多是因为在发热较重的时候，勉强进食，使热邪遗留体内而引起的。在这种情况下，虽然病邪已经衰退，而余热却蕴藏于体内，病人因勉强进食而不能消化，饮食停滞，瘀而化热，与体内残存的余热结合，又会导致重新发热，所以出现余热不尽的情况。治疗余热不尽的疾病，只要根据其病症的虚实，或补或泻，适当调治，便可使其立即痊愈。总之，患热病者，当其热势稍退的时候，因脾胃虚弱，运化无力，如果吃了肉食，病就会复发。如果饮食过多，就会导致余热不尽。因此这些都是热病所应当禁忌的。

临床实践证明，高热的病人，常因勉强进食肉类和粘腻的食物而使发热不易消退。同时热病后期，也常因饮食调摄不当而引起热势复发，如《伤寒论》所谓“食复”。故对热病患者，必须注意饮食的调理。《甲乙经》不但注重治疗，也注重护理，对后世的临床具有重要的指导意义。

曰：五脏已伤，六脏不通，营卫不行，如是后三日乃死，何也？

曰：阳明者，十二经脉之长，其血气盛。故不知人，三日其气乃尽。故死。（《卷之七·六经受病发伤寒热病第一上》）

论述五脏热病的症状、预后及治法。病邪深入五脏六腑，胃气的有无决定疾病的预后，阳明胃为水谷之海，气血生化之源，无胃气则死。《甲乙经》的这种学术思想不仅指导着后世临床医生对疾病的预后做出判断，而且引起人们的注意，在治疗过程中不论清热、泻下等各种治疗都应注意保护胃气，具有重要的临床指导作用。

肝热病者，小便先黄，腹痛多卧，身热。热争则狂言及惊，胸中胁满痛，手足躁，不得安卧。庚辛甚，甲乙大汗。气逆则庚辛死。刺足厥阴、少阳。气逆则头痛员员，脉引冲头痛也。

心热病者，先不乐，数日乃热。热争则心烦闷，善呕，头痛，面赤，无汗。壬癸甚，丙丁大汗。气逆则壬癸死。刺手少阴、太阳。

脾热病者，先头重，颜痛，烦心，欲呕，身热。热争则腰痛不可用俯仰，腹满泄，两颔痛。甲乙甚，戊己大汗。气逆则甲乙死。刺足太阴、阳明。

肺热病者，先凄凄然厥，起皮毛，恶风寒，舌上黄，身热。热争则喘咳，痛走胸膺背，不得太息，头痛不甚，汗出而寒。丙丁甚，庚辛大汗。气逆则丙丁死。刺手太阴、阳明，出血如大豆，立已。

肾热病者，先腰痛胻酸，苦渴，数饮，身热。热争，则项痛而强，胻寒且酸，足下热，不欲言，其逆则项强员员然。戊己甚，壬癸大汗。气逆则戊己死。刺足少阴、太阳。诸当汗者，至其所胜日汗甚。（《卷之七・六经受病发伤寒热病第一上》）

指出五脏热病的症状、预后及治法。热邪侵犯肝脏，病人先出现小便黄、腹痛、多卧、身体发热，当邪热入脏与正气相争时，就会出现狂言惊骇，胸胁胀满疼痛，手足躁动而不能安卧，舌红苔黄，脉滑数。如热邪循肝脉上冲头顶，就出现头痛眩晕。治疗以清肝泻火为主，应针刺足厥阴及足少阳二经。如大敦、行间、足临泣、阳陵泉等，配以内关、印堂等。

心脏发生热病，病人先觉得心中不愉快，数日以后才发热，当邪热入脏与此正气相争时，就出现心中烦闷，时常作呕，以及头痛、面赤、无汗等症。如病情进一步加重而致正气逆乱。治疗以清心泻火为主，应针刺手少阴和手太阳二经。

脾脏发生热病，病人先感觉头部沉重，额头疼痛，心中烦乱，时欲作呕，身体发热，热邪入脏与正气相争时，就会出现腰痛不能俯仰，腹胀满而泄泻，两颔部疼痛。治疗应针刺足太阴和足阳明经穴。

肺脏发生热病时，则先出现毫毛竖起，恶风畏寒，身体发热，热邪入脏与正气相争时，肺气壅遏不畅则咳嗽，气喘，胸痛，脊背窜痛，临症还可见壮热，咯痰黄稠，口渴，舌红苔黄，脉滑数。治疗以清热泻火，宣肺止咳为主，取足太阴、阳明经穴为主。如少商、商阳、曲池、尺泽等，针用泻法，《甲乙经》中论述刺手太阴、阳明二经，刺出血如豆样大，病就可立愈。故少商、商阳用三棱针点刺放血以清热泻火。

肾脏发生热病，病人先感觉腰部疼痛，小腿发酸，口渴较重，全身发热，热邪入脏与正气相争时，就会出现颈项头痛而头目眩晕。治疗应针刺足少阴及足太阳经穴。

二日阳明受之，阳明主肉，其脉挟鼻，络于目，故其热身目痛而鼻干，不得卧。（《卷之七・六经受病发伤寒热病第一上》）

阐述了太阳经感受寒邪未解而传入阳明经脉而发出的热病。阳明经脉挟于鼻，络于目，下行入腹，故临床可见发热较盛，眼痛，鼻干，腹满，不能安卧，舌红，苔黄，脉数等症。治以清热泻火。取手足阳明经穴及督脉经穴为主，如大椎、二间、合谷、曲池、内庭。针用泻法，大椎泻热通阳，以三棱针点刺出血并拔火罐；合谷、曲池为清热要穴，二间和内庭分别为手足阳明经荥穴，主治身热。

三日少阳受之，少阳主骨，其脉循胁，络于耳，故胸胁而耳袭。（《卷之七·六经受病发伤寒热病第一上》）

本文阐述了太阳表邪内传，亦有少阳本经受邪，邪在少阳，胆火上炎，经脉壅滞，枢机不利而出现的半表半里热症。临床可见胸满胁痛、口苦咽干、寒热往来、耳聋。舌淡苔薄，脉弦数等症。治以和解少阳，因少阳并不是表症，禁用汗法，又不是里实证，禁用下法，也非胸膈实邪，故禁用吐法，只宜通调三焦，助正达邪。取手足少阳，如外关、风池、中渚、合谷、曲池，针用平补平泻。外关、风池、中渚等穴为足少阳与阳维脉交会穴，可通调少阳经气，助正达邪；合谷、曲池为清热要穴。

（伤寒）四日太阴受之。太阴脉布胃中，络于嗌，故腹满而咽干。（《卷之七·六经受病发伤寒热病第一上》）

本文阐述了素有脾虚，而又外感风寒或误治伤中，外邪内陷而发的热病。因脾虚不运，湿阻气滞，脾主四肢，风寒之邪又与脾阳相搏而出现的里虚而外兼表症之热病。临床可见腹满，咽干，泄泻，口不渴，恶寒重发热，四肢烦疼，脉浮等症。治疗一般先温其里，后解其表。当温中祛寒，健脾燥湿，调和营卫。取手足阳明、足太阴经穴为主。如足三里、神阙、合谷，针灸并用。先灸神阙、中脘温中祛寒，继针足三里用补法，并温针灸，以温中健脾，阴陵泉为足太阴脾经合穴，可健脾运湿，合谷用平补平泻法调和营卫。

（伤寒）五日少阴受之。少阴脉贯肾，络肺，系舌本，故口燥舌干而渴。（《卷之七·六经受病发伤寒热病第一上》）

本文阐述了素有肾阴虚，感受外邪即出现太阴、少阴两经症候，或由表传里而发的热病。因平素阴气虚少，阳气旺盛，感受风寒，风为阳邪，则两阳相并，阳气更加旺盛，相对的阴气也就更加虚少。临症可见四肢烦热，口燥咽干，口渴消瘦，心烦失寐，舌红苔少，脉细数等症。治以育阴清热，取足少阴及足太阴经穴为主。如太溪、三阴交、复溜、列缺，针用补法。太溪、复溜分别为少阴肾经原穴和经穴，补之可滋补肾阴；三阴交为足三阴经交会穴，可滋补肝肾；列缺为手太阴肺之经穴，又通于任脉行于喉咙，而少阴肾脉络肺系舌本，故取之可滋阴清热。

（伤寒）六日厥阴受之。厥阴脉循阴器而络于肝，故烦满而囊缩。（《卷之七·六经受病发伤寒热病第一上》）

本文阐述了病邪深入厥阴，肝木乘土，阴阳错乱，失去了正常的调节功能，邪正交争，阴极阳复，而正邪至胜的寒热错杂的病症。临症可见心中烦满，不思饮食，呕吐，腹满囊缩，舌淡等症。治以清上温下。取足厥阴经穴为主，如：太冲、蠡沟、间使、期门、足三里。针用平补平泻手法。太冲、蠡沟、期门分别为足阴厥经原、络、募穴，可以疏肝清热；足三里可健脾温中，诸穴共配，清上温下。

（七）五脏寒热

肺气热，呼吸不得平卧，上气，呕沫，喘气相追逐，胸满胁急，息难，振栗，脉鼓，气膈，胸中有热，支满不嗜食，汗不出，腰背痛，肺俞主之。唾血，时寒时热，泻鱼际，补尺泽。（《卷之八·五脏传病发寒热第一下》）

肺受邪气而发寒热的，呼吸不利，不能安卧，咳嗽气逆，呕吐涎沫，喘息，呼吸急促，胸满而胁拘急，甚至呼吸困难，全身恶寒战栗，脉相如鼓而弦紧有力，气道隔塞，胸中发热，支撑胀满而不思饮食，不出汗，腰背疼痛，应取肺俞主治。唾血，有时恶寒，有时发热，应泻手太阴经鱼际而补尺泽。治以清热解表，宣肺平喘，以手太阴肺经、手阳明大肠经穴为主。取合谷、大椎、丰隆、膻中、中府、孔最。针用泻法，大椎可用拔罐。合谷、大椎疏表解热。中府、孔最肃肺平喘，丰隆化痰止咳，膻中降气平喘。

寒热心痛，循循然，与背相引而痛，胸中悒悒不得息，咳唾血，多涎，烦中善噎，食不下，呕逆，汗不出，如疟状，目𥆧𥆧，泪出悲伤，心俞主之。寒热，唇干，喘息，目急痛，善惊，三间主之。(《卷之八·五脏传病发寒热第一下》)

寒热心痛，心与背痛循序牵引作痛，胸中郁闷不畅而呼吸不利，咳嗽唾血，多痰涎，心中烦闷而时常噎塞，饮食不下，恶心呕吐，汗不出，发寒热好象症疾，目视物不清，泪流悲伤，应取足太阳经的心俞穴主治。

素体阳衰，胸阳不足，阴寒之邪乘虚侵袭，寒凝气滞，闭阻胸阳，而成胸痹。证见心痛如缩窄，遇寒而作，咳唾血，心烦善噎，汗不出，甚至喘息不得平卧，舌淡，苔白滑，脉沉细或弦紧。素体阳虚，阳气不展，气机阻痹，故见心胸痛如缩窄，遇寒而作，感寒则痛，气机受阻，血行不畅，痹于心胸则咳唾血，心烦善噎。甚则气喘不得卧。治宜温散寒邪，通阳开痹，以手厥阴心包经、手少阴心经和任脉为主。取心俞、厥阴俞、内关、通里、气海、关元，针用泻法加灸。心俞、厥阴俞助心阳而散寒邪，内关、通里是心经和心包经络穴，能活血通络而止痛。气海、关元针后加灸，有温寒散凝之效。

咳而呕，鬲寒，食不下，寒热，皮肉骨痛，少气不得卧，胸满支两胁，鬲上兢兢，胁痛，胸脘暴痛，上气，肩背寒痛，汗不出，喉痹，腹中痛，积聚，默然嗜卧，怠惰不欲动，身常温，心痛，膈俞主之。(《卷之八·五脏传病发寒热第一下》)

咳嗽呕吐，膈寒，饮食不下，全身寒热，皮肉和骨节痛，气短不能安卧，胸胀满而支撑两胁，膈上不安，胁痛，酸胀，胸脘猝痛，上气喘促，肩背恶寒疼痛，不出汗，咽喉塞痛，积聚，默然不语，嗜卧，怠惰无力，不愿活动，肌肤常湿润，心痛，应取足太阳经鬲俞穴主治。

咳而胁满急。不得息，不得反侧，腋胁下与脐相引，筋急而痛，反折，目上视，眩，目中循循然，肩颈痛，惊狂，衄，少腹满，目𥆧𥆧，咳引胸痛，筋寒热，唾血短气，鼻酸，肝俞主之。(《卷之八·五脏传病发寒热第一下》)

咳嗽，气短不能安卧，胸胀满而支撑两胁痛，肩颈痛，应取足太阳经肝俞穴主治。肝气郁结，疏泄功能失常，经脉气机不畅，故精神抑郁，胸胁胀满，叹气则气机暂得舒畅，故喜叹息。气郁化火，故见发热，烦躁易怒，口苦而干。治当舒肝解郁，清泄暑热，以手阳明大肠经、手厥阴心包经为主，取合谷、曲池、中冲、内关、曲泽、委中、肝俞。针用泻法，中冲、曲泽、委中可点刺出血，合谷、曲池为清热要穴，内关清心除烦、和胃止呕，舒肝解郁。

寒热，两胁引痛，心下贲痛，心如悬，下引脐，少腹急痛，热，面黄目𥆧𥆧，久喘咳，少气，溺浊赤，肾俞主之(《卷之八·五脏传病发寒热第一下》)

素体阴虚，复因房事不节，劳欲过度，损耗阴精，导致阴虚火旺，心下痛，面黄，久咳之疾。多见小便频数，混浊如膏，甚至饮一溲一，面色黧黑，耳轮焦干，腰膝酸软，久咳，溺浊，舌淡苔白，脉沉细无力。肾失固藏，肾气独沉，故小便频数，混浊如膏。下元虚惫，约束无权，而至饮一溲一。水谷之精微随尿液下注，无以蒸肤充身，残留之浊阴未能排出，故面色黧黑不荣。肾主骨，开窍于耳，腰为肾之府，肾虚故耳轮焦干，腰膝酸软，命门火衰，宗筋皆缓，故见形寒畏冷，舌淡苔白，脉沉细无力，使阴阳俱虚之象。治宜补肾固摄，以足少阴肾经穴为主，取太溪、肾俞、足三里、气海、命门、胰俞，针用补法加灸。肾俞、命门、太溪、气海补肾阳，滋肾阴，足三里补后天以资先天。

（八）伏梁

伏梁，指少腹内之痈肿。《素问·腹中论》："病有少腹盛，上下左右皆有根……病名伏梁……裹大脓血，居肠胃之外。"《儒门事亲》卷三："其一伏梁，上下左右皆有根，有大脓血，此伏梁义同病也。"

病有少腹盛，上下左右皆有根，名曰伏梁也。裹大脓血，居肠胃之外，不可治之，每切按之致死。此下则因阴，必下脓血，上则迫胃脘，出鬲侠胃脘内痈。（《卷之八·经络受病入胃肠五脏积发伏梁息贲肥气痞气奔豕第二》）

指出伏梁应治之以补脾益气，养心止痛之法。本病多因年过半百，肾气渐衰，不能鼓舞五脏，可致心气不足，或心阳不振，心阴亏虚，心胸失养而酿成本病。多见心胸隐痛，反复发作，胸闷气促，动则喘息，倦怠懒言，面色皖白，舌淡或有齿痕，苔薄白，脉弱或结代。心气虚弱，鼓动无力，血滞心脉，故胸闷隐痛，时作时止，心胸短气，倦怠懒言。治宜补脾益气，养心止痛。可取膏肓俞补益心气，期门、气海补养后天，中脘补养后天之气而养心气。《甲乙经》所载方法对临床具有指导意义。

（九）息贲

息贲指肺积，《灵枢·邪气脏腑病形》："肺积……谓甚为息贲，上气。"杨玄操曰："息长也，贲膈也，言肺在膈上，其气不行，渐长而通于膈，故曰息贲。曰：贲，聚也，言其渐长而聚蓄，肺为上盖，脏中阳也，阳气盛，故令人发肺痈也。"

肺之积名曰息贲，左右胁下覆大如杯。久久不愈，病洒洒恶寒，气逆喘咳，发肺痈。以春甲乙日得之，心病传肺，肺当传肝，肝以春王，不受邪，因留结为积。（《卷之八·经络受病入胃肠五脏积发伏梁息贲肥气痞气奔豕第二》）

腹有寒疝积聚，胸中痛而呼吸不利而致息贲，治当温肺散寒，豁痰利窍。本病多为感受风寒，失于表散，则寒邪深入肺脏，伤及肺气，皆使上焦津液不布，凝聚成寒痰，内伏肺与膈上，往往因外感而触发。喉中哮鸣有声，胸膈满闷，咳痰稀白，舌淡苔白滑，脉沉紧。寒痰留于肺，气道受阻，痰气相博。治则豁痰利窍，可取天容以利痰，肺俞、列缺、尺泽宣肃手太阴经经气，风门疏风宣肺。

（十）肥气

肥气即肝积，《灵枢·邪气脏腑病形》："肝脉……肥气微急为肥气，在胁下"《济生方》卷四："肥气之状……诊其脉，弦而细，其色青，其病两胁下痛，牵引小腹，足寒转筋，男子为积疝，女子为瘕聚。"

肝之积名曰肥气，在左胁下，如覆杯，有头足如龟鳖状。久久不愈，发咳逆，连岁不已。以季夏戊己日得之，肺病传肝，肝当传脾，脾以季夏王不受邪，因留结为积。（《卷之八·经络受病入胃肠五脏积发伏梁息贲肥气痞气奔豕第二》）

过度劳累，耗伤正气，气机瘀滞血行不畅，易形成肥气。治宜调补气血，破瘀散结。以督脉、足太阴脾经和足阳明胃经穴为主。取脾俞、章门、痞根、足三里、三阴交、太冲、府舍。针用补法，针后加灸。脾俞、太冲一俞一原，健脾疏肝，益气养血。足三里、三阴交补中益气，活血散瘀。府舍为局部近取，可软坚化积，消痞散结。

（十一）痞气

痞气即脾积。《济生方》卷四：“痞气之状，留于胃脘，大如复杯，痞塞不通，是为脾积。诊其脉微大而长，其色黄，其病饥则减，饱则腹满呕泻，足肿肉削。”

脾之积名曰痞气，在胃脘，覆大如盘。久久不愈，病四肢不收，发黄疸，饮食不为肌肤，以冬壬癸日得之，肝病传脾，脾当传肾，肾以冬王，不受邪气，因留结为积。（《卷之八·经络受病入胃肠五脏积发伏梁息贲肥气痞气奔豕第二》）

脾气不足，脾胃阳虚，肌肉四肢不得营养而消瘦即是痞气，治疗当健脾和胃，利湿化浊，以足太阴脾经、足阳明胃经穴为主。取至阳、脾俞、胆俞、中脘、足三里、三阴交，针用平补平泻，可灸。至阳为督脉经气所注，针灸并用可温通阳气，且为退黄要穴。中脘为六腑之会，配足三里、脾俞有健脾和胃化湿的功效。胆俞以通利胆腑，三阴交导湿下行。

（十二）奔豚

奔豚，亦作奔豚气。《金匮要略·奔豚气病脉证治》：“奔豚病从少腹起上冲咽喉，发作欲死，复还止，皆从惊恐得之。”

肾之积名曰奔豚，发于少腹，上至心下，若豚状，或上或下无时，久不已，令人喘逆，以夏丙丁日得之，脾病传肾，肾当传心，心以夏王不受邪，因留结为积也。（《卷之八·经络受病入胃肠五脏积发伏梁息贲肥气痞气奔豕第二》）

命门火衰，肾气不足，尿不能出而致奔豚。治宜温阳益气，补肾利尿。以俞、募穴为主，取关元、命门、肾俞、膀胱俞。针用补法，亦可加灸。关元与命门相配有温阳益气之功。肾俞与膀胱俞相配，可补肾俞利尿通闭。

（十三）胀病

心胀者，烦心短气，卧不得安。心胀者，心俞主之，亦取列缺。（《卷之八·五脏六腑胀第三》）

心胀者，因情志过急，肝气失于调达，当治以平肝降火。取心俞、行间、列缺、足窍阴、风池、神门。心俞补益心气，解郁安神，列缺通任脉，治疗情致抑郁之症。行间平肝降火，足窍阴降胆火以除烦，风池疏调肝胆而治头痛头晕，神门宁心安神。

肺胀者，虚满而喘咳。肺胀者，肺俞主之，亦取太渊。（《卷之八·五脏六腑胀第三》）

肺胀者，因中气虚弱，肺气失于充养而致，治以补气健脾，益肺定喘。以手太阴肺经穴、背俞穴主治。取肺俞、脾俞、足三里、膏肓、定喘、太渊，心悸加神门、内关，便溏加内关、命门。针用补法，加灸。脾俞、足三里可健脾益气，肺俞、膏肓、定喘三穴相配可平喘理肺，太渊为肺经原穴属土，有益肺平喘作用，起到补土生金的目的。

肝胀者，胁下满而痛引少腹。肝胀者，肝俞主之，亦取太冲。（《卷之八·五脏六腑胀第三》）

肝胀者，因情志过急，肝气失于调达而致。本病多以胁肋胀痛为主，走窜不定，疼痛每因情志而增减，胸闷而胀，疼痛游走不定，痛引小腹，饮食减少，嗳气频频，苔薄脉弦。每随情志变化而变化。治宜疏肝利胆、通络止痛，以足厥阴肝经、足少阳胆经穴为主，针刺用写法。

脾胀者，苦哕，四肢烦悗，体重不能衣。脾胀者，脾俞主之，亦取太白。(《卷之八·五脏六腑胀第三》)

脾胀者，因燥热内盛，气行不畅，当治以清降泻热。以足阳明胃经、手厥阴心包经穴为主。取天突、膈俞、内关、足三里、天枢、合谷、内庭、太白、公孙，针用泻法。天突为任脉和阴维之会，能和中降逆，内关通阴维，能宽胸利膈，膈俞有利膈镇逆之功。足三里为胃的下合穴，能和逆降胃。手阳明经合谷与足阳明经荥穴内庭、大肠募穴天枢相伍，以泻阳明胃火。太白、公孙与内关相伍可降胃气。

肾胀者，腹满引背，怏怏然腰髀痛。肾胀者，肾俞主之，亦取太溪。(《卷之八·五脏六腑胀第三》)

肾胀者，因久病肾亏，肾气虚惫而致，当治以补肾壮腰。以足少阴肾经、足太阳膀胱经穴为主，取肾俞、志室、太溪、委中。针用补法，可加灸。本病取委中调和足太阳的经气以治其标。取肾俞、志室、太溪补肾填精以治其本。

胃胀者，腹满胃脘痛鼻闻焦臭，碍于食，大便难。胃胀者，中脘主之，亦取章门。(《卷之八·五脏六腑胀第三》)

胃胀者，因胃失和降，气机阻滞而致，症见胃脘胀痛，嗳腐吞酸或呕吐不消化食物，吐后痛缓，苔厚腻，脉滑或实。饮食不节，宿食停滞，胃中气机阻滞，故胃脘胀痛。宿食不化，浊腐之气上逆，故嗳腐吞酸或呕吐不消化食物，苔厚腻，脉滑或实。治则消食导滞，和胃止痛，以足阳明胃经穴为主。取天枢、足三里、内关、中脘、章门、内庭、下脘，针用泻法。足三里健胃消积，推陈导滞；天枢为胃经之穴，又为大肠之募，可通调腑气，使食滞下行。内关宽胸利膈，降逆止呕；中脘、下脘专攻宿食。

大肠胀者，肠鸣而痛，寒则泻食不化。大肠胀者，天枢主之。(《卷之八·五脏六腑胀第三》)

大肠胀者，多为感受寒湿，肠道气机升降失调所致，常见大便清稀或如水样，腹痛肠鸣，恶寒食少，苔白腻，脉濡缓。感受寒湿或风寒之邪，侵袭胃肠，脾胃升降失调，大肠传导失职，清浊不分，故肠鸣便如水样。风寒束表故恶寒，寒湿困脾故而食少而完谷不化，苔白滑，脉濡缓，均为寒湿内盛之象。治以疏风散寒，和中化湿，以手阳明大肠经，足阳明胃经穴为主。取合谷、中脘、天枢、上巨虚，平补平泻，加灸。合谷疏风散寒，中脘为胃募、腑会，天枢为大肠募，上巨虚为大肠下合穴，三穴相配可疏调胃肠气机，升清降浊。

小肠胀者，少腹胀满，引腰而痛。小肠胀者，中髎主之。(《卷之八·五脏六腑胀第三》)

小肠胀者，因脾胃素虚，生化乏源而致。多见小腹隐痛，痛引腰背，神疲肢倦，头晕眼花，心悸气短，舌淡苔薄少，脉细数。气血虚弱，血海不足，胞络失养，故小腹胀痛，疼痛牵引腰部，气血不足则神疲肢倦，气血不能上奉于脑则头晕眼花，气血不能营心则心悸气短，舌淡苔薄少脉细均为气血亏虚之象。治宜补益气血，温经止痛，以任脉、脾经及腰骶部穴位为主。如气海、足三里、脾俞、三阴交、中髎，针用补法，可灸。气海能益气壮阳，调和冲任，足三里、脾俞、三阴交益气血生化之源。

膀胱胀者，少腹满而气癃。膀胱胀者，曲骨主之。(《卷之八·五脏六腑胀第三》)

膀胱胀者，多因七情内伤，气机郁滞，肝气失于疏泻，水液排出受阻而小便潴留。多见小便突然不通或通而不畅，胁痛小腹胀急，口苦，多因精神紧张或惊恐而发，苔薄白脉弦数。七情内伤引起疏泻失调，使膀胱气化失常，故小便突然不通或通而不畅，小腹胀急，胁痛口苦及舌脉皆为肝郁气滞之象。治宜疏肝解郁，通利小便，以足厥阴肝经、局部穴为主。取太冲、合谷、中极、曲骨、归来，针用泻法。太冲配合谷为四关穴，可疏解肝郁，通利气机。中极为膀胱募，与归来相配可通调膀胱而利小便。

三焦胀者，气满于皮肤中，壳壳然而不坚。三焦胀者，石门主之。(《卷之八·五脏六腑胀第三》)

三焦胀者，多因郁怒伤肝，肝失条达，肝气郁滞，气机不畅，气滞血瘀，肝脾失和。症见精神抑郁，胸胁作胀，善太息。肝郁犯胃，胃失和降，故脘痞而嗳气频作，皮肤胀满。治宜疏肝理气解郁，以足厥阴肝经、足少阳胆经穴为主。取期门、石门、太冲、阴陵泉、支沟、内关、足三里，针用泻法。期门、石门分别为肝与三焦之募穴、太冲为厥阴肝经原穴，三穴用泻法可疏肝理气，阴陵泉、支沟相配可调理少阳经气，止胸胁痛。内关可宽胸解郁，足三里健脾和胃，平降胃气。

胆胀者，胁下胀痛，口苦，好太息。胆胀者，阳陵泉主之。(《卷之八·五脏六腑胀第三》)

胆胀者，多因外湿内侵，或饮食所伤，脾失健运，痰湿中阻，气郁化热，肝胆失其疏泄调达导致胁痛，伴恶心呕吐，口苦，善太息，舌红苔黄腻，脉弦滑数，湿热内郁肝胆，肝气失于条达，阻于胁络，故胁肋胀痛。湿热蕴结于肝胆，肝络失合，胆不疏泄，故胁痛口苦，湿热中阻，升降失常，故恶心呕吐。治则疏肝利胆，通络止痛，以足厥阴肝经、足少阳胆经穴为主穴。取期门、支沟、阳陵泉、足三里、太冲，针用泻法。肝胆相表里，厥阴、少阳之脉同布于胁肋，故取期门、支沟、太冲、阳陵泉以疏泄肝胆经气，使气血通畅，共奏通络止痛之功，佐以足三里和胃降气，而消痞满。

(十四) 水肿

水之始起也，目窠上微肿如新卧起之状，颈脉动，时咳，阴股间寒，足胫肿，腹乃大，其水已成也。以手按其腹，随手而起，如裹水之状，此其候也。(《卷之八·水腹胀鼓胀肠蕈石瘕第四》)

风邪侵袭，风水相搏，流溢肌肤，发为水肿。实证多由外邪侵袭，气化失常，治宜驱邪；虚症多由脾胃阳虚，不能运化水湿，治宜扶正为主，用温肾、益气、通阳等法。

风邪侵袭人体，皮毛受邪，肺主皮毛，风邪内和于肺，肺失宣降，水道不畅，以致风遏水阻，二者相互搏结致水流溢于肌肤，泛为水病。水病往往始于眼睑浮肿，继则四肢全身浮肿，皮肤光亮，按之凹陷易复，伴有发热、咽痛、咳嗽等，苔薄白，脉浮数。风邪侵袭，肺失宣降，水津失布，泛滥肌肤而成水肿。肺位上焦，宣发受阻，水液停滞，故水肿先见眼睑头面，肃降失常，决渎不利，水津不布，溢于肌肤，迅速波及全身。风属阳邪，风水相搏，故皮肤光亮，凹陷易复。由于风邪引发，可见发热、咽痛、咳嗽等肺卫表证。苔薄白脉浮数为邪在肺卫之相。治疗宜疏散风邪，宣肺利水。以背俞穴、手太阴肺经和足太阴脾经穴为主。常用肺俞、尺泽、外关、合谷、阴陵泉、三焦俞，面部肿甚用水沟，针用泻法，上部肿甚宜发散。本方取肺俞配尺泽宣肺，外关配合谷发汗疏风，使在标的风水得从汗解。佐以三焦俞通调水道，阴陵泉健脾利水，使在里的水湿下输膀胱，表里分消可疏风消肿。

（十五）肤胀

肤胀者，寒气客于皮肤之间，壳壳然不坚，腹大，身尽肿，皮肤厚，按其腹，陷而不起，腹色不变，此其候也。（《卷之八·水腹胀鼓胀肠蕈石瘕第四》）

本节阐明肤胀多因生育不节，房劳所伤，内伤肾元，肾阳亏虚，膀胱气化失常，开合不利，水液内停，形成水肿。本病多见全身高度水肿，腹大胸满，卧则喘促，伴畏寒神疲，面色萎黄或苍白，纳少，尿短少，舌淡胖，边有齿痕，苔白，脉沉细或结代。脾虚水肿，久延不愈，伤及肾阳，肾阳亏虚，水液不能排泻，其肿势日趋加重，可见全身高度浮肿，腹大胸满。水气上凌心肺，故卧而喘促。肾阳不足，膀胱气化失常，则尿短少。肾阳虚衰，不能温煦，则纳少，畏寒肢冷，面色萎黄或苍白。舌淡胖，边有齿痕，苔白脉沉细或结代为阳虚水湿内盛之象。治疗宜温肾助阳，化气行水，以任脉、背俞穴为主，取肾俞、关元、三焦俞、水分、脾俞、足三里，针用补法，可灸。肾俞温补肾阳，重灸关元助阳化气，三焦俞以调三焦气化功能，水分分利水邪，脾俞、足三里健脾以运化水湿。

（十六）鼓胀

鼓胀者，腹胀身肿大，与肤胀等，其色苍黄，腹筋起，此气候也。鼓胀，治之以鸡矢醴，一剂知，二剂已。（《卷之八·水腹胀鼓胀肠蕈石瘕第四》）

本病由湿热、寒湿所致，久则肝脾肾三脏俱病而气血凝滞，水饮内停渐成鼓胀。积聚本由气与瘀痰血凝聚而成，致使肝脾气血运行不畅，肾与膀胱气化失调，而成水湿停聚，气滞血瘀，渐成鼓胀。多见腹大坚满，按之下陷而硬，青筋怒张，胁腹刺痛拒按，面色晦暗，头颈胸臂等处可见红点赤缕，唇色紫褐，肌肤甲错，口干饮水不欲下咽，舌质紫暗或边有瘀斑，脉细涩。治则活血化瘀，行气利水。以任脉、肝经经穴为主，取肾俞、关元、气海、足三里、膈俞、血海，针用泻法，不灸。

（十七）肠蕈

肠蕈者寒气客于肠外，与卫气相持。正气不得营，因有所系，瘕而内著，恶气乃起，息肉乃生，其始生液，大如鸡卵，稍以益大。至其成也，如怀子状，久者离岁，按之则坚，推之则移，肠时下，此其候也。（《卷之八·水腹胀鼓胀肠蕈石瘕第四》）

肠蕈是指腹中赘生的恶肉，系在肠间，状如蘑菇。蕈，即蘑菇，《灵枢识》简按："肠中垢渣，凝聚生息肉，犹湿气蒸郁，生蕈于土木，故为肠蕈。"

恣食肥甘，饮食不洁，使脾失健运，以致湿浊内停，甚至凝结成痰。痰浊阻滞影响气血运行，形成气机郁滞，血脉瘀阻，气、血、痰互相搏结，而引起积聚。症见腹部积块渐大，按之较硬，痛处不移，饮食减少，体倦乏力，面黯消瘦，时有寒热，女子或月经不行，舌质青紫，或有瘀点瘀斑，脉弦滑或细涩。治以祛痰软坚、补益脾胃，以任脉、督脉为主，取关元、命门、合谷、三阴交等。

（十八）石瘕

石瘕者，生于胞中，寒气客于子门，子门闭塞，气不通，恶血当泻不泻，血衃乃留，日以益大，状如怀子，月事不以时下，皆生于女子，可导而下之。（《卷之八·水腹胀鼓胀肠蕈石瘕第四》）

妇女经期过食生冷；或冒雨涉水；或经期产后外感寒邪，血寒凝滞，冲任受阻，而生闭经，称为石瘕。本病多见经闭不行，小腹冷痛，得热痛减，四肢欠温，大便稀溏，苔白润，脉沉紧。病源自寒邪凝结，遇热则阴凝之气宣散，故得热痛减，寒邪闭阻，中阳不振，故四肢欠温，大便稀溏，苔白润，脉沉紧，为寒邪凝血滞深。治则温经散寒，活血引滞，以督脉、任脉穴为主。取关元、命门、中极、合谷、三阴交。上吐下泻取尺泽，小便不利取偏历，肺气不足取太渊，针用平补平泻，多灸。血得寒则凝，寒气散则经脉通，故取命门、关元、中极温散寒泻，调理冲任，合谷、三阴交以通经活血。

（十九）肾风

问曰：有病庞然如有水状，切其脉大紧，身无痛苦，形不瘦，不能食，食少，名为何？对曰：病主在肾，名为肾风。肾风而不能食，善惊不已，心气痿者死。

肾者，胃之关也。关门不利，故聚水而从其类，上下溢于皮肤，鼓为跗肿。跗肿者，聚水而生病也”。（《卷之八·肾风发风水面肤肿第五》）

肾风为古病名，指肾脏自病而发生浮肿者。肾者，胃之关门，关门不通畅，水液就停聚而生病，治当疏风利水。

肾风病人的病机，实际上就是生理作用的紊乱，因而其病变重点则在肾、肺、脾（胃）三脏，而以肾为主，因此有“其本在肾，其末在肺”之说。由于水液留滞不行而为水肿。其临床表现以浮肿为主要症状，他如发热、小便黄、咳嗽、惊悸不能平卧，肠鸣不食、善惊不已等症，也是由水气不行所致。诊断要点以面部浮肿为主。在预后方面，出现不食、惊悸不已等症状，为心脾已虚，惊悸不已而心气痿弱，则为死亡。治疗取足阳明胃经、足少阴肾经经穴为主。

（二十）心痛

厥心痛，与背相引，善瘈，如物从后触其心，身伛偻者，肾心痛也。先取京骨、昆仑，发针立已，不已取然骨。

厥心痛，腹胀满，心痛尤甚者，胃心痛也。取大都、太白。

厥心痛，如锥针刺其心，心痛甚者，脾心痛也。取然骨、太溪。

厥心痛，色苍苍如死灰状，终日不得太息者，肝心痛。取行间、太冲。

厥心痛，卧若从居，心痛乃间，动作痛益甚，色不变者，肺心痛也。取鱼际、太渊。（《卷之九·寒气客于五脏六腑发卒心痛胸痹心疝三虫第二》）

寒气客于五脏六腑，使其经气逆乱，干犯于胸脘可致厥心痛。本段详细论述了厥心痛的病因病机为寒气客于五脏六腑，使其经气逆乱，干犯于胸脘而致心痛。因寒邪所犯脏腑不同，临床可有不同的症候表现。如寒邪犯肾所致之肾心痛可见心痛牵引及背，拘急，背屈腰弯，治疗当先取京骨、昆仑，针后可以立即止痛，如痛不止，可取然骨。寒邪犯胃所致之胃心痛可见心痛，胸腹胀满，心口疼痛剧烈，可取大都、太白。寒邪犯脾所致之脾心痛可见痛如锥针刺其心一般，心口疼痛剧烈，可取然谷、太溪。寒邪犯肝所致之肝心痛可见心痛，面色青灰如死，终日不能深呼吸，可取行间、太冲。寒邪犯肺所致之肺心痛可见心痛，活动后疼痛尤甚，但面色不变。治疗取鱼际、太渊穴。

真心痛，手足青至节，心痛甚，旦发夕死，夕发旦死。（《卷之九·寒气客于五脏六腑发卒心痛胸痹心疝三虫第二》）

真心痛是邪气直犯心脏而导致的一种心痛重症。本段阐明邪气直犯心脏，瘀血闭阻心脉，可致心胸猝然大痛，而发为真心痛。其症见心痛剧烈，持续不解，伴有汗出、肢冷、唇紫、手足青至节、脉微细或结代。此病相当于现代医学之急性心肌梗塞，为临床急危重症。《甲乙经》明确提出此病“旦发夕死，夕发旦死”，预后不佳。关于治疗，《甲乙经》没有提及，临床可给予针刺膻中、内关、心俞、厥阴俞等，用温补法，可灸，以活血祛瘀，开窍通脉。但有条件应及时送医院，结合现代医学进行急救，或可获生机。

心痛腹胀涩涩然，大便不利，取足太阴。心腹中卒痛而汗出，石门主之。心痛，少腹满，上下无常处，溲便难，刺足厥阴。卒心痛，汗出，大敦主之，出血立已。心疝暴痛，取足太阴、厥阴，尽刺之血络。心痛有三虫，多涎，不得反侧，上脘主之。心痛身寒，难以仰，心疝冲冒，死不知人，中脘主之。痹逆气，寒厥急，善唾哕噫，胸满激呼，胃气上逆，心痛，太渊主之。心痛上抢心，不欲食，支痛斥鬲，建里主之。胸胁背相引痛，心下溷溷，呕吐多唾，饮食不下，幽门主之。(《卷之九·寒气客于五脏六腑发卒心痛胸痹心疝三虫第二》)

此型心痛按其症状特点实际是指腹以上剑突以下的区域，即胃脘部疼痛。古人对此已有比较明确的认识，如《外台秘要·心痛方》说：“足阳明为胃之经，气虚逆乘心而痛，其状腹胀归于心而痛甚。谓之胃心痛也。”胃心痛发生的常见原因有寒邪客胃，饮食伤胃，肝气犯胃，脾胃虚弱等几个方面。胃为五脏六腑之大源，主受纳腐熟水谷，上述各种原因，皆能引起胃受纳腐熟之功能失常，胃失和降而发生疼痛。如寒客胃中，则气机受阻而痛。饮食不节，或过饥过饱，致胃失和降则痛。肝失疏泄，横逆犯胃，气机阻滞则痛。脾胃同为仓廪之官，主受纳和运化水谷，若脾阳不足，中焦虚寒，或胃阴受损，失其濡养均可发生疼痛。

《甲乙经》对以上几型胃心痛都有所论述，扼要指出症状特点，治疗或指出其治疗经脉，或提出具体穴位，对临床极具指导价值。具体如下：①脾胃虚弱型：心痛，腹胀，大便不利，取足太阴经穴位治之。临床可取脾经上腹部穴位如腹哀、大横、腹结等，配合以远端穴位阴陵泉、三阴交、公孙、太白等。伴有腹痛、汗出者，加石门。②肝郁犯胃型：心痛，腹满，痛无定处，溲便难，刺足厥阴。临床可取肝经上腹部穴位如章门、期门，远端配合以太冲、行间。卒然心痛、汗出者，可刺大敦，用三棱针点刺出血；或取足太阴、足厥阴经上郁结之血络刺之。《甲乙经》中多处提及刺血疗法，或刺穴位，或刺郁结之血络。验之临床，该疗法若用之得当，确有立竿见影之效。临床应当很好地总结应用。③寒邪客胃型：心痛，身寒，不得俯仰，呕吐清涎，可刺上脘、中脘。伴有胸部满闷不舒，呕吐者，加刺太渊。④饮食不节型：胃脘胀满疼痛，不欲饮食，胃脘嘈杂，呕吐者，刺建里、幽门。

临床上治疗上述几型胃心痛时，除上述《甲乙经》所提及的方法，腹部局部常用胃经及任脉穴位，如梁门、承满、上脘、中脘、下脘、建里等，远端配以足三里、内关、公孙等。临床可视其虚实，参考应用之。

心痛，但短气不足以息，刺手太阴。心膨膨痛，少气不足以息，尺泽主之。心痛，侠白主之。心痛卒咳逆，曲泽主之，出血则已。心痛引背不得息，刺足少阴，不已取手少阴。心痛，哕呕血，惊恐畏人，神气不足，郄门主之。心痛不可按，烦心，巨阙主之。胸痹引背时寒，间使主之。胸痹心痛，肩肉麻木，天井主之。胸痹心痛不得息，痛无常处，临泣主之。卒心中痛，瘈疭相引，肘内廉痛，心敖敖然，间使主之。喉痹舌卷，口干烦心，心痛，臂表痛不可及头，取关冲在手小指次指爪甲去端如韭叶许。(《卷之九·寒气客于五脏六腑发卒心痛胸痹心疝三虫第二》)

此型胸痹心痛是指胸部闷痛，甚则胸痛彻背，短气、喘息不得卧为主症的一种疾病，轻者仅感胸闷如窒，呼吸欠畅，重者则有胸痛，严重者心痛彻背，背痛彻心。本病的发生多与寒邪内侵，饮食不当，情志失调，年老体虚等因素有关。其病机有虚实两方面：实为寒凝、气滞、血瘀、痰阻，痹遏胸阳，阻滞心脉；虚则为心脾肝肾亏虚，心脉失养。

仔细审查《甲乙经》所载，此型心痛位于胸部，但细分之，又有邪犯胸肺及邪犯心脉之不同。邪犯胸肺者，相当于今之慢性支气管炎、肺气肿等肺部疾病，临床症见心痛，胸闷，短气不足以息，咳逆气喘，治疗以手太阴肺经穴位为主，可取尺泽、侠白等。邪犯心脉者，症见心痛引背，背痛引胸，短气，肩肉麻木，肘内廉痛，即手臂内侧尺侧痛。仔细比较，这与现代之冠状动脉粥样硬化性心脏病发病症状何等相似！治疗以手少阴心经及手厥阴心包经穴位为主，如间使、郄门等，以通心脉。亦可取其同名经足少阴肾经穴位以治之，如涌泉、然谷、太溪均可治心痛。心烦、心痛拒按者，可局部取巨阙。心气不足，心痛，呕血，惊恐畏人者，取心包经之郄穴郄门，用补法。肩肉麻木者，局部取天井治之。口干烦心，心痛，臂表痛不可及头者，取心包经之交接经穴关冲治之。

临床治疗胸痹心痛时，除上述《甲乙经》所记载方法外，尚应详查虚实，视其邪阻及正虚之不同，给予相应的治疗。如症见虚寒者，给予温阳散寒，可取背俞穴及手少阴、厥阴经穴，如心俞、厥阴俞、内关、通里等，用温补法，可灸。痰浊阻滞者，治以通阳化浊，取任脉、手厥阴、太阴及足阳明经穴，如巨阙、膻中、郄门、太渊、丰隆，针用泻法或平补平泻。兼有瘀血者，给予活血化瘀，取俞募穴及任脉、手少阴经穴，如膻中、巨阙、膈俞、阴郄、心俞、血海等，针用泻法。

(二十一) 肠虫证

肠中有虫瘕，有蛕咬，皆不可取以小针。心腹中痛，发作肿聚，往来上下行，痛有休止，腹中热，善渴涎出，是蛕咬也。以手聚按而坚持之，无令得移，以大针刺之，久持之，虫不动，乃出针。(《卷之九·寒气客于五脏六腑发卒心痛胸痹心疝三虫第二》)

本文阐明蛔虫聚于肠道之中，症状可见脐周腹痛，时作时止，胃脘嘈杂，口渴流涎，甚或腹中虫瘕。其病机为蛔虫寄生于小肠内，扰乱脾胃气机，吸食水谷精微，耗伤人体气血。在治疗上提出以大针刺之，以驱虫外出，消除病因。因虫性喜聚，发作时往往结聚成团，阻滞肠道气机。治疗时“以手聚按而坚持之，无令得移，以大针刺之，久持之，虫不动，乃出针。”这是一种很有效的驱虫外出的方法。目前临床上虽多以药物驱虫，疗效肯定，很少用此法，但我们应了解此疗法，并应掌握肠虫证的治疗应以驱虫外出，消除病因为首要原则。《甲乙经》中并指出：“肠中有虫瘕，有蛕咬也，皆不可取以小针。”因毫针刺之不能刺死蛔虫，反倒扰动虫体，扭结乱动，更加扰乱肠道气机，徒损无益。

临床上因脾胃气机紊乱，气血耗伤，患者常伴有面黄肌瘦、精神萎弱等症。在治疗时除驱虫外，尚应健运脾胃，调补气血，可取中脘、天枢、足三里、上巨虚、下巨虚、百虫窝等穴。标本同治，方可获良效。

(二十二) 咳嗽

咳嗽是肺系疾病的主要证候之一。其病因有外感、内伤两大类。外感咳嗽为六淫外邪侵袭肺系；内伤咳嗽为脏腑功能失调，内邪干肺而致。因肺主气，司呼吸，上连气道、喉咙，开窍于鼻，外合皮毛，内为五脏华盖，其气贯百脉而通他脏，不耐寒热，故称为“娇脏”，易受内、外之邪侵袭而为病，病则宣肃失常，肺气上逆，而发为咳嗽。《甲乙经》继承《内经》学术思想，将咳嗽分为外感和内伤两大类来诊治，并充实了治疗内容，对临床有积极的指导意义。

邪在肺则皮肤痛，发寒热，上气喘，汗出，咳动肩背，取之膺中外俞，背三椎之傍，以手疾按之，快然乃刺之，取缺盆中以越之。问曰：《九卷》言振埃，刺外经而去阳病，愿卒闻之。对曰：阳气大逆，上满于胸中，愤䐜肩息，大气逆上，喘喝坐伏，病咽噎不得息，取之天容。其咳上气，穷诎胸痛者，取之廉泉。取之天容者，深无一里，取廉泉者，血变乃止。(《卷之九·邪在肺五脏六腑受病发咳逆上气第三》)

六淫之邪，侵袭肺系，皆能令人咳。多因肺的卫外功能减退或失调，以致在天气冷热失常、气候突变的情况下，六淫外邪或从口鼻而入，或从皮毛而受，引起肺失宣肃，肺气上逆而作咳。风为六淫之首，其他外邪多随风邪而侵袭人体，多见有风寒、风热、风燥之证，临床以风邪挟寒者居多。本章所述外邪侵袭肺脏，而见皮肤疼痛，恶寒发热，气上逆而喘，汗出，咳引肩背作痛等症，亦为风寒犯肺之证。风寒外束肌腠，卫阳不宣，故见皮肤疼痛，恶寒发热；肺失宣肃，肺气上逆则见气逆咳喘；卫表不和则汗出；肩背部为足太阳膀胱经循行之处，与肺经为同名经，同为人身之藩篱，且其内为肺脏所据，故邪气犯肺可见咳引肩背作痛。临床尚可见鼻塞、流清涕、头痛、痰稀色白、舌淡红苔薄白、脉浮紧等症。

外感风寒咳嗽当治以疏风散寒，宣肺止咳，可取云门、中府、肺俞，并可取缺盆，引肺邪从上而出。《甲乙经》在此并讲及刺法中振埃的取穴及治疗作用。振埃指刺外经，即行于四肢及浅表的经脉。对于外邪束肺，肺气上逆，胸部胀满，呼吸抬肩，喘促不能平卧，咽部塞，呼吸不畅等症，疗效较快，就如振落尘埃一般。可取天容（一说天突）穴。若咳嗽气逆，气机不伸，语言难出而胸痛者，取廉泉穴。取天容（天突）穴不能超过一寸，取廉泉穴血络通了止针。

临床治疗外感咳嗽风寒症时，尚可配列缺、合谷、外关穴，针用泻法，并可加灸；风热咳嗽可加尺泽、曲池、大椎，针用泻法，并可放血；风燥咳嗽咽痒少痰者，可加列缺、照海以润肺止咳。

黄帝问曰：肺之令人咳何也？岐伯对曰：五脏六腑皆令人咳，非独肺也。皮毛者，肺之合也，皮毛先受邪气，邪气以从其合。其寒饮食入胃，从肺脉上至于肺则肺寒，肺寒则内外合邪，因而客之，则为肺咳。五脏各以其时受病，非其时各传以与之。人与天地相参，故五脏各以治时感于寒则受病也，微则为咳，甚则为泻为痛。乘秋则肺先受邪，乘春则肝先受之，乘夏则心先受之，乘至阴则脾先受之，乘冬则肾先受之。(《卷之九·邪在肺五脏六腑受病发咳逆上气第三》)

内伤咳嗽总由脏腑功能失调，内邪干肺所致。可分为其他脏腑病变涉及于肺和肺脏自病两种。导致肺咳的原因有二，其一：皮毛先受邪气，内合于肺，气逆而咳，即"皮毛先受邪气，邪气以从其合"；其二：食寒饮冷，寒气入胃，从肺脉上注于肺，肺因此受寒，内外寒邪相互结合，留止于肺脏，而为肺咳，即"其寒饮食入胃，从肺脉上至于肺则肺寒，肺寒则内外合邪，因而客之，则为肺咳。"此外，五藏各以其时感于寒而受病，移时不解，传之于肺而作咳。

肺咳之状，咳而喘息有音，甚则唾血。心咳之状，咳则心痛，喉中喝喝如梗状，甚则咽肿喉痹。肝咳之状，咳则下痛，甚不可以转，转作两胁下满。脾咳之状，咳则右胁下痛，阴阴引肩背，甚则不可以动，动则咳剧。肾咳之状，咳则腰背相引而痛，甚则咳涎。

五藏久咳乃移于六腑。脾咳不已则胃受之，胃咳之状，咳而呕，呕甚则长虫出。肝咳不已则胆受之，胆咳之状，咳呕胆汁。肺咳不已则大肠受之，大肠咳之状，咳而遗矢。心咳不已则小肠受之，小肠咳之状，咳而失气，气与咳俱失。肾咳不已则膀胱受之，膀胱咳之状，咳而遗尿。久咳不已则三焦受之，三焦咳之状，咳而腹满不欲饮食，此皆聚于胃。关于肺，使人多涕唾而面浮肿气逆。(《卷之九·邪在肺五脏六腑受病发咳逆上气第三》)

本文详述了五脏咳之症状表现。《甲乙经》详细记载了五脏咳之症状，如除咳嗽外，肺咳见有喘息有声，甚则唾血；心咳咳时心痛，喉头如有物梗塞，甚则咽喉肿痛闭塞。肝咳两胁下痛，甚则不可转动，动则胁下满。脾咳则右胁下痛，阴阴然痛牵肩背，甚则不可以动，动则咳剧。肾咳咳时腰背相引而痛，甚则咳吐涎沫。五脏久咳不已可移于与其相表里的六腑，且可见六腑所主病症之兼症。如胃咳可见呕吐，咳甚则吐蛔虫。胆咳可吐出胆汁。大肠咳时，大便可失禁。小肠咳时常常是咳嗽与矢气并作。膀胱咳时可见小便失禁。以上各种咳嗽如果经久不愈，可使三焦受病，出现咳而腹满不欲饮食。

治脏者治其俞，治腑者治其合，浮肿者，治其经。(《卷之九·邪在肺五脏六腑受病发咳逆上气第三》)

本文简略论述了内伤咳嗽的治疗原则。内伤咳嗽的治疗，《甲乙经》指出发生于五藏的可取其俞穴，发生于六腑的可取其下合穴；由于咳嗽而致浮肿者，取各经五输穴之经穴治疗。

咳逆上气，魄户及气舍主之。咳逆上气，虚喘，噫嘻主之。咳逆上气，咽喉鸣，喝喘息，扶突主之。咳逆上气唾沫，天容及行间主之。咳逆上气，咽喉痈肿，呼吸短气，喘息不通，水突（一作天突）主之。咳逆上气，喘不能言，华盖主之。

咳逆上气，唾喘短气不得息，口不能言，膻中主之。咳逆上气，喘不得息，呕吐胸满，不得饮食，俞府主之。咳逆上气，涎出多唾，呼吸喘悸，坐不得安，中主之。胸满咳逆，喘不得息，呕吐烦满，不得饮食，神藏主之。胸胁支满，咳逆上气，呼吸多唾浊沫脓血，库房主之。

咳喘不得息，坐不得卧，呼吸气索咽不得，胸中热，云门主之。胸胁支满，不得俯仰，咳唾陈脓秽浊，周容主之。胸中满痛，乳肿，溃痈，咳逆上气，咽喉喝有声，天溪主之。咳逆不止，三焦有水气，不能食，维道主之。咳逆烦闷不得卧，胸中满，喘不得息，背痛，太渊主之。

咳逆上气，舌干胁痛，心烦肩寒，少气不足以息，腹胀喘，尺泽主之。咳，干呕烦满，侠白主之。咳上气，喘不得息，暴痹内逆，肝肺相薄，鼻口出血，身胀逆息不得卧，天府主之。寒，咳吐血，气惊，心痛，手少阴郄主之。咳而胸满，前谷主之。咳，面赤热，支沟主之。咳，喉中鸣，咳唾血，大钟主之。(《卷之九·邪在肺五脏六腑受病发咳逆上气第三》)

本段详细阐述咳嗽兼有不同症状时的具体取穴治疗。《甲乙经》辑《明堂》佚文，对咳嗽兼有不同症状时的取穴治疗记载颇为详尽，取穴以病变局部与远端取穴相结合，且不拘泥于手太阴肺经，有极大的临床实用价值，临床可参考应用之。归纳起来大致有肺气上逆、痰热郁肺、肝火犯肺、肺阴亏耗等。

（二十三）胆瘅

胆瘅是以口苦、呕吐胆汁、右胁胀痛为主症的疾病，或伴有黄疸。早在《内经》中即对胆受邪发病的病名、症状及治疗做了比较详细的论述。《甲乙经》比较完整的继承了《内经》的学术思想，将散布在各篇章的内容汇集在一起，对临床更具指导意义。现行的中医内科学及针灸治疗学中对该病均无单独论述，有关内容散见于呕吐、胁痛、黄疸等章节中。

黄帝问曰：有口苦取阳陵泉，口苦者，病名为何？何以得之？岐伯对曰：病名曰胆瘅。夫胆者，中精之府，五藏取决于胆，咽为之使。此人者，数谋虑不决，胆气上溢，而口为之苦，治之以胆募俞，在阴阳十二官相使中。

胆病者，善太息，口苦，呕宿汁，心下澹澹，善恐，如人将捕之，嗌中吤吤然，数唾，候在足少阳之本末，亦视其脉之陷下者灸之，其寒热者取阳陵泉。

邪在胆，逆在胃，胆液泻则口苦，胃气逆则呕苦汁，故曰呕胆，取三里以下胃逆，刺足少阳血络以闭胆，调其虚实以去其邪。(《卷之九·邪在心胆及诸脏腑发悲恐太息口苦不乐及惊第五》)

本文阐明胆为中精之府，内藏清净之汁。胆主决断，其性刚强。若胆气虚弱，可见口苦，善太息，易惊善恐，少决断。胆之实证则多由情志郁结，气郁痰生，痰热内扰，胆失疏泄，胃失和降而致。除《甲乙经》提及之口苦，呕吐苦水外，临床上尚可见到耳鸣、耳聋、头痛、目眩、胁痛等证。而以口苦，呕吐胆汁为主症的疾病名曰胆瘅。

治疗方面《甲乙经》提出可取胆募日月及胆俞穴，及胆经合穴阳陵泉，虚者补之，实者泻之，“调其虚实以去其邪。”虚证亦可诊视足少阳经之起止穴，若络脉有陷下的情况，可用灸法治疗。按足少阳经起于瞳子髎，止于足窍阴。瞳子髎位于眼周，一般禁灸，足窍阴可灸。实证尚可刺足少阳胆经的血络以止上逆的胆气，刺足三里以和胃降逆止呕。兼有有恶寒发热者可取阳陵泉。这些对临床都具有很现实的指导意义。

临床上胆胀、胆痛、神志、疾病、耳鸣、耳聋等病亦可参考此节论述治之。

（二十四）胁痛

胁痛是以一侧或两侧胁肋疼痛为主要表现的病证。早在《内经》中已明确指出胁痛的发生主要是由于肝胆病变。如《灵枢·五邪篇》说：“邪在肝，则两胁中痛。”《素问·缪刺论篇》说：“邪客于足少阳之络，令人胁痛不得息。”关于胁痛的病因，则认为有寒、热、瘀等方面。如《素问·举痛论篇》说：“寒气客于厥阴之脉，厥阴之脉者，络阴器，系于肝，寒气客于脉中，则血泣脉急，故胁肋与少腹相引痛矣。”《素问·刺热篇》说：“肝热病者……胁满痛，手足躁，不得安卧。”以及《灵枢·五邪篇》说：“邪在肝，则两胁中痛……恶血在内。”《甲乙经》对胁痛的认识主要继承了《内经》的思想，并结合《明堂》记载，对其治疗做了进一步的论述。

邪在肝，则病两胁中痛，寒中，恶血在内，节时肿，善瘈，取行间以引胁下，补三里以温胃中，取血脉以散恶血，取耳间青脉以去其瘈。(《卷之九·肝受病及卫气留积发胸胁满痛第四》)

本文阐释因为寒邪内侵所致之胁痛。其病机为寒邪阻遏，血运不畅，瘀血停积，脉络痹阻，而致胁痛。其症见两胁痛，关节时肿，经常发生痉挛抽掣之症。治疗当以温中散寒祛瘀通络为主。可取行间以引胁肋间郁结之气下行，补足三里以温中散寒，刺瘀阻之血脉以散恶血，取瘈脉穴以解痉止掣。

瘀血阻络所致胁痛的病因除寒邪侵袭外，气郁日久，气滞血瘀；或跌扑损伤，或强力负重，损伤脉络，致瘀血停着，痹阻胁络，均可导致胁痛。此型胁痛之临床特点为胁肋刺痛，痛有定处，入夜更甚，舌质紫暗，脉沉涩。《甲乙经》所记载的治疗方法对临床极有指导意义。此外，治疗时尚可取肝俞、膈俞、期门、血海等以理气活血、祛瘀通络。

胸胁支满，痛引胸中，华盖主之。……胸中满不得息，胁痛骨疼，喘逆上气，呕吐烦心，玉堂主之。……胸胁支满，痛引膺不得息，闷乱烦满，不得饮食，灵墟主之。……胸胁支满，却引背痛，卧不得转侧，胸乡主之。(《卷之九・肝受病及卫气留积发胸胁满痛第四》)

本文阐释因为情志抑郁，或暴怒伤肝，肝失调达，疏泄不利，阻于胁络，而致胁痛。其特点为胸胁部胀满疼痛，走窜不定，疼痛程度与情志有关，并可兼见胸闷气短，饮食减少，呕吐烦心，嗳气频作等症。治疗时，兼有胸痛者，华盖主之；胸满气短，喘逆上气，呕吐烦心者，玉堂主之；胸痛不得息，闷乱烦满，不得饮食者，灵墟主之；牵引背痛，卧不得转侧者，胸乡主之。以上治疗以局部取穴为主，以疏通局部经气。临床治疗时尚可取肝俞、期门、章门、太冲等以疏肝理气止痛。

胁痛除以上两型外，常见者尚有肝胆湿热蕴结，失于疏泄及肝阴不足，肝络失养所致者。肝胆湿热型特点为胁痛口苦，胸闷纳呆，恶心呕吐，目黄、身黄、小便黄赤，舌苔黄腻，脉弦滑数。治疗以清利湿热为主，可取肝俞、胆俞、期门、阴陵泉、阳陵泉等，针用泻法。肝阴不足型特点为胁肋隐痛，悠悠不休，遇劳加重，头晕目眩，心中烦热，舌红少苔，脉弦细数。治疗以养阴柔肝为主，可取肝俞、脾俞、膈俞、足三里、三阴交、太冲、太溪等，针用补法。

(二十五) 腹胀、腹痛

腹胀、腹痛是指胃脘以下，耻骨毛际以上的部位发生胀满、疼痛而言。临床极为常见，可见于多种疾病中。由于腹部内有肝、胆、脾、肾、大小肠、膀胱等脏腑，并为手足三阴、足少阳、手足阳明、冲、任、带等经脉循行之处，若外邪侵袭，或内有所伤，以至气血运行受阻，均能产生腹胀、腹痛之症。《甲乙经》主要讲述以脾胃大肠感受外邪所致的腹胀、腹痛。

邪在脾胃，则病肌肉痛。阳气有余，阴气不足，则热中善饥；阳气不足，阴气有余，则寒中肠鸣腹痛；阴阳俱有余，若俱不足，则有寒有热，皆调其三里。

大肠病者，肠中切痛而鸣濯濯，冬日感于寒则泄，当脐而痛，不能久立，与胃同侯，取巨虚上廉。

头痛，饮食不下，肠鸣胪胀欲呕，时泄注，三焦俞主之。腹满胪胀，大便泄，意舍主之。胪胀水肿，食欲不下，多寒，胃仓主之。寒中伤饱，食饮不化，五藏胀，心腹胸胁支满，脉虚则生百病，上脘主之。腹胀不通，寒中伤饱，食饮不化，中脘主之。食饮不化，入腹还出，下脘主之。肠中常鸣，时上冲心，灸脐中。大肠寒中，大便干，腹中切痛，肓俞主之。

腹胀肠鸣，气上冲胸，不能久立，腹中痛濯濯，冬日重感于寒则泄，当脐而痛，肠胃间游气切痛，食不化，不嗜食，身肿，侠脐急，天枢主之。

寒气腹满，癃，淫，身热，腹中积聚疼痛，冲门主之。

腹时寒，腰痛不得卧，三里主之。腹中有寒气，隐白主之。腹满向向然，不便，心下有寒痛，商丘主之。

腹寒胀满，历兑主之。(《卷之九·脾胃大肠受病发腹胀满肠中鸣短气第七》)

本文阐明冬日重感于寒，或过食生冷，寒自内生，使寒邪侵入腹中，脾胃运化功能失调，气机阻滞，而致腹胀、腹痛。其症见腹胀肠鸣，当脐而痛，食饮不化，呕吐，泄泻。此种腹痛特点为腹痛急暴，得温痛减，遇冷更甚。舌苔白腻，脉沉紧。因为寒为阴邪，其性收引，寒邪入侵，阳气不运，气血被阻，故腹痛急暴，得温则寒散而痛减，遇冷则寒凝而痛甚。

治疗当温中散寒，理气止痛。可取足三里、上脘、中脘、下脘、天枢、上巨虚等穴。泄泻者，可加三焦俞、意舍；食不下者，加胃仓；腹中积聚疼痛者，可加冲门以祛瘀通络，散寒止痛。针用泻法或平补平泻，并可隔盐灸神阙以温中止痛。

腹中尽痛，外陵主之。肠鸣相逐，不可倾侧，承满主之。腹胀善满，积气，关门主之。食饮不下，腹中雷鸣，大便不节，小便赤黄，阳纲主之。

腹中有大热不安，腹有大气，暴腹胀满，癃，淫，气冲主之。腹满痛不得息，正偃卧，屈一膝，伸一膝，并气冲，针上入三寸，气至泻之。腹中肠鸣盈盈然，食不化，胁痛不得卧，烦热口干燥，不嗜食，胸胁支满，喘息而冲膈，呕，心痛及伤饱，身黄，羸瘦，章门主之。肠鸣而痛，温溜主之。

腹中热若寒，肠善鸣，强欠，时内痛，心悲气逆，腹满，漏谷主之，已刺外踝上，气不止，腹胀而气快然引肘胁下，皆主之。腹中气胀，嗑嗑不嗜食，胁下满，阴陵泉主之。

喘，少气不足以息，腹满，大便难，时上走胸中鸣，胀满，口舌干，口中吸吸，善惊，咽中痛，不可内食，善怒，惊恐不乐，大钟主之。嗌干，腹瘈痛，坐起目䀮䀮，善怒多言，复留主之。腹大不嗜食，冲阳主之。厥气上支，解溪主之。

大肠有热，肠鸣腹满，侠脐痛，食不化，喘，不能久立，巨虚上廉主之。腹满，胃中有热，不嗜食，悬钟主之。(《卷之九·脾胃大肠受病发腹胀满肠中鸣短气第七》)

本文阐明湿热壅滞于中，以致传导失职，腑气不通，可引起腹胀腹痛。其症见肠鸣腹满，腹痛拒按，胸闷不舒，烦热口干，大便秘结或溏滞不爽，小便短赤。舌脉可见舌质红苔黄腻，脉滑数。因湿热内结，气机壅滞，腑气不通，故见肠鸣腹满，腹痛拒按，胸闷不舒；湿热之邪耗伤津液，胃肠传导功能失常，故大便秘结或溏滞不爽；小便短赤，舌红苔黄腻，脉滑数均为湿热内蕴之象。

治疗以清利湿热、理气止痛为主。局部可取外陵、承满、关门、阳纲、气冲等足阳明胃经腹部穴位及脏会章门，远端取大肠经郄穴温溜，足阳明胃经原穴冲阳、经穴解溪，大肠经下合穴上巨虚以理气止痛；取脾经漏谷、阴陵泉以清利湿热。心烦惊恐可取大钟；腹满，胃中热，不嗜食，可取悬钟。针用泻法，不灸。

饮食不下，膈塞不通，邪在胃脘。在上脘则抑而下之，在下脘则散而去之。

胃病者，腹䐜胀，胃脘当心而痛，上支两胁，膈咽不通，食饮不下，取三里。

腹中雷鸣，气上冲胸，喘，不能久立，邪在大肠也。刺肓之原、巨虚上廉、三里。腹中不便，取三里，盛则泻之，虚则补之。

腹满，大便不利，腹大，上走胸嗌，喘息喝喝然，取足少阳。腹满，食不化向向然，不得大便，取足太阴。

腹暴满，按之不下，取太阳经络血者，则已，又刺少阴俞去脊椎三寸傍五，用员利针，刺已如食顷久，立已，必视其经之过于阳者数刺之。

腹满不能食，刺脊中。腹中气胀引脊痛，饮食多，身羸瘦，名曰食晦，先取脾俞，后取季胁。大肠转气，按之如覆杯，热引胃痛，脾气寒，四肢急烦，不嗜食，脾俞主之。

腹中寒，胀满，善噫，恶闻食臭，胃气不足，肠鸣腹痛，泄，食不化，心下胀，三里主之。(《卷之九·脾胃大肠受病发腹胀满肠中鸣短气第七》)

本文阐明饮食不节，或暴饮暴食，伤及脾胃；或恣食肥甘厚腻，蕴结肠胃；或误食馊腐不洁之物，或过食生冷，均可损伤脾胃，导致腹胀腹痛。如《素问·痹论篇》"饮食自倍，肠胃乃伤。"即说明饮食不节是导致腹胀腹痛的重要原因之一。饮食不节引起的腹胀腹痛，其病机为饮食积滞，影响脾胃之健运，使之气机失于调畅，腑气通降不利，而致腹胀腹痛。其症可见脘腹胀满疼痛，拒按，恶食，嗳腐吞酸，大便秘结，或痛而欲泻，泻后痛减。舌苔腻，脉滑实。

治疗以消食导滞为主，以足太阴脾经、足阳明胃经穴位为主，可取脾俞、足三里、上巨虚，本文并提出取肾俞，因肾为胃关，临床可参考用之。临床治疗时尚可取胃俞、中脘、天枢等以健胃消食、理气止痛。针用泻法，不灸。

（二十六）癃闭

癃闭是指小便量少，点滴而出，甚则小便闭塞不通为主症的一种疾患。其中以小便不利、点滴而少、病势较缓者称为"癃"；小便闭塞、点滴不通、病势较急者称为"闭"。二者都指排尿困难，只有程度上的不同，故常合称为癃闭。本病名首见于《内经》，该书对癃闭的病位、病因病机都作了比较详细的论述。如《素问·灵兰秘典论》说："膀胱者，州都之官，津液藏焉，气化则能出矣，……三焦者，决渎之官，水道出焉"；《素问·宣明五气篇》说："膀胱不利为癃，不约为遗溺"，《素问·标本病传论篇》说："膀胱病，小便闭"；《灵枢·本输》篇说："三焦……实则闭癃，虚则遗溺。"阐明了本病的病位是在膀胱，膀胱和三焦的气化不利，可导致本病的发生。《甲乙经》继承《内经》的学术思想，在标题中即明确提出"三焦膀胱受病发少腹肿不得小便"，对本病的病位、病因病机、症状及治疗都作了比较详细的论述。

少腹肿痛，不得小便，邪在三焦约，取之足太阳大络，视其络脉与厥阴小络结而血者，肿上及胃脘，取三里。

三焦病者，腹胀气满，少腹尤坚，不得小便。窘急，溢则为水，留则为胀，候在足太阳之外大络，络在太阳、少阳之间。亦见于脉，取委阳。

膀胱病者，少腹偏肿而痛，以手按之则欲小便而不得，肩（一本为眉）上热，若脉陷，及足小指外侧及胫踝后皆热者，取委中。(《卷之九·三焦膀胱受病发少腹肿不得小便第九》)

本文阐明病因病机为膀胱湿热蕴结，导致气机阻滞，气化不利，小便不通，而成癃闭。临床可见小便量少或点滴不通，短赤灼热，小腹胀满，沿膀胱经循行部位可见发热，舌红，苔黄腻，脉数。治疗以清热利湿，通利小便为主。《甲乙经》取委中、委阳，水肿上及胃脘者，取足三里。此外尚可取中极、膀胱俞、阴陵泉、三阴交等，膀胱俞、中极为俞募相配，疏通膀胱气化而利小便。针用泻法，不灸。

胞转不得溺，少腹满，关元主之。小便难，水胀满，溺出少，胞转不得溺，曲骨主之。

少腹中满，小便不利，涌泉主之。筋急，身热，少腹坚肿时满，小便难，尻股寒，髀

枢痛，外引季胁，内控八髎，委中主之。阴胞有寒，小便不利，扶承主之。(《卷之九·三焦膀胱受病发少腹肿不得小便第九》)

本文阐明病因病机为肾气不足，命门火衰，致膀胱气化无权，尿不得出而产生癃闭。临床可见小便不通或点滴不爽，小腹胀满，排出无力，面色皖白，神气怯弱，畏寒，腰膝酸软无力，舌淡苔白，脉沉弱。治疗当温阳益气，补肾利尿。取关元、曲骨、涌泉、委中、扶承（即承扶）。此外，现今临床治疗本病时尚取肾经合穴阴谷、肾俞以振奋肾经气机，取三焦俞及委阳以通调三焦气机。针用补法，可灸。针刺下腹部穴位时，因膀胱过度充盈，宜浅刺、斜刺。

小腹满大，上走胃至心，索索然身时寒热，小便不利，取足厥阴。

少腹胀急，小便不利，厥气上头巅，漏谷主之。溺难痛，白浊，卒疝，少腹肿，咳逆呕吐，卒阴跳，腰痛不可以俯仰，面仓黑，热，腹中䐜满，身热厥痛，行间主之。(《卷之九·三焦膀胱受病发少腹肿不得小便第九》)

本文阐明病因病机为七情内伤，引起肝气郁结，疏泄不及，从而影响三焦水液的运化，使水道的通调受阻，形成癃闭。临床可见小便不通或通而不畅，情志抑郁或烦躁易怒，胁腹胀满，脉弦。治疗当疏肝理气，通利水道。以足厥阴肝经俞穴为主，如行间、太冲，此外尚可取中极、膀胱俞、三阴交，针用平补平泻法，不灸。

(二十七）疝气

以少腹痛引睾丸，或睾丸阴囊肿大胀痛为主症的疾病。早在《内经》中就有关于疝病的论述。在《甲乙经》中提及阴疝、寒疝、㿗疝、癃疝、狐疝，其发病多与任脉、足厥阴肝经有关。然中医所谓疝气，除包括现代医学的腹外疝外，还有属于阴囊病变、肠痉挛、肠梗阻等，临床上需注意。

阴疝引睾，阴交主之。少腹满，溺难，阴下纵，横骨主之。阴疝，茎中痛，两丸骞痛，不可仰卧，刺气冲。阴疝，冲门主之。男子阴疝，两丸上下，小腹痛，五枢主之。阴跳遗溺，小便难而痛，阴上入腹中，寒疝阴挺出，偏大肿，腹脐痛，腹中不乐，大敦主之。阴疝，气疝，天枢主之。(《卷之九·足厥阴脉动喜怒不时发发㿗疝遗溺癃第十一》)

本段经文阐明因坐卧湿地、涉水或经受雨湿风冷，致任脉及足厥阴肝经气血凝滞而发为寒疝。临床症见阴囊冷痛，睾丸坚硬拘急，控引少腹，少腹满痛不适，遗尿或排尿不利，舌淡红苔白，脉弦紧。治疗当温经散寒，理气止痛，取任脉及足厥阴肝经经穴为主，可取阴交、横骨、气冲、冲门、五枢、大敦、天枢等穴，针用泻法，可灸。

暴疝痛，少腹大热，关元主之。

丈夫㿗疝，阴跳痛引篡中不得溺，腹䐜，胁下支满，闭癃阴痿，后时少泄，四肢不收，实则身热头痛汗不出，目䀮䀮然无所见，怒欲杀人，暴痛引髌下节，时有热气，筋挛膝痛不可屈伸，狂如新发，衄，不食，喘呼，少腹痛引嗌，足厥痛，曲泉主之。

腹痛上抢心，心下满，癃，茎中痛，怒不欲视，泣出，长太息，行间主之。

㿗疝，阴暴痛，中封主之。气癃㿗疝，阴急，股枢腨内廉痛，交信主之。(《卷之九·足厥阴脉动喜怒不时发发㿗疝遗溺癃第十一》)

本段经文阐述因为湿热下注，侵及任脉及足厥阴肝经，经气运行不畅，气血壅滞而发湿热疝。临床症见阴囊肿热，睾丸胀痛，痛势急迫，少腹热痛，或身热头痛，烦躁易怒，小便不利，苔黄腻，脉弦数。治疗当清利湿热，缓急止痛，取任脉及足厥阴肝经、足太阴脾经经穴为主，可取关元、曲泉、行间、交信、中封等穴以疏散郁热，理气止痛，并可取阴陵泉、三阴交以清利湿热。针用泻法，不灸。

狐疝，惊悸少气，巨缺主之。少腹疝，卧善惊，气海主之。㿗疝，大巨及地机、中郄主之。

阴股内痛，气痛，狐疝走上下，引少腹痛，不可俛仰，商丘主之。狐疝，太冲主之。㿉疝，然谷主之。卒疝少腹痛，照海主之，病在左取右，右取左，立已。（《卷之九·足厥阴脉动喜怒不时发㿗疝遗溺㿉第十一》）

本段经文阐述因为久病体虚，或劳伤过度，或强力负重，以致中气不足，气虚下陷，而致狐疝。临床症见少腹气冲部与阴囊牵连胀痛，立则下坠，卧则入腹，久之形成阴囊偏大。惊悸少气，少腹疼痛。治疗以培补元气，以任脉、足太阴脾经、足少阴肾经经穴为主，可取气海、大巨、地机、商丘、太冲等。针用补法，可灸。惊悸少气者加巨缺（阙）以宁心安神，小便不利者加然谷益肾利尿，卒发少腹痛者取照海，用巨刺法。临床尚可用关元配三角灸以培元补气，用灸法。此外大敦也是治疗疝气的常用穴。

（二十八）痔疮

痔疮，是肛管部的血管发生曲张和充血，形成一个或数个血管丛。是多发于成年人的一种慢性疾病。有关痔的成因，早在《内经》中已有论述："因而饱食，筋脉横解，肠辟为痔。《甲乙经》辑《明堂》佚文，在治疗方面汇集了比较丰富的内容。

痔痛，攒竹主之。痔，会阴主之。凡痔与阴相通者死，……痔，骨蚀，商丘主之。痔，篡痛，飞扬、委中、承扶主之。痔，篡痛，承筋主之。（《卷之九·足太阳脉动发下部痔脱肛第十二》）

本病病因病机为久坐或负重远行；或饮食失调，嗜酒辛辣；或久痢、胎产等致气血亏耗，中气下陷；或情志郁结，气机失宣，以及长期便秘等，导致瘀血浊气留滞肛门而发病。按其发病部位可分为内痔、外痔、混合痔，发生于肛门齿线以上者为内痔，齿线以下者为外痔，齿线上下均有者为混合痔。内痔症见大便时出血，血色鲜红，痔核脱垂于肛门外，如不及时复位，或因感染可引起局部剧痛；外痔主症：自觉肛门处有异物感剧烈疼痛或不痛，发炎时肿痛。治疗以疏导膀胱经气，消瘀导滞为主，主要取足太阳经穴，如攒竹、飞扬、委中、承扶、承筋及会阴，针用泻法。并可取长强、次髎、二白等，尤其二白为治疗该病之经验穴。

（二十九）痿证

痿证是指肢体筋脉弛缓，软弱无力，日久因不能随意运动而致肌肉萎缩的一种病证。《甲乙经》完整的继承了《内经》的学术思想，并结合《明堂》所载，指出了具体治疗穴位，进一步充实了治疗内容。

五脏使人痿，何也？岐伯对曰：故肺气热则叶焦，焦则皮毛虚弱急薄著，著则生痿躄矣。故心气热则下脉厥而上，上则下脉虚，虚则生脉痿，枢折挈，胫纵而不任地。肝气热则胆泻口苦，筋膜干，筋膜干则筋急而挛，发为筋痿。脾气热则胃干而渴，肌肉不仁，发为肉痿。肾气热则腰脊不举，骨枯而髓减，发为骨痿。（《卷之十·热在五脏发痿第四》）

本节比较全面的论述了五脏受热导致痿证的病因病理。首先，从生理上讲，肺主身之皮毛，心主血脉，肝主筋膜，脾主肌肉，肾主骨髓。热入五脏，肺热则叶焦，津伤不布，轻则皮毛呈现虚弱急薄的状态，重则四肢筋脉失养，痿弱不用，发为痿躄。心热则下行之脉逆而上行，以致上盛下虚，发为脉痿，关节如折了一般不能相互联系，足胫弛缓不能任地。肝热则胆汁上犯而口苦，筋膜失却濡养而干枯，则筋脉拘急挛缩而发为筋痿。脾热可使胃液干枯，气血津液生化之源不足，而见口渴，肌肉麻木不仁，发为肉痿。肾热则骨枯髓减，腰脊活动受限，发为骨痿。以上虽总论五脏受热发痿，然总由“肺热叶焦”不能输布津液以润泽五脏，遂致四肢筋脉失养，痿弱不用。此即《素问·痿论篇》“五脏因肺热叶焦，发为痿躄”之谓也。另外，如“有所亡失，所求不得…………悲哀太甚……传为脉痿……思想无穷，所愿不得，意淫于外，入房太甚……发为筋痿……有渐于湿，以水为事，若有所留，居处伤湿……发为肉痿……远行劳倦，逢大热而渴……发为骨痿”。由此可见不论内伤情志，外感湿热，饮食不节，嗜饮酒浆，劳倦色欲等都能损伤内脏精气，导致筋脉失养，产生痿证。

《甲乙经》根据病因、证候的不同将痿证分为脉、筋、肉、骨、痿躄等五痿。凡起病急、发展快，多属肺热伤津，或湿热浸淫，属于实证。凡病史较久，起病与发展较慢，以脾胃肝肾亏虚为主，属于虚证。肺热伤津者其病机重点在于肺热叶焦，不能布送津液以润泽五脏，以致筋脉失养。肝肾亏虚者多由素来肾虚，或色欲太过，或劳役过度，罢极本伤，阴精难复，导致肾中水亏火旺，而致髓枯筋痿。由于真脏亏损，病多沉重深痼。

黄帝问曰：脾病而四肢不用何也？岐伯对曰：四肢者，皆禀气于胃，而不得径至，必因脾乃得禀。今脾病不能为胃行其津液，四肢不得禀水谷气，气日以衰，脉道不通，筋骨肌肉皆无气以生，故不用焉。

问曰：脾不主时何也？对曰：脾者土也，土者中央，长以四时长四藏，各十八日寄治，不独主时。脾者土脏，常著胃土之精也，土者生万物而法天地，故上下至头足不得主时。

问曰：脾与胃以募相连耳，而能为之行津液何也？对曰：足太阴者，三阴也，其脉贯胃属脾络嗌，故太阴为之行气于三阴。阳明者表也，五脏六腑之海也，亦为之行气于三阳，脏腑各因其经而受气于阳明，故为胃行津液。四肢不得禀水谷气，气日以衰，阴道不利，筋骨肌肉皆无气以生，故不用焉。（《卷之九·脾受病发四肢不用第六》）

本文阐明了脾胃虚弱、精微不输而致痿的病因病机。脾胃为后天之本，胃主受纳，脾主运化，共同完成饮食物的消化、吸收以及水谷精气的输布。若素体脾胃虚弱，或久病成虚，中气受损，则受纳、运化、输布的功能失常，气血津液生化之源不足，无以濡养五脏，运行气血，以致筋骨失养，关节不利，肌肉瘦削，而产生肢体痿弱不用。临床症状可见肢体痿软无力，逐渐加重，甚者肢细而浮肿，食少腹胀，神疲乏力，面色不华。舌淡苔白，脉沉濡缓。

《甲乙经》对此型痿证的治疗论述极少，但从“身重骨痿不相知，太白主之”及“治痿独取阳明”之治疗大法可知，治疗当以健运脾胃为主，取穴以手足阳明、足太阴为主，兼及其他，如肩髃、曲池、合谷、髀关、梁丘、足三里、解溪等。

有渐于湿，以水为事，若有所留，居处伤湿，肌肉濡渍，痹而不仁，发为肉痿，故《下经》曰：肉痿者，得之湿地。（《卷之十·热在五脏发痿第四》）

本文阐述了湿热致痿的病因病理。久处湿地，或冒雨露，浸淫经脉，使营卫运行受阻，郁遏生热，久则气血运行不利，筋脉肌肉失却濡养而驰纵不收，成为痿证。或因饮食不节，如过食肥甘，或嗜饮酒浆，损伤脾胃，阻碍运化，导致脾运不输，筋脉肌肉失养，而成痿证。临床症状可见四肢痿软，头重如裹，身体困重，或麻木、微肿，尤以下肢多见。胸脘痞闷，小便短赤涩痛，苔黄腻，脉濡数。

思想无穷，所愿不得，意淫于外，入房太甚，宗筋弛纵，发为筋痿，及为白淫，故《下经》曰：筋痿生于肝使内也。

有所远行劳倦，逢大热而渴，渴则阳气内伐，内伐则热合于肾，肾者水脏，今水不胜火，则骨枯而髓空，故足不任身，发为骨痿，故《下经》曰：骨痿生于大热。（《卷之十·热在五脏发痿第四》）

本文阐述了髓枯筋痿的病因病理。肝藏血主筋，肾藏精生髓，肝血有赖于肾精的滋养，肾精也不断得到肝血所化之精的填充，精血相互滋生，共同濡养脏腑组织、四肢百骸，故有“精血同源”、“肝肾同源”之说。若素来肾虚，或房色太过，乘醉入房，阴精亏损；或劳役过度，罢极本伤，精损难复；或五志失调，火起于内，损伤肝肾，肢体失养，而致髓枯筋痿。临床症状可见起病缓慢，下肢痿软无力，腰脊酸软，不能久立，或伴目眩发落，咽干耳鸣，遗精遗尿，女子月经不调，甚至步履全废，腿胫大肉渐脱舌红少苔，脉细数。

问曰：治痿者独取阳明，何谓也？对曰：阳明者，五脏六腑之海，主润宗筋，宗筋者，主束骨而利机关。冲脉者，经脉之海，主渗灌溪谷，与阳明合于宗筋，阴阳总宗筋之会，会于气冲，而阳明为之长，皆属于带脉，而络于督脉，故阳明虚则宗筋纵，带脉不引，故足痿不用。治之，各补其荥而通其俞，调其虚实，和其逆顺，则筋脉骨肉各以其时受月则病已矣。（《卷之十·热在五脏发痿第四》）

关于痿证的治疗，《甲乙经》仍宗《内经》“治痿者独取阳明”的治疗大法，这也成为后世治疗痿证的指导原则。所谓独取阳明，一般系指采用补益后天脾胃为主。经中指出：“阳明者，五脏六腑之海，主润宗筋，宗筋者，主束骨而利机关。”按肺之津液来源于脾胃，肝肾的精血有赖于脾胃的生化。若脾胃虚弱，受纳运化功能失常，津液精血生化之源不足，肌肉筋脉失养，则肢体痿软，不易恢复。若脾胃功能健旺，饮食得增，气血津液充足，脏腑功能转旺，筋脉得以濡养，则有利于痿证的恢复。故至今在临床治疗时，不论遣方用药，还是针灸选穴，一般都重视调理脾胃这一治疗原则。此外，若胃火不清则肺金难肃，或脾胃湿热不化，流注于下，久则亦能损伤肝肾，导致筋骨失养。故临床上清胃火、祛湿清热也属于“独取阳明”的范畴。但正如《甲乙经》其后所指出：治疗当“各补其荥而通其俞，调其虚实，和其逆顺。”临床应视具体病情，查其病变所在和兼夹之症，或兼清湿热，或化痰祛瘀，或清郁热等，辨证论治，方能取得良效，不可被“独取阳明”所拘执。

口缓不收，不能言语，手足痿躄不能行，地仓主之。痿厥，身体不仁，手足偏小，先取京骨，后取中封、绝骨，皆泻之。痿厥寒，足腕不收，躄，坐不能起，髀枢脚痛，丘墟主之。虚则痿躄，坐不能起，实则厥，胫热膝痛，身体不仁，手足偏小，善啮颊，光明主之。（《卷之十·热在五脏发痿第四》）

身重骨痿不相知，太白主之。（《卷之九·脾受病发四肢不用第六》）

此段文字为皇甫谧选《明堂》佚文，记载虽简，但已包括了痿证的主要症状，如“口缓不收，不能言语，手足痿躄不能行，……身体不仁，……足腕不收，……坐不能起”等，取穴如地仓、京骨、中封、绝骨、丘墟、光明等，均为病变局部腧穴。根据病变虚实的不同，给予补泻。而“身重骨痿不相知，太白主之”为补益脾胃之法，体现了“治痿独取阳明”这一治疗原则。《甲乙经》在这里并论述了痿证与痹证的区别，即“虚则痿躄，坐不能起，实则厥，胫热膝痛……”，厥者，经气闭阻，脉络不畅之义，此处实指痹证。痿证多虚，以肢体痿弱不用为主；而痹证多实，以肢体疼痛为主。

临床具体治疗痿证时，除应注意“治痿独取阳明”这一基本治疗原则及取病变局部腧穴外，应根据辨证的不同给予相应的施治。基本穴可取肩髃、曲池、合谷、阳溪、髀关、梁丘、足三里、解溪等，肺热叶焦者配肺俞、尺泽以清热生津，脾胃虚弱者配脾俞、太白以健运脾胃，湿热浸淫则配脾俞、阴陵泉化湿热以健中州；髓枯筋痿者配肝俞、肾俞、悬钟、阳陵泉以调补肝肾精气。

（三十）鼻衄

鼻衄，即鼻出血。他不是一个独立的疾病，而是多种疾病的常见症状之一。《甲乙经》论述了其病因病机，腧穴主治，主要归结为手太阴与手、足太阳经，取穴以督脉、手太阴、手足太阳经穴为主。

暴瘅内逆，肝肺相薄，血溢鼻口，取天府。

衄而不衃，血流，取足太阳；

大衄衃，取手太阳。不已刺腕骨下；不已刺腘中出血。

鼻鼽衄，上星主之，先取譩譆，后取天牖、风池。

衄血不止，承浆及委中主之。

衄，腕骨主之。（《卷之十二·血溢发衄第七》）

本段文字论述了鼻衄的病机及腧穴治疗。鼻与肺、胃、肝、脾、肾的关系密切。“暴瘅内逆，肝肺相薄”，即：突发热病而热结于内，使气机逆乱，肝肺之气交迫，脉络受损，发为鼻衄。《甲乙经》对鼻衄的治疗，主要以局部取穴为主：取督脉上星，任脉穴承浆；远部取穴以手太阴、手太阳经穴为主，盖因鼻为肺之窍，而太阳主一身之表，内合于肺。

临床上鼻衄常见的证型有风热犯鼻、胃热炽盛、肝肾亏虚。《甲乙经》未具体阐明鼻衄的辨证论治，但指出气机逆乱，热邪郁结于内，灼伤血络，导致血从口鼻而出的病机，并取肺之腧穴进行治疗。临床上常见风热证候：鼻中出血，色鲜红，量不多，鼻腔干燥，有灼热感，兼有咳嗽、痰少、口干咽痛等。治宜疏散风热，凉血止衄。处方：迎香、印堂、孔最、合谷、风池、少商。少商可点刺出血，迎香、印堂皆使针感向鼻根扩散。若郁热不解，致肺热内盛，冲逆于上，损伤窍络，血溢清道为衄，治宜清泻肺热，凉血止衄。处方：尺泽、曲池、合谷、天府、二间。肝肾亏虚常因阴虚，鼻失濡养，脉络受损；甚则阴虚火旺，灼伤脉络，发为鼻衄。证见：鼻衄时作时止，反复发作，鼻血淡红，量不多，伴见潮热盗汗，耳鸣心悸，腰膝酸软。治宜滋阴润燥，凉血止衄。处方：肝俞、肾俞、太溪、足三里、百会、太冲。

（三十一）瘿瘤

瘿、瘿气、瘿瘤相当于西医的单纯性甲状腺肿，是以缺碘为主的代偿性甲状腺肿大。临床上以甲状腺肿大为主要表现。《甲乙经》阐述了本病的治疗。

瘿，天窗及臑会主之。

瘿瘤，气舍主之。（《卷之十二·气有所结发瘤瘿第九》）

中医认为本病是由于正气不足，以至病邪结聚于颈项，导致气滞、血瘀、痰凝等病理变化，而逐渐形成的。或情志不畅、肝郁则气滞，心肝之气郁结，气机郁滞，津液不布，凝聚成痰，痰气交阻，搏结不散；或因女子发育、妊娠，冲、任、肝经气失调，易犯肝火，气郁、气滞血瘀等病变随之而来，也可逐渐导致瘿病的发生。

《甲乙经》本篇所述瘿的治疗，病机是忧郁气结，导致痰、血、气搏结而成。其主要症状：颈前结块肿大，质软不痛，弥漫光滑，对称，皮色如常，随吞咽上下移动，伴情志不舒，胁痛乳胀，善太息，少腹胀痛。治宜疏肝理气，化痰散结。针灸可取腺肿局部、支沟、阳陵泉、风池、水突、天突、间使、丰隆。《甲乙经》对于本病的治疗只叙述了局部取穴，天窗、气舍皆是此类，临床若要取得满意疗效，还需结合远道配穴。此外，临床上对于本病的治疗多取阿是穴，即在腺肿结节上采用围针刺，疗效肯定。

（三十二）乳痈

乳痈又称“妒乳”、“乳毒”等。相当于西医急性乳腺炎范畴。是因细菌侵入乳腺和腺管组织引起的乳房感染。主要症状：乳房红肿热痛，伴全身寒热，好发于产后哺乳期妇女。《甲乙经》将乳痈的病变脏腑主要归结于足阳明胃经、手太阴肺经、足厥阴肝经、足少阳胆经、足少阴肾经，其理论根据为乳房属阳明、乳头属肝。

乳痈，寒热短气，卧不安，膺窗主之。

乳痈，凄索寒热，痛不可按，乳根主之。

妬乳，太渊主之。

乳难，太冲及复溜主之。

乳痈有热，三里主之。

乳痈有热，巨虚主之。

乳肿有热，临泣主之。（《卷之十二·妇人杂病第十》）

本段文字阐明了乳痈的伴随症状及腧穴治疗。临床上一般将乳痈分为内吹乳痈，外吹乳痈，非哺乳期乳痈。中医认为情志不舒，乳头破裂，外邪侵入，断乳不当等原因引起乳汁蓄积，使气血不畅，乳络失宣，乳汁郁久化热，进而腐肉成脓。以乳房红肿热痛为主要表现。初起乳房结块，肿胀疼痛，排乳不畅或困难，恶寒头痛，全身不适。若治疗不及时，肿势进一步加剧，则伴全身高热。严重者可化脓。如见硬肿结块渐软者则脓已成熟。胃热证见：口渴欲饮，或恶心呕吐，口臭便秘。胃热者治疗宜通利乳络，清泻热毒。取穴：足三里、乳根、膺窗、内关、肩井。乳汁壅胀，加膻中、少泽；头痛发热，加合谷、曲池。肝气郁结：胸胁胀闷，呃逆，纳呆。气郁者宜疏肝解郁。处方：期门、行间、内关、天池、肩井。

针灸治疗本病有较好的疗效，尤适用于早期急性乳腺炎。重点取阳明、厥阴、少阳等经穴。早期未成脓者，以消散为主；有化脓倾向，针刺亦具有镇痛消肿和促进炎症局限化、吸收的作用。初常用毫针治疗外，尚有穴位注射法，取大椎及患侧乳房痈肿部位相对应的背部，梅花针点刺放血。

（三十三）失音

失音是神清而声音嘶哑，甚至不能发出声音的症状。

黄帝问曰：人之卒然忧恚而无音者，何气不行？……卒然无音者，寒气客于厌，则厌不能发，发不能下至其机扇，机扇开关不利故无音。足少阴之脉上系于舌本，络于横骨，终于会厌，两泻血脉，浊气万辟；会厌之脉，上络任脉，复取之天突，其厌乃发也。（《卷

之十二·寒气客于厌发瘖不能言第二》)

本文阐述了失音证之病机与治疗。失音证有虚实之分，虚者多因病久而气血亏损，致“金破不鸣。”本文所论失音包括两种证型：①忧恚而无音，乃木火上炎，使肺气不通，会厌开阖不利而失音；②寒邪客于会厌无音，系由风寒之邪犯于喉，肺气不宣所致。一为热闭于外，一为寒闭于外，皆属实证，为“金实不鸣”。

本条文涉及的失音证，当以祛邪为主。针灸治疗以取手太阴肺经、任脉、手足阳明经穴位为主，亦可取足少阴肾经穴，因咽喉与这几条经脉都有联系。热则清热利气化痰，穴取水突、尺泽、液门、合谷、曲池；寒则散寒祛邪，穴取水突、天突、鱼际、尺泽。

失音尚有因局部壅肿而致，应以喉痹论治。

瘖不能言，期门主之。(《卷之十二·寒气客于厌发瘖不能言第二》)

论述的因肝郁失音的治疗。本条未详细说明不能言用期门治疗的其余兼证，但从治疗推证，此类型失音应见到肝郁的症状，乃因七情气郁所致，表现为受情志刺激后突然言语无音，但哭、笑声音正常，伴随忧郁等表现。相当于西医癔病性失音。

本类型失音可分为两型：①肝气郁结。证见突然不语，并有精神抑郁，胸闷胁痛，不思饮食，口苦咽干，脉弦。治疗宜舒肝解郁，安神开窍，穴取太冲、内关、阳陵泉、廉泉、天突、期门；②心虚肝郁，证见突然失音，伴精神恍惚，喜怒无常，多疑多虑，或少言寡语，舌苔薄白，脉弦细。治宜养心安神，解郁开窍，穴取少海、通里、行间、廉泉、期门。

本型失音常可针刺廉泉、涌泉或颈部任选一穴，边捻针，边嘱发音，每能见效；或强刺激涌泉，使其剧痛而叫喊，其声即开。

(三十四) 喉痹

喉痹是因外邪犯咽，或气血阴阳失调，虚火上灼，咽喉失养所致，以咽部肌膜红肿热痛，或干燥异物感，咽痒不适等为主要表现的咽部疾病。《素问·阴阳别论》说：“一阴一阳结，谓之喉痹。”《甲乙经》对喉痹也是仅列出了取穴原则是取阳明经穴为主，未对其病因病机、症状作进一步的解释。后世主要指喉痛为主的一类疾病。

喉痹不能言，取足阳明；能言，取手阳明。(《卷之十二·手足阳明少阳脉动发喉痹咽痛第二》)

提出喉痹可因手足阳明脉经气变化异常而发，故可取其腧穴主治。咽喉为肺胃所属，咽接食管而通于胃，喉连气管而通于肺。因此阳明经脉动所发生病变可导致喉痹的产生。常因过食辛辣煎炒，引动胃火上逆，津液受灼，炼津为痰，痰火蕴结，见咽喉肿痛。证见咽喉肿痛，或见高热，口臭，痰稠黄，大便结，小便黄，苔黄腻，脉洪数。治疗宜清热利咽。取手足阳明经穴为主。处方：商阳、内庭、天突、丰隆。《甲乙经》原文中所言：“不能言，取足阳明；能言，取手阳明，”临床区分不大。但见痰热上扰，导致喉痹，皆可取之。临床中常用商阳点刺放血，以泻热。

喉痹气逆，口㖞，喉咽如扼状，行间主之。(《卷之十二·手足阳明少阳脉动发喉痹咽痛第二》)

阐述了以气逆为主喉痹的治疗。此证型常见于肝气郁结，气机不畅，脉络痹阻，咽喉不利；或肝郁犯脾，痰浊内生，上感咽喉。症见咽喉胀痛或刺痛，咽喉梗阻感或痰粘着感，咳嗽痰少；或咽干燥，灼热刺痛，伴情志不舒，烦躁易怒，呃逆嗳气，口苦，舌暗苔腻，脉弦。治疗宜疏肝解郁，化痰利咽。穴取行间、列缺、丰隆、照海、天突。

暴瘖气哽，刺扶突与舌本出血。

瘖不能言，刺脑户。

暴瘖不能言，喉嗌痛，刺风府。

舌缓，瘖不能言，刺瘖门。

喉痛，瘖不能言，天窗主之。

暴瘖气哽，喉痹咽痛不得息，饮食不下，天鼎主之。

食饮善呕，不能言，通谷主之。

瘖不能言，期门主之。

暴瘖不能言，合谷及涌泉、阴交主之。(《卷之十二·寒气客于厌发瘖不能言第二》)

论述了暴瘖的腧穴治疗。暴瘖多属实证，“金实不鸣”，肺金邪实而失音。常见的证型有：风寒侵喉、风热犯喉、痰热壅喉、热毒壅喉等。共有的症状是：①声音不扬，甚则嘶哑失音；②痰多，或咽痒咳嗽；③可伴有咽痛，发声时加重，一般不妨碍吞咽。各证型兼有不同的寒证或热证的表现。治疗以袪邪利肺为主。《甲乙经》的取穴可分为以下几类：①取与咽喉有联系的经脉腧穴，包括足少阴经穴：涌泉，因“足少阴”上系于舌本，络于横骨，络于会厌；任脉经穴：天突，因“会厌之脉，上络任脉”；手阳明大肠经穴：扶突、天鼎、合谷；足太阳膀胱经穴：通谷；足少阳胆经穴：阳交；手少阳三焦经穴：支沟。②局部配穴：风府、哑门、脑户。

从以上可以看出，暴瘖腧穴主治常取与咽喉有关经脉的腧穴，而督脉经穴现代常用于中风后失语，即“失瘖”的治疗中，很少用于“暴瘖”的治疗中。至于期门、阳交、支沟分属于肝、胆、三焦经穴，亦很少用。因七情气郁所致，以感受情志刺激后突然失语，但哭笑正常，伴情志忧郁的肝郁失音，可考虑配肝、胆、三焦经穴。

(三十五) 失眠

失眠亦称“不寐”，“不得卧”等，是以经常不能获得正常睡眠，或入睡困难，或睡眠时间不足，或睡眠不深，严重者彻夜不眠为特征的病证。

今邪气客于五脏，则卫气独营其外，行于阳不得入于阴，行于阳则阳气盛，阳气盛则阳跷满，不得入于阴，阴气虚，故目不得眠。治之补其不足，泻其有余，调其虚实，以通其道而去其邪。

阳气尽，阴气盛，则目瞑；阴气尽，则寤。

入脑乃别阴跷阳跷，阴阳相交，阳入阴出，阴阳交于兑眦；阳气盛则嗔目，阴气绝则眠。(《卷之十二·目不得眠不得视及多卧卧不安不得偃卧肉苛诸息有音及喘第三》)

失眠发病机制中，除了神与心、阴血的关系外，与卫营、阴阳跷有密切关系。本文阐述了失眠的病机在于阴阳失调。外邪侵犯五脏六腑，导致卫阳、营阴不能正常发挥生理功能，卫气夜不能行于阴经，阳不能入阴，阳气盛，目开而寤。同时论述了奇经八脉中阴阳跷脉在睡眠中的作用。昼则卫气从足太阳经开始行于诸阳经，阳跷脉渐盛，则目开不能睡；夜则卫气从足少阴经开始行于诸阴经，阴跷脉渐盛，则目合而寤。阴阳跷脉气之盛衰与寤寐有直接关系。

对于失眠的治疗本文提出了治疗原则：补其不足，泻其有余。因“阳气盛，阴气虚，”所以宜泻阳补阴。以达“通其道，去其邪，阴阳得合”目的。临床上邪气客于五脏六腑，引起机体阴阳失调，常见的有：心火亢盛，症见心烦不眠，胸烦热，口舌生疮，小溲短赤，苔黄舌尖红，脉数；肝火内郁，症见烦躁不眠，多梦易怒，大便干结，小便短赤，苔黄且干，脉弦数有力；瘀血内阻，症见失眠，胸满或痛，痛位固定，苔白有瘀斑，脉涩。针灸治疗以调理跷脉，安神利眠为原则。取穴：照海、申脉、神门、四神聪等。肝火内扰加行间、夹溪；心火内扰配劳宫、液门；瘀血内阻，加中渚、后溪。

"阳明者，胃脉也。胃者，六腑之海也，其气亦下行。阳明逆，不得从其道，故不得卧。《下经》曰：胃不和则卧不安。"（《卷之十二·目不得眠不得视及多卧卧不安不得偃卧肉苛诸息有音及喘第三》）

本文提出了胃不和则卧不安的病机。胃主受纳，腐熟水谷。又主通降，以通为顺。饮食不节，停滞于胃中，气机阻滞，则胃失和降。一方面，浊气上扰，心神被扰而不安；另一方面，卫气逆行失常，卫气出于胃，阳明逆，卫气行于阳而不得入于阴，故失眠。临床常见失眠，脘腹胀满不舒，大便不调，苔腐或厚腻，脉滑。治以消食导滞，通腑降浊。取照海、申脉、神门、四神聪，加太白、公孙、内关、足三里等穴。

胃不和另外一个原因是痰热内扰，积于胃，使胃气上逆，心神被扰，见心烦不眠，胸脘烦满，口干，恶心，苔黄腻，脉滑数。治宜化痰清热，和胃安神。除上述选穴外，可加丰隆、内庭、曲池。

"人有卧而有所不安者，何也？曰：脏有所伤，及情有所倚，则卧不安；故人不能悬其病也。"（《卷之十二·目不得眠不得视及多卧卧不安不得偃卧肉苛诸息有音及喘第三》）

五脏所藏者，皆为精为神。各脏阴精充盛，则神安，自无失眠及神志之证。若脏伤而精不养神，则致失眠。

五脏伤而致失眠，常见的证型有：心脾两虚，症见失眠，难以入寐；心肾不交，症见失眠，昼夜难以入寐；肾阴不足，可伴见心火上炎之症；心胆气虚，症见失眠、心悸、善惊恐，心气虚证候；

治疗按"虚则补之"原则，本文所论失眠以补益为法，除主穴外，心脾两虚加心俞、脾俞、足三里；心肾不交，加太溪、脾俞、心俞；心胆气虚，加丘墟、心俞、内关。

（三十六）耳鸣、耳聋

临床上耳鸣、耳聋是指听觉异常的两种症状。耳鸣是以自觉耳鸣响为主症，耳聋则以听力减退或听力丧失为主症。两者在病因病机及治疗方面大致相同。《针灸甲乙经》辑《明堂孔穴针灸治要》之相关内容，详述其治疗方略。

耳鸣，取耳前动脉。耳痛不可刺者，耳中有脓，若有干擿抵，耳无闻也。

耳聋，取手足少指爪甲上与肉交者，先取手，后取足。

耳鸣，取手中指爪甲上，左取右，右取左；先取手，后取足。

聋，耳中不通，合谷主之。耳中生风，耳聋耳鸣时不闻，商阳主之。

聋而不痛，取足少阳；聋而痛，取手阳明。

耳聋无闻，天窗主之。耳聋，嘈嘈无所闻，天容主之。耳鸣无闻，肩贞及腕骨主之。

耳聋，两颧颥痛，中渚主之。耳焞焞浑浑，聋无所闻，外关主之。卒气聋，四渎主之。（《卷之十二·手太阳少阳脉动发耳病第五》）

本文提供了耳鸣、耳聋的腧穴主治。由于耳为宗脉之所聚，主要为手足少阳、太阳及手阳明与耳有联系。因此，针灸治疗主要取这几条经脉腧穴为主。《甲乙经》将本篇命名为“手太阳、少阳脉动发耳病”，着重强调了手太阳、少阳经气逆乱在耳鸣、耳聋发病中的影响。

除了阳经腧穴外，本篇治疗耳病腧穴配伍还注重耳局部取穴，如耳门、听宫、听会，既是少阳、太阳经穴，又是位于耳之局部，有利于改善耳之功能，此外，如百会、颔厌、颅息等，皆可认为是局部配穴。同时，本篇腧穴取穴还非常重视远端取穴，如关冲、窍阴、阳溪、阳谷、商阳、合谷、中渚、四渎等，皆属“循经远取”配穴。

本篇还提出了耳疾针灸治疗左病右取或右病左取、同名经取穴、以及表里经取穴方法。如耳鸣取中冲，此为心包经井穴，可用左病右取，右病左取的原则配穴；古籍中言“同气相求”，因此本篇同取手足少阳经腧穴的方法，有助于增强腧穴治疗功能的协同作用，从而达到较好的治疗效果。

头痛耳鸣，九窍不利，脾胃之所生也。(《卷之十二·手太阳少阳脉动发耳病第五》)

这里论述了耳鸣的痰火内扰病机及治疗。此类证型常痰火扰耳，脾胃蕴热，痰火内生，上壅清窍，由于腑气不降，逆气上冲，则气序不顺，功能失司，听力出现障碍，导致耳鸣的产生。见耳鸣暴发，平素有饮酒史或喜食肥甘厚味。音感模糊，甚则闭塞无闻，鸣声洪而粗，持续不歇。并见头昏重，胸腹痞满，或有恶心，大便不爽，小便黄。舌红胖，苔黄腻，脉滑数或弦滑。针灸治疗宜开窍聪耳。局部取穴以足阳明、足太阴穴为主。主穴取翳风、听会、侠溪、照海、中渚，还可配百会、丰隆、三阴交、内关等。

人之耳中鸣者何？对曰：耳者，宗脉之所聚也。故耳中空则宗脉虚，虚则下，溜脉有所竭者，故耳鸣。补客主人，手大指甲上与肉交者。(《卷之十二·手太阳少阳脉动发耳病第五》)

本段阐述了脾胃气虚在耳鸣病理中的重要作用。胃中空，即脾胃气血虚弱，使得宗脉虚，清阳不升，气血不足，耳窍失养，气机不通，导致耳鸣的发生。临床本类型常见症状有耳鸣或耳聋，时有好转，或见倦怠乏力，少气懒言，失眠多梦，面色不华，心悸。舌淡，脉细。针灸治疗根据不同病因，或清化痰火或补益气血，以开窍聪耳。局部取穴以足阳明、足太阴穴为主：翳风、听会、太溪、照海，配以三里、三阴交、神门、公孙等。

(三十七) 健忘

人之善忘者何？曰：上气不足，下气有余，肠胃实而心肺虚，虚则荣卫留于下，久不以时上，故善忘也。(《卷之十二·欠呿唏振寒噫嚏泣出太息羡下耳鸣齿舌善忘善饥第一》)

心肺气虚，营卫留于肠胃，不能营于脑而健忘。心肺气虚健忘，症见健忘，心悸，少气，面色不华，失眠多梦，舌淡苔白，脉细无力。心肺气虚，心脉失养，神气不能相固，而见健忘。面色不华，失眠皆心气血不足之象，肺气虚，故少气。舌质淡嫩，脉细无力，皆气血不足之证。

本证型治疗，宜补益气血，健脑益髓。针刺治疗以督脉、肾经为主，配以膀胱经背俞，脾胃经穴，穴取：百会、大钟、脾俞、胃俞、三里、三阴交。

(三十八) 牙痛

牙痛是指牙齿因各种原因引起的疼痛而言，为口腔疾患中常见的症状之一，《针灸甲乙经》详细阐述了本病的治疗。

诊龋痛，按其阳明之来，有过者独热。在左者左热，在左右热，在上上热，在下下热。

臂之阳明，有如鼽齿者，名曰大迎。下齿龋取之臂。恶寒补之，不恶泻之。

上龋齿取之在鼻与鼽前。方病之时，其脉盛，脉盛则泻之，虚则补之。

上齿龋痛，恶风寒，正营主之。

上齿龋痛，恶寒者，上关主之。

颊肿，口急，颊车痛，不可以嚼，颊车主之。

下齿龋，下牙痛，䪼肿，下关主之。

口中下齿痛，恶寒肿，商阳主之。

齿痛，偏历主之。

齿痛，合谷主之。

下齿龋，则上齿痛，腋门主之。

齿痛，四渎主之。

齿牙龋，浮白及完骨主之。

齿痛，颧髎及二间主之，上齿龋，兑端及耳门主之。

齿间出血者，有伤酸，齿床落痛，口不可开，引鼻中，龈交主之。

齿动痛，不恶清饮，取足阳明；恶清饮，取手阳明。(《卷之十二·手足阳明脉动发口齿病第六》)

本段论述了牙痛的针灸治疗。手足阳明经经脉循行经过上齿、下齿，大肠胃腑积热，或风邪外袭经络，郁于阳明而化火，火邪循经上炎而引起牙痛。肾主骨，齿为骨之余，肾阴不足，虚火上炎亦可发为牙痛。故牙痛主要与手足阳明经、足少阴肾经有关。治宜祛风泻火，通络止痛。以手足阳明经穴为主。《甲乙经》对于牙痛在腧穴治疗上充分体现“经脉所过，主治所及”的原则，论述极为详细。无论局部取穴，还是远端腧穴取穴，都以手足阳明经为主。除此以外，局部还取了足少阳三焦经、足少阳胆经、督脉腧穴，意在“腧穴所在，主治所及”。此种配穴，对临床有着积极的指导意义。

对于牙痛的虚实寒热，《甲乙经》亦作了较为详细的论述。不恶寒、脉盛可作为实证的依据，治疗宜泻；恶寒、脉虚可作为虚证的依据，治疗宜补。取合谷、颊车、下关。风火牙痛者，加外关、风池；胃火牙痛者，加内庭、二间；阴虚牙痛者，加太溪、行间。

（三十九）带下病

通常带下是指妇女阴道内流的一种无色、粘稠、无臭液体，其量不多。若带下量明显增多，色、质、气味异常，或伴全身及局部症状者，称带下病。《针灸甲乙经》记载了各种带下病的针灸治疗。

乳子下赤白，腰俞主之。

腰痛不可俯仰，先取缺盆，后取尾骶。

女子绝子，阴挺出，不禁白沥，上髎主之。

女子赤白沥，心下积胀，次髎主之。

女子赤淫时白，气癃，月事少，中髎主之。

女子下苍汁，不禁赤沥，阴中痒痛，少腹控眇，不可俯仰，下髎主之。

刺腰尻交者，两胂上，以月死生为数，发针立已。(《卷之十二·妇人杂病第十》)

带下病多属冲任不固，带脉失约，以致水湿浊液下注而成。外感湿毒，郁而化热，或饮食劳倦，脾虚运化失常，水湿内停，郁久而化热，湿热下注，可形成本病；素体肾气不足，下元亏损，或产后房劳，亦可导致带脉失约，任脉不固，遂致带下。其中黄带者为脾经湿热，白带者多属虚寒。临床以脾虚、肾虚及湿热下注引起者为多。

若带下色黄，稠粘，如脓如涕，气秽臭，阴中痒，小腹作痛，小便短赤，身热，口苦咽干，舌红，苔黄，脉滑数者，为湿热下注；带下色白或淡黄，无臭味，质粘稠，连绵不断，面色萎黄，食少便溏，神疲乏力，舌淡，苔白腻，脉濡弱者，为脾虚；带下色白，量多，质清稀，绵绵不断，小腹寒凉，腰部酸痛，小便频数清长，夜间尤甚，大便溏薄，舌淡，苔薄白，脉沉者，为肾虚。

治疗宜固摄带脉，利湿化浊。以足少阳经、任脉及足太阴经穴为主。取穴：带脉、中极、白环俞、阴陵泉。湿热下注者，加水道、次髎；脾气虚者，加气海、足三里、三阴交；肾虚者，加关元、肾俞、照海；阴痒者，加蠡沟、中都、太冲；带下色红者，加间使；腰部酸痛者，加腰眼、小肠俞；纳少便溏者，加中脘、天枢。

《甲乙经》治疗带下诸症，善取八髎穴和腰骶的腧穴，并对其刺激方法进行了论述。现代研究表明，八髎穴和腰骶的腧穴对泌尿生殖系统疾病有着非常独特的作用。《甲乙经》治疗妇科疾病，对腰骶部的穴位非常重视。

（四十）不孕症

不孕症，又称绝子、无子，指育龄妇女，未避孕，配偶生殖功能正常，婚后有正常性生活，同居两年以上而未怀孕者，或曾有过生育或流产，而又两年以上未怀孕者；前者称原发性不孕，后者为继发性不孕。西医学认为导致女性不孕症的原因包括输卵管、卵巢、子宫、宫颈、阴道等因素，而以输卵管因素最常见。

绝子灸脐中，令有子。

女子绝子，血在内不下，关元主之。

血闭无子，不嗜食，曲泉主之。

妇人绝产，若未曾生产，阴廉主之。

妇人无子，涌泉主之。

女子不孕，阴暴出，经水漏，然谷主之。（《卷之十二·妇人杂病第十》）

本段论述了妇女不孕的腧穴治疗方法。临床导致不孕的原因很多，古籍中言五不女，即螺、纹、鼓、角、脉五种，多属于先天性生理缺陷，此乃针灸所不能奏效的。就脏腑气血而言，本证与肾精关系密切。如先天肾虚，或精血亏损，使冲任虚衰，寒客胞脉，而不能成孕；情志不畅，肝气郁结，气血不和，或恶血留内，气滞血瘀，或脾失健运，痰湿内生，痰瘀互阻，胞脉不通，均可致不孕。本病证候有虚有实，虚者多为肾虚不孕，实证多为肝气郁结或痰郁互阻。

婚后不孕，兼见月经后期，量少色淡，面色晦暗，性欲淡漠，小便清长，大便不实，舌苔白，脉沉细或沉迟，为肾虚；多年不孕，经期先后不定，经来腹痛，行而不畅，量少色深，夹有块，经前乳房胀痛，精神抑郁，烦躁易怒，舌质正常或暗红，苔薄白，脉弦，为肝气郁结；婚后久不受孕，形体肥胖，经行推迟而不畅，夹有血块，甚或闭经，带下量多，质粘稠，伴头晕心悸，胸胁胀满，纳呆泛恶，苔白腻，脉滑，为痰瘀互阻。

治疗上应区分虚实。见实证宜理气化痰，行瘀通络。以相应背俞穴及足阳明、足太阴经穴为主。取丰隆、归来、子宫、三阴交等穴。肝气郁结者，加太冲、阴廉、曲泉；痰瘀互阻者，加阴陵泉、内关、隔俞；胸胁胀痛者，加内关、膻中；经行涩滞者，加地机；白带量多者，加次髎；纳差脘闷者，加中脘、足三里。

（四十一）惊风

惊风，又称惊厥，是小儿常见的危急重症，可发生于许多疾病的过程中，临床以抽搐，并伴有神志障碍为特征。其发病突然，变化迅速，证情凶险，列为中医儿科四大证之一。好发于1～5岁小儿，年龄越小，发病率越高。根据其临床表现分为急惊风与慢惊风两类。急惊风发病急暴，临床表现多为实证。慢惊风多由久病而来，也可由急惊风转变而来，临床多表现为虚证。西医学中因高热、脑膜炎、脑炎、血钙过低、大脑发育不全、癫痫等所致的抽搐属本病范畴。《甲乙经》关于惊风论述较详细。

瘛惊脉五，针手足太阴各五，刺经太阳者五，刺手足少阴经络旁者一，足阳明一，上踝五寸刺三针。

小儿惊痫，本神及前顶、囟会、天柱主之；如反视，临泣主之。

小儿惊痫，脊急强，目转上插，筋缩主之。

小儿惊痫，脊强，互相引，长强主之。

小儿病痫瘈，呕吐泄注，惊恐，失精，瞻视不明，眵䁾，瘈脉及长强主之。

小儿惊痫，不得息，颅息主之。

小儿惊瘈，如有见者，列缺主之，并取阳明络。

小儿痫发，目上插，攒竹主之。

小儿痫瘈，手足扰，目昏，口噤，溺黄，商丘主之。

小儿痫瘈，遗精溺，虚则病诸瘕痨，实则闭癃，小腹中热，善寐，大敦主之。

小儿马痫，仆参及金门主之。

风从头至足，痫瘈，口闭不能开，每大便腹暴满，按之不下，噫、悲、喘，昆仑主之。（《卷之十二·小儿杂病第十一》）

论述了小儿惊风的腧穴主治。

急惊风的主要病因是外感时邪、内蕴痰热积滞、暴受惊恐。外感时邪，从热化火，热极生风；或饮食不节，食滞痰郁，化火动风；或暴受惊恐，气机逆乱，而发惊厥。其主要病机为热闭心窍、热盛动风、痰盛发搐。热、痰、风、惊四证是急惊风的主要病理表现。病变部位在于心、肝二脏。慢惊风由于禀赋不足、久病正虚而致，以脾肾阳虚，或肝肾阴虚为其主要发病原因。由于暴吐暴泻、久吐久泻，或温热病后正气亏损，脾肾亏虚，化源不足；或肝肾阴虚，以致肌肉强直性或阵发性痉挛，可有神志不清。

急惊风，初起常有壮热面赤，烦躁不宁，摇头弄舌，咬牙，睡中惊，牙关紧闭，两目上视，颈项强直，角弓反张，四肢抽搐、颤动，呼吸急促，弦滑，为痰热生风。起病缓慢为慢惊风，常见面黄肌瘦，形神疲惫，四肢不温，呼吸微弱，囟门低陷，昏睡，时有抽搐。兼见大便稀薄，色青带绿，足趺及面部浮肿，舌淡苔薄，脉沉迟无力，为脾阳虚；神倦虚烦，面色潮红，手足心热，舌光少苔或无苔，脉沉细而数，为肝肾阴亏。

治疗急惊风，宜醒脑开窍，熄风镇惊。以督脉及足厥阴经穴为主。取穴：水沟、印堂、合谷、太冲。热盛者，加大椎、十宣；痰多者，加丰隆；惊恐者，加神门；口禁者，加颊车。慢惊风，治宜健脾益肾，镇惊熄风。以督脉、任脉及足阳明经穴为主。取穴：水沟、印堂、气海、足三里、太冲；脾肾阳虚者，加神阙、关元、肾俞；肝肾阴虚者，加太溪、肝俞。

（四十二）目赤肿痛

目赤肿痛为多种眼部疾患中的一个急性症状。古代文献根据发病原因，以及其症状急重和具有流行性，又称“风热眼”、“暴风客热”、“天行赤眼”等。《针灸甲乙经》记载了历代关于本病的针灸治疗。

目中赤痛，从内眦始，取之阴跷。

目痛，不能视物，上星主之。先取噫嘻，后取天牖、风池。

目䀮䀮，赤痛，天柱主之。

目不明，恶风日，泪出憎寒，目痛目眩，内眦赤痛，目䀮䀮无所见，眦痒痛，淫肤白翳，睛明主之。（《卷之十二·足太阳阳明手少阳脉动发目病第四》）

论述了目疾的腧穴治疗。因外感风热时邪，侵袭目窍，郁而不宣；或因肝胆火盛，循经上扰，以致经脉闭阻，血壅气滞，骤然发生目赤肿痛。症见目赤肿痛，羞明，流泪，眵多。兼见头痛，发热，脉浮数，为风热证；若口苦，烦热，便秘，脉弦滑，为肝胆火盛。

治疗宜清泻风热，消肿定痛。以手阳明、足厥阴、足少阳经穴为主。取合谷、太冲、风池、睛明、太阳。配穴：风热者，加少商、上星；肝胆火盛者，加行间、侠溪。

（四十三）近视

近视，是以视近清楚，视远模糊为主症的眼病。古代医籍又称之“能近怯远症”。近视与远视、散光同属于屈光不正的一类眼病。《针灸甲乙经》论述较多者为近视。

青盲、远视不明，承光主之。

目瞑，远视䀮䀮，目光主之。

泪出目眩瞀，瞳子痒，远视䀮䀮，昏夜无见，目瞤动，与项口参相引，僻口不能言，刺承泣。

目痛口僻，泪出，目不明，四白主之。（《卷之十二·足太阳阳明手少阳脉动发目病第四》）

讲述了近视的针灸治疗。本病多因先天禀赋不足、劳心伤神等，使心肝肾气血阴阳受损，睛珠形态异常；不良用眼习惯，如看书、写字目标太近，坐位姿势不正以及光线强烈或不足等，使目络疲阻，目失所养，导致本病。临床上以视近物正常，视远物模糊不清为主症。兼见失眠健忘，腰酸，目干涩，舌红，脉细，为肝肾不足；神疲乏力，纳呆便溏，头晕，心悸，面色不华或白，舌淡，脉细，为心脾两虚。治疗宜通络活血。以足阳明、足太阳、足少阳经穴为主。穴取：承泣、睛明、风池、翳明、光明。肝肾不足者，加肝俞、肾俞；心脾两虚者，加心俞、脾俞、足三里。

六、在专病专科领域的贡献与特点

（一）对咳嗽的治疗特点

研究人员运用计算机对《针灸甲乙经》进行检索统计，结果显示《甲乙经》治疗本病共涉及44个腧穴总计50穴次；通过分析44个腧穴所属经脉后发现：肺经9个；膀胱经7个；肾经6个；任脉4个；小肠经、脾经、胃经各3个；大肠经、心包经、肝经各2个；胆经、心经、三焦经各1个；未采用督脉腧穴。通过分析44个腧穴所属部位后发现：肩颈部6个、背部6个、胸部15个、上肢部12个、下肢部5个。可见，《甲乙经》治疗本病有如下特点：

1. **取穴特点**

（1）围绕肺部取穴　经统计，围绕肺部在体表的投影如背部、胸部、肩颈部的腧穴总共27个，占总穴数的61.4%，其所属经脉分布情况如下：肺经2个，膀胱经6个，胃经、任脉、肾经各4个，小肠经、脾经各2个，大肠经、肝经、胆经各1个，可见，局部选穴作为针灸选穴最基本的选穴依据在《针灸甲乙经》中以可以灵活应用，且选穴思路已经非常成熟。

（2）循经取穴以肺经腧穴作为选穴重点　祖国医学认为，咳嗽是肺脏疾病的主要特征，且肺经的主治病症也以咳嗽为主。因此《甲乙经》在循经取穴的过程中充分展现了这一点：从统计可知，在循经选穴所涉及到的腧穴中，唯一收录其所有腧穴的一条经脉便是肺经，这在《甲乙经》中是不多见的。可见，在咳嗽的治疗过程中，《甲乙经》始终遵循以肺经腧穴作为选穴的重点。

（3）取穴模式紧紧遵循祖国医学理论　祖国医学认为："五脏六腑皆令人咳，非独肺也"。而《甲乙经》在治疗咳嗽的选穴过程中也充分遵循了这一点，从统计可知，除督脉外，其在治疗咳嗽时，其余十三条经脉的腧穴均有涉列；且又以肺经、膀胱经、肾经、小肠经、脾经、胃经腧穴作为主治的重点，因为祖国医学认为："咳嗽的治疗，除直接治肺外，还应从整体出发注意治脾、治肝、治肾等。"可见，《甲乙经》治疗咳嗽，除遵循针灸理论外，还遵循其他祖国医学理论。

（4）循经取穴以特定穴为主　通过统计，在循经选穴所涉及到的17个腧穴中，有14个腧穴为特定穴，占循经取穴的绝对多数，且特定穴中有13个腧穴为五输穴。说明《甲乙经》已经充分认识到特定穴的主治作用，并可以自觉地把它应用到临床当中。

综上所述：《甲乙经》在咳嗽的治疗过程中，以肺经作为选穴重点，遵循局部选穴和循经远取的理论依据，结合祖国医学理论，相应的配伍其他经脉的腧穴，其理论严谨，配伍精当，至今仍指导着针灸临床。

2. **针灸法特点**

（1）主张针灸并用　在《甲乙经》中，除以"振寒瘈疭，手不伸，咳嗽唾浊，气鬲善呕，鼓颔不得汗，烦满身痛，目瞤纵衄，尺泽主之。（《甲乙经·六经受病发伤寒热病第一中》）"的形式出现的条文外，其余涉及针刺和灸法的条文一样多，可见，《甲乙经》治疗本病主张针刺并用。如："寒热，颈疬适，咳，呼吸难，灸五里，左取右，右取左。（《甲乙经·五脏传病发寒热第一下》）"又如："振寒瘈疭，手不伸，咳嗽唾血，气膈善呕，鼓颔不得汗，烦满身痛，目瞤纵衄，尺泽主之。左窒刺右，右窒刺左。（《甲乙经·六经受病发伤寒热病第一下》）"等就是很好的例子。

（2）提出左病治右，右病治左的治疗方法　《甲乙经》在治疗本病的过程中，提出了左病取右，右病取左的治疗方法，这与针灸学巨刺和缪刺的原理一致，但却与当今临床不相符合，具体原因尚待进一步论证。

（3）为"冬病夏治"提供了理论依据　《甲乙经》在治疗咳嗽时，选用了膀胱经的心俞、膈俞、肝俞、肺俞、魄户、譩譆等腧穴，由于背俞穴是阴病行阳的场所，现代临床依据"春夏养阳，秋冬养阴"的原理，创立了冬病夏治的新疗法，其主要选穴，就是以《甲乙经》为依据的。

综上所述，《甲乙经》治疗咳嗽，主张针灸并用，左病治右，右病治左；其理论至今指导着针灸临床，且又为当今临床冬病夏治提供了很好的理论依据。

咳嗽是一种常见病、多发病，可见于临床多种疾病当中。本文运用现代检索方法，对《甲乙经》论述咳嗽的条目进行检索、统计和分析，结果发现《甲乙经》治疗咳嗽通常采用局部取穴与远道取穴相结合的方法，局部取穴主要选用肺部周围以膀胱经、肺经、任脉、肾经为主的腧穴；远道取穴则主要选用相关经络四肢肘膝以下的的腧穴，特别是特定穴。常采用的穴位依据频次主要有：尺泽、太渊、肺俞、缺盆等。治疗过程中为了取得更好的疗效，常针灸并用。

《甲乙经》关于咳嗽的条文详细的论述了咳嗽的病因病机和治疗方法以及辨证选穴依据，其理论至今指导着现在的针灸临床。值得指出的是：《甲乙经》所处的时代治疗咳嗽时还选用一些像缺盆、水突、气舍、天容等现今临床不常用的腧穴，在临床治疗咳嗽中，临床医师应灵活的辨证选穴，切不可生搬硬套《甲乙经》条文或弯曲理解其含义，从而给患者带来不必要的伤害。

（二）对腰痛的治疗特点

通过运用计算机对《针灸甲乙经》涉及腰痛的条文进行了专题检索，可看出《甲乙经》治疗腰痛的一些特点：

《甲乙经》治疗本病共涉及51个穴位总共76穴次；其中，明确指出以某经腧穴作治疗，却又无法根据原文推断出腧穴名称，以“脾热病者，先头重颊痛，烦心，欲呕，身热；热争则腰痛不可用俛仰，腹满，泄，两颔痛。甲乙甚。戊己大汗，气逆则甲乙死。刺足太阴、阳明（《甲乙经·六经受病发伤寒热病第一（上）》）。”等形式出现的治疗条文中共涉及6条经脉总计14经次；既未说明所选腧穴、又未标出涉及的经脉，以“飞阳之脉令人腰痛，痛上怫然，甚则悲以恐，刺飞阳之脉，在内踝上二寸，少阴之前与阳维之会（《甲乙经·肾小肠受病发腹胀腰痛引背少腹控睾第八》）。”等形式出现的治疗条文中共涉及3个部位。

通过分析51个腧穴所属经脉后发现：膀胱经25个；胆经、肝经、胃经各5个；肾经4个；脾经3个；督脉2个；小肠经、任脉各1个；没有选用其他经脉腧穴。分析51个穴位所属部位后发现：头颈部1穴，上肢1穴，腰背部13穴，胸腹部5穴，下肢31穴。

1. 选穴特点

以膀胱经腧穴作为主治重点是第一个明显的特点。李东垣在《东垣试效方》中强调：“治之（腰痛）者，当审其何经所过分野，循其空穴而刺之。”腰部上连背膂，下连尾尻，中为脊柱，有2条经脉经过腰部，因此，按照针灸学“经脉所过，主治所及”的思想，治疗腰痛最常用的2条经脉应是足太阳膀胱经脉和督脉，这和它们的循行特点有很大的关系。《灵枢·经脉》载：“膀胱足太阳之脉……挟脊抵腰中，入循膂，络肾属膀胱。”正因为足太阳经循行过腰并主腰脊疼痛，因此，《甲乙经》治疗腰痛时多将此经作为首选，共选用其25穴39穴次，超过总穴次的50%，远远超过其他经脉，本经常用穴位依次为委中、委阳、昆仑、承山等。值得指出的是，督脉虽然循行于脊柱正中，但《甲乙经》在治疗腰痛的过程中仅选用了其命门一穴。

其次是辨证选穴。祖国医学认为，本病因感受外邪，或因外伤、或由肾虚等引起。因此，《甲乙经》治疗本病多辨证选穴，如：“足太阳脉令人腰痛，引项脊尻背如重状，刺其郄中太阳正经去血，春无见血。（《甲乙经·肾小肠受病发腹胀腰痛引背少腹控睾第八》）”

又如："足少阴令人腰痛，痛引脊内廉，刺足少阴于内踝上二痏，春无见血，若出血太多，虚不可复。(《甲乙经·肾小肠受病发腹胀腰痛引背少腹控睾第八》)"等条文，就是对《甲乙经》辨证选穴治疗本病最好的例子。

其三，选用阳经腧穴，作为主治重点。经统计发现，《甲乙经》治疗腰痛的51个腧穴当中，阳经穴38个，阴经穴13个，约为3∶1，这是由于背部循行的经脉都为阳经，且腰痛的病因多由感受外邪或因外伤，导致气滞血瘀所致，因此，在治疗上，多适当的采用阳经腧穴做为主治的重点，这是可以理解的。

其四，以下肢腧穴和特定穴作为主治重点。在《甲乙经》所载51个治疗腰痛的腧穴当中，下肢穴共31个，占61%，其中，特定穴24个，占下肢穴的77%；所有腧穴当中，共有31个特定穴，占总穴数的61%。这说明，《甲乙经》治疗腰痛，以下肢腧穴和特定穴作为选穴的重点；尤值得一提的是，《甲乙经》在治疗腰痛时，委中穴使用多达8穴次，这就为后世医家提出"腰背委中求"，奠定了理论基础。

2. **刺灸法特点**

《针灸甲乙经》重视刺络放血疗法的运用。《甲乙经》在治疗腰痛的原文中，有数十条涉及刺络放血疗法的条文，且放血部位各有不同，现分述如下：

(1) 腘窝放血　如"足太阳疟，令人腰痛头重，寒从背起，先寒后热，

渴，渴止汗乃出，难已，间日作，刺腘中出血；(《甲乙经·阴阳相移发三疟第五》)"。"足太阳脉令人腰痛，引项脊尻背如重状，刺其郄中太阳正经去血，春无见血。(《甲乙经·肾小肠受病发腹胀腰痛引背少腹控睾第八》)"等条文，分别从不同的角度，论述了可以采用腘窝放血的方法来治疗腰痛。

(2) 胫骨前缘放血　如"阳明令人腰痛，不可以顾，顾如有见者，善悲，刺阳明于骭前三痏，上下和之出血，秋无见血；少阳令人腰痛，如以针刺其皮中，循循然不可俛仰，不可以左右顾，刺少阳盛骨之端出血，盛骨在膝外廉之骨独起者，夏无见血。(《甲乙经·阴阳相移发三疟第五》)"等条文，论述了可以采用胫骨前缘某些部位放血的方法来治疗腰痛。

(3) 某些腧穴放血　如"邪在肾，则病骨痛阴痹。阴痹者，按之而不得，腹胀腰痛，大便难，肩背颈项强痛，时眩，取之涌泉，昆仑，视有血者，尽取之(《甲乙经·肾小肠受病发腹胀腰痛引背少腹控睾第八》)。"明确指出了可以刺肾经腧穴涌泉、昆仑出血的方法来治疗腰痛。

(4) 其他部位放血　如"大肠实则腰背痛，寒痹转筋，头眩痛；虚则鼻衄，癫疾，腰痛濈濈然汗出，令人欲食，欲走，承筋主之，取脚下三折，横视盛者出血。(《甲乙经·脾胃大肠受病发腹胀满肠中鸣短气第七》)"指出可以通过刺脚下三折处出血的方法来治疗腰痛，虽然其具体部位不详，但此部位在小腿部是毫无疑问的。

综上所述，《甲乙经》在采用刺络疗法治疗腰痛的过程中，多选下肢腘窝（包括腘窝）以下的部位作为放血的部位，这可能是考虑了五腧穴理论和标本根结理论的结果。

其次，历代医家治疗腰痛用针居多，《甲乙经》也不例外，针刺不但能疏通经络、活血祛瘀，治疗外伤性腰痛，且能通过经穴的配伍和补泻手法的运用达到调和阴阳、扶正祛邪的功效，特别是急性腰痛用针尤多。如："脾热病者，先头重颊痛，烦心，欲呕，身热；热争则腰痛不可用俛仰，腹满，泄，两颔痛。甲乙甚。戊己大汗，气逆则甲乙死。刺足太

阴，阳明”。“同阴之脉令人腰痛，痛如小锤居其中，怫然肿，刺同阴之脉，在外踝上绝骨之端，为三痏。(《甲乙经·肾小肠受病发腹胀腰痛引背少腹控睾第八》)”等条文，就从不同的角度，论述了不同兼症的选穴和施术次数。

腰痛是临床上的常见病、多发病。本文运用现代检索方法，对《甲乙经》论述腰痛的条目进行检索、统计和分析，结果发现《甲乙经》治疗腰痛通常采用膀胱经腧穴和辨证选穴相结合的方法，特别是注重特定穴的选取和使用，出现频次较多的腧穴依次有：委中、足三里、复溜、承山、昆仑、委阳等。治疗过程中为了取得更好的疗效，常采用放血疗法。除此，还根据病变的具体情况辨证选穴或加用其他治疗方法。

《甲乙经》关于腰痛的条文详细的论述了腰痛的病因病机和治疗方法以及辨证选穴依据，其理论至今指导着现在的针灸临床。值得指出的是：由于医疗水平的限制，《甲乙经》所处的时代对于一些原应不明的重症腰痛也采用针灸治疗，这是现代临床中不可取的。在临床治疗腰痛中，临床医师应灵活的辩证选穴，切不可生搬硬套《甲乙经》条文或弯曲理解其含义，从而给患者带来不必要的伤害。

（三）对耳鸣耳聋的治疗特点

耳鸣、耳聋，都是听觉异常的症状。耳鸣是指自觉耳内鸣响，耳聋是指听力减退或听觉丧失，耳鸣常常是耳聋的先兆。祖国医学认为：两者在病因及治疗方面大致相同，故可合并论述。近来，笔者运用计算机对《针灸甲乙经》进行检索统计，结果显示《甲乙经》治疗本病共涉及 41 个穴位总计 45 穴次；其中，未明确指出腧穴名称，以“聋而不痛，取足少阳；聋而痛，取手阳明”等形式出现的治疗条文中共涉及 3 条经脉；只说明了取穴部位和所在经脉，但能推导出腧穴名称的条文如：“耳聋，取手足少阳爪甲上与肉交者，先取手，后取足”等形式出现的条文共涉及 4 条经脉，4 个腧穴；耳鸣、耳聋以兼症形式出现的经文共 9 条，涉及 9 个腧穴。

通过分析 41 个腧穴所属经脉后发现：三焦经 11 个、小肠经 10 个、胆经 8 个、大肠经 5 个，胃经与心包经各 2 个，督脉与肺经、肾经各 1 个；没有选用其他经脉腧穴。通过分析 41 个腧穴所属部位后发现：头面部 13 个、肩颈部 3 个、四肢部 25 个，以上腧穴分布在耳廓周围的有 12 个。可见，《甲乙经》针灸治疗本病有如下特点。

1. 循经取穴特点

多取与耳相关的经穴。由以上统计数值可知，本症多取三焦经、胆经、小肠经等经脉腧穴总计 29 穴，占所选腧穴的 72.5%。三焦经“其支者：上项，系耳后，直上出耳上角；其支者：从耳后入耳中，出走耳前”；胆经“从耳后入耳中，出走耳前”；小肠经“至目锐眦，却入耳中”。因为它们的循行线路均达耳部，根据循经取穴的原则，故当选用之。而取用最多的是三焦经、小肠经共高达 21 穴次，因为此二经经脉循行直接入耳，所以耳病时，取穴理所当然应以此二经腧穴为主。更值得一提的是，三焦经总共 23 个腧穴，可用来治疗耳鸣、耳聋的腧穴在《甲乙经》中就记载了 11 个，占总腧穴的 47.8%，这为后世将三焦经称为“耳脉”奠定了基础。

多选用阳经腧穴作为施治重点。本病因少阳经气闭阻；或痰热郁结，蕴遏清窍引起，因此，本病多选用阳经腧穴，作为主治重点，特别是更多的选用少阳经腧穴，配合大小肠腧穴，共奏清肝泻火，化痰通络之功。故从总体上看，治本症以阳经穴为主，阳经共 37 穴次，阴经才 3 穴次，两者之比为 12：1，这是可以理解的。

2. 分部取穴特点

以头面局部穴为主。根据统计资料可知，治疗本症头面部穴共13穴次，占全身总穴次的32.5%，而以上腧穴分布在耳廓周围的有12个，占全身总穴次的32%，刺激这些穴位可促进局部血液循环，调节大脑皮质功能，更重要的是可以改善耳神经的营养供给，从而达到消除症状的目的。如《甲乙经·手太阳少阳脉动发耳病第五》载："耳痛鸣聋，上关主之，刺不可深"，"耳鸣聋，头颔痛，耳门主之"等就是极好的例子。

重视选用四肢肘膝关节以下穴。据统计，四肢部的24个腧穴当中，肘膝关节以下的腧穴为21个，其中特定穴为20个，占95.2%，上肢特定穴17个，下肢特定穴3个，说明在治疗耳聋、耳鸣方面，上下肢特定穴之间有显著差异；如此选穴，是因为三焦经、大肠经、小肠经经脉循行都是从手走头，且入耳中；惟一只有胆经例外。这一方面能够说明《甲乙经》的配穴思路为局部选穴和循经远取相结合；另一方面，又突出了特定穴的治疗作用。其理论至今还指导着针灸临床。

综上所述，治疗本症以选取人体的阳经穴，四肢部穴、特别是上肢部的特定穴为主。

3. 针灸法特点

以针刺为主要治疗方法，且多用泻法。《甲乙经》涉及耳鸣、耳聋的治疗时，只提到"某某"穴主之，并未详细说明用补还是用泻，如：《甲乙经·手太阳少阳脉动发耳病第五》载："耳鸣聋，下关及阳溪、关冲、液门、阳谷主之"；"聋，耳中不通，合谷主之"。但仔细阅读全文后发现，《甲乙经》记录的耳鸣、耳聋症状多为实证，如："热病汗不出，胸痛不得息，颈颔肿，寒热，耳鸣聋无所闻，阳谷主之"；"耳聋无闻，天窗主之"；又如："卒气聋，似读主之"。等都是描述耳鸣聋实证的症状和选穴。

根据取穴部位来看，耳鸣、耳聋所选的头颈部腧穴由于头发和部位的关系，一般不采用灸法，而对于四肢的阳经腧穴而言，治疗实症性质的耳鸣聋，《甲乙经》肯定也不主张用灸，主要是因为皇甫谧深受《灵枢》经针灸治疗总则的影响：盛则泻之，虚则补之，陷下则灸治，不盛不虚，以经取之。可见，《甲乙经》在治疗耳鸣聋时，多采用针法，且以泻法为主。

4. 主张耳廓旁腧穴不可深刺

《甲乙经·手太阳少阳脉动发耳病第五》载："耳痛鸣聋，上关主之，刺不可深。"在这里，笔者认为：《甲乙经》不是要强调上关穴不应深刺，而是在强调以上关穴为代表的耳廓旁腧穴不可深刺。其原因还可从《甲乙经·耳前后凡二十穴第十一》中找到佐证，如："上关，一名客主人，…刺入三分；耳门…刺入三分；听宫…刺入一分；听会…刺入四分；颅息…刺入一分；翳风…刺入四分"。从以上条文不难看出，《甲乙经》对耳廓旁腧穴最多刺入四分，大多只刺入三分，有些穴位仅刺入一分，可见："耳痛鸣聋，上关主之，刺不可深。"是在强调以上关穴为代表的耳廓旁腧穴不可深刺。这在现代针灸临床也是普遍遵守的。

5. 治疗时应注意取穴的顺序

《甲乙经·手太阳少阳脉动发耳病第五》载："耳聋，取手足小指爪甲上与肉交者，先取手，后取足"；"耳鸣，取手足中指爪甲上，左取右，右取左，先取手，后取足"。说明《甲乙经》在治疗耳鸣聋时，主张按照一定的顺序操作；具体就是：先操作上肢腧穴，再操作下肢腧穴。

耳鸣、耳聋是临床上的常见病、多发病，近年来由于种种原因，本病发作呈上升趋势。本文运用现代检索方法，对《甲乙经》论述耳鸣、耳聋的条目进行检索、统计和分析，结果发现《甲乙经》治疗耳鸣、耳聋通常采用局部取穴与远道取穴相结合的方法，局部取穴主要选用患侧耳廓周围腧穴；远道取穴则选用以经脉循行过程中入耳的经脉为主的腧穴，特别是上肢肘关节以下的特定穴。治疗过程中为了取得较好的疗效，更是为了安全，主张耳廓旁腧穴不可深刺。

《甲乙经》关于耳鸣、耳聋的条文详细的论述了耳鸣、耳聋的病因病机和治疗方法以及辨证选穴依据，其理论至今指导着现在的针灸临床。值得指出的是：由于认识水平的限制，《甲乙经》所处的时代对于一些虚症，特别是肾虚等引起的耳鸣、耳聋并未作论述，这是现代临床中需要注意的；其次，由于对解剖学知识的不断深入了解，现代针灸临床在取某些耳廓旁腧穴治疗耳病时也不再局限于《甲乙经》刺入三分或不可深刺的理论，而是采用深刺的方法，这些都有别于《甲乙经》理论。

（四）在男性病症方面的贡献

皇甫谧在《针灸甲乙经》中不仅设有专门的条文记载男性病症的病因病理，如皇甫谧认为阴囊水肿是因“饮食不节，喜怒不时，津液内流而下溢于睾，水道不通，日大不休，俯仰不便，行动受限”，既指出该证产生的病因病机，也形象地记录了该证的症状。而且有专门的条文记载治疗男性病症的有效穴位。如：“胞转不得溺，少腹满，关元主之。”“小便难，水胀满，溺出少，胞转不得溺，曲骨主之。”“溺难痛，白浊，卒疝，少腹肿，咳逆呕吐，卒阴跳，腰痛不可以俯仰，面仓黑，热，腹中䐜满，身热厥痛，行间主之。”这为男性病症的辨证治疗提供了很好的理论指导。

（五）在精神疾病方面的贡献

《针灸甲乙经》关于精神生理及精神类疾病的内容非常丰富。主要有：精神生理、精神活动与五脏的关系、精神类疾病的病因病机及其症状、五脏功能失调致精神活动异常、与精神疾病相关的经络、对精神疾病发病因素的认识、精神疾病的症状表现与症状归纳、与精神疾病相关的病名、预后判断、精神疾病的治疗，包括治则、治疗精神症状的穴位归纳，如：

治疗焦虑症状（烦心、烦满、心澹澹、心惕惕、惊恐等）的穴位有：大陵、内关、阳溪、间使、曲泽、隐白、丰隆、大杼、劳宫、至阴、神庭、完骨、光明、绝骨、临泣、三间、支正、涌泉、鱼际、照海、少泽、风池、丝竹空、解溪；

治疗抑郁症状（善悲、太息、不乐、嗜卧不欲动等）的穴位有：三里、天井、膈俞、丘墟、行间、照海、大陵、内关、间使、商丘、大横、中封、厉兑、隐白、巨虚、上廉、日月、解溪、公孙。

治疗兴奋症状（妄言、妄行、妄闻、狂走、狂歌、狂见鬼、骂詈、喜笑等狂躁表现）的穴位有：丰隆、大陵、身柱、巨阙、三里、列缺、肝俞、劳宫、天柱、解溪、强间、后顶、脑户、风府、络却、身柱、筋缩、长强、肺俞、膈俞、肝俞、听宫、丝竹空、合谷、腕骨、支正、少海、昆仑、大陵、间使、阳溪、温溜、曲池、液门、侠溪、丘墟、光明、中渚、前谷、后溪、通谷、商丘、阴谷、巨虚、上廉、解溪、申脉、阳交、京骨、束骨、飞扬。

治疗癫痫（瘈疭、癫疾）的穴位有：神庭、兑端、承浆、本神、百会、後顶、玉枕、天冲、大杼、曲骨、尺泽、阳溪、外丘、通谷、金门、承筋、合阳、上星、噫嘻、天牖、风池、囟会、强间、後顶、脑户、络却、脑空、完骨、风池、天柱、身柱、筋缩、长强、肺俞、膈俞、肝俞、水沟、龈交、听宫、大迎、太乙、滑肉门、偏历、温溜、曲池、支沟、天井、前谷、後溪、阳谷、筑宾、通谷、商丘、行间、然谷、狂仆、温溜、阴谷、解溪、申脉、京骨、阳交、束骨、昆仑、飞扬、委中。

综上所述，有些穴位可用于治疗各种精神症状即它们可作为精神疾病治疗的首选穴，如足阳明经之解溪穴。除此之外，阳溪、大陵、间使等也被广泛应用。通过上述统计，还可以看出治疗焦虑症状取穴主要以手厥阴、手足阳明经、足太阴经之穴为主；治疗抑郁症状取穴以手厥阴、足太阴、足少阳经之穴为主；治疗兴奋症状取穴以手足阳明、手足太阳、手足太阴经之穴为主；治疗癫痫的取穴以手足太阳、手阳明、手太阴、足少阴经及督脉的穴位为主。这些取穴原则与前所述之精神疾病的发病病因病理是完全一致的。

《针灸甲乙经》尤其有非常成熟的治疗狂病的学术思想。《针灸甲乙经》主要阐述足阳明经脉热盛所导致的狂病，阐明了病因为邪热客于阳明经脉，阴阳之气相争，外并于阳分，阳明主肌肉，则阳气盛而四肢实，阳明热盛，扰乱神明而致狂证。临证可见狂乱无知，骂詈号叫，登高而歌，弃衣而走，妄见妄闻，逾垣上屋，毁物伤人，不食不眠，烦躁不安，舌红绛、苔黄、脉滑数等症。《甲乙经》对此病的治疗提出了推拿方法，即推而散之的治疗方法。《针灸甲乙经》曰："大热遍身，故狂言而妄见妄闻，视足阳明及大络取之，虚者补之，血如实者泻之。因令偃卧，居其头前，以两手四肢按其颈动脉久持之，卷而切推之，下至缺盆中，复上如前，热去乃已，此所谓推而散之者也。"对本病应从足阳明经脉及其大络来治疗，提出了总的治疗原则，既虚的用补法，大络充实的用泻法；同时指出了具体的治疗方法：使病人取仰卧位，医生站在病人的头前，用两手的拇指和食指按压其颈旁动脉处，久按不放，可自上而下的推按，直至缺盆中央为止，一次按毕，继续重复上法再按，直到热退为止。

《针灸甲乙经》除提出推而散之的治疗方法外，并提出了针灸组方选穴，根据临床症状的不同选取不同的穴位治疗。"身热狂走，谵语见鬼，瘛疭，身柱主之。"对身体发热，狂奔乱跑，胡言乱语，如见鬼神，筋脉抽搐的，取督脉的身柱穴治疗。"狂，妄言，怒恐恶火，善骂詈，巨阙主之。"或"发狂歌妄言，怒恐，恶人与火，骂詈，三里主之。"见狂，胡言乱语，容易发怒，厌恶火热，经常骂人的，取手少阴心经的募穴巨阙和足阳明胃经的合穴足三里治疗。"热病汗不出，鼽纽，眩，时仆，面浮肿，足胫寒，不得卧，振寒，恶人与木音，喉痹，龋齿，恶风，鼻不利，多卧善惊，厉兑主之。"对热病不出汗，鼻流清涕或出血，头目眩晕而时常跌倒，头面浮肿，足胫部寒冷，不能安卧，战栗恶寒，厌恶见人和听到木器的声音，喉中痹塞，龋齿疼痛，恶风，鼻息不利，经常惊骇，取足阳明经的井穴厉兑治疗。"四厥，手足闷者，使人久持之，厥热胫痛，腹胀皮痛，善伸数欠，恶人与木音，振寒，嗌中引外痛，热病汗不出，下齿痛，恶寒，目急，喘满，寒栗，齘口噤僻，不嗜食，内庭主之。"对四肢厥逆，手足酸胀，喜欢用手揉摩久按，四肢发凉，足胫疼痛，腹部胀满，皮肤疼痛，好伸懒腰而频打哈欠，厌恶见人和听木声，战栗恶寒，咽中牵引疼痛。热病无汗出，下齿疼痛，恶寒，目紧急，呼吸喘促，胸部胀满，恶寒战栗，牙关紧闭，口角歪斜，不欲饮食，均可以取足阳明经的荥穴内庭治疗。

《针灸甲乙经》治疗狂病的学术思想具有独到的见解，在现今临床多有运用。有学者长期运用《针灸甲乙经》治疗狂病的学术思想与方法，取得了满意的临床疗效，而且还发现《甲乙经》中的许多穴位处方特别适用于青壮年患者。

（六）关于小儿神志疾病的治疗

《针灸甲乙经》中涉及到小儿的疾病主要有惊痫、抽搐、飧泄（小儿咳而泻，不欲食者，商丘主之），另外还有“（小儿）痿痹，身体不仁，手足偏小，先取京骨，后取中封、绝骨。”其中惊痫、抽搐占一半篇幅以上。这与小儿的生理与发病特点有关系。小儿为稚阴稚阳之娇嫩之体，肝常有余而脾胃常不足，其病易发为惊风。对小儿神志疾病的针灸治疗，内容较《内经》更加丰富，提出了一系列治疗的方法，不仅有单穴，而且提供了复方处方，方便了临床使用和疗效提高。《甲乙经》提出的原则和方法，至今仍有效指导着针灸的临床实践。

（七）有关脉象的针灸治则

《针灸甲乙经》在诊断学方面尤重望诊和切诊，切诊方面又尤重切脉，且都有相应的针灸治则，这是此书在诊断方面最大的特点之一。本文从《甲乙经·卷四》中记载的病理脉象出发，论述了有关的针灸治则。《甲乙经》以脉象作为突破口，论述了生理病理等不同脉象，并对病理脉象的成因作了详细的论述，据此，提出的针灸治疗大法，是此书在诊断方面最大的特点之一，更是其以前医籍中所未出现过的，为后世针灸临床提供了宝贵的经验和坚实的理论基础。《甲乙经》以寸口人迎脉象为依据，作为判断阴阳盛衰的依据，对《灵枢·经脉篇》针灸治病大法作了详细阐释和补充，使其能够更好的指导临床。《甲乙经》以脉象作为考查经脉虚实的依据，制定治疗法则、选穴依据和操作方法，为以后迎随、开合、呼吸补泻方法的创立提供了理论依据。

（八）治疗肩痹经验

从《针灸甲乙经》看，皇甫谧治疗肩痹所选用的主穴，以分部划线布穴所载穴位为基础，运用经络辨证循经取穴和经验选穴，结合针刺手法，促使经气循行于经络间。气行则血行，营卫调、经脉通则疼痛消失，经脉疏利，从而达到“通则不痛”、“舒筋通络、滑利关节”的治疗效果。

分部划线布穴法：在《针灸甲乙经》卷三中按头、颈、肩、背等部位将腧穴划分排列为35条线路，其中《肩凡二十八穴第十三》记载了分布于肩部二十八个穴位的取法、所会何经、脉气发自何经、针刺深度、留针时间、艾灸壮数等。卷十《手太阴阳明太阳少阳脉动发肩背痛肩前臑皆痛肩似拔第五》又详述了肩部疾患的主治和有效的穴位。

经络辨证取穴：手太阴、阳明、少阳、太阳均循行分布于肩周。《针灸甲乙经》卷二《十二经脉络脉支别第一上》云：“肺手太阴之脉……横出腋下，下循臑内……是主肺所生病者……臑臂内前廉痛厥”；“大肠手阳明之脉……上肩，出髃骨之前廉……是主津所生病者……肩前臑痛”；“三焦手少阳之脉……循臑外上肩……是主气所生病者，肩、臑、肘臂外皆痛”；“小肠手太阳之脉……出肩解，绕肩胛交肩上……是主液所生病者……肩臑肘臂外后廉痛”。由此经络辨证：太阴经证肩内廉痛，阳明经证肩前廉痛，少阳经证肩外廉痛，太阳经证肩后廉痛。随证选穴。

（九）针灸治神与精气神理论

精气神是人体生命的基本要素。精是人体生命的内在物质基础，是人体生命物质的内在规定性；神是人体生命的外在活动表现，是人体生命活动的外在征象。精中有神，神中有精，精神互涵互用，全凭气化功能维系，故气为精神之中介、往使。精气神素称人之“三宝”，与天之日月星比齐，与地之水火土同类。

精气神互涵互化、互根互用；精气神相互协调，处于动态平衡之中；精气神是中医一切辨证体系或认识论体系的核心内涵。中医学的阴阳、五行、藏象、经络等一系列的认识论体系或辨证体系，它们所描述的对象或者所认识的客体最终无一不是实实地落在精气神三者身上。换言之，精气神就是中医一切认识论体系和方法论体系所认识和改造的最终物质承担着。

《针灸甲乙经》所反映的精气神理论主要包括以下内容：神之生成及其生理现象；精气神的各种病理变化；用针治病必先治神；养生之道贵在调精气神。总之，《针灸甲乙经》中的精气神理论涉及到了神的生成、神的生理现象、精气神的病理变化、针灸学中治神思想的重要意义以及中医养生保健等各个方面，内容十分丰富，很值得进一步深入研究。

第三节　皇甫谧对世界针灸医学的重要贡献

魏晋以前，虽已有了《内经》这样的包括针灸在内的医学基础理论著作，也有了《明堂孔穴针灸治要》、《涪翁针经》一类针灸专著，但有关针灸学的论述并不系统，且详于理论探讨而略于临床应用，还存在缺失、错误、重复和编排混乱等问题。皇甫谧在《针灸甲乙经》中以《素问》、《灵枢》、《明堂孔穴针灸治要》三书为蓝本，广泛吸收秦汉时期针灸学实践经验，按照“以类相从”的原则，对魏晋以前的针灸成就进行了全面总结，将有关脏腑、经络、体质、诊断、治疗等方面的知识，根据针灸学需要，专门化、系统化起来，使散见于各书的相关理论得以珠联璧合，成为条理性很强的专科知识。具体来说，皇甫谧在针灸学术思想方面的贡献主要有：

一、保存了针灸古文献资料

《针灸甲乙经》最早最完整地收藏和整理了自黄帝始至魏晋以前针灸方面的大量原始资料，保留了《明堂孔穴针灸治要》的基本内容。《四库全书·总目提要》卷一百三云：“考《隋志》有《明堂孔穴》五卷、《明堂孔穴图》三卷，又《明堂孔穴图》三卷，《唐志》有十三卷，……杨元孙《黄帝明堂》三卷，今并亡佚。惟赖是书有其精要。”又《黄帝内经明堂》黄以周叙云：“顾《黄帝明堂》之文，多经后人窜改，而不见其旧。自皇甫谧剌取《甲乙》而后秦承祖增其穴（杨注引其说，《千金方》亦引之）甄权修其图，孙思邈之《千金》，王焘之《秘要》，又各据后代之言，损益其间。今之所行《铜人经》，非王惟德所著三卷之文，今之所传《黄帝明堂经》，尤非杨上善所见三卷之旧。古之《明堂》，其文具及于《甲乙》。”使得《明堂孔穴针灸治要》珍贵价值的针灸资料在该书中得以完整地保存，并且节解章分，具有条理，显示了它不可替代的针灸文献价值。

二、弘扬了《内经》针灸学术思想

《内经》是中医基础与针灸基本理论的经典之作。皇甫谧《甲乙经·序》始云：“按《七略》、《艺文志》、《黄帝内经》十八卷，今有《针经》九卷，《素问》九卷，二九十八卷，即《内经》也。”《针灸甲乙经》一书，是由皇甫谧以《素问》、《灵枢》、《明堂》三书为蓝本撰集而成，就弘扬《内经》针灸学术思想的贡献是极其伟大的。

皇甫谧将《内经》原经文篇、序重新编排，使事类相从，便于查寻。《甲乙经·序》谓：《素问》、《针经》，虽原本经脉，论病精微，其文有理。“然称述多而切事少，有不编次”，故不易浏览。所谓“称述多而切事少”，即以经文所论，理论说的多，临床实用者少。皇甫谧将《内经》中有关解剖、生理、病理、体质、脏腑、经络、诊断、治疗等知识有机的统一起来，以整体观指导针灸理论与临床，发展了《内经》的针灸学说。皇甫谧发展了《内经》的腧穴学，由《内经》确定腧穴 160 个，发展到官定 348 个。在《内经》循经布穴的原则上，创立了划线布穴法，实现了腧穴和经络在理论上的有机统一，扭转了临床取穴不统一、不准确的局面，大大方便了临床应用而具有实用性。

皇甫谧集《内经》经络学说之精要，在经络内容、经络循行、经络的生理、经络的主病、经络与腧穴的关系、刺灸法、刺灸禁忌、刺灸适应症等方面均较《内经》有了较大的发展。

在临床诊断与治疗方面，《甲乙经》用了一半以上的篇卷，介绍了针灸的临床应用，从诊断方法到治疗原则，到特殊穴位的应用，到具体病症的辨证配穴施治，使针灸学在临床各科中得到广泛应用，对针灸学的发展起到了承前启后的作用。

三、集西晋以前腧穴学之大成

（一）系统整理十四经腧穴

各穴位包括穴位的别名、部位、取法、何经所会、何经脉气所发、禁刺、禁灸、误针误灸所带来的不良后果、针刺深度、留针时间、艾灸壮数等，都作了详细的描述，为针灸学的全面发展奠定了雄厚的基础。

（二）提出了分部划线布穴的排列穴位方法

皇甫谧把人体的腧穴，按头、面、项、肩、胸、背、腹、四肢等体表部位，划分为排列穴位的 35 条线路，例如：背自第一椎循督脉下行至脊骶凡十一穴，这是正中线；背自第一椎两旁侠脊各一寸五分下至节凡四十二穴，这是第一傍行线；背自第二椎两旁侠脊各三寸行至二十一椎下两旁侠脊凡二十六穴，这是第二傍行线。这样寻找腧穴，便利而准确，且皇甫谧所记载的每一腧穴，都注明了属于那条经脉，如：“天鼎，在缺盆上，直扶突、气舍后一寸五分，手阳明脉气所发，刺入四分，灸三壮。”这种方法，方便、实用，是针灸学史上的一次重大变革。后世唐甄权《明堂图》、孙思邈《千金方》、以及王执中《针灸资生经》均沿用此法排列穴位。

（三）记载经穴别名 70 多个

穴位的别名，晋以前文献记载很少，但皇甫谧在《针灸甲乙经》中却记载有 70 多个，个别穴位甚至有 3～4 个名称，如攒竹又名夜光、员柱、始光、明光，石门又名利机、命门、精露，承扶又名皮部、肉郄、阴关。既对腧穴理论的发展起了促进作用，又对理解穴位的位置与作用提供了方便。

（四）补充完善了《内经》的未备内容

不少穴位，《内经》仅有其名，未说明取法和部位，《针灸甲乙经》对其作了补充，如风府，“疾言，其肉立起，言休，其肉立下”；取下关，“合口有孔，张口即闭”；取昆仑，按之有“细脉动应手”等。有的根据患者的口腔动作取穴，有的根据体表静脉分布取穴，大大提高了定穴的准确率。

（五）记载交会穴 80 多个

晋代以前的针灸文献，记载交会穴的很少。皇甫谧记载完整的交会穴有 80 多个，既扩大了腧穴的主治，又为考订提供依据，还方便临床选穴治疗，拓宽了选穴思路。如大椎为三阳经之会，不但能治督脉“脊强反折”等病变，而且能治疗所有三阳经病变；中极、关元为足三阴经任脉之会，既能治疗任脉疾患，又能治疗足三阴经病变。

（六）提出“脉气所发”穴 100 多个

如兑端（督脉穴）为手阳明脉气所发，大迎（足阳明）为足太阳脉气所发。

（七）增补完善了五输穴的体系或内容

关于五输穴，虽《难经》对《内经》所述有所补充，但仍欠完整，《针灸甲乙经》进一步增补了手少阴经五输穴，使之得以完整。

四、确立了针灸操作规范

（一）规定身体各部位针刺深度，保证针刺安全

《针灸甲乙经》以前，有关针刺深度的记载很少，《灵枢·经水》篇仅有某经针入几分的原则叙述，而《针灸甲乙经》则一一作了具体说明。如一般头面部诸穴 3 分，肢末、背部、胸胁处 3～4 分，肩部 5～7 分，腹部 8～10 分。这样分别不同情况的针刺深度，既保证了针刺的安全，又给后世学者确立了针灸操作规范。

（二）规定了 200 多穴的留针时间

《灵枢》经关于留针时间的论述是原则性的，而《甲乙经》却补充了近 200 个常用穴的留针时间。一般每穴平均留针时间 6～7 呼；少商诸井穴只留 1 呼，最多者为环跳、公孙，为 20 呼（约 1 分钟）。

（三）规定了艾灸的壮数

关于艾灸的壮数，《针灸甲乙经》规定一般为每穴 3～4 壮；其中头部、颈部、肩背等处多为 3 壮；胸、腋、腹部多为 5 壮；最少者为 1 壮，如井穴；最多者灸 9 壮，如大椎；个别甚至灸到 50 壮，如环跳。与现代临床肌肉丰厚处多灸的原则基本一致。

（四）指出了误刺误灸的不良后果

《针灸甲乙经》载有误针引起不良后果的穴位有 13 个，误灸引起不良后果的穴位 29 个。如刺人迎过深杀人（误伤颈动脉窦，压力感受器，令血压急速下降，致晕厥）。刺云门等胸部穴过深，“令人逆息”（出现呼多吸少，胸闷气短，损伤胸膜肺叶产生气、血胸而逆息）。

（五）最早应用化脓灸

《针灸甲乙经》卷三云：“欲令灸发者，灸履鞴熨之，三日即发。”对后世各家强调“用灸必发灸疮”的主张影响很大，如宋代王执中即主张“凡著艾得疮发，所患即差，不得疮发，其疾不愈。”《外台秘要》：卷三十九：“灸则不发者，灸故履底，令热好熨之，三日即发也，得发病愈矣。”

五、汇集丰富的临床治疗经验

（一）归纳了不同疾病的选穴经验

重点是从卷七到卷十二的四十八篇中列出了内外妇儿各种病症的配穴方法。《针灸甲乙经》不仅对各种病症指出了主治和有效的穴位，而且在《内经》的基础上进一步阐发了针灸大法。

（二）记载了500多个处方

其处方的内容是晋以前的其他古籍中从未记载过的，特点有：(1) 单方多，即一病一穴或一症一穴，如“骨痹烦满，商丘主之”，“足下热，胫痛不能久立，湿痹不能行，三阴交主之”。(2) 较少称取某某经脉，多指明具体穴位，如治疟，《内经》谓间日疟不渴刺足太阳；而《针灸甲乙经》则指出：“疟，不渴，间日疟，飞扬主之。”(3) 处方内容较少提到用针或用灸，用补或用泻，如“身肿皮痛不可近衣，淫泺瘈疭，久则不仁，屋翳主之。”虽有“腹满不能食，刺脊中”，“肠中常鸣，时上冲心，灸脐中”，“凡唾血，泻鱼际、补尺泽”等记载，但为数甚少。(4) 处方近取穴多，远取穴少。如《手阳明脉动发口齿病第六》一篇，对龋齿齿痛，先提到目窗、正营、浮白、完骨、颧髎、兑端、耳门、龈交、颊车、上关、下关、角孙等近齿部穴位，然后述及合谷、三间等远端穴位。

（三）论述了二百多种病症的治疗

1. 内科病症：外感热病、伤寒、脏腑病、黄疸、溏泄、癫痫、水肿。
2. 外科病症：包括痈疽、厉风、浸淫、脱疽、痂疥等。
3. 妇科病症：妊娠病、带下病、月经病、不孕症等。
4. 儿科病症：惊痫、泄泻、脐风等。如：“惊痫，筋缩主之。”
5. 五官科病症：论述了近十种小儿科病症的针灸疗法，如“咽喉肿痛，天柱主之。”，“暴喑不言，支沟主之。”，“耳痛聋鸣，上关主之”等。

（四）重视妇科和儿科

中国针灸古典医籍中，《甲乙经》是现存最早列出《妇人杂病》专项的医书。在卷十二妇人杂病第十中论述了妇女的经、带、胎、产等二十余种妇科疾病的针灸疗法。小儿杂病第十一中，论述了近十余种小儿科病症的针灸疗法，至今仍广泛应用于临床。

六、使针灸学传播到国外，在对外医学交流中发挥了巨大作用

自南北朝开始，随着中外交流的日益频繁，中医学就传到了国外，《甲乙经》即是其中之一。公元七世纪初，日本仿唐医事制度，制定医药职令，规定的医生通用教科书中就有《甲乙经》，之后朝鲜也仿效之。《甲乙经》也先后被翻译成多种外文版本，流传至几十个国家和地区。做为学习与研究的重要文献，《甲乙经》对我国医学的发展有着卓越的贡献，在对外医学交流中也发挥了巨大作用。

第四节　皇甫谧在文史哲学方面的学术成就

皇甫谧由“痴”变为“书淫”，一生勤力不怠，手不辍卷，以著述为务。轻权重道，

不落俗流，学术成就颇丰，诚可谓“学贯天人，道通法相”。除了对中医针灸学有巨大贡献外，在文史哲学方面尤其具有突出成就，现简要陈述如下。

一、文学成就

皇甫谧是一位隐士学者，一生创作了大量的文学作品，但遗憾的是多数失传了。

在了解皇甫谧文学成就之前，先了解一个非常有名的成语典故——洛阳纸贵。据《晋书·左思传》记载，在西晋统一天下后，成都、建业、洛阳都出现了一番繁荣景象，于是当时的年轻后生左思决定以赋的文体写一篇反映这三座都城的文章。左思费了近十年时间，终于将《三都赋》写成了。当时左思自觉人微言轻，就带着文稿谒见皇甫谧，求为序荐。皇甫谧阅后大加赞赏，做了序文。《三都赋》顿时名声大振，京城文人贵族争相抄阅，一时把洛阳城里的纸几乎都卖光了，纸价为之升涨。这就是“洛阳纸贵”的佳话。

皇甫谧在《三都赋》序文中首先探究了“赋”的含义及赋体文章的渊源和流变。他认为“赋”就是“不歌而颂”的文章，从形式上看，它“因物造端，敷弘体理欲人不能加也。”正是从“赋”的含义出发，皇甫谧对赋体文章的特点进行了分析和总结。具体讲，其特点有二：

1.“文必尽美”，“辞必华丽”。所谓“美丽之文，赋之作也”。实际上，强调赋体文章“美”和“丽”，前人早已有之，汉代学者杨雄就说过：“诗人之赋丽以则，辞人之赋丽以淫。”“美”和“丽”实际上是赋体文章形式美的基本要求。

2.“纽之王教，本乎劝戒。”这是对赋体文章在思想性上的要求。皇甫谧认为，文章的思想性及其社会教育作用要比“美”和“丽”更为重要。显然，这是作者在在观察分析了汉赋中那些“并务恢张，其文博诞空类”文风以后得出的结论。

接着，皇甫谧介绍了“赋”的起源和发展演变。他认为，赋的源头是孔子时代的古诗；所谓“诗人之作，杂有赋体。”“赋者，古诗之流者。”看来“赋”是从古诗中发展演化出来的一种变体。就战国时期的赋而言，皇甫谧认为屈原、孙卿的文章是代表之作，因为他们的赋是情感的寄托，心灵的表白，“因文以寄其心，托理以全其志。”后来宋玉等人的文章则是赋的颓废，言过其实，浮夸竞兴，进入了一个萧条时期。以汉赋而言，从贾谊首倡而后，敷文大兴，但是大多数文人“不率典言，并务恢张，其文博诞空类，大者罩天地之表，细者入毫纤之内，虽充车联驷，不足以载。广厦接榱，不容以居也。”他认为这些文章是没有多大价值的。在众多的汉赋文章中，皇甫谧最为推崇的是司马相如《上林赋》、杨雄《甘泉赋》、班固《两都赋》、张衡《二京赋》和马融《广成赋》。

最后，皇甫谧论述了汉末离乱、三国纷争的时代背景和《三都赋》成文的缘由，以及《三都赋》的内容结构和思想内涵。他认为左思不仅介绍了三国归一的历史事实，更重要的是把吴、蜀擒灭比作亡国，把魏主禅让比作唐虞盛世，“既已著逆顺，且以为鉴戒”。更进一步，作者从地理形胜、物产、风俗、人口和人才等因素进行分析对比，得出了魏国一统天下的结论。

皇甫谧的文学创作是十分丰富的，只是多数作品早已失传，成为历史的缺憾。现在，我们能见到的皇甫谧的诗作，只有《全汉魏晋南北朝诗》中保存下来的《女怨》四言，其诗云：“婚礼既定，婚礼临成，施衿临，三命丁宁。”相比较而言，皇甫谧的散文作品保存下来的比较多。《晋书·皇甫谧传》保存有《让征聘书》、《玄守论》、《释劝论》、《笃终论》，这几篇文章是他散文的代表作品，不仅有思想性，而且有较高的艺术性。

《玄守论》是《晋书·皇甫谧传》登载的有关传主作品的第一篇散文，大约创作于曹魏正始年间，时值作者30多岁。这篇文章的起因是，皇甫谧通过勤奋自学，博览群书，熟知百家之言，成为很有名望的学者，但是他一心读书，不求仕途。因此，有人劝他广交名流，以搏进取。而皇甫谧却认为每个人很难做到德才兼备，居住于穷乡僻壤也可以干出一番事业来，何必一定要去追逐利禄功名呢？于是就做了《玄守论》，以表白自己的志向。

《玄守论》一文采取问答的形式，文字流畅，语平意深，是一片难得的散文佳作。文章首先以客人的口吻质问作者：贪求富贵是人的本能欲望，何况积极进取，安民治世是有益于社会、有益于百姓的好事。相反，你“年迈齿变，饥寒不赡，转死沟壑”，又有谁能知道你的大名呢？接着，作者对客人的质问做出了答辩，皇甫谧从朴素唯物主义观点出发，指出人的形体的自然性和生命对人体的重要性，而疾病是影响人的生命的天敌，进而说明自己不求仕宦的原因，一是自己体弱有疾，难以胜任繁杂的公务；二是自己安贫乐道，独有一番追求，存身以全道，是最大的幸福和慰籍。所谓“体坚厚之实，居不薄之真，立乎损益之外，游乎形骸之表，则我道全矣。”这篇文章比较充分地反映了皇甫谧的隐居思想。

《释劝论》是皇甫谧的一篇“辞征明志”之作。景元初年，相国司马昭征辟皇甫谧为属官，他拒绝了。后来乡亲们劝他应征入仕，皇甫谧遂有斯作，当时作者46岁，在老家朝那县闲居，勤勉读书，著书立说。文章一开始，先介绍了成文的原因，以及自己的基本想法，对晋王的恩宠和厚爱表达了感激之情，只遗憾“唯余疾困，不及国宠”，而家族亲人、朋友同僚又苦苦相劝，自己内心很难平静。他又从朴素辩证法的观点出发，指出“朝贵致功之臣，野美全志之士”，从而为自己“执高箕山”，隐居不士，找到了借口。本文仍然采用答客问的形式，表达了作者的立身处世思想。客人从历史上有才之士追求圣明之主、创建赫赫功业的事例中，得出了“进德贵乎及时”的结论。对皇甫谧经纶满腹的“英茂之才”大加赞赏，认为在西晋初建，君主圣明的盛世时代，正是有识之士大展宏图的好时机。而皇甫谧却有违圣意，惊世骇俗，“栖迟衡门，放形世表，逊遁丘园，不睨华好”，白白浪费大好时光，对他“辞容服之光粲，抱弊褐之终年”的做法表示很难理解。主人对客人的发难笑着做了答辩。他从“寒暑相推，四宿代中”的自然规律，联想到“进者享天禄，处者安丘陵”的不同的为人处事思想。世界是多样性的，失误是对立统一的，事物的变化是有规律的，“二物俱灵，是谓大同；彼此无怨，是谓至通。”作者从历史上君臣名位变化的历史事实中发现了“君无常籍，臣无定名，损义放诫，一虚一盈”的结论，对那些“弃理丧真，苟荣朝夕之急”的人发出了嘲笑。接着，作者又列举了岐伯、老子、颜回、原思、荣期、商山四皓、郑真等历史上有名的隐士的事迹，表达了对他们的崇敬和仰慕之情，称他们是“持难夺之节，执不回之意，遭拔俗之主，全彼人之志”的高士。更何况自己“才不周用，众所斥也；寝疾弥年，朝所弃也”。因此，“求绝编于天录，亮我躬之辛苦。”

《释劝论》的思想性与艺术性俱佳，兼有散文和汉赋的特点，既能充分表达作者的思想感情，又具有对仗工整、音韵铿锵之美，语言流畅，读来朗朗上口。例如作者在谈到王化之圣明时说：“欲温温而和畅，不欲察察而名切也；欲混混若玄流，不欲荡荡而名发也；欲索索而条解，不欲契契而绳结也；欲茫茫而无垠际，不欲区区而分别也；欲暗然而日章，不欲示白若冰雪也；欲醇醇而任德，不欲锁锁而执法也。”不仅文辞优美，而且喻理深刻，诚可谓难得之佳作。

《笃终论》是反映皇甫谧生死观和丧葬观的一篇文章，是作者56岁时的作品。文章中作者对自己的后事作了详尽具体的安排，闪烁着朴素唯物主义和无神论思想的火花。由于恶疾缠身，严重地影响身体健康，心灵承受着莫大创伤，他常常担心“夭陨不期，虑终无素”，所以写了这篇文章。文章论证了人的生死寿夭是自然规律，是不以人的意志为转移的，而人的肉体和精神是共存的，“人之死也，精歇形散”，因此，无所谓鬼神存在。从这种朴素的唯物主义和和无神论观点出发，他提出了反对厚葬的观点，因为厚葬“空夺生用，损之无益，而启奸心，是招露形之祸，增亡者之毒也，”是智者所不为的事情。他还引用古代薄葬的箴言来证明自己的观点，得出了“死得归真，亡不损生”的结论。在皇甫谧众多的文学作品中，这篇文章最具有思想性。他提倡薄葬至今仍有着积极的意义。

政论性散文是皇甫谧文学作品的一部分，另外，他的人物传记中，不少人物形象生动，个性鲜明，作品结构严谨，故事性强，有着一定的文学艺术价值。这些作品主要集中在《高士传》、《烈女传》中。由于世事变乱，年代久远，其中大多数篇章早已失传。中国历史上有众多隐士，其中绝大多数是“身在山林，心存魏阙”的假隐士，他们把“隐”视为一种退路，看作一种策略，而把“士”看作真正的出路。所谓“天下有道则见，无道则隐。”而只有极少数人是那种“特立独行”的真隐士。孔子说：“隐居以求其治，行义以达其道。”指的就是这类人。他们或处山林，或在草野，或寓朝市，超然物外，不求闻达，不入仕途，安贫守素，保持节操，或者凭借一技之长，裹着自食其力的生活；或者有一定的天地园林等产业，作为退隐的依侍。皇甫谧就是这样一个真正的隐士。因此，《高士传》中的主人公也大多数是这种“特立独行”的真隐士。从总体上讲，《高士传》约作于泰始二年（266），当时作者52岁。书中选收了从唐尧至曹魏咸熙中的九十多位隐士。

皇甫谧写的又一本人物传记是《列女后传》，其中大多数篇章早已失传。该书以汉代学者刘向《烈女传》为例，描写了那些抗暴自爱、行义复仇的妇女形象。文章语言生动，情节曲折，人物个性鲜明，形象生动，具有较高的文学艺术价值。譬如比较有名的《庞娥亲传》，说的是庞娥亲的亲父被恶棍李寿杀害，三个弟弟身染疟疾，先后离世。李寿及族人弹冠相庆，以为她家再无人报仇了。谁知一个弱女子经过激烈搏斗杀死了仇人。庞娥亲为父报仇的义举感动了地方官，于是免了她的罪行。这篇文章事件完整，人物刻画细致，生动传神，具有很高的文学价值。皇甫谧在写作过程中，也为庞娥亲的大义凛然的壮举所感动，他评论说：“父母之仇，不与共天地，盖男子之所为也。而娥亲以女弱之微，念父辱之酷痛，感仇党之凶言。奋剑仇颈，人马俱催，塞亡服之冤魂，雪三弟之永恨，近古以来，未之有也。《诗》云：修我戈矛，与子同仇，娥亲之谓也。”

皇甫谧的文学成就是非常丰富的，所涉及的面也是极其广泛的，这是前人留给我们的极其宝贵的财富。

二、史学贡献

皇甫谧在史学上的成就颇丰，主要著作有《帝王世纪》、《年历》、《玄晏春秋》等。今以《帝王世纪》为引，粗略地窥探一下皇甫谧的史学成就。

《帝王世纪》是专述帝王世系、年代及事迹的一部史书，所叙上起三皇，下迄汉魏。

内容多采自经传图纬及诸子杂书，载录了许多《史记》及两《汉书》阙而不备的史事。分星野，考都邑，叙垦田，计户口，“宣圣之成典，复内史之遗则，远追绳契，附会恒滋，撰于载笔，足资多识”（清宋翔凤《帝王世纪集校序》），有很高的史料价值。

现存的《帝王世纪》计有十卷，其中第一卷记天地开辟至三皇；第二卷记五帝；第三卷记夏；第四卷记殷商；第五卷记周；第六卷记秦；第七卷记前汉；第八卷记后汉；第九卷记魏；第十卷记历代星野、垦田及户口。是继司马迁《史记》之后，第二个整理历代帝王世系的历史书典，其在史学上的成就主要有以下几个方面：

第一，对三皇五帝至曹魏数千年间的帝王世系作了较为详尽的考证和整理，把上古历史推到了“三皇时代”，把中国历史起源提前了数千年。

《帝王世纪》之前的所有历史著作都没有对三皇五帝的世系作过系统研究和排列，司马迁《史记》也只将黄帝作为上古历史的开端，皇甫谧第一次对黄帝以前帝王世系进行了研究，排出了三皇时期的帝王世系，其次序是：太昊帝庖牺氏，亦称伏羲氏、黄熊氏。凡女娲氏、大庭氏、柏皇氏、中央氏、栗陆氏、骊连氏、赫胥氏、尊卢氏、浑混氏、昊英氏、有巢氏、朱襄氏、葛天氏、阴康氏、无怀氏十五世，皆袭庖牺制度，故虽为皇而不自为一代；炎帝神农氏，一号魁隗氏、连山氏、列山氏，凡帝承、临、明、直、来、衰至榆罔，也有八世；黄帝有熊氏，亦号帝鸿氏、归藏氏、轩辕氏。

因而，《帝王世纪》排列的五帝时期的帝王世系也与《史记》有所不同，其次序是：少昊帝青阳氏（又称金天氏）、颛顼帝高阳氏、喾帝高辛氏、尧帝陶唐氏、舜帝姚虞氏。同时，对“皇”、“帝”、“王”的内涵进行了简单概括和总结。他说：“天子，至尊之定名也。应神受命，为天所子，故谓之天子。故孔子曰：天子之德，感天地，洞八方，是以功合神者称皇，德合天地称帝，仁义和者称王”（《帝王世纪》，以下引号内未注明出处的皆与此同）。虽有浓郁的“天命观”印记，但也客观反映氏族社会的政治状况，表达了先民对人类远祖的顶礼崇拜，对研究史前史仍有一定的参考价值。

《帝王世纪》的开篇，还将天地开辟划分了几个时期，云：“天地未分，谓之太易。元气始萌，谓之太初。气形之始，谓之太始。形变有质，谓之太素。太素之前，幽清寂寞，不可为象。惟虚惟无，盖道之根。道根既建，由无生有。太素质始萌，萌而未兆，谓之庞洪，盖道之干。既育万物成体，于是刚柔始分，清浊始位。天成于外而体阳，故圆以动，盖道之实。质形已具，谓之太极”。描述了宇宙进化的缓慢过程，具有朴素的唯物辩证法观念。

《帝王世纪》对夏至汉魏的历代帝王世系也作了较为详尽的介绍，其序列是：

夏：“自禹至桀，并数有穷，凡十九王，含四百三十二年。禹一、启二、太康三、仲康四、相五、羿六、寒浞七、少康八、杼九、槐十、芒十一、泄十二、降十三、扃十四、廑十五、孔甲十六、皋十七、发十八、桀十九。”

商：“商之飨田也，三十一王。是见居位者实三十王，而言三十一王者，兼数太子丁也。自汤传位至纣，凡六百二十九年”，即成汤、外丙、仲壬、太甲、沃丁、太庚、小甲、雍已、大戊、仲丁、外壬、河亶甲、祖乙、祖辛、沃甲、祖丁、南庚、阳甲、盘庚、小辛、小乙、武丁、祖庚、祖甲、廪辛、庚丁、武乙、太丁、帝乙、纣。

周：“自克殷至秦灭周之岁，凡三十七王，八百六十七年”。世系王号是：武王、成王、康王、昭王、穆王、恭王、懿王、孝王、夷王、厉王、宣王、幽王、平王、桓王、庄王、釐王、惠王、襄王、顷王、匡王、定王、简王、灵王、景王、悼王、敬王、贞定王、元王、哀王、思王、考王、威烈王、元安王、夷烈王、显圣王、慎靓王、赧王。

秦："自昭襄王灭周至子婴，凡四王二帝，合四十九年。昭襄王一，孝文王二，庄襄王三，始皇帝四，胡亥五，子婴六。"

前汉："按前汉十二帝"，高祖、惠帝、高后、文帝、景帝、武帝、昭帝、宣帝、元帝、成帝、哀帝、平帝。"自高祖元年至更始二年，凡得二百三十年"。

后汉："按后汉十二帝：光武一、明帝二、章帝三、和帝四、殇帝五、安帝六、顺帝七、冲帝八、质帝九、桓帝十、灵帝十一、献帝十二"。"自汉元至更始二年，凡二百一十二年。自居摄元年至更始二年，凡十八年。自建武元年至延康元年，凡一百九十五年。汉前后诸废帝及王莽合三十一帝，四百二十六年。"

魏："自皇初元年至禅晋之岁，凡五帝，四十五年。文帝一、明帝二、废帝齐王三、废帝高贵乡公四、元帝五。"

第二，对三皇至汉魏数千年间特别是黄帝以前上古时期的重大历史事件作了较为详尽地考证和记载，突破了史前史的研究领域。保存了许多有价值的历史资料。

上古时代，黄帝以前人类活动的历史资料十分贫乏，不少学者和历史学家如韩非子、庄子、列子、管子、孔子等都有过不少研究，但都没有获得较系统的研究成果，司马迁虽作了《五帝本纪》，但对其中特别是黄帝以前的重大政治、经济、军事、文化活动情况记载较少，而皇甫谧知难而进，广采博纳，在史前领域进行艰苦的探索，对三皇五帝以及汉魏数千年间，一些重大历史事件作了大量的考证和记载。例如，太昊帝庖牺氏，生于"成纪"，"都陈"。"为百王先"。"及牺牲以供庖厨食天下"，"制嫁娶之礼"，"作瑟三十六弦。""仰观象于天，俯观法于地，观鸟兽之文与地之宜，近取诸身，远取诸物，于是造书契以代结绳之数，画八卦以通神明之德"，"乃尝味百药而制九针"；炎帝神农氏"生于裳羊山"、"都陈又徙鲁"，"作耒耜"，"尝别草木，令人食谷以代牺牲之命"，"始教天下耕种五谷而食之。""重八卦之数，究八八之体为六十四卦"，"退而修德，风沙之民自攻其君而归炎帝"等。并对这一时期的社会政治状况进行了研究，他说："孔子称古者三皇五帝设防而不犯，故无陷刑之民，是以或结绳而治，或象画而化。自庖羲至于尧、舜，神道设教，可谓至政无所用刑矣。夫三载考绩，黜陟幽明，善无微不著，恶无隐不章，任自然以诛赏，委群心以就制，故能造御乎无为，运道于至和，百姓日用而不知，含德若自有者也。《诗》云：'上天之载，无声无臭，'其斯之谓乎?"古史学家称之为"三皇五帝"总论，反映了原始社会"天下大同"的社会性质，对研究史前政治、经济、文化、法律很有价值。

对于黄帝以后以至汉魏时期诸如阪泉之战；大山稽、鬼臾区、封胡、孔甲或以为师，或以为将，分掌四目；仓颉造字；得河图洛书；效八风之音，作乐五英；尧舜、舜禹禅让；大禹治水；鸿条伐桀；盘庚东迁；文王受命；武王伐纣；周公摄政；穆王西征；楚汉争雄；汉魏易代等许多重大历史事件也作了考证和祥尽的阐述，其中有不少为《史记》等史书所没有的资料。例如，关于"文王受命"唯《帝王世纪》记载，"文王即位四十二年，岁在鹑火，文王更为受命之元年，始称王矣"。不但从事件本身，还从时间、区间、律历、星野等多方面、多视角进行了考证和记载。为后世史学界解决许多重大历史课题提供了珍贵的史料。

第三，《帝王世纪》在采用总结前人历史资料的基础上，对《史记》等前人叙述不详的历史事实，尤其是三皇五帝的世系及社会活动等重大问题进行了考证和补充。

《史记·五帝本纪》在记黄帝时云："黄帝者，少典之子，姓公孙，名曰轩辕""黄帝崩，葬桥山。"而《帝王世纪》则云："黄帝有熊氏，少典之子，姬姓也。母曰附宝，其先即炎帝。母家有娇氏之女，也与少典氏婚，故《国语》兼称焉。得神农氏之末，少典氏又娶附宝"，"生黄帝于寿丘，长于姬水，因以为姓。以土承火，位在中央，故曰黄帝。有圣德，受国于有熊，居轩辕之丘，故因以为名，又以为号。""在位百年而崩，年一百一十岁……，葬于上郡阳周之桥山"。不但介绍了家世，也介绍了社会关系。

《史记》在介绍颛顼帝高阳氏时文字短而且空泛，云："帝颛顼高阳者，黄帝之孙而昌意之子也，静渊以有谋，疏通而知事，养材以任地，戴时以象天，依鬼神以制义，险气以教化，絜诚以祭祀。北至于幽陵，南至于交止，西至于流沙，东至于蟠木。动静之物，小人之神，日月所照，莫不砥属。帝颛顼生子日穷蝉。颛顼崩，而玄嚣之孙高辛立，是为帝喾。"而《帝王世纪》则云："帝颛顼高阳氏，黄帝之孙，昌意之子，姬姓也。母曰景仆，蜀山氏女，为昌意正妃，谓之女枢。金天氏之末，瑶光之星贯月如虹，感女枢幽房之宫，生颛顼于若水。首戴干戈，有圣德。父昌意虽黄帝之嫡，以德劣，降居若水为诸侯。及颛顼，生十年而佐少昊，十二年而冠，二十年而登帝位。平九黎之乱，以水承金，位在北方，主冬。以水事纪官，命南正重司天以属神，北正黎司地以属民。于是民神不杂，万物有序。始都穷桑，后徙商丘。命飞龙效八风之音，作乐五英，以祭上帝。纳胜坟氏女娽，生老童，有才。子八人，号八凯。颛顼在位七十八年，九十八岁，岁在鹑火而崩。葬东郡顿丘广阳里。"两相对照，后者要具体、详细的多。

第四，在历史地理的研究上，皇甫谧下了很大的功夫。取得了很大的成果。

由于战争、移民、迁徙、王朝更迭等多种原因，历史地名往往变化很大，为历史研究带来不少困难。许多古今历史学家都十分重视对历史地名的研究，而皇甫谧在《帝王世纪》中对上迄三皇，下至汉魏时期的历史地名也作了比较系统的研究和考证，澄清了许多由于地名变更而造成的历史疑难问题，取得了重要的研究成果。

一是对一个王朝或民族的迁徙地名作了详细的考证，并提出自己的观点。譬如：周人自西向东、自东向西多次迁徙，周朝建立以后都邑又多次变动，皇甫谧详细考证了他们迁徙过的每一个地方，云："周后稷始封邰，今扶风是也。及公刘徙居邑于豳，今新平漆水东北有豳亭是也。故《诗》称'笃公刘，于豳斯馆。'至太王避狄，循漆水，逾梁山，徙邑于岐山之阳，今美阳西北有岐城旧址是也。故《诗》称'率西水浒，至于岐下'。南有周原，故始改号曰周。王季徙程，故《书序》曰'维周王季宅程'是也。故《孟子》称'文王生于毕郢，西夷人也'。暨文王受命，徙都于丰，在今京兆之西是也。故《诗》称'既伐于崇，作邑于丰'，及武王伐纣，营洛邑而定鼎焉，今洛阳西南洛水之北有鼎中观是也。周公相成王，以丰、镐偏处西方，贡不均，乃使邵公卜居洛水之阳，以即土中。故《援神契》曰：'八方之广，周洛为中'，于是遂筑新邑，营定九鼎，以为王之东都于洛邑。故《周书》称：'我乃卜涧水东，瀍水西，唯洛食。'是为王城，名曰东周。故《公羊传》曰：'王城者何？东周也'。《地理志》王城本郏鄏之地，是以或谓之郏鄏。故《春秋传》曰'成王定鼎于郏鄏'，河南是也。今郏鄏东门名鼎门，盖九鼎所从入也。成王既卜营洛邑，建明堂，朝诸侯，复还丰、镐。故《书序》曰：'成王既黜殷命，还归在丰'。至懿王徙犬丘，秦谓之废丘，今京兆槐里是也。《世本》曰：'懿王居犬丘，厉王淫乱，出于彘'。

今河东永安是也。平王即位，徙居洛，《洛诰》所谓新邑也。《国语》曰：‘幽王灭，周乃东迁’，本殷之畿内，在《禹贡》豫州外方之域，河、洛、瀍、涧之间。周于南柳七星张之分，鹑火之次也。及敬王避子朝之乱，东居成周，故《春秋经》曰：‘天王入于成周’是也。后六年，王室定，遂徙都成周。是后晋又率诸候之徒修缮其城，以成周城小，不受王都，故坏翟泉而广焉。翟泉地在成周东北，今洛阳城中有周王冢是也。至赧王又徙居西周而失位。”

从以上的一大段文字，我们至少可以获得以下几个结论：①介绍了一个地方的古名与今名；②探索了邑名的渊源；③说明了周的星野为鹑火，对应天上二十八宿中南方朱雀的柳、星、张星宿，即今天文学的长蛇座；④构成一个完整的迁徙示意图：邰—豳—岐山—程—丰（西周）—洛（东周）—丰、镐—犬丘—谯—洛—豫州—雒（成周）—丰；⑤应用大量古籍史料，逐一作了考证，有很高的准确性。

二是对三皇五帝时代重要部落的活动地域和变更情况进行了考证，补充史阙。对于先民氏族部落的活动情况，《史记》只记到黄帝，皇甫谧则扩延到黄帝以前的伏羲与神农，如说“伏羲都陈，在《禹贡》豫州之域。西望外方，东及明豬。于周，陈胡公所封，故《春秋传》曰：‘陈，太昊之墟也。’于汉属淮阳，今陈国是也。”记炎帝神农氏“初都陈，又徙鲁。”“故《春秋》称鲁大庭氏之库。”记黄帝“长于姬水”，“居轩辕之丘”，“得宝鼎，兴封禅”，“都涿鹿，于《周宫》幽州之域，在汉为上谷。而《世本》云‘涿鹿在彭城’，今上谷涿鹿县及蚩尤城，阪泉地又有黄帝祠，皆黄帝战蚩尤之处也。”等等。

三是注重吸收前人的研究成果，对一些地方名称的前后变更情况作了考证，提出了自己的观点。例如在考证商邑亳时说：“汤始居亳，学者咸以亳本帝喾之墟，在《禹贡》豫州洛河之间，今河南偃师西二十里尸乡之阳亭也，以为考之事实，甚失其正。”他认为“《孟子》称‘汤居亳，与葛为邻’，案《地理志》今梁国宁陵之葛乡是也。汤地七十里，葛有伯耳，封域有制。葛伯不祀，汤使亳众为之耕，有童子饷食，葛伯夺而杀之。计宁陵至偃师八百里，而使亳众为耕，童子饷食，非理也。今梁自有二亳，南亳在谷熟，北亳在蒙，非偃师也。故古文《仲虺之诰》曰‘乃葛伯仇饷，初征自葛’即《孟子》之言是也。汤又盟诸侯于景亳，然则二亳皆在梁矣。《春秋》‘会于亳’是也……及盘庚立，复南居亳之殷地，故《书序》曰‘将治亳殷’，今偃师是也。然则殷有三亳，二亳在梁国，一亳在河、洛之间。谷熟为南亳，即汤都也。蒙为北亳，即景亳，汤所盟地。偃师为西亳，即盘庚所徙者也。故《立政篇》曰‘三亳阪尹’是也”。将一名三地考证得如此清楚，在史书里还不多见。《帝王世纪》中关于地理方面的记载文字虽然较少，但在详细而明了方面，却为诸史所不及。

第五，把历史人物放在一定的历史条件下，客观地进行考察，肯定历史人物在社会发展进步中的作用。

在现存的《帝王世纪》中，皇甫谧专门评论一个历史人物的只有两处，一处是在《前汉》纪中评价汉高祖刘邦：“《礼》称至道以王，义道以霸。观汉祖之取天下也，遭秦世暴乱，不阶尺土之资，不握将相之柄，发迹泗亭，奋其智谋，羁勒英雄，鞭驱天下，或以威服，或以德制，或以义成，或以权断，逆顺不常，霸王之道杂焉，是以圣居帝王之位，而无一定之制。三代之美，固难极矣。”揭示了他善于用人，权谋善变，以弱胜强，图就霸业的成功之道。另一处是在《后汉》纪中评价光武帝刘秀说：“《左氏春秋》称夏少康之地，‘有田一成，有众一旅’，若汉之再命。世祖不惜成旅之资，平暴反正，遂建中兴，夏康同美矣。”以纵向比较的方式，发掘历史发展的相似性和变异性，揭示了历史发展的客观规律。《帝王世纪》一共记载帝王近一百五十位之多，而对其他帝王的评价都通过具体的历史事件，对历史人物的德绩兴败作出客观的分析和评沦，具有朴素的辩证唯物主义和历史唯物主义思想。

当然，由于他所处的时代环境的限制，皇甫谧对不少历史人物的评价还没有脱离“天命论”的范畴，具有唯心主义倾向，这又是与他的唯物思想相矛盾的。

第六，在土地和人口研究方面，皇甫谧做了开拓性的工作，第一次对历代土地、人口变动情况进行了统计、比较和分析，反映了社会的治乱与兴衰。

在《帝王世纪》中皇甫谧一共罗列了大禹、周成王、周庄王、西汉元始二年（2），东汉中元二年（57）、东汉永寿二年（156），曹魏景元四年（263）等七个历史时期的人口和土地数字，通过比较分析这些数字变化，深入研究了它与政治、经济、军事等方面的内在联系，揭示历史发展的一般规律。书中记载，大禹时，九州之地凡二千四百三十万八千二十四顷，定垦者九百二十万八千二十四顷，民口一千三百五十五万三千九百二十二人，到周之极盛周公相成王时，民口一千三百七十一万四千九百二十三人，多禹十六万一千人；后经春秋、战国“计秦及山东六国，戎卒尚存五百余万，推民口数，尚当千余万；及秦兼诸侯，置三十六郡，其所杀伤，三分居二。犹以余力，行参夷之刑，收大半之赋，北筑长城四十余万，南戍五岭五十余万，阿房、骊山七十余万。十余年间，百姓死没，相锺于路。陈、项又肆其余烈，故新安之坑，二十余万，彭城之战，沮水不流。至汉祖定天下，民之死伤，亦数百万。是以平城之卒，不过三十万，方之六国，五损其二。自孝惠至文、景，与民休息，六十余岁，民众大增。是以太仓有不食之粟，都内有朽贯之钱。”至“元始二年，定垦田八百二十七万五百三十六顷，民户千三百二十三万三千六百一十二，口五千九百一十九万四千五百七十八人，多周成王四千五百四十八万五十五人，汉之极盛也。”“及王莽篡位，续以更始、赤眉之乱，至光武中兴，百姓虚耗，十有二存”。中元二年民口剧减到“二千一百万七千八百三十人。”显然，结论是明确的：战争、暴政，人口锐减；祥和、安定，人口剧增。鲜明的观点，表达了他渴望和平安定和社会进步的强烈思想感情。对研究古代社会状况具有重要价值。

第七，整理记载了星次和分野，保存了古天文学资料。

我国古代天文学以日、月所会之处为次。日、月一年有十二会，故有十二次，每次30°。古人为十二次起的名称是：降娄、大梁、实沈、鹑首、鹑火、鹑尾、寿星、大火、析木、星纪、玄枵、亩訾。又将天空的星宿分为十二宫，配属于各国，叫做分野。皇甫谧整理归纳了这些资料，记载了列国的星次与分野，即：吴越为星纪，与黄道十二宫的摩羯宫相当，在二十八宿中为斗宿和牛宿；齐为玄枵，与黄道十二宫的宝瓶宫相当，在二十八宿中为女、虚、危三宿；卫为娵訾，与黄道十二宫的双鱼宫相当，在二十八宿中为室宿和壁宿；鲁为降娄，与黄道十二宫的白羊宫相当，在二十八宿中为奎宿和娄宿；赵为大梁，与黄道十二宫的金牛宫相当，在二十八宿中为胃、昴、毕三宿；魏、晋为实沈，与十二宫中的双子宫相当，在二十八宿中为觜宿和参宿；秦为鹑首，与十二宫中的巨蟹宫相当，在二十八宿中为井宿和鬼宿；周为鹑火，与黄道十二宫的狮子宫相当，在二十八宿中为柳、星、张三宿；楚为鹑尾，与黄道十二宫的室女宫相当，在二十八宿中为翼宿和轸宿；宋为大火，与黄道十二宫的天蝎宫相当，在二十八宿中为氐、房、心三宿；燕为析木，与黄道十二宫的人马宫相当，在二十八宿中为尾宿和箕宿。虽有其占卜吉凶的迷信观念，但也保存了古代天文学资料，弥足珍贵。

历史研究，实质上就是按照历史的本来面目说明历史。纵观《帝王世纪》全书皇甫谧说明历史的方法和态度首先是科学的，因而，具体展现了历史现象的内在联系，使对历史事件、过程的叙述，不仅有血有肉，并且合理合序，真实地显示出历史发展的逻辑和轨迹。其书的主要内容来源于先秦、汉晋以前的诸子杂书，说明皇甫谧学识渊博，善于了解和吸收前人的研究成果，占有异常丰富的历史资料。通过对这些资料的分析研究，归纳整理，构画出从三皇到汉魏人类社会由简单到复杂、由低级向高级逐步演化的发展轨迹。因此，从这个意义上说，《帝王世纪》不仅是史书，而且是一部中华民族的发展史。其次，是求实的。对于一时难以决断作出准确结论的历史问题，“慎言其余”（《论语·为政》），意即提出问题，摆出别人的观点和看法。在《帝王世纪》中我们常常可以看到“或”“又”“另”等这样一些字眼，如：“伏羲葬南郊。或曰：冢在山阳高平之西也”；“黄帝都涿鹿”，“或曰：黄帝都有熊”。在研究尧的葬地时，皇甫谧列举了两种不同的观点，一种是墨子“尧堂高三尺，土阶三等，北教八狄。道死，葬蛩山之阴”；另一种是《山海经》“尧葬狄山之阳，一名崇山。”对两种观点比较之后，认为“二论各殊，以为成阳近是尧冢也。”没有妄下定义，而是提出自己的观点，留有余地，让后世再行研究。

另外，《帝王世纪》在辑存古史时，保存了丰富的神话传说，如：“燧人之世，有大人之迹出于雷泽之中，华胥履之，生庖牺于成纪。”“及神农氏之末，少典氏又娶附宝，见火光绕北斗枢星，照郊野，感附宝，孕二十五月，生黄帝于寿丘。”这既是先民对人类始祖赤诚崇敬的礼赞，也有古史的影子。

黄帝梦选风后的神话，事实上是一个选贤任能的故事：黄帝梦大风吹天下之垢皆去。又梦人执千钧之弩驱羊数万群。帝寤而叹曰：“风为号令，执政者也。垢者去，后在也。天下岂有姓风名后者哉？夫千钧之弩，异力也。驱羊数万群，能牧民为善者也。天下岂有姓力名牧者哉?”于是，依二占以求之，得风后于海隅，登以为相，得力牧于大泽，进以为将。

而殷武丁梦选贤相的神话实际上寄托了人们追求“圣君贤相”的愿望，是历史神话化的范例，经皇甫谧采写后，传播很广。六朝学者刘孝标注《世说新语·言语》篇时曾予以节录，唐初孔颖达编《尚书正义》时，全部予以引用：“高宗梦天赐贤人，胥靡之衣（服刑人之衣），蒙之而来。曰‘我徒（服刑之人）也，姓傅名说。天下得我者，岂徒也哉!’武丁寤而推之，曰：‘傅者，相也，说者，欢悦也，天下当有傅我而说民者哉?’明，以梦视百官，百官皆非也。乃使百官写其形象，求诸天下。果见筑者胥靡衣褐带索，执役于虞、虢之间，傅岩之野，名说。以其德之傅岩，渭之傅说。”六朝诗人庾信还写了《武丁迎傅说赞》。唐朝诗人李白也曾咏诗赞云：“传说未梦时，终当起岩野。万古起辰星，光辉照天下。”

因此，《帝王世纪》以其固有的史学价值，受到历代史学家的青睐，特别在唐宋以前十分受到重视。距皇甫谧七十年之后的东晋史学家徐广撰《史记音义》十二卷，多处引用《帝王世纪》以证古史。虽然本书已经失佚，但我们从裴骃《史记集解》里还可以看到它的影子。著名的《史记》三家注，即南朝宋裴骃《集解》，唐司马贞的《索隐》和张守节的《正义》，更是广泛引用《帝王世纪》中的史料，以补阙疑，诠释史实。司马贞在《三皇本纪序》中云："近代皇甫谧作《帝王世纪》、徐整作《三五历》皆论三皇以来事，斯亦近古之一证，今并采而集之，作《三皇本纪》。"明确记载了《三皇本纪》的主要资料来源之一就是《帝王世纪》。

梁代刘昭、唐章怀太子李贤为《后汉书》各志及纪传作注，南朝宋裴松子为《三国志》、唐颜师古为《汉书》作注，都引用了不少《帝王世纪》中的资料。而刘昭为《后汉书》各志作注时，更注意运用皇甫谧在地理、星野及历代垦田、户口等方面的专门研究资料。他认为："皇甫谧校覈精审"（《后汉书·郡国志五》），所以，在《后汉书》的《礼仪志》和《郡国志》里都长篇引用了《帝王世纪》中关于东汉十二代帝王陵寝和历代"经界"的记载。

近代史学家吕思勉先生在《两晋南北朝史》中曾说《帝王世纪》由于它本身的史料价值"其书在两晋南北朝之世，最为通行"。据《隋书·经籍志》载，卢綽曾撰《帝王世纪音》四卷，《北史·元延明传》也说元延明曾为《帝王世纪》作注，何茂材曾撰《续帝王世纪》十卷，这些可能是一批研究《帝王世纪》最早的专著，可惜只能看到记载，看不到原文。

近代史学家夏曾佑也在其《中国古代史》中审慎地运用《帝王世纪》中有关资料以注庖牺氏、女娲氏、神农氏、炎帝、蚩尤、帝喾、帝尧、帝舜等远古史实和神话传说。中国古史研究的开拓者郭沫若先生，在《十批判书·古代研究的自我批判》中称"《帝王世纪》等书所传的殷代王统得到了物证。"

距今一千七百多年以前，西晋武帝太康二午（281）即皇甫谧逝世的前一年，在汲郡发掘的战国墓葬中出土的《竹书纪年》，是魏国史官记录撰写的编年史，其中有不少史实的记载与《帝王世纪》中的记载相吻合，证明《帝王世纪》的史学价值是不容置疑的。当然，《帝王世纪》里除了记载远古历史，先民神话以外，也羼杂了一些汉晋时代盛行的讳书里的一些迷信说法，是史学研究中不可取的东西。

关于《帝王世纪》的辑本，1997年辽宁教育出版社出版发行的大型丛书《新世纪万有书库·帝王世纪》出版说明中曾作了考证："《帝王世纪》、《隋书·经籍志》、《旧唐书·经籍志》及《新唐书·艺文志》均著录为十卷。《玉海》卷四十七引《中兴书目》则云'九卷，阙周中一卷'，是南宋时已残缺，宋以后便散佚了。"此后，陆续有人为之辑录。明清辑佚之风大盛，陶宗仪、王漠、张澍、宋翔凤、钱保塘、顾观光等均有辑本。而《新世纪万有书库》认为宋翔凤的《帝王世纪集校》比较完备，分卷也比较合理，故在出版这部大型丛书时选用的是长洲宋翔凤的辑本，并附有海宁钱保塘的《帝王世纪续补》、《帝王世纪考异》，为研究《帝王世纪》提供了较好蓝本。

除《帝王世纪》外，皇甫谧还有诸多历史著作。主要有：《年历》六卷，是为配合《帝王世纪》而编纂的一本历法书，宋代曾将两书合编为一书。清学者张澍说："皇甫谧精于历法，故作年代历。"（《帝王世纪辑本序》）；《高士传》六卷，立传者96人，全为唐尧到曹魏年间的隐士，所以称作隐士野史，也有较高的史学价值。《逸士传》一卷，内容不可知，想必是近似《高士传》一类的书；《烈女传》六卷、《艺文类聚》、《三国志注》保留有部分传记；《国都城记》在《初学记》中曾有引用，是介绍东都洛阳的一部历史地理著作。这些都是我们研究皇甫谧史学贡献的重要资料，可惜大部分都已散失，唯有《高士传》全部、《烈女传》一部分还存，《年历》、《国都城记》在古史中还可见到一点影子。

三、哲学思想

从《晋书·皇甫谧传》的记载看，皇甫谧先后6次拒绝应征入仕，也不止一次地向亲朋好友述说自己不愿仕入仕的原因，写下了《释劝论》、《玄守论》等著名作品，终生过着安贫乐道、诗书自娱的清贫生活。为什么皇甫谧有着如此顽强的毅力，而不为利禄功名所惑呢？要搞清楚这个问题，首先必须从研究他的哲学社会思想入手。

皇甫谧用朴素唯物主义观点研究了世界本原这个哲学基本问题。他继承了先秦秦汉以来气一元论的唯物主义观点，认为气是万事万物产生的根源。关于世界本原问题，是哲学界长期争论的一个焦点，古代朴素唯物主义思想家坚持气一元论的观点，与唯心主义思想进行了长期的斗争。春秋时的思想家管仲说："精也者，气之精也。"提出了精气学说。后来，许多学者不止一次地阐述了"气"的观点。孟子说："气，体之充也"。认为气是构成物体的最初材料。荀子也说："水米有气而无生，草木有生而无知，禽兽有知而无义，人有气有生有知，亦且有义"。认为气是一切物类的基础。东汉著名的唯物主义思想家王充、王符继承了先秦"精气"学说，并有所发展。王充认为元气构成了天地万事万物，所谓"天地合气，万物始生"，"天地含气之自然也"。从而提出了元气自然论。他还认为自然界万物包括人在内，由于禀受元气的厚薄精粗不同，因而发生种类或形体的差别，万物"因气而生，种类相产"。关于人的来源，他认为："人之所以生者精气也，能为精气者血脉也"。王符是东汉安定郡临泾县人，是皇甫谧的同乡先贤，在宇宙观上，他也提倡元气一元论，认为世间万物"莫不气之所为也"，元气是天地万物和人类生成的胚胎和始基。更为重要的是王符把元气一元论和阴阳矛盾学说结合起来，认为一气可分阴阳，阴阳交感，化生万物。元气一元论的思想萌芽于先秦时期，真正形成于两汉，尤其以王充、王符为代表。

皇甫谧在宇宙观上，继承了这种元气一元论的观点，认为气是构成万物生命的根源。他说："天之在我者德也，地之在我者气也，德流气薄而生也"。这段话的意思是：天之德，地之气，犹如阴阳交合，从而生成万物。由于所禀受气的不同，才产生了事物的差别，体现在四时上，有春气、夏气、秋气、冬气之分；体现在自然现象上，有风气、雷气、谷气、雨气之别；体现在人的精气上，又有清气、浊气之分，所谓："受谷者浊，受气者清，清者注阴，浊者注阳，浊而清者上出于咽，清而浊者，下行于胃。清而上行，浊而下行，清浊相干，名为乱气"。总而言之，气是构成万物的最基本因素，气涵盖了一切，无处不在处处在。

正是从这种朴素唯物主义观点出发，皇甫谧对事物以及人类的起源做出了如下解释："天地未分谓之太易，元气始萌谓之太初，气形之初谓之太始，形变有质谓之太素。太素之前，幽清寂寞，不可为象。惟虚惟无，盖道之根，道根既建，犹无生有。太素始萌，萌而未兆，谓之庞洪，盖道之杆，道杆既育，万物成体，于是刚柔始分，清浊始位。天成于外而体阳，故圆以动，盖道之实。"这段话反映了皇甫谧朴素的唯物主义宇宙观以及他对事物本原的基本认识和观点。

自然万物是气所构成的，人亦不例外。皇甫谧说："故生之来谓之精，两精相搏谓之神，随神往来谓之魂，并精出人谓之魄，所以任物谓之心，心有所忆谓之意，意有所存谓之志，因志存变谓之思，因思远慕谓之虑，因虑处物谓之智。”显然，人的精、神、魂、魄、心、意、志、思、虑、智等精神活动都离不开气这个物质基础。在《笃终论》一文中，皇甫谧进一步阐述了人的肉体和精神的关系，他说：“人之死也，精歇形散，魂无不之，故气属于天；寄命终尽，穷体反真，故尸藏于地。是以神不存体，则与气升降；尸不久寄，与地合形。形神不隔，天地之性也；尸与土并，反真之理也。”所谓“形”，即指人的肉体，“神”，即指人的精神。皇甫谧认为人的精神是以肉体的存在为基础的，离开了肉体，就无所谓精神，“精歇形散”讲的就是这个道理。

难能可贵的是，皇甫谧坚持物质第一、精神第二的唯物主义观点，并由此出发，进一步提出了无神论观点，极大地丰富了中国哲学思想宝库。

据历史学家们研究，距今约18000年前的山顶洞人在同伴死去后，用一定的仪式安葬亡人，并在尸骨上撒上象征血液和生命的赤铁矿粉末，说明那时人们已有了灵魂不灭的鬼神观念。在阶级社会里，神学思想占据着垄断地位，成为统治阶级愚弄和压迫人民的一种工具。在神学思想主宰一切的日子里，唯物主义思想家开始研究和探讨灵魂问题。早在春秋时期，一些进步的思想家已经提出了无神论观点，周内史叔兴说：“吉凶由人”。鲁国闵子马也说：“祸福无门，惟人自招”。东汉唯物主义思想家王充比较系统地论述了无神论思想。首先，他从“精”与“形”的辩证关系上，否定了人死为鬼、鬼有知、能害人的说法。他说：“人死血脉竭，竭而精气灭，灭而形体朽，朽而成灰土，何用为鬼?”接着，王充又探讨鬼神观念产生的原因。“凡人不病则不畏惧，故得病寝衽，畏惧鬼至。畏惧则存想，存想则目虚见”。认为鬼神观念的产生是由于人们生病时胡思乱想，自以为见鬼，实际上是一种假象。

皇甫谧继承了王充的无神论思想，论述了“精歇形散”的辩证关系，否定了人死为鬼的荒唐说法，进一步批判了丧事大办、铺张浪费的错误做法。皇甫谧认为，人死而无知，如果实行厚葬，只能是“空夺生用，损之无益，而启奸心，是招露形之祸，增亡者之毒也”。因此“大为棺椁，备赠存物，无异于埋金路隅而书表于上也。虽甚愚之人，必将笑之”。

西晋的贵族和世族地主十分腐败，他们生活奢华，大肆铺张浪费，王恺和石崇“斗富”的故事广为人知。在那个奢侈之风盛行的时代里，皇甫谧不同流合污，谨守节操，大力提倡丧事简办，是有其进步意义的。皇甫谧不仅提倡薄葬，而且落实在行动上。具有敢为人先、从自我做起的献身精神。他在《笃终论》一文中对自己死后的丧事作了具体、周详而不失简朴的安排，我们听听这位伟大的唯物主义思想家的心声：“吾欲朝死夕葬，夕死朝葬，不设棺椁，不加缠敛，不修沐浴，不造新服，殡含之物，一皆决之。吾本欲露形入坑，以身亲土，或恐人情染俗来久，顿革理难，今故粗为之制。奢不石椁，俭不露形。气绝之后，便即时服，幅巾故衣，以籧篨裹尸，麻约二头，置尸床上。择不毛之地，穿坑深十尺，长一丈五尺，广六尺，坑讫，举床就坑，去床下尸。平生之物，皆无自随，唯赍《孝经》一卷，示不忘孝道。籧篨之外，便以亲土。土与地平，还其故草，使生其上，无种树木、削除，使生迹无处，自求不知。”

皇甫谧倡言薄葬，并身体力行，反映一个哲学思想家敏锐的洞察力和强烈的社会责任感，他的基本观点和行为在今天仍具有一定的社会现实意义。

下面我们再来探讨一下皇甫谧的辩证法思想。皇甫谧无论是在搞文学创作、史学研究，还是编写《针灸甲乙经》，都很注意用辩证法的观点观察问题、分析问题、认识问题。皇甫谧的辩证法思想来源于他对复杂多变的现实社会的认识，也来源于他从事学术研究活动的实践和体会。正因为如此，他的文章和观点富于思辩和哲理，很有说服力。

皇甫谧在对自然和社会的认识中，总结出了气分阴阳，阴阳两气的矛盾斗争和发展变化，才促成了万事万物的盛衰荣枯和社会历史的演化进步。他说："夫四时阴阳者，万物之根本也。""故阴阳者，万物之终始，顺之则生，逆之则死"。显然，离开了阴阳，就不存在任何事物。因此，世界上的事物都是矛盾的统一体，任何事物都有对立的方面，"一明一昧，得道之概；一弛一张，合礼之方；一浮一沉，兼得其真"。皇甫谧还认为事物矛盾的双方不停的转化，促成事物的发展和进步，"阴静阳躁，阳生阴长，阳杀阴藏，阳化气，阴成形，寒极生热，热极生寒"。讲的就是这个道理。在《释劝沦》一文中，他进一步阐述了阴阳转化的观点，"是以寒暑相推，四宿代中，阴阳不治，运化无穷，自然分定，两克厥中。"阴阳不断转化，同时又互相制约。以上是皇甫谧基本的辩证法观点。

有人认为皇甫谧拒不入仕，隐居乡野，表现出了消极的人生观。这种观点是片面的。皇甫谧身患顽疾，仍以顽强的毅力刻苦学习，"手不释卷"，写出了《帝王世纪》、《高士传》、《针灸甲乙经》等不朽的著作，足以说明他的一生是积极进取的一生，是有益于社会、有益于人民的一生。

皇甫谧拒不入仕，主要是因为他看到社会的动荡和政治漩涡风浪的险恶。请看这样一个实例，《汉晋春秋》记载："安定皇甫谧以（正始）九年冬梦至洛阳，自庙出，见车骑甚众，以物呈庙云：'诛大将军曹爽'。寤而以告其邑人，邑人曰：'君欲作曹人之梦乎，朝天公孙强如何？且爽兄弟典重兵，又权尚书事，谁敢谋之'。谧曰：'爽无叔振铎之请，苟失天机则离矣，何恃于强？昔汉之阎显，倚母后之尊，权国威命，可谓至重矣，阉人十九人一旦尸之，况爽兄弟乎？"司马懿杀大将军曹爽之事发生在正始十年（249）正月初六。皇甫谧在事发数月前梦到此事，说明当时派系斗争激烈，政治空气紧张。皇甫谧洞察这一切，因事托梦是完全可能的。这从另一个侧面反映了皇甫谧对政治斗争的惧怕和厌恶，因而也就不愿意踏入仕途、跻身权贵了。

作为一个著名的学者和思想家，皇甫谧有着强烈的社会责任感，有自己的社会观和社会理想。皇甫谧首先肯定社会历史是不断发展和进步的，从远古时期的三皇五帝、夏禹、商汤、周文王等朝代的更替，表明社会的进步。例如在评价汉高祖刘邦统一天下的功绩时，他说："（刘邦）发迹泗亭，奋其智谋，羁勒英雄，鞭驱天下，或以威服，或以德致，或以义成，或以权断，逆顺不常，霸王之道杂焉。是以居帝王之位，而无一定之制，三代之美，固难及矣"。皇甫谧认为，汉高祖刘邦建立西汉统一国家的功劳超过了夏、商、周三代，这充分反映了他进步的社会史观。在谈到西晋的统一时，皇甫谧掩饰不住喜悦之情，充分肯定了国家统一的重大意义，"今圣帝龙兴，配名前哲，仁道不远，斯亦然乎！"

从《帝王世纪》及有关资料看，皇甫谧心中的理想社会是主上圣明，政治宽松，君明臣信，百姓乐业。正如他在《自称草莽臣疏》一文中说："上有明圣之主，下有输实之臣；上有在宽之政，下有委情之人。唯陛下留神垂恕，更旌环俊，索隐于傅岩，收钓于渭滨，无令泥滓，久浊清流"。皇甫谧正是用这样一个政治尺度，衡量历代君主的政绩，认识社会的治乱兴衰，充分肯定"尧置敢谏之鼓，舜立诽谤之木"。在评价黄帝时，他说："及神农氏衰，黄帝修德抚民，诸侯咸去神农而归之，黄帝于是乃扰训猛兽，与神农氏战于阪泉之野，三战而克之”。把黄帝取胜的原因归结为“修德抚民”。帝尧的统治，更使皇甫谧赞叹不已，帝尧置敢谏之鼓，南征有苗，作乐《大章》，民安其业，五谷丰登，深受百姓爱戴。当帝尧去世时，“百姓如丧考妣，三载四海遏密八音”。商汤是商朝立国的君主，“诸侯有不义者，汤从而征之，诛其君，吊其民，天下咸悦”。诸侯们十分佩服他，赞叹说：“汤之德至矣，泽及禽兽，况于人乎！”这一系列的事例说明了皇甫谧进步的社会史观及其社会理想。

难能可贵的是，皇甫谧在研究礼会历史时，清楚地认识到社会历史的发展是有其自身规律的，必须充分尊重社会历史发展的客观规律，也就是说，人们的活动必须“顺时而动”。他说：“治民与自治，治彼与治此，治小与治大，治国与治家，未有逆而能治者。夫惟顺而已矣。”这些观点是极有见地的。

皇甫谧的哲学思想是十分丰富的，这里我们仅从几个方面做了粗略的探讨和介绍，他的这些思想和观点不仅丰富了中国哲学思想宝库，而且至今仍有着重要的参考价值和现实意义。

第五节　当代皇甫谧研究大事记

新中国成立之初，我国学者即已开始了对皇甫谧及其《针灸甲乙经》的研究。早期首先是对《针灸甲乙经》的出版与校勘。

1955 年，商务印书馆据医统正脉本，铅印出版《针灸甲乙经》。

1956 年，人民卫生出版社出版《针灸甲乙经》医统正脉影印本。

1962 年，人民卫生出版社出版《针灸甲乙经校勘》。

其次是对皇甫谧生卒地的论证研究。

1960 年 3 月 19 日，泾川县人民委员会（当时泾川、灵台、崇信三县合为泾川县）发文通知：灵台公社张鳌坡保护皇甫谧封土冢墓一座，保护范围 20×20 米。说明皇甫谧卒于甘肃灵台，葬于张鳌坡。

1979 年，山东中医学院、河北新医大学、南京中医学院、黑龙江祖国医学研究所、福州市人民医院等几家单位编校注释，人民卫生出版社出版《针灸甲乙经校释》，在校释说明中再次肯定了皇甫谧系甘肃灵台人。

1983 年 9 月 1 日，在甘肃省召开纪念皇甫谧逝世 1701 周年学术交流会，得到了中央卫生部及有关医疗、教学、科研等单位的大力支持。会议印制了有皇甫谧画像及金字封面，并有皇甫谧生平简介（手写体）的纪念册。专家学者及各行政部门一致认为皇甫谧为灵台县朝那镇三里村人。

1984 年，一日本医学社团专程来到灵台县张鳌坡皇甫谧陵园，凭吊瞻仰；1986 年，又有一日本医学社团来灵台张鳌坡皇甫谧陵园，参观考察，凭吊瞻仰。说明皇甫谧祖籍灵台得到了国际学术界的认可。

1985 年湖南科学技术出版社出版王雪苔等主编的《中国针灸荟萃》（现存针灸医籍分册），其中有赵玉青、魏稼两位学者分别撰写的两篇文章，均明确指出皇甫谧系安定朝那人，即今甘肃省灵台县人。

1987年10月20日至23日，在安徽合肥市召开全国针灸法学术交流会，会议论文中有成都中医学院罗永芬等人撰写的论文《晋代针灸学家皇甫谧与针灸甲乙经》，论文肯定皇甫谧为甘肃灵台人。本次会议还特意邀请了灵台县皇甫谧中医院院长及针灸医师，以示对皇甫谧故里之尊重。

20世纪90年代以后，关于皇甫谧针灸学术成就的研究越来越多，主要表现在对《针灸甲乙经》的重新校对和对其学术思想特点的研究。其间学者们几番考察灵台朝那与张鳌坡，凭吊皇甫谧墓。

1990年，中国医药科技出版社出版了黄龙祥校注的《针灸甲乙经（新校本）》。

1995年，四川科学技术出版社出版了古文山、廖崇明等翻译的《针灸甲乙经》白话全译本。同年5月份初，甘肃中医学院一批专家学者专程前往灵台县张鳌坡，与平凉市有关人员考察拜谒皇甫谧陵园。逐步拉开了甘肃中医学院重点研究皇甫谧针灸学术思想与临床运用的序幕。

1996年，我国台湾学者专程来到灵台县张鳌坡考察皇甫谧陵园，凭吊皇甫谧墓，灵台县原文化馆长王怀珍等接待。

2005年7月，甘肃中医学院与灵台县人民医院、灵台县皇甫谧中医院携手，在皇甫谧故里开办以“皇甫谧针灸学术思想临床运用”为主题的中医药继续教育项目，首次在皇甫谧故里开展关于皇甫谧的学术专题活动。同时再次凭吊皇甫谧陵园，对皇甫湾——皇甫谧读书、劳动、生活过的地方进行了实地考察研究，还走访了平凉市皇甫谧研究院，共商皇甫谧及《针灸甲乙经》学术思想研究事宜，策划进一步办好《皇甫谧研究》刊物；同年，人民军医出版社出版了王军点校的《针灸甲乙经（新校版）》，作为中医经典诵读丛书之一。

2006年，人民卫生出版社出版中医临床必读丛书，其中收录了黄龙祥整理的《针灸甲乙经》。

2007年，学苑出版社出版中医十大经典丛书，收录了由刘聪校注的《针灸甲乙经》。

2008年12月，在兰州召开新世纪全国高等中医药院校创新教材《针灸甲乙经选读》编委会，由甘肃中医学院主编，全国十四所中医院校参与，开始编写《针灸甲乙经选读》教材。

进入二十一世纪以后，关于皇甫谧文化的研究全面展开。

2001年10月15～16日，甘肃省电视台文化频道播放了电视专辑片《针灸鼻祖皇甫谧》。

2002年，平凉市成立了皇甫谧研究院，创办刊物《皇甫谧研究》。

2005年和2006年，连续编辑出版了两册《中国皇甫谧研究全集》。内容涵盖了关于皇甫谧的生平、里籍、家世及其在文学、史学、哲学、医学等各方面的学术成就。

2006年9月，在灵台县举办了“2006中国·灵台（国际）中医针灸学术交流大会暨皇甫谧文化节”，举行了盛况空前的皇甫谧公祭大典活动，同时进行了集体凭吊皇甫谧墓及陵园扩建奠基仪式。日、韩、德等国及我国台湾学者参加了本次学术交流与文化节活动。

2008年，皇甫谧遗著全集出版发行。

（何天有　雒成林）

主要参考文献

[1] 甄志亚. 中国医学史. 上海：上海科学技术出版社，1984

[2] 郭霭春. 黄帝内经灵枢校注语译. 天津：天津科学技术出版社，1989

[3] 山东中医学院，河北医学院. 黄帝内经素问校释. 北京：人民卫生出版社，1982

[4] 黄龙祥. 黄帝明堂经辑校. 北京：中国医药科技出版社，1988

[5] 中华全国中医学会甘肃分会针灸委员会. 晋代针灸学家皇甫谧. 内部资料，1982

[6] 杜天银. 甲乙经论针灸法则. 兰州：甘肃科学技术出版社，1992

[7] 山东中医学院. 针灸甲乙经校释. 北京：人民卫生出版社，1979

[8] 严世芸. 中医学术史. 上海：上海科学技术出版社，1989

[9] 黄龙祥. 黄帝针灸甲乙经（新校本）. 北京：中国医药科技出版社，1990

[10] 皇甫谧，黄龙祥. 针灸甲乙经. 北京：人民卫生出版社，2006

[11] 王军. 针灸甲乙经新校版. 北京：人民军医出版社，2005

[12] 古文山，廖崇明. 黄帝甲乙经（白话全译）. 成都：四川科学技术出版社，1995

[13] 皇甫谧，刘聪. 针灸甲乙经. 北京：学苑出版社，2007

[14] 李经纬，张志斌. 中医学思想史. 长沙：湖南教育出版社，2006

[15] 万绳楠，陈寅恪. 魏晋南北朝史讲演录. 贵阳：贵州人民出版社，2008

[16] 吕思勉. 中国文化史. 北京：新世界出版社，2008

[17] 平凉市皇甫谧研究院. 皇甫谧研究（创刊号）. 内部资料，2002

[18] 平凉市皇甫谧研究院. 皇甫谧研究（第二期）. 内部资料，2003

[19] 平凉市皇甫谧研究院. 皇甫谧研究（第三期）. 内部资料，2005

[20] 灵台县皇甫谧文化交流协会. 中国皇甫谧第一期. 内部资料，2004

[21] 史星海，中国皇甫谧研究全集. 北京：人民日报出版社，2005

[22] 史星海，中国皇甫谧研究全集（二）. 北京：中国文史出版社，2006

第四篇

敦煌医学

藏经洞遗书的发现及医学卷子的来源保存情况

敦煌医学的概念及学术价值

敦煌医学研究的经历、现状及展望

敦煌医理类著作

敦煌诊法类著作

敦煌本草类著作

敦煌医方类著作

敦煌针灸类著作

第一章　藏经洞遗书的发现及医学卷子的来源保存情况

第一节　藏经洞遗书的发现

一、概述

一般认为在公元1900年（即光绪二十六年，为庚子年）的夏天，在甘肃省敦煌莫高窟藏经洞中，发现了5万余卷的遗书，即敦煌遗书（又称敦煌写本、敦煌卷子、敦煌文书等），包括5～11世纪多种文字古写本及少量印本，既有官方文书，又有私人文书。这些遗书的发现，震惊了国内外学术界，引起了国内外学者的关注与研究，从而在世界上兴起了一门新的学科——敦煌学。然而这些敦煌遗书发现后，被相继而来外国探险家、学者们窃去，其中包括英国的斯坦因、法国的伯希和、日本的橘瑞超、俄国的奥登堡等，部分为国内私人收藏，造成了我国文化事业不可估量的损失。窃余的文书，于1909年由清政府学部解省送京，入藏京师图书馆（今国家图书馆前身）。早在1930年，爱国学者陈寅恪先生就沉痛地说："敦煌学者，吾国学术之伤心史也。其发现之佳品，不流入于异国，即秘藏于私家"[1]。

二、藏经洞遗书的发现的过程

所谓藏经洞，是指敦煌莫高窟五百佛像洞窟中之一座密室，此密室伯编163号洞，今编16号窟。据台湾黄永武博士主编《敦煌宝藏》[2]记载，此密室四周为砾岩，洞门用砖封砌，涂刷灰粉，复绘以壁画，其中藏有二万余轴释道经典、文史资料及数百件供养用之彩绘幢幡（chuáng fān）等。藏经洞为洪詈影堂（记念室），由族人及弟子内塑洪詈真容并立告身碑（洪詈［？——862咸通三年？］，亦称吴僧统、吴和尚，唐沙州僧人，幼时出家，长即为僧，有辩才，谙蕃语，传译佛经，精研唯识。大中二年（848）力助张议潮起事有功）。关于敦煌藏经洞遗书发现的时间及过程，刘进宝所著《敦煌学述论》中认为由于现存记载相互矛盾，加之缺乏可靠的历史证据，其发现时间及过程有以下几种说法：

1. 王道士墓志说，这种说法是根据王圆箓道士墓志（《太清宫大方丈道会司王师法真墓志》）记载，藏经洞发现于清光绪二十五年，即公元1899年。其墓志是民国二十年（1931）赵玉明、方至福为其师去世百日而立。其文载："民国廿年古七月卅日为吾师王法真仙游之百日，门弟子咸愿碑记行略，请命绅者，众皆曰可，何幸如之！夫吾师姓王氏，名圆箓，湖北麻城县人也。风骨飘然，尝有出世之想，嗣以麻城连年荒旱，逃之四方，历尽魔劫，灰心名利，至酒泉以成道，道行高洁，稽首受戒，孳孳修炼，迨后云游敦煌，纵览名胜，登三危之名山，见千佛之古洞，乃慨然曰："西方极乐世界其在斯乎！于是建修太清宫，以为棲鹤伏龙之所。又复苦口劝募，急力经营，以流水疏通三层洞沙，沙出壁裂一孔，仿佛有光。破壁，则有小洞，豁然开朗，内藏唐经万卷，古物多名。见者惊为奇观，闻者传为奇物。此光绪廿五年五月廿五日事也，……千佛洞太清宫徒子孙赵玉明、方至福稽首谨誌"。此说立《墓志》者乃王道士的徒子徒孙，此时虽距藏经洞发现时间已有三十年之久，但作为藏经洞的发现者，王道士生前对他们讲述的藏经洞发现的具体情况应较为可靠。

2.《缘督庐日记》说，此说发现于光绪二十六年（1900），是年为庚子年，在光绪三十年叶昌炽《缘督庐日记》中记载："莫高窟开于光绪二十六年，仅一丸泥，砉（xū，破裂声）然扃（jiōng，用外关闭门窗用的闩钩门户）鐍（jué，箱子上装锁的环状物）自启，岂非显晦有时哉?"叶氏记载此事之年，距发现藏经洞只有三年，比较可信。

3.《功德碑记》说，据立于光绪三十二年（1906）的《重修千佛洞三层楼功德碑记》（碑嵌于今编16号窟甬道南壁。）记载"庚子孟夏，新开洞壁偏北，复掘得复洞，内藏释典充宇，铜佛盈座，侧有碑云唐大中五年沙门洪䛒立"。"庚子孟夏"即1900年孟夏天，其说比较可信，因为王道士曾参与三层楼修建之事。

4.《催募经款草册》说，《草册》是以王道士名义写出，上报催拨经款的。据《草册》记载："至贰拾陆年伍月贰拾陆日清晨，忽有天炮响震，忽然山裂一缝，贫道同工人用锄挖土，欣出闪佛洞壹所，内有石碑一个，上刻大中五年国号，上载大德悟真名讳，系三教之尊大法师。内藏古经万卷，上注翻译经中《印度经》、《莲花经》、《涅槃经》、《多心经》，其经名种颇多。于叁拾三四年，有法国游历学士贝大人讳希和，又有阴（英）国教育大臣司大人讳代诺二公至敦煌，亲去千佛洞，请去佛经万卷"。《草册》对藏经洞的发现说得十分具体，即1900年6月22日，与庚子孟夏之说吻合。

5.蓟草陷入壁缝说，此说根据黄永武《敦煌宝藏》记载："时在光绪二十六年（1900）阴历四月二十八日，王道士以替汉人念经维生，并邀一杨姓助手抄经，杨某喜抽皮丝烟，并以一根当地土产之蓟蓟草充作纸捻吹，是日杨某将余烬未熄之蓟蓟草，插入墙缝，以待再用，不意草茎陷入壁缝，若中有空，杨、王二人遂凝其中另有洞天，乘夜凿壁而入，发现白布筒子重重叠叠，每布筒装经十卷，古画平铺地面，数量可观，于是举世闻名之石室藏书，乃赫然呈现"。此说未见旁证，可作参考。

综上所述，敦煌藏经洞遗书的发现时间，除王道士墓志说在光绪二十五年外，其余均认为在光绪二十六年，即公元1900年（庚子年），并且此说目前为学术界所公认，但我们认为王道士墓志说系师徒相传，应该更为可靠，故敦煌藏经洞遗书的发现时间应为1899年。

第二节　敦煌医学卷子的来源保存情况

一、敦煌医学卷子的主要来源

敦煌医学卷子主要来源于我国甘肃敦煌出土的古卷子医书，另外还包括西域其他地区的个别医学残卷。敦煌出土的古卷子医书主要是指1900年被莫高窟道士王圆箓在今编16号窟石室中发现的敦煌遗书中的医学卷子。敦煌遗书自发现后，相继被英国的斯坦因、法国的伯希和、日本的橘瑞超等盗购。此后由于国际学术界的重视与轰动，清廷才正式下令封存残余卷子收归京师，但在解运途中又多散失及遭劫盗，故运到北京后仅存八千六百卷劫后的残卷，关于这段历史，黄永武《敦煌宝藏》序文记载较为详细，而且以民族正义感来斥责王圆箓及外国强盗。其文是："石室宝藏之出现，实为我国民族共有之文化资财，而不幸发现于无知王道士之手，加以清廷颟顸（mānhān 糊涂不明事理）、不知其为稀世之国宝，故随王道士化缘奉赠者已不少。其时世界列强，正谋瓜分中国，藉探险游历之名，作间谍侦察之实者，各国人士皆有，私绘地图，密探虚实，乃至对古物遗珍顺手牵羊者，比比皆是。石室宝藏既露白，觊觎（jìyú 凯，希望得到，觎，非分的希望，觊觎即非分的希望或企图）者众，然此乃国有之公物，剽掠者不论其与王道士之私约如何，终不为我中华炎黄子孙所默许！

首先劫走敦煌石室经卷画幢者为斯坦因、斯氏藉译员蒋师爷资生之助，到达莫高窟千佛洞，据斯氏自著书中所述，窃卷每在深夜，复由王道士之悔惧与寺众人之激怒，可知其以金钱作引诱，交易并不顺利，经卷被劫，实在是惧外心理与诈骗手段下，强迫无奈之结果。斯坦因所得计满装写本之箱子二十四件，满装画绣等美术品之箱子五件，雇用骆驼四十头，先运往印度，成立西域图书馆，后载往英国，藏于大英博物馆，斯氏所选，大抵以卷子幡画较完整清晰者为主。继斯氏之后而来盗宝者，有法人伯希和与日人橘瑞超等，伯氏以"幸僧不识字"之欺蒙手法，专选卷未有年月、署名、题记之卷本，尝谓"竭三周之力，运之始尽"，共取得写本十余筐，计六千余卷，伯氏所得，就学术研究之观点而言，较斯氏尤有分量，然就我国文化资财而言，损失亦已愈大。斯时游目回顾我流沙石室，恰似虎狼吞罢，鸱鹰翔集，日人橘氏至敦煌石室，亦获取卷轴数百卷，俄人鄂登堡，美人华尔纳，或取残卷，或以胶布和药贴于壁上，切割壁画，鄂氏取走约三千号卷子，现藏列宁格勒亚洲民族研究所，华氏割掠一四五、一四四、一四一、一三九号唐窟之精美壁画二十余方，现藏波士顿博物馆。

直待伯希和二度来北京，所得敦煌鸣沙石室古卷轴已先运归，仅出示行箧中尚存数卷，即震惊中国之学术界，学界深致艳羡，亦徒呼负负！幸伯氏告罗振玉氏，谓洞藏当未全虚，尚存八千余卷佛经，罗氏乃电请陕甘总督毛实英购取，又以甘肃贫瘠，必致为难，乃提议由京师大学堂购取，计八千卷。所惜押运途中，以草包捆扎，运送之官吏，多自盗取，将一卷撕裂成二三，以符清册所列之卷数，而没入何彦升、李盛铎、刘廷琛之手者不少，今日本京都有邻馆所藏敦煌残卷六十六种，即何彦升之旧物，此辈鼠窃，亦令人齿冷！"这段文字清晰地说明了敦煌遗书的被盗经过。

敦煌医学卷子是敦煌遗书的组成部分，并随着敦煌遗书的被盗，丢失而先后收藏于国内外公私图书馆及个别藏书家手中，另外还有下落不明者已无法查考。仅据1962年商务印书馆出版的《敦煌遗书总目索引》的有关统计，有目可考的敦煌卷子就有二万二千五百卷，这些卷子中绝大部分为佛经，还包括史籍、方志、杂家、书契、语言、文学、艺术、科技等杂著，其中有关医学的卷子至少在七十种以上。目前公布的已在一百种以上。这也是既知我国出土的医学卷子中为数最为丰富的。

二、敦煌医学卷子的保存情况

（一）流落国外的敦煌医学卷子

目前在国外收藏敦煌卷子主要是英国国家图书馆（迄1991年8月编至13677号），其编号均简称“S”或“斯”，其中与医学有关的卷子约有30余种。法国国家图书馆，所藏均为伯希和氏所获约7千多个卷号的文书，其编号均简称“P”或“伯”，其中与医学有关的卷子约有30余种，此外尚有若干藏文医学卷子。俄罗斯科学院东方学研究所圣彼得堡分所据目前公布《俄藏敦煌文献》统计就有1万9千多个卷号的文书，其中与医学有关的卷子约有30余种，日本方面保存的敦煌卷子的地方有龙谷大学图书馆、天理大学图书馆、大谷大学图书馆、东京国立博物馆等及个别私人收藏，但总的数量不多，约1千卷。专门医学著作既知有1908年由日人橘瑞超氏与吉川小一郎二氏所获的《本草经集注·序录》残卷一种，现藏于龙谷大学内。

（二）散见国内的敦煌医学卷子

在国内保存敦煌卷子最多的是北京图书馆（现为国家图书馆），共藏约1万6千多个卷号的文书。此外有敦煌研究院、中国历史博物馆、故宫博物院、甘肃省博物馆、北京大学图书馆等等，在台湾的图书馆内也有部分收藏，但大部分为佛家典籍，未见专门医书。据《敦煌古医籍考释》介绍，国内曾由私人保存敦煌残卷的主要有罗振玉、李盛铎、刘幼云等人。其中罗振玉氏收藏有《疗服石医方残卷》一种，系罗氏在津沽书肆中购得后，影印入于其所辑的《贞松堂藏西陲秘籍丛残》中。李盛铎氏旧藏《新修本草序例卷上（第一卷）》残卷一种，又有《换须发方》一种，也见自该书，编号分别是No. 0228与No. 0232，均见《敦煌遗书总目索引》引《李氏鉴藏敦煌写本目录》。此外，敦煌医学卷子流落国内民间者尚有河北威县中医张偓南氏家藏的《辅行诀脏腑用药法要》。

（三）敦煌以外的西域医学卷子

除敦煌出土的医学卷子外，在我国广大西北地区（西域）也有若干医学卷子出土，它们的抄写时代基本也在隋唐前后，但其数量甚少，主要包括五个方面：①吐鲁番出土卷子（今新疆吐鲁番地区）②黑城出土卷子（今甘肃省山丹县境内）③吐谷浑出土卷子（今青海及四川境内）④楼兰出土卷子（新疆省鄯善县）⑤于阗出土卷子（今新疆和阗县）。

第二章　敦煌医学的概念及学术价值

第一节　敦煌医学的概念

敦煌医学是敦煌学的重要分支。是关于整理研究敦煌遗书、敦煌壁画以及其他敦煌文物中医药史料的一门学科。赵健雄教授等认为，敦煌医学概念是一个较为复杂的概念，与“中医”、“西医”不是等同概念，对这一概念的正确理解，可以从地名学、医学内容及医学体系三个方面来认识。

首先要想正确理解敦煌医学为何是以地名学来命名，就应该先从敦煌学的概念谈起，因为敦煌医学是敦煌学的重要分支。关于敦煌学的概念，1930年陈寅恪先生在为陈垣先生的《敦煌劫余录》一书作序时说，此书乃“治敦煌学者，不可缺之工具也”。并说：“敦煌学者，今日世界学术之新潮流也”。第一次提出了敦煌学这一概念。1940年向达先生在修订《唐代俗讲考》时，也沿用了敦煌学这一名词。可见，当时学术界所谓之敦煌学，仅仅是指整理研究敦煌遗书而言。后来随着敦煌石窟艺术的研究逐渐深入，敦煌石窟艺术亦成为敦煌学研究的主要对象了。著名敦煌学专家段文杰先生在《敦煌研究文集·前言》中说：“敦煌学的研究对象包括两个部分：一部分是敦煌石窟，……一部分是藏经洞出土的缣本图书”。今人刘进宝在《敦煌学述论》中对敦煌学的概念进行了这样的表述：“所谓敦煌学，就是指以敦煌遗书、敦煌石窟艺术、敦煌学理论为主，兼及敦煌史地为研究对象的一门学科”。我们认为刘进宝先生对敦煌学概念的论述是较全面而切合实际的。敦煌学之所以要以地名相称，这是因为1900年在敦煌发现了五万卷左右的敦煌遗书和在敦煌保存下了以莫高窟、榆林窟、西千佛洞为代表的大量石窟艺术的缘故。正是由于这些缘故而使敦煌学成了世界上唯一以地名学的国际显学，敦煌莫高窟也在1987年12月被联合国教科文组织列为人类珍贵文化遗产。这种独特的以地名学是中国任何一个州、郡及县都无法相比的。在敦煌学中，敦煌医学是其一个重要分支，以地名学相称也是非常切合实际的。这一命名既避免了某些片面性，又与“敦煌文学”、“敦煌艺术”等命名相呼应，因而应受到普遍承认。

其次，由于敦煌是古丝绸之路的重镇，处在“华戎所交一都会”的特殊地位，东西方文化在此的汇聚与交流，使敦煌医学的内容包括了中医药学、藏医学、西域医学和印度医学，尤其在其相互交流与影响中产生的壁画医学内容及佛教医学内容是在中国以至世界医学史上都是非常奇特与珍贵的，根据马继兴《敦煌古医籍考释》，这些医学内容可按医经类、五脏论类、诊法类、伤寒论类、医术类、医方类、本草类、针灸类、佛家、道家医方类、医史资料类等进行分类。再者，关于敦煌医学体系问题，我们认为敦煌医学体系仍属于传统医学体系，其体系不属于某一种医学体系，而包括以中医学为主的多种医学体系，如其中的藏医内容属藏医学体系等。当然，随着对敦煌医学进行更深入的研究，其概念的含义也在进一步深化，这就跟敦煌学概念的发展过程一样，也在不断地趋于完善。

第二节 敦煌医学的学术价值

敦煌医学在丰富隋唐前后医学典籍，提供古医籍校勘和辑佚的依据，补充汉代以前医方、解决医史研究争议的问题及反映以隋唐时代为主医药学术的辉煌成就等方面有非常重要的学术价值，著名中医文献学家马继兴主编《敦煌古医籍考释》中对其进行了高度概括，今依据其介绍如下：

一、极大丰富了隋唐前后医学典籍宝藏

主要表现在以下三个方面。

1. 弥补了隋唐前后时期医学文献的一大空白。我国在公元四世纪至十世纪初，即六朝至唐末五代时期医学著作种类和数量均已相当繁多，据隋、唐史志所载不下二、三百种，这些著作除了极少数是汉魏以前的古医书外，绝大多数都是六朝以后人撰写的，而在这个时期的大批的医书中能够比较完整保存下来的却只有屈指可数的几部医书，其中包括《肘后备急方》、《诸病源候论》、《千金要方》、《千金翼方》、《外台秘要》等书。敦煌医学卷子为这一历史时期传世医书的短文现象弥补了很大的空白。如《黄帝内经》在敦煌医学卷子就有好几种，除 P. 3287《素问·三部九候论》外，尚有俄 Дx02683、Дx11074《黄帝内经》节选本、俄 Дx00613《黄帝内经》、《难经》摘录注本、Дx17453《黄帝内经·素问》节选本等，这些均填补隋唐前后《黄帝内经》研究的空白。

2. 敦煌医学卷子，属于隋唐史志所末载者占绝大多数。这一事实既说明了收入史志中的医学书目是有很大局限性的，同时也说明了广泛散见于当时民间的医书不论书名方面或种类方面还是广泛存在的。如俄藏敦煌文献 Дx00924 的内容就是“妇科疾病民间单验方”。

3. 敦煌医学卷子，是迄今为止除极少量汉墓出土医书外，我国最古的一批医书实物，也是文字和内容最多的。在 20 世纪 70 年代，我国继敦煌医书之后，虽然又有长沙马王堆汉墓医书、武威汉墓医书及江陵张家山汉墓医书相继出土，但均不如敦煌医书数量多。正是由于它们都是在中国刻版印刷术以前写成的墨迹，故远较之现存各种刻印本医书为古，从而也具有很高的文物价值。

二、为古医籍的校勘和辑佚提供了重要依据

（一）为多种传世古医籍的校勘提供了早期根据

由于敦煌医书均是公元十世纪初以前的文献，因而可为隋唐及以前的传世古医籍的校勘提供重要的旁证。如：P. 3287《三部九候论》是组成《素问·三部九候论》一篇的重要原文，因而可供校勘该篇之需；P. 3481《病形脉诊》可供校勘今本《灵枢·邪气脏腑病形》一篇参考；S. 202《伤寒论》甲本及 P. 3287 可供校勘今本《伤寒论·辨脉法》、《伤寒论·伤寒例》参考等等。

（二）为辑佚复原古医籍提供重要内容

在我国历史上有些重要古医籍原书早佚，或虽有传本但已有很多残缺，而在敦煌医学

卷子中保留有其佚文者可为辑佚复原古籍提供重要内容。如：唐代初期由政府组织医官撰写的药典性著作《新修本草》一书，自宋代以后早无传本，仅有佚文散见于历代本草著作及其他文献中。在敦煌医书中有关《新修本草》的卷子共有四种，即 S. 4534、P. 3714、S. 3822 及李氏旧藏（即李盛铎）均系早期不同的传写本。又如唐代孟诜撰写的《食疗本草》，原书早佚，仅存佚文，而 S. 76《食疗本草》残卷即为早期写本之一。再如佚名氏撰《张仲景五脏论》原书早佚，仅有部分佚文见《医方类聚》一书中，而敦煌卷子则有 P. 2115、S. 5614、P. 2755、P. 2378、Дx01325V 五种写本等等。

（三）提供了未见著录的古医籍早期传本

这类著作在敦煌医学卷子中为数最多，如 P. 3477 的《玄感脉经》、P. 3655《明堂五脏论》、《青乌子脉诀》等均是。

三、是对古佚“经方”的重要发现

所谓古佚“经方”，是指汉以前医方的统称。在《汉书艺文志·方技略》中曾专门就“经方”涵义作了论述，并收载了“经方”类著作十一种，274 卷，它们均是西汉以前的医学方书，但它们早已全部失传。在张仲景等人医书中虽引录了一些古“经书”的佚文，但缺遗尚多远非全貌，现在通过敦煌出土的《辅行诀脏腑用药法要》却发现了不少久已失传的古代“经方”。此书虽非梁陶弘景原著，但系隋唐时人传录陶氏佚文而成。其时上距汉季未远，故所引录当时所见“经方”之文，多系北宋以后学者与医籍所未能得见者，因而具有重要的历史意义。例如《辅行诀脏腑用药法要》中的小、大阴旦汤，小、大阳旦汤，小、大青龙汤，小、大白虎汤，小、大朱雀汤，小、大玄武汤，小、大“六神”汤方等在弥补古佚“经方”以及张仲景《伤寒杂病论》原文方面具有很高的学术价值。

四、多方面的医药学术成就

通过敦煌医学卷子的内容，充分反映了以隋唐时代为主医药学术的光辉成就，其主要表现在以下几个方面：

（一）医学理论方面

在敦煌医学卷子中，属于医学理论的专著不多。其中除医经类的两种卷子（即 P. 3287、P. 3481）外，又可见于数种五脏论类著作，这些著作对五脏、经脉、俞穴等的生理病理的论述有些是在《内经》等古医籍理论基础上的进一步发挥或补充，有些则是不见于传世古医籍或通行诸说者。例如：P. 3477《玄感脉经》有：“九脏者，形脏四，头角、耳目、口齿、胸中也，……”一段，其中“头角”的功能是“精识之主”。而在《素问·三部九候论》中虽也有相同记载，但后者却未记“头角”的功能。所谓头角是指头脑而言。而这种认为头脑具有精神意识即“精识”作用的提法，在既知资料中其时代是最早的。

（二）诊断学方面

在敦煌医学卷子中，诊断学成就主要是脉学。在 S. 5614《平脉略例》、《五脏脉候阴阳相乘法》、《亡名氏脉经第一种》、《亡名氏脉经第二种》，P. 3477《玄感脉经》，P. 3655《七表八里三部脉》、《青乌子脉诀》等书中分别论述了诊脉部位、方法、脉象特征及主病等问题。这些脉学内容有些是直接承袭或辑录自王叔和《脉经》一书佚文者。如《平脉略例》中的寸、关、尺三脉的沉阴绝，浮阳绝及阴实、阳实等类脉象主病法；《五脏脉候阴阳相乘法》中的五脏平脉与贼、实、虚、微四种脉象所致的脉象、病机、预后等。有些是与传世古脉学的著作记述互有出入或不见于传世医书者。如S. 5614《平脉略例》中的十九种脉象主病；P. 3477《玄感脉经》中的二十三种脉象主病及六种死脉脉象；P. 3287《亡名氏脉经第二种》根据寸、关、尺三部的不同脉象主病所确定的用药处方及针灸等。又如P. 3655《七表八里三部脉》中的脉诀除无“九道脉”外，与传世的《王叔和脉诀》内容基本相同，估计应是《王叔和脉诀》的一种早期传抄或节录本。

（三）本草学方面

在敦煌医学卷子中首先是保存了南北朝及唐代四种重要本草学著作的若干早期传本。其中的《本草经集注》和《亡名氏本草序例》（S. 5968）均是药物总论，主要论述药物的三品、配伍、气味、采制、剂型、主病之法、分量、炮制、诸病通用药、解诸药毒、不宜入汤酒病及药物七情等药物的应用。《新修本草》是唐代政府组织医官纂修和颁行全国的药学专着。敦煌医学卷子共有四种残本。所存药物总数虽然只有46种，较之原书药数850种尚相差甚多。但它们均是现已发现《新修本草》最古的抄录本的实物，因而是非常宝贵的。S. 76《食疗本草》一书残卷共存可供食用的药品26种，每种又各附有医方共82方。此外在敦煌医学卷子中对地道药材的应用也很重视，如P. 2115《张仲景五脏论》的单验方中的“河内牛膝”、“上蔡防风”、“中台麝香”等。同时在某些医方卷子中还提供了道家所用的药物隐名的资料，如《不知名医方第二种》（S. 1467_2）中的九物牛黄丸，方中的“九精”是水精龙骨、火精牛黄、天精空青、地精雄黄、死人精荆实、青龙精玉屑、玄朱精玄参、朱雀精赤石脂。

（四）方剂学方面

在现存敦煌医学卷子中保存的医方数量，据《敦煌古医籍考释》所收载的粗略统计至少约在一千一百首以上。其中除了个别见于前代医学方书的古方外，大都是六朝隋唐医家通过验证的经效医方，而且还有不少单验方。这些医方治疗疾病的范围也极广泛，其中有内科、外科、妇产科、儿科、五官科的疾病等。此外还有一些美容方如：面脂、面膏、生发、衣香等。这些医方的剂型，除了常用的汤剂、丸剂、散剂及膏剂等外，还有外用膏摩方、药酒方、药水洗浴水，灌肠方、点眼药方、药水染发髭方、肛门或阴道坐药方等等。某些医方还是迄今流传的很有效的简便医方。如《辅行诀脏腑用药法要》一书中用矾石点眼治疗跌扑之法与迄今流传的验方相同；用硝石、雄黄散剂着舌下治中恶、急心痛、手足逆冷方与现代治疗急性心肌梗塞的有效西药硝酸甘油原理与疗效相同，且早于后者一千年以上。

（五）针灸学方面

敦煌医学卷子中S. 6168、S. 6262的《灸法图》及P. 2675的《新集备急灸经》是唐代写绘带有穴位图谱的两部灸疗专著。象这样的针灸图形实物，也是目前保存最古的。它们不仅在治疗各种病症时取用孔穴较之同类针灸书籍有其特色，而且还有一些不见于传世灸书中的孔穴名称，如手、足髓孔、两脚五舟、天门、小腹俞等等。在孔穴部位上是与通行针灸书有很多不同之处，另外，P. 3655《明堂五脏论》一书中所记五脏六腑俞穴部位也多有与传世本针灸古书相异者。这说明了隋唐以前各针灸流派之间的差异是确实存在的。

（六）道医、佛医方面

在敦煌医学卷子中，有不少是关系佛医、道医方面的，如道家的辟谷诸方、疗服石方及佛家医方的神妙补心丸方等。尤其佛医方是以药物治疗和佛家咒语相结合为其特点。如治疗“眼上白皖”(P. 2665). 在用郁金、青黛水洗眼睛七天的同时，要求患者在东方日出时面向太阳向净明德佛忏悔等等。这种佛家咒语可使患者从精神上获得解脱，加上药物治疗，使得患者气血通畅，脏腑功能协调而病愈。这种药物治疗与心理治疗相结合的方法是值得提倡与借鉴的，它从不同的角度和侧面反应了当时医药学术的成熟。

五、解决了在医史研究中若干长期争议的问题

在医学史研究中往往因原始资料的缺乏而使某些涉及确定年代的问题上存在着学者们的不同意见长期不得解决。敦煌医学卷子的发现，由于其抄写年代下限不晚于五代末期是确凿无误的事实，故可以在此基础上对于若干长期争议的年代问题作出进一步的正确判定。例如：宋本《伤寒论》是迄今《伤寒论》传世本中最早的一种。对于该书的“辨脉法”和“伤寒例”两篇撰年问题曾存在多种不同意见。如清喻昌、钱璜、魏荔彤、沈金鳌等认为“辨脉法”是张仲景原文；日本木村长久氏认为“伤寒例”是张仲景原文；明代黄仲理、方有执、柯琴、陈椾等认为“辨脉法”和“伤寒例”均是王叔和所编；清代曹禾认为“伤寒例”是“唐宋俗医”传抄时改编；方有执认为“伤寒例是金代成无已所编；日本川越正淑氏认为“辨脉法“和“伤寒例”均是五代高继冲掺入等等。现在通过敦煌医学卷子中隋唐时人写录的“辨脉法”及“伤寒例”的部分内容，证明此二篇的撰年必在五代及宋代以前。虽然尚不能据卷子确定此二篇撰者究系张仲景或王叔和的问题，但完全可以排除上记“唐宋俗医”及成无已、高继冲之说。这也至少为此二篇撰年的下限截止时代提供了依据。

六、提供了最早的藏医古文献

在敦煌遗书医学卷子中，共有五篇珍贵的藏医药文献，其主要来自 1983 年由罗秉芬、黄布凡编译的《敦煌吐蕃医学文献选编》。这些藏医文献是迄今所见西藏最早的古文献之一，它们为藏族医药学的起源提供了最新资料，在民族医药发展史上具有极为重要的作用。如 P. T. 1057 号《藏医杂疗方》及 P. T. 1044 号、P. T. 127 号两份《藏医针灸方》是三份十分可贵的医学记录。据王尧等古藏文专家考证，它是八世纪左右吐蕃时期的作品。在《藏医杂疗方》短短四千多字译文中，所涉及的内容却十分广泛和丰富，其中包括临床各种诊断、药物、炮制、病因病理、疗法等等内容，可以说是古藏医的一部临床手册。在 P. T. 1044 及 P. T. 127 号卷子中记载了藏医火灸疗法，治疗涉及内、外、妇、儿、五官各科，急性、慢性病和传染病，许多灸法与汉医有别，同时还提及火灸时间以春季疗效最佳，往后渐次减弱，冬灸则只对局部支脉和病症有疗效。此外卷子中还记载了六种特殊的取穴方法，如利用体表解剖标志取穴法、骨突标志取穴法、五官标志取穴法、指压感觉取穴法及特定体位和姿势取穴法等。这种取穴法不仅增加了穴位的准确性，同时有利于疾病的诊断和治疗。卷中还提到“象雄”等地域及外来医学的治疗方法，如“用突厥的外科治疗法，以铁械治疗败疽也可”等，说明藏医学也是在不断吸收外来医学成果来丰富本民族的医学，特别是从理论到实践都受到中医学极为深刻的影响。

七、别具一格的敦煌壁画医学内容

在敦煌莫高窟，至今仍保存四百九十二个洞窟。四万五千平方米的壁画和两千多尊塑

像，是世界上最伟大的文化艺术宝库之一。丰富多彩的敦煌壁画虽然以佛经故事为主要内容，但同时也生动地反映了当时社会人民的现实生活状况，如耕作、捕鱼、驾车、舟渡、弹琴、嫁娶及与胡商往来等。医疗卫生作为人民生活的一个重要部分，自然在壁画中有所反映，从而成为研究我国古代医学的珍贵资料。赵健雄等根据其所见，将医学内容分为练功与运动、卫生保健、诊疗疾病三个方面。现介绍如下：

（一）练功与运动

敦煌壁画中有不少生动而形象的练功与运动的画面，尤为可贵者，是它反映出了印度、西域文化的输入。在西魏第 285 窟西壁正面佛龛上部，画有 14 幅菩萨禅定和外道的图像，其中左侧 7 幅菩萨禅坐修身图像，心静一境，确实达到了“恬淡虚无”的境界，类似“内功”、“静功”；右侧 7 幅外道图像模仿某些动物有特征性的动作姿态，苦练修行，颇类似五禽戏的功法，略近“外功”、“动功”。此外在北魏第 260 窟、五代第 98 窟、北凉第 272 窟、北魏第 257 窟、西魏第 249 窟及晚唐第 156 窟等洞窟均能体现出许多生动而形象的练功与运动，今天虽然我们不能对其练功与运动的有关动作一一命名，但如能深入研究，必能探求其真谛。

（二）卫生保健

早在夏商时代，我们的祖先已有洗脸、洗手、洗脚、洗澡的良好卫生保健习惯，甲骨文中有“沐”、“浴”等字及洒除虫的记载即为其证。隋唐时期，我国已有了拔牙、补牙和镶牙的技术。在敦煌壁画中形象地描绘了一些卫生保健的画面，北周第 290 窟人字坡顶东坡的清扫图，画着两个人在清扫院落，一人在有顶的厕所内大便，院内栽满花木，环境幽静清新，给人以舒适之感。晚唐第 196 窟西壁劳度叉斗圣变图中，画着劳度叉漱口、刷牙、剃胡须、洗头的情景。这幅珍贵的刷牙图，说明当时我国已发明牙刷，比欧洲 1640 年才出现牙刷要早七百多年。再如盛唐第 23 窟的带帽防雨及五代第 61 窟北壁的煮沸牛奶等画面情景，均形象逼真地反映了当时卫生保健的实况。

（三）诊疗疾病

秦汉至隋唐时期，祖国医学迅速发展，张仲景、华佗、皇甫谧、孙思邈等名医辈出。研究领域出现了专科专题、分宗前进的局面，内容涉及诊法、本草、方剂及临床各科。同时，随着丝绸之路的开辟，印度、阿拉伯诸国的医药知识也随佛教传人我国。在敦煌壁画中也有许多有关诊疗疾病及佛教医药故事。如：北魏第 257 窟西壁的鹿王本生画面展现了一个佛教故事，从这个故事的侧面，反映出当时对溺水可救及恶疮的认识。北周第 296 窟窟顶北坡东段福田经变画中，有一幅诊病图，两位家属扶着半躺的患者，医生在一旁静心诊脉，确属一幅难得的诊病场面画图。再如盛唐第 217 窟中的得医图，画一患儿得了急病，母亲焦急万分，侍女请进一手柱拐杖快步赶来的老医生，医童抱着医疗用具紧跟在后，将“拯道贵速”的高尚医德形象生动地跃然于壁画，给人以亲切之感。

综上所述，敦煌医学在填补学术空白、纠正前人错误及改变某些传统说法方面有非常重要的作用，从古医籍的校勘、辑佚到古佚“经方”的发现，从医理到诊断，从本草到医方，从针灸到临床，从佛医道医到藏医，乃至壁画医学的展示，大大丰富了古丝绸之路的医药学术成就。尤其是绚丽多彩的敦煌壁画医学，它是研究祖国医学难得的形象资料。对于她的发掘整理与深入研究，必将为祖国医学增辉添彩。

第三章　敦煌医学研究的经历、现状及展望

敦煌医学的研究开始于20世纪初。由于敦煌医学卷子多夹杂在于浩繁的佛教典籍之中，致使长期以来在国内外医药界不能获见其全部内容。因此，赵健雄教授将敦煌医学的研究分为两个阶段，我们认为是客观的，20世纪70年代以前为第一阶段，主要表现为对部分医药卷子的原件复制、初步整理、编目及个别卷子的研究方面。20世纪80年代以来为第二阶段，随着《敦煌古医籍考释》、《敦煌医粹》及《敦煌中医药全书》、《敦煌医药文献辑校》等著作的面世，标志着敦煌医学的研究进入了系统整理、全面研究的新阶段。

第一节　敦煌医学的初步整理与个别卷子的研究

一、敦煌医学卷子原始资料的复制

1912年元月，日本桔瑞超与寻找他的吉川小一郎会合敦煌，并从王道士的密室中得到了大约六百余卷敦煌遗书，其中包括我国现存的最早的原抄本药物学著作《本草经集注·序录》残卷。1915年春，罗振玉得其影本，遂影印为《开元写本本草经集注·序录》残卷于1916年刊行[3]，1955年上海群联出版社又复印出版。1924年，罗振玉辑印的《东方医学会丛书初集·敦煌石室碎金》中，在收录了他从日本狩野直喜处转抄的《食疗本草·残卷》的同时，收录了唐兰、罗振玉所写的《食疗本草·残卷》跋。1948年，罗福颐从当时北平图书馆收存的英、法劫走的敦煌遗书照片中，选取医药部分，参以日本黑田源次之《法国巴黎国立图书馆敦煌石室医方书类纂稿》手抄本，及黑田氏影印的原藏于德国普鲁士学士院的四种敦煌古医书，加上罗氏家藏的卷子，共计残卷、残简50件，摹写成《西陲古方技书残卷汇编》[4]。1949年至1951年，王庆菽同志留学英国伦敦，有机会遍阅了藏在英、法两国的敦煌抄卷一万二千余卷。她把在伦敦博物馆的七千卷遍阅后，曾经加以分类，并将有关文学、历法、占算、医药等资料重点地拍了一些显微照片。其中医药文献共拍了18卷，计80余页。后王庆菽同志将这些显微照片送中医研究院鲁之俊院长加以处理，并由陈邦贤作了初步检查分析，约分为5类，包括张仲景五脏论及平脉略例残卷，脉经残卷，食疗本草及新修本草残卷，医方残卷，灸法及灸图残卷等等[5]。

二、敦煌医学卷子的整理与编目

随着敦煌学研究的逐步开展，其中一些学者致力于敦煌遗书的整理和编目，在有关医学残卷的编目及题跋方面，也发表了不少文章，并出版了一些书籍。主要有：唐兰、罗振玉编写的“《食疗本草·残卷》跋”[6]，日本中尾万三校核的《鸣沙石室古本草》[7]，范凤

源整理的《敦煌石室古本草本校录》[8]，万斯年译的《中亚细亚出土医书四种》[9]，日本小川豕治所写的“《敦煌本本草集注》跋”[10]，罗振玉整理的《疗服石方》[11]，罗福颐整理的“祖国最古的医方”[12]，王重民整理的《敦煌古籍叙录·食疗本草》[13]，范行准整理的“敦煌石室六朝写本本草集注考录残卷校注”[14]，王国维所写的“唐写本食疗本草残卷跋”[15]，日本芳村修基整理“藏医文献残叶”[16]，商务印书馆1962年5月编辑出版的《敦煌遗书总目索引·敦煌医学文献目录》[17]等等。

三、敦煌医学卷子个别题目的研究

对个别医学卷子的研究，也发表了不少论文，主要涉及《本草经集注》、《食疗本草》、《新修本草》、《张仲景五脏论》及唐人写绘灸法图残卷的研究等。其中对《本草经集注》的研究，有范行准的“敦煌石室六朝写本《本草经集注》考”[18]；日本渡边幸三作、王有生译的“罗振玉敦煌本本草经集注序录跋的商榷”[19]等。对《食疗本草》残卷，有1930年日本中尾万三“《食疗本草》之考察”，为该书最早的辑注本[20]；候详川的“中国食疗之古书”[21]；戴志勋的“食疗本草之研究”[22]；日本渡边幸三的“食疗本草的书志学研究”[23]；朱寿民的“食疗本草及其作者”[24]；范风源订正的《敦煌石室古本草》[25]等。对《新修本草》残卷的研究；有洪贯之的“唐显庆新修本草药品存目的考察”[26]；马继兴的“在我国历史上第一部药典——唐新修本草”[27]；朱颜等的“谈我国历史上第一部药典——为唐新修本草颁行一千三百周年而作”[28]；尚志钧的“现存唐本草残卷的考察”[29]；谢海洲的“补辑新修本草”[30]等。对医经和针灸残卷的研究，有陈可冀等的“关于敦煌石室旧藏伤寒论辨脉法残卷”[31]；日本宫下三郎的“敦煌本《张仲景五脏论》校译注”[32]；马继兴的“唐人写绘灸法图残卷考”[33]。

四、敦煌壁画医学内容的研究

对壁画中医学内容的研究，最早的是周大成对莫高窟第217窟的盛唐“得医图的说明”[34]，画面中一位贵妇人坐在床上，旁边有一妇人，抱着一个患病的小儿，表示“如子见母”。而室外台阶下，一位侍女正引着一位手拄拐仗的郎中快步入堂，后面还紧跟着一位手捧医具的青年女子，表示“如病得医”。这幅画展示了一千多年前唐代的民间医事活动。另个就是周宗岐对“揩齿图”即莫高窟第196窟“劳度叉斗圣图”中的揩齿部分的研究，他发表的“揩齿考”——从敦煌壁画的“揩齿图”谈到我国历代的揩齿、刷牙和洁齿剂论文，在防治口腔疾病方面确实有重要的价值，这幅绘画是我国最古的一幅有关口腔卫生方面的绘画，画中展示了一个受戒者在被剃过头之后，为了清洁牙齿，蹲在地上，左手拿着漱口水瓶，用右手中指在揩他的前齿[35]。

第二节　敦煌医学卷子的系统整理研究

由于敦煌医学卷子大多夹杂散在于浩繁的佛教典籍之中，因此，在20世纪70年代以前，一直未能得到系统的整理，进入80年代以来，以马继兴主编的《敦煌古医籍考释》为代表，表明了敦煌医学卷子的研究进入了系统整理阶段，与《敦煌古医籍考释》同年出版的《敦煌医粹》为系统研究敦煌遗书医药文献的另一专着，在此基础上于20世纪90年代又出版了《敦煌中医药全书》等著作。下面就有关著作的内容特点及学术价值略作介绍。

一、《敦煌古医籍考释》（马继兴主编．南昌：江西科学技术出版社，1988）

该书是第一部系统整理研究敦煌医学卷子的专著。书中收载敦煌医学卷子80余种，分为医经类、五脏论类、诊法类、辟谷、服石、杂禁方类、佛家、道家医方类、医史资料类等11类。每种医书均按照“书名”、“提要”、“原文”、“校注”、“按语”及“备考”6项叙述，书前有“导言”，阐述敦煌医学卷子的来源、保存情况、整理研究工作，文献学考察和学术价值。赵健雄将该书的特点和重要意义归纳为：①全面收载了现存可见的各种敦煌遗书中的医药文献。②文献学研究精详，诸如卷子的形制、出处、成书年代、撰者、抄写年代及文字校注等，翔实可靠。③简述了每种医书的主要内容、方药功用、主治、方义，以及与其他古文献资料的对照阐发，概述了敦煌医药文献的学术价值。④该书将敦煌医药文献的研究推进到系统整理研究阶段，有很高的学术价值和实用价值[36]。

二、《敦煌医粹》（赵健雄著，徐鸿达、张士卿协编．贵阳：贵阳人民出版社，1988）

该书为系统研究敦煌遗书医药文献的另一专著。其收载学术价值较高的医经七卷，本草四卷，按原文、校勘、注释、按语四部分编写。该书作者赵健雄将其特点概括为：①选取精粹，注重学术意义和现实应用价值，使读者执简驭繁，获其精要。②校勘与注释分论，校勘明细而不繁琐，注释详明而不冗赘，尤注重学术经验之提高钩玄。③按语侧重阐发医学上的应用，画龙点睛，科学实用。④书末附有重要医卷的研究论文5篇，阐发其学术价值。

三、《敦煌中医药全书》（丛春雨主编．北京：中医古籍出版社，1994）

该书是在《敦煌古医籍考释》、《敦煌医粹》等著作的基础上，对敦煌医学卷子进行的又一次全面整理研究，该书的特点可归纳为：①以总论的形式概括了敦煌石窟艺术、敦煌遗书及敦煌中医药文献的艺术价值与学术价值。②广泛收录了藏医学及灸法图等内容。③突出阐述了壁画医学（形象医学）的内容。④对医学卷子的内容述要精详。该书作者综合了各家的考证，对其成书年代与作者均进行简明扼要的考证，并阐发其基本内容与学术特点，以突出实用。

四、《敦煌医药文献辑校》（马继兴、王淑民、陶广正等辑校．南京：江苏古籍出版社，1998）

该书系敦煌文献分类录校丛刊中的一种，为目前收录敦煌医药文献最全面的一部书，收录包括当时已公布的俄藏医学卷子在内共计84种，其内容分为医经诊法类古籍、医术医方类古籍、针灸药物类古籍及其他医术类古籍四部分。

五、《医宗真髓》（王道坤、尹婉如著．兰州：甘肃民族出版社，1995）

该书作者在其所著的《医宗真髓》卷六敦煌医方选粹中，特意从一千多首医方中，精选出72首，并分为神仙救急方、延年益寿方、疗百病方、五脏补泻方、美容方、外用方、五官疾病方、霸药方八类，以献读者。

六、《敦煌石窟秘方与灸经图》（张侬著．兰州：甘肃文化出版社，1995）

该书作者对敦煌石窟秘方中更切合实际运用的医方按简释、功效、主治、方解、按语、歌诀进行了罗列与归类，以供翻检之便，同时对《灸经图》残卷进行了复原与考证。书中还列举了部分医方及《灸经图》中穴位的临床应用。

七、《如病得医——敦煌医海拾零》（范新俊著．兰州：甘肃民族出版社，1998）

该书作者将自己多年来发表的10余篇有关敦煌医学研究的论文收录到该书中，并附录有古今敦煌医学文献论著目录。

八、《敦煌石窟秘藏医方》（王淑民编．北京：北京医科大学、中国协和医科大学联合出版社，1999）

该书作者从读者实际出发，编写了《敦煌石窟秘藏医方》一书，该书基本按主治疾病分类，并将《辅行诀脏腑用药法要》作为首选医方书列于诸方之前，共分为65类医方，每方均按注释与按语两部分进行分析。

九、《敦煌中医药精萃发微》（丛春雨著．北京：中医古籍出版社，2000）

该书分为正篇与副篇两部分，正篇部分为作者对敦煌中医药文献中的精粹内容按照医经篇、诊法篇、灸疗篇、本草篇、方剂篇等分类进行了阐发。副篇部分为作者近年来发表的论文汇编。

十、《印度梵文医典〈医理精华〉研究》（陈明著．中华书局，2002）

《医理精华》是一部古印度著名梵文医典，约成书于一千四百多年前，该书是第一部对其全面整理研究的专著。分上、下两篇，其中上篇为《医理精华》文本研究，下篇为《医理精华》文本翻译，在上篇《医理精华》文本研究中，作者以《医理精华》为例，对印度古医学在敦煌的情况进行了实例分析。该研究是作者的博士学位论文，2001年被教育部、国务院学位委员会评为全国优秀博士学位论文。

十一、《赵健雄医学文粹》（赵健雄著．北京：中医古籍出版社，2005）

该书收录了作者多年来从事医、教、研方面的主要论文，包括敦煌医学研究、中医理论与临床研究、中西医结合研究三部分。其中敦煌医学研究的论文作者精选了14篇，主持的卫生部项目敦煌医学研究1993年获国家科技进步三等奖。

十二、《殊方异药——出土文书与西域医学》（陈明著．北京：北京大学出版社，2005）

该书作者以西域出土胡语文书，尤其是梵语文献为依据，系统地论述了我国医学界长期隐而未彰的西域医学问题，尤其是这些胡语医学文献所反映的中印医学交流问题。本书内容除第一章前言介绍西域出土医学文书之研究史及最后一章为结语外，正文共分十一章，论述了敦煌吐鲁番出土的西域医学文书（尤其是胡语医学文书），颇具特色。所涉及的胡语医学文书包括：鲍威尔于1889年在新疆库车发现的梵语医学文书——《鲍威尔写本（Bower Manuscripts）》、斯坦因于敦煌莫高窟藏经洞发现的梵语——于阗语双语医典《耆婆书（Jīvaka-pustaka）》、伯希和在敦煌莫高窟藏经洞发现的梵文医学文书等等。

十三、《敦煌佛儒道相关医书释要》（李应存、史正刚著，郑炳林、樊锦诗主编．敦煌学研究文库．北京：民族出版社，2006）

本书分六部分对敦煌佛儒道相关医书进行了释要，其包括写在佛书正面或背面的医书（如P.3481《针灸甲乙经·卷之四病形脉诊》节选本、P.2115《张仲景五脏论》等）、写在儒书正面或背面的医书（如P.3378V《杂疗病药方》等）、写在道书正面或背面的医书（如P.2882V天宝七载张惟澄奏上杂疗病方残卷等）、佛书中本身所包含的医学内容（如S.5598V《毗沙门天王奉宣和尚神妙补心丸方》、P.3230金光明最胜王经中之香药洗浴方等）、道教所利用的医书（P.4038疗病养生延年方、S.5795辟谷长生方等）及佛道所共用的医书（《备急单验药方》）。这一方面反映了佛、儒、道对中医学的影响，同时也反映了敦煌作为佛教圣地是多种文化交流的有力象征，另一方面与佛、儒、道相关的这些医学卷子，具有很大的理论研究潜力与临床应用价值。本研究为作者承担的2005年度国家社科基金西部项目的阶段性成果之一。

十四、《敦煌写本医方研究》（李应存著．兰州大学博士学位论文，2006年6月）

本文是在前人研究的基础上，对现已刊布的残存有医方组成的46种敦煌写本医方卷子进行了较为系统的研究，研究中结合古今医理、医方、本草等相关文献及今人的研究成果，以临床实用为目的，进一步体现古为今用的宗旨。绪论中概述了敦煌医方研究状况、基本内容、研究价值及研究方法。第一章对敦煌医方的历史年代、定名与治病范围进行了全面研究。第二章中全部列出了敦煌医方书中医方数量与方名，以便对其全面了解与研究。并对药物组成分别按现行《中药学》教材及《本草纲目》的分类法进行了分类对比，进一步体现组成医方的药物大都既是现行《中药学》教材的核心药物，又是《本草纲目》中除极少数部类无药物之外，其余部类均有敦煌医方中的药物，可见敦煌医方中选用药物之广泛，而且有些药物的用法及药用部位颇具特色，丰富多彩。第三章中结合临床各科，按照内科医方、外科医方、男科医方、妇科医方、儿科医方、美容美发医方、五官科医方、急救医方、时气外感疾病方等对其医方进行较为全面的分析。第四章论述了敦煌医方中道教、佛教所利用的主要医方。第五章中对敦煌医方中的个别问题进行了探讨，包括：疗服石方与现代职业病、敦煌单验方与儒佛道的关系、缺药物组成之医方四色神丹的药物组成及相关问题、外来药物的代表——诃梨勒的组方、少数民族之医方书的代表——敦煌《藏医杂疗方》的科学价值等五个方面。第六章对敦煌写本医方研究作了结论性的概括。

十五、《实用敦煌医学》（张士卿、王道坤总编审，李应存主编，李金田、史正刚、李应东副主编．兰州：甘肃科学技术出版社，2007）

该书分上篇、下篇与附录三部分，上篇为敦煌医学概述，主要讲述敦煌藏经洞遗书的发现及医学卷子的来源、保存情况；敦煌医学的概念及学术价值；敦煌医学研究的经历，现状及展望。下篇为敦煌医学内容精选，主要讲述敦煌医理类著作；敦煌诊法类著作；敦煌本草类著作；敦煌医方分类选要；敦煌针灸类著作等。附录主要介绍了甘肃中医学院敦煌医学教学与科研概况。其目的是将敦煌医学中最实用、最核心的内容直接应用到教学、科研、临床中去，并为永久发扬敦煌医学的学术特色做出贡献。本书可作为广大医、教、研人员及医学爱好者了解、应用敦煌医学中精华内容的必读之作，也可作为一部高等院校独具特色的优秀教材。

十六、《俄罗斯藏敦煌医药文献释要》（李应存、李金田、史正刚著. 甘肃省自然科学基金资助项目. 兰州：甘肃科学技术出版社，2008）

俄罗斯藏敦煌医药文献主要指敦煌地区出土的医药文献，目前公布的有三十余种之多，这些医药文献大多均为1992年以后首次公布，其内容包括医理，医方，针灸，佛医，祝由等内容，将其进行全面的整理与研究，对于突出敦煌传统医学特色，创新临床实践，提高治疗效果等均有重要的现实意义。作者在2005年度甘肃省自然科学基金的支持下，对俄罗斯藏敦煌医药文献进行了全面的释要。该研究于2008年5月份通过鉴定，全国著名专家赵健雄、余瀛鳌、王振国、钱超尘、郑炳林、李正宇、马德鉴定后认为：本成果在俄藏敦煌医药文献研究方面，达到国际领先水平。

十七、《辅行诀脏腑用药法要》校注考证（王雪苔校注. 北京：人民军医出版社，2008）

该书由由国内外著名的针灸学家、中国中医科学院资深研究员王雪苔编著，共分三篇。上篇收载《辅行诀脏腑用药法要》繁体字校注本、简化字厘定本及作者的校注厘定说明；下篇收载作者对《辅行诀脏腑用药法要》的调查与考证的论述，包括对《辅行诀脏腑用药法要》的调查与校勘考释、真伪考、撰者考、诸种传本和校勘、增订、改编本的辨析与评论等；附篇收集了有关《辅行诀脏腑用药法要》的资料选编，包括转抄本原件（全文）影印、张大昌序与追记本原稿（全文）影印、中研本原稿（部分）与打印原件（全文）影印、一九七六年卫生部中医研究院老专家座谈会纪要、张大昌来信原件影印、一九七六年调查取证材料原稿影印、依张大昌草图摹绘之三皇四神二十八宿图等。总之，作者以翔实的资料和深入的研究，对这部重要的中医药古籍加以校勘整理，对继承和挖掘中医药宝库具有重要学术价值，其中的脏腑辨证用药法则及众多处方对今人临证用药具有很好的指导、借鉴和实用价值。其内容珍贵、考证有据。

十八、《辅行诀五脏用药法要传承集》（张大昌、钱超尘主编. 北京：学苑出版社，2008）

该书由著名中医文献学家钱超尘教授主持编写（因张大昌先生已故），其间，钱超尘先生两次深入张大昌的家乡河北邢台，深入实地调查研究，总凡发掘出了21种极有价值的不同抄本，其中多数是张大昌的弟子抄出，也有张大昌本人及其挚友所录的本子。其内容包括：前言、《辅行诀五脏用药法要》抄本说明、抄本访求记、传承诸本（21个抄本辑录）、相关论文（有关《辅行诀五脏用药法要》的论文23篇，如钱超尘撰写的《〈汤液经法〉〈伤寒论〉〈辅行诀〉古今谈》、王雪苔撰写的《对〈辅行诀脏腑用药法要〉的调查与校勘考释》）等。《辅行诀五脏用药法要传承集》的出版填补了中医文献史的一项空白，同时也给今人提供了一部脏腑用药配伍组方的全“新”的规矩与理法，有助于在临床取得一些新的突破。

第三节　敦煌医学卷子的全面研究

对敦煌医学卷子的全面研究，归纳起来大致包括医理类、藏医类、本草类、医方类、针灸类、医事类及外来医学类等著作的研究，周丕显在《敦煌学辑刊》第二集上发表了“敦煌科技书卷丛谈”一文；1984年王道坤等发表了《敦煌医学初探》一文（甘肃中医学院学报，1984，(1)），同时张绍重等发表了《敦煌石室医药文献类萃》一文（甘肃中医学院学报，1984，(1)）；1985年赵健雄、徐鸿达、王道坤等发表了《敦煌石窟医学史料辑要》一文，文中从敦煌壁画中的医学内容及敦煌遗书中的医药文献等两大部分内容进行了论述（《敦煌学辑刊》，1985，(2)）；1986年，朱定华等[37]从医学卷子的文献价值，学术价值及成书年代进行了首次全面概述，现简单作以介绍，以展示敦煌医学的全面研究成就概况。

一、医理类著作的研究

敦煌医理类著作包括医经类、五脏论类、诊法类等著作，这类著作的研究主要体现为：

（一）用于传世古医籍的校勘与研究

如敦煌卷子P.3287《三部九候论》中着重提出了“以左手去足内踝上五寸，指微按之，以右手指当踝上微而弹之”的字样，这使《素问三部九候论篇》“以左手足上上去踝五寸按之，庶右手足当踝而弹之”等字样的解释及操作方法更加明朗易解，为其校勘提供了重要的校勘旁证，并解决了《内经》古诊法中的未解之迷。又如敦煌卷子P.3481《病形脉诊》可供校勘今本《灵枢·邪气脏腑病形》一篇参考[38]。又如俄Дx02683、Дx11074为《黄帝内经》中《素问》与《灵枢》部分内容之节选，可与传世的《黄帝内经》进行对校，对考察《黄帝内经》有关版本的流传有意义。其次节选内容对临床指导作用大，实用性强。其中俄Дx02683碎片内容为《灵枢·淫邪发梦第四十三篇》中之后部的残文、Дx11074内容与《灵枢·淫邪发梦第四十三篇》中之前部的残文，其所反映的是中医学梦诊的内容，从中可以看出，抄录者对辨梦诊病很重视。再者，节选内容重视季节气候对疾病轻重的影响，并以此推测疾病的预后，如Дx02683《黄帝内经·素问》中10～14行（为《黄帝内经素问·阴阳类论第七十九》中之节文）就论述了这个问题。我们现在也观察到老年性慢性支气管炎多在冬天发病等等，今后更应重视这方面的研究。又如Дx02683《黄帝内经·素问》中7～9行（为《黄帝内经素问·阴阳类论第七十九》中之节文）中论述了阴阳气逆为厥的老人与小孩在四时季节的不同预后[39]。还有俄Дx00613“《黄帝内经》、《难经》摘录注本”主要论述了人体荣卫之气的运行、呼吸与人体脉动的关系、手太阴肺与寸口的关系以及三部九候决生死、处百病之医理。摘录原文虽残，但行文简练，将《黄帝内经》与《难经》的有关内容揉为一体，使医理与分部诊病相互对照，并杂以己见。我们从原文的录释中清楚地看到，有部分地方与《黄帝内经》、《难经》的有关内容不符，且文字表达多有出入，因此，我们认为，俄 Дx00613 虽并非是对《黄帝内经》、《难经》进行完整摘录的注本，但仍对于研究《黄帝内经》与《难经》的不同注本及指导临床实践有较为重要的意义，尤其对三部九候脉诊的原理意义重大[40]。俄藏敦煌文献 Дx17453 系隋唐医家抄录的《黄帝内经素问》的又一写本，首先，俄 Дx17453《黄帝内经素问》残卷对研究《黄帝内经素问》版本的流传及校勘有重要意义。其次残卷中的内容对于指导临床实践也有现实意义，如俄 Дx17453 第 1～3 行为《黄帝内经素问》“刺疟篇”最后部分的内容，主要论述了针刺髓会绝骨出血治疗风疟骱痠痛甚及针刺至阴治风疟身体小痛等针刺疗法。以针刺手法治疗疟疾方法独特，为后世医家开拓了针刺手法治疗疟疾的新思路。又如俄 Дx17453《黄帝内经素问》“气厥论篇”第 3～9 行为《黄帝内经素问》“气厥论篇”开头部分的内容，主要论述了由于脏腑之气不顺而致五脏六腑间的寒热相移，将脏腑寒热盛极相传之病机与临床表现相结合的论述，奠定了中医脏腑辨证的基础，值得进一步研究[41]。

（二）填补了中医学某些术语解释中的空白

在敦煌卷子 P. 3477《玄感脉经》中有“九脏者，形脏四，头角，耳目，口齿，胸中也；……”一段，其中“头角”的功能是“精识之主，”而在《素问·三部九候论》篇中虽也有相同记载，但后者却未记“头角”的功能。所谓“头角”是指头脑而言，而这种认为头脑具有精神意识即“神识”作用的提法，在既知资料中其时代是最早的[42]。又如，在古医书中的“明堂”一词，即指鼻中而言，对于针灸图上“明堂图”中的“明堂”的函义，在传世医书中无明确之解释。但在 P. 3655《明堂五脏论》中则指出“明者命也，堂者躯也”。因而针灸图中的“明堂图”系指具有生命的人体图，这是一种十分恰如其分的正确解释[43]。

（三）学术特色研究

如赵健雄通过对敦煌写本张仲景《五脏论》的考析，总结出该书主要包括以下特点：阐述天人合一，表里相应的整体观念；提出“四大五常，假合成身，若有不调，百病俱起”的古印度医学内容；强调脏腑辨证和辨证论治；重视药疗，批判服石；是地道药材的较早记载；论述了药物的性质、炮炙；阐发了药物的主治、功效；发展了药物的品种[44]。又如丛春雨对《辅行诀脏腑用药法要》的流传、鉴定及所载心病证治四方之病机、治则和组方特色作了探秘[45]。李金田对张仲景《五脏论》中本草学内容进行了简述[46]。

（四）新发现的《张仲景五脏论》

李应存等新发现俄 Дx01325V 为《张仲景五脏论》，具有重要的现实意义。首先，俄 Дx01325V《张仲景五脏论》的发现，使敦煌写本《张仲景五脏论》增加为五种，即 S. 5614、P. 2115、P. 2378、P. 2755、Дx01325V 五种。可见这部对丰富中医理论及指导临床实践有重要价值的医书在当时广为流传，颇具影响。今天仍具有重要的发掘与利用价值。其次，进一步证实了俄藏、英藏、法藏敦煌文献之间的密切联系，可以初步推断其亦出自敦煌莫高窟藏经洞[47]。

（五）成书年代及作者考证

如S.5614张仲景《五脏论》，马继兴等从避讳用字角度，认为系唐初写本，而罗福颐先生从字体及装潢考之，似出五代或宋初等等。关于作者问题，大多数学者认为《五脏论》非张仲景所著，如马继兴、谭宗达、赵健雄、朱定华等，他们根据古籍薄录记载的题名、所载医家、医方及药物情况来考证。而杜雨茂等[48]认为《五脏论》的作者就是张仲景，只是因为该文为抄写本，距仲景已远，在传抄过程中，后人窜改或删节难免，个别地方，其或已非仲景之旧。李金田结合上述观点进一步对张仲景《五脏论》成书年代及作者进行了考证[49]。

（六）解决了医史研究中某些争议的问题

如宋本《伤寒论》是迄今《伤寒论》传世本中最早的一种。对于该书的“辨脉法”和“伤寒例”的撰年及作者曾存在不同意见，清代曹禾氏认为“伤寒例”是“唐宋俗医”传抄时改编；方有执氏认为“伤寒例”是金代成无己所编；日本川越正淑氏认为“辨脉法”和“伤寒例”均是五代高继冲掺入者。马继兴先生根据敦煌卷子中隋唐人写录的“辨脉法”及“伤寒例”的部分内容，保证上述此二篇的撰年必在五代及宋代以前。至于撰者究系张仲景或王叔和的问题，虽然尚不能根据卷子确定，但完全可以排除上记“唐宋俗医”，成无已及高继冲之说[50]。

（七）诊法类著作研究

如俄Дx08644“《脉经》节选本”有重要的现实意义：其一，《脉经》乃西晋太医令，著名医学家王叔和所撰，为我国现存的第一部脉学专著，系统阐述了诊脉方法、诊脉理论及诊脉的临床意义，对24种脉象的形态特征作了明确的表述，并使“独取寸口”的诊脉方法得到进一步完善和推广，至今仍为中医临床所习用。现传世本王叔和《脉经》是宋臣林亿等人整理而成，俄Дx08644“《脉经》节选本”系唐代写本，虽是节选本，但早于宋代，是现存最早的“《脉经》节选本”，因此，在研究《脉经》版本的流传与校勘等方面意义重大。其二，脉象与所主病症相互关联，论述简明扼要，某些地方描述更具体，如“关脉伏，胃中有水气”比传世本“关脉伏，中焦有水气”定位更准确。某些症状的描述更具有古朴风貌，如将“溏泄”写作“泄宕”，将“苦满吞酸”写作“苦忝酢”等。这些都值得我们进一步研究[51]。

二、藏医类著作的研究

截止目前，出自敦煌石窟的藏医药文献至少在5篇以上，这些珍贵的古藏文手写本为藏族医药学的起源提供了最新资料。其研究内容可分为：

（一）翻译整理

中央民族学院王尧等[52]在整理流落在国外的敦煌古藏文文献时，对发现的P.T.1059号《藏医杂疗方》与P.T.1044号及P.T.127号两份《藏医针灸方》进行了细致的汉译，这对藏医学史的研究起到了很好的作用，其后，中央民族学院的罗秉芬、黄布凡又编译出版了《敦煌吐蕃医学文献选编》，对其作者精心考证，并译成汉文，书中共收载藏文抄写的吐蕃时期藏医文献四卷[53]。据王尧等作者从文字苍古，风格朴素的特点及书写字形的特征，认为它是公元八世纪的藏医文献，是迄今所见最早的古藏医文献之一[54]。

（二）专题研究

中央民族学院的罗秉芬对敦煌本吐蕃医学文献《火灸疗法》从其由来、成书年代、反映了早期的藏医基础理论及藏医受汉族中医影响的历史事实等方面进行了研究[55]。洪武娌[56]就“敦煌石窟《藏医杂疗方》的医史价值”进行了探讨，认为该《藏医杂疗方》虽短短4千多字，所涉内容却相当丰富和广泛，可以说是古藏医的一部临床手册，同时它在相当大的程度上保持了早期藏医的真实面貌，是不可多得的珍贵医药文献，首当其冲为批判藏医外来说提供了有力的依据。接着洪武娌和蔡景峰[57]又发表了“现存最早的灸法专著《敦煌古藏医灸法残卷》”。该文首先对敦煌藏医灸法残卷的内容作了简介，从编写体例到独特的取穴方法，从临床病证到生理解剖，从病因病理到症状诊断，从灸疗方法到其他外治法均作了较为详细的论述，充分体现了藏医学是独具民族色彩的医学。其次，作者根据文献记载及考证，认为该灸法残卷是现存最早的灸法专著，最后作者对灸法残卷在针灸学及藏医学上的意义进行了研讨，尤其在针灸的起源，经络的起源及针灸与时间医学等方面进行了较为细致的阐发。赵健雄等对敦煌遗书中的四件藏医文献从其概况与学术价值两方面进行了探析[58]。李应存从临床实用的角度出发，综合了藏医、中医、西医的有关研究成果，分十个方面浅述了其科学价值，即结扎止血、放血排毒兼以碳剂内服而治出血；内外合治，共治瘰疬痈肿；治喉咽病痛，吮薰两法并用；疗牙龈病变，吮吐莨菪之根；心口疼痛，冰片能愈；怀疑中毒，吐法为妙；治疗中暑，饮食宜清淡，以辛香清解为要；呃逆不止，按、烤、喷嚏则止；医黄水疮，蘖汁涂则愈；人患疥疮，外用杀虫治疥。除此之外，《藏医杂疗方》中还有许多地方是具有科学性的，直至今天仍有发掘的价值，如认识到肝病表现为肝痛肿大，脸色青黄，眼黄，这与现代医学的认识基本一致等等[59]。

三、本草类著作的研究

在敦煌医学卷子中保存了南北朝及唐朝代的4种重要的本草学著作的部分传本。即：《本草经集注》（龙.530），《亡名氏本草序例》（S.5968），《食疗本草》（S.76）及《新修本草》残卷（S.4543）。这些研究主要为：

（一）用于散失医籍的辑校

虽然敦煌出土的《新修本草》的药物总数只有46种（原书850种），《食疗本草》残卷仅存食用药品26种，但他们均是现已发现的最早抄录本，因而其价值是非常宝贵的，尤其对散失古医籍的辑校显得尤为重要。如1981年尚志钧校的《唐·新修本草》即以敦煌《新修本草》残卷作为可靠底本[60]。

（二）考析研究

赵健雄对敦煌残卷《新修本草》及《食疗本草》进行了考析，并对《食疗本草》残卷在本草学中的贡献作了初步研究，其中包括四个方面：首先是食疗药物的总结和发展；其次是对药物功效的增补；其三是对服食宜忌的发挥；最后是对采集、修治及食疗地域性的阐发[61]。赵健雄对敦煌遗书地志残卷中土贡药物进行分析后认为，由于《名医别录》和《唐本草》原书均已亡佚，这篇中唐时期所写的地志残卷就成为迄今所见记载药物原产地的早期原件文献[62]。

四、医方类著作的研究

（一）敦煌医方的整体归纳研究

马继兴主编的《敦煌古医籍考释》是第一部系统整理研究敦煌医学卷子的专著。书中对现存敦煌医学卷子中保存的医方数量作了粗略统计，认为这些古医方至少约有一千一百首以上。其中除了个别见于前代医学方书的古方上，大都是六朝隋唐医家通过验证的经效医方，而且还有不少单验方。如用硝石雄黄散着舌下治中恶、急心痛、手足逆冷方与现代治疗急性心肌梗塞的有效西药硝酸甘油的原理与疗效相同，且早于后者一千年以上[63]。赵健雄等在其所著的《敦煌医粹》中精选了对临床治疗疾病有重要作用的 P. 2565、P. 2662、P. 3930、S. 5435 四种医方卷号共计四十五首医方，如 P. 2565 中之疗痰饮内消方、四时常服方，P. 2662 中之黄连散方、丈夫虚肾热客数苦自泄不止方等等，对这些医方除进行了简明扼要的注释外，还在按语中紧密结合临床实践及中医理论作了深刻透彻的分析，如 P. 2662 中之疗瘦病人粪酒后按语云："瘦病指慢性营养不良、消耗性疾病，主要因脾、肾不足所致，人粪酒方用人尿、人粪、麯、豉、葱白等清热解毒，补脾益肾，祛瘀生新，自当有效。"又如 P. 3930 中之治人卒死其脉如常方（包括皂荚末吹入耳鼻、菖蒲末著口舌上、桂心末著舌下）后按语云："以皂荚末吹鼻起'死人'，亦见于《备急千金要方》卷二十五，敦煌卷又增菖蒲末方。值得指出的，是敦煌卷以脉象来判断人卒死是否'真死'，其脉如常者，非真死，可救；无脉者，则真死，救治亦难，这在临床上很有实用价值"[64]等等。王道坤等在其所著的《医宗真髓》卷六敦煌医方选粹中，特意从一千多首医方中，精选出 72 首，并分为神仙救急方、延年益寿方、疗百病方、五脏补泻方、美容方、外用方、五官疾病方、霸药方八类，以献读者[65]。《敦煌中医药全书》中对当时所公布的医方进行了全面的整理研究，同时丛春雨在其所著的《敦煌中医药精萃发微》中对一些重要医方按内科疾病方、外科疾病方、妇科疾病方、儿科疾病方、五官科疾病方、美容美发方、食疗方、佛医道医方、疗服石方进行了阐发[66]。张侬的《敦煌石窟秘方与灸经图》中对其中更切合实际运用的医方按简释、功效、主治、方解、按语、歌诀进行了罗列与归类，以供翻检之便[67]。李应存在 1992 年至 1993 年间对敦煌残卷妇科医方按月经病、带下病、妊娠病、产后病等进行分类，并参考古今医药文献并结合临床对其进行了全面的释要[68]。张士卿、李应存主编的教材《实用敦煌医学汇讲》（甘肃省教育厅重点教学改革项目）中亦将医方归纳为一大类专章介绍，并将所精选的临床颇具实用的医方按内科医方、外科医方、妇科医方、儿科医方、美容美发医方、男科医方、五官科医方、急救医方、佛教医方、道教医方进行分类选讲，亦颇受同学们的认同与欢迎[69]。王淑民教授从读者实际出发，编写了《敦煌石窟秘藏医方》一书，该书基本按主治疾病分类，并将《辅行诀脏腑用药法要》作为首选医方书列于诸方之前，共分为 65 类医方，每方均按注释与按语两部分进行分析[70]。陈明博士通过对敦煌医学卷子 P. 2666、S. 6177V、P. 3930、Дx00924 及《医心方》中的有关内容仔细比较后，发现它们之间有相互关联的内容[71]，这一点笔者与陈明博士的看法相同。张如青教授对俄罗斯藏敦煌文献中部分医方如除咳逆短气方[72]、钟乳散方[73]等进行了释读考证。张瑞贤教授等人在研究龙门石窟药方时发现，英藏敦煌卷子和法藏敦煌卷子，有不少与龙门石窟药方有关的内容，并在其主编的《龙门药方释疑》一书中收载了与龙门药方有关的敦煌医学卷子 P. 2666、S. 3395、S.

9987、P.3596、S.3347等全部内容[74]。张侬对敦煌《脉经》残卷中七首古医方考证后认为，这些医方的名称与传世《脉经》中的七首有名无药古医方相符，其中治风膏、前胡汤、平胃丸、瞿麦汤、滑石散的药物组成、主治等都是前所未闻的医史资料，为研究《脉经》医方提供了重要依据[75]。

（二）敦煌医方的分类整理研究

1.《辅行诀脏腑用药法要》的医方研究

敦煌卷子《辅行诀脏腑用药法要》是一部非常重要和珍贵的医书，自敦煌藏经洞出土后于民国初年（1915）被王圆箓卖给河北威县的张偓（wò）南先生，遗憾的是在文革期间被毁，据《敦煌古医籍考释》等介绍，现流传者为张偓南之嫡孙张大昌的弟子抄本（甲本）及张大昌追忆本（乙本）。王淑民对《辅行诀脏腑用药法要》考证后认为其乃后人辑录陶弘景之论而成，成书年代约在南北朝末期至五代间，其中保存了大量古代经方，为今人研究仲景之前医方提供了依据，并可补《伤寒论》中已佚之经方。王淑民教授通过对《汤液经法》的成书年代、《辅行诀脏腑用药法要》方与张仲景方的比较后认为《伤寒杂病论》、《辅行诀脏腑用药法要》方当同源于《汤液经法》[76]。李应存等结合诸家之见，首先对其被毁及今抄本、撰著年代、抄写年代、内容与治病范围进行的简要的介绍，其次为了便于临床使用，对该书中的55首医方分别按照方名、组成、原文证候、病机、方解等作了简明的释要[77]。同时李应存等认为该书内容基本完整，书中主要以五脏为中心，论述疾病的临床表现与治疗方法，特别是其中五脏病证方、救诸病误治泻方、救诸劳损病方、大小二旦汤、大小六神汤、救卒死中恶开窍方等的主治及配伍，不仅有很高的学术价值，而且颇具临床实用性[78]。在该书未发现之前，一般认为阴、阳旦汤有三个，但方药已佚；谢盘根通过该书发现阴、阳旦汤有五个，即大小阳旦汤、大小阴旦汤、正阳旦汤，且方、药、证俱全，为历代悬而未决的“阴、阳旦汤”疑案提供新的文献资料[79]。谢氏还通过对此卷考核发现“四神汤”即青龙、白虎、朱雀、玄武大小八个古佚经方俱在。但仲景著作只可见大小青龙汤、白虎汤、真武汤。通过与仲景记载“四神汤”对照，认为《法要》及仲景所记“四神汤”皆源于《汤液经法》，且《伤寒论》中“四神汤”一方不缺，只是有的医方为避道家之称，改用方中主药命名[80]。张永文通过对《法要》与《伤寒杂病论》比较后认为，两者方药相同或相近的方剂共18首，大部分在组成、药量、主治及加减变化等方面基本相同，只是方名有异。《伤寒杂病论》源于《汤液经法》，通过《法要》可再现《汤液经法》原貌[81]。张侬等通过探讨《法要》与《伤寒论》所载医方的五种密切关系，亦认为两书均承袭古书《汤液经法》[82]。吴红彦等以此书为依据，探讨桂枝汤可能源于《汤液经法》之“小阳旦汤”，《法要》为进一步探讨桂枝汤类方提供了重要线索[83]。梁永林等在《法要》启发下认为运用取象比类法将中药五味归属于五行（味辛属木、味咸属火、味甘属土、味酸属金、味苦属水）的配属关系更能反映药味的功效作用，能较好解释临床用药的一些规律，对指导临床用药有较高价值[84]。张永文发现《法要》中对五脏苦欲补泻配方原则的记载，与林亿校本《内经》有所不同，其所载内容更为合理，可再现《汤液经法》原貌[85]。李应东认为《法要》所载医方以五脏虚实辨证论治，以五行五藏理论指导用药，并经五窍治五脏病，充实了中医急救医学的内容。配伍用药也独具一格，具有临床实用价值[86]。丛春雨详细解析了《辅行诀脏腑用药法要》中所载24首五脏病症方剂，认为这些医方体现了中医药学同病异治、辨证论治的原则。并对该卷五首救急方进行分析，认为这五首妙用开五窍以救卒死中恶的医方，充分证实了人体局部和整体的辨证统一。尤其“着舌以通心气”一法，对中恶、急心痛或真心痛患者，以硝石雄黄散含舌下或随涎咽下进行急救，从而保证给药最佳途径。这与现代医学用舌下含药治疗急性心肌梗死、心绞痛一类疾病的方法如出一辙[87~89]。徐浩等从《辅行诀脏腑用药法要》探讨了经方组方法则和配伍规律[90]。

2.《备急单验药方卷》的研究

敦煌写本 S. 3347、S. 3395 是第一批公布的英藏敦煌文献中的两个医学写本，在《敦煌古医籍考释》与《敦煌医药文献辑校》中 S. 3395 被命名为《不知名医方第三种》，S. 3347 被命名为《不知名医方第十三种》。写本 S. 9987A 残片《敦煌医药文献辑校》命名为《不知名医方第十八种》。写本 S. 9987B2V 残片为《备急单验药方卷》卷首序文部分。1989 年，兰州大学王冀青教授在伦敦大不列颠图书馆考察敦煌写本时发现 S. 3347、S. 3395、S. 9987（两个残片）四个写本“内容、纸质、书法、字体、格式、墨色等完全相同”，并且指出“《（备）急单验药方卷》已知四块残片中，S. 9987 · BACK2（即 S. 9987B2V）为书名标题及序文，自然是原卷的首部；S. 9987 · FRONT（即 S. 9987A）修复前与标题序文部分紧贴在一起，以卷子形制推测，它离卷首不会太远；至于其余两块残片，我们无法断定孰先孰后，暂以较长 S. 3347 号置于较前位置，将 S. 3395 号排在最后。”这是一个重要发现[91~92]。1999 年，张瑞贤先生在其主编的《龙门药方释疑》中发现《备急单验药方卷》四个残卷与《龙门药方》有秘切联系，据其考察：“不知名医方第 13 种（S. 3347）载方 77 条，与《龙门药方》完全相同或基本相似的有 25 条。S. 3395 共有 34 条，多支离，难与《龙门药方》相对照。”“在 S. 9987. FRONT 中也有与《龙门药方》相同类似的条文。”这一发现说明敦煌《备急单验药方卷》与《龙门药方》有传承关系；以此为线索，发现龙门药方与敦煌医学卷子 S. 3347、S. 3395、S. 9987 有明显同源关系，他们均来源于《备急单验药方》一书[93]。2000 年 7 月，中国中医研究院中国医史文献研究所王淑民因受 Wellcome 基金会的赞助支持，在伦敦大不列颠图书馆查阅敦煌石窟发掘的医学写本时，发现了 S. 3347、S. 3395、S. 9987A 三个残卷的拼合点，并将三个残卷的字成功拼合，加之卷首残片 S. 9987B2V，构成《备急单验药方卷》缀辑本。写本 S. 9987B2V 残片为《备急单验药方卷》卷首序文部分。王淑民从序文中了解到，该书收集著录单验药方 108 首，是一部患者“依用自取”的救急手册。在序文中作者表示想把这 108 首方剂刊刻于岩石上，便于往来过客“录之备急”。文中“葛氏”，当指葛洪，且指出在那时已有人对葛洪的某些医方“鄙耻而不服”，说明编此《备急单验药方卷》时离葛洪生活时代已远，约为六朝或其后写本[94]。笔者将《英藏敦煌文献》中影印的几个卷号方在一起反复对照，其结果与王淑民教授的相同。因此我们认为从王冀青教授发现并录文到王淑民教授 10 年后证实并成功缀辑，其所做的努力对敦煌医学卷子的复原及研究均有十分重要的意义[95]。

3. 敦煌佛家医方书的研究

佛书中本身所包含的医学内容也很丰富，如佛书陀罗尼杂集四天王所说大神咒略抄中之眼、耳、腰病方 P. 2665V；《毗沙门天王奉宣和尚神妙补心丸方》S. 5598V；金光明最胜王经中之香药洗浴方 P. 3230；《救诸众生苦难经》、《新菩萨经》中的十种死病 S. 3417；五辛文书中之佛家修身养生方 P. 3244 等等。敦煌佛家医方书的研究如《毗沙门天王奉宣和尚神妙补心丸方》现藏英国伦敦博物院，编号为 S. 5598V，该卷子分正背两面书写，正面为为佛经 S. 5598a《大悲启请》（首题）、S. 5598b《无障碍大悲心陀罗尼》（首题）；背面为 S. 5598V《佛说加句尊胜灵验陀罗尼神妙章句》，《毗沙门天王奉宣和尚神妙补心丸方》即出自背面 S. 5598V，该卷子首尾均缺，系行书书写，书法一般，不详书名及作者，虽然具体撰写及抄录年代无可考，但根据方中“薯蓣”的称谓，没有因唐代宗名预（豫），避讳改名薯药，却出现了敦煌文献中常见的别体字，如“陀”写作“陁”，“尼”写作“尼”，“乾（干）”写作“乹”，“人”写作“亾”，“咽”写作“咽”等。因此李应存等初步推断为唐代宗登基以前（即 763 以前）的作品。今从毗沙门天王及其对他的崇拜、毗沙门天王奉宣和尚神妙补心丸方原文、抄写时代、方解、与佛家之“借医弘教”及乃后世补心丸（丹）之祖方等六个方面进行了浅探[96]。《五辛文书》乃佛教禅宗文献，敦煌卷子中的《五辛文书》包括了法国编号 P. 3244 及 P. 3777，作者均不详，P. 3244 首尾均残缺，残存 53 行文字；P. 3777 首残尾全，残存 98 行文字；历代大藏经均未收录，对研究佛教禅宗修身养生方法价值重大，故今根据其内容定名为“五辛文书中之修身养生方。”李应存等通过对 P. 3244 修身养生方的录释及结合中医理论的阐发，来揭示敦煌卷子 P. 3244 中佛教禅宗修身养生方的养生价值及医学意义[97]；同时李应存等通过较为完整的 P. 3777 修身养生方的原文录注及释要及结合中医理论的阐发，来揭示敦煌卷子 P. 3777 中佛教修身养生方的养生价值及其他方面的意义[98]。

4. 敦煌道家医方书的研究

敦煌道家医方书主要包括:《辅行诀脏腑用药法要》（单独介绍）；道家疗病养生延年方 P. 4038；道家《呼吸静功妙诀》及神仙粥 P. 3810；黑帝要略方 P. 3960V；道家养生医方 S. 6052；道家辟谷长生方 S. 5795；道家调息服气休粮养生方 P. 3043 等等。李应存等对其相关内容全面地进行了释要[99]。盖建民博士通过对敦煌道教医学文献的考论，认为在现存敦煌遗书中，与道教医学关系密切的有 16 件，其内容广泛，涉及道教医学的各个方面，是研究道教医学的珍贵资料。文章从敦煌文献这一新的角度对道教医学的特色及其在中华传统医学文化史上的影响作了较为深入的探讨[100]。谭真对敦煌遗书中的食疗方“神仙粥”进行了分析，探讨了该方的医食同源、药味特性、配伍剂型等特点[101]。王进玉对敦煌遗书 P. 3810《呼吸静功妙诀》后附“神仙粥”的食疗价值进行了探讨，认为这些由山药、鸡头实、粳米等煮成的神仙粥，是我国最早的山药粥方，不仅营养丰富，健体补虚，且能治疗诸多疾病，实为药粥、佳肴[102]。

5. 敦煌医方的外治法研究

宋贵杰等对古医方中的摩风膏方、犀角膏、神明白膏等膏摩方进行了管窥，并认为其类似于现在的外用搽擦剂，是一种外用药与手法按摩配合使用的手段，古人能够将二者有机地结合应用，的确不易。这些医方为中医药外治疗法的发展积累了宝贵的实践经验，而且为后世整理运用提供了依据[103]。丛春雨将敦煌古医方中的外治法总结为十二法，即：熏蒸法、溻浴法、涂敷法、帖法、熨法、摩擦法、塞法、导法、嗃法、滴眼法、灌鼻法、含漱法等。这此外治法各具有典型的代表方剂，用法各异，各有特色[104]。李应存以引证原文的方法对敦煌写本医方中灵活多样的 20 种主要外治法进行了述要，其分别是：外涂法、膏摩法、淋浴法、药物吹入鼻中法、药物塞鼻法、舌上下给药法、药物点眼法、局部贴药法、局部药熏法、局部烧烙法、口含药法、药物塞耳法、药物滴耳法、药物熨耳法、药物咻面法、药汁导入肛门灌肠法、冷水浇头法、催吐法、药物局部外洗法、药丸纳入肛门法等20种外治法[105]。刘喜平探讨了敦煌医方中口腔含服、眼部滴点、鼻腔吹灌、阴道放置、灌肠塞肛等黏膜给药医方的特点及代表方剂，认为其内容丰富，特色鲜明[106]。高美凤探讨了敦煌医方外治法中的15种方法，认为其内容丰富，内科、外科，以及耳、鼻、喉等疾患均有论及其用法独特，如以坐法通过直肠黏膜直接给药，发挥作用较快；外治美容，独树一帜，开中医美容之先[107]。孟陆亮将《辅行诀脏腑用药法要》中记载的开五官七窍疗法与敦煌P.2882号残卷中的“内药方”有机结合，统称“开九窍疗法”。探讨了点眼、吹鼻、着舌、启喉、熨耳等各种内病外治法，并认为“内药方”开前、后二阴的外治法是进一步扩大了开窍疗法主治病症的范围，以“通”为立法，不止限于急救，而且推广到治疗各种郁滞不畅的疾病。是对《内经》五脏与五官九窍相关理论的发展和提高，为临床诊疗拓宽了思路[108]。豆永祥探讨了敦煌医方中外治法的10余种类型及20余种治疗病症。认为敦煌医方外治法内容丰富[109]。

6. **敦煌医方的各科研究**

李应存通过对妇科医方的归纳、总结后，从其单验方、煎服法、外治法及炭剂药物等方面进行了浅探[110]。同时，李应存等还对疗服石方与现代职业病进行探讨，根据清热解毒、活血祛瘀等方药治疗职业病确实有良效的特点，提出今后应广泛开展对敦煌疗服石方进行临床实践，尤其应大胆探索使用与石类相畏的药物，如大黄、黄连、黄芩、芒硝、大麦奴等进行组方，以便在中医防治职业病中总结出更为有效的方法与途径[111]。史正刚等认为敦煌美容医方以香药芳香醒神悦目，脂药滋养肌肤华颜为主；治疗面部疾患既重祛湿、解毒、化瘀，又重护养之功，倡导治病与护肤并重；剂型多样，缓急分明。为进一步研究中药美容方提供了宝贵思路[112]。孟陆亮、史正刚对敦煌医学卷子S.3347中治疗消渴的10首医方结合临床实践和现代药理进行了探析[113]。对于儿科医方研究，李应存、史正刚、魏迎春对以佛书为主的敦煌遗书中的儿科医方分12个方面进行了概要，这12个方面是：赤白脓血热痢病，清、解、凉、涩为治要；冷痢水谷白色下，行气、清、涩、补并用；小儿下痢另有方，单方羊骨兼复方；风疳泻痢兼入眼，脐下一指灸可瘥；心腹胀满便不通，辛香清解通二便；霍乱吐乳病情重，急煎一味人参汤；儿患急疳单验方，马尿一升虫总出；小儿重舌血脉胀，鹿角烧灰涂舌上；小儿舌上既生疮，桑白取汁涂之瘥；小儿诸疮宜外治，马骨灰涂是妙方；小儿头疮久不效，大麦烧黑亦可疗；惊啼、夜啼卧不安，书字、取草祝由方[114]。李永新对敦煌医学残卷S.3596中十首“疗蛊水病方”进行探析，认为体现了攻补兼施的原则，并注重固护脾胃，培补正气，用药平和，某些方剂至今仍值得临床推广应用[115]。敦煌医学卷子中男科医方包括男子冷疾方、丈夫虚肾自泄不止方、丈夫风虚目暗精少无子方、男子得鬼魅欲死等九物牛黄丸方、令阴茎大方、令阴茎长方、肾冷阳事不举方等等，这些医方在治疗男子病变时总能谨守病机，灵活施治。如对“丈夫风虚目暗，精气衰少，无子”者，重在补肝益肾，益气健脾；对于腰肾多冷之阳事不举，重在温阳补肾，益气健脾等等。李应存、史正刚择其重要的几首医方分别论之，即男子冷疾阳虚甚，莨菪附子禹余粮；丈夫虚肾苦自泄，敛阴温阳补肾宜；肝虚目暗精衰少，无子益肾补气血；男子欲死因鬼魅，九物牛黄丸祛邪；茎欲大长多方治，总以温阳为主体；阳事不举乃肾冷，益气补阳治其本[116]。招萼华认为敦煌医方中性医学内容丰富，包括男子阴小、女子阴冷、玉门宽、交接出血、男女求子等；治法多样，内服有汤、丸、粉、酒剂，外用有洗、涂、敷、坐药；方义古朴，以单方为主；用药独特，多为动物卵或虫类药，如雀卵、蜂房、蚕蛾等，如以大蜻蜓治阳痿，在晋唐方书中罕见，故虫类药物治阳痿有悠久渊源，值得进一步研究[117]。郑益民对敦煌九首治阳痿方进行分析，认为其注重培补先后天，尤重温补肾阳，并顾及固摄肾精，交通心肾，对当今男科疾病的治疗，具有借鉴作用[118]。俄藏敦煌文献 Дx00924[119]，现存 20 行文字，字体工整易辨，系行书书写，首尾均残。俄藏敦煌文献 Дx00924，在《俄藏敦煌文献》第七册中将其定名为“妇科秘方”，经李应存等仔细辨认后发现，其内容系指民间治疗妇科疾病的单验方，故将其定名为“妇科疾病民间单验方”较为合适，该卷子中论述了妇科疾病民间治疗的单验方，这些单验方绝大多数属祝由方的范畴，所治疾病主要包括妇人疮、妇人孀、妇人倒生、盗汗、妇人产后肠中痛、妇人肠中子死、疟疾等等。从该卷子“迴女为男”中我们可以看出当时人们对生男子的渴求，正体现了儒家的“不孝有三，无后为大”的思想，加上战争及农业生产对男子的需求，怀孕、生子便成为人们当时最重视的问题之一，在当时科学技术还不太发达的情况下，面对无能为力的不孕、难产及夫妻不和，除医药治疗外，只能借助人们最信仰的佛教与道教的祈禳、符咒等手段[120]。有些没有科学依据的方法应正确看待，如“迴女为男”今天看来纯属无稽之谈，男女性别是由染色体决定，一经怀孕男女性别便已确定，药物及祈禳在当时根本无法改变[121]。

7. 敦煌医方中的外来药物研究

敦煌医方中的外来药物也十分丰富，包括熏六香、郁金、苏合香、青木香等，胡椒、荜拨、石蜜、香附子、诃梨勒、无食子、盐绿、雌黄、高良姜等等。郑炳林教授就印度、波斯等外来医学在敦煌的影响作了深入细致的阐述。其认为，随着佛教的传入，印度波斯等医学也传入中国，与中国传统医学相融合，如 S. 5901 号状中提到产于波斯的胡椒、高良姜、诃梨勒、荜拔等药材，尤其对诃梨勒进行了详细的论述[122]。陈明以印度古医典《医理精华》为实例，结合比较敦煌出土的汉文医方资料，分析后认为《医理精华》的主要药物在敦煌[123]。李应存在“浅谈敦煌医学卷子中的诃梨勒组方”一文中首先回顾了诃梨勒的气味、功用及历史概况，其次就敦煌医学卷子 P. 2662V、P. 3378 中运用诃梨勒组方治疗多种疾病进行论述，其内容包括：与槟榔合用，理气治痢；与桂姜草合，重治风冷；寓三黄汤中，瘥风冷热；合秦艽牛乳，疗百种风病；入桃柳枝汤，疗老瘦少力；加牛酥紫草，治上气咳嗽；入当归艾叶，疗腹痛不止；与艾胶黄连，共治赤白痢；诃毗阿摩罗，醋煎治发落；单味诃梨勒，又可疗眼疮[124]。

8. 敦煌医方中的医家医方研究

张文仲乃唐代武则天时期著名医家，李应存在“唐代著名医家张文仲及有关敦煌医方”一文中，首先据《旧唐书卷一百九十一·列传第一百四十一·方技》中所记录的情况对唐代著名医家张文仲作了初步的介绍，并对唐王焘《外台秘要方》中标有“文仲”或“张文仲”的医方的卷目进行了罗列，同时对敦煌残卷 P. 2565、P. 2662、P. 3731 医方书中三处署名张文仲的医方进行录文与阐释[125]。

（三）敦煌医方的实验研究

欧阳广瑛用质子诱发 X——荧光分析 PIXE 分析法对唐人选方第一种（P. 2565）中的常服补益方（干地黄、苁蓉、牛膝、菟丝子、巴戟天、远志、桂心、五味子）中药物的微量元素含量作了定量分析，结果令人鼓舞，方中的桂心、远志、菟丝子、五味子、巴戟天、苁蓉和牛膝等均含对人体有益的微量元素，如Br（溴）、Mn（锰）、Fe（铁）、Cu（铜）、Cr（铬）等。这些微量元素据现代研究均对人体有不同的益处。如补锰（Mn），可以用方中的桂心作调料，价格便宜，易于吸收，服用时也会有一种欣快感[126]。张军平等对敦煌长寿方药“茯苓、泽泻、红参”等进行了延缓衰老的实验研究，结果表明，敦煌长寿方药可以阻止或打断脂质过氧化链式反应，降低其脂过氧化物的产生，保护膜类结构，提高平滑肌细胞数，防止动脉膜中平滑肌细胞随年龄增加的自然减少，阻止血管老化，延迟衰老的进行[127]。牛锐等对敦煌残卷S.4433《求子方书》中第10方（五味子、远志、蛇床子三物等份为末）进行了药理作用的实验研究，结果表明，该方可促进小鼠附性器官湿重，具有性激素样作用，可使家兔在体子宫自发性节律运动的频率提高，运动幅度和张力的增强，从而证实该方确具有“促阴兴阳”，增强性欲，提高性刺激感受性的作用[128]。“敦煌石室大宝胶囊”是王道坤教授20多年来在临床上广泛使用的敦煌石室良方，对慢性萎缩性胃炎、免疫功能低下等病属气血虚弱者效佳，并取得了明显的经济效益与社会效益，其对敦煌古方的现代发掘应用起到示范作用，意义深远。已发表了“敦煌石室大宝胶囊对衰老大鼠脑组织MAO-B、Na^+-K^+-ATP酶活性的影响”[129]、“敦煌石室大宝胶囊对果蝇寿命影响的实验研究”[130]、“敦煌石室大宝胶囊对衰老大鼠血清MDA含量、SOD和脑组织GSH2Px活性的影响”[131]等论文。张士卿教授等对敦煌古医方神明白膏治疗老年性皮肤瘙痒的实验研究表明，局部涂抹可使动物单位面积皮肤重量及羟脯氨酸含量显著增加，并具抗炎、止痒作用，临床使用安全[132]，其对老年性皮肤瘙痒的治疗起到很好的作用。于能江博士后研究认为《辅行诀脏腑用药法要》中的小补心汤总黄酮在动物实验中有明显的抗抑郁作用，提取工艺简便易行，因而通过进一步深入的研究，将小补心汤总黄酮研究开发成为新的抗抑郁中药具有很好的前景。同时该研究可以为中药复方的二次开发以及中药的现代化提供参考[133]。

（四）敦煌医方的临床应用

王道坤等用敦煌古医方平胃丸方（蜀大黄、当归、䗪虫、防风、蜀附子、干姜、人参、藁本、玄参、苦参、桔梗）为主方加减变化，研制成“萎胃灵”系列纯中药制剂，试治慢性萎缩性胃炎，结果取得了十分令人满意的效果。十多年来诊治了五千多例这样的患者，有效率达98%，彻底治愈率达62%。王道坤等认为，该方攻补兼施，寒热并用，气血并调，正好切中慢性萎缩性胃炎的久病入络、本虚标实、寒热错杂之病机[134]。刘新等为了观察敦煌医方——硝石雄黄散贴敷至阳穴防治冠心病心绞痛的疗效，并与硝酸甘油贴比较，将91例冠心病心绞痛患者分别为治疗组61例和对照组30例进行对比观察。结果治疗组总有效率为82%，显效率为31．2%；对照组总有效率为46．6%，显效率为23．2%。两组比较差异有显著性（$P<0.01$），显示敦煌医方——硝石雄黄散贴敷至阳穴治疗冠心病心绞痛疗效明显优于硝酸甘油贴。硝石雄黄散贴剂具有活血化瘀止痛、行气通络之效，可改善心电图ST段改变、降低血脂。未发现明显不良反应[135]。张依用敦煌卷子P.2662“加味茵陈蒿汤”（茵陈、黄芩、栀子仁、柴胡、升麻、大黄、龙胆草）加减治疗黄疸型病毒性肝炎，退黄效果较好，对小儿黄疸疗效尤佳[136]。张小荣等让患者在月经前用化瘀消癖Ⅰ号胶囊（Ⅱ号加延胡索、徐长卿）、月经后用化瘀消癖Ⅱ号胶囊（半夏、陈皮、夏枯草、瓜蒌）（来源于敦煌莫高窟217窟《药王菩萨本事品》），治疗乳腺病和乳房纤维囊性增生症，疗效满意[137]。张士卿等用敦煌古方神明白膏（吴茱萸、川椒、川芎、

白芷、附子、桂心、当归、细辛、白术、前胡）治疗老年性皮肤瘙痒病，证明其使用安全，有一定疗效[138]。甘肃中医学院心脑疾病研究室根据敦煌医学残卷不知名医方第九种（P.109）“治胸中癥积方”研制成“敦煌丑奴娇胶囊”。刘家骏等对该方进行临床研究，结果表明该方可明显延长晚期肺癌患者的生存时间，稳定瘤体的疗效明显优于放疗、化疗组，且改善临床症状的疗效显著[139]。敬延德在敦煌学学者窦侠父教授传授的敦煌古药酒处方的启迪下，根据敦煌医籍的有关内容中 P.2526（疑应为 P.2565）及 S.443（1）（疑应为 S.4433V）为基础组成配制成 28°～33°的敦煌佛赐药酒（药用白酒浸泡人参、黄芪、雪莲、僵蚕、穿山甲、何首乌、西红花、乌梢蛇、酸枣仁、当归、丹皮、天麻、丹参、海风藤、冬虫夏草、川芎、紫河车等）。苟氏自 1983 年以来，使用该药酒治疗中风偏瘫 30 例，痹病 30 例，经临床观察，效果良好。其中 30 例中风偏瘫治愈了 8 例（26.67%），好转 19 例（63.3%），无效 3 例（10%），总有效率为 90%；30 例痹病治愈 19 例（63.33%），好转 11 例（36.67%），总有效率为 100%。在本治疗中未见任何毒副作用及不良反应，但用药酒时，必须注意禁忌证[140]。

五、针灸类著作的研究

（一）《灸法图》（有学者称为《灸经图》）的研究

马继兴先生在“敦煌出土的古针灸图”一文中对现存《灸法图》的 6 个残卷从编写体例、图的外观，内容等方面进行了综合考察。并认为该书“既不见于古代薄录所载，又不见与此酷似之佚文，故其史料价值甚高。”随后从成书所代，卷子特点，治病配穴、穴位名称等六个方面阐述了《灸法图》的主要特点[141]。张侬在马继兴先生工作的基础上，认为敦煌《灸经图》不仅具有《内经》时代的针灸学痕迹，更具有唐代的早期灸法特色，同时融进了敦煌地方医学针灸学术特色，并考证了髓孔、聂俞、板眉等 14 个古穴点。随后张侬又将《灸经图》残卷复原成功，并将其用于临床，在治疗脑外伤后遗症，面神经麻痹等疾病方面取得了一定的疗效[142]。

（二）《新集备急灸经》的研究

马继兴先生通过考察对照，认为该书在古籍及目录中的均未见记载。随后从卷子的外表特征、内容、图形、所记穴名及编写体例等方面进行了细致分析。其认为这是一部为普及用的通俗灸法图解著作；图中所记穴名，也有若干是不见于历代一般针灸书中的经验取穴，如位于耳尖部的阴会穴；该书既可能是当时流行的所谓明堂三人图的简化撮要图，又是选用有效的穴位主治编集而成的灸疗图谱。从该书序中所提到的“四大”和“百一”的说法，可以看出其明显的杂揉了部分释家的医学思想[143]。赵健雄在考析中发现，该书中部分经穴及主治病证实属最早记载或首次发明，因而在针灸学中是有所贡献的[144]。

六、唐五代敦煌的医事、外来医学的影响及医家研究

（一）医事研究

郑炳林教授通过收集僧俗文书中的有关医史资料，对唐五代有关敦煌的医事活动进行了深入的研讨，首先郑教授探讨了晚唐五代的医学教育及医家，根据有关文书，吐蕃占领敦煌前期，唐代在敦煌（沙州）置有医学、设有博士，吐蕃占领敦煌后，正常的学校制度遭到破坏，学术文化从官府转向寺院，因此在吐蕃时期和归义军前期出现了一批行医治病

的高僧，如翟法荣、索崇恩、索法律、索智岳等。其次通过对 S. 4363 号文书《天福七年史再盈改补节度使押衙牒》的校注，进一步探讨了医家史再盈及归义军时期的官府医事，郑教授认为，在归义军时期，对战争从未间断，而外部回鹘、南山、温末、龙家对其的骚扰也没有停止过，战争时大时小，必然会有伤亡。因此归义军必定需要相当数量的医家，史再盈只是这些医家中的一个[145]。

（二）外来医学在敦煌的影响

郑炳林教授就印度、波斯等外来医学在敦煌的影响作了深入细致的阐述。其认为，随着佛教的传入，印度波斯等医学也传入中国，与中国传统医学相融合，如 S. 5901 号状中提到产于波斯的胡椒、高良姜、诃梨勒、荜拔等药材，尤其对诃梨勒进行了详细的论述。最后，郑教授认为，唐五代时的敦煌医学，既继承了传统学术，又吸收了大量外来技术，人们看重效用，而不排除异己。如 P. 2718 张灵俊撰《张明德邈真赞并序》中就有："寻师进饵，扁鹊疗而难旋；累月针医，耆婆到而不免"的句式，从"扁鹊"与"耆婆"的对偶，反映了中印医学的和谐与融洽[146]。陈明以印度古医典《医理精华》为实例，结合比较敦煌出土的汉文医药资料，从医理成份及主要药物两方面进行了具体分析。其结论为：①通过对敦煌吐鲁番出土汉文医药文书和《医理精华》的比较，我们发现其中没有完全相同的药方，这说明《医理精华》没有直接影响到敦煌吐鲁番地区的中医，但其药方的用法都有许多相一致的地方，明显反映了印度医学在敦煌的实际影响，②印度佛教医学理论通过佛教徒的活动，在敦煌流下了清淅的痕迹。可以说，在中印医学交流的过程中，佛教起到了巨大的中介作用。③从敦煌吐鲁番文书所见《医理精华》主要药物来考察，外来的药物传入之后，中医不仅能吸取印医的理论和常用方法，而且对药物的使用有所发明和改进，这就是中印医学交流的具体成果的表现[147]。

（三）晚唐五代敦煌粟特人医家研究

党新玲撰文认为，敦煌文书中发现的唐五代医家十余人，其中出身粟特人的只有史再盈一人。史再盈是敦煌州医学培养出来的学生，除医学知识外，还受到儒家的正统教育，是位能言善变，文武双全的人才。学成之后，被指派到归义军公衙长期从事行医治病，因而名显于当时。他在医学上造诣很深，既继承了印度耆婆的神方，又掌握了中医之妙术，其学贯中西，在中外医学交流上起到了重要的作用[148]。

七、蒙书中的有关医药知识

蒙书主要是指启蒙教学用书，中国台湾学者郑阿财先生将蒙书分为识字类、知识类、德行类三类[149]。该卷俄藏敦煌文献 Дx02822 中命名为"蒙学字书"（〔俄〕孟列夫，钱伯城主编．俄藏敦煌文献．第十册．上海：上海古籍出版社，1998），李应存等与敦煌卷子 S. 617、P. 2609、P. 5001 等识字类蒙书《俗务要名林》进行仔细对比后发现，俄藏敦煌文献 Дx02822"蒙学字书"，在体例及绝大部分内容方面，均与识字类蒙书《俗务要名林》非常相似，李应存等认为俄藏敦煌文献 Дx02822"蒙学字书"仍然属于识字类蒙书《俗务要名林》类，因此俄藏敦煌文献 Дx02822 中命名为"蒙学字书"是正确的。同时俄Дx02822 又有其不同的特点，尤其不但记录有汉族姓氏，而且还记录了少数民族的姓名——番姓名，这对于研究少数民族姓氏文化有重要意义。Дx02822 号共有十九个叶片，估计为册叶装，可以看到叶片中间的折痕。楷书书写，每两个字间隔，除第一部分残缺未见题名外，其余部分均有题名，末尾叶片残缺。根据书中避唐太宗李世民之“世”字讳将“叶”改为“苿”或“蒅”（药物部第十），可知其可能为唐代中晚期以后写本，经请教敦煌研究院研究员马德先生，马先生根据文中的番姓名、地分部等内容，加之其与敦煌卷子识字类蒙书《俗务要名林》非常相似等特点，认为是西夏时期的敦煌作品，确有道理，笔者赞同。其包括二十个方面的内容，有姓氏第一（为本人根据记录姓氏的内容自拟，原题名残缺），番姓名第二，衣物部第三，斛㪷部第四，果子部第五，农田部第六，诸匹部第七，身体部第八，音乐部第九，药物部第十，器物部第十一，屋舍部第十二，论语部第十三，禽兽部第十四，礼乐部第十五，颜色部第十六，官位部第十七，司分部第十八，地分部第十九，亲戚长幼部第二十。这部蒙学字书虽是残本，但内容丰富，知识面广，在当时确实是开启童蒙、习字泛学之佳作。其中斛㪷部第四、果子部第五、身体部第八、药物部第十与医药关系密切。俄藏敦煌文献Дx02822“蒙学字书”中之医药知识主要作用可归纳为三个方面（1）有助于孩童掌握食疗药物知识，其内容丰富，既有食疗药物，又有药食兼具的药物，斛㪷部第四与果子部第五所载的药物比唐孟诜《食疗本草》所载的内容还要丰富，斛㪷部、果子部所载除与《食疗本草》中所载的粳米、糯米、秫米、黍米、大麦、小麦、赤豆、绿豆、大豆、小豆、荞麦、麦麺、稻谷、石榴、柿子、林檎、橘子、杏仁、李子、木苽、葫桃、笋蕨、蔓菁、萝蒲、蓼子、兰香、苦苣、乌枚、芸薹、越苽、冬苽、青蒿等相同外。还有清水麴、百花麴、细纥苽、大石苽等等不同的称谓的药食兼具的药物。（2）可以熟悉人体部位及脏腑名称，在《蒙学字书·身体部第八》中较全面记载了人体的部位，如顶脑、胸前、口唇、牙齿、弼鼻、眉毛、眼眶、咽喉、頣颌、耳坠、髭髯、指头、拳手、爪甲、皮肤、肩臂、胫骨、顙额、手腕、跨臀、腰膝；对五脏六腑的名称亦有表述，如心肺、肝肚、脾胃、肾脏等。（3）能够使孩童了解大量临床常用药物，《蒙学字书·药物部第十》中记录了140余种临床各科常用药物，包括了解表药（桂枝、防风、生姜、牛蒡叶等）、清热药（牛黄、黄连、黄芩、栀子仁、连翘子等）、泻下药（巴豆等）、祛风药（独活等）、利水渗湿药（茯苓、车前子等）、温里药（乌头、官桂、桂心等）、理气药（枳壳、木香、沉香等）、消食药（槟榔等）、止血药（地榆）、活血化瘀药（川芎、三棱、泽兰等）、平肝熄风药（天麻、鳖甲、菊花等）、开窍药（麝香、龙脑等）、补虚药（当归、黄芪、人参、龙眼等）等等，这些药物切合实用，对初学者甚有好处。宋代著名学者、政治家范仲淹有云“不为良相，愿为良医”，良医可以如医圣张仲景所说的“上以疗君亲之疾，下以救贫贱之厄，中以保身长全。”因此从小培养孩子学习医药知识有助于为将来当医生打下良好的基础，同时对普及有关医药知识，让受教育者提高健康素养有重要意义，今天亦值得借鉴[150]。

八、对敦煌医学卷子的重新校勘与补遗

敦煌医学卷子由于残缺较多、错论叠出、整理难度颇大，近年来有学者专门对有关已出版的敦煌医学方面的著作作了重新校勘与补遗，如陈增岳发表了“读《敦煌中医药全书》杂识”[151]、“敦煌古医籍校读札记”[152]等文章。沈澍农发表了“敦煌医药文献P.3596若干文字问题考证”[153]、“敦煌医药文献P.3596校证”[154]等文章。

九、开发研究

目前对敦煌医学的开发研究主要体现在药物的研制及保健品方面。药物如王道坤教授

等研制的敦煌大宝胶囊、张士卿教授等研制的敦煌神明白膏、宋贵杰教授等研制的敦煌消肿镇痛贴等等，保健品如张侬教授研制的菩提宝命茶、张弘强教授等研制的敦煌二七二腹带等等。这些均对敦煌医学的开发研究起到了很好的示范作用，值得借鉴。

综上所述，20 世纪以来对敦煌医学卷子的研究成绩是辉煌的，前景是很广阔的。但也应看到，我们对敦煌医学的开发研究还远远不够。面对 21 世纪的到来，我们应该担负起开发敦煌医学的重任，使其成果遍及全国，面向世界，从而为人类的保健事业作出应有的贡献。

第四章 敦煌医理类著作

敦煌医理类著作包括：《素问·三部九候论》（P. 3287）、《病形脉诊》（P. 3481）、张仲景《五脏论》甲本（P. 2115）、乙本（S. 5614）、丙本（P. 2755）、丁本（P. 2378）、《明堂五脏论》（P. 3655）、《伤寒论·伤寒例》、《伤寒论·辨脉法》（P. 3287，S. 202）及《辅行诀脏腑用药法要》（无编号）等 11 种。这些著作既论述了诊脉的理论及脏腑的生理功能，又讲述了不同脉象之主病及有关疾病的病因病机。在体现中医整体观念与辨证施治的同时，还对某些药物的命名缘由、功效、炮制、配伍等进行了阐述。限于篇幅，我们分五节分别讲解《病形脉诊》（P. 3481）、《伤寒论·伤寒例》（P. 3287）、张仲景《五脏论》甲本（P. 2115）、《辅行诀脏腑用药法要》及《明堂五脏论》（P. 3655）、的内容。

第一节 《黄帝内经》节选残卷（Дx02683、Дx11074）

俄藏敦煌医药文献 Дx02683、Дx11074《黄帝内经》，俄藏敦煌文献第九册中将其定名为“黄帝内经素问”[155]，其实这是不准确的，经我们仔细辨认后发现，其内容不单指《黄帝内经·素问》，而且还有《黄帝内经·灵枢》中的内容。该卷子有两个卷号，两块残卷，其中一块 Дx02863 为碎片，另一块 Дx02683 为较大一块，与 Дx11074 同为一块。该卷子为正背两面书写，正面为《黄帝内经》，Дx02863 碎片残存两行文字，另一块 Дx02683 残存十四行文字，Дx11074 残存七行文字，从字体内容上看，系同一卷子的两块残卷。背面为地亩清册。

1. 俄 Дx02683、Дx11074 为《黄帝内经》中《素问》与《灵枢》部分内容之节选，可与传世的《黄帝内经》进行对校，对考察《黄帝内经》有关版本的流传有意义。

2. 节选内容对临床指导作用大，实用性强。其中俄 Дx02683 碎片内容为《灵枢·淫邪发梦第四十三篇》中之后部的残文、Дx11074 内容与《灵枢·淫邪发梦第四十三篇》中之前部的残文，其所反映的是中医学梦诊的内容，从中可以看出，抄录者对辨梦诊病很重视，我们从《灵枢·淫邪发梦第四十三篇》中可以看出，病理状态下的梦是由于声色嗜欲等邪气淫溢脏腑而致魂魄飞扬，使人喜梦，其机理与阴阳五行、脏腑部位有密切关系，如水为阴寒之邪，故阴气盛，则梦涉大水而恐惧；火为阳热之邪，故阳气盛，则梦涉大火而燔焫。阴阳俱盛，相互搏击，故梦见相互撕杀，人体上部为阳，其性上升，故上盛则梦飞；人体下部为阴，其性下降，故下盛则梦堕；非常饥饿时，人体供给不足，不足则补之，故梦见去取食物；非常饱胀时，人体供给过于充足，过于充足则去之，故梦见给别人食物；肝为木脏，主疏泄，其性升发，在志为怒，故肝气盛，则梦怒；肺主气，在志为忧，忧愁、恐惧、悲伤的变化均与肺有关，又肺居上位，气盛则易宣发，故肺气盛，则梦恐惧、哭泣、飞扬；肺主神志，在志为喜，《素问·调经论》云：“神有余则笑不休，神不足则悲。”故心气盛，则梦善笑、恐畏；脾主运化，在体合肌肉四肢，在志为思，梦歌乐以解其思，其症在脾，故梦身体重不举；腰为肾之腑，故肾气盛，则梦腰脊分开不相连属等等。在治疗上根据梦所反映的疾病的虚实，确立了盛者泻之、不足补之的治疗原则。后世临床实践也证实了梦与疾病有着密切的联系，如东汉著名医家张仲景在《金匮要略·血痹虚劳病脉证》[156]第八条中云："夫失精家，少腹弦急，阴头寒，目眩发落，脉极虚芤迟，为清谷亡血失精；脉得诸芤动微紧，男子失精，女子梦交，桂枝龙骨牡蛎汤主之。"又如晋代葛洪《肘后备急方》（人民卫生出版社，1982年3月）卷之一中有"治卒魇寐不寤方"、隋代巢元方《诸病源候论》（人民卫生出版社，1984年7月）卷四中有"虚劳喜梦候"等等。

Дx02683《黄帝内经·素问》中1～6行为《黄帝内经素问·阴阳应象大论第五》中之节文，该文提出了根据病邪部位不同，可采用不同的治法，至今仍指导着临床实践，同时为后世治则、治法充实和发展奠定了坚实的基础，为历代医家所推崇。

3. 节选内容重视季节气候对疾病轻重的影响，并以此推测疾病的预后，如Дx02683《黄帝内经·素问》中10～14行（为《黄帝内经素问·阴阳类论第七十九》中之节文）就论述了这个问题。我们现在也观察到老年性慢性支气管炎多在冬天发病等等，今后更应重视这方面的研究。又如Дx02683《黄帝内经·素问》中7～9行（为《黄帝内经素问·阴阳类论第七十九》中之节文）中论述了阴阳气逆为厥的老人与小孩在四时季节的不同预后。

第二节 《黄帝内经素问》"刺疟篇"、"气厥论篇"（Дx17453）

俄罗斯科学院东方学研究所圣彼得堡分所藏敦煌文献Дx17453[157]，现存9行文字，字体比较工整易辨，系行书书写，首尾均残。在《俄藏敦煌文献》第十七册中将其定名为"黄帝内经素问"，经我们仔细辨认后发现，其内容系指《黄帝内经素问卷第十·刺疟篇第三十六》[158]最后部分的内容及《黄帝内经素问卷第十·气厥论篇第三十七》[159]开头部分的内容。因此《俄藏敦煌文献》第十七册中将其定名为"黄帝内经素问"是准确的。其中Дx17453第1～3行内容见于《黄帝内经素问卷第十·刺疟篇第三十六》最后部分，3～9行内容见于《黄帝内经素问卷第十·气厥论篇第三十七》开头部分。因此，我们认为该卷子系隋唐医家抄录的《黄帝内经素问》的又一写本。

首先，俄Дx17453《黄帝内经素问》残卷对研究《黄帝内经素问》版本的流传及校勘有重要意义。

其次残卷中的内容对于指导临床实践也有现实意义，如俄Дx17453第1～3行为《黄帝内经素问》"刺疟篇"最后部分的内容，主要论述了针刺髓会绝骨出血治疗风疟骱痠痛甚及针刺至阴治风疟身体小痛等针刺疗法。以针刺手法治疗疟疾方法独特，为后世医家开拓了针刺手法治疗疟疾的新思路。又如俄Дx17453《黄帝内经素问》"气厥论篇"第3～9行为《黄帝内经素问》"气厥论篇"开头部分的内容，主要论述了由于脏腑之气不顺而致五脏六腑间的寒热相移，将脏腑寒热盛极相传之病机与临床表现相结合的论述，奠定了中医脏腑辨证的基础，值得进一步研究。

第三节 《黄帝内经》、《难经》摘录注本（Дx00613）

俄藏敦煌文献Дx00613[160]，现存28行文字，字体工整易辨，系行书书写，首尾均残。在《俄藏敦煌文献》第七册中将其定名为“黄帝内经素问卷六”，马继兴[161]先生根据卷子特点将其命名为“《黄帝内经古传本第一种》亡名氏注”，经我们仔细辨认后发现，其内容不单指《黄帝内经素问卷六·三部九候论篇》，而且还有类似《黄帝内经·灵枢》及《难经·第一难》中的内容，此外，Дx00613第16行“生决于寸口”后有两行小字注文。Дx00613第1～9行大部分内容见于《灵枢卷十一·卫气行第七十六》[162]，10～11行与《灵枢卷之四·五十营第十五》的有关内容相似，12～16行与《难经·第一难》[163]的有关内容相似，17～28行大部分内容见于《素问卷第六·三部九候论篇第二十》[164]。因此，我们认为该卷子系隋唐医家摘录《内经》、《难经》有关原文后，又杂以己见，并在部分原文后作注而成，故将其定名为“《黄帝内经》、《难经》摘录注本”较为合适。

俄Дx00613“《黄帝内经》、《难经》摘录注本”主要论述了人体荣卫之气的运行、呼吸与人体脉动的关系、手太阴肺与寸口的关系以及三部九候决生死、处百病之医理。摘录原文虽残，但行文简练，将《黄帝内经》与《难经》的有关内容揉为一体，使医理与分部诊病相互对照，并杂以己见。我们从原文的录释中清楚的看到，有部分地方与《黄帝内经》、《难经》的有关内容不符，且文字表达多有出入，因此，我们认为，俄Дx00613虽并非是对《黄帝内经》、《难经》进行完整摘录的注本，但仍对于研究《黄帝内经》与《难经》的不同注本及指导临床实践有较为重要的意义，尤其对三部九候脉诊的原理意义重大。

第四节 《针灸甲乙经·卷之四病形脉诊》残本（P.3481）

此卷子编号为P.3481，现藏法国国家图书馆，正、背两面书写，背面书写佛典，《法藏敦煌西域文献》中命名为“释门文范”；《敦煌遗书总目索引新编》定名为：“斋文两篇，南寺和尚舍堕文一篇”，并说明：一为：“大蕃部落使河西节度太原阎公”佛会用。正面即倒写之此书，《法藏敦煌西域文献》中命名为“脉经”，且纸面发黑，另有顺写的《晋书何曾列传》。其首尾均残、无题名，残存13行文字，内容虽与《灵枢·邪气脏腑病形第四》基本相同，但经对比后更接近《针灸甲乙经·卷之四病形脉诊》，马继兴先生根据《针灸甲乙经》的该篇篇目称为《病形脉诊》，故题名在《敦煌古医籍考释》中以此相称谓。黄龙祥先生在《黄帝针灸甲乙经（新校本）》中亦称为“敦煌卷子《甲乙经》”，我们认为马继兴、黄龙祥两位先生的观点是正确的，《灵枢》乃中医之经典著作，其年代虽早于《针灸甲乙经》，皇甫谧《针灸甲乙经》乃在《素问》、《九卷》（即《灵枢》）、《明堂孔穴针灸治要》等书的基础上，按照“事类相从，删其浮辞，除其重复，论其精要”的原则撰集而成。本篇内容形式更接近《针灸甲乙经》，即皇甫谧根据《灵枢·邪气脏腑病形第四》撰成，故命名应以《针灸甲乙经》为主，因其内容残缺不全，故我们命名为“《针灸甲乙经·卷之四病形脉诊》残本”。

时代考察：1. 根据正面《晋书何曾列传》：其抄写年代根据书中不避“世”字讳，如正面《晋书何曾列传》中“百世之宗”之“世”照录不讳，知其可能为唐太宗以前写本。据《敦煌学大辞典·四部书》晋书条白化文先生撰文：“纪传体晋史，唐以前撰《晋书》而在唐初尚未流传，据记载有臧荣绪等十八家，唐房玄龄等以臧著为主，参考诸家，撰成冠以唐太宗御撰名义的纪传体《晋书》一百三十卷，列为正史，敦煌所出已著录者三卷，P. 3481，卷三十三‘何曾传’残卷，存二十二行，王重民有叙录，以其书法古拙，装潢甚都，卷世字不缺笔，与今本字句不尽同，疑为非今本《晋书》。按，此卷可能系唐前所纂晋代别史之一种，为唐人修《晋书》所据底本之一。……”此处将皇甫谧《针灸甲乙经》中的内容与《晋书何曾列传》抄写在同一卷子，抄录者是有意还是无意？这个问题值得深思。卷中《针灸甲乙经·卷之四病形脉诊》节选本虽系倒写，但从字形、字体上看与《晋书何曾列传》基本相同，因此，我们认为卷中《针灸甲乙经·卷之四病形脉诊》与《晋书何曾列传》可能系同时代、同时期抄写，既然《晋书何曾列传》可能系唐前所纂晋代别史之一种，那么背面《针灸甲乙经·卷之四病形脉诊》亦可能在唐代以前。

2. 根据背面情况：背面“斋文两篇，南寺和尚舍堕文一篇”系行书书写，虽书写流畅，但较为潦草，与卷子正面书法完全不同，疑非同一人所作。根据背面文中“大蕃部落使河西节度太原阎公”字样，我们可以推断背面文书的抄写年代可能在吐蕃占领敦煌时期，因为“大蕃”乃“吐蕃”之别称，为敦煌汉文写本中常见的写法，部落使为“吐蕃”时期职官称谓，自贞元二年（786）吐蕃占领敦煌后，废除了沙州的行政机构，在沙州之下设部落，部落下设将，将为基层行政机构，将设将头，部落设部落使，沙洲的最高行政长官称节儿，隶属于瓜州节度使。既然背面可能为吐蕃占领敦煌时期的写本，那么写卷中不避“世”字讳也在情理之中，正面《晋书何曾列传》中正好不避唐太宗李世民“世”字讳。据此推测正面《针灸甲乙经·卷之四病形脉诊》及《晋书何曾列传》也可能出自吐蕃占领敦煌时期。当然正面与背面不一定抄写于同一时期，尤其是正面与背面字体完全不同，显然非出自同一人之手，故此说有待于进一步考证。

此书内容论述缓、急、小、大、滑、涩等“微”与“甚”十二种脉象在五脏疾病的六十种症状。卷文虽有残缺，但由于是唐前或吐蕃占领敦煌时期写本，故学术价值较高。既可借此窥古本原貌，又可与传世本《灵枢经》、《脉经》和《针灸甲乙经》等互校。惟此书仅存心脉全文及肺脉大部分文字，其余肝脉，脾脉及肾脉均缺佚。

P. 3481《针灸甲乙经·卷之四病形脉诊》残本原文为“问曰：脉之缓、急、小、大、滑、濇之形病，何如？对曰：心脉急甚者为瘈；微急为心痛引背，食不下；缓甚为狂咲（笑）；微缓为伏梁，在心下，上下行，时唾血。大甚为喉介；微大为心痹引背，善泪出。小甚为善哕；微小为消瘅。滑甚为善渴；微滑为心疝，引齐（脐），少腹鸣。濇（涩）甚为厥；微濇（涩）为血溢，维厥，耳鸣，癫疾。

肺脉急甚为癫疾；微急为肺寒热，怠惰，欬（咳）唾血，引腰胷（胸），若鼻息肉不通。缓甚为多汗；微缓为委，漏风，头以下汗出不可止。大甚为肿胫；微大为肺痹，引胷（胸）背，起恶血。小甚为泄；微小为消瘅。滑甚为息［贲上气］……［后缺］。”

敦煌医学卷子 P. 3481《针灸甲乙经·卷之四病形脉诊》残本，具有较高的文献价值与学术价值，首先写本的时代较早，其抄写年代最早可能在唐以前，最迟也在吐蕃占领敦煌时期（786～848），比现存《甲乙经》的最早刊本——明代万历二十九年（1601）刊《古今医统正脉全书》中所收之《甲乙经》至少要早七百五十三年。其次，可为校勘传世之《灵枢经》、《针灸甲乙经》提供重要的底本，《敦煌医粹》中亦指出本卷“实为难得的珍本，既可窥古本原貌，又可与诸本互校。”同时可纠正传世本《灵枢经》及《针灸甲乙经》中的某些错误，如“濇甚为厥”中之“厥”，《灵枢·邪气脏腑病形第四》作“喑(yīn)”，《针灸甲乙经·卷之四病形脉诊第二下》作“瘖”。“厥”一般指突然昏倒、手足逆冷等症。“喑”指声哑不能言的病症，张珍玉教授在《灵枢经语释》中认为乃心气虚所致。“瘖”通“喑”，在《素问·气穴论》中有“瘖门”即“哑门穴”；在《素问·脉解篇》中有“瘖痱”，多由肾精亏损，以致肾气厥逆而成，临床表现为舌瘖不能言，足废不能用。笔者认为此处“濇甚为厥”之“厥”当指《灵枢·厥病》当中之“厥心痛”，心脉濇甚乃血脉严重不通之象，不通则痛，临床可见心痛彻背，筋脉拘急，如有物从后背触动其心，兼见手足逆冷，汗出，面色苍青无神等症状。心气虚乃脉弱而非濇甚，故此处理解为“厥”较为准确，与后面之“微濇”为“维厥”相一致。又如“微大为肺痹，引胷（胸）背，起恶血”中之“起恶血”，《灵枢·邪气脏腑病形第四》与《针灸甲乙经·卷之四病形脉诊第二下》均作“起恶日光”。从医理分析，当以“起恶血”为是，“起恶血”意为“引起恶心咳血”，为肺痹引起的肺胃之气上逆之并发症，此较“引起怕见日光”的理解更切合临床实际。凡此等等均体现了敦煌医学卷子 P. 3481《针灸甲乙经·卷之四病形脉诊》残本在校勘《灵枢经》、《针灸甲乙经》中的重要价值。

第五节 《伤寒论·伤寒例》(P. 3287)

敦煌医学卷子 P. 3287，现藏法国国家图书馆。该卷现存 149 行文字，有上下栏框及行线，前后均残缺。墨笔书写而成，每节之首多用朱笔作“、”或“0”标记。P. 3287 卷子前后依次包括五种内容，均缺书名。经与传世本古医籍对照，其第一、二、四三种分别相当于《素问·三部九候论》、《伤寒论·伤寒例》(《敦煌古医籍考释》、《敦煌医药文献辑校》称之为《伤寒杂病论》乙本）和《伤寒论·辨脉法》(《敦煌古医籍考释》、《敦煌医药文献辑校》称之为《伤寒杂病论》丙本）中的部分内容，而第三、五种，皆为论辨脉与证治之法，但无撰者和出处，故《敦煌古医籍考释》、《敦煌医药文献辑校》依次分别称之为《亡名氏脉经第一种》、《亡名氏脉经第二种》，《敦煌医粹》中称为《脉经》残卷。

1. 撰著年代：根据 P. 3287 所选录的内容，撰年最早者为《素问·三部九候论》，该篇据新校正说：“全元起本在第一卷，篇名《决死生》”王冰尊经复古又改名为“三部九候论。”《黄帝内经》约成书于春秋战国时期，其次是成书于东汉末年著名医学家张仲景的《伤寒论·伤寒例》和《伤寒论·辨脉法》，较晚的当为《亡名氏脉经第一种》与《亡名氏脉经第二种》，由于其与传世《脉经》、《备急千金要方》和《千金翼方》中的部分内容相同或相似，故此书的撰著年代可上溯到西晋，下线不晚于唐代早期。

2. 写本的抄写年代：关于写本的抄写年代，可依据以下情况：

其一，有唐代敦煌卷子中常见的别体字，“肉”写作“宍”，“亦”写作“亽”，如P. 3287《素问·三部九候论》第12行中有：“其肌宍（肉）身充，气不去来者亽（亦）死。”

“吐”写作“吐”，如P. 3287第43行《伤寒论·伤寒例》中有：“发汗、吐（吐）、下相反者，祸福至速也。”

“诊”写作“訡”，如P. 3287《素问·三部九候论》第24行中有：“似七訡（诊）之病而非七也。”又如P. 3287第51行《亡名氏脉经第一种》中有：“黄帝问曰：凡訡（诊）脉之法，常以平旦。”

“葱”写作“慈”，如P. 3287第101行《亡名氏脉经第二种》中有：“又如案（按）慈（葱）茶（葉）状。”

据此该卷确系唐代写本无疑。

其二，可据卷中的文字避讳特征来断定，卷子中避唐高祖李渊“渊”字讳，“渊”均写作“渕”，如P. 3287第82行《亡名氏脉经第二种》中有：“三分属太渕（渊），以渕（渊）中有鱼。”85行中有：“以渠上去太渕（渊）一寸。”88行中有：“泽能出水流注太渕（渊）。”

卷子中避唐太宗李世民“世”字讳，“世”写作“廿”，“葉”写作“茶”，如P. 3287第49行《伤寒论·伤寒例》中有：“廿（世）士唯知习沓之荣。”

P. 3287第101行《亡名氏脉经第二种》中有：“又如案（按）慈（葱）茶（葉）状。”

卷子中避唐高宗李治“治”字讳，“治”写作“治”，如P. 3287第46行《伤寒论·伤寒例》中有：“治（治）则有其先后也。”

卷中不避唐睿宗李旦“旦”讳，如P. 3287第51行《亡名氏脉经第一种》中有：“黄帝问曰：凡訡（诊）脉之法，常以平旦。”此处“旦”字照录不讳。而且又无武周新字，如天、地、人等字照录。

故写本的年代《敦煌古医籍考释》、《敦煌医药文献辑校》认为当在唐高宗时期的说法是完全正确的。

P. 3287卷子《伤寒论·伤寒例》在传世本《伤寒论·伤寒例》之校勘、研究工作中，就具有很高的学术价值和历史文献价值，值得重视与探讨。该卷文可与宋本《伤寒论·伤寒例》进行对照研究。

P. 3287卷子《伤寒论·伤寒例》原文为：“仲景曰：《阴阳大论》云：凡伤寒之病多从风寒始也。表中风寒，必里不消化也。未有温覆而当不消者也。若病不存证疑，欲攻之者，犹须先解其表，后乃下之；若表以（已）解而内不消者，自非大满大实，腹鞕（鞭）者，内有燥屎也，自可徐徐下之，虽经四五日，不能为害也。若病不宜下而强攻之者，内虚热入，则为协热遂利，烦躁诸变，不可胜数也。则轻者困笃，重者必死。夫阳盛者府也，阴虚者脏也，此是两感脉也，汗出即死，下之即愈；若阴盛阳虚者，汗出即愈，下之则死。如是者，神丹安可误发，甘遂何可妄攻也。虚盛之治，相偝（背）千里，吉凶之机，应如影响。然则桂枝入咽，阳盛必亡也；承气入胃，阴盛必夭也。死生之要，在于（须臾），瞬息之间，克于时限。然阴阳虚实交错者，证候至微也，发汗吐下相反者，祸福至速也，医术浅迷（狭）者，必不识不知也，病人殒没者，谓为其分也，致令怨魂塞于逵路，夭死盈于旷野，仁爰鉴兹，能不伤楚。凡两感俱病者，治（治）则有其先后也。发表攻里者，归本不同也。然好存生意者，乃云神丹、甘遂即可合而服之，且解其表，又除其里，巧言似是，其理实违。夫智人之举措也，恒详而慎之；愚夫之动作也，常果而速之。安危之变，岂可诡哉！廿（世）士唯知翕沓之荣，不见倾危之败。明达居然，谁见本真也。近取诸身，何远之有?”

第六节　张仲景《五脏论》(P.2115)

此卷子编号为P.2115，现藏法国国家图书馆，正、背两面书写，正面为佛典《穷诈辩惑论卷下·答警迷论》，背面连续抄录二书，即：张仲景《五脏论》一卷及《平脉略例》一卷。该书首尾完整，除首载小叙外，主要论述①五脏机理、经络功能以及与五脏、五体的生理配属关系，原文中既有中医之黄帝，又有妙娴药性的古印度名医耆婆童子，这充分说明了古印度医学与我国的交流。②用取类比象的方法阐述了五脏的地位，并阐述了脏与腑相为表里的关系及五脏所主病证。举例说明人体的三焦六腑乃至全身各部位都可能患病，这些病因不外乎内积虚劳，外受虚邪贼风。以具体的实例说明了通过望诊与闻诊可以审察脏腑的病变。③用取象比类的方法，将自然界中的某些现象与人体头足四肢、五脏六腑、经络气血、骨节九窍等进行了比较归类，体现了《灵枢·岁露》中之“人与天地相参也，与日月相应也”的天人一体思想。文中的“四大五荫，假合成身，一大不调，百病俱起“系佛家思想，也曾被印度医学所融汇。④以《神农本草经》辨药物性味之君臣开始，主要列举了东汉时代张仲景及晋代至南北朝的著名医药学家，并对其医术作了简要地介绍，同时以雷公炮炙、雷公药对为例，说明了药性的重要性，最后强调，准确的药物治疗，可使万民安康，众人皆乐。⑤以八味肾气丸和四色神丹为例，说明五劳六极、千疴万病，都是能够治愈的。以火和薪的关系形象地说明疾病与健康的关系。以季康子赠药为例，说明上古圣贤对药的敬重，从而衬托出药物治病的重要性，同时以药物的等级及性味不同，说明熟练掌握君臣配伍在治疗疑难疾病中至为重要。第二段文字首先列举了灵瑞与钟乳的治病功效。其次列举了数种地道药材的功效。如“蓝田玉屑、镇压精神”等等。同时形象地说明了大黄和甘草的别名。最后简述了半夏、当归之功用及半夏之毒须用生姜解、当归配白芷可加强止痛效果等等。⑥论述了赤病、白癞、火烧、杖打、飞尸走疰等病证的治疗药物，其基本上是以专药专病为特点，这些简、便、验、廉的方法至今民间仍在应用。有些方法，如头风旋闷，须访菊花，忽而惊邪，急求龙齿等至今仍广泛应用于临床。简述了部分药物的形质和炮制，某些方法至今仍在沿用，可见其很有实用价值。如朴硝火烧方好，黄芩以腐肠为精等。⑦论述药物与所主病症外，明确提出了药物虽有贵贱、高下之分，但疗效最为重要的明确论断。

关于该书的作者问题，除杜雨茂等氏认为系张仲景外，其他大部分学者认为非张仲景所著。代表学者有马继兴、褚谨翔、谭宗达、赵健雄、朱定华等。其观点依据为：①张仲景《五脏论》之名在《宋史·艺文志》里才首次出现。②书中的医家和著作，大都在张仲景之后。③书中的药物如牵牛、沉香、玉屑、槟榔、荜拨等药的发现属汉代以后，故仲景不知。④书中融合了“四大五荫，假合成身，一大不调，百病俱起”等佛家名词术语，而仲景时代佛家思想还未融于医学，直至南北朝及唐代，佛教才渗透入医学中。以上四点笔者虽持赞同态度，但笔者认为张仲景《五脏论》肯定有张仲景时代的内容，具体情况笔者另有考证。关于成书年代，马继兴等先生依据卷中有避唐太宗讳的“世”字（缺笔作“世”）等字，断定为抄录年代应在唐代初期七世纪。

第七节　新发现的《张仲景五脏论》（Дx01325V）

《张仲景五脏论》为抄写于唐代的一部涉及脏腑、经络、生理、病理、诊治、药性、炮制及功用等方面的重要医书，其成书年代与作者，马继兴、褚谨翔、谭宗达、赵健雄、朱定华、杜雨茂等学者均有论述，这里不再赘述。仅将所新发现的又一写本俄 Дx01325V 残卷[165]与 S. 5614《张仲景五脏论》[166]、P. 2115《张仲景五脏论》[167]中相关的图片内容及录文作以介绍，俄 Дx01325V 医书残卷，三木荣称其为“医书”，马继兴先生定名为“不知名医方第四十种”[168]，俄 Дx01325V 残卷中出现了古体字，如将“肉”写作“宍”，同时还出现了敦煌资料中常见的别体字，如将“咽”写作“咟”，因此，我们初步断定俄 Дx01325V 残卷为隋唐至五代时期的敦煌写本，经笔者与 P. 2115《张仲景五脏论》第 9～15 行、S. 5614《张仲景五脏论》第 8～14 行进行对比后发现，此残卷并非“不知名医方”，而为《张仲景五脏论》又一写本。这一发现，使敦煌《张仲景五脏论》的写本增加为五种，即 S. 5614、P. 2115、P. 2378、P. 2755、Дx01325V 五种，除 P. 2378、P. 2755 因残缺而无 Дx01325V 中的内容外，在 S. 5614（第 8～14 行）、P. 2115（第 9～15 行）中均能找到 Дx01325V 中相关的内容。另外在朝鲜金礼蒙《医方类聚卷之四・五藏门》五藏论[169]中亦可见到部分相关原文，以下简称朝鲜本。俄 Дx01325V 残卷为正背两面书写，正面为“佛经论释”，首尾均残，残存 14 行文字；背面为医书《张仲景五脏论》，首尾均残，残存 9 行文字。为了更加明确三者地具体内容，我们参照 S. 5614、P. 2115 及朝鲜本对其进行了录校，并进一步阐发了新发现俄 Дx01325V《张仲景五脏论》的现实意义。首先，俄 Дx01325V《张仲景五脏论》的发现，使敦煌写本《张仲景五脏论》增加为五种，即 S. 5614、P. 2115、P. 2378、P. 2755、Дx01325V 五种。可见这部对丰富中医理论及指导临床实践有重要价值的医书在当时广为流传，颇具影响。今天仍具有重要的发掘与利用价值。其次，进一步证实了俄藏、英藏、法藏敦煌文献之间的密切联系，可以初步推断其亦出自敦煌莫高窟藏经洞。

第八节　《耆婆五脏论》、《诸医方髓》及其相关的医书（多种残片组成）

陈明博士在研读一件新疆吐鲁番地区出土、由德国国家图书馆东方部所藏的编号为 TIIY49（原编号）/Ch. 3725（新编号）的《耆婆五脏论》（正面书写）与《诸医方髓》（背面书写）残片时（新疆吐鲁番地区出土）发现，《俄藏敦煌文献》第十四册中的 Дx09170、09178、09882、09888、09935、09936、10092 七件残片[170]及第十六册中的 Дx12495R、Дx12495V[171]与新疆吐鲁番地区出土《耆婆五脏论》（Ch. 3725）、《诸医方髓》（Ch. 3725V）从文字特点及内容相关。故陈明博士认为，俄藏敦煌文献中的这些残片非敦煌文书，而是出自吐鲁番的交河古城[172]。笔者认为，陈明博士的这一发现非常重要，虽然笔者认为单从文字特点及内容相关还不能完全断定俄敦煌文献中的这些残片是新疆吐鲁番地区出土，但这一发现使得丝绸之路上的敦煌吐鲁番文献之间的关系更加密切，对敦煌吐鲁番文献的研究注入了新的活力。今录文次序按照陈明博士的研究成果，以 TIIY49/Ch. 3725 为基准，参照《医方类聚卷四·五脏门》等医书中进行缺文补录。可能属于《耆婆五脏论》的依次为：(1) 五败与十绝（Дх09935＋Дх09936＋Дх10092 正背面)；(2) 五气不足歌（Дх12495V＋Дх12495R＋Дх09178V)；(3) 服药次序（Дх09178V)；(4) 三种枉死与剂量单位（Дх09178)、三品药物（$Дх09882_{2-2}$)、阴阳元气（$Дх09882_{2-1}$)；(5) 五劳与七伤（TIIY49/Ch. 3725)；(6)《耆婆五脏论》一卷尾题（TIIY49/Ch. 3725)。可能属于《诸医方髓》的依次为：(7)《诸医方髓》一卷首题与序（TIIY49/Ch. 3725)；(8) 八术（Дх09888 正背面)；(9) 鬼疰心痛方（Дх09170 正背面)。陈明博士对本组文书的缀合为我们进一步的奠定了基础，为我们进一步探讨《耆婆五藏论》、印度佛教医学以及“生命”医学理论有着十分重要的意义。

第九节 《明堂五脏论》(P. 3655)

敦煌医学卷子 P. 3655，现藏法国国家图书馆。该卷子原系经折装，正背两面书写，共八折。共有 79 行文字。全卷墨笔书写而成，前后依次抄录《明堂五藏论》、《七表八里三部脉》和《青乌子脉诀》三书。其中，《明堂五藏论》和《青乌子脉诀》是该卷子原有书题，而《七表八里三部脉》之书题，是据卷文内容和文中小标题所定。《明堂五藏论》一卷相当于原卷的第 1～44 行，但无撰者姓名。查考古医籍、目录书及史书艺文志等，均无载录，故撰者姓名和撰著年代不详。今仅据本书所引内容和书中避讳用字，就其撰著年代和抄录年代作一初步推断。首先，《明堂五藏论》中引有《玉匮针经》的部分佚文。而《玉匮针经》一书，据考系三国时代医家吕广所撰，其书目现存《隋书·经籍志》、《旧唐书·经籍志》及《新唐书·艺文志》中。以此推断，《明堂五藏论》的撰著年代当在三国时代以后。其次，从书中避讳用字看，《明堂五藏论》中避用唐太宗李世民讳之“世”字（如将“叶”改成“枼”)，而同一卷子中却不避唐高宗李治讳之“治”字，如《青乌子脉诀》曰：“屋漏击门终不治”等。因而可以初步确定卷子系唐初（约公元 627～650 年间）的抄写本。由此可知，《明堂五藏论》撰著年代的最上限不会早于三国时代，而最下限不会晚于唐初，可能是六朝时期所撰。

本书主要阐述了五脏六腑之生理和病理、“明堂”的概念、上中下三焦之部位划分、人体腧穴的总数、人体经脉的长度等。

《明堂五藏论》部分原文为：“《明堂五藏论》壹卷。夫万形之内，以人为贵；立身之道，以孝为先。纳阴阳而所生，成乾坤而所长。所以四大假合，五谷咨（滋）身，立形躯于世间，看明堂而医疗。只如明堂二字，其义不轻。明者命也，堂者躯也。此是轩辕之所造，岐伯之（所）论。言人身有三百六十试（腧)，试（腧）之竖也。又有三百八十四魂，魂魄不住，通利往来。夫人在身有六百四十九穴，三百六十五穴是气，二百八十四穴是风。关内有三十五穴准试（腧)，不可针灸。

……又言：上医察色，中医听声，下医诊候。医者，意也。须明经脉，善会方书，又会阴阳，是名三代医也。”

第五章　敦煌诊法类著作

敦煌诊法类著作包括：《平脉略例》甲本（S. 5614）、乙本（P. 2115）、残文（S. 6245）、《五藏脉候阴阳相乘法》甲本（S. 5614）、乙本（S. 6245）、《占五脏声色源候》（S. 5614）、残文（S. 6245）、《亡名氏脉经》第一种（P. 3287）、《亡名氏脉经》第二种（P. 3287）、《玄感脉经》（P. 3477）、《七表八里三部脉》（P. 3655）、《青乌子脉诀》（P. 3655）等十二种。这些著作概述了以脉诊法为主，兼及其他望、闻、问的诊断方法。本章我们要选讲《平脉略例》甲本、《五藏脉候阴阳相乘法》甲本、《玄感脉经》、《占五脏声色源候》、及《七表八里三部脉》中的有关内容。

第一节　《平脉略例》甲本（S. 5614）

此卷子编号为S. 5614，现藏英国国家图书馆。此书原卷子系书叶写录，共十五个半叶，卷子存首缺尾，存一百九十五行文字。前后依次抄录四书，即《张仲景五脏论》乙本、《平脉略例》甲本、《五脏脉候阴阳相乘法》甲本及《占五脏声色源候》。“《平脉略例》一卷”是原卷子本有的书题，但无撰者姓名。查考古医籍、簿录及史书艺文志，均未收其目。根据《敦煌中医药全书》考证，由于该书的大部分内容见于王叔和的《脉经》，可看作是对《脉经》内容的摘录，由此可见，该卷子的撰者及其残卷抄写年代，似在王叔和撰成《脉经》一书的晋时以后。其次从避讳用字看，书中用了“治”，却不用“世”，如将“葉（叶）”改作“菜”，是避唐太宗李世民讳字，而不避唐高宗李治讳字，同时也不避隋文帝杨坚之“坚”字。由此而论，该卷子的抄写年代，似在唐太宗李世民在位的公元七世纪前叶，而其撰着年代当在此之前的南北朝或隋朝。该书主要论述诊脉方法及定位，寸、关、尺三部左右手二十四种气脉及十九种脉象的主病。

有关《平脉略例》的部分原文为“《平脉略例》一卷。凡诊脉之法，初下指，令切骨徐徐。学者下指，三大豆之重也。三部和同，病虽困不死也。三部者，寸、关、尺也。寸主上焦，从头［及皮毛］竟手。关主中焦，［腹］及腰。尺主下焦，从小肠（腹）至足。初治脉法，如三菽之重，与皮毛相得者，肺脉也；如六菽之重，与肌肉相得者，心脉也；如九菽之重，与筋平者，脾脉也；如十二菽之重，在筋下者，肝脉也；案（按）之至骨，举指来疾者，肾脉也。大（《玄感脉经》作“夫”）较捻脉，手指轻重令重十铢；又云：使如累十二豆重，当与意量之也。夫三部者，寸为上部，近掌也；关为中部也；尺为下部也。三部辄相去一寸，共成三寸也。［寸］口位八分，关上位三分，尺中位八分，为共成一寸九分也。凡诊脉之法，常以平旦者何也？阴气未动，阳气未散，饮食未进，经脉未盛，络脉调匀，血气未乱，故乃可诊。平旦者，阴阳俱在于寸口，阴阳未分，其气大定，是故脉必审而知其调和也。人一呼，脉再动，气行三寸；一吸，脉亦再动，气行三寸。呼吸定息，并有五动，气行六寸，是其常。平人一日一夜一万三千五百息。脉并有行五十周于身，漏下百刻。荣卫之气，行阳二十五度，行阴亦二十五度。周而复始会于手太阴者，寸口是也。寸口者，五脏六腑血气之所终，故定死生决于寸口。”

第二节 《五脏脉候阴阳相乘法》(S. 5614)

《五脏脉候阴阳相乘法》一卷，现藏英国国家图书馆。古医籍及簿录均未收其目，撰人姓名不详。原卷子英国编号：S. 5614，共存一百九十五行文字，相当于第一百六十五至一百九十一行，今据其卷首所题称为《五脏脉候阴阳相乘法》甲本。从避讳用字看，书中用了“治”却不用“世”，如将“葉（叶）”改作“㭍”，是避唐太宗李世民讳字，而不避唐高宗李治讳字，同时也不避隋文帝杨坚之“坚”字。由此而论，该卷子的抄写年代，似在唐太宗李世民在位的公元七世纪前叶，而其撰着年代当在此之前的南北朝或隋朝。与《脉经·卷三》的部分文字相同。主论五脏的阴阳五行属性，五脏的脉象，病机和预后。

《五脏脉候阴阳相乘法》部分原文为：“肝者东方木，万物始生，其气濡弱，宽而虚，故其脉为弦，而新张弓弦者死。肝盛血，血舍魂，悲哀动中则相伤魂，魂相则狂。春，肝木王（旺）。其脉弦细而长，曰平也，反得微涩而知（短）者，是肺之乘［肝］，金克木，［为贼邪，大逆］，十死不治。反得大而洪者，是心之乘肝，子之克母，［为实邪］，虽病当差。反得沉濡而滑者，肾之乘肝，母之克子，［为虚邪］，虽病当差。反得大而缓者，是脾之乘肝，为土克木，为微邪，［虽病即差］，土畏木，不死。（此段可与《脉经·肝胆部》互参，“［］”中的文字根据《脉经·肝胆部》所补。）”

第三节 《玄感脉经》(P. 3477)

敦煌医学卷子《玄感脉经》残卷，现藏法国国家图书馆，编号 P. 3477。该残卷共存 69 行，其中“玄感脉经一卷”作为篇题独占一行。此卷子首全尾缺，且第 4～16 行下半部分亦有残缺。全文系墨笔抄写而成。敦煌医学卷子《玄感脉经》一卷，未载著者。查古医籍，目录书及史书艺文志等，亦均未见载述。

关于《玄感脉经》的作者，罗福颐氏曰：“考《旧唐书·经籍志》下有《玄感传尸方》一卷，注苏游撰。玄感殆苏游之字。此脉经或同一人所撰者耶”（《西陲古方技书残卷汇编》，现存中国中医科学院图书馆）。后《敦煌古医籍考释》、《敦煌医粹》，及王淑民撰文（《上海中医药杂志》1987 年 8 期）皆从此说。至于苏游其人，史书中未见详细记载，仅在《旧唐书》提及其名和著作，可推断他是唐或唐以前医家。

关于此《玄感脉经》残卷的抄写年代，卷中无记载，但卷中避唐睿宗李旦讳，卷文中曾三次出现“旦”字，其中两次将“旦”写成“㔾”，一次将“旦”写成“口一”。可知 P. 3477《玄感脉经》的抄写年代当在唐睿宗李旦执政时期或以后，即其抄写年代的上限不会早于李旦第一次即位的公元 684 年。且由于卷文中第二个“旦”字被拆为“口一”二字（“口”字在第 22 行末，“一”字在第 23 行首），故王叔民氏“推断写此卷子的人离唐睿宗执政年代较远，已不详其为讳字所致，似应在晚唐。”（《上海中医药杂志》1987 年 8 期）。而《敦煌古医籍考释》认为“抄写年代似在五代时期”。

敦煌医学卷子 P. 3477《玄感脉经》，是继《脉经》之后的又一部重要脉书。该书内容有三部分：第一篇有文缺目，主论诊脉部位、寸口脉诊、三部九候、七诊等；第二篇名为“捻脉指下轻重脉名类形状第二”，主论诊脉轻重迟急，呼吸至数，弦、浮、滑、实、革、动、沉、紧、涩、伏、濡、弱、迟、芤、牢、细、缓、虚、软、促、微、结、代等 23 种病脉，以及屋漏、雀啄、弹石、解索、虾游、鱼翔 6 种死脉。第三篇名为“阴阳逆乘伏第三”，但正文仅存一行。

《玄感脉经》部分原文为：“三部者，谓寸口为上部，近掌，[法天]；中为关，法人；尺为下部，法地。[三] 部辄相去寸九分，共成三寸。一法：寸口位八分，关上位三分，尺中 [位] 八分，为共成一寸九分。三部之中各有三候，[三] 候之中各有天地人，共成 [九] 候。三 [部] 凡合一寸九分，是一位。有（又）三 [部九] 候者，以候九 [藏] 之气。九藏者，形藏四，头角、耳目、口齿、胸中也；神藏五，心、肝、脾、肺、肾也。合为九天。头 [角]、耳目者，人身之天，日月所附著，故上部□精识之主，日月光明，[上] 部之天以候之。耳□骨之本，能摧伏（腐）五谷，周养身体，故上部□人之上盖，阴阳之至主，故中 [部] 之天以候之。心者，□生，故中部之人以 [候之]。胸中者，三焦之所合□故中部之地以候之。肝者，在人膈中□。肾者，在下，人精气之本，故下部之地以候之□者，察三部之中，有独大、独小、独热、独寒、独 [疾、独迟、独陷]，此七者谓之诊。夫脉人常脉，寸口者，是手□之，行水者有鱼，手太阴亦有鱼，主于魂魄□是故脉之决死生也。……”（注：□表示后缺文字数不清）

第四节　《占五脏声色源候》(S. 5614)

此卷子编号为 S. 5614，现藏英国国家图书馆。此书原卷子包括《平脉略例》甲本（见本章第一节），即共存一百九十五行文字，前后抄录四书，即《张仲景五脏论》乙本、《平脉略例》甲本、《五脏脉候阴阳相乘法》甲本及《占五脏声色源候》。此书即其中第四种。《占五脏声色源候》是原卷子本有的书题，但无撰者姓名。查考古医籍，簿录及史书艺文志，均未收其目。根据同卷的《平脉略例》（见第一节）来看，其抄写年代为唐代早期。《占五脏声色源候》主要通过五脏与五官、情志、五声等配属关系，论述五脏病的症状。

《占五脏声色源候》原文为：“肝有病，目不明则曭曭，呼则及怒。心有病，奄奄不欲言，则忌言及唤。肺有病，鼻不开香，则咳逆及哭。肾有病耳不闻音，则欠及呻。脾有病，口燥，舌弦，则歌吟苦噫。上以此候病，知病所在矣。”

第五节　《七表八里三部脉》(P. 3655)

此卷子编号为 P. 3655，现藏法国国家图书馆。此书原卷子共存七十九行文字，系经折装，前后依次抄录三书，即《明堂五脏论》、《七表八里三部脉》及《青乌子脉诀》，本书即其中第二种。原卷子首尾完整，无书名、标题和撰着人姓名，《七表八里三部脉》即是根据卷文内容和外加的“七表”、“八里”、“三部脉全”三个小标题综合拟定。该书的作者及成书年代已无从考证，因其内容与传世的《王叔和脉诀》一书基本相同，但无《王叔和脉诀》中的“九道脉”等内容，似为《王叔和脉诀》之早期传本之一，如此看来，该书撰着的年代不会早于王叔和生活的年代，再者，根据《敦煌古医籍考释》及《敦煌中医药全书》对同卷子的第一种《明堂五脏论》的考证可断定其抄录年代为唐代初期。该书主要论述了七种表病脉象，八种里病脉象及寸、关、尺三部具可见到的五种脉象。全文均以七言歌诀的形式论述。

如七表脉原文为：“脉浮中风头热痛，关浮腹满胃虚空，尺部得之风入肺，大便干涩固难通。寸芤积血在胸中，关内逢芤腹内痈，尺部见之虚在肾，小便稠浊血凝脓。滑脉寸中胸满逆，关滑脾寒不消食，尺部得之脐似冰，饮水下焦声沥沥。寸实其人胸热瘗，对关切痛中焦甚，尺部如绳应指来，满腹小便都不禁。紧脉关前头里痛，到关心下无能动，隐指寥寥入尺来，缴结绕脐长手捧。洪脉关前热在胸，当关翻胃几千重，鱼际之中常若此，小便稠数血凝脓。寸口紧跳脉似弦，胸中忽痛似绳牵，关中得之寒在胃，下焦停水满丹田。”

第六节　《脉经》节选本（Дx08644）

俄Дx08644[173]，《俄藏敦煌文献》第14册中未定其名，我们从传世医书《脉经》[174]中见到与此卷号大致相同的内容，主要是从《脉经·脉形状指下秘诀第一》及《脉经·平三关病候并治宜第三》中节选的内容，并在文字表述上略有不同，因此，我们认为此卷子系唐代医家从《脉经》中节选了部分内容并略作改动而成，故我们将其定名为“《脉经》节选本”，俄Дx08644“《脉经》节选本”主要论述了芤脉的脉形及寸、关、尺三部中浮（沉）脉与伏脉的所主病症。该卷子残存10行文字，系行书书写。根据书中避唐太宗李世民讳，如将“葉”写成“桊”，“泄”写成“泄”，我们认为其为唐代写本。

《脉经》乃西晋太医令、著名医学家王叔和所撰，为我国现存的第一部脉学专著，系统阐述了诊脉方法、诊脉理论及诊脉的临床意义，对24种脉象的形态特征作了明确的表述，并使“独取寸口”的诊脉方法得到进一步完善和推广，至今仍为中医临床所习用。现传世本王叔和《脉经》是宋臣林亿等人整理而成，俄Дx08644“《脉经》节选本”系唐代写本，虽是节选本，但早于宋代，是现存最早的“《脉经》节选本”，因此，在研究《脉经》版本的流传与校勘等方面意义重大，

脉象与所主病症相互关联，《脉经》节选本论述简明扼要，某些地方描述更具体，如“关脉伏，胃中有水气”比传世本“关脉伏，中焦有水气”定位更准确。某些症状的描述更具有古朴风貌，如将“溏泄”写作“泄宕”，将“苦满吞酸”写作“苦忝酢”等。这些都值得我们进一步研究。

第七节 俄Дx02869A脉书残本

俄藏敦煌文献Дx02869A[175]，首尾均残，残存十二行文字。《俄藏敦煌文献》第10册中定名为“医书”，因其内容反映的的是脉学的内容，故我们将其暂定名为“脉书残本”，俄Дx08644“《脉经》节选本”主要论述了芤脉、沉脉等所主的病症。根据书中避唐太宗李世民讳，如将“葉”写成“枼”，我们认为其为唐代写本。

由于俄Дx02869A脉书残本残缺较多，我们仅能看到部分脉的脉象及主病，其阐述的诊脉方法、诊脉理论及病脉的临床表现至今对临床实践有重要的指导意义，值得进一步研究。

第六章　敦煌本草类著作

敦煌遗书中本草类著作的内容亦非常丰富，主要包括《本草经集注第一·序录》(龙. 530)、《新修本草·序例》(无编号)、《新修本草·草部》(P. 3714)、《新修本草》(S. 4534)、《新修本草》(P. 3822)、《食疗本草》(S. 76)、《残本草》(S. 5968) 等，今主要介绍残缺较少的《本草经集注第一·序录》(龙. 530) 及《食疗本草》(S. 76) 两种本草类著作。

第一节　《本草经集注第一·序录》节选 (龙. 530)

《本草经集注第一·序录》，编号为：龙. 530，现藏日本京都龙谷大学图书馆。关于此卷子发现经过，据橘瑞超弟子小川琢治（小川琢治著《支那历史地理研究》，弘信堂书房 1928 年出版）称：1908 年，橘瑞超和吉川小一郎受龙谷光瑞师之命，去中央亚细亚（即中国地理中央区，兰州一带）探险时获见，并携回日本。此后原卷成为橘瑞超氏家珍藏（据小川琢治在《支那地理历史研究》称："又从橘瑞师处得观其从敦煌石室获归之陶弘景的《本草集注》的第一卷"），后来由橘瑞超弟子小川琢治著《支那地理历史研究》一书时影写，并赠其中国友人罗振玉一套照片（《敦煌古医籍考释》中称："小川氏将此卷子赠罗振玉氏"），1915 年罗振玉《吉石庵丛书》影印传世。原卷子藏于日本龙谷大学（冈西为人《重辑新修本草·序》称："敦煌出土本草，日本橘瑞超师所将来，有《集注本草序录》，现藏于京都龙谷大学。罗振玉氏得影本，刊入于《吉石庵丛书》中。……余幸得阅其原卷。" 此书 1979 年由日本学术图书刊行会出版），卷子长 17 米，前半部分为印度高僧龙树所撰写的《大智度论》，后面即为《本草经集注》，惜前数行已佚，后均完好，后题"本草经集注第一（据此卷子后文中陶弘景序云："今辄苞综诸经，研括烦省，以神农本经三品合三百六十五为主，又进名医副品三百六十五，合七百三十种，精粗皆取，无复遗落，分别科条，区畛物类，兼注铭世用土地所出，及仙经道术所须，并此序录，合为七卷"，知《本草集注》共七卷（唐时称三卷），此其第一卷），序录，华阳陶隐居撰。" 此即该卷题目所依据。书题后又有字二行："开元六年九月十一日尉迟卢麟于都写本草一卷，辰时写了记。" 据此文字则该卷子为唐朝开元年间无疑，但据小川琢治根据唐初避讳用字等考据，认为该手卷为六朝写本，后为世人接受，如范行准先生著文时即称"敦煌石室六朝写本本草经集注序录残卷"（中西医药，第三卷，第一、三、四期，"敦煌石室六朝写本本草集注序例残卷校注"）。近来梁茂新先生著文（中华医史杂志，1983，13 (3)：181，"本草经集注" 写本年代考异）复为考据，称此手卷乃唐开元写本无疑。本书原文据《吉石庵丛书》照片誊写。本卷子的校注主要参阅了《大观经史证类备急本草》，简称《证类本草》。

如部分原文为："旧说皆称《神农本草经》，余以为信然。昔神农氏之王天下也，画易卦，以通鬼神之情；造耕种，以省煞（杀）窖（牲）之弊；宣药疗，以拯夭伤之命，此三道者，历群圣而滋彰。文王、孔子，彖（tuàn）象繇辞，幽赞人天。后稷、伊尹，播厥百谷，惠被生民。歧、皇（黄）、彭、扁，振扬辅导，恩流含气。并岁逾三千，到于今赖之。但轩辕以前，文字未传，如六爻指垂，画象稼穑，即事成迹。至于药性所主，当以识识相因，不尔，何由得闻。至乎桐、雷，乃著在于篇简。此书应与《素问》同类，但后人多更修饰之耳。"

第二节 食疗本草（S.76）

此卷子现藏英国国家图书馆，编号为S.76。卷子首尾均残，双面书写，均正楷恭书，正面残存抄录之《食疗本草》137行，每行文字20字。朱墨分书，朱书者有名药药名，"双方"，"又"等标题类文字，以及句读之圆点。

残存的内容计有药物26种，并有医方64首。这些药物及附方是：石榴（附方3首：赤白痢、久痢、乌发）；木瓜（附方3首：顽痹、风疾、腹痛）；胡桃（附方4首：乌发二、染发、痔）；软枣（附方无）；榧子（附方3首：痔、广白虫、消食）；芜荑（附方5首：疮、干癣、湿癣、热疮、寸白虫）；榆荚（附方6首：痢疾、石淋、石痈、杀诸虫、诸疮癣、卒心痛）；吴茱萸（附方6首：奔豚气、鱼刺在肉、鱼刺在腹、阳痿、风痒、牙疼）；蒲桃（附方2首：安胎，止呕）、甜瓜（附方6首：痈气、生发、杀虫、浮肿、鼻中息肉、阴黄）、越瓜（附方1首：止烦渴）；胡瓜（附方1首：胡刺肿毒）；冬瓜（附方6首：肥胖、润肤、发热、明目、延年、利小便）；瓠子（附方2首：恶疮、脚气）；莲子（附方2首：减肥、不老）；燕覆子（附方2首：续音、卒气奔绝）；樝子（附方1首：霍乱转筋）；羊梅（附方2首：痢疾、通利五脏）；覆盆子（附方无）：藕（附方5首：虚渴、散血、补五脏、杀虫、轻身）：鸡头子（附方无）；菱实（附方1首：休粮）；石蜜（附方1首）；沙糖（附方无）；芋（附方2首：去身上浮气、补中焦）。

此卷子背面书《长兴五年（934）正月一日陈鲁修牒》等文书。据《考释》考证，此卷子为五代时抄写，理由是："治"字不避唐讳，但"葉"字仍沿用"桒"的写法。

如木瓜的原文为："木爪（瓜）：温。右主治霍乱，涩痹风气。又，顽痹，人若吐逆下，病转筋不止者，取枝叶煮汤，饮之愈。每欲霍乱时，但呼其名字，亦不可多食，损齿。亦去风气消疾。又，脐下绞痛，可以木爪（瓜）一片，桑叶七枚，炙，大枣三个，中破，以水二大升，煮取半大升，顿服之，即［瘥］。"

第七章　敦煌医方类著作

敦煌医方类著作是指以临床医疗为主的专书。其内容大多只有治疗各类病症的医方。这类著作在出土的残卷中为数最多，大致有四十余种，载方一千二百余首。今按照李应存所著的兰州大学博士学位论文《敦煌写本医方研究》中的分类方法，将其分为：疗各科病症及杂证为主之医方书、疗专科病症为主之医方书、单验医方书、辟谷养生延年为主之医方书、巫术禁方书、少数民族之医方书。另外本研究主要吸收了李应存博士学位论文《敦煌写本医方研究》中的研究成果[176]。

第一节　疗各科病症及杂证为主之医方书

包括：(1) 唐人疗各科病症选方之一 P. 2565；(2) 唐人疗各科病症选方之二 P. 2662（背面为治产后风虚劳损等各科病医方）；(3) 唐人疗各科病症选方之三 P. 3731；(4) 疗各科病症之综合医方（正面为《太玄真一本际经》）P. 3596V；(5) 头面五官病及产病等各科病症医方 P. 3930；(6) 李毂郎中等疗各科病症之医方 S. 5435；(7) 疗消渴等病医方目录残片 S. 6084；(8) 治产后风虚劳损等各科病医方（正面为唐人疗各科病症选方乙卷）P. 2662V；(9) 伏连传尸痃癖骨蒸等病医方 S. 1467（背面为疗头眩口喎等各科病症医方 S. 1467V）；(10) 疗头眩口喎等各科病症医方 S. 1467V（正面为疗伏连传尸痃癖骨蒸等各科病症医方 S. 1467）；(11) 疗髓虚实等杂病方 P. 3885V（正面为唐诗集等 P. 3885）；(12) 疗坚满、脚气及疟等病医方 P. 3201（背面为王锡上吐蕃赞普书 P. 3201V）；(13)《杂疗病药方》新缀辑本 [《杂疗病药方》P. 3378V（正面为《孝经》P. 3378）与 S. 6177V 疗治妇人为主之单验方（正面为《孝经》S. 6177），且这两个卷号可以缀合，缀合后称为《杂疗病药方》新缀辑本，为 P. 3378V 杂疗病药方◎S. 6177V 疗治妇人为主之单验方（正面为《孝经》P. 3378◎S. 6177）。正面为《孝经》据《敦煌学大辞典》中白化文撰文认为，S. 6177 缀合 P. 3378[177]，经笔者与原卷子图片仔细对比后发现，此说完全正确。背面 S. 6177V 缀合 P. 3378V 后乃《杂疗病药方》新缀辑本，在 P. 3378V 最后一行（第 50 行）"疗□□□：取生鹅脂作酪，以绵裹塞耳中即 [差]"残缺"差"字，但在 S. 6177V 开头下端残存一"差"字]；(14) 天宝七载张惟澄奏上杂疗病方残卷 P. 2882V（正面为残道经）；(15) P. 3144V 眼病时疾兼杂病方（正面为残道经）；(16) 黑帝要略方 P. 3960V（正面为《古贤集》P. 3960）；(17) 杂方术 P. 3093V（正面为佛说观弥勒菩萨上生兜率陀天经讲经文 P. 3093）；(18) 阴阳书中十二支日得病与病症、药方的摘录 S. 1468；(19)《辅行诀脏腑用药法要》（卷前有三皇及二十八宿，文革中被毁）；(20) P. 3287《亡名氏脉经第二种》中之医方。

一、唐人疗各科病症选方之一（P. 2565）

此卷子首尾均缺，无书名标题及撰人姓名。

1. 撰著年代 关于选录所医方的最早撰者当是南北朝时期的医家僧深，本卷原文第1～3行中有胡爽选录僧深方1首，其为：

▭捣筛，密（蜜）和为丸，饮服七丸，丸如梧子大。⊙（日）再服，渐加至二七丸。当▭心中痰，痰数欲唾，吐痰涕为佳。若不觉触，可至二七丸。此是▭孝感所用，原出僧深方，胡爽[178]。（注：▭表示前缺文字数不清）

关于胡爽生卒不详，僧深亦称深师，或释门深师，南北朝宋、齐间人，著名佛门医家，善治脚气病，撰有深师方已佚，《备急千金要方·卷第七风毒脚气》论风毒状第一有"又有宋、齐之间，有释门深师，师道人述法存等诸家旧方为三十卷，其脚弱一方近白余首。"[179]

其次医方较晚的撰著者还有张文仲、韦慈藏，如原文第17～21行之石龙芮六子加味丸（原缺方名，笔者据组成自拟）、第22～27行之石龙芮丸，均在其方后署名张文仲，又如原文第73～77行之常服补益方后署名韦慈藏。考张文仲、韦慈藏，均为唐代武则天时期著名医家，据《旧唐书卷一百九十一·列传第一百四十一方技》中云："张文仲，洛州洛阳人也。少与乡人李虔纵、京兆人韦慈藏并以医术知名。文仲，则天初为侍御医。时特进苏良嗣于殿庭因拜跪便绝倒，则天令文仲、慈藏随至宅候之。文仲曰：'此因忧愤邪气激也。若痛冲胁，则剧难救。'自朝候之，未及食时，即苦冲胁绞痛。文仲曰：'若入心，即不可疗。'俄顷心痛，不复下药，日旰而卒。文仲尤善疗风疾，其后则天令文仲集当时名医共撰疗风气诸方，仍令麟台监王方庆监其修撰。文仲奏曰：'风有一百二十四种，气有八十种。大抵医药虽同，人性各异；庸医不达药之行使，冬夏失节，因此杀人，唯脚气头风上气，常须服药不绝。自余则随其发动，临时消息之。但有风气之人，春末夏初及秋暮，要得通泄，即不困剧。'于是撰四时常服及轻重大小诸方十八首表上之。文仲久视年终于尚药奉御，撰《随身备急方》法三卷，行于代。虔纵，官至侍御医。慈藏，景龙中光禄卿。自则天、中宗已后，诸医咸推文仲等三人为首。"[180]

2. 写本的抄写年代 由于本卷中有武周新字（包括：而（天）、埊（地）、𤯔（人）、𠡦（年）、𠥱（月）、⊙（日）等字），如"日再服"写作"⊙再服"、"天雄"写作"而雄"、"人参"写作"𤯔参"、"生地黄"写作"生埊黄"、"去年已服"写作"去𠡦已服"、"六月"写作"六𠥱"等等，加之选录有唐代武则天时期著名医家张文仲、韦慈藏的医方，据此笔者认为医方写本的抄写年代当为唐季武则天时张文仲、韦慈藏成名时期或之后稍晚。《敦煌古医籍考释》[181]、《敦煌医药文献辑校》[182]中认为系唐季武则天时写本的说法是完全正确的。

3. 写本的定名 原写本无书名标题，《敦煌古医籍考释》、《敦煌医药文献辑校》中认为本卷（甲卷）与P. 2662（乙卷）、P. 3731（丙卷）系同一卷子，其本身残断为多段，经考察此三段字体、款式、体例均同，且各段所引录医方均记有唐以前医家姓名出处，属于选方性质，各残段中又有武周新字，可证其同为唐季武则天时写本。由此可见三段原属同一卷轴同一著作所拆散者，故马继兴等《敦煌医药文献辑校》定名为"唐人选方残卷三截"，其中甲卷（即本卷）存105行，乙卷存83行，丙卷存40行，共228行。三卷的关系在甲卷之尾及乙卷之首，不仅有卷子断痕可以掇合一起，且有残文前后接续，知此二卷可合为一。但甲、乙二卷和丙卷之间则互不连属，可证原卷缺佚者尚多，故其先后也无从分辨。今笔者仔细对照原卷子图片后，发现马继兴教授等学者的认识是完全符合实际情况的，现依据马继兴教授等学者的定名与综合卷子所治疗治疗疾病的范围定名为“唐人疗各科病症选方之一”。本卷《法藏敦煌西域文献》中定名为“医方书”[183]，《敦煌遗书总目索引新编》中定名为“残药方书。”[184]

4. **写本的治病范围** 该卷治疗疾病包括临床各科，如大风、恶疮、诸肿毒瘘、疮癣、脾胃病、脚气、痰饮、虚证、孩子赤白痢、孩儿冷利（痢）、丈夫虚肾自泄不止、鬼魅、瘦病、嗜睡（令人省睡）、遗精、霍乱心腹急痛、霍乱吐痢、恶气蛊毒、杂痢等等。

二、唐人疗各科病症选方之二（P.2662）

该卷与P.2565唐人疗各科病症选方之一、P.3731唐人疗各科病症选方之三[185]为同一卷轴同一著作，具体医方本身的撰著年代、写本的抄写年代、写本的定名参见前面P.2565唐人疗各科病症选方之一。P.2662《法藏敦煌西域文献》[186]中定名为“医方书”，《敦煌遗书总目索引新编》中定名为“药方书残卷（与P.2565号为同卷)。”[187]该卷系正背两面书写，背面为“治产后风虚劳损等各科病医方P.2662V”（《敦煌医药文献辑校》中定名为“不知名医方第十六种残卷”[188]），治疗疾病包括临床各科，如热毒痢、纯痢而热壮（壮热）口干、骨内痛、时行病、伤寒、温疫、热病、结心黄、心黄及体黄不除、急黄、黄欲死不识、牙疼、面部皮肤病、孩子心腹胀便不通等等。

三、P.3731唐人疗各科病症选方之三

该卷与P.2565唐人疗各科病症选方之一、P.2662唐人疗各科病症选方之二为同一卷轴同一著作，具体医方本身的撰著年代、写本的抄写年代、写本的定名参见前面P.2565唐人疗各科病症选方之一。P.3731《法藏西域敦煌文献》中定名为“药方”[189]，《敦煌遗书总目索引新编》中定名为“残药方书。”[190]该卷治疗疾病包括临床各科，如该卷治疗疾病包括临床各科，如诸风毒、隐疹、热毒、风肿、丹痈、中风恶气、头面诸病、青盲、风目烂眦、管翳（指眼病所生红丝遮蔽视线影响视力的症状)、鼽衄（鼽读qiú，鼽衄此指又流鼻涕又流鼻血)、耳聋、龋齿、齿痛、痈疽、痔、金疮、疥、脚气恶肿疼痛、恶疮、挛急不随、孩儿百病、心腹积聚闷癖、寒热来去、历子疳、湿久痢、鬼注、尸注、冷注、卒中恶鬼气、心腹痛闷欲绝、干霍乱、大小便不通、胀满欲死、天行时气、温疟寒热来去、发黄、黄疸等等。

四、疗内、外、妇、儿、五官等病全科医方（P.3596V）

此卷子古医籍及簿录均未见记载，也不详撰人姓名及原书卷数，原卷子现藏法国国家图书馆，编号为：P.3596V，首尾均缺。正，背两面书写。正面为《太玄真一本际经》卷第四，书写工整，可看到明显的乌丝栏；背面即本书，无乌丝栏及书名标题，共存247行文字，共212方（包括重出的下淤血汤及三等丸2方)。有上、下框，无左、右框。此书与传世古医方无类同者。

1. **撰著年代** 根据卷中既有隋唐之际名医甄权（541～643）所撰的《古今录验方》，

又有唐高宗时期的崔知悌，可初步断定该书的撰著年代可能系唐代唐高宗时期的崔知悌时代或稍后。部分医方的撰者还可上溯到东晋的葛洪，因其方来源与《肘后备急方》基本相同，如原文第24行“疗卒死：以葱黄刺鼻中，入七寸，使眼中血出，男左女右。”与葛仙翁《肘后备急方·卷之一》救卒中恶死方第一中第一方“取葱黄心刺其鼻，男左女右，入七、八寸，若使目中血出佳。”[191]基本相同等等。

2. 写本的抄写年代 原文第158～161行中之邪气啼泣或歌哭方出自崔知梯（悌）；原文第161～166行中之虎眼汤引自《古今录验方》。崔知悌为唐高宗时（650～683）许州鄢陵（今河南鄢陵）人，据《旧唐书·经籍志》、《旧唐书·文苑传》及《新唐书》中记载，除曾任中书侍郎、尚书左丞、户部侍郎外，据《外台秘要》所引知还曾任洛州司马、户部员外郎、殿中少监之职。《古今录验方》为隋唐之际名医甄权（541～643）所撰。从此卷子所引用的《古今录验方》及崔知悌的医方来看，其抄写年代当在唐高宗之后，卷子中避唐太宗讳（“葉”字作“莱”），高宗讳（“治”字作“疗”），如原文第25～31行：

第十一，疗伤寒，非头痛脉快，即是时气。世人病，多是伤寒。三日内发汗，四日内须吐，五日后须利。三日内取汤方。麻黄去节，三两 干葛二两，湿者用五两 小麦一升 葱白一握，留须去渍 豉一升

凡五味，以水九升，煮取二升半，去滓，分温三服，取汗止，差（瘥）。四、五日以上，勿发汗，常须利，苦参汤。在（再）后方：前胡三两 葛根二两 桃人（仁）百枚，去皮 大黄三两，别捣，汤成，下三沸 ［朴］消（硝）二两，熬令汗尽。汤成讫 内（纳）竹莱（叶）一握，切 右（上）水八升，内（纳）大黄三沸，内（纳）朴消（硝）。分温三服，如人行七、八里进一服，以一里为度。如一服不（下）利，徐（余）即勿服。

但不避睿宗“旦”字讳，据此《敦煌医药文献辑校》认为当系高宗以后睿宗以前写本，与此书撰年相接近[192]。笔者与此观点相同。加之正面太玄真一本际经为道教经典，《敦煌学大辞典》中王卡先生引唐释玄嶷《甄正论》称：“《本际》五卷乃隋道士刘进喜造，道士李仲卿续成十卷。”[193]说明太玄真一本际经的撰著年代在隋代，从古代传统先写正面的习惯看，背面医方的抄写年代不会早于隋代。

3. 写本的定名 由于古医籍及簿录均未见记载，也不详撰人姓名及原书卷数，故《敦煌医药文献辑校》中定名为“不知名医方第九种。”此书内容抄录了疗内、外、妇、儿、五官等病的医方，笔者根据内容特点，定名为“疗内、外、妇，儿、五官等病全科医方。”

4. 写本的治病范围 包括一切病、妇人恶露诸病、黄病、一切虚热痈（壅）滞结而不通、十二种风、七种冷、五劳七伤、心痛、疰忤、四种癖、咳嗽、短气、溺水死、自缢死、卒死、伤寒、时气、恶肿、贼风入身、角弓反张、口禁（噤）不语、产妇人中风、疮中风、水肿疼、上气积年垂（唾）脓血、上气咳嗽、腹满、体肿欲死、蛊水遍身洪肿、腹满如石，绩（积）年不损、失音不语、消渴、反胃、偏风、脚忽痹厥不遂及冷痹、癫痫狂、时患遍身生疱、发肿、腰痛、呕哕、久噎、反华（花）疮、百疮、猪啄疮、狂言鬼语、大小便不通、腹满、尿血方、头下生瘰疬、鼻出血不止、耳卒疼痛、耳聋、耳脓出、牙疼、赤眼、雀目、鼻塞、卒吐、坠落腹内淤血不通、白秃、瘿病、搦腹死胎不出、妇人损娠、邪气啼泣或歌哭、邪病暴发无常、跳踯大别、被头张眼、恒持（挥）臂杀人、有时大走、淤（瘀）血、胸中气塞短气、小儿霍乱吐乳不止、小儿利、被伤聚血腹满、带下、

妇人乳中热毒肿、心痛、急黄、疸黄、内黄、一切气兼及不下食、肾空（恐）生藏冷、恐至冬吐水、并筋骨热、丈夫腰膝冷疼、脚气、痃癖、疝气、风蛊、邪鬼魅、瘟瘴、时气、赤痢、少精、宽阳、余沥、盗汗、少心力、健忘、牙疼齿痛、头风目痃（眩）时时欲倒、头痛呕吐、脾肾风冷、逆少腹疼（疼）痛、外隐处肿、脾胃气冷、眼中诸疾、赤翳暗、时时觉热气上冲漠漠兼风泪出、贱（贼）风畐（面）目喎张、舌重语涩、手足指痹、四支（肢）拘挛等等。

五、头面五官病及产病为主的医方（P.3930）

此卷子为蝴蝶装残册，古医籍及簿录均未见记载，也不详撰人姓名。

1. 撰著年代　原文第77～78行治人失音不语方中有：

又方：大豆汁亦得。[194]

大豆汁用治中风不语，应来源于东晋葛洪的《肘后方备急方》，在《肘后方备急方·卷之三治卒风瘖不得语方第二十》中有："治卒不得语方，……又方，煮大豆煎其汁，令如饴，含之，亦但浓煮饮之。"[195]

又如原文第76行治人卒死脉如常方中有：

治人卒死，其脉如常方：取皂荚末吹着耳鼻中即差。

在《肘后方备急方·卷之一治卒中恶死方第一》中有："救卒死……取皂荚如大豆吹其两鼻中，嚏则其通矣。"[196]等等，此方书中最早撰方者无疑参考了东晋葛洪的《肘后方备急方》。因此，此方书中部分医方的撰著年代可上溯到东晋时期。

2. 写本的抄写年代　蝴蝶装系印本书最初装订成册的形式，此处写本以蝴蝶装的形式出现，说明写本的抄写大致在晚唐五代。存十五个半叶，共八折。每半叶12行或13行，共存184行。《敦煌古医籍考释》引罗福颐氏认为据此书书体及装潢，似出五代或宋初。今考此卷子中避"世"字讳（改"葉"为'菜'），应仍属唐人写本[197]。至于具体撰年不详。原文第36～41行治鼻血不止方中有：

治鼻血不止方……又方：麒麟竭，有黑斑，涂之三、五遍亦差。

方中麒麟竭（即血竭，为棕榈科植物麒麟竭及同属植物的果实和树干渗出的树脂[198]）一药，首载于唐《新修本草》，从此来看，该写本抄写年代上限不超过唐代。

3. 写本的定名　此卷子原无撰者及姓名，内容系以头部五官病及产病为主的医方，此外尚有论艾炷大小法。《敦煌古医籍考释》定名为《不知名医方第十种》，笔者为了研究方便，将其定名为"头面五官病及产病为主的医方。"

4. 写本的治病范围　以头面五官病及产病为主，如头痛、头白屑、面热卒赤肿、面上黑皯、头上疮、小儿疮、头皮顽肿、面上一切诸疾、眼热暗、鼻血不止、头面㿔疮、小儿秃疮、眼热赤兼眼暗、眼冷疼痛、眼风赤痒兼赤烂、眼中翳、赤眼疼痛、鼻㿔、口疮、唇烂、口臭、冷病、治嗽、卒得不醒、卒死脉如常、失音不语、难产、产后热疾、倒产、子死腹中、胎衣不出、产后腹痛、产后淤血在脐下不出、产后血不止、乳房病、产后小便不通、产后卒得欲死、产后儿脏返出不入、齿痛、牙痛、㿔食龈、五舌重舌、咽喉痛、咽喉及舌肿、喉痹、耳痛、耳中血出、上气气断（短）、上气咳嗽、耳中脓水出、耳聋、耳鸣方并沸闷、产中风流肿、产后风虚瘦弱、产后虚羸肾劳、血闷、产后干呕、产后风虚口噤不能言、产后在辱（褥）赤白痢、气急腹胀心闷、产后虚弱肠中百病、女人面白等等。

此外尚有灸疗艾炷大小与疗多种疾病。

六、李毂郎中等疗各科病证之医方（S.5435）

此卷子古医籍及簿录均未见记载，无书名及撰人姓名。为册叶装，存 19 叶，有四周单边框界，每叶 7 行，行 12 字。

1. **撰著年代**　此卷子中的有些医方与唐代早期的《备急千金要方》相似，如原文第 43～50 行疗大便不通方中有：

疗大便不通方：生羊胆一个　苇子□右（上）件法，是方□凉冷物，不欲转泻，如□兑胀满，切□通疏，前□缐（线）前，开破小许，插苇筒子于□以湿纸□内入下部□/□良久□[199]

此处乃用苇筒子将生羊胆汁内入下部肛门内以通导大便的方法。用动物胆汁通导大便，最早见于《伤寒论》第 233 条的猪胆汁导法，其用于阳明病津枯便结者。《备急千金要方·卷十五上脾脏上》秘涩第六中有“治大便秘塞不通神方，猪羊胆无在，以筒灌三合许，令深入即出矣，出不尽，须臾更灌。”[200]与此处相似。

又如原文第 112～118 行中疗肿毒方：

肿毒方：……章（商）陆根捣烂……

此与《备急千金要方·卷二十二疗肿痈疽》痈疽第二中之“治石痈坚如石，不作脓者方，生商陆根捣敷之，干即易之，取软为度”[201]的功用相似。这说明部分医方的撰者是在唐代早期。由于写本中有五代后唐时期的史馆崔协，因此整个卷子的撰写年代应在五代时期，因而《敦煌医籍考释》认为此卷子之撰年应在五代时期是正确的[202]。

2. **写本的抄写年代**　写本中有医生李毂，从写卷中看，其擅长于治疗风疮、热肿等外科疾患，并曾给史馆崔协相公治疗了热肿脓毒疾病，果获效验。可见李郎中医术高明，有“神术”之称，此李郎中未见史载，但史馆崔协相公为五代后唐人，天成初（926）为相，卒于天成四年（929），《旧五代史·唐书·列传十》中有：

崔协，字思化。远祖清河太守第二子寅，仕后魏为太子洗马，因为清河小房，至唐朝盛为流品。曾祖邠，太常卿，祖瓘，吏部尚书。父彦融，楚州刺史。……协即彦融之子也。幼有孝行，登进士第，释褐为度支巡官、渭南尉，直史馆，历三署，入梁为左司郎中、万年令、给事中，累官至兵部侍郎。与中书舍人崔居俭相遇于幕次，协厉声而言曰：‘崔荛之子，何敢相见！’居俭亦报之。左降太子詹事，俄拜吏部侍郎。同光初，改御史中丞，宪司举奏，多以文字错误，屡受责罚。协器宇宏爽，高谈虚论，多不近理，时人以为虚有其表。天成初，迁礼部尚书、太常卿，因枢密使孔循保荐，拜平章事。……四年春，驾自夷门还京，从至须水驿，中风暴卒。诏赠尚书左仆射，谥曰恭靖。[203]

可知此卷子之抄写年代应在五代后唐崔协患病之后时期。

3. **写本的定名**　因此卷子无书名及撰人姓名、且古医籍及簿录均未见记载，故《敦煌医籍考释》定名为《不知名医方第四种》。原文第 1～34 行首先记载了神医李毂郎中给某夫人娘子、史馆崔协相公等治疗疾病的神验，加之后有治疗临床各科的医方，故笔者定名为“李毂郎中等疗各科病证之医方”。

4. **写本的治病范围**　该卷子范围较广，包括各科病症，如风疮、热肿、诸疮、大便不通、咽不下物；肺病、男子冷疾、小儿头疮、少发多疮痂、恶疮、赤眼、夜后不睡忽痛、风赤眼、肿毒、脚气、恶刺入肉诸药不能、产后痢、诸冷气、耳聋、口疮、鼻衄、忽患腰痛、诸冷疾腰腹、小儿风疳泻痢、咳嗽久远未效、风疹身痒、诸打损疮手足抽痛、干癣、湿癣、多冷气、腹中诸滞物、伤中血不止、扑损手足痛不止等等。

七、疗消渴等病医方目录残片（S.6084）

首尾均缺，也无书名标题，仅存1小残片，共8行文字，此书与传世古医方无类同者。

1. **撰著年代** 原书因残缺较多，具体撰年、撰人姓名及原书卷数已无可查考，古医籍及簿录均未见记载。

2. **写本的抄写年代** 由于与传世古医方无类同者，《敦煌古医籍考释》认为此书撰年不详，以字体书法推之，当系唐人写本[204]，笔者赞同马老的观点。

3. **写本的定名** 《敦煌古医籍考释》称为《不知名医方第十五种》。从目录中可知此书至少有六十三篇，残存有16条方名。此系某一方书卷首残缺的医方目录，因而笔者根据内容特点将其定名为“疗消渴等病医方目录残片”。

4. **写本的治病范围** 从残缺的医方目录看，所治疗疾病范围亦较广，有消渴、痫狂、时气口疮、五痔、脚下肉刺、火烧疮、汤烂疮、头痈骨陷、腰痛、脚气、虐（疟）疾、五淋、遗溺不禁、狐刺及痹等等。

八、治产后风虚劳损等各科病医方（P.2662V）

此卷子藏法国国家图书馆，编号为P.2662V，该卷子正、背两面书写，正面为唐人疗各科病症选方乙卷P.2662，背面即此书。

1. **撰著年代** 原缺书名与撰人，也不详撰人及原书卷数，P.2662V字体与写法均与正面P.2662唐人疗各科病症选方乙卷不同，因此正面与背面并非出自同一人之手，亦非同一时间，正面书写较背面工整。此书中有与《备急千金要方》基本相同或相似的内容，如原文第67行：

治咽喉干，咳嗽，语无声方：桂心一两 杏仁一百枚，去皮尖，熬 捣为散，绵囊含之咽汁。[205]

此与《备急千金要方·卷第六七窍病下》喉病第七中：“治哑塞咳嗽方：桂心六铢 杏仁十八铢 上二味末之，以蜜丸如杏仁大，含之，细细咽汁，日夜勿绝。”组成相同，只是剂量不同。

又如原文第68行

治喉痹并毒气方：桔梗二两，切 以水三升，煑（煮）取一升，顿服。

与《备急千金要方·卷第六七窍病下》喉病第七中：“治喉痹及毒气方：桔梗二两 水三升，煮取一升，顿服之。”[206]基本相同。

据此推测，此卷子的撰著年代当在唐代早期。

2. **写本的抄写年代** 卷中有敦煌卷子中常见的唐代别体字，如“吐”写作“吐”，“葱”写作“荵”，不避高宗李治讳，也不避唐睿宗李旦讳。亦无天、地、人等武周新字，但避李世民“世”字讳，如原文第98～99行中有：

治风诊（疹）多年不差方：苍耳子、花、菜（葉）炮干 右（上）捣筛□方寸匕，日三服，服别如人行五、六里，立差。

因此，此写卷大致写于唐太宗李世民时期，时间要比 P. 2565 唐人疗各科病症选方之一、P. 2662 正面唐人疗各科病症选方之二及 P. 3731 唐人疗各科病症选方之三的时间早。《敦煌医药文献辑校》中认为“应为唐代写本”[207]的看法是正确的。

3. 写本的定名 由于原缺书名与撰人，也不详撰人及原书卷数，据此《敦煌古医籍考释》定名为《不知名医方第十六种》，P. 2662V 内容包括产后风虚劳损等在内的各科疾病，为了研究方便，笔者将其定名为“治产后风虚劳损等各科病医方。”

4. 写本的治病范围 包括临床各科疾病，如产后风虚劳损、产后虚腊（羸）、产后血闷方、产后腹中百病、头痛目痃（眩）、天行黄热，头痛项强、背腰强急、心闷、心痛、胎（胸）腹胀瞒（满）、头热目黄、呃噫烦满、食即腹痛、见鬼神妄语恍惚、手脚疼痛、瘦病、骨蒸、瘦病、妇人欲得面白、一切黄入腹、一切黄入四肢皮肉、时气热病、热病在胷（胸）内心肺间、咳嗽、头痛、热病后呕吐、胸膈心肺热、天行时气热病后变成骨蒸、大人、小儿心头热，口鼻干、咽喉干、咳嗽、语无声、喉痹并毒气、一切冷病、一切冷气吃食不消化却吐出、一切呕吐、肺病上气咳嗽、一切肺气、上气，胸中逆满，积聚脓血、贼风角弓返（反）张、中风失音半身不遂、风诊（疹）多年不差、诸黄、中恶卒心痛、腹满急刺痛、一切疰病等等。

九、伏连传尸痃癖骨蒸等病医方（S. 1467V）

此卷子现藏英国国家图书馆，英国编号为 S. 1467，古医籍及簿录均未见记载。也不详撰人及原书卷数。首尾均缺，正、背两面书写，背面即此卷子，背面无行格，书法字体与正面不同，并非出自一人之手，分别为无书名标题之两部医方书。此书体例，各方所治病症及药名文用大字书，所治病症及药名，用双行小字注文记以药量及用药、服药之法。《敦煌医药文献辑校》中将“S. 1467”作“S. 1467V”，“S. 1467V”作“S. 1467”。

1. 撰著年代 此书系在背面书写，与传世医书无类同者。但卷子中部分内容与《备急千金要方》中的有关内容相似，如原文第 1 行：

（前缺）虎骨一具，炭火炙令黄色，刮取，炙尽捣得数升，绢囊盛，清酒六升浸五宿，随多少稍饮之。[208]

此与《备急千金要方·卷十九肾脏》骨虚实第六之虎骨酒方“治骨虚，酸疼不安，好倦，主膀胱寒，虎骨酒方：虎骨一具通炙，取黄焦汁尽，碎之如雀头大，酿米三石，曲四斗，水三石，如常酿酒法，所以加水曲者，其骨消曲而饮水，所以加之也。酒熟封头，五十日开，饮之”[209]相似。

又如原文第 27～32 行：

疗髓虚方：治髓虚痛，总不安，胆腑中寒，羌活补髓丸方。羌活二两　桂心二两　芎藭二两　当归三两　人参四两　枣肉一升，研为脂　大麻仁二升，熬，研为脂　羊髓一升　蜀口一升　牛髓一升。前捣五口为散；下枣膏、麻仁，又更捣，相□□□二髓，内铜钵中，汤中□□□为丸，丸如梧子，一服卅，日再加至四十为□□，并暖清酒进之。

此与《备急千金要方》卷十二髓虚实第四的羌活补髓丸方“治髓虚，脑痛不安，胆腑中寒，羌活补髓丸方　羌活　芎藭　当归各三两　桂心二两　人参四两　枣肉研如脂　羊髓　酥各一升　牛髓二升　大麻仁二升，熬研如脂　上十味，先捣五种干药为末，下枣膏麻仁又捣，相濡为一家，下二髓并酥，内铜钵中重汤煎之，取好为丸如梧子。酒服三十丸，日二服，稍加至四十丸。"[210] 基本相同。

再如原文第33～37行疗髓实方：

□髓实方：□髓实，勇悍惊热主［肝］热，柴胡发泄汤。柴胡三两　升麻［三］两　黄芩三两　泽泻［四两］　细辛三两　枳实三两　炙（栀）子三两　生地黄切一升　芒硝［三两］　［淡竹叶］切，一升。凡九物，以水九升，煮三升，绞去滓，下芒硝，分三服。

可与《备急千金要方》卷十二髓虚实第四的柴胡发泄汤方互参，其原文为："治髓实，勇悍惊热，主肝热，柴胡发泄汤方　柴胡　升麻　黄芩　细辛　枳实　栀子仁　芒消各三两　泽泻四两　淡竹叶　生地黄各一升　泽泻四两　右（上）十味㕮咀，以水九升煮三升，去滓下消，分三服。"基本相同。

从上比较得知，《备急千金要方》系唐代早期医书，而在其中就收录此书中的相关内容，说明孙思邈著述《备急千金要方》时，这些医书就存在，可以证明这些医书中的部分内容起码在唐代早期以前就存在，故《敦煌医籍考释》、《敦煌医药文献辑校》关于其撰年"当在唐代以前"的说法是合乎情理的。

此外S.1467第27～32行疗髓虚方与P.3885V原文第2～5行疗髓虚诸病羌活补髓丸方基本相同可互参，其原文为：

疗髓虚诸病方，脑痛不安，胆府（腑）中［寒］，羌活补髓丸方：羌活二两　桂心二两　芎䓖二两　当归三两　人参四两　枣肉一升，研如脂　大麻人（仁）二升，熬研为脂　羊髓一升　蜀蘇（酥）一升　牛髓二升　先捣筛五种干药为散，下枣膏麻人（仁）又更捣筛末为一，下三髓内铜钵中调之，以好为丸，一服卅，日再，加至四十为剂，平日下煖□□。

S.1467原文第33～37行疗髓实方与P.3885V原文第6～8行疗髓实诸病柴胡发泄汤基本相同，可互参，其原文为：

疗髓实诸病方，勇悍惊热，主热柴胡发泄汤：柴胡三两　升麻三两　黄芩三两　泽泻四两　细辛三两　枳实三两　支（栀）子人（仁）三两　生地黄切，一升　芒消三两　淡竹菜（葉）切，一升　右（上）物以水［九］升煮［三升］后（?）去滓，下芒消三服。[211]

2. 写本的抄写年代　避李世民"世"字讳，如"殜"写作"殊"见原文第1～2行：

疗伏连传尸，骨蒸殗殊（殜），此揔（总）是一病，恐人不识，具其名，比来服此方者，但得好药，效验十不失一。

又如"泄"写作"汑"，见原文第33～37行疗髓实方：

□髓实方：□髓实，勇悍惊热主［肝］热，柴胡发汑（泄）汤。

不避高宗李治讳，"治"字不讳照录，如原文第27～32行：

疗髓虚方：治髓虚痛，总不安，胆腑中寒，羌活补髓丸方。

也不避唐睿宗李旦之"旦"字讳，如原文第1～8行：

疗伏连传尸，骨蒸殗汑（殜）……取所嚼肉滓裹六丸，别各裹，平旦以饮服之后，如人［行］十五里久。……

方中"旦"字不讳照录。亦无天、地、人等武周新字。据此推测此写本抄录年代大致在唐太宗李世民时代。

3. 写本的定名 由于此卷子古医籍及簿录均未见记载，也不详撰人及原书卷数，故《敦煌医籍考释》、《敦煌医药文献辑校》依此定名为《不知名医方第一种》。由于卷中主要论述伏连传尸、痃癖、骨蒸等病的治疗，故笔者根据具体内容定名为“伏连传尸痃癖骨蒸等病医方。”

4. 写本的治病范围 包括伏连传尸、骨蒸殗泄（殜）、痃癖、气壮热、久嗽骨蒸、骨蒸疮在脚胫上生、缠尸骨蒸疮在脚、五蒸下利力弱、髓虚、髓实等等。

十、疗头眩口喎等各科病症医方（S.1467）

此卷子原件现藏英国国家图书馆，编号为S.1467。古医籍及簿录均未见记载，也不详撰人姓名及原书卷数。此卷子首尾均缺，正、背两面书写，均为无书名标题之医方书，但字体，行款及体例均异，知非一书。此书系在正面书写，书写工整，有明显的乌丝栏，背面则无。与传世医书无类同者。

1. 撰著年代 此卷子具体撰著年代不详，笔者推测：首先卷子中原文第21～23行：

治（治）欲令发长及除头中多白屑方：大麻人（仁）三升 秦椒三两 凡二物熟，熟研，置米泔汁中一宿，明旦去滓，用以沐发，数作之。

此方最早见于葛洪《肘后备急方·卷六》“疗人须鬓秃落不生长方：麻子人（仁）三升 秦椒二合 置泔汁中一宿，去滓，日一沐，一月长二尺也。”[212]可见其药物组成完全相同，只是剂量及主治略异，可见该方的最早撰者可上溯到东晋葛洪。

其次卷子中大部分内容与《备急千金要方》中的有关内容相似，如原文第3～6行：

治风头眩，口渴（喎），目痛，耳聋，大［三］五七［散方］，天□ 山茱萸五两 干姜五两 署（薯）预（蓣）四两 防□日再，不知稍加。小三五七散方：天雄三两□散，清酒服五分，二日再，不知稍增，以知为度。（注：□表示中间缺字数不清）

此与《备急千金要方·卷第十三心脏》头面风第八中之大、小三五七散方基本相同，其为：“治头风眩，口渴（喎），目斜，耳聋，大三五七散方：天雄 细辛各三两 山茱萸 干姜各五两 署预 防风各七两 上六味治下筛，清酒服五分匕，日再，不知稍加。治头风，目眩，耳聋，小三五七散方：天雄三两 山茱萸五两 署预七两 上三味治下筛，清酒服五分匕，日再，不知稍增，以知为度。”[213]中内容基本相同。

又如原文第10～13行：

治头中二十种病，头眩、发秃落，面中风以膏摩方：蜀椒三两半 半夏一两半，洗 桂心一两半 茴（茵）芋 莽草二两半 芦茹一两半 附子一两半 细辛一两半 干姜二两，捣筛，以生猪肪脂二十两合捣，令肪消尽药成，沐令头净，以药摩五心上，日二，即愈。

此与《备急千金要方·卷第十三心脏》头面风第八中之“治头中二十种病，头眩、发秃落，面中风，以膏摩之方”基本相同，只是此方多出茴（茵）芋一味，其为：“治头中二十种病，头眩、发秃落，面中风，以膏摩之方：蜀椒 莽草各二两 桂心 芦茹 附子 细辛各一两半 半夏 干姜各一两 上八味㕮咀，以猪生肪二十两合捣，令肪消尽药成，沐头令净，以药摩囟上，日一，即愈。如非十二月合，则用生乌麻油和，涂头皮，沐头令净，乃揩之，一顿生如昔也。”中内容基本相同。

再如原文第32～36行：

茯神汤，治风虚滑洪，颈项强，心气不定，不能食方。伏（茯）神四两 人参二两 羌活二两 半夏三两，汤洗 防风三两 远志二两 麦门冬四两，去心 当归二两 紫石[英]二两，末 甘草三两，炙 黄芪二两 生姜五两 五味二两 酸枣三两，碎 十四物切，以水一升，先煮酸枣，取一升去滓，内余药煎取一升半，一服七合，日三夜一。

此与《备急千金要方·卷第十四小肠腑》风虚惊悸第六中之“治风虚满，颈项强，心气不定，不能食，茯神汤方”基本相同，唯剂量及服法有所不同，其为：“治风虚满，颈项强，心气不定，不能食，茯神汤方。茯神 麦门冬各四两 人参 羌活 远志 当归 甘草 紫石 五味子各一两 半夏 防风 黄芪各三两 生姜五两 酸枣三升 右十四味㕮咀，以水一斗三升煮酸枣，取一斗，去枣，内余药煎取三升半，一服七合，日三夜二。”[214]中内容基本相同等等。

从上比较得知，《肘后备急方》系东晋葛洪所撰，《备急千金要方》系唐代早期孙思邈所撰医书，而在其中就收录了《肘后备急方》中的相关内容，说明孙思邈著述《备急千金要方》时，这些医书就存在，可以证明这些医书中的部分内容起码在唐代早期以前就存在，故其撰年当在东晋以后至唐代以前。

2. 写本的抄写年代 卷中避李世民“世”字讳，如“葉（叶）”写作“𦵏”如原文第13～16行：

生发及治（治）头风痒、白屑膏方：乌喙二两 茵芋二两 石楠草二两 细辛二两 续断二两 泽兰二两 皂荚二两 术二两 柏𦵏（葉）二两 防风一两 竹𦵏（葉）半升 松𦵏（葉）半升 白芷二两 猪脂四升，并㕮咀细切，以清酢三升渍一宿，明旦微火煎药成，先以沐头，后以涂之。”又如原文第16～21行“治头中风痒、白屑风、头长发、生发膏方：蔓荆子三两 附子三两 松脂三两 松𦵏（葉）半升 茵草一两 石楠草二两 细辛二两 零陵香二两 续断二两 皂荚二两 泽兰二两 防风二两 杏仁二两 马鬐膏二两 霍（藿）香一两 熊脂二升 猪脂二升 白芷二两并㕮咀，细细切，清醖三升 渍药两宿，明旦以马鬐膏等微微火煎，三上三下，白芷小焦黄，膏成，用如泽发。[215]

避高宗李治讳，“治”字缺笔讳作“治”，如原文第3～6行：

治（治）风头眩，口渴（喎），目痛，耳聋，大[三]五七[散方]。

又如原文第6～8行：

治（治）头风方：菊花▭茵芋 防风 细辛 蜀椒 皂荚 桂心 杜衡 莽草 可作沐汤及▭之。

但不避唐睿宗李旦之“旦”字讳，如原文第21～23行：

治欲令发长及除头中多白屑方：大麻人（仁）三升 秦椒三两 凡二物熟，熟研，置米泔汁中一宿，明旦去滓，用以沐发，数作之。

方中“旦”字不讳照录。亦无天、地、人等武周新字。据此推测此写本抄录年代大致在唐高宗李治时代。据此S. 1467疗头眩口喎等各科病症医方（正面唐高宗李治时代）较S. 1467V疗伏连传尸痃癖骨蒸等各科病症医方（背面唐太宗李世民时代）要晚，进而可知S. 1467正、背两面既非同一种书，也非同一人著，更非同时抄录。

3. 写本的定名 由于此卷子古医籍及簿录均未见记载，也不详撰人及原书卷数，故

《敦煌医籍考释》、《敦煌医药文献辑校》依此定名为《不知名医方第二种》。因此卷所治疗疾病包括临床各科，故笔者根据具体内容定名为“疗头眩口喎等各科病症医方”。

4. 写本的治病范围 包括风头眩、口渴（喎）、目痛、耳聋、头风、发秃落、面中风、发不生、头风痒、白屑、头中风痒、发不长、头发白、风邪惊狂、风癫、风痉、邪气恍惚、悲伤不已、恚怒无常、风虚、颈项强、心气不定、不能食、虚悸惊恐、心气萦萦不安、邪气梦、腰背强痛、腹内拘急、月经不利、青赤白带、羸瘦、小便不利、或头痛、耳发热、大风入腹肠、喜恚、恍惚、善恐、男子得鬼魅欲死、惊怖欲走、发狂、卒中邪魅等等。

十一、疗髓虚实等杂病方（P.3885V）

该卷子原件现藏法国国家图书馆，查考古医籍及簿录中均未见收录，也不详撰著者姓名及原书卷数，该卷子正、背两面书写，正面内容有唐诗集、前大升军使将军康太和书与吐蕃赞普、前北庭节度盖嘉运判副使符言事、前河西陇右两节度使盖嘉运判二十九年燕支贼下事等四方面的内容，其唐诗起自七言《送故人》诗，下抄李邕、宋家娘子、孟浩然、史昂、郭元振等人诗作。柴剑虹先生在《敦煌学大辞典》中根据此判文写明开元二十九年（741）的事，推测该唐诗集写于唐玄宗李隆基天宝年间（742～756）[216]。正、背两面书写字体及体例相差甚远，故绝非出自一人之手。

1. 撰著年代 卷中部分内容见于唐代早期医书《备急千金要方》中，如原文第2～5行：

疗髓虚诸病方，脑痛不安，胆府（腑）中［寒］，羌活补髓丸方 羌活二两 桂心二两 芎藭二两 当归三两 人参四两 枣肉一升，研如脂 大麻人（仁）二升，熬研为脂 羊髓一升 蜀蘇（酥）一升 牛髓二升 先捣筛五种干药为散，下枣膏麻人（仁）又更捣筛末为一，下三髓内铜钵中调之，以好为丸，一服卅，日再，加至四十为剂，平日下煖□□。[217]

此与《备急千金要方·卷第十二胆腑》髓虚实第四的羌活补髓丸方证基本相同，只是部分药物剂量及药物处方顺序不同，其原文为：“治髓虚，脑痛不安，胆腑中寒，羌活补髓丸方 羌活 芎藭 当归各三两 桂心二两 人参四两 枣肉研如脂 羊髓 酥各一升 牛髓二升 大麻仁二升，熬研如脂 上十味，先捣五种干药为末，下枣膏麻仁又捣，相濡为一家，下二髓并酥，内铜钵中重汤煎之，取好为丸如梧子。酒服三十丸，日二服，稍加至四十丸。”[218]可互参。

又如原文第6～8行：

疗髓实诸病方，勇悍惊热，主热柴胡发泄汤 柴胡三两 升麻三两 黄芩三两 泽泻四两 细辛三两 枳实三两 支（栀）子人（仁）三两 生地黄切，一升 芒消三两 淡竹菜（叶）切，一升 右（上）物以水［九］升煮［三升］后（?）去滓，下芒消三服。

此与《备急千金要方·卷第十二胆腑》髓虚实第四的柴胡发泄汤方证基本相同，其原文为：“治髓实，勇悍惊热，主肝热，柴胡发泄汤方 柴胡 升麻 黄芩 细辛 枳实 栀子仁 芒消各三两 泽泻四两 淡竹叶 生地黄各一升 泽泻四两 右（上）十味吆咀，以水九升煮三升，去滓下消，分三服。”

从此可知，该方来源于唐代早期，其撰著年代也可能是唐代初期。

2. 写本的抄写年代　可是该卷子背面医方中既有“疗”字、又有“治”字，并不避唐高宗李治讳，如原文第2行：

疗髓虚诸病方，脑痛不安，胆府（腑）中［寒］，羌活补髓丸方。

原文第22～23行：

治鼠漏疮经数年不差者，多在项生作数个孔者：猪脂、死鼠和煎服之。

却避唐太宗李世民“世”字讳，如“葉”写作“萗”。如原文第9～11行：

疗天行病后呕逆不止方　竹萗（叶）切，一升　芦根一握　人参一两　生麦门冬二两　橘皮三两　生姜四两　小麦一升熬　右以水七升，煮取小麦熟，内药更煮，取三升去滓，渴即饮一合。

笔者有两种看法，其一可能系唐太宗李世民时期（627～649）写本，由此来看，医学卷子的抄写时间要比唐诗集（天宝年间）早近一百年，古人为什么把唐诗集写在医学卷子的背面，笔者猜测，可能与节约纸张有关系。其二，依据正面内容有唐诗集等判断，柴剑虹先生在《敦煌学大辞典》中根据正面判文写明开元二十九年（741）的事，推测该唐诗集写于唐玄宗李隆基天宝年间（742～756）[219]，按照古人抄写习惯，正面应先写，那么背面医书应晚于正面，又不避唐高宗讳，很可能系吐蕃占领敦煌时期抄写。但《敦煌医药文献辑校》[220]认为系唐季末期以后写本，“疗”、“治”二字互见乃唐季末期避讳已不严谨所致，亦可参考。

3. 写本的定名　由于该卷子古医籍及簿录中均未见收录，也不详撰著者姓名及原书卷数，故《敦煌医药文献辑校》定名为“不知名医方第二十种。”笔者根据内容特点定名为“疗髓虚实等杂病方。”

4. 写本的治病范围　包括髓虚诸病、脑痛不安、髓实诸病、勇悍惊热、天行病后呕逆不止、天行热毒痢、天行后热痢、眼胎赤风赤经、鼠漏疮、牙齿风疼、虫疼、头面肿等等。

十二、疗坚满、脚气及疟等病医方（P.3201）

此卷子原件现藏法国国家图书馆，法国编号为P.3201。正、背两面书写，首尾均缺，无书名标题。古医籍及簿录均未见记载，也不详撰人姓名及原书卷数。背面为王锡上吐蕃赞普书，正面即本书。共存六十行，凡十九方。有上下框，无左右框。

1. 撰著年代　查考古医籍及簿录均未见记载，也不详撰人姓名及原书卷数。但其部分内容与《备急千金要方》、《外台秘要》基本相同，如原文第5～16行：

麻黄汤，主气肿已消，犹遍身顽痹，毒气上冲，心塞闷，呕逆，吐水沫，不下食，或肿未消仍有此候者，服此汤：麻黄二两，［去］节，气成用三两　半夏一升，洗　生姜五两　夜（射）干二两　独活三两　犀角二两　羚羊角二两　青木香二两，南者　杏仁二两，去皮，切　茯苓三两，胸满用四两　橘皮一两　人参二两　升麻二两　汉中防己二两，肿者用三两，不肿以防风代之　吴茱萸一升　前胡三两　枳壳二两，炙　腹鼓胀，大便坚者加大黄二两，热盛喘烦者加石膏六两，生麦门冬一升，［去］吴茱萸，心下坚加鳖甲二两，炙，得真防葵代鳖甲弥善。

右（上）十七味切，以水一斗，煮取三升五合，若加药煮取二升九合，加水三升，去滓分四服，人弱分五服，相去二十里，中间进少粥以助胃气。若热多，脉大洪数，可加竹沥二升，减水三升，脉沉细极者，依方服此汤，气未退日别一剂，或两日一剂，不可见一服未退便止，缯（增）为毒气攻心，二十余日服二十六七剂，日夜击之，乃得气退，不尔即死，必不宜停药也。又加麝香如弹丸研，内汤中服之，良。此汤，春夏发，当前病，大用之，秋冬晚发，汰当者不用也，风气毒盛此汤最妥。[221]

此与《备急千金要方·卷第七风毒脚气》汤液第二中治脚气之苏长史方基本相同，只是苏长史方主症论述、药物加减及用法简略，其原文为“若肿已消，仍有此候者，急服此汤方（苏长史方，神验）：麻黄　射干　人参　茯苓　防已　前胡　枳实　半夏　犀角　羚羊角　青木香　橘皮　杏仁　升麻　生姜　独活　吴茱萸　生姜　右（上）十七味㕮咀，以水一斗一升，煮取四升，分五服，相去二十里久，中间进少粥以助胃气。此汤两日服一剂，取病气退乃止，以意消息之。若热盛喘烦者加石膏六两、生麦门冬一升，去吴茱萸；若心下坚加鳖甲一两。”[222]

又如原文第19～26行：

疗脚气毒发冲心，急闷，呕逆，吐沫，遍身痹满，气奔喘者……犀角二两，屑　旋覆花二两　白术二两　桂心二两　防已二两　黄芩二两　生姜三两　香豉一升　橘皮二两　茯苓三两　前胡四两　桑根白皮四两　紫苏茎一握　大枣一枚，去核，切　以水九升，煮取二升七合，分温三服，相去十里久，取下气为度。若得气下，脚肿即消，即能食。

此与《备急千金要方·卷第七风毒脚气》汤液第二中治脚气之大犀角汤方基本相同，只是主症论述及用法简略，其原文为“疗脚气毒冲心变成水，身体遍肿，闷绝欲死者方：犀角　旋覆花　白术　桂心　防已　黄芩各二两　香豉一升　生姜　橘皮　茯苓各二两　前胡　桑根白皮各四两　紫苏茎叶一握　大枣十枚。右（上）十四味㕮咀，以水九升，煮取二升七合，分温三服，相去十里久，取下气为度。若得气下，小便利，脚肿即消，能食。……”可互参。

再如原文第31～36行：

但患脚气，未及□瘆，常服犀角豉酒方：犀角八两，末　香豉三升，右一物，生绢袋贮。以酒九升浸之，春夏二日、三日，秋冬四日、五日，犀角末任在袋外，每服常搅动，令犀角末得入酒中，一服三合许，量性增减，日三服，夏日勿多作。其中上有着橘皮、细葱、生姜之辈，任调其味。如数寒热者，每晓豉一升，小便一升，浸片时，去滓，顿服。频三日一停，如其气下无热，直脚弱不能行，宜与后甘草犀角汤一剂。

此与《外台秘要·卷十八》岭南瘴气脚气酒汤散方一十三首中之苏唐豉酒又方基本相同，其为“苏唐豉酒……又方：香豉三升　犀角八两，末之　右二味……”[223]可互参。

可见，该书部分内容的最早撰著年代估计在唐代初期以前。

2. 写本的抄写年代　书中“世”字避唐太宗李世民（627～649年在位）“世”字讳，改“葉”为“菜”，如原文第43～46行有：

疗脚弱久不能［立］，面目黄□，食不下方。茯苓二两　人参二两　青木香一两　大槟榔七枚，皮切，子碎　紫苏茎菜（葉）一两　生姜三两，去皮　右（上）切，以水八升，煎取二升七合，去滓，分三服之。别如人行八、九里，忌米醋。

书中“治”字避唐高宗李治（650～683年在位）讳改为“疗”，如原文第19～20行：

疗脚气毒发冲心，急闷，呕逆，吐沫，遍身痹满，气奔喘者，独活半夏汤。

又如原文第26～30行：

疗脚气胫肿，闷疼，顽痹不仁，上冲，摩膏方。

但不避唐睿宗李旦（684年，710～712在位）“旦”字讳及唐穆宗李恒（821～824年在位）“恒”字均不避讳。如原文第46～49行：

疗诸疟验方。恒山三两，上者 石膏八两，碎，绵裹 甘竹一握，切 糯米一百［粒］右（上）四味以水八升，明旦欲服，……

文中“恒”、“旦”二字均照录不讳。因此可以断定，写本的抄写年代在唐代早期。故《敦煌古医籍考释》认为“当属唐初期写本”[224]的观点非常正确的。

3. 写本的定名 由于卷子首尾均缺，无书名标题，古医籍及簿录均未见记载，也不详撰人姓名及原书卷数，故《敦煌古医籍考释》定名为《不知名医方第八种》。其主要为治疗脚气、心痛及疟病医方，为了研究方便，笔者根据内容将其定名为“疗坚满、脚气、心痛及疟等病医方。”

4. 写本的治病范围 包括：坚满、心下停水、沥沥作声、遍身顽痹、心塞闷、呕逆、脚气冷毒闷、心下坚、背膊上痛、上气急、脚气毒发冲心、急闷、脚气胫肿闷疼、顽痹不仁、脚气冲心闷乱欲死、皮肤不仁、脚气肿满上冲、久患心痛、脚弱久不能立、面目黄、食不下、诸疟、疟久不瘥等等。

附：关于P.3201背面王锡上吐蕃赞普书（P.3201V），据《敦煌学大辞典》汪泛舟文：“王锡为唐敦煌人，为河西节度使周鼎所部，吐蕃占领敦煌，被赞普征至逻些（今西藏拉萨），吐蕃权贵心怀忌恨，常向赞普进谗，因申奏得自保，主动请充使节为唐蕃和解效力；又谏赞普以佛法拯济黎民，放弃杀罚。”[225]敦煌遗书中除P.3201V《王锡上吐蕃赞普书》外，还有P.4646c《顿悟大乘正理决并王锡序》（首尾俱全）一篇[226]。吐蕃攻占敦煌是在唐德宗李适贞元二年（786），是在敦煌城内矢尽粮绝，敦煌人才在得到吐蕃“勿徙佗境”的承诺后，与其结盟而降。自此，敦煌进入了吐蕃管辖时期。直至唐武宗李炎会昌二年（842），吐蕃王国发生内乱，势力大衰，在河西的统治也开始动摇，唐宣宗李忱大中二年（848），沙州大族张议潮乘机率领各族人民起义，逐走吐蕃统治者，占据沙州和瓜州，遣使归降唐廷[227]。以此推测，《王锡上吐赞普书》、《顿悟大乘正理决并王锡序》的撰写时间是在公元786年至公元848年间，这一时间要比卷子正面的医学写本晚一百余年，故卷子正、背非同一人、同一时期写本，那么，《王锡上吐蕃赞普书》写在一百年后的医学写本背面，一方面可能与节约纸张有关系，另一方面可能与医学的治病救人有密切的关系，双方和解，可拯济黎民，避免杀罚，这与医学“拯黎元于仁寿，济羸劣以获安者”（唐代王冰《重广补注黄帝内经素问序》）的思想是一致的。

十三、《杂疗病药方》新缀辑本（P.3378V◎S.6177V）

法国编号P.3378V《杂疗病药方》[228]，查考历代古籍及簿录，未见此书条目，也未见撰者姓名。该卷子正、背两面书写。正面为《孝经》三至七章（《孝经》乃儒家经典，撰者乃佚名儒士，共有十八章，据《敦煌学大辞典》中白化文撰文称：《孝经》有东汉郑玄注，约亡佚于南宋季世，敦煌复出，为经部书中重大发现之一），背面即此书。首全尾缺，中部有部分缺文，行书书写，残存50行文字。据《敦煌学大辞典》中白化文撰文认为，S. 6177缀合P. 3378[229]，经笔者与原卷子图片仔细对比后发现，此说完全正确。背面S. 6177V缀合P. 3378V后乃《杂疗病药方》新缀辑本，在P. 3378V最后一行（第50行）“疗□□□：取生鹅脂作酪，以绵裹塞耳中即［差］”残缺“差”字，但在S. 6177V开头下端残存一“差”字。既往S. 6177V由于古医籍及簿录均未见记载，也不详撰人姓名及原书卷数。此卷子（英国编号：S. 6177）正、背两面书写。正面为残《孝经》，背面即此书。其前、后均缺，无书名标题，与传世医书无类同者，《敦煌医药文献辑校》[230]、《敦煌古医籍考释》[231]称为《不知名医方第五种》。此卷子残存共10行文字，有方10首。内容主要论及妇产科病症、兼及外伤、心痛、赤白痢等，故笔者依其内容命名为“疗治妇人为主之单验方”。今发现可以S. 6177V与P. 3378V缀合，且字体亦相似，因此笔者认为S. 6177V残卷系《杂疗病药方》断裂后的另一部分。

1. **撰著年代** 查考历代古籍及簿录，未见此书条目及撰者。据《杂疗病药方》新缀辑本中“治”与“疗”（“治”字见S. 6177V原文第7～9行）并用，不避唐高宗李治“治”字讳，笔者推测该方书的原撰著年代可能在唐初或以前。卷子中有大量的西域药物如诃黎勒、毗梨（黎）勒、阿摩罗等组成的医方，反映了中医药自魏晋南北朝以来已大量吸收外来药物作为医方中的重要药物[232]。

2. **写本的抄写年代** 《杂疗病药方》新缀辑本中“治”与“疗”并用，如“治”字见S. 6177V原文第7～9行：

治妇人产后疼痛不止方：炙脐下第一横纹七壮，即差（瘥）。治妇人腹中子死不出。取苟（枸）杞子三升，服即差（瘥）。治妇人无子。取桑树孔中草，烧作灰，取井华水，服有子。

不避唐高宗李治字讳，“疗”见于S. 6177V与P. 3378V原文中，如P. 3378V第1行书名即“《杂疗病药方》”，又如P. 3378V原文第2～3行：

疗人风甘（疳）疮方：麻黄根、干姜、胡粉、牡厉（蛎），以上四味捣末，塗（涂）疮上，即差（瘥）。

再如S. 6177V原文第1～6行：

疗人被恶刺。以壁上蜘蛛□□之□□疗妇人八九年无子。取死白狗脚烧作灰，正月一日服之，能有子。疗人妇（妇人）产衣不出。取牛尾烧作灰，服之即出，必差（瘥）。疗妇人月水不止方。取簸箕舌烧作灰，和酒服即止。疗妇人两三日产不出。取死鼠头烧作灰和□井华水，服之立差（瘥）。疗人心痛，取青布一片，如梳许大，烧作灰，用好酒服即差（瘥）。

又可见到敦煌卷子中常见的别体字，如“亦”写作“忽”，见P. 3378V原文第24～26行：

又疗鈸（发）落：以诃黎勒二两、去子，毗梨（黎）勒二两、去子，阿摩罗二两，三物以醋、浆各二升，煎去滓，洗头，一日洗五度。空煎阿摩罗二两，洗之忽（亦）差。

又如：“肉”写作“宍”，见P. 3378V原文第19～20行：

三黄丸方：疗男子五劳七伤，消渴肌（脱）宍（肉），妇人带下，手足寒热。春三月：黄芩四两、大黄四两、黄连四两；秋三月：……

再如“虫”写作“虽”、“胸”写作“智”、“吐”写作“吐”，见P. 3378V原文第27～

30行：

又疗九种心痛，蛔（蛔）虫（虫）冷气，先从两肋胷（胸）背撮痛，欲变吐（吐）方。当归八分、鹤虱（虱）八分、橘皮六分、人参六分、槟榔人（仁）十二分、枳撤（壳）六分、勺（芍）药六分、桂心六分，右（上）捣师（筛）为散，空腹煑（煮）姜枣饮，服方寸一匕，日二服，渐至一匕半，即差。

加之正面《孝经》中不避唐太宗李世民“民”字讳，如：“子曰：夫孝，天之经，地之义，民之行”中“民”字不讳照录，笔者推测该《孝经》的抄写年代可能在唐以前。按照正面先写的习惯，笔者认为写本的抄写年代可能在唐高宗李治之前，仍属唐代写本，抄写年代比正面的《孝经》要晚。S. 6177V《敦煌医药文献辑校》、《敦煌古医籍考释》认为书中“治”、“疗”二字并用，似为唐以后写本，其撰年当在此以前。

3. **写本的定名** 其卷首所记书名称为《杂疗病药方》，故以原卷子所题书名定名为《杂疗病药方》。笔者将 S. 6177V 与 P. 3378V 缀合后称为《杂疗病药方》新缀辑本。

4. **写本的治病范围** P. 3378V 包括风甘（疳）疮、风冷热不调、一切百种风病、鼻血不止、劳瘦少力、上气咳嗽、耳风疼、齿疼、腹肚痛、赤白痢、男子五劳七伤、消渴肌脱肉、妇人带下、手足寒热、发落、九种心痛，蛔（蛔）虫（虫）冷气，两肋胸背撮痛、欲变吐（吐）、五种淋、热淋、冷淋、劳淋、小便秘涩不通、眼开不得、妇人产难、发热吸吸、骨中烦而吐、口气牙疼、狂言鬼语、唾（睡）中瘬（魇）死、错吞钱鐡（铁）、牙疼齿痛不可忍、五种痔病、大便不通、小便不通、时气、口血出不止等等。另外有两方用治牛、马疾病，其病为牛肚胀困、马黑汗欲死。S. 6177V 包括人被恶刺、妇人八九年无子、产衣不出、月水不止方、妇人两三日产不出、心痛、产后疼痛不止、腹中子死不出、赤白痢等等。

十四、天宝七载张惟澄奏上杂疗病方残卷（P. 2882V）

此卷子现藏法国国家图书馆，编号为：P. 2882V。正、背两面书写。正面为残道经“太玄真一本际经卷第九”，背面为本书。全卷首尾均缺，共存153行文字。此书与传世医书无类同者。

1. **撰著年代** 由于此书与传世医书无类同者，其具体撰年不详。

2. **写本的抄写年代** 由于书中有以下特点：

原文第80～82行：

臣试有效，录状奏闻。天宝七载正月十三日，荣王府司马张惟澄。

中有天宝七载（748）。

原文第133～140行：

疗丈夫腰膝冷疼，脚气、痃癖、疝气、一切风蛊、邪鬼魅、瘟瘴、时气、疟、痢、少精、宽肠、余沥、盗汗、痒湿、少心力、健忘、鬓发先黑者，服后身不□□，但加黑乌润。已黄者，服经六十日变黑。若已白者，一如漆。坚牙齿，益筋力，四时常服三等丸方。地骨白皮五两，闾乡 生干地黄三两，江宁 牛膝三两，河内 枳壳三两，炙，高州 覆盆子三两，华山 黄芪三两，原州 五味子二两 桃人（仁）四两，微熬之，去皮，以鹿角锥于瓮挠（碗）中研之，如膏，如粉 菟丝子四两，潞州，以清姜酒浸三宿，去酒，叶捣之，筛下 蒺藜子四两，润州，捣去尖，簸去土草，然后秤之。已（以）上药并是大秤大两。

文中有“大秤大两”。

又原文第123～125行：

理中丸：治一切气兼及不下食者方。人参一两 甘草一两，炙 干姜一两 橘皮一两 右（上）四味，捣为散，蜜和为丸，丸梧子，每日平明（旦）空腹以酒下二十丸。日再服，渐渐加至二十五丸。忌冷水，油腻，陈腐桃李。

中避唐睿宗李旦讳，“旦”字改为“明”，将“平旦”改为“平明”。

故《敦煌医药文献辑校》中综合上述情况，认为系“唐代中期或其后写本”。[233]笔者认同此观点。

3. 写本的定名 《敦煌医药文献辑校》中称为“不知名医方第六种残卷”。笔者根据卷中时间标志与医方内容，定名为“天宝七载张惟澄奏上杂疗病方残卷”。

4. 写本的治病范围 包括心痛、牙疼、霍乱、豌豆疮、染髭及发、一切风冷病、白脓、赤脓、不吉利（择吉）、一切气兼及不下食、肾虚生脏冷、丈夫腰膝冷疼、脚气、痃癖、疝气、一切风蛊、邪鬼魅、瘟瘴、时气、疟、痢、少精、宽肠、余沥、盗汗、痒湿、少心力、健忘、腰肾多冷、阳事不举、腹胁有气、颜容渐疲、眼病等等。另外有治疗牛疫疠病方。

十五、眼病时疾兼杂病方（P.3144V）

此卷子现藏法国国家图书馆，编号为：P.3144V。古医籍及簿录均未见记载，也不详撰人姓名及原书卷数。正背两面书写，正面为残道经“太玄真一本际妙经”[234]。背面即此书，首尾均缺，无书名标题。

1. 撰著年代 由于此书与传世医书无类同者，其具体撰年不详。

2. 写本的抄写年代 书中既有“疗”字、又有“治”字，如原文第1～4行：

治人眼赤方：杏人（仁）去皮尖 朱粉绝好者。

有“治”字。

原文第5～6行：

疗时气天行方：右（上）初觉身热头痛，即取好牛乳，每日空腹服三四升，不过三二日即差，纵痢无妨。

有“疗”字。

说明不避唐高宗李治讳。《敦煌医药文献辑校》认为书中“疗”、“治”二字并用，似为唐以后写本[235]。

3. 写本的定名 由于古医籍及簿录均未见记载，也不详撰人姓名及原书卷数。故《敦煌医药文献辑校》中称为“不知名医方第七种残卷”。笔者根据卷中医方内容，定名为“眼病时疾兼杂病方。

4. 写本的治病范围 包括眼赤、时气天行、鬼疰、疗积年多冷、日久风劳，饮食不加（佳）、阳道微弱、大小便不通等等。另外包括2处治疗牛疫病的医方。

十六、黑帝要略方（P.3960V）

《黑帝要略方》一卷，古医籍及簿录均未收其目，撰人姓名不详，此卷子（法国编号：

P. 3960）正、背两面书写。正面为七言《古贤集》，书写工整，背面即本书。其卷首大部均缺，仅有卷尾。黑帝乃道教五天帝之一，故此《黑帝要略方》应为道家所利用的方书。《道教大辞典》[236]引《晋书·天文志》云："北方黑帝，叶光纪之神也。"又引《史记·封禅书》云："汉高祖问曰：'故秦时，祀上帝何帝也。'对曰：'四帝有白、青、黄、赤帝之祠。'高祖曰：'吾闻天有五帝，而四，何也?'众莫知其说，于是高祖曰：'吾知之矣，乃待我而其五也。'乃立黑帝祠。"

1. **撰著年代** 因古医籍及簿录均未收其目，具体撰著年代不详。其书中部分内容可上溯到晋代葛洪的《肘后备急方》，如原文第23行：

治人阴边生瘘疮，随月生死。取鸡毛烧灰，酒和服，大良。

方中鸡毛以白雄鸡翅毛为佳，鸡翅毛又名翮翎，能下血闭、起阴、蚀痈疽等，《本草纲目·禽部第四十八卷》鸡翮翎条引《肘后方》谓其："阴卒肿痛，鸡翮六枝烧存性，蛇床子末等份，随左右傅之。"[237]可见《黑帝要略方》的撰著年代较早，可能在唐初以前。

2. **写本的抄写年代** 卷中避唐太宗李世民"世"字讳，将"葉"字避讳写作"茦"，见原文第24行：

治人阴瘘。取桃茦（葉）一升和盐煮，令三沸，洗即差。

书中"治"字与"疗"字并用，不避唐高宗李治"治"字讳，将"治"照录，如原文第16～20行：

治男子□令干捣，煎末，和酒服一方匕，日再服，神。疗男子□男子房损，取菟丝子□，七日内取如拳大，捣取汁，和酒服之，日一度，此令养。疗男子阴（阳）痿不□男子不起，取天□末蜜和为丸如梧子，日服十，益健。

故写本的抄写年代有两种可能，其一，可能为唐太宗李世民时期写本；其二为《敦煌医药文献辑校》中的观点，其认为：书中"治"字与"疗"字并用，"葉"字避讳，又不避'旦'字讳，似为唐末、五代之际写本，均可参考。另外正面《古贤集》为唐代启蒙读物，历代未见著录，卷中避唐高祖李渊"渊"字讳，如句中"颜渊孔子"之"渊"写作"渕"，《敦煌学大辞典》中白化文先生根据 P. 3113《古贤集》卷末题记署清泰二年(935)，知其流行于晚唐五代，创作年代或在中唐[238]。据此《黑帝要略方》之抄写年代为晚唐五代的可能性较大。

3. **写本的定名** 其中第21行记有书名"《黑帝要略方》"，故《敦煌古医籍考释》仍据以名书，今从之。

4. **写本的治病范围** 包括房损、阴疮、男子卵肿等数种。其中大多药方均有缺损。

十七、杂方术（P.3093V）

此卷子原件现藏首尾均缺，不详书名及撰人姓名，正、背两面书写，正面为佛说观弥勒菩萨上生兜率陀天经讲经文（《敦煌遗书总目索引新编》依刘居士沮渠京声译本定名），其中"上生"《敦煌遗书总目索引新编》原作"上升"，今据《敦煌学大辞典》中改作"上生"，李正宇教授亦认为当为"上生"。背面即此书。原卷共存102行，载方12首。

1. **撰著年代** 具体撰著年代不详。

2. **写本的抄写年代** 《敦煌医药文献辑校》中认为此书中"有六朝时"饭"的讳字，似为隋唐以前写本。"笔者得到李正宇教授指点与《敦煌学大辞典》中周绍良先生的提示，正面“佛说观弥勒菩萨上生兜率陀天经讲经文”据《敦煌学大辞典》中周绍良先生介绍此系唐代讲经文，“世”字讳缺笔，又唱词内有“诗赋却嫌刘禹锡，令章争笑李稍云”句，刘为中唐时人，李为盛唐时人，可见当为中唐后晚唐写本[239]。据此，背面的杂方术亦应为中唐后晚唐写本，根据古人先写正面，后写背面的习惯，背面杂方术一般不会早于正面的讲经文。

3. **写本的定名** 此卷子《敦煌医药文献辑校》称为《杂方术》残卷。今从之。

4. **写本的治病范围** 除炼制金石药方外，治病范围主要有疾风、阴毒伤寒方、夹食伤寒、风湿伤寒等病。

十八、阴阳书中十二支日得病与病症、药方的摘录（S.1468）

此卷子首尾均缺，共78行文字。记有“十二时中得病日推勘即知轻重”某支日病鬼姓名等。虽涉迷信，但其中所记病证及象征性治疗的药名。兹摘录21～41行原文如下。

1. **撰著年代** 具体撰著年代不详。

2. **写本的抄写年代** 具体抄写年代不详。有唐敦煌卷子常见的别体字，如原文第21行“又曰：亥日病咽喉肿，气臭，体烦楚”中“咽”写作“咽”。可能仍属唐代写本。

3. **写本的定名** 此卷子《敦煌医药文献辑校》称为《不知名阴阳书中有关病症与药名》[240]。今笔者根据主要内容定名为“阴阳书中十二支日得病与病症、药方的摘录。”

4. **写本的治病范围** 包括咽喉肿、气臭、体烦楚等病的祝由方。

十九、《辅行诀脏腑用药法要》（无编号）

《辅行诀脏腑用药法要》无编号，历代未见著录，原卷子藏于敦煌藏经洞。系河北威县的张偓（wò）南先在生民国初年从敦煌莫高窟藏经洞发现者王圆箓手中购得，惜原卷子文革期间被毁。1974年，由河北威县张大昌（字为靖）先生，以“赤脚医生”的名义将本书抄本寄赠给中国中医研究院。初未引起重视，后此件转交给马继兴先生，与此同时，中医研究院的王雪苔也对此书寄予了很大重视。并专门就此直接去威县张大昌先生处作了详细调查，并进一步获见保存于其弟子处的另一抄本，抄本题“华阳隐居陶弘景撰”。1991年8月，王淑民、陶广正二位同志为了进一步考察《辅行诀脏腑用药法要》的发现经过，并专程前往河北威县采访了偓南先生的嫡孙80岁（实际为65岁）高龄的张大昌中医师，王淑民同志据张偓南先生的嫡孙张大昌回忆，此书是写在“绫子”上的，即丝织品。卷子长约一丈二三，高尺许。卷首有三皇像，在三皇像四周为二十八宿和朱雀、玄武、青龙、白虎四神象。具体流传过程在《敦煌古医籍考释》、《敦煌医药文献辑校》、《敦煌石窟秘藏医方》[241]中均有详细的记载。

2007年至2008年间，著名针灸学家王雪苔先生出于对《辅行诀脏腑用药法要》的强烈的历史责任感，不顾年老体弱，完成了《辅行诀脏腑用药法要校注考证》一书的编著。这部书2008年8月由人民军医出版社出版。本书分为三个部分：上篇收载《辅行诀脏腑用药法要》原文及笔者的校注和按语；下篇收载笔者对《辅行诀脏腑用药法要》的调查与考证的论述；附篇收载张大昌弟子的转抄本、张大昌本人的追记本和其他有关资料选编[242]。

为了进一步考察《辅行诀脏腑用药法要》（钱超尘教授综合有关资料认为应是《辅行

诀五脏用药法要》）的流传，2005年10月～2008年9月，著名中医文献学家钱超尘先生两次深入张大昌的家乡河北邢台，深入实地调查研究，总凡发掘出了21种极有价值的不同抄本，其中多数是张大昌的弟子抄出，也有张大昌本人及其挚友所录的本子。历时3年，终于在2008年9月由学苑出版社出版了《辅行诀五脏用药法要传承集》。这部书既重视对原始史料的保存，又收录了细致的考证性文章[243]。2008年11月底，在广西南宁召开的全国第十一届中医医史文献学术研讨会上，钱超尘教授十分亲切地向李应存博士讲述了自己考察《辅行诀五脏用药法要》的经过，听后感人肺腑，并用流畅美妙的书法当场抄录了陶弘景《辅行诀五脏用药法要》的卷首语，同时题赠李应存博士。

《敦煌古医籍考释》中将张大昌的弟子之间转抄者定甲本，将张大昌追忆而成者定为乙本。该书内容基本完整，书中以脏腑学说为基础。论述疾病治疗及方法，特别是其中古经方主治及配伍方药，不仅有很高的学术价值，而且具有临床实用意义。

1. **撰著年代**　虽抄本题“华阳隐居陶弘景撰”，但文中有许多地方乃引用陶弘景语，并且有“隐居曰”、“陶云”、“陶曰”、“陶隐居云”、“陶隐居曰”、“弘景曰”等不同的称谓，如“隐居曰：凡学道辈，欲求永年，先须祛疾”、“陶云：肝德在散；故经云：以辛补之，酸泻之；肝苦急，急食甘以缓之。适其性而衰之也”、“陶曰：又有泻方五首，以救诸病误治，致生变乱者也”、“陶隐居云：依《神农本经》及《桐君采药录》，上中下三品之药，凡三百六十五味，以应周天之度，四时八节之气”、“陶隐居曰：此图乃《汤液经法》尽要之妙，学者能谙于此，医道毕矣。”、“弘景曰（《辑校》作“隐居曰”）：外感天行，经方之治，有二旦、六神（《辑校》作“四神”）、大小等汤”、“陶隐居云（《辑校》作“陶云”）：中恶卒死者，皆脏气被壅，致令内外隔绝所致也”等等。均表明《辅行诀脏腑用药法要》非陶弘景自撰，故王淑民同志认为“应是后人辑录其说而为之，为了尊崇本师，在书名下加题‘梁华阳隐居陶弘景撰’”[244]的看法是符合客观实际的。既然是为了“尊崇本师”而托名，可能系其手下的门人弟子所撰，加之《汤液经法》、《桐君采药录》均为东汉以前的著作，在陶弘景之后便未见流传，能看到此书的很有可能系陶弘景同时代或稍后的门人，并且得到陶弘景的真传之后撰著而成，故笔者认为其原撰年不会距离陶弘景时代太远，可能在陶弘景时代或稍后。另外中国社会科学院著名历史学家张政烺和李学勤教授对写本的撰著均作了书面鉴定，其认为：“此书不是近代的伪作，但也不可能早到梁代的作品……疑是后人辑录陶说为之，为了尊崇本师，在书名下加题“梁华阳隐居陶弘景撰。”[245]

2. **写本的抄写年代**　关于写本的抄写年代，中国中医科学院（原中国中医研究院）著名中医文献学家马继兴教授作有书面鉴定意见，认为“《辅行诀脏腑用药法要》抄本所据之原书，不论在其所保留与引用的古俗字、讳字、别名、古病证名称，以及方剂配伍特征、文章结构与风格等多方面内容，可以确定绝非近世或今人仿造赝品，因而其成书年代下限绝不晚于北宋初期以前，是很值得重视的。”[246]但马继兴教授未考证出写本的具体抄写年代，其有待进一步研究探讨。

3. **写本的治病范围**　《辅行诀脏腑用药法要》内容包括①书名撰者及论治总则；②五脏病证文并方（24首）；③救诸病误治泻方（5首）；④救诸劳损病方（5首）；⑤《汤液经法》之要妙及图；⑥、小二旦及大、小六神汤（16首）；⑦救卒死中恶开窍方（5首）。其中有医方55首，治病的范围非常广泛，包括五脏的虚实病变、误治病变、外感时气病变、急性病变等等。其中方中的大、小二旦及大、小六神汤与《伤寒论》有密切的关系，其中小阳旦汤、小阴旦汤、大阳旦汤、大阴旦汤、小勾陈汤、大勾陈汤、小腾蛇汤、大腾蛇汤在传世《伤寒论》中则无，《敦煌古医籍考释》、《敦煌医药文献辑校》对大、小二旦及大、小六神汤与《伤寒论》及传世古医书中同名同类方进行了对比研究，使人颇受启发。

二十、《亡名氏脉经第二种》中之医方（P.3287）

敦煌医学卷子 P.3287[247]，现藏法国国家图书馆。该卷现存 149 行文字，有上下栏框及行线，前后均残缺。墨笔书写而成，每节之首多用朱笔作“、”或“0”标记。P.3287 卷子前后依次包括五种内容，均缺书名。经与传世本古医籍对照，其第一、二、四三种分别相当于《素问·三部九候论》，《伤寒论·伤寒例》（《敦煌古医籍考释》[248]、《敦煌医药文献辑校》[249]称之为《伤寒杂病论》乙本）和《伤寒论·辨脉法》（《敦煌古医籍考释》、《敦煌医药文献辑校》称之为《伤寒杂病论》丙本）中的部分内容，而第三、五种，皆为论辨脉与证治之法，但无撰者和出处，故《敦煌古医籍考释》、《敦煌医药文献辑校》依次分别称之为《亡名氏脉经第一种》、《亡名氏脉经第二种》，《敦煌医粹》中称为《脉经》残卷。

1. **撰著年代** 根据 P.3287 所选录的内容，撰年最早者为《素问·三部九候论》，该篇据新校正说：“全元起本在第一卷，篇名《决死生》”王冰尊经复古又改名为“三部九候论。”[250]《黄帝内经》约成书于春秋战国时期，其次是成书于东汉末年著名医学家张仲景的《伤寒论·伤寒例》和《伤寒论·辨脉法》，较晚的当为《亡名氏脉经第一种》与《亡名氏脉经第二种》，由于其与传世《脉经》、《备急千金要方》和《千金翼方》中的部分内容相同或相似，故此书的撰著年代可上溯到西晋，下线不晚于唐代早期。

2. **写本的抄写年代** 关于写本的抄写年代，可依据以下情况：

其一有唐代敦煌卷子中常见的别体字，“肉”写作“宍”，“亦”写作“忽”，如 P.3287《素问·三部九候论》第 12 行中有：

“其肌宍（肉）身充，气不去来者忽（亦）死。”

“吐”写作“吐”，如 P.3287 第 43 行《伤寒杂病论》乙本中有：

“发汗、吐（吐）、下相反者，祸福至速也。”

“诊”写作“訮”，如 P.3287《素问·三部九候论》第 24 行中有：

“似七訮（诊）之病而非七也。”

又如 P.3287 第 51 行《亡名氏脉经第一种》中有：

“黄帝问曰：凡訮（诊）脉之法，常以平旦。”

“葱”写作“蒸”，如 P.3287 第 101 行《亡名氏脉经第二种》中有：

“又如案（按）蒸（葱）菜（葉）状。”

据此该卷确系唐代写本无疑。

其二，可据卷中的文字避讳特征来断定，卷子中避唐高祖李渊“渊”字讳，“渊”均写作“渆”，如 P.3287 第 82 行《亡名氏脉经第二种》中有：

“三分属太渆（渊），以渆（渊）中有鱼。”

85 行中有：

“以渠上去太渆（渊）一寸。”

88行中有：

“泽能出水流注太渊（渊）。”

卷子中避唐太宗李世民“世”字讳，“世”写作“廿”，“葉”写作“苿”，如P.3287第49行《伤寒杂病论》乙本中有：

“廿士唯知习沓之荣。”

P.3287第101行《亡名氏脉经第二种》中有：

“又如案（按）惗（葱）苿（葉）状。”

卷子中避唐高宗李治“治”字讳，“治”写作“治”，如P.3287第46行《伤寒杂病论》乙本中有：

“治（治）则有其先后也。”

卷中不避唐睿宗李旦“旦”讳，如P.3287第51行《亡名氏脉经第一种》中有：

“黄帝问曰：凡諗（诊）脉之法，常以平旦。”

此处“旦”字照录不讳。而且又无武周新字，如天、地、人等字照录。

故写本的年代《敦煌古医籍考释》、《敦煌医药文献辑校》认为当在唐高宗时期的说法是完全正确的。

3. **写本的定名**　笔者认为此处《敦煌古医籍考释》、《敦煌医药文献辑校》中的定名是完全符合实际情况的，故对《亡名氏脉经第二种》中102行至146行中寸、关、尺三部脉所主病症与方药，笔者此处仍依《敦煌古医籍考释》、《敦煌医药文献辑校》及所选录的内容定名为“《亡名氏脉经第二种》中之医方”。

4. **写本的治病范围**　主要包括：中风发热头痛、热盛、寒热、一切风病、不欲食，虚满、气胀急、主心悬、饥不用食、小便难、小便血色、啬（涩）痛、小便余不禁、胃胁满、胃中满、少腹满、引阴痛等等。

《亡名氏脉经第二种》中之医方颇为珍贵，值得深入研究，所载方药方名即使与传世医书相同，但组成用法均有不同之处，而且在治疗上往往针药并用，各取所长。如对中风发热、头痛，除主张内服桂枝汤、葛根汤、外用摩风膏并覆令微似汗出外，同时要求针刺风府、天柱、灸大杼以祛风解表，散热止痛。

第二节　疗专科病症为主之医方书

包括：(1) 治五劳七伤等钟乳散方Φ356（背面为①除咳逆短气方②专中丸方Φ356V）；(2) 除咳逆短气方及专中丸方Φ356V（正面治五劳七伤等钟乳散方Φ356）；(3) 治上气咳嗽等病医方Дx10298（背面为咏墨、纸、酒、扇等物的诗）；(4) 用药指南及男、妇两科方S.4433V（正面为佛经S.4433）；(5) 美容美发医方S.4329V（正面为童蒙读物《辩才家教》）；(6) 豆少许及塞耳即差等正背面书写之医方残片P.5549；(7) 佛书陀罗尼杂集四天王所说大神咒略抄中之眼、耳、腰病方P.2665；(8)《毗沙门天王奉宣和尚神妙补心丸方》S.5598；(9) 金光明最胜王经中之香药洗浴方P.3230；(10) 罗振玉氏家藏疗服石方。

一、治五劳七伤等钟乳散方（Φ356）

俄罗斯藏敦煌文献Φ356卷子正、背两面书写，正面即此“治五劳七伤等病钟乳散方Φ356”[251]，系倒写，书写工整，但字迹模糊不清，最后一行有较大较黑的字体，仅有标题“春秋左氏传解苐（第）四——闵公　王氏”字样。该卷号钟乳散方的尾部残缺，残存10行文字。卷子正、背两面字体不一，故非出自一人之手。

1. **撰著年代**　此卷子具体撰著年代不详，笔者推测，《备急千金要方》中有三首钟乳散方，但只有《备急千金要方·卷第十七肺脏》气极第四中的钟乳散[252]药物组成中包括Φ356钟乳散方残存药物，其为：“治气极虚寒，阴畏阳气，昼瘥暮甚，气短息寒，钟乳散亦治百病，令人丁强，能食饮，去风冷方：钟乳别研　干姜　桔梗　茯苓　细辛　桂心　附子　人参各一两六铢　白术一两　防风　牡蛎　栝楼根各二两半　上十二味下筛，以酒服方寸匕，日三，渐加至二匕，五十以上可数服，得力乃止。”从此可知，该方来源于唐代早期，其撰著年代也可能是唐代初期。

2. **写本的抄写年代**　卷子中不避高宗李治讳，“治”字不讳照录，如原文第1～2行：

钟乳散方石钟乳散：治五劳七伤，五藏错逆，气抢心，喘噎倚息不得安眠。

但有敦煌文献中常见的别体字，如“亦”写作“悆”，如原文第7行“心腹处（?）有寒（?）疝（?），不能饮食，悆（亦）可服（?）之（?）。”故其抄写年代可能在高宗李治之前的唐代初期。

3. **写本的定名**　《俄藏敦煌文献》第五册294～295页中定名为“钟乳散方”。《敦煌医药文献辑校》亦定名为“钟乳散方。”该卷号中较详细的论述了钟乳散方的主治病症，使用注意事项及药物组成，只可惜部分药物组成及服药方法残脱。今笔者为了不与《备急千金要方》中之三首钟乳散方混名，故按其主治病症定名为“治五劳七伤等钟乳散方”

4. **写本的治病范围**　包括五劳七伤、五藏错逆、气抢心、喘噎倚息、不得安眠、呕吐、咳喘、腹胀不消谷、动则劳复、大人颠眩、小儿发简等等。

钟乳散中的君药石钟乳，最早见于《神农本草经》中，为碳酸盐类矿物钟乳石的矿物，性味甘、温、有毒，具有温肺壮阳、止咳通乳之功。《神农本草经》中列为上品，谓其：“主咳逆上气，明目益精，安五脏，通百节，利九窍，下乳汁。”《中药大辞典》钟乳石条引《日华子本草》谓其：“补五劳七伤。”《本草纲目·金石部第九卷》石钟乳条引《别录》谓其：“益气，补虚损，疗脚弱疼冷，下焦伤竭，强阴，久服延年益寿，好颜色，不老，令人有子。”受到家思想服石长生及历代本草著作对其作用的夸张，自魏晋至唐代亦盛行服用石钟乳，故因过服而深受其害者不少，故临床不宜超量久用。

二、除咳逆短气方及专中丸方（Φ356V）

俄罗斯藏敦煌文献Φ356V卷子[253]正、背两面书写，尾部及下部有残缺，正面为“治五劳七伤等病钟乳散方Φ356”（见本书“治五劳七伤等钟乳散方Φ356”）。背面即此书，卷子正、背两面字体不一，故非出自一人之手。残存8行文字。

1. **撰著年代**　此卷子具体撰著年代不详，笔者推测，根据其中用字特点，写本的抄写年代不晚于唐代，那么撰著年代与Φ356正面治五劳七伤等病钟乳散方一样，可能是唐代初期。

2. **写本的抄写年代** 卷子中未见避讳字，但有敦煌文献中常见的别体字，如“咽”写作“咽”，如原文第1～4行：

人参三分 杏子六分 甘草 姜 桂 茯苓各五分，凡六物冶合，和以蜜丸如弹丸，含咽（咽）汁，除咳逆短气。”“参”写作“喿”，如原文第5～7行“专中丸方：用人喿（参） 乌头 羌（?）华（活?）元（芫）华（花） 大黄 丹□雄黄各二分 代堵（赭）六铢 巴豆七十枚，去心皮，熬九物▭

故写本的抄写年代不晚于唐代。

3. **写本的定名** 其中原文第1～4行为除咳逆短气方（原无方名，《俄藏敦煌文献》第五册294～295页椐方后主治功能而加，今从），原文第5～7行专中丸方，原文第8行闵公左氏传解第（第）四（仅存标题）。《敦煌医药文献辑校》定名为“不知名医方第三十八种残片。”笔者依《俄藏敦煌文献》第五册294～295页定名为“除咳逆短气方及专中丸方。”

4. **写本的治病范围** 包括咳逆短气、寒湿积聚、中满水肿等。

三、治上气咳嗽等病医方（Дx10298）

俄罗斯藏敦煌文献Дx10298卷子正、背两面书写，正面即此“治上气咳嗽等病医方”，背面为咏墨、纸、酒、扇等物的诗。该卷号尾及下部均残缺，有边栏及行线。正、背两面字体不同，并非出自一人之手。

1. **撰著年代** 已无从可考，但本卷中皂荚治疗上气咳嗽，最早可见于张仲景《金匮要略·肺痿肺痈咳嗽上气病脉证治第七》第七条，其为：“咳逆上气，时时唾浊，但坐不得眠，皂荚丸主之。皂荚八两，刮去皮，用酥炙。上一味，末之，蜜丸如梧子大，以枣膏和汤服三丸，日三，夜一服。”用独颗蒜治疗上气，可见于《备急千金要方·卷第十七肺脏》积气第五，其为：“治上气方：上酥一升 独头蒜五颗。上二味，先以酥煎蒜，蒜黄出之，生姜汁一合，共煎令熟，空腹服一方寸匕，温服之。”可见本方书的最早撰者可上溯到东汉末年（《伤寒杂病论》约成书于建安五年至建安二十四年，即公元200～209年[254]）

2. **写本的抄写年代** 卷子中不避唐高宗李治“治”字讳，如原文第1行：

治上气咳嗽方：皂夹（荚）一挺（梃），去皮、子炙▭

又可见到敦煌卷子中常见的别体字，如“吐”写作“吐”，如原文第5行：

又加痫者死。上气咳嗽，吐血，其脉▭

可能系唐太宗李世民时期写本，《敦煌医药文献辑校》推测“或为唐以前写本”[255]。另外背面咏墨、纸、酒、扇等物的五言诗为唐诗，无撰者姓名，《敦煌学大辞典》中柴剑虹先生考知为初唐著名诗人李峤一百二十首杂咏诗中的四首，亦载于《全唐诗》卷五十九、六十中[256]，故背面咏墨、纸、酒、扇等物的五言诗抄写年代不会早于初唐。因而正面“治上气咳嗽等病医方”的抄写年代可能稍早于背面之五言诗。

3. **写本的定名** 由于书名及撰者均不详，故《敦煌医药文献辑校》定名为“不知名医方第三十七种残片。”《俄藏敦煌文献》第14册266页中没有定名，但《俄藏敦煌文献》第1册彩图第三十七中定名为“医方”。该卷号中残存5首治上气咳嗽等病医方，故笔者定名为“治上气咳嗽等病医方。”

4. **写本的治病范围**　包括上气咳嗽、气短、吐血等等。

四、用药指南及男、妇两科方（S.4433V）

此卷子现藏英国国家图书馆，编号为 S.4433V。此卷子首尾均缺，原无书名标题及撰人姓名。正、背两面书写。正面为太玄真一本际经卷第四（《敦煌遗书总目索引新编》依黄永武定名[257]），背面即此医方，共 48 行。

1. **撰著年代**　书中部分内容与唐代早期的《备急千金要方》中的相关内容基本相同，如原文第 19～20 行：

治女人交接辄血出方：桂心二分　伏龙二分为散，酒服方寸匕。

此与《备急千金要方·卷第三妇人方中》杂治第八中“治女人交接辄血出方：桂心伏龙各二两，上二味为末，酒服方寸匕，立止。”基本相同。

又如原文第 29～30 行：

治妇人阴宽大，令小：兔矢（屎）二分　干漆一分　鼠头骨二枚　雌鸡肝三枚，阴干百日　四味捣筛，和丸如小豆。初月七日。

此与《备急千金要方·卷第三妇人方中》杂治第八中“治阴宽大令窄小方：兔屎　干漆各半两　鼠头骨二枚　雌鸡肝二个，阴干百日　四味捣筛，和丸如小豆。初月七日。……”基本相同。

以上说明该方书的原撰著年代应该在唐初或以前。

2. **写本的抄写年代**　卷子中“疗”、“治”并用，不避唐高宗李治“治”字讳，如原文第 23～24 行：

疗长：山茱萸二两　食茱萸二两　天雄二两　右（上）捣筛，蜜和为丸如梧子，一服二丸，日三服，日觉倍。

又如原文第 20～21 行：

治男令大方：苁蓉　牡蛎　石斛各两，和香脂涂阴茎即大，验。

据此可能系唐太宗李世民时期或以前写本。另外正面太玄真一本际经为道教经典，《敦煌学大辞典》中王卡先生引唐释玄嶷《甄正论》称：“《本际》五卷乃隋道士刘进喜造，道士李仲卿续成十卷。”[258]说明太玄真一本际经的撰著年代在隋代，从古代传统先写正面的习惯看，背面医方的抄写年代不会早于隋代。

3. **写本的定名**　由于原无书名标题及撰人姓名。故《敦煌医药文献辑校》称为《不知名医方第十七种》[259]。其内容主要记述了用药指南及男、妇两科方为主的医方 34 首。今据内容命名为“用药指南及男、妇两科方”。

4. **写本的治病范围**　包括丈夫风虚目暗、精气衰少无子、诸不足、阴冷、玉门宽、阴冷大、女人交接辄血出、男阴小短、阴宽大、不生男等等。

五、美容美发医方（S.4329V）

此卷子原件现藏英国国家图书馆，编号为 S.4329V，古医籍及簿录均未见记载，也不详撰人及原书卷数。首尾均缺，正、背两面书写，正面为《辩才家教》，残存第八章至第十二章，子目为：贞女章第九（无第十章），五字教章第十一，善恶章第十二。《敦煌学大辞典》四部书《辩才家教》条李鼎霞撰文认为乃童蒙读物[260]，在 P.2515 一卷中，首尾完整，前有叙言，分十二章，首题辩才家教卷上并序，有题记：甲子年四月廿五日显比丘僧愿成俗姓王保全记。据《敦煌遗书总目索引新编》归纳，有关《辩才家教》的卷号有：P. 2515、S. 4329、P. 3622V（王三庆定名为文赋体类书乙）三个卷号[261]。背面为无书名标题之医方书，共存48行文字。此书与传世医书无类同者。

1. **撰著年代**　可能系唐代初期写本。因方中用药与《备急千金要方》中有类似之处，如原文第28～30行：

洗面□□方：白芷　白蚕　萎蕤　白术　杏仁　桃仁　瓜仁　以上各一两，捣和绵裹，洗面即用之。

此与《备急千金要方·卷第六下七窍病下》面药第九洗面药方类似，其原文为"洗面药方：白芷　白蔹　白术　桃仁　瓜仁　杏仁　萎蕤各等份　皂荚倍多　上各上八味绢筛，洗手面时即用。"

两者比较，S. 4329V中有白蚕、无白蔹、皂荚，其余组成均相同，可见基本药物相同。两方可能均来源于唐代初期以前，其著者可能系唐代初期以前。

2. **写本的抄写年代**　卷子中不避唐高宗李治"治"字讳，如原文第38～41行：

治口气臭方：丁香三分　甘草三分，炙　细辛五两　桂心五两　芎藭四两　右（上）件五味捣筛，蜜为丸，如弹子大，临卧服两丸。

另外卷子正面的《辩才家教》有题记：甲子年四月廿五日显比丘僧愿成俗姓王保全记。中国台湾学者郑阿财等教授认为《辩才家教》就其命名与内容而论，当是出自佛教徒之手，以作为寺院用来教育童蒙而编的德行教材。关于P. 2515《辩才家教》的抄写时代，郑阿财等教授根据题记"甲子年四月廿五日显比丘僧愿成俗姓王保全记"及吐蕃纪年但用干支而无年号，敦煌陷吐蕃时期约为唐德宗贞元二年（786）到唐宣宗大中二年（848），在此期间"甲子年"宜为唐武宗会昌四年即公元844年，认为此《辩才家教》抄写年代当是844年[262]。根据古人先写正面，再写背面的习惯，加之不避唐高宗李治"治"字讳，按此说法，此美容美发医方的抄写年代当为甲子年（844）四月廿五日至848年吐蕃占领敦煌时期。关于卷子正面的题记：甲子年四月廿五日显比丘僧愿成俗姓王保全记，著名敦煌学专家李正宇教授的观点新颖、见解独特，其认为王保全乃五代后期北宋初人，题记中的"显"为"显德寺"，建于后周显德年间，此甲子当为宋乾德二年（964）。李正宇教授《敦煌史地新论》中有"显德寺"条，其谓：显德寺，简称"显"，在沙洲城内，最早见于北图周字六十六号（载《敦煌杂录》），时为北宋建隆二年辛酉（961）。土肥义和认为是后周显德年间由法门寺改名而来（见《敦煌讲座（三）》）。乾德四年（966）归义军节度监军史、检校尚书左仆射御史大夫曹延晟施入该寺大般若经并锦帙（zhì）（《古写经尾题录存》）[263]。以此来看王保全确系五代后期北宋初无疑，按照先写正面，再写背面的习惯，那么背面的美容美发医方的抄写年代当为五代后期北宋初期王保全写题记之后。

3. **写本的定名**　由于古医籍及簿录均未见记载，也不详撰人及原书卷数。故《敦煌古医籍考释》定名为《不知名医方第十二种》。因本书内容以家庭日用美容美发类医方为主，今据其内容特点定名为"美容美发医方"。

4. **写本的治病范围**　包括美容之皇甫面脂、面膏、洗面液、面散、玉屑面脂，加香之薰衣香方，除臭之口气臭方，美发之发落不生方等等。

六、豆少许及塞耳即差等医方残片（P.5549）

此卷子原件现藏法国国家图书馆，编号为P.5549。古医籍及簿录均未见记载，也不详撰人姓名及原书卷数。正，背两面书写，均医方著作。原文较多，但今仅存一小方形残片，前后上下均缺。其正面依《敦煌古医籍考释》、《敦煌医药文献辑校》称为甲卷，共三行文字。背面称为乙卷，共四行文字。并指出此书具体撰写与抄录年代待考。

1. **撰著年代** 本卷正背面因残缺太多，其撰著年代已无法可考。据P.5549乙卷原文第1行中"▭塞耳即差。"来看，此系塞耳治疗疾病之方，多用治耳病。

关于塞耳之法，在敦煌医方中也较为常见，多用治耳疾，如P.3378V杂疗病药方原文第50行有：

疗□□□：取生鹅脂作酪，以绵裹塞耳中即瘥[264]

从"取生鹅脂作酪，以绵裹塞耳中"的治疗方法看，所疗疾病当为耳聋，生鹅脂作酪乃为鹅脂膏，气味甘、微寒，《本草纲目·禽部第四十七卷·鹅》引《别录》云："灌耳，治卒聋。"

又如P.3596V原文第132～133行中有：

耳卒疼痛有方：蒸盐熨之。又方：附子 昌（菖）蒲绵裹塞耳。

P.3596V原文第134～137行中有：

疗聋方：巴豆三分 生松脂 二味和捣，绵裹，内耳中。日夜各半时。若患两耳，先治一耳。若热聋：取黄连浸，汁滴耳中，然后着药塞耳。又方：铁匕子白（自）挑去塞，杏仁塞。又方：附子酢浸令液，取如枣核大，绵裹塞。又方：真珠末，塞之，验。

P.3596V原文第138～139行中有：

疗耳脓出方：取成练矾石如小豆。内耳中，不过三日，差（瘥）。又方：取伏龙肝以绯沙（纱）裹，塞耳。[265]

此外还可用于练功，如P.3810《呼吸静功妙诀》原文第7行中有：

以绵塞耳，心绝念虑。

2. **写本的抄写年代** 写本正背面虽系残片，但从书写特点上看，仍属唐代写本。如"差"写作"差"等。另外正背面书法字体相同，因而系同一抄写者完成。

3. **写本的定名** 因古医籍及簿录均未见记载，也不详撰人姓名及原书卷数，故《敦煌古医籍考释》、《敦煌医药文献辑校》定名为《不知名医方第十四种》，笔者依据卷子内容特点将其定名为"豆少许及塞耳即差等医方残片。"

4. **写本的治病范围** 其残存内容包括甲卷之残缺豆少许等方（2首），乙卷之残缺塞耳即差方（1首）、残缺细辛等方（1首），但所治疗的疾病名称均残脱，故治病范围不详。

七、佛书陀罗尼杂集四天王所说大神咒略抄中之眼、耳、腰病方（P.2665V）

敦煌卷子P.2665卷子系正背两面书写，正面为太上道本通微妙经（《敦煌遗书总目索引新编》中依大渊忍尔定名）中有品题，称扬持戒品第三。背面编号为P.2665V，有三种内容，分别是：(1) 愿文；(2) 藏文题记；(3) 陀罗尼杂集四天王所说大神咒略抄。其中愿文为倒写。陀罗尼杂集四天王所说大神咒略抄共计23行。

1. **撰著年代**　具体撰著年代不详。

2. **写本的抄写年代**　此卷子中出现了武周新字，如“人”写作“𤯔”，“月”写作“匝”等，如原文第4～5行：

……咒郁金、青黛水，常使病𤯔（人）向东方日匝（月）净明德佛忏悔洗目至七日。

据此《敦煌医药文献辑校》认为此“写本年代应在武则天当政时期。”[266]，笔者与此看法相同。

3. **写本的定名**　由于医方部分不详书名及撰者，故《敦煌医药文献辑校》定名为“佛家医方第一种残卷。”为了能够进一步反映卷子的主题，笔者将其定名为“陀罗尼杂集四天王所说大神咒略抄中之眼、耳、腰病方。”

4. **写本的治病范围**　包括眼病、腰脚痛等。

八、毗沙门天王奉宣和尚神妙补心丸方（S.5598V）

《毗沙门天王奉宣和尚神妙补心丸方》现藏英国国家图书馆，编号为S.5598V，该卷子分正背两面书写，正面为为佛经S.5598a《大悲启请》（首题）、S.5598b《无障碍大悲心陀罗尼》（首题）；背面为S.5598V《佛说加句尊胜灵验陀罗尼神妙章句》，《毗沙门天王奉宣和尚神妙补心丸方》方即出自背面S.5598V，《英藏敦煌文献（汉文佛经以外部分）》中将“妙”作“州”，定名为“毗沙门天王奉宣和尚神州补心丸方”[267]。此方后有倒写之“定昌，定□□□□”等杂写字样，该卷子首尾均缺，系行书书写，书法一般，不详书名及作者。

1. **撰著年代**　具体撰著年代不详。

2. **写本的抄写年代**　虽然具体撰写及抄录年代无可考，但根据方中“薯蓣”的称谓，没有因唐代宗名预（豫），避讳改名薯药，却出现了敦煌文献中常见的别体字，如“陀”写作“陁”，“尼”写作“㞾”，“乾（干）”写作“乹”，“人”写作“芢”，“咽”写作“”等。因此我们初步推断为唐代宗登基以前（即763年以前）的作品。

3. **写本的定名**　由于医方部分不详书名及撰者，故《敦煌医药文献辑校》定名为“佛家医方第二种残卷。”[268]为了能够进一步反映卷子的主题，笔者将《英藏敦煌文献（汉文佛经以外部分）》中定名“毗沙门天王奉宣和尚神州补心丸方。”改为“毗沙门天王奉宣和尚神妙补心丸方。”其中将“州”改为“妙”。

4. **写本的治病范围**　包括四肢乏力、神疲失眠、心悸易惊等。

附：由于组方甚妙，故现附毗沙门天王奉宣和尚神妙补心丸方原文及释要：

【原文】佛说加句灵验，尊胜陁（陀）罗㞾（尼）神妙章句，真言曰：毗沙门天王奉宣和尚神妙补心丸方：乹（干）薯蓣　乹（干）地黄　杜仲　百节（部）　方（防）风　芢（“芢”为“芒”一种写法，“芒”通“人”）参　丹参　茯苓　茯神　贝母　乳糖　五味子　石菖蒲　麦门冬去心　甘草炮过　远志　柏子芢（“芢”为“仁”一种写法）右件药十七味细剉洗去尘乹（干）焙为末练白粉蜜为丸，如弹（弹）子大每日空心含一丸徐徐咽（咽）津，去滓细爵咽（咽）下，服十日二十日支（肢）清雅，三十日骨健身安不惊疑，开心益智补髓，久食驻颜，功力广大不可述。

【释要】从该方组成看，组方严谨，条理分明，实出于深暗医理的高僧，方中用干地黄、麦冬滋补肾阴，清降虚火。人参、茯苓、茯神、五味子、干薯蓣、杜仲补益心气，健脾补肾安神。丹参、柏子仁、远志养血安神，祛瘀通络。石菖蒲开心窍而涤痰。贝母、百部润肺止咳，兼解郁除烦。防风和补药配合使用，可使补中有散。甘草调和诸药。诸药合用，共奏益气养阴、补心安神、开窍涤痰、润肺止咳之效。对于气阴两虚、脾肾不足、肺虚痰滞之证尤为适宜，长期服用亦佳，该方阴阳兼顾，于阴中求阳，在滋肾阴中妙用杜仲一味，以鼓动肾阳，使滋而不腻，茯苓、茯神并用，既健脾，又安神，双管齐下，延年益寿，加之人参、远志同用，可达开心益智，敦煌卷子 P. 2115 张仲景《五脏论》就有："泰山茯苓，发阴阳而延年益寿。……远志、人参，巧含开心益智"之语。

另外方中乳糖即即《唐本草》之石蜜，其云："用水牛乳、米粉和，煎炼沙糖为之，可作饼块，黄白色。"尚志均辑校唐代《食疗本草》引《开宝本草》云："此石蜜，其实乳糖也"。敦煌卷子英国编号 S. 76《食疗本草》残卷中有："石蜜，寒。右心腹胀热，口干渴。波斯者良。注少许于目中，除/去热膜，明目"。可见乳糖（石蜜）波斯产者最好。《本草纲目》中所载之乳糖与《唐本草》之石蜜亦相似，《本草纲目》谓其："以石蜜（白沙糖）和牛乳、酥酪作成饼块者为乳糖"。《神农本草经》中所载石蜜，并非乳糖，乃生山谷，为陶弘景所言之崖蜜。陶隐居云；"即岩蜜也。高山岩石间作之，色青赤，……其蜂黑色似虻"。

九、金光明最胜王经中之香药洗浴方（P. 3230）

金光明最胜王经中之香药洗浴方，现藏法国国家图书馆，编号为 P. 3230，该卷子内容系金光明最胜王经卷第七，卷中有 3 个品题：即金光明最胜王经无染著陀罗尼品第十三、金光明最胜王经如意宝珠品第十四、金光明最胜王经大辩才天女品第十五，第十五品中列举了注有梵音的香药三十二味洗浴方[269]，分正面书写，首尾均缺，系行书书写，书法整洁端庄。

1. **撰著年代** 具体撰著年代不详。金光明最胜王经的译者系唐三藏法師義淨。義淨（635～713），唐代僧人，旅行家，中国佛教四大译经家之一，可见于《宋高僧传》卷一、《开元释教录》卷九等，俗姓张，齐州（今山东历城）人，一说范阳（今北京城西南人）。于咸亨二年（671）由海道往印度求法[270]。敦煌卷子中的金光明最胜王经还包括 S. 2453、S. 6170 两种。

2. **写本的抄写年代** 原经翻译于義淨（635～713）时期，卷中避唐睿宗李旦（684年，710～712 年）讳，如"怛"缺笔讳作"怛"，如原文最后残存部分：

当□呪一百八遍。呪曰：怛（怛）侄他　苏讫栗帝　讫栗帝□劫摩怛（怛）里缮怒羯□　郝羯□（后缺）。

整个金光明最胜王经卷第七卷中不避唐太宗李世民之"世"、"民"讳，笔者认为，此系唐睿宗 710 年以后之写本，可能为唐代中晚期，吐蕃占领敦煌后，避讳已不太必要所致。

3. **写本的定名** 由于该方系香药洗浴方，又出自金光明最胜王大辩才天品女第十五中，故笔者定名为"金光明最胜王经中之香药洗浴方。"《敦煌医药文献辑校》定名为"佛家医方第三种残卷。"

4. **写本的治病范围** 本方所载 32 味药物，每味药味均附记梵文译音。这些药物均具有芳香气味，多能芳香开窍，辟秽化浊，化瘀解毒，除恶杀虫。煎汤洗浴，取其气而舍其味轻清宣散，芳香透表，通络疏窍。煎汤洗浴可除恶梦鬼神、蛊毒、厌魅等病，现将香药三十二味列出，供学者参考，其为：昌（菖）蒲（跋者）、牛黄（瞿虚折娜）、苜蓿香（塞毕力迦）、麝香（莫诃婆伽）、雄黄末（捺瞪罗）、合昏树（尸利洒）、白芨（因达罗喝悉哆）、芎藭（阇莫迦）、苟（枸）杞根（苫弥）、松脂（室利薛瑟得迦）、桂皮（咄者）、香附子（目率哆）、沉香（恶揭噜）、旃檀（旃 zhān 檀 tán 娜）、零陵香（多揭罗）、丁子（索瞿者）、郁金（茶矩幺）、婆律膏（曷罗婆）、萎香（捺刺拖）、竹黄（鹘（hú）𫝕（lù）战娜）、细豆蔻（苏泣迷罗）、甘松（苫 shān 弭 mǐ 哆）、藿香（钵 bō 坦罗）、茅根香（嗢尸□）、叱脂（萨洛计）、艾纳（世黎也）、安息香（窭 jù□□）、芥子（萨利教跋）、马芹（叶婆你）、龙花鬓（那咖罗）、白胶（萨折罗婆）、青木（矩瑟佗）。

【附】

《中华电子佛典协会》收录的由大唐三藏沙门义淨奉制译《金光明最胜王经》卷第七中的金光明最胜王大辩才天品女第十五之一的原文与法国编号：P. 3230 金光明最胜王经香药洗浴方相关原文为：

"金光明最胜王大辩才天品女第十五之一：尔时大辩才天女。于大众中。即从座起。顶礼佛足白佛言。世尊。若有法师。说是金光明最胜王经者。我当益其智能。具足庄严言说之辩。若彼法师于此经中文字句义。所有忘失皆令忆持能善开悟。复与陀罗尼总持无碍。又此金光明最胜王经。为彼有情已于百千佛所。种诸善根常受持者。于赡部洲。广行流布。不速隐没。复令无量有情闻是经典。皆得不可思议捷利辩才。无尽大慧。善解众论及诸伎术。能出生死。速趣无上正等菩提。于现世中。增益寿命。资身之具悉令圆满。世尊。我当为彼持经法师及余有情。于此经典乐听/闻者。说其呪药洗浴之法。彼人所有恶星灾变与初生时星属相违。疫病之苦，斗诤战阵。恶梦鬼神、蛊毒、厌魅、呪术起尸。如是诸恶为障难者。悉令除灭。诸有智者。应作如是洗浴之法。当取香药三十二味。所谓：菖蒲（跋者）、牛黄（瞿卢折娜）、苜蓿香（塞毕力迦）、麝香（莫迦婆伽）、雄黄（末奈眵罗）、合昏树（尸利洒）、白及（因达啰喝悉哆）、芎藭（阇莫迦）、枸杞根（苫弭）、松脂（室利薛瑟得迦）、桂皮（咄者）、香附子（目窣哆）、沉香（恶揭噜）、栴檀（栴檀娜）、零凌香（多揭罗）、丁子（索瞿者）、欝金（茶矩幺）、婆律膏（揭罗娑）、苇香（捺剌柁）、竹黄（鹘路战娜）、细豆蔻（苏泣迷罗）、甘松（苦弭哆）、藿香（钵怛罗）、茅根香（嗢尸罗）、叱脂（萨洛计）、艾纳（世黎也）、安息香（窭具攞）、芥子（萨利杀跋）、马芹（叶婆儞）、龙花须（那伽鸡萨罗）、白胶（萨折罗婆）、青木（矩瑟侘）皆等分。以布洒星日。一处捣筛。取其香末。当以此呪呪一百八遍。呪曰：怛侄他　苏讫栗帝　讫栗帝讫栗帝劫摩怛里　缮怒羯啰滞　郝羯喇滞　因达啰阇利腻　铄羯［口阑］滞　钵设侄囇　阿伐底羯细　计娜矩覩矩覩　脚迦鼻囇　劫鼻囇劫鼻囇劫毘啰末底（丁里反）　尸罗末底那底度啰末底哩　波伐雉畔稚囇　室囇室囇萨底悉体羝莎诃"

十、原罗振玉氏家藏疗服石方（无编号）

据《敦煌古医籍考释》[271]、《敦煌医药文献辑校》[272]论述：《疗服石方》一卷，古目录学未见记载。原卷子为罗氏家藏，并以影印件收入《贞松堂藏西垂秘籍丛残》中，首尾均缺，现存此书第六篇之尾及第七篇大部分。

1. **撰著年代**　具体撰著年代不详。据书中大部分内容与《诸病源侯论·卷六解散病诸候》及《千金翼方·卷之二十二飞炼》服诸石药等书中内容相同或相近，估计其撰年可能在隋末或唐初。

2. **写本的抄写年代** 据《敦煌古医籍考释》论述：此书内容第六篇论服石药中金石毒所致诸病症状及调治法，存二十条。第七篇之首篇目标题是"解石方第七。"其下原著云："合二十七条"。据此"第七"的篇中原有二十二条，但现存只有十六条，尚缺六条。第六篇的大部分文字，又可见于巢元方《诸病源候论·卷六解散病诸候》寒食散发候，《千金翼方·卷之二十二飞炼》服诸石药及寒食已、违失节度发病疗之法合四十五条第三，《医心方》卷十九第四，《外台秘要》卷三十七等处，当是分别据此书的不同传本者。第六篇"或石发动饮酒不解"条所记内容与《诸病源候论》及《千金翼方》所记皇甫谧误服寒石散后用三黄汤得愈故事相近，似即转录自《隋书·经籍志》所载："梁有：皇甫谧、曹翕《论寒食散方》二卷"中的佚文。至于此书撰者已无法考知。此卷子有避"治"字（改为"疗"）及"旦"字讳（改"清旦"为"清朝"），当系唐睿宗以后写本。因笔者未能见到《疗服石方》图片，故此处观点皆引录自《敦煌古医籍考释》及《敦煌医药文献辑校》中。

3. **写本的定名** 《敦煌古医籍考释》据其内容称为《疗服石方》，今笔者根据内容及收藏者，定名为"原罗振玉氏家藏疗服石方"。

4. **写本的治病范围** 残存医方36首，主要用于石发症候的治疗。

第三节 单验医方书

包括：（1）妇科疾病为主民间单验方 Дx00924；（2）疗各科病症之单药验方 P. 2666V（正面为道教经典 P. 2666）；（3）《备急单验药方》［S. 9987B2V＋S. 9987A◎S. 3395（马继兴定名为不知名医方第三种残卷）＋S. 9987A◎S. 3347＋S. 3347（马继兴定名为不知名医方第十三种残卷）］1989年由王冀青教授发现并录文[273]，2000年由王淑民教授证实并缀辑[274]。（4）《王宗无忌单方》P. 2635。

一、妇科疾病为主民间单验方（Дx00924）

Дx00924，现存20行文字，字体工整易辨，系行书书写，首尾均残。

1. **撰著年代** 此为俄罗斯藏敦煌文献，原卷子无书名及撰者，其具体撰著年代亦无从查考，但笔者从唐代早期的《备急千金要方》中看到与该残卷有相似之处，如原文第5行有：

▭［不］出，取弓弦三尺五寸，烧作灰，和酒。[275]

此与《备急千金要方·卷第二妇人方上》胞胎不出第八中"治胞衣不出方，……又方，取水煮弓弩弦，饮其汁五合，即出，亦可烧灰，酒和服"[276]相似，可见该方书部分撰者当在唐代早期或以前，弓弦具有的催生之功方，早在梁代的《别录》就反映出来了，如《本草纲目·服器部第五十卷》弓弦条引《别录》谓其主治"难产，胞衣不出。……产难，取弓弩弦以缚腰，及烧弩牙纳酒中饮之，皆取发放快速之意。"[277]

2. **写本的抄写年代** 根据卷子中的用字特点，如"虫"写作"蝱"，"狗"写作

“猗”，“枸杞子”写作“苟杞子”等，系唐代之俗写，此在敦煌医学其他卷子中亦可见到。如“苟杞子”，P.3930原文第11～14行中有：

治头白屑方：取苟（枸）杞子、根、茱（叶），四时俱得，捣作末，量多少，每日服之即差。又方：取根细剉，甘（泔）清渍之一、两宿，煎汁淋头。[278]

P.2565原文第17～21行张文仲石龙芮六子加味丸（原无方名，笔者自拟）中亦将“枸杞子”写作“苟杞子”，P.4038原文第58～61行韦侍郎疗发变白方中亦将“枸杞子”写作“苟杞子”等等。

另外，敦煌医学其他卷子“虫”一般写作“虿”、“狗”除写作“猗”外，有时也写作“苟”，如P.3930原文第14～19行治面热卒赤肿方中有：

苟（狗）粪下土和水涂，皆差。

此外Дx00924与敦煌医学卷子P.2666、S.6177V、P.3930中的部分内容相似，如此卷原文第6行：

▭□猗（狗）脚乳，内（纳）着产门中行房，验。

其与P.2666V第62行原文：“治妇人无子，多年不产，取白狗乳，内着产门中，以行房，立得”相似。

又如原文第14行中：

▭酒和饭，堂上坐，食家无口舌，吉。

其与P.2666V第78行原文“二月社日，取酒和饭，堂上坐食之，合家无口舌，孝顺宜大▭”相似。

因此不论内容，还是文字特点，均应属写于唐代的敦煌医学卷子，虽系俄罗斯藏敦煌文献，应亦出自莫高窟。

3. 写本的定名 Дx00924原无书名，在《俄藏敦煌文献》第七册中将其定名为“妇科秘方”，经我们仔细辨认后发现，其内容主要系指民间治疗妇科疾病的单验方，故将其定名为“妇科疾病为主民间单验方”较为合适，Дx00924残存20行文字。陈明先生[279]经过与敦煌医学卷子P.2666、S.6177V、P.3930及《医心方》中的有关内容仔细比较后，发现它们之间有相互关联的内容，这一点笔者与陈明先生看法相同，据此推测，Дx00924妇科疾病为主民间单验方可能系从P.2666、S.6177V、P.3930等方书中节选而来。

4. 写本的治病范围 该卷子中论述了妇科疾病民间治疗的单验方，这些单验方绝大多数属祝由方的范畴，所治疾病包括：疮、夫妇不和、胞衣不出、生女不生男、不吉利、妇人淫、头风、妇人倒生、眼中冷泪出不止、妇人难产、妇人产后肠中痛、妇人肠中子死、妇人无子、疟病、痔病等等。

二、各科病症之单药验方（P.2666V）

《单药验方》，古医籍及簿录均未见记载，也不详撰人姓名及卷数，此卷子（法国编号为P.2666V）正、背两面书写。正面为道教经典“太上道本通微妙经”，背面即本书。缺卷首，存卷尾。有上、下框及后框，缺前框，有行线，共存89行。每行（间或二行）录方1首。其上多有朱点及朱笔勾勒。

1. 撰著年代 部分医方的撰者还可上溯到东晋的葛洪，因其方来源与《肘后备急方》，如原文第5行：

▭□葱黄心鼻中入七寸，使目中血出即活，男左女右。

其与葛仙翁《肘后备急方·卷之一》救卒中恶死方第一中第一方“取葱黄心刺其鼻，男左女右，入七八寸，若使目中血出佳”基本相同。

有些医方与P.3596V有密切的关系，原文第17行：

人蛊水遍身洪肿，取马（乌）牛尿，每日服一盏，即差。

其与P.3596V原文第56～67行“疗蛊水遍身洪肿方：……又方：服乌牛尿一盏，效。……”基本相同。

又如原文第19行：

人冷痹，随年壮，灸足小指歧纹头，黑血出，即差。

其与P.3596V原文第85～88行“疗脚忽痹厥不遂及冷痹方：……又方：冷痹，灸随年壮。又方：灸足小指纹头，黑血出，立差（瘥）”基本相同。

笔者认为写本的撰著当时参考了P.3596V原文，并将其中的单方摘录了出来。那么P.3596V的撰著年代可能较早，或同一时期，但不会晚于P.2666V。

亦可与《杂疗病药方》新缀合本中P.3378V与S.6177V疗治妇人为主之单验方（正面为《孝经》）互参，如P.3378V原文第44～45行“疗小便不通：上口□□如小豆许，内孔中着，即差”与原文第52行“治人小便不通，熏黄如豆许大，用绵裹，着玉茎头孔中，即尿，大吉”基本相同；又如原文第32行“妇人月水不止，取簸箕舌烧作灰，和酒服，即止”与S.6177V原文第4行“疗妇人月水不止方。取簸箕舌烧作灰，和酒服即止”基本相同；再如原文第86行“治妇人腹中子死不出，取苟（枸）杞子三升服，即差”与S.6177V原文第8行“治妇人腹中子死不出。取苟（枸）杞子三升，服即差（瘥）”基本相同等等。

亦可与俄罗斯藏敦煌文献Дх00924妇科疾病为主民间单验方互参，如Дх00924原文第6行“▭□猗（狗）脚乳，内（纳）着产门中行房，验。”与原文第62行“治妇人无子，多年不产，取白狗乳，内着产门中，以行房，立得”基本相同等等。

可见P.2666V是摘录了多种方书中的单验方而撰成的。

2. 写本的抄写年代 书中避唐太宗李世民“世”字讳，“葉”写作“菜”，如原文第7行：

人喫（吃）蛊毒，取胡荽子根菜（葉），擣汁半升，顿服，即毒出，差（瘥）。

原文第43行：

人患一切风，取槐根一升和槐菜（葉）三升，盐一升，和水煎取一升，分为三服。

书中既有“疗”字、又有“治”字，如原文第69行：

疗妇人胎在腹中死，急取狗热血一盏，与妇人饮尽，即生。

文中有“疗”字。

又如原文第68行：

治人眼中冷泪出不止，取盐末以蜜和小豆许，封眼角，即差。

文中有“治”字等等，说明不避唐高宗李治“治”字讳。

亦不避唐睿宗李旦“旦”字讳，如原文第71行：

八月一日旦起，去斋（脐）中垢，合（令）人多智，至者无病。

文中“旦”字照录不讳。

以上说明该写卷可能写于唐代初期唐太宗李世民时期。

3. **写本的定名**　由于所录各方均系每病一药（个别有二药者），或每病灸一穴，无复方，与此卷第51行所记“单方”二字相符。故《敦煌医药文献辑校》称为《单药方残卷》[280]。由于此书内容抄录内、外、妇，儿各科病症之单方，加之原文第51行中有：“单方：一切病无不治者，大验。”故笔者定名为“各科病症之单药验方”。

4. **写本的治病范围**　包括卒死、鬼魇死、蛊毒、恶疰入心欲死、目翳、心痛欲死、急黄疸黄、急蚶（疳）、赤白痢、脚转筋及入腹、一切恶肿疼痛不可忍、积年上气、唾脓血、蛊水遍身洪肿、偏风、冷痹、癫狂、时气遍身生疱、反花疮、火烧疮、恶疰吐血欲死、疔疮根入腹欲死、人被狂狗咬、妇人多失子、失音不语、鱼骨在咽中、面欲得如花色、小儿霍乱吐乳欲死、妇人月水不止、妇人不用男女、妇人产后腹中痛、小儿重舌、妇人两三日产不出、心痛、子死腹中及衣不出、湿痒、一切风、被蛇咬、产后血不止、痢、小便不通、腹胀心痛、恶疮不差、女人带下、产妇小便不通、妇人产衣经宿不荫、舌肿、秃人、妇人无子、纯生女、妇人数失男女、头风、眼中冷泪出不止、胎在腹中死、盗汗、难产、小儿舌上疮、痔病、烂唇、蜘蛛及蚕咬人、小儿警（惊）啼、妇人产后腹中痛、小儿夜啼、妇人无子、虐（疟）病、妇人产后疼痛不止、妇人腹中子死不出、妇人别意、咽喉病等等。

三、《备急单验药方卷》（缀辑本）（S. 9987B2V＋S. 9987A◎S. 3395＋S. 9987A◎S. 3347＋S. 3347）：

敦煌写本S. 3347、S. 3395是第一批公布的英藏敦煌文献中的两个医学写本，在《敦煌古医籍考释》与《敦煌医药文献辑校》中S. 3395被命名为《不知名医方第三种》，S. 3347被命名为《不知名医方第十三种》。写本S. 9987A残片《敦煌医药文献辑校》命名为《不知名医方第十八种》。写本S. 9987B2V残片为《备急单验药方卷》卷首序文部分。1989年，兰州大学王冀青教授在伦敦大不列颠图书馆考察敦煌写本时发现S. 3347、S. 3395、S. 9987（两个残片）四个写本“内容、纸质、书法、字体、格式、墨色等完全相同”，并且指出“《（备）急单验药方卷》已知四块残片中，S. 9987・BACK2（即S. 9987B2V）为书名标题及序文，自然是原卷的首部；S. 9987・FRONT（即S. 9987A）修复前与标题序文部分紧贴在一起，以卷子形制推测，它离卷首不会太远；至于其余两块残片，我们无法断定孰先孰后，暂以较长S. 3347号置于较前位置，将S. 3395号排在最后。”[281]这是一个重要发现。1999年，张瑞贤先生在其主编的《龙门药方释疑》中发现《备急单验药方卷》四个残卷与《龙门药方》有秘切联系，据其考察：“不知名医方第13种（S. 3347）载方77条，与《龙门药方》完全相同或基本相似的有25条。S. 3395共有34条，多支离，难与《龙门药方》相对照。”“在S. 9987. FRONT中也有与《龙门药方》相同类似的条文。”[282]这一发现说明敦煌《备急单验药方卷》与《龙门药方》有传承关系，2008年李应存博士在洛阳龙门石窟考察时也对这一关系进行了思考。

2000年7月，中国中医研究院中国医史文献研究所王淑民因受Wellcome基金会的赞助支持，在伦敦大不列颠图书馆查阅敦煌石窟发掘的医学写本时，发现了S. 3347、S. 3395、S. 9987A三个残卷的拼合点，并将三个残卷的字成功拼合，加之卷首残片S. 9987B2V，构成《备急单验药方卷》缀辑本。写本S. 9987B2V残片为《备急单验药方卷》

卷首序文部分。王淑民从序文中了解到，该书收集著录单验药方108首，是一部患者“依用自取”的救急手册。在序文中作者表示想把这108首方剂刊刻于岩石上，便于往来过客“录之备急”[283]。笔者将《英藏敦煌文献》中影印的几个卷号方在一起反复对照，其结果与王淑民教授的相同。因此我们认为从王冀青教授发现并录文到王淑民教授10年后证实并成功缀辑，其所做的努力对敦煌医学卷子的复原及研究均有十分重要的意义。笔者对《备急单验药方卷》缀辑本原文均按王淑民教授所缀辑的原行款著录，凡缀辑处用“◎”符号分隔。

1. **撰著年代** 具体撰著年代不详。王淑民教授认为文中“葛氏”，当指葛洪，且指出在那时已有人对葛洪的某些医方“鄙耻而不服”，说明编此《备急单验药方卷》时离葛洪生活时代已远，撰著年代约为六朝或其后，笔者同意此看法。

2. **写本的抄写年代** 《敦煌医药文献辑校》在S. 9987B2V残片《备急单验药方卷》卷首序文中，认为卷子中“治”字避唐高宗李治讳而改为“疗”，此说非常正确，就整个《备急单验药方卷》缀辑本均作“疗”，说明写本的抄写年代当在唐高宗李治时代或之后。同时卷子中“葉”字避唐太宗李世民“世”字讳而改为“桒”。

3. **写本的定名** 今仍依S. 9987B2V残片卷首序文前面之书名定名为《备急单验药方卷》。

4. **写本的治病范围** 缀辑本残存医方130首，治病范围非常广泛，包括（S. 9987A◎S. 3395）黄水疮、虫病、赤痢、白痢、积痢（利）、肠痈、食不消、霍乱方（S. 9987A◎S. 3347）脚筋及已入腹、［恶肿疼］痛不可忍、肿毒、发乳、产妇复风方（S. 3347）、咳嗽、服（腹）满、髓虚、涎唾多、坐卧不得、蛊水遍身洪肿、腹满积年不损、冷热上气关隔（膈）、气上下不通、腹胀、肾（??）不调及冷气、失音不语、消渴、劳热及骨蒸、反胃、卒偏风、一切偏风、半身不随、手不上头、痹躄下（不）随及冷痹、患遍身生疱、诸漏疮方等等。

四、《王宗无忌单方》(P. 2635V)

该卷子原件现藏法国国家图书馆，残存九行，医方8首。正背两面书写，正面为类林残卷，背面即此书，其在传世的有关古医籍及簿录中均未见记载。正面类林残卷系古类书，据《敦煌学大辞典》[284]杨宝玉撰文：“《新唐书·艺文志》著录为十卷，唐于立政撰，王重民考定立政乃唐初名宰相于志宁之子，卒于玄宗前，该书以事为类，引用古经、史、子著述缀辑而成，所引佚书甚多。敦煌卷子至少存有三个卷号：P. 2635、Дх. 970＋6116，均为残卷，所存不多。”从此可知，类林残卷的原撰著年代系唐玄宗前于立政生活之年代。

1. **撰著年代** 具体撰著年代不详。

2. **写本的抄写年代** 不避唐高宗李治“治”字讳，将“治”照录，如原文第2～3行：

治小儿初生……治小儿以初生月入学，……

文中“治”照录不讳。但却有唐敦煌卷子常见的别体字，如原文第4行：

治小儿聪明多智，取七月七日苽（瓜）下土，……

文中“瓜”写作“苽”。

加之正面类林残卷据《敦煌学大辞典》杨宝玉撰文：“《新唐书·艺文志》著录为十卷，唐于立政撰，王重民考定立政乃唐初名宰相于志宁之子，卒于玄宗前，该书以事为类，引用古经、史、子著述缀辑而成，所引佚书甚多。敦煌卷子至少存有三个卷号：P. 2635、Дx. 970＋6116，均为残卷，所存不多。”从此可知，类林残卷的原撰著年代系唐玄宗前于立政生活之年代。其抄写年代在于立政之后，背面《王宗无忌单方》应不会早于正面之类林残卷，可能抄写于吐蕃占领敦煌时期。

3. 写本的定名　因卷首有题记“王宗无忌单方”字样，故我们仍定名为“《王宗无忌单方》”。

4. 写本的治病范围　包括儿科、妇科等。多系道家所利用的祝由方之类。

第四节　辟谷养生延年为主之医方书

包括：(1) 辟谷诸方甲本 P. 2637（另有 P. 2703 辟谷诸方乙本）；(2) 辟谷方书 S. 2438；(3) 辟谷长生方 S. 5795；(4) 疗病养生延年方 P. 4038；(5) 五辛文书中之修身养生方 P. 3244；(6)《呼吸静功妙诀》及神仙粥 P. 3810；(7) 养生医方 S. 6052；(8) 调息服气休粮养生方 P. 3043。

一、辟谷诸方甲本（P. 2637，有 P. 2703“辟谷诸方乙本”）

此卷子原件现藏于法国巴黎国家图书馆，首尾均缺，残存 76 行文字，有七首方剂，从内容看，其中既有佛家称谓的“观音菩萨最胜妙香丸法”、“佛说停厨经”内容，又有“济饥虚渴涌泉方”、“吃草方”、“休粮方”等辟谷方面的内容。另有 P. 2703“辟谷诸方乙本”，内容与甲本基本相同。

1. 撰著年代　具体撰著年代不详。

2. 写本的抄写年代《敦煌医药文献辑校》中认为：P. 2637 甲本无明显的避讳等用字特征，具体时代难以断定，P. 2703 乙本却有“菩萨”二字的唐人俗写合文“井”，并避唐太宗李世民讳，将“世”写成“世”等，可知乙本系唐人写本[285]。

笔者发现，P. 2637 甲本虽无明显的避讳等用字特征，但我们可以从原卷中用字特点分析，其中有唐代敦煌卷子中常见的别体字，如“果”写作“菓”，原文 65～66 行中有：

茶菓（果）些些，不妨助之。

又如“豆”写作“荳”，“术”写作“茉”，原文第 28～31 行有：

吃草方：墨荳（豆）一升　苍茉（术）五两　右（上）件二味，已（以）水煑（煮）欲后，乾（干）炒令黄色，将行路中有一切草木、树叶，将已（以）食之满口，用法荳（豆）五七粒，日吃一切草木，并作豆味，兼能香滑，请各记之。

P. 2637 不避唐太宗李世民之“世”字讳，如原文第 7～9 行：

观音菩萨最胜妙香丸法。尔时，观世音菩萨告大梵天王，却后未来，五浊恶世之时；十魔竞起，三灾八难，刀兵饥馑，草（苦）劫诸难。

文中之“世”照录不讳。

因此 P. 2637 抄写年代，可能为吐蕃占领敦煌时期抄写。

3. **写本的定名** 《敦煌医药文献辑校》中定名为“辟谷诸方第一种·甲本”笔者依据《敦煌医药文献辑校》将其定名为“佛家辟谷诸方甲本”另外 P. 2703“辟谷诸方”与 P. 2637“辟谷诸方甲本”除个别地方文字略有出入外，内容基本相同，《敦煌医药文献辑校》中定名为“辟谷诸方第一种·乙本”。笔者依据《敦煌医药文献辑校》将其定名为“辟谷诸方乙本”。

4. **写本的治病范围** 包括治疗紧急饥饿、虚渴等避谷引起的症状。

二、辟谷方书（S.2438）

此卷子原件现藏英国国家图书馆，首尾均缺，不详书名及撰人姓名。原卷子前 69 行杂录辟谷服食诸方。自第七 70 行以下为《三万仏（佛）同根本神秘之印并法》等，后者有首缺尾。

1. **撰著年代** 具体撰著年代不详。

2. **写本的抄写年代** 卷中有时避唐太宗李世民“世”字讳，将“世”字缺笔避讳写作“世”，如原文第 35～39 行：

观世（世）音井（菩萨）□傍（螃）蟹八枚 上好酒半升□末和□肉身，日行万里，奔马趁不及□从经劫数已来，不曾见之念□说令人狐疑颠倒。[286]

又如将“葉”字避讳写作“荼”如原文第 6～13 行：

绝谷仙方，胡麻之法□如一名三光之贵荣，一名□昌，一名含暎（映），一名青襄（即青蘘，指胡麻叶），是其荼（叶），食□好成熟者捣，持土秽，随意多少，汤□干后蒸之，使微气出，极溜通止，更曝□曝，每至蒸时要须快日，天阴不得蒸□复温而复蒸，都曝讫，而后捣之，和以白蜜□至服时，一服一牧（枚），以日三时服之，可长生不死。

有时“世”字照录，同时也不避唐穆宗李恒“恒”字讳，如原文第 21～29 行：

去三尸方：恒以□黄 雌黄等分末之，以绵裹□死，出去寿五百年活。又方：□以酒和取，八月破除日和药□百病愈，服三节耳目聪明□同光，上尸百日，中尸六十日，下□鸡子。上尸黑，中尸青，下尸□伺人罪过，上奏天翁，世间□洄其药力，令人百病不愈□五味色。

文中“恒”、“世”照录不讳。

不避唐高宗李治“治”字讳，将“治”照录，如原文第 59～60 行：

又治三尸法。取狼牙根阴干□服之一方寸匕，日三，明虫下得□

文中之“治”照录不讳。

但却有唐人俗写如“佛”写作“仏”、“菩萨”写作“井”。估计为晚唐五代写本，此时可能避讳已不太严格。

3. **写本的定名** 《敦煌医药文献辑校》中定名为“辟谷诸方第四种残卷。”笔者将其定名为“辟谷方书”。

4. **写本的治病范围** 内容包括辟谷飞仙、长生身轻等。

三、辟谷长生方（S.5795）

此卷子原件现藏英国国家图书馆，首尾及下半截均残缺，不详书名及撰人姓名。原卷共存12行文字，以辟谷方为主，兼有健行、强志方，残存医方6首。

1. **撰著年代**　具体撰著年代不详。

2. **写本的抄写年代**　卷中避唐太宗李世民“世”字讳，将“葉”字避讳写作“𦵏”如原文第3～6行：

又方：云母□□　练（炼）松▭车前根𦵏（葉）二升　茯苓一斤　防风一斤　志▭服半升，速欲断谷，可服一升。日再服，渴饮冷□不饥，服六十日升仙，智慧万倍，日诵千忆（?），持▭

又如原文第7～9行：

车前方：取车前根𦵏（葉）　泽写（泻）二物，可恣□▭人气力强，足能超腾。服之百日，身轻目明；服▭长生不死。

文中将叶的繁体字“葉”字避讳写作“𦵏”。

但不避唐高宗李治“治”字讳，将“治”照录，如原文第9～11行：

健行方：龙骨一两　远▭腊脂三升　治，筛末，和猪脂。欲远行时，以冷▭□不得雨露中行，住即洗却，欲行更▭

文中之“治”照录。

据此推测可能系唐太宗李世民时期抄写。《敦煌医药文献辑校》认为“以书中避唐太宗李世民讳，改‘葉’为‘𦵏’，当系唐人写本。”[287]

3. **写本的定名**　《敦煌医药文献辑校》中定名为“辟谷诸方第二种。”今笔者根据书中的具体内容定名为“辟谷长生方”。

4. **写本的治病范围**　主要为辟谷养生、长生之用。

四、疗病养生延年方（P.4038）

此卷子原件现藏法国巴黎国家图书馆，系行书书写，整个卷子以疗病养生方为主，共有12首。

1. **撰著年代**　由于古医籍及簿录中均未见收录，也不详撰著者姓名及原书卷数具体撰著年代不详。

2. **写本的抄写年代**　首先卷子中避唐太宗李世民讳，“葉”讳作“𦵏”，如原文第49～57行：

又松笋变白方。松笋长五寸以末者采三斤以上，不得取墓茔上者。右（上）取松笋曝干，遇雨即火焙干，后取桑椹　地黄　旱莲子草　南烛𦵏（叶）四味汁各三升，以上次第浸松笋，以药汁尽为度。然后曝干捣筛，蜜合为丸，空心酒下四十丸，任意加减，忌依服地黄法。

其次卷子中避唐睿宗李旦讳，“旦”缺笔讳作“日”，如原文第23～29行：

疗丈夫四十以上，七十岁以下不及少年方。钟乳一分，令精倍（焙）　虵（蛇）床子一分　远志一分　鹿茸一分　肉从（苁）容（蓉）一分　薯蓣一分　续断一分，为末并细研和磨末。右（上）已（以）上七味并捣为散，和合一处，每日（旦）以无灰好酒服方寸匕，食后再服，十日即自知，身轻眼明，力生腰脊，神妙不可多也。

但不避唐玄宗“玄”字讳，如原文第1～3行：

青龙实中人（仁）三两，杏人（仁）也，新白者，汤退皮，去尖，多人（仁），蒸熟，捣为糊，玄中津二升，生天门冬子也，去皮心，生捣，绞取汁，火煎，令如饧，以白蜜一合，以下锅中搅和。

文中“玄”字照录不讳。

据此笔者认为当在唐睿宗后，唐玄宗前。《敦煌医药文献辑校》据卷子中有“苿”字并“旦”字缺笔讳，认为其乃“唐睿宗以后写本，撰年当在此之前”[288]的看法也是合乎实际的。

3. 写本的定名 《敦煌医药文献辑校》定名为“道家医方残卷”，由于卷子中多系疗病养生、乌发延年之方，故笔者根据具体内容定名为“疗病养生延年方”。

4. 写本的治病范围 多属疗病养生、乌发延年等的范围。其中中老年丈夫不及少年方〔钟乳、虵（蛇）床子、远志、鹿茸、肉从（苁）容（蓉）、薯蓣、续断〕、神仙定年法方（生地黄汁、干地黄细末、阿胶、白蜜）、八公神散（干地黄、天门冬、菖蒲、远志、石韦、五味子、茯苓、桂心）等均为道家所利用的医方之精华。

五、五辛文书中之修身养生方（P.3244）

敦煌卷子中的五辛文书包括了法国编号 P. 3244 及 P. 3777，作者均不详，P. 3244 首尾均残缺，残存 53 行文字；P. 3777 首残尾全，残存 98 行文字；五辛文书系中国佛教禅宗文献，历代大藏经均未收录，对研究佛教禅宗修身养生方法价值重大[289]。

1. 撰著年代 具体撰著年代不详。

2. 写本的抄写年代 不避唐太宗李世民之“世”字讳，如原文第 8 行：

□阿拂（?）利一分，取至心珍重者 息世缘一分，取绝不关心者 离贪爱一分，取如辟恶贼者 制情欲一分。

文中之“世”照录不讳，因此 P. 3244 抄写年代，有两种可能，要么为唐以前抄写，要么为唐末五代抄写，具体抄写年代仍有待进一步考证。

3. 写本的定名 故今根据其内容定名为“五辛文书中之修身养生方。”P. 3244 五辛文书日本三木荣题为：“佛教的养心方”。马继兴先生考其内容系用医家制定治疗方剂规范喻以佛家养生之法，称其为“佛家语喻医方”[290]。

4. 写本的治病范围 此方对于一切药物无效的身心疾病有一定的帮助。五辛文书中 16 味纯真上妙之药皆由佛教义理组成，如息世缘、离贪爱、制情欲、乐正法、亲友善、广慈悲、普恭敬、深惭愧、大欢喜、常精进、摧人我、顺轨仪、巧方便等，服用这些药物前，必须先禁五种熏辛（根据五辛文书中所论，所谓五熏辛包括外五辛，中五辛，内五辛，外五辛中以大蒜指代曹局，草葱指代阴阳，慈葱指代恩爱，兰葱指代邪教，兴渠指代商价；中五辛中以眼指代色，耳指代声，鼻指代香，舌指代味，身指代触；内五辛中以贪爱指代毒恶，嗔恨指代迷惑，愚痴指代卒暴，淫欲指代妻妾，帑财指代财宝），其目的在于告戒人们要健康长寿，百病不生，就得抛弃心中的利、贪、欲等杂念，不胡思乱想，应远离世俗，专心修炼。

六、《呼吸静功妙诀》及神仙粥（P.3810）

P. 3810 卷号现藏法国巴黎国家图书馆，原缺撰著者姓名及原书书名，系行书书写，除《呼吸静功妙诀》及神仙粥外，整个卷子的其余部分均属道家内容，包括①湘祖白鹤紫芝遁法；②踏魁罡步斗法；③太上金锁连环隐遁真诀；④足底生云法；⑤呼吸静功妙诀；⑥神仙粥。这些名称均为原标题。《呼吸静功妙诀》与明代晚期龚廷贤编《寿世保元·卷四·补益》中的“呼吸静功妙诀”前一部分的内容基本相同，但无神仙粥方[291]。

1. **撰著年代**　原缺撰著者姓名及原书书名，具体撰著年代不详。

2. **写本的抄写年代**　卷中不避唐太宗李世民“世”字讳，将“泄”照录，如原文第13～16行：

神仙粥：山药蒸熟，去皮，一斤，鸡头实半斤，煮熟去谷，捣为末，入粳［米］半升，慢火煮成粥，空心食之，或韮（韭）子末二、三两在内尤妙，食粥后用好热酒饮三盃（杯）妙，此粥善补虚劳，益气强志，壮元阳，止泄，精神妙。

文中之“泄”字不讳。

也不避唐高宗李治“治”字讳，将“治”照录，如原文第1～6行：

呼吸静功妙诀：人生以气为本，以息为元，以心为根，以肾为蒂，天地相去八万四千里，心肾相去八寸四分，此肾是内肾，脐［下］一寸三分是也。中有一脉，以通元息之浮沉，息总百脉，一呼则百脉皆开，一吸则百脉皆阖，天地化工流行亦不出呼吸二字，人呼吸常在于心肾之间，则血气自顺，元气自固，七情不炽，百病不治自消矣。

文中之“治”字照录不讳。

又无唐代敦煌卷子中常见的别体字，如原文第4～5行：

天地化工流行亦不出呼吸二字。

文中之“亦”仍直接写作“亦”，并未写作“忩”等等。

故笔者认为此书非唐代写本，加之神仙粥中之山药，本名薯蓣，“山药”之名出现于宋英宗时期，山药在唐代宗（李豫763［癸卯］～779［癸亥］年在位）以前称“薯蓣”，李时珍《本草纲目·菜部第二十七卷·薯蓣》引“宗奭（即宋代寇宗奭，著有《本草衍义》）曰：薯蓣因唐代宗名预（豫），避讳改名薯药；又因宋英宗（赵曙1064～1067年在位）讳署，改为山药。近失当日本名，恐岁久以山药为别物，故详著之”[292]。另外，山药之名在藏经洞遗书P.3810呼吸静功妙诀中的出现，对探讨藏经洞的封闭时间也有重要的意义，敦煌研究院谭真先生的“从一份资料谈藏经洞的封闭”一文就是根据敦煌卷子P.3810《呼吸静功妙诀——神仙粥》中的山药避讳，并以《本草衍义》、《负暄杂录》为例证，认定山药，原名薯蓣，因唐代宗名豫，避讳改为薯药，又因宋英宗讳署，改为山药。既然有山药名称的遗卷在藏经洞出土，那么藏经洞的封闭很可能在宋英宗登基（1064）以后[293]。据此可以推断此写本抄写于宋英宗登基（1064）以后。《敦煌医药文献辑校》认为“此卷首篇记有‘唐大理寺臣韩湘’之名，又不避唐讳治字，考韩湘为唐代中期人，故此卷当为唐以后写本。”[294]亦可参照。

3. **写本的定名**　今依原题及内容定名为“《呼吸静功妙诀》及神仙粥”。

4. **写本的治病范围**　呼吸静功妙诀具有调气血、补元气、通经脉、安心神之功。神仙粥具有补虚劳，益气强志，壮元阳，止泄精等神妙之功。

按：呼吸静功妙是以气、息、心、肾为关键的练功治病方法，提出“人生以气为本，以息为元，以心为根，以肾为蒂”精要观点。并认为“天地化工流行亦不出呼吸二字，人呼吸常在于心肾之间，则血气自顺，元气自固，七情不炽，百病不治自消矣。”此呼吸静功妙诀与与明代晚期龚廷贤编《寿世保元卷四·补益》中的“呼吸静功妙诀”前一部分的内容基本相同，说明明代晚期呼吸静功妙诀仍然很盛行，已经从单独的道家著作中融会到医学专著当中，从一个侧面反映了道家所利用的气功养生疗病对中医学的重大影响。

神仙粥重在补脾益肾，方中山药即薯蓣，又名山芋，性味甘、温、平、无毒，《神农本草经》中属上品，谓其："主伤中，补虚羸，除寒热邪气，补中，益气力，长肌肉。久服耳目聪明，轻身不肌，延年。"鸡头实即芡实，性味甘、平、无毒，《神农本草经》中属上品，谓其："主湿痹腰脊膝痛，补中，除暴疾，益精气，强志，令耳目聪明，久服轻身不饥，耐老神仙。"粳米性味甘、苦、平、无毒，具有益气止渴、止烦止泻之功，《本草纲目·谷部第二十二卷》粳米引好古谓其："合芡实作粥食，益精强志，聪耳明目。"韭子，性味辛、甘、温、无毒，具有温肾涩精、缩泉止遗之功，可用治腰膝酸冷无力，梦遗溺白，尿频遗尿，妇女白带等。食粥后用好热酒饮三杯更具活血通脉之妙。

七、养生医方（S.6052）

该卷子原件藏英国国家图书馆，首尾及上半截均残缺，残存33行文字，无书名标题。有14首有关养生医方。

1. **撰著年代** 具体撰著年代不详。

2. **写本的抄写年代** 卷中避唐太宗李世民"世"字讳，将"葉"字避讳写作"苿"，见原文第7～8行：

□其［须］苿（葉）及细根，捣绞取汁，以精肥者□更干之，可直切蒸之半日，数以酒洒之。

另外卷子中有常见的唐代敦煌卷子中的别体字，如原文第3行：

□升，一服半升，日三。治夏志（至）绝伤，吐（吐）绝伤吐（吐）。

文中之"吐"写作"吐"。

据此笔者推断，此系唐代写本，可能抄写于唐太宗李世民时期或之后。

3. **写本的定名** 由于缺书名标题及撰人，《敦煌医药文献辑校》定名为"不知名医方第十一种"。由于这些医方属于养生治病的范畴，故笔者将其定名为"养生医方"。

4. **写本的治病范围** 主要为养生、长生之用。

八、调息服气休粮养生方（P.3043）

此卷子原件现藏法国国家图书馆，首尾均缺，不详书名及撰人姓名。其残存六方。

1. **撰著年代** 具体撰著年代不详。

2. **写本的抄写年代** 书中避唐高宗李治"治"字讳，将"治"均改为"除"，如原文（第7～8行：

七日、三日有病，六字法如后作之，瘥矣。嘘：除赤眼。呬：除冷 呵：总除四大病。呵（吹）：除焦口病。嘻：除心闷，亦除冷。呼：除脾病，唇焦。

文中"治"均改为"除"。

但不避唐睿宗李旦"旦"字讳，将"旦"照录，如原文（第3～4行：

初一两息、即教（?），九十五息放旦，至十五息不通，百十、二十息大通矣。若能集之一千息、或三千息仙矣。

文中将"旦"照录不讳。

另外卷子中有常见的唐代敦煌卷子中的别体字，如原文第12～14行：

休粮方：大麻子三升，以水浸，夏月三日，冬七日，候芽（?）生，蒸为度，干晒，去皮，取仁。黑豆三升，为末，取前麻仁放入（?），杵拌尽豆末，旋晒干为度，仍候日色，可九蒸九曝。右（上）件药特地杵，罗为末。每要绝食时，只可吃三合已来，细细咽（咽）之。

文中之“咽”写作“咽”。

据此推测可能系唐高宗李治时期抄写。

3. 写本的定名　《敦煌医药文献辑校》中定名为“辟谷诸方第三种残卷。”笔者根据具体内容定名为“调息服气休粮养生方。”

4. 写本的治病范围　主要为辟谷调息服气，休粮养生之用。

第五节　巫术禁方书（共一种）

陵阳禁方（S.6030）

此卷子原件现藏英国国家图书馆，首尾均缺，不详书名及撰人姓名。原卷子共存20行文字。系古代方士所用的巫术禁方。首载禁方一首的后半截，次载禳役鬼神之文，末附七步足迹图。书中有两处记有“陵阳曰”字样，按陵阳系汉代道家人物陵阳子明，原姓窦，丹阳人。论服饵养生，因隐陵阳，故以为名。后汉王逸《楚词注》中曾引有《陵阳子明经》佚文，《隋书·经籍志》也记有《陵阳子说黄金秘法》之目。《道教大辞典》阜部陵阳子明条引《列仙传》：“陵阳子明者，铚乡人也。好钓鱼，于巡溪钓得白龙，惧拜而放之，后得白鱼，肠中有书，教子明服食之法。子明遂上黄山，采五石芝服之，百余年，龙来迎去。”又引《清一统志》：“陵阳子明，性窦，汉丹阳人。尝获白鱼，剖之得丹书，论服饵之法，遂得仙去。”[295]但在《抱朴子内篇·卷十一仙药》中有陵阳子仲，并将其列为仙人八公之一，云：“昔仙人八公，各服一物，以得陆仙，各数百年，乃合神丹金液，而升太清耳。……陵阳子仲服远志二十年，有子三十七人，开书所视不忘，坐在立亡。”[296]

1. 撰著年代　具体撰著年代不详。

2. 写本的抄写年代　卷中不避避唐太宗李世民“世”字讳，将“世”照录，如原文第14行：

陵阳曰：此通神记印，世人多不知。

文中“世”照录不讳。

但却有唐敦煌卷子常见的别体字，如原文第4～5行：

此药取一名楮，一名白苽（瓜），一名茄木，一名构木，凡有四名，能通四方鬼，与人通灵也。

文中“瓜”写作“苽”。

据此估计为晚唐五代写本，此时可能避讳已不太严格，也可能为吐蕃占领敦煌时期抄写。

3. 写本的定名　此卷子《敦煌医药文献辑校》称为《陵阳禁方》残卷。今从之。

4. 写本的治病范围 原卷子共存20行文字。系古代方士所用的巫术禁方。首载禁方一首的后半截，次载禳役鬼神之文，末附七步足迹图。

第六节 少数民族之医方书（选介两种）

敦煌少数民族之医方书据本人所知，有藏文医方书、于阗文医方书、于阗文梵文双语医方书、回鹘文医方书等，其中藏文写本的代表医方书为P. T. 1057《藏医杂疗方》；于阗文写本之医方书，据陈明博士[297]介绍有三种，即于阗文的《医理精华》、于阗文梵文双语的《耆婆书》、于阗文残药方；敦煌回鹘医方书笔者尚未见到，据敦煌研究院著名敦煌学专家李正宇教授介绍，敦煌研究院收藏有一种回鹘医方书写本，他曾请中央民族大学的耿世民先生看过，但该卷子有关翻译研究的情况在学界还未公布。由于《医理精华》、《耆婆书》是印度医学的产物，这里只介绍法国编号P. 2889V于阗文残药方书。

一、《藏医杂疗方》(P. T. 1057)

法藏敦煌藏医文献P. T. 1057《藏医杂疗方》历经王尧、陈践、罗秉芬、黄布凡等藏学专家翻译整理，又由医史专家洪武娌、蔡景峰（指导）对其医史价值进行了分析与论证，其后敦煌医学专家赵健雄教授等亦对卷子的概况及学术价值作了分析[298]，可谓成绩斐然。1982年，中央民族学院的藏语专家王尧、陈践首次对法国伯希和所劫敦煌古藏文写本P. T. 1057《藏医杂疗方》进行了解题与翻译，该文在解题中根据卷子所反映的内容及文字本身的特点，将其断定为公元8世纪的藏文写本[299]。同时中国中医研究院的洪武娌同志在蔡景峰老师的指导下，根据王尧、陈践同志的译文，首先从临床各科、所用药物、病因病理、诊断治法等方面进行了论述，其次从重要的医史价值中进行了分析与论证[300]。随后，王尧、陈践于1983年8月出版了《敦煌吐蕃文献选》一书（四川民族出版社），在该书第五部分“早期藏医藏药文书”中收录了P. T. 1057《藏医杂疗方》、P. T. 127《藏医灸法残卷》、P. T. 1044《藏医灸法残卷》三种藏医文献的译文[301]。与此同一时间，中央民族学院的藏语专家罗秉芬、黄布凡同志出版了《敦煌本吐蕃医学文献选编》一书（北京民族出版社），该书整理刊布了四篇敦煌藏文医药文献，即P. T. 1057《医疗术》（即王尧、陈践所译的《藏医杂疗方》）、P. T. 127《火灸疗法》（藏医灸法残卷）、P. T. 1044《火灸疗法》（藏医灸法残卷）、India Office 56、57《医疗术》，其对每篇文献，先用藏文印刷体摹写，然后是汉文译文和词语注释[302]。以上王尧、陈践、罗秉芬、黄布凡、蔡景峰、洪武娌等同志均对吐蕃时期古藏文医药文献的传播与普及起了重要的作用。时隔二十余年，笔者仔细研读译文，仍发现许多地方与汉族医学、现代医学的论述相吻合，具有很高的科学价值，笔者本着“古为今用”观点，将其科学的、至今有用的部分从临床实用的角度出发，综合了藏医、中医、西医的有关研究成果，分十个方面浅述了其科学价值[303]。

1. 撰著年代 具体撰著年代不详。

2. 写本的抄写年代 王尧、陈践教授从藏文文字本身发现其文字苍古、风格朴素，保存了浓郁的古代藏文特点，尤其是书写字形上保存的反i字，my和da强音复辅尾的形态，无庸多说，就可以断定它是八世纪的文献。相传著名藏医学家宇妥·元丹贡布所著的《四部医典》也是这一时期成书的，但缺乏文献来证明，《藏医杂疗方》等三份（还有P. T. 1044、P. T. 127两份《藏医针灸方》）藏医文献恰恰填补了这个缺陷[304]。据此抄写年代当为八世纪的唐代。

3. **写本的定名** 此卷子王尧、陈践称为《藏医杂疗方》，今从之。另外罗秉芬、黄布凡定名为《医疗术》[305]。

4. **写本的治病范围** 治病范围的论述以王尧、陈践教授《藏医杂疗方》译本为主，包括出血疾病、瘰疬、瘤子、咽喉疾病、牙病、心痛、肺病、肝病、背痛、饮酒过量、饮食中毒、小便不畅、肠断、黄水疮、烧伤、中暑、疥疮、胸口痛、呃逆、阳萎、过敏发痒、瘊子、痣、产难等等。

二、于阗文残医方书（P. 2889V）

P. 2889V于阗文残医方书残存药方15行，据陈明博士[306]介绍，其中第9行和第14行疑为汉语词汇的音译，其义不明，陈明博士翻译的汉文（未翻译出的部分省略）为：

（第1行缺）

（第2～3行）……荜拔（长胡椒）、石榴籽、石蜜、萄干、蓖麻子、加上葡萄酒糟。

（第4～5行）应煮一段时间，［再］加入牛酥油涂抹，撒在皮肤上。

（第6行）两种药物、大蕉（茂遮果）的果仁、大豆（秦豆）、白芥子、植物的臭根

（第7行）菖蒲、芝麻、青木香、仙茅、枣子、蓖麻、诸药等分

（第8行）（诸药）必应煮之，煮好的药置于内脏（?）。（中缺）

（第9行其义不明）

（第10行）小豆蔻、多揭罗香、达子香叶、（野生巴豆根?）、天木香

（第11行）（木苹果?）、青莲花、（茜草?）、（一种西瓜，属植物）、刺天茄和黄果茄、姜黄和小檗

（第12～13行）一种素馨属植物（茉莉）、腰骨藤、旃檀香、天门冬、山马蝗、尖叶兔尾草、一种胡椒属植物（大豆蔻）、杜松、莲花须

（第14行其义不明）

（第15行）在这些药物之上，洒上麝香、甜汁、蜜、糖蜜、石蜜。（后缺）

陈明博士认为该文书中包含的三个药方（即1～5，6～8，9～15）中的主要药物均包含在生命吠陀的“本草”之内，在药剂中加入蜜和糖，也是生命吠陀的常见手法。可见P. 2889V于阗文残药方书也与印度医学有密切的关系，这与丝绸之路的交流及医药文化的传播有关。

1. **撰著年代** 具体撰著年代不详。

2. **写本的抄写年代** 可能出自晚唐五代归义军时期，陈明博士所引用的熊本裕（Kumamoto Hiroshi）的论文《敦煌的于阗人》（The Khotanese in Dunhuang）中主要探讨了敦煌于阗文的写本是在何种情况下写成的，其文认为：在十世纪的敦煌，应当有一个拥有相当一批僧侣和带有家口的于阗人所组成的社团，他们在归义军的控制范围内生存。陈明博士认为：既然有于阗人的社团存在，那么社团内部就极有可能使用自己的语言来编写医学文书，这些于阗文医学文书之所以封存于藏经洞，一方面是因为敦煌的寺院有一些习医

的高僧，另一方面，是因为敦煌的于阗人与寺院的往来密切，他们有可能向寺院提供了这些知识文本。故此写本的抄写年代为晚唐五代归义军时期的可能性较大。[307]

3. 写本的定名 此卷子陈明博士在《殊方异药——出土文书与西域医学》中定名为“于阗语药方残文书”，《敦煌遗书总目索引新编》定名为“于阗语药方十五行”。为了体现医方书的统一体例，笔者将其定名为“于阗文残医方书。”

4. 写本的治病范围 残存医方三首，治病范围因残缺而不详。

综上所述，敦煌医方的撰著年代及写本的抄写年代是一项非常有意义并且十分艰难的工作，绝大部分医方书未见流传，因而具体撰著年代已无法确定，但我们结合前辈学者的研究成果，从卷子内容特点、避讳、用字及与传世相关医书对比研究后发现，这些医方书的绝大部分抄写年代都在唐代，这就深深地印证了封建社会的繁荣时期唐代在丝绸之路上不但是宗教艺术的交流、商业贸易的交流、政治军事等等的交流，而且繁荣的丝绸之路把治病救人的中国医学这个伟大宝库的的交流也推向了历史的颠峰，藏经洞医方书的出土便是最有力的证据。这些宝贵的医方书填补了祖国医学的一大空白。

第八章　敦煌针灸类著作

敦煌遗书中针灸类著作内容亦很丰富，其中《灸法图》（编号为：S. 6168及S. 6262，张依氏将其命名为《灸经图》）及《新集备急灸经》（此卷二种，编号为P. 2675），为灸疗之图谱，系现存最古的针灸图实物，实为难得；《灸经明堂》（编号为S. 5737）及《人神每月日忌流注》（编号为P. 3247）为论针灸禁忌应避人神流注之法等等。本章主要介绍《灸法图》甲卷（S. 6168）、灸法图》乙卷（S. 6168）、《新集备急灸经》（P. 2675）、《灸经明堂》（S. 5737）、《大唐同光四年具历》中的《人神每月日忌流注》（P. 3247V）。首先介绍的《灸法图》系一部绘有人体穴位的灸疗图谱。其书名及卷数均未见古籍记载，也不详撰人姓名。其撰绘的具体年代虽不可考，《敦煌古医籍考释》据其字体与其他卷子对照时仍系出自唐季。原卷子（英国编号S. 6168及S. 6262）本身断裂为数段，现仅残存六段（包括碎片），《敦煌古医籍考释》将其分别称为甲、乙、丙、丁、戊、己卷。各卷前后均互不联系，其中甲卷与乙卷原编号为S. 6168，丙卷、丁卷、戊卷与己卷原编号为S. 6262。

第一节　《灸法图》甲卷（S. 6168）

《灸法图》甲卷共有五幅图，图中标有穴位及主治病证，有的病证要灸一千壮灸，如图4（正人形图，全图完整）注文："男子五劳七伤，失精，尿血。当灸发际，灸关原（元），灸两手髓孔，灸玉茎头，灸两脚五舟，灸两脚痹经，灸两［脚中］封，不两相（厢）十一处，各灸一千壮。"图中穴位至今能够发挥重要意义。

第二节　《灸法图》乙卷（S. 6168）

《灸法图》甲卷共有五幅图（图略），图中标有穴位及主治病证，图中穴位至今常用，如百会、天门、风府、小腹俞、大杼（zhù）等。例如对于大杼穴，其云："大椎下第二节两边，相去二寸三分。主风劳，颈项强，头眩，目瞑，伤寒，配（痞）气，灸一百壮，善。"

第三节　《新集备急灸经》节选（P. 2675）

《新集备急灸经》现藏于法国国家图书馆，编号为P. 2675。背面为《阴阳书》，该《阴阳书》末题有"咸通二年……二人写讫"，可知此卷抄写于公元861年。由于《阴阳书》与《新集备急灸经》的字体有所不同，非同一人所写，《新集备急灸经》中“小小灾疾，药耳（饵）难求，性命之忧，如何所治”中“治”字不避唐高宗“李治”讳，可能系唐代晚期避讳已不太严格所致。《新集备急灸经》卷首题有书名“《新集备急灸经》一卷”，首行记：“京中李家于东市印”数字，知其原为刻印本，初刊于唐代京都长安。卷中写有小序，正文部分画有人体正面明堂图，标注穴名、定位、主治及灸法。《阴阳书》惜已失传，现据《针灸甲乙经》、《千金要方》、《千金翼方》、《外台秘要》、《针灸大成》、《针灸聚英》、《针灸四书》及《针灸大全》等校注。该卷子的撰著者无从考知。

其部分原文如：“《新集备急灸经》一卷，京中李家于东市印。《灸经》云：四大成身，一脉不调，百病皆起，或居偏远，州县路遥；或隔山河，村坊草野。小小灾疾，药耳（饵）难求，性命之忧，如何所治。今略诸家灸法，用济不愚，兼及年、月、日等人神并诸家杂忌，用之，请审详，神俭（验）无比。患肩髆重，抬手不起，取左右髆井上灸，各二七壮，名髆肩井穴。患肚胀如板，气急，取脐两［傍］五分，名四蒲（满?）穴，灸三七壮。患腰脚重，冷风下，化为冷痹，令人垂两手，中指头压（?）股上是，灸三七壮。患邪气，鬼气，疰，风痫等病，下唇下名承浆穴，灸二七壮，立差。患癫风，心狂乱，加兼卒不语良久，取鼻孔下名人中穴，灸七壮，立差。”

第四节 《灸经明堂》节选（S. 5737）

《灸经明堂》残卷现藏英国国家图书馆，编号为S. 5737，其作者及成书年代不详，有待于进一步考证，但据文体及内容，如“刺”写作“剌”等，可能系唐期作品。现存古医籍文献未见载原残卷共存23行，但是，卷子下三分之一处残缺，留下明显残痕，致使文义时断时续，其缺内容可参照《新集备急灸经》、《人神日忌》、《千金要方》、《针灸聚英》等书进行补校。

如部分原文为：“《灸经明堂》□月一日足下，少阴不□不可灸，四日腰不可灸（?）□；六日胁，足小指，小（少）阳不灸；七日在四（?）□股内不灸；九日足阳明，脊不灸；□，十一日眉，鼻柱、口中不灸；十二日发际，□颈，项，肘不灸；十四日咽喉、胃管不□，十七日在气冲，十八日在股内，十九□，二十一日唇、目，足小指，二十二日外踝中目，□，二十四日足阳明、少阳、腹、两胁，二十五日心，□，二十七日眉、膝下、内踝上，二十八日颊阳□，三十日在阴，从关元下至阳②。以上神□。”

第五节 《大唐同光四年具历》中的《人神每月日忌流注》（P. 3247V）

此卷子现藏法国国家图书馆，编号为P. 3247V。原卷正、背两面书写，正面为《四分律羯磨》卷下；背面为《大唐同光四年具历》一卷。《人神日忌》一卷文，即原卷中的《每月人神注在当日足下》一段，原撰著者及撰作年代均无从考证，其内容多被转录于针灸医书或其他方术、历书之中。此文即收载于上述的《大唐同光四年具历》之首，并说："夫历日者，是阴阳秘法"，足见其对"人神日忌"的重视。《新集备急灸经》中也可见到相关内容，但缺讹较多。本卷内容基本完整，行格分明，字迹清晰。因其所论为每月三十日中每一日的人神所在，故《敦煌中医药全书》称为《人神日忌》，今笔者根据其整体内容定名为《人神每月日忌流注》。此相关内容在《外台秘要》中称为"日忌法"。原文为："每月人神注在当日足下。一日在足大指（趾），二日在外踝，三日在股内，四日在腰，五日在口，六日在手小指，七日在内踝，八日在长腕，九日在尻尾，十日在腰背，十一日在鼻柱，十二日在发际，十三日在牙齿，十四日在胃管（脘），十五日在遍身，十六日在胸，十七日在气冲，十八日在股内，十九日在足，二十日在内踝，二十一日在手小指，二十二日［在］外踝，二十三日在肝，二十四日在手扬（阳）明，二十五日在足扬（阳）明，二十六日在胸，二十七日在膝，二十八日在阴，二十九日在膝胫，三十日在足趺（跌）。"

本卷文所论述的相关内容可见于《千金要方》、《针灸四书》、《外台秘要》及《针灸聚英》等医书中，其多将这些观点用于针灸治疗的宜忌当中，属中医时间医学的组成部分。这种按日流注的科学机理有待于进一步探讨。

（李应存）

附篇　传承敦煌医学文化
提升学生综合素质

敦煌医学的研究在甘肃中医学院有近 30 年的历史，多年来学院将丰硕的教学科研成果融入到教书育人过程中，成效显著，因而在 2007 年 10 月得到教育部本科教学水平评估专家的充分认可。为了进一步发挥敦煌医学办学特色优势，2008 年 4 月学院决定成立了敦煌医学研究所。本文从研究成果、教书育人、提升素质三个方面对甘肃中医学院突显敦煌医学办学特色进行了整体论述，反映了甘肃中医学学院集体智慧的结晶。

一、敦煌医学研究领域成果丰硕

甘肃中医学院自 20 世纪 80 年代初至今在敦煌医学卷子研究方面成绩斐然，成果颇丰，特色甚浓，承担了 20 余项国家级、省部级科研项目；出版了《敦煌医粹》、《敦煌中医药全书》、《俄罗斯藏敦煌医药文献释要》等 12 部著作，2 部教材；发表学术论文 133 篇，取得一批研究成果，其中“敦煌医学研究”获国家科技进步三等奖，“敦煌中医药馆等的建设”获国家普通高等学校优秀教学成果二等奖。

1. 理论研究

理论研究是敦煌医学研究的基础。1984 年立项的卫生部项目“敦煌医学研究”，通过大量敦煌文物史料的系统研究，令人信服地确立了敦煌医学作为整个敦煌学分支学科的地位，填补了敦煌学研究的空白，居国内外领先地位，获得了国家科技进步三等奖；1990 年立项的甘肃省科技厅项目“敦煌中医药文献研究”，在《敦煌古医籍考释》、《敦煌医粹》等著作的基础上，对敦煌医学卷子进行了又一次系统全面的研究，出版了《敦煌中医药全书》；1993 年立项的甘肃省教育厅项目“敦煌遗书《灸经图》古穴及残图研究”，在初步考证髓孔、足五舟、慈宫等 14 个古穴点的基础上，复原了古《灸经图》残卷，并出版了《敦煌石窟秘方与灸经图》，获得了甘肃省高校科技进步二等奖；2005 年立项的国家社科基金西部项目“敦煌遗书中的佛书与传统医学研究”，将敦煌佛学与传统医学的研究相结合，填补了敦煌佛书对传统医学影响研究方面的空白，出版了《敦煌佛儒道相关医书释要》；同年立项的甘肃省自然科学基金项目“俄罗斯藏敦煌医药文献的全面整理研究”，对于突出敦煌传统医学特色，创新临床实践，提高治疗效果等方面均有十分重要的现实意义，该研究发表与交流论文 13 篇，2008 年 3 月出版了《俄罗斯藏敦煌医药文献释要》，经全国 7 位著名专家鉴定后认为，该项研究在俄藏敦煌医药文献方面已达到国际领先水平；2006 年甘肃中医学院申报的甘肃省中医药科研项目“敦煌石窟秘藏医方书的疗病方法与用药思路研究”获得立项。这一系列理论研究为敦煌医学的挖掘整理与发展奠定了坚实的基础。

2. 临床应用与开发研究

临床应用与开发研究为敦煌医学的发展提供了重要支撑。甘肃中医学院专家学者依据敦煌二七二等石窟医史资料，研制出内病外治、强身健体的系列医疗保健用品，如敦煌二七二腹带、敦煌健胃带等；1994 年研制的“摩风消肿膏”在临床试用后，对筋骨损伤有明显的治疗作用；1995 年挖掘的敦煌医方——硝石雄黄散，贴敷至阳穴防治冠心病心绞痛取得了明显的疗效；1995 年研制的敦煌消肿镇痛贴，对软组织损伤及骨折具有显著的消肿止痛作用，消肿止痛效果好，价格低廉等优点；1995 研制“菩提宝命茶”，具有明显的抗疲劳作用；1998 年研制的“敦煌古医方神明白膏”对老年性皮肤瘙痒的治疗起到很好的作用；2000 年研制的“敦煌石室大宝胶囊”对慢性萎缩性胃炎、免疫功能低下等病有较好的临床疗效。

3. 实验研究

建院以来，甘肃中医学院十分重视对敦煌古医方治疗疾病的机理研究，如敦煌古方“紫苏煎”防治肺间质纤维化的实验研究、敦煌古方“紫苏煎”对慢支大鼠 ET-1、NO、IL-2 及病理组织形态改变的影响、敦煌古方“紫苏煎”治疗慢性支气管炎的作用机制、敦煌消痹定痛酊对类风湿关节炎患者 IL-6、IL-8、TNF-a 水平影响的研究等，这些研究对进一步发掘敦煌医学的精华内容提供了很好的依据。

二、敦煌医学成果融入教书育人

1. 创建敦煌医学展馆

学院为了传承、弘扬敦煌医学文化，于 1993 年建成了敦煌中医药馆（现为敦煌医学馆），展馆内容丰富多彩，充分反映了敦煌医学研究领域的成就，被国家科技部、中宣部、教育部、中国科协确定为全国青少年科技教育基地，学院充分利用敦煌医学馆开展敦煌医学与传统文化教育，为同学们了解敦煌、培养学习敦煌医学的兴趣起到了很好的作用。自建馆以来，接受教育参观的学生达 2 万余人次，极大地拓宽了同学们的知识面，激发了爱国勤学精神。

2. 编写敦煌医学教材

2002 年甘肃中医学院完成的省教育厅重点教学改革项目“实用敦煌医学汇讲”研究，将敦煌医学中最实用、最核心的内容直接运用到教学之中，得到有关专家的一致好评。这一研究编写的教材《实用敦煌医学汇讲》，充分体现了甘肃中医学院在敦煌医学研究方面的优势与特色，具有创新性和开拓精神，填补敦煌医学在本科教学中的应用空白。通过在教学中的具体应用，进一步丰富了学生传统医学知识，启迪了学生的科研思路和科研方法，培养了学生热爱甘肃、热爱祖国、热爱祖国医学的精神。另外，经过这些年教学经验的积累与内容的扩充，新版教材《实用敦煌医学》扩充了三分之一的内容，而且增加了部分图片，内容更完善，特色更浓。

3. 开设敦煌医学课程

为了使敦煌医学在教书育人中更好地发挥作用，学院从 2001 年起，在中医、针灸、骨伤、中西医结合临床、中药等本科专业增设了敦煌医学选修课，受到了学生的广泛欢迎，取得了良好的教学效果，评教成绩优秀。反映出该任选课的教学实践非常成功，具有广泛的推广价值。随着教学改革的不断深入，学院已决定在中医、针灸、骨伤、中西医结合临床、中药等本科专业中将本门课程设为必修课，进一步发挥敦煌医学在人才培养过程中的优势作用。同时，近年来甘肃中医学院教师在《中医教育》、《亚太传统医药》、《甘肃中医》等刊物上发表有关敦煌医学研究与教学方法改革的相关论文，为提升甘肃中医学院声誉，推进敦煌医学研究与教学起到积极的作用。

4. 举办敦煌医学讲座

为了传承敦煌医学文化，多年来甘肃中医学院众多专家不断地举办有关敦煌医学研究的专题学术讲座与报告，并与国内外有关专家学者进行广泛的学术交流，举办国际敦煌医学学术研讨会，形成了敦煌医学研究的浓厚学术氛围，在这种浓厚学术氛围的熏陶下，广大学生学习传统医药文化的兴趣与积极性明显增强，对祖国医药文化的历史和发掘敦煌医学宝藏的重要性有了进一步的了解，增加了专业知识，提高了文化素养。

5. 成立敦煌医学协会

随着敦煌医学研究与教学工作的不断开展，传承挖掘、研究学习敦煌医学文化的氛围在甘肃中医学院逐步形成。甘肃中医学院中医医疗系学生自发组织成立了敦煌医学协会，该协会以发扬光大敦煌医学文化为宗旨，通过组织开展敦煌医学精髓内容的背诵、学术讲座、参与学术研究等活动，在甘肃中医学院形成重视经典、诵读经典、传承敦煌医学文化的良好风尚。此外，皇甫谧医学协会等学生社团也积极组织学生诵读敦煌医学典籍，拓宽了知识面，提高了专业素养。

6. 充实相关课程内容

甘肃中医学院教师充分利用敦煌医学研究的成果充实中医药课程的教学内容。如在《内经》的教学中，加入了《病形脉诊》的内容；《伤寒论》的教学中，加入了《辅行诀脏腑用药法要》的内容；在《中医诊断学》的教学中，加入了《平脉略例》的内容；《中医基础理论》及《中药学》的教学中，加入了《张仲景五脏论》的内容；《针灸学》的教学中，加入了《灸法图》(《灸经图》) 的内容等。这些敦煌医学内容在相关中医药课程教学中的充实，丰富了专业教学内容，增加了学生对敦煌医学的认知与了解，从多方面传承和弘扬了敦煌医学文化。

三、敦煌医学文化提升学生素质

1. 接受了深刻的爱国主义教育

通过参观敦煌医学馆和开展学术讲座，广大学生深刻地了解到发生在20世纪初由于国力衰弱，祖国宝藏遭外国列强掠夺、瓜分的悲伤历史，进而激发了同学们的爱国主义激情。许多学生在接受展馆教育、聆听讲座后纷纷表示要努力建设祖国，担负起民族复兴、国家强盛的神圣使命。

2. 巩固了学生的中医专业思想

敦煌宝藏是世界文化遗产，也是甘肃的骄傲。通过敦煌医学展馆教育和课程的学习，同学们认识到具有珍贵价值的六朝及隋唐医学文献既反映了当时祖国医学在西部的繁荣程度，也反映了中西文化交流过程中医学所处的重要地位。普遍认为祖国医学在古代为我国甚至世界人民医疗保健作出了巨大的贡献，今天依然发挥着重要的作用，作为炎黄子孙，国粹必须弘扬，中医必须振兴。

3. 学到了异于其他课程的知识

在敦煌医学卷子中，有许多内容在其他课程中均未讲述，如 P.2155“《张仲景五脏论》”中的“肾为列女”，又如 P.3477《玄感脉经》有：“九脏者，形脏四，头角、耳目、口齿、胸中也，……”一段，其中“头角”的功能是“精识之主”。再如用字特点，如 P.2565 治疗孩儿冷痢时不仅组方独特，还可以看到武周新字如“人参”之“人”写作“𤯔”等。同学们学习后很大程度上拓宽了知识面。

4. 弘扬了举世闻名的文化遗产

由于敦煌莫高窟的艺术成就与敦煌遗书的发现，敦煌莫高窟 1987 年被联合国教科文组织列为世界文化遗产保护名录。敦煌医学卷子作为敦煌遗书的组成部分，其影响遍及世界各地，通过在本科教学中的学习与贯穿，使这一举世闻名的文化遗产中的医学内容得到了继承与发扬。

5. 培养了本科学生的科研能力

甘肃中医学院在敦煌医学的教学中，注重将科学研究与教学实践密切结合，充分应用学院在敦煌医学研究方面的大量科研成果进行讲授，启发了同学们的科研思路，增强了求实创新意识。同时学院积极鼓励本科生积极参加有关敦煌医学研究课题，目前已有部分同学参与到甘肃中医学院教师有关敦煌医学研究的课题中，培养了学生的科研意识与能力。

多年来，甘肃中医学院注重将敦煌医学研究成果融入教书育人过程中，通过创建展馆、编写教材、开设课程、举办讲座、诵读经典、成立协会、研发产品、充实相关课程内容、开展医疗服务等途径，将敦煌医学研究成果应用于专业教学、临床医疗及学生素质培养过程中，营造了学生热爱中医药文化、热爱所学专业、热爱甘肃的良好氛围，丰富和提升了学生的专业知识与文化素养，激发了学生爱国勤学的精神，形成了鲜明的具有地域优势的办学特色。

（李应存）

主要参考文献

［1］陈寅恪．陈垣敦煌劫余录序．载《金明馆丛稿二编》，上海：上海古籍出版社，1980

［2］黄永武主编．敦煌宝藏．中国台北：新文丰出版公司，1981－1986

［3］罗振玉影印．敦煌本本草集注（吉石庵丛书，第一集），1916：36

［4］罗福颐．西陲古方技书残卷汇编．中华医史杂志，1953，(1)：27

［5］王庆菽搜集，陈邦贤说明．英国伦敦不列颠博物馆藏敦煌卷子中的古代医药文献图片（一）．医学史与保健组织，1958，(1)：64

［6］唐兰，罗振玉．食疗本草残卷考．(东方学会丛初集·敦煌石室碎金)，1924

［7］中尾万三（日本）校核，(唐）孟诜著．鸣沙石室古本草，1931

［8］范风源．敦煌石室古本草本校录．上海：上海大东书局出版，1931

［9］万年斯译．中亚细亚出土医书四种．北平图书馆馆刊，1935，9 (1)：16

[10] 小川豕治（日本）．敦煌本本草集注跋．支那历史地理研究，1936：322

[11] 罗振玉整理．疗服石医方．贞松堂藏西陲秘籍丛残一集，上虞罗氏影印，1939

[12] 罗福颐．祖国最古的医方．文物参考资料，1956，(9)：31

[13] 王重民．敦煌古籍叙录·食疗本草．北京：商务印书馆，1958；北京：中华书局重印，1979

[14] 范行准．敦煌石室六朝写本本草经集注考录残卷校注．中国文化研究汇刊（第2卷），1942

[15] 王国维．唐写本食疗本草残卷跋．观堂集林第四册卷二十一，北京：中华书局据商务旧本断句影印，1959

[16] 芳村修基．藏医学文献残叶．西域文化研究（四），1961

[17] 商务印书馆编．敦煌遗书总目索引·敦煌医学文献目录．北京：商务印书馆，1962；北京：中华书局重印，1983

[18] 范行准．敦煌石室六朝写本《本草经集注》考．中西医药，1937，3 (4)：202

[19] 度边幸三（日本）作，王有生译．罗振玉敦煌本本草经集注序录跋的商榷．医学史与保健组织，1957，(4)：310

[20] 中尾万三（日本)．《食疗本草》之考察．上海自然科学研究所汇报，1930

[21] 候详川．中国食疗之古书．中华医学杂志，1936，22 (11)：1015

[22] 戴志勋．食疗本草之研究．真知学报，1942，(2)：2

[23] 渡边幸三（日本）．食疗本草的书志学研究．日本医学史杂志，1949，(3)：32

[24] 朱寿民．食疗本草及其作者．新中医药，1957，(5)：16

[25] 范风源订正．敦煌石室古本草．中国台北：新文丰出版公司，1960

[26] 洪贯之．唐显庆新修本草药品存目的考察．中华医史杂志，1954 (4)：239

[27] 马继兴．在我国历史上最早的一部药典学著作—唐新修本草．中华医史杂志，1955，(2)：83

[28] 朱颜等．谈我国历史上第一部药典—为唐新修本草颁行一千三百周年而作．人民日报，1959年5月25日

[29] 尚志钧．现存唐本草残卷的考察．哈尔滨中医，1960，(5)：52

[30] 谢海洲．补辑新修本草．科学通报，1963，(4)：72

[31] 陈可冀，陈维养．关于敦煌石室旧藏伤寒论辨脉法残卷．人民保健，1959，(5)：477

[32] 宫下三郎（日本)．敦煌本《张仲景五脏论》校译注．日本京都大学人文科学研究所主办东方学报（第35册)，1964

[33] 马继兴．唐人写绘灸法图残卷考．文物，1964，(6)：14

[34] 周大成．得医图的说明．中医杂志，1956，(2)，封4

[35] 周宗岐．揩齿考—从敦煌壁画“揩齿图”谈到我国历代的揩齿、刷牙和洁齿剂．医学史与保健组织，1957，(2)：129

[36] 赵健雄．敦煌医学研究的回顾与展望．甘肃中医，1996，9 (5)：6

[37] 朱定华，王淑民，马继兴（指导）. 敦煌医学卷子研究概述. 中医杂志，1986，(4)：57

[38] 马继兴. 继敦煌残卷中发现《内经》古诊法后的再发现. 甘肃中医学院学报，1990，7 (4)：10

[39] 李应存，李金田，史正刚. 俄藏敦煌文献 Дx02683、Дx11074《黄帝内经》录释. 全国中医药文化传承与发展学术研讨会论文集，中国庆阳，2005 年 6 月

[40] 李应存，李金田，史正刚. 俄藏敦煌文献 Дx00613《黄帝内经》、《难经》摘录注本录校，甘肃中医学院学报，2005，22 (3)：21

[41] 李应存，李金田，史正刚. 俄藏敦煌文献 Дx17453《黄帝内经素问》"刺疟篇"、"气厥论篇" 录校. 甘肃中医，2005，(11)：12

[42] 王淑民. 敦煌脉书《玄感脉经》初探. 上海中医药杂志，1987，(8)：35

[43] 朱定华. 敦煌医学卷子《明堂五脏论》初探. 上海中医药杂志，1987，(7)：38

[44] 赵健雄. 敦煌医粹. 贵阳：贵州人民出版社，1988

[45] 丛春雨.《辅行诀脏府用药法要》心病证治探秘. 上海中医药杂志，2000，(2)：28

[46] 李金田. 敦煌写本张仲景《五脏论》中本草学内容特色简述. 甘肃中医学院学报，1992，(2)：40

[47] 李应存，李金田，史正刚. 俄藏敦煌文献中新发现 Дx01325V《张仲景五脏论》录校. 甘肃中医，2006，(3)：16

[48] 杜雨茂，张喜奎. 敦煌张仲景《五脏论》残卷刍议. 甘肃中医学院学报，1990，7 (4)：18

[49] 李金田. 关于敦煌写本张仲景《五脏论》成书年代及作者. 甘肃中医学院学报，1993，(2)：54

[50] 马继兴主编. 敦煌古医籍考释. 南昌：江西科学技术出版社，1988

[51] 李应存，李金田，史正刚. 俄藏敦煌文献 Дx08644 "《脉经》节选本" 录校. 甘肃中医，2006，(1)：16

[52] 王尧，陈践. 敦煌本藏医学残卷介绍. 中华医史杂志，1982，12 (4)：247

[53] 罗秉芬，黄布凡. 敦煌吐蕃医学文献选编. 北京：民族出版社，1983

[54] 王尧，陈践. 敦煌本藏医学残卷介绍. 中华医史杂志，1982，12 (4)：247

[55] 罗秉芬. 敦煌本吐蕃医学文献《火灸疗法》的研究. 1983 年全国敦煌学术讨论会文集（文史・遗书编上），甘肃人民出版社，1987：373

[56] 洪武娌. 敦煌石窟《藏医杂疗方》的医史价值. 中华医史杂志，1982，12 (4)：251

[57] 洪武娌，蔡景峰. 现存最早的灸法专著《敦煌古藏医灸法残卷》. 西藏研究，1983，(3)：48

[58] 赵健雄，苏彦玲. 敦煌遗书藏医文献初析. 甘肃中医，1991，(4)：28

[59] 李应存. 法藏敦煌藏医文献 P. T. 1057《藏医杂疗方》的科学价值探讨. 丝绸之路民族古文字与文化学术研讨会，甘肃兰州：2005 年 8 月

[60] 尚志钧校. 唐・新修本草. 合肥：安徽科技出版社，1981

[61] 赵健雄编著，徐鸿达、张士卿协编. 敦煌医粹. 贵阳：贵州人民出版社，1988

[62] 赵健雄. 敦煌遗书地志残卷土贡药物浅析. 甘肃中医，1990，(1)：27

[63] 马继兴主编. 敦煌古医籍考释. 南昌：江西科学技术出版社，1988

[64] 赵健雄编著，徐鸿达、张士卿协编. 敦煌医粹. 贵阳：贵阳人民出版社，1988

[65] 王道坤，尹婉如著. 医宗真髓. 兰州：甘肃民族出版社，1995

[66] 丛春雨主编. 敦煌中医药精萃发微. 北京：中医古籍出版社，2000

[67] 张侬. 敦煌石窟秘方与灸经图. 兰州：甘肃文化出版社，1995

[68] 李应存. 敦煌残卷妇科医方述要. 甘肃中医药信息，1992—1993

[69] 张士卿，李应存主编. 实用敦煌医学汇讲. 兰州：甘肃中医学院自编教材，2000

[70] 王淑民编. 敦煌石窟秘藏医方. 北京：北京医科大学、中国协和医科大学联合出版社，1999

[71] 陈明著. 殊方异药—出土文书与西域医学. 北京：北京大学出版社，2005

[72] 张如青. 俄藏敦煌古医方两首考释. 上海中医药杂志，2000，(11)：40

[73] 张如青. 俄藏敦煌钟乳散方释读考证. 中医文献杂志，2002，(4)：5

[74] 张瑞贤主编. 龙门药方释疑. 郑州：河南医科大学出版社，1999

[75] 张侬. 敦煌《脉经》七方考. 敦煌研究，1991，(4)：96

[76] 王淑民编. 敦煌石窟秘藏医方. 北京：北京医科大学、中国协和医科大学联合出版社，1999

[77] 李应存，史正刚·敦煌医学卷子《辅行诀脏腑用药法要》概况与医方释要．中医药通报，2007，(3)：38
[78] 李应存，史正刚著．敦煌佛儒道相关医书释要（郑炳林、樊锦诗主编《敦煌学研究文库》)．北京：民族出版社，2006
[79] 谢盘根．古佚经方“阴旦汤、阳旦汤”考释．河南中医，1995，15 (2)：72
[80] 谢盘根．张仲景“四神汤”探源．河南中医，1996，16 (3)：138
[81] 张永文．以敦煌遗书《法要》探讨张仲景经方之源．中国中医基础医学杂志，2002，8 (3)：75
[82] 张侬，刘强．敦煌本《辅行诀脏腑用药法要》古医方的源流．敦煌研究，2002，76 (6)：64
[83] 吴红彦，刘喜平，李沛清．桂枝汤及其类方的源流衍化考．中成药，2002，24 (7)：544
[84] 梁永林，李生财，贾育新．《辅行诀脏腑用药法要》五味的五行归属辨识．中医药学刊，2002，20 (4)：491
[85] 张永文，郭郡浩，蔡辉．敦煌遗书《辅行诀脏腑用药法要》探究．安徽中医学院学报，2003，22 (3)：3
[86] 李应东．敦煌遗书《辅行诀脏腑用药法要》中的五脏五行学说．甘肃中医学院学报，1998，15 (2)：40
[87] 丛春雨．辅行诀脏腑用药法要》心病证治探秘．上海中医药杂志，2000，(2)：28
[88] 丛春雨．敦煌遗书《辅行诀脏腑用药法要》五脏病症治疗方药解析．敦煌研究，2002，(3)：92
[89] 丛春雨．敦煌遗书《辅行诀脏腑用药法要》五首救急方析义．中医文献杂志，2000，(4)：1
[90] 徐浩，张卫华，杨殿兴（指导），等．《辅行诀》五脏病症方组方法则探微—经方配伍法则的新发现．江西中医学院学报，2005，17 (4)：63
[91] 王冀青．敦煌唐人写本《备急单验药方卷》在英国首次发现．中华医史杂志，1991，21 (2)：71
[92] 王冀青．英国图书馆藏《备急单验药方卷》(S. 9987) 的整理复原．敦煌研究，1991，(4)：103
[93] 张瑞贤．洛阳龙门石窟药方与敦煌卷子《备急单验药方卷》同源．中华医史杂志，1998，28 (2)：113
[94] 王淑民．敦煌《备急单验药方卷》首次缀辑．中华医史杂志，2001，31 (1)：48
[95] 李应存，史正刚著．敦煌佛儒道相关医书释要（郑炳林、樊锦诗主编《敦煌学研究文库》)．北京：民族出版社，2006
[96] 李应存，史正刚，魏迎春．敦煌佛书 S. 5598V 中毗沙门天王奉宣和尚神妙补心丸方浅探．甘肃中医，2006，(9)：12
[97] 李应存，史正刚，魏迎春．敦煌佛教禅宗文献 P. 3244《五辛文书》中之修身养生方释要．敦煌佛教与禅宗学术研讨会，兰州，2006 年 7 月
[98] 李应存，史正刚，魏迎春．敦煌佛书 P. 3777《五辛文书》中之修身养生方录释．甘肃中医，2007，(7)：28
[99] 李应存，史正刚著．敦煌佛儒道相关医书释要（郑炳林、樊锦诗主编《敦煌学研究文库》)．北京：民族出版社，2006
[100] 盖建民．敦煌道教医学考论．福州大学学报（哲学社会科学版），2000，(1)：64
[101] 谭真．敦煌古药方《神仙粥》剖析．敦煌研究，1991，(2)：95
[102] 王进玉．敦煌遗书 P. 3810《呼吸静功妙诀》后附“神仙粥”的食疗价值．上海中医药杂志，1993，(11)：36
[103] 宋贵杰，宋敏．敦煌医学卷子中膏摩方管窥．甘肃中医学院学报，1990，7 (4)：22
[104] 丛春雨．论敦煌遗书古医方在外治法的应用．上海中医药杂志，1999，(1)：34
[105] 李应存．敦煌写本医方中 20 种主要的外治法述要．湖北民族学院学报（医学版），2007，(2)：3
[106] 刘喜平．敦煌遗书的粘膜给药医方初探．中成药，2000，22 (9)：656
[107] 高美凤．敦煌医方外治法小议．国医论坛，1999，14 (3)：44
[108] 孟陆亮．敦煌医学残卷“开九窍疗法”初探．甘肃中医，1995，12 (1)：49
[109] 豆永祥．敦煌遗书外治法初探．甘肃中医，1996，9 (4)：10
[110] 李应存．敦煌残卷妇科医方特色初探．上海中医药杂志，1998，(4)：36
[111] 李应存，李勃．浅探敦煌卷子疗服石方与现工职业病．甘肃中医，1998，(4)：7
[112] 史正刚．敦煌美容医方特色述评．甘肃中医，1998，11 (6)：8
[113] 孟陆亮，史正刚．敦煌医学卷子 S. 3347 疗消渴方探析．甘肃中医学院学报，1994，11 (1)：57
[114] 李应存，史正刚，魏迎春．以佛书为主的敦煌遗书中的儿科医方概要．中医儿科杂志，2006，2 (1)：13

[115] 李永新. 敦煌医学卷子疗鼓胀病方探析. 甘肃中医，1997，10 (2)：7
[116] 李应存，史正刚. 敦煌医学卷子中的男科医方概要. 中外健康文摘—医药月刊，2007，(1)：30
[117] 招萼华. 敦煌医方中的男性学浅述. 上海中医药杂志，1991，(1)：23
[118] 郑益民. 敦煌石窟秘方中治疗阳痿方初探. 福建中医药，1996，27 (2)：20
[119] 孟列夫（俄），钱伯城（中）主编. 俄藏敦煌文献（第七册）. 上海：上海古籍出版社出版，1996
[120] 李应存. 敦煌单验方与儒佛道关系初探. 兰州：佛教艺术与文化国际学术研讨会，2004 年 7 月
[121] 李应存，李金田，史正刚. 俄藏敦煌文献 Дx00924 录校. 甘肃中医，2006，(5)：9
[122] 郑炳林主编. 敦煌归义军专题研究. 兰州：兰州大学出版社，1997
[123] 陈明著. 印度梵文医典〈医理精华〉研究. 北京：中华书局，2002
[124] 李应存. 浅谈敦煌医学卷子中的诃梨勒组方. 中医药通报，2005，(3)：29
[125] 李应存. 唐代著名医家张文仲及有关敦煌医方（《医论集锦》). 第八届中医医史文献学术研讨会论文集(贵阳)，2005 年 8 月
[126] 欧阳广瑛. 敦煌补益方中十味药物微量元素含量分析. 甘肃中医学院学报，1990，7 (4)：24
[127] 张军平，阮士怡，祝炳华，等. 敦煌长寿方药延缓衰老的实验研究. 甘肃中医学院学报，1990，7 (4)：27
[128] 牛锐，张剑勇，邓毅. 敦煌残卷 S.4433・10 方药理作用实验研究. 甘肃中医学院学报，1990，7 (4)：29
[129] 段永强，成映霞，雷作汉等，王道坤（指导）. 敦煌石室大宝胶囊对衰老大鼠脑组织 MAO-B、Na^{+}-K^{+}-ATP 酶活性的影响. 甘肃中医学院学报，2005，22 (3)：26
[130] 段永强，王道坤等，成映霞等. 敦煌石室大宝胶囊对果蝇寿命影响的实验研究. 中成药，2007，29 (2)：287
[131] 段永强，程容，成映霞，王道坤. 敦煌石室大宝胶囊对衰老大鼠血清 MDA 含量、SOD 和脑组织 GSH2Px 活性的影响. 兰州大学学报（医学版)，2005，31 (2)：20
[132] 张士卿，李军，陈跃来，等. 神明白膏对实验性老年皮肤瘙痒症的影响. 甘肃中医学院学报，1999，16 (1)：13
[133] 于能江. 小补心汤的抗抑郁有效部位及其化学成分研究. 军事医学科学院博士后研究工作报告，2004
[134] 王道坤，尹婉如. 医宗真髓. 兰州：甘肃民族出版社，1995
[135] 刘新，马鸿斌，李朝平，等. 敦煌医方——硝石雄黄散贴敷至阳穴防治冠心病心绞痛 61 例临床研究. 中医杂志，2001，42 (3)：43
[136] 张侬. 敦煌石窟秘方与灸经图. 兰州：甘肃文化出版社，1995
[137] 张小荣. 化瘀消癖胶囊治疗乳腺腺病和乳房纤维囊性增生症 258 例临床总结. 甘肃中医，2002，15 (3)：46
[138] 张士卿. 敦煌古方神明白膏治疗老年性皮肤瘙痒病临床与实验研究. 中医药学刊，2003，21 (1)：86
[139] 刘家骏. 敦煌丑奴娇胶囊治疗晚期原发性肺癌的临床研究. 中国医药学报，1998，13 (5)：40
[140] 苟延德. 敦煌佛赐酒临床施治 60 例疗效观察. 甘肃中医，1998，(4)：36
[141] 马继兴. 敦煌出土的古针灸图. 中国针灸，1985，(5)：30
[142] 张侬. 敦煌石窟秘方与灸经图. 兰州：甘肃文化出版社，1995
[143] 马继兴. 敦煌出土的古针灸图. 中国针灸，1985，(5)：30
[144] 赵健雄. 试论敦煌遗书中中医药文献的价值. 兰州医学院学报，1987，(1)：103
[145] 郑炳林主编. 敦煌归义军专题研究. 兰州：兰州大学出版社，1997
[146] 郑炳林主编. 敦煌归义军专题研究. 兰州：兰州大学出版社，1997
[147] 季羡林等主编. 敦煌吐鲁番研究第五卷. 北京：北京大学出版社，2001
[148] 党新玲. 五代敦煌粟特人医家史再盈. 甘肃中医学院学报，1995，(3)：9
[149] 郑阿财（中国台湾），朱凤玉（中国台湾）著. 敦煌蒙书研究・季羡林主编・敦煌学研究丛书. 兰州：甘肃教育出版社，2002
[150] 李应存，李金田，史正刚. 俄藏敦煌文献 Дx02822 "蒙学字书" 中之医药知识. 甘肃中医学院学报，2006，(4)：38

[151] 陈增岳. 读《敦煌中医药全书》杂识. 古籍整理研究学刊，1997，(3)：46

[152] 陈增岳. 敦煌古医籍校读札记. 敦煌研究，2004，(2)：84

[153] 沈澍农. 敦煌医药文献 P. 3596 若干文字问题考证. 南京中医药大学学报（社会科学版），2003，4(2)：12

[154] 沈澍农. 敦煌医药文献 P. 3596 校证. 敦煌研究，2004，(2)：77

[155] 俄罗斯・孟列夫，中国・钱伯城主编. 俄藏敦煌文献（第 9 册）. 上海：上海古籍出版社，1998：332

[156] 刘渡舟等编. 金匮要略诠解. 天津科学技术出版社，1984

[157] 俄罗斯・孟列夫，中国・钱伯城主编. 俄藏敦煌文献（第 17 册）. 上海：上海古籍出版社出版，2001：127

[158] 高文铸主编. 医经病源诊法名著集成・黄帝内经素问・刺疟篇. 北京：华夏出版社，1997：42

[159] 高文铸主编. 医经病源诊法名著集成・黄帝内经素问・气厥论篇. 北京：华夏出版社，1997：42

[160] 俄罗斯・孟列夫，中国・钱伯城主编. 俄藏敦煌文献（第 7 册）. 上海：上海古籍出版社出版，1996：8

[161] 马继兴. 当前世界各地收藏的中国出土卷子本古医药文献备考・敦煌吐鲁番研究（第六卷）. 北京：北京大学出版社，2002：163

[162] 高文铸主编. 医经病源诊法名著集成・灵枢经. 北京：华夏出版社，1997：170

[163] 高文铸主编. 医经病源诊法名著集成・难经. 北京：华夏出版社，1997：184

[164] 高文铸主编. 医经病源诊法名著集成・黄帝内经素问. 北京：华夏出版社，1997：28

[165] 俄罗斯・孟列夫，中国・钱伯城主编. 俄藏敦煌文献（第 8 册）. 上海：上海古籍出版社，1997：91

[166] 中国社会科学院，中国敦煌吐鲁番学会，英国国家图书馆等编. 英藏敦煌文献・汉文佛经以外部分（第 8 册）. 成都：四川人民出版社，1992：145

[167] 上海古籍出版社，法国国家图书馆编. 法藏敦煌西域文献（第 6 册）. 上海：上海古籍出版社，1995：27

[168] 马继兴. 当前世界各地收藏的中国出土卷子古医药文献备考. 敦煌吐鲁番研究第六卷. 北京：北京大学出版社，2002：164

[169] 浙江省中医研究所，湖州中医学校点校. 朝鲜・金礼蒙等撰《医方类聚卷之四・五藏门》（第 1 分册）. 北京：人民卫生出版社，1981：83

[170] 俄罗斯・孟列夫，中国・钱伯城主编. 俄藏敦煌文献（第 14 册）. 上海：上海古籍出版社，2000：133，207

[171] 俄罗斯・孟列夫，中国・钱伯城主编. 俄藏敦煌文献（第 16 册）. 上海：上海古籍出版社，2001：130

[172] 陈明. 俄藏敦煌文书中的一组吐鲁番医学残卷. 敦煌研究，2002，(3)：100

[173] 俄罗斯・孟列夫，中国・钱伯城主编. 俄藏敦煌文献（第 14 册）. 上海：上海古籍出版社，2000：72

[174] 高文铸主编. 医经病源诊法名著集成・脉经. 北京：华夏出版社，1997：506，516－518

[175] 俄罗斯・孟列夫，中国・钱伯城主编. 俄藏敦煌文献（第 10 册）. 上海：上海古籍出版社，1998：105

[176] 李应存著. 敦煌写本医方研究. 兰州大学博士学位论文，2006 年 6 月

[177] 季羡林主编. 敦煌学大辞典. 上海：上海辞书出版社，1999：774.

[178] 上海古籍出版社，法国国家图书馆编. 法藏敦煌西域文献（第 16 册）. 上海：上海古籍出版社，2001：21

[179] 唐・孙思邈著，李景荣，苏礼，任娟莉，等校释《备急千金要方》校释. 北京：人民卫生出版社，2002：162

[180] 后晋・刘昫等撰，中华书局点校. 旧唐书（第 6 册）. 北京：中华书局，1965

[181] 马继兴主编. 敦煌古医籍考释. 南昌：江西科学技术出版社，1988：152

[182] 马继兴，王淑民，陶广正，等. 敦煌医药文献辑校. 南京：江苏古籍出版社，1999：215

[183] 上海古籍出版社，法国国家图书馆编. 法藏敦煌西域文献（第 16 册），上海：上海古籍出版社，2001 年版，第 21—24 页

[184] 敦煌研究院编，施萍婷主撰稿. 敦煌遗书总目索引新编. 北京：中华书局，2000：243

[185] 上海古籍出版社，法国国家图书馆编. 法藏敦煌西域文献（第 27 册）. 上海：上海古籍出版社，2002：171

[186] 上海古籍出版社，法国国家图书馆编. 法藏敦煌西域文献（第 17 册）. 上海：上海古籍出版社，

2002：134

[187] 敦煌研究院编，施萍婷主撰稿．敦煌遗书总目索引新编．北京：中华书局，2000：296

[188] 马继兴，王淑民，陶广正，等．敦煌医药文献辑校．南京：江苏古籍出版社，1999：429

[189] 上海古籍出版社，法国国家图书馆编．法藏敦煌西域文献（第 27 册）．上海：上海古籍出版社，2002：171

[190] 敦煌研究院编，施萍婷主撰稿．敦煌遗书总目索引新编．北京：中华书局，2000：296

[191] 晋·葛洪．肘后备急方．北京：人民卫生出版社影印，1982：13

[192] 马继兴，王淑民，陶广正，等．敦煌医药文献辑校．南京：江苏古籍出版社，1999：336

[193] 季羡林主编．敦煌学大辞典．上海：上海辞书出版社，1999：765

[194] 上海古籍出版社，法国国家图书馆编．法藏敦煌西域文献（第 30 册）．上海：上海古籍出版社，2003：212

[195] 晋·葛洪．肘后备急方．北京：人民卫生出版社影印，1982：55

[196] 晋·葛洪．肘后备急方．北京：人民卫生出版社影印，1982：13

[197] 马继兴主编．敦煌古医籍考释．南昌：江西科学技术出版社，1988：279

[198] 凌一揆主编．中药学．上海：上海科学技术出版社，1985：274

[199] 中国社会科学院，中国敦煌吐鲁番学会，英国国家图书馆等编．英藏敦煌文献（汉文佛经以外部分）（第 7 册）．成都：四川人民出版社，1992：53

[200] 唐·孙思邈著，李景荣，苏礼，任娟莉，等校释．《备急千金要方》校释．北京：人民卫生出版社，2002：332

[201] 唐·孙思邈著，李景荣，苏礼，任娟莉，等校释．《备急千金要方》校释．北京：人民卫生出版社，2002：481

[202] 马继兴主编．敦煌古医籍考释．南昌：江西科学技术出版社，1988：211

[203] 中华历史文库，北京卓群数码科技有限公司策划，第 487—489 页

[204] 马继兴主编．敦煌古医籍考释．南昌：江西科学技术出版社，1988：319

[205] 上海古籍出版社，法国国家图书馆编．法藏敦煌西域文献（第 17 册）．上海：上海古籍出版社，2002：136

[206] 唐·孙思邈著，李景荣，苏礼，任娟莉，等校释．《备急千金要方》校释．北京：人民卫生出版社，2002：146

[207] 马继兴，王淑民，陶广正，等．敦煌医药文献辑校．南京：江苏古籍出版社，1999：431

[208] 中国社会科学院，中国敦煌吐鲁番学会，英国国家图书馆等编．英藏敦煌文献（汉文佛经以外部分）（第 3 册）．成都：四川人民出版社，1991：62

[209] 唐·孙思邈著，李景荣，苏礼，任娟莉，等校释．《备急千金要方》校释．北京：人民卫生出版社，2002：420

[210] 唐·孙思邈著，李景荣，苏礼，任娟莉，等校释．《备急千金要方》校释．北京：人民卫生出版社，2002：267

[211] 上海古籍出版社，法国国家图书馆编．法藏敦煌西域文献（第 29 册）．上海：上海古籍出版社，2003：90

[212] 晋·葛洪．肘后备急方．北京：人民卫生出版社影印，1982：121

[213] 唐·孙思邈著，李景荣，苏礼，任娟莉，等校释《备急千金要方》校释，北京：人民卫生出版社，2002：298

[214] 唐·孙思邈著，李景荣，苏礼，任娟莉，等校释．《备急千金要方》校释．北京：人民卫生出版社，2002：318

[215] 中国社会科学院，中国敦煌吐鲁番学会，英国国家图书馆等编．英藏敦煌文献（汉文佛经以外部分）（第 3 册）．成都：四川人民出版社，1991：63

[216] 季羡林主编．敦煌学大辞典．上海：上海辞书出版社，1999：564

[217] 上海古籍出版社，法国国家图书馆编．法藏敦煌西域文献（第 29 册）．上海：上海古籍出版社，2003：90

[218] 唐·孙思邈著，李景荣，苏礼，任娟莉，等校释．《备急千金要方》校释．北京：人民卫生出版社，

2002：267

[219] 季羡林主编. 敦煌学大辞典. 上海：上海辞书出版社，1999：564

[220] 马继兴，王淑民，陶广正，等. 敦煌医药文献辑校. 南京：江苏古籍出版社，1999：461

[221] 上海古籍出版社，法国国家图书馆编. 法藏敦煌西域文献（第22册）. 上海：上海古籍出版社，2002：145

[222] 唐·孙思邈著，李景荣，苏礼，任娟莉，等校释. 《备急千金要方》校释. 北京：人民卫生出版社，2002：171

[223] 唐·王焘撰，高文铸等校注. 外台秘要方. 北京：华夏出版社，1997：352

[224] 马继兴主编. 敦煌古医籍考释. 南昌：江西科学技术出版社，1988：239

[225] 季羡林主编. 敦煌学大辞典. 上海：上海辞书出版社，1999：347

[226] 敦煌研究院编，施萍婷主撰稿. 敦煌遗书总目索引新编. 北京：中华书局，2000：320

[227] 季羡林主编. 敦煌学大辞典. 上海：上海辞书出版社，1999：4

[228] 上海古籍出版社，法国国家图书馆编. 法藏敦煌西域文献（第24册）. 上海：上海古籍出版社，2002：52

[229] 季羡林主编. 敦煌学大辞典. 上海：上海辞书出版社，1999：774

[230] 马继兴，王淑民，陶广正，等. 敦煌医药文献辑校. 南京：江苏古籍出版社，1999：299

[231] 马继兴主编. 敦煌古医籍考释. 南昌：江西科学技术出版社，1988：223

[232] 李应存. 浅谈敦煌医学卷子中的诃黎勒组方. 中医药通报，2005，(3)：29

[233] 马继兴，王淑民，陶广正，等. 敦煌医药文献辑校. 南京：江苏古籍出版社，1999：301

[234] 敦煌研究院编，施萍婷主撰稿. 敦煌遗书总目索引新编. 北京：中华书局，2000：269

[235] 马继兴，王淑民，陶广正，等. 敦煌医药文献辑校. 南京：江苏古籍出版社，1999：319

[236] 李叔还编. 道教大辞典. 杭州：浙江古籍出版社出版，1988：690

[237] 明·李时珍著，刘衡如、刘山永校注. 本草纲目（下册）. 北京：华夏出版社，2002：1717

[238] 季羡林主编. 敦煌学大辞典. 上海：上海辞书出版社，1999：780

[239] 季羡林主编. 敦煌学大辞典. 上海：上海辞书出版社，1999：578

[240] 马继兴，王淑民，陶广正，等. 敦煌医药文献辑校. 南京：江苏古籍出版社，1999：788

[241] 王淑民. 敦煌石窟秘藏医方. 北京：北京医科大学中国协和医科大学联合出版社，1999：1

[242] 王雪苔. 辅行诀脏腑用药法要校注考证. 北京：人民军医出版社，2008

[243] 钱超尘. 辅行诀五脏用药法要传承集. 北京：学苑出版社出版，2008

[244] 王淑民. 敦煌卷子《辅行诀脏腑用药法要》考. 甘肃中医学院学报，1990，7（4)：15

[245] 马继兴，王淑民，陶广正，等. 敦煌医药文献辑校. 南京：江苏古籍出版社，1999：195

[246] 马继兴，王淑民，陶广正，等. 敦煌医药文献辑校. 南京：江苏古籍出版社，1999：195

[247] 上海古籍出版社，法国国家图书馆编. 法藏敦煌西域文献（第23册）. 上海：上海古籍出版社，2002：63

[248] 马继兴主编. 敦煌古医籍考释. 南昌：江西科学技术出版社，1988：110，113

[249] 马继兴，王淑民，陶广正，等. 敦煌医药文献辑校. 南京：江苏古籍出版社，1999：7

[250] 程士德主编. 素问注释汇粹（上册）. 北京：人民卫生出版社，1984：310

[251] 俄·孟列夫，中国·钱伯城主编. 俄藏敦煌文献（第5册）. 上海：上海古籍出版社，1994：294

[252] 唐·孙思邈著，李景荣，苏礼，任娟莉，等校释. 《备急千金要方》校释. 北京：人民卫生出版社，2002：373

[253] 俄·孟列夫，中国·钱伯城主编. 俄藏敦煌文献（第5册）. 上海：上海古籍出版社，1994：295

[254] 熊曼琪主编. 伤寒学. 北京：中国中医药出版社，2004：3

[255] 马继兴，王淑民，陶广正，等. 敦煌医药文献辑校. 南京：江苏古籍出版社，1999：821

[256] 季羡林主编. 敦煌学大辞典. 上海：上海辞书出版社，1999：821

[257] 敦煌研究院编，施萍婷主撰稿. 敦煌遗书总目索引新编. 北京：中华书局，2000：137

[258] 季羡林主编. 敦煌学大辞典. 上海：上海辞书出版社，1999：765

[259] 马继兴，王淑民，陶广正，等. 敦煌医药文献辑校. 南京：江苏古籍出版社，1999：444

[260] 季羡林主编. 敦煌学大辞典. 上海：上海辞书出版社，1999：781

[261] 敦煌研究院编，施萍婷主撰稿. 敦煌遗书总目索引新编·索引. 北京：中华书局，2000：153
[262] 郑阿财，朱玉凤著. 敦煌蒙书研究. 兰州：甘肃教育出版社，2002：388
[263] 李正宇著. 敦煌史地新论. 中国台北：新文丰出版公司，1985：85
[264] 上海古籍出版社，法国国家图书馆编. 法藏敦煌西域文献（第24册）. 上海：上海古籍出版社，2002：35
[265] 上海古籍出版社，法国国家图书馆编. 法藏敦煌西域文献（第26册）. 上海：上海古籍出版社，2002：47
[266] 马继兴，王淑民，陶广正，等. 敦煌医药文献辑校. 南京：江苏古籍出版社，1999：751
[267] 中国社会科学院，中国敦煌吐鲁番学会，英国国家图书馆等编. 英藏敦煌文献（汉文佛经以外部分）（第8册）. 成都：四川人民出版社，1992：119
[268] 马继兴，王淑民，陶广正，等. 敦煌医药文献辑校. 南京：江苏古籍出版社，1999：754
[269] 上海古籍出版社，法国国家图书馆编. 法藏敦煌西域文献（第22册）. 上海：上海古籍出版社，2002：208
[270] 任继愈主编. 宗教大辞典. 上海：上海科学技术出版社，1985：978
[271] 马继兴主编. 敦煌古医籍考释. 南昌：江西科学技术出版社，1988：471
[272] 马继兴，王淑民，陶广正，等. 敦煌医药文献辑校. 南京：江苏古籍出版社，1999：715
[273] 王冀青《敦煌唐人写本备急单验药方》，中华医史杂志. 1991，21（2）：71
[274] 王淑民. 敦煌《备急单验药方卷》首次缀辑. 中华医史杂志，2001，31（1）：48
[275] 俄罗斯·孟列夫，中国·钱伯城主编. 俄藏敦煌文献（第7册）. 上海：上海古籍出版社出版，1996：201
[276] 唐·孙思邈著，李景荣，苏礼，任娟莉，等校释. 《备急千金要方》校释. 北京：人民卫生出版社，2002：42
[277] 明·李时珍著，刘衡如、刘山永校注. 本草纲目（下册）. 北京：华夏出版社，2002：1470
[278] 上海古籍出版社，法国国家图书馆编. 法藏敦煌西域文献（第30册）. 上海：上海古籍出版社，2003：212
[279] 陈明著. 出土文书与西域医学. 北京大学出版社，2005：142
[280] 马继兴，王淑民，陶广正，等. 敦煌医药文献辑校. 南京：江苏古籍出版社，1999：246
[281] 王冀青. 敦煌唐人写本备急单验药方. 中华医史杂志. 1991，21（2）：71
[282] 张瑞贤. 龙门药方释疑. 郑州：河南医科大学出版杜，1999：77
[283] 王淑民. 敦煌《备急单验药方卷》首次缀辑. 中华医史杂志，2001，31（1）：48
[284] 季羡林主编. 敦煌学大辞典. 上海：上海辞书出版社，1999：781
[285] 马继兴，王淑民，陶广正，等. 敦煌医药文献辑校. 南京：江苏古籍出版社，1999：692
[286] 中国社会科学院，中国敦煌吐鲁番学会，英国国家图书馆等编. 英藏敦煌文献（汉文佛经以外部分）（第4册）. 成都：四川人民出版社，1991：68
[287] 马继兴，王淑民，陶广正，等. 敦煌医药文献辑校. 南京：江苏古籍出版社，1999：702
[288] 马继兴，王淑民，陶广正，等. 敦煌医药文献辑. 南京：江苏古籍出版社，1999：760
[289] 季羡林主编. 敦煌学大辞典. 上海：上海辞书出版社，1999：729
[290] 马继兴主编. 敦煌古医籍考释. 南昌：江西科学技术出版社，1988：506
[291] 明·龚廷贤编. 寿世保元·卷四·补益. 上海：上海科学技术出版社，1987：241
[292] 明·李时珍著，刘衡如、刘山永校注. 本草纲目（下册）. 北京：华夏出版社，2002：1269
[293] 谭真. 从一份资料谈藏经洞的封闭. 敦煌研究，1988，（4）：36
[294] 马继兴，王淑民，陶广正，等. 敦煌医药文献辑校. 南京：江苏古籍出版社，1999：689
[295] 李叔还编. 道教大辞典. 杭州：浙江古籍出版社出版，1988：637
[296] 王明. 抱扑子内篇校释（增订本）. 北京：中华书局，1985：208
[297] 陈明著. 印度梵文医典〈医理精华〉研究. 北京：中华书局，2002：120
[298] 赵健雄，苏彦玲. 敦煌遗书藏医文献初析. 甘肃中医，1991，（4）：28
[299] 王尧，陈践. 敦煌本藏医学残卷介绍（上）. 中华医史杂志，1982，（4）：247
[300] 洪武娌，蔡景峰（指导）. 敦煌石窟《藏医杂疗方》的医史价值. 中华医史杂志，1982，（4）：251
[301] 王尧，陈践译注. 敦煌吐蕃文献选. 成都：四川民族出版社，1983：174

[302] 罗秉芬，黄布凡．敦煌本吐蕃医学文献选编．北京：北京民族出版社，1983

[303] 李应存．法藏敦煌藏医文献 P. T1057《藏医杂疗方》的科学价值探讨．丝绸之路民族古文字与文化学术会议［全国性学术会议］．甘肃兰州，2005 年 8 月

[304] 王尧，陈践．敦煌本藏医学残卷介绍（上）．中华医史杂志，1982，(4)：247

[305] 罗秉芬，黄布凡．敦煌本吐蕃医学文献选编．北京：北京民族出版社，1983

[306] 陈明著．殊方异药—出土文书与西域医学．北京：北京大学出版社，2005：32

[307] 陈明著．殊方异药—出土文书与西域医学．北京：北京大学出版社，2005：35